# Inhalt

Frank Flake Boris Hoffmann (Hrsg.)

# Leitfaden Rettungsdienst

# Geleitwort

In kaum einem anderen Bereich werden Entscheidungskraft und Handlungsfähigkeit des Einzelnen immer wieder so gefordert wie im Rettungsdienst. Das Gefühl, beim Notfallgeschehen auf sich alleine gestellt zu sein, entspricht auf der einen Seite oft der Wirklichkeit. Auf der anderen Seite erfordert die konzentrierte Arbeit in einem kleinen Team neben berufsspezifischem Fachwissen eine möglichst breite Basis gemeinsamer Kenntnisse zur zeitgerechten Umsetzung von Rettungsstrategien, diagnostischen Abläufen und anerkannten Behandlungskonzepten. Diesen Erfordernissen trägt der vorliegende Leitfaden insofern Rechnung, als er in vorbildlicher Weise rettungsdienstliche und notfallmedizinische Themen unabhängig von anhaltenden Diskussionen über den Umfang von Notfall- und Regelkompetenzen zusammenführt.

Die Gliederung und Gestaltung des Taschenbuchs erfolgte erkennbar nach praxisorientierten Gesichtspunkten und ermöglicht so den schnellstmöglichen und strukturierten Zugang zu wichtigen Informationen im Rettungsdienst. Hierbei ist die langjährige Erfahrung der Herausgeber, die sowohl die praktische und organisatorische Arbeit im Rettungsdienst wie auch didaktische Aufgaben umfasst, durchgehend positiv spürbar.

Dementsprechend sollte das Taschenbuch gleichermaßen Platz in der Jacke von Rettungssanitätern, Rettungsassistenten und notfallmedizinisch tätigen Ärzten finden. Wenn auch der Leitfaden die Lektüre von Lehrbüchern selbstverständlich nicht überflüssig macht, so bedeutet diese Empfehlung keineswegs, dass das kompakte Buch nicht auch einen Platz im Bücherregal verdient, denn der Umfang und die Breite an Informationen gehen in vielen Punkten deutlich über den Inhalt eines Taschenkompendiums hinaus.

Das Erscheinen der nunmehr 5. Auflage zeigt, dass dieses Angebot bereits von zahlreichen professionellen Helfern angenommen wurde und sich in der täglichen Arbeit bewährt hat. Dies stellte für alle beteiligten Autoren gleichermaßen Ansporn und Verpflichtung dar, in der vorliegenden Auflage Verbesserungsvorschläge einzuarbeiten, neue Leitlinien zu integrieren sowie veränderte Rettungs- und Behandlungskonzepte zu berücksichtigen.

Ich wünsche diesem Leitfaden eine weite Verbreitung. Die größte Anerkennung für die Herausgeber und die beteiligten Autoren bestünde darin, dass Rettungsfachpersonal und Notärzte in ihrer täglichen Arbeit auf die umfangreiche Daten- und Materialsammlung zurückgreifen, weniger experimentieren und Behandlungskonzepte unter Zuhilfenahme der vorliegenden Empfehlungen zielstrebig umsetzen.

Prof. Dr. med. A. Weyland, D.E.A.A.
Direktor der Klinik für Anästhesie, Intensivmedizin, Notfallmedizin und Schmerztherapie
Klinikum Oldenburg

# Vorwort zur 5. Auflage

Verglichen mit seiner „Mutter" Humanmedizin handelt es sich beim Rettungsdienst um eine relativ junge Disziplin, deren Wurzeln in den ausgehenden fünfziger Jahren des vergangenen Jahrhunderts liegen. Damals hatte man in Heidelberg einen Reisebus zu einem rollenden Operationssaal umfunktioniert, um den Arzt bei Unfällen an den Notfallort transportieren zu können. Der Grundgedanke der modernen Notfallmedizin war geboren, auch wenn das neue Rettungsmittel aufgrund seiner Größe nicht optimal war: Die Retter müssen den Patienten vor Ort versorgen. In den sechziger Jahren wurde der unpraktische Bus durch Notarzt-, Rettungs- und Krankenwagen ersetzt. Man hatte erkannt, dass dies die richtige Strategie war, die man jedoch ohne entsprechend geschultes Rettungsfachpersonal nicht konsequent weiterverfolgen konnte.

So überrascht es, dass erst Ende der siebziger Jahre die Grundlagen für eine einheitliche Ausbildung zum Rettungssanitäter geschaffen wurden. Ende der achtziger Jahre folgte dann endlich das Rettungsassistentengesetz (RettAssG), welches eine bundeseinheitliche Ausbildung mit Staatsexamen vorsah. Wünschenswert ist eine baldige Gesetzesnovellierung, die das Berufsbild aufwertet, die Kompetenzen klar regelt und die Finanzierung sichert.

In den neunziger Jahren bis ins beginnende neue Jahrtausend erfuhr der Rettungsdienst – nicht zuletzt durch die Umsetzung der amerikanischen Leitlinien – eine ungeahnte Professionalisierung, die bis heute ungebrochen ist. Man denke nur an Schlagworte wie Mega Code oder Pre Hospital Trauma Life Support.

Als Herausgeber des „Leitfaden Rettungsdienst" freuen wir uns, dass wir gemeinsam mit Ihnen mehr als fünfzehn Jahre Rettungsdienst im Wandel der Zeit erlebt haben. In diesem Zeitraum erreichten uns zahlreiche Anregungen und Kritiken. Wer als Leser alle Auflagen des Leitfadens studiert hat, wird nicht zuletzt am stetig wachsenden Seitenumfang erkennen, dass der Inhalt des vorliegenden Leitfadens ständig aktualisiert wird. Insbesondere der immer stärker werdende Einfluss der Notfallmedizintechnik und deren Weiterentwicklung führten zu einer signifikanten Ausweitung des Kapitels „Arbeitstechniken". Aber auch viele andere Bereiche, allen voran das Kapitel „Kardiopulmonale Reanimation" mit seiner im Fünf-Jahres-Rhythmus stattfindenden Aktualisierung durch das ILCOR, unterliegen einem fortwährendem Wandel.

Wir wünschen Ihnen viel Spaß und Freude bei der Lektüre der fünften Auflage des „Leitfaden Rettungsdienst" und sind sicher, dass auch diese Auflage Ihnen und den Ihnen anvertrauten Patienten hilfreich sein wird.

Oldenburg und Hamburg, im Januar 2011

Frank Flake und

Dr. med. Dipl.-Ing. (FH) Boris Hoffmann

# Vorwort zur 1. Auflage

Wie alle im Rettungsdienst Tätigen müssen wir tagtäglich innerhalb von Sekunden über das Wohl unserer Patienten entscheiden. Jeder Handgriff muß sicher beherrscht werden. Dabei ist das Wissen um die Krankheit ebenso wichtig, wie die Kenntnis über Einsatztaktik, aber auch der menschliche Umgang mit dem uns anvertrauten Patienten.

Die Erfahrung, die man zur Bewältigung eines Notfalleinsatzes benötigt, muß sich jeder mühsam erarbeiten, vergleichbar mit einem Puzzlespiel: über die Jahre hinweg sammeln wir die Steine, um sie letztlich zu einem Ganzen zusammenzufügen. Gerade junge Kollegen wünschen sich jedoch ein Buch, in dem das Puzzle schon fertig zusammengesetzt ist und die praktische Erfahrung schwarz auf weiß niedergeschrieben steht. Unser oberstes Ziel war es deshalb, alle relevanten Arbeitstechniken, Tips & Tricks, Therapiestrategien und Erfahrungen, die von im boden- oder luftgebundenen Rettungsdienst und in der Intensivmedizin tätigen Autoren gemacht wurden, zusammenzutragen und niederzuschreiben.

Der Leitfaden Rettungsdienst ist kein Lehrbuch, daher sind theoretische und anatomische Grundlagen nur stichwortartig aufgegriffen. Vielmehr ist er ein Handbuch über das „How to stay and play". Es sei im übrigen darauf verwiesen, daß die Herausgeber bewußt keine strikte Grenze zwischen dem Handeln des Rettungsfachpersonals und dem des Notarztes gezogen haben. Jeder im Rettungsdienst tätige Kollege muß vielmehr seine eigenen Grenzen kennen.

Die Entwicklung eines Buches ist nicht mit dem Zeitpunkt beendet, wo es im Regal eines Buchladen steht. Im Gegenteil, es ist uns bewußt, daß der große Punkt, den man versucht zu setzen, in der Regel ein Komma ist, hinter dem der Satz weitergeht. Alle aufmerksamen und engagierten Leser möchten wir deshalb motivieren, uns Korrekturen und Verbesserungsvorschläge zu senden, so daß der Leitfaden Rettungsdienst „State-of-the-Art" bleibt und sich dem Wandel der Zeit anpaßt.

Oldenburg, Huntlosen im Mai 1997
Dr. med. Dipl.-Ing. (FH) Boris Lutomsky
und Frank Flake

# Danksagung

Den Mitarbeitern des Elsevier Verlages sei an dieser Stelle sehr herzlich für ihre unermüdliche Zusammenarbeit gedankt.

Unserer Lektorin Frau Ingrid Stöger möchten wir für ihre konstruktive Kritik, Geduld und Motivation bei der Erstellung dieser Auflage danken.

Bei Herrn Heiko Krabbe vom Elsevier Verlag möchten wir uns für die freundliche Zusammenarbeit und großzügige Ausstattung des Buches bedanken. Ohne die Grafikerin Susanne Adler, die unsere Skizzen und Fotografien mit Liebe zum Detail und künstlerischem Geschick zu Papier brachte, wäre alle Mühe vergebens.

Herrn Prof. Dr. med. Andreas Weyland für das Geleitwort dieser Auflage und die immer gute Zusammenarbeit.

Ebenfalls besonderer Dank gilt allen Freunden, Bekannten und Kollegen, die hier ungenannt bleiben, für ihre freundliche Unterstützung und Hilfe beim Entstehen des Leitfaden Rettungsdienst.

Besonderer Dank gilt natürlich unseren Lesern, die uns in teilweise beeindruckend ausführlicher Weise Ihre Anregungen und Änderungswünsche zugesandt haben. Der Leitfaden Rettungsdienst wäre sicher ohne diese wertvollen Hinweise in dieser komplexen Form nicht möglich gewesen.

Darüber hinaus danken wir den Kollegen der Malteser Rettungswache Oldenburg für ihre Tipps und die Geduld bei der Erstellung von Photographien.

„Last but not least" bei unseren Familien und Freunden, für die wir in den immer wiederkehrenden heißen Phasen der Bucherstellung oftmals wenig Zeit haben: Wir bedanken uns für die Zeit, in der sie auf uns verzichten mussten bei André Hoffmann, Petra Flake und den Kindern Niklas, Annika und Jule Flake.

Frank Flake und Dr. med. Dipl.-Ing. (FH) Boris Hoffmann

Frank Flake Boris Hoffmann (Hrsg.)

# Leitfaden Rettungsdienst

durchgesehene und überarbeitete
Sonderausgabe der 5. Auflage 2016

**Mit Beiträgen von**
Alfons Bert, Visbek
Dipl.-Ing. (FH) Axel Bischoff, Augsburg
Frank Flake, Oldenburg
Nils Gehring, Zürich (CH)
Dr. med. Dipl. Ing. (FH) Boris Hoffmann, Hamburg
Ingo Kerinnes, Ritterhude
Dr. med. Christiane von Rothkirch, Bremen
Dr. phil. Klaus Runggaldier, Herne
Dr. med. Rüdiger Schreiber, Hamburg

ELSEVIER

**Zuschriften und Kritik an:**
Elsevier GmbH, Urban & Fischer Verlag, Hackerbrücke 6, 80335 München

**Wichtiger Hinweis für den Benutzer**
Die Erkenntnisse in der Medizin unterliegen laufendem Wandel durch Forschung und klinische Erfahrungen. Herausgeber und Autoren dieses Werkes haben große Sorgfalt darauf verwendet, dass die in diesem Werk gemachten therapeutischen Angaben dem derzeitigen Wissensstand entsprechen. Das entbindet den Nutzer dieses Werkes aber nicht von der Verpflichtung, anhand weiterer schriftlicher Informationsquellen zu überprüfen, ob die dort gemachten Angaben von denen in diesem Buch abweichen und seine Verordnung in eigener Verantwortung zu treffen.

**Bibliografische Information der Deutschen Nationalbibliothek**
Die Deutsche Nationalbibliothek verzeichnet diese Publikation in der Deutschen Nationalbibliografie; detaillierte bibliografische Daten sind im Internet über http://www.d-nb.de abrufbar.


1. Auflage 1997
5. Auflage 2011
durchgesehene und überarbeitete Sonderausgabe der 5. Auflage 2016

Der Urban & Fischer Verlag ist ein Imprint der Elsevier GmbH.

16 17 18 4 3 2

Die 1. bis 4. Auflage dieses Titels erschien unter den Herausgebernamen: Boris Lutomsky/Frank Flake



Um den Textfluss nicht zu stören, wurde bei Patienten und Berufsbezeichnungen die grammatikalisch maskuline Form gewählt. Selbstverständlich sind in diesen Fällen immer Frauen und Männer gemeint.

Planung: Anna-Marie Seitz, München
Lektorat: Ingrid Stöger, München
Redaktion: Astrid Wieland, Schlüchtern
Herstellung: Kerstin Wilk, Leipzig
Satz: abavo GmbH, Buchloe/Deutschland; TnQ, Chennai/Indien
Druck und Bindung: CPI Books GmbH, Ulm
Umschlaggestaltung: SpieszDesign, Neu-Ulm
Titelfotografie: Tobias Gruber, Hamburg

ISBN Print 978-3-437-47153-7
ISBN ebook 978-3-437-17286-1

Aktuelle Informationen finden Sie im Internet unter **www.elsevier.de** und **www.elsevier.com**

| | |
|---|---|
| **CK** | Kreatinkinase |
| **CK-MB** | Kreatinkinase vom Herzmuskeltyp |
| **$Co_{1-2(-5)}$** | Steißbeinsegment 1–2(–5) |
| **CO** | Kohlenmonoxid |
| **$CO_2$** | Kohlendioxid |
| **COLD, COPD** | Chronisch-obstruktive Lungenerkrankung |
| **CPAP** | Continuous Positive Airway Pressure |
| **CPPV** | Continuous Positive Pressure Ventilation |
| **CPR** | Kardiopulmonale Reanimation |
| **CT** | Computertomogramm |

# D

| | |
|---|---|
| **DAK** | Deutsche Angestellten Krankenkasse |
| **DAN** | Divers Alert Network |
| **DBRD** | Deutscher Berufsverband für den Rettungsdienst |
| **DD** | Differentialdiagnose |
| **DDD** | Sequentieller Vorhof- und Kammerstimulierender Schrittmacher |
| **Def.** | Definition |
| **desc.** | descendens (absteigend) |
| **DGzRS** | Deutsche Gesellschaft zur Rettung Schiffbrüchiger |
| **DHBP** | Dehydrobenzperidol |
| **Diab. mell.** | Diabetes mellitus |
| **Diagn.** | Diagnose(n) |
| **DIVI** | Deutsche Interdisziplinäre Vereinigung für Intensiv- und Notfallmedizin |
| **DK** | Dauerkatheter |
| **DLRG** | Deutsche Lebensrettungs-Gesellschaft |
| **4-DMAP®** | Dimetylaminophenol (Antidot) |
| **DRF** | Deutsche Rettungsflugwacht |
| **DRK** | Deutsches Rotes Kreuz |
| **DVI** | Sequentiell Vorhof- und Kammerstimulierender Schrittmacher |

# E

| | |
|---|---|
| **E** | Einheit |
| **e.b.** | endobronchial |
| **EB** | Ellenbeuge |
| **EDGAR-Tubus** | Endotrachealer Drogen- und Gas-Applikations-Tubus (Fa. Rüsch) |
| **EEG** | Elektroenzephalografie, -gramm |
| **EEP** | End-Exspiratory Pressure |
| **EET** | Errechneter Entbindungstermin |
| **E'lyte** | Elektrolyte |
| **EK** | Erythrozytenkonzentrat |
| **EKG** | Elektrokardiogramm |
| **ELS** | Erregungsbildungs- und -leitungssystem |
| **EMD** | Elektromechanische Dissoziation |
| **EMS** | Emergency Medical Service |
| **EMT** | Emergency Medical Technician (amerik. Rettungssanitäter) |
| **EOL** | End Of Life (Schrittmacherende) |
| **EPH** | Edema, Proteinurie, Hypertonus |
| **ERC** | European Resuscitation Council |
| **Erkr.** | Erkrankung |
| **Erw.** | Erwachsener |
| **Essl.** | Esslöffel |
| **$EtCO_2$** | Endtidaler $pCO_2$ |
| **ES** | Extrasystole |
| **EUG** | Extrauterine Gravidität |
| **Exsp.** | Exspiration (Ausatmung) |
| **EZ** | Ernährungszustand |
| **EZR** | Extrazellulärraum |

# F

| | |
|---|---|
| **$FiO_2$** | inspiratorischer Sauerstoffanteil |
| **FG** | Frühgeborenes, Frühgeburt |
| **FSME** | Frühsommermeningoenzephalitis |
| **FTZ** | Feuerwehrtechnische Zentrale |

## G

| | |
|---|---|
| **G** | Gauge (Größenmaß) |
| **GABA** | Gammaaminobuttersäure |
| **GCS** | Glasgow Coma Scale |
| **GEK** | Schwäbisch-Gmünder Ersatzkasse, fusionierte am 1.1.2010 mit der Barmer, jetzt gleichberechtigt Barmer GEK |
| **GefStoffV** | Gefahrstoffverordnung |
| **GFR** | Glomeruläre Filtrationsrate |
| **GG** | Geburtsgewicht |
| **GI** | gastrointestinal |
| **GIT** | Gastrointestinaltrakt |
| **GKV** | Gesetzliche Krankenversicherung |
| **GPS** | Global Positioning System (Satelittennavigation) |
| **GTN** | Glyceroltrinitrat (z.B. Nitrolingual®) |

## H

| | |
|---|---|
| **h** | Stunde |
| **Hb** | Hämoglobin |
| **$HCO_3^-$** | Bikarbonat |
| **HDM** | Herzdruckmassage |
| **HF** | Herzfrequenz |
| **HIV** | Human Immunodeficency Virus (= AIDS-Erreger) |
| **Hkt** | Hämatokrit (Anteil der zellulären Blutbestandteile) |
| **HLW** | Herz-Lungenwiederbelebung |
| **HNO** | Hals-, Nasen-, Ohren-Arzt, -Klinik, -Heilkunde |
| **HOPS** | Hirnorganisches Psychosyndrom |
| **HR** | Handrücken |
| **HWI** | Hinterwandinfarkt |
| **HWK** | Halswirbelkörper |
| **HWS** | Halswirbelsäule |
| **HWZ** | Halbwertszeit |
| **HT** | Herzton |
| **Hy, Hx** | History (Anamnese) |
| **HZK** | Hamburgische Zimmerer Krankenkasse, fusionierte am 1.7.2008 mit der GEK |
| **HZV** | Herzzeitvolumen (in Liter/Minute) |

## I

| | |
|---|---|
| **IBP** | Invasive Blood Pressure |
| **i.c.** | intracutan |
| **ICD** | Implantierbarer Cardioverter/Defibrillator |
| **ICP** | Intrakranieller Druck |
| **ICR** | Interkostalraum |
| **IDDM** | Insulin Dependent Diabetes Mellitus (insulinpflichtiger Diabetes mellitus) |
| **IE** | Internationale Einheit |
| **I:E** | Verhältnis von Inspirations- zu Exspirationszeit |
| **Ig** | Immunglobulin |
| **IGN** | Inertgas-Narkose |
| **IKK** | Innungskrankenkasse |
| **i.m.** | intramuskulär |
| **IMV** | Intermittent Mandatory Ventilation |
| **Ind.** | Indikation |
| **Inf.** | Infusion |
| **Inj.** | Injektion, injizieren |
| **Insp.** | Inspiration (Einatmung) |
| **i.o.** | intraossär |
| **IPPV** | Intermittent Positive Pressure Ventilation |
| **Insuff.** | Insuffizienz |
| **Intox.** | Intoxikation |
| **IS** | Intensivstation |
| **ISDN** | Isosorbiddinitrat |
| **i.t.** | intratracheal |
| **ITH** | Intensivtransporthubschrauber |
| **ITN** | Intubationsnarkose |
| **ITW** | Intensivtransportwagen |
| **i.v.** | intravenös |
| **IZR** | Intrazellulärraum |

## J

| | |
|---|---|
| **J.** | Jahre, jährlich |
| **J** | Joule (Energieeinheit 1 Joule = 1 Ws) |
| **JB** | Jetzige Beschwerden |

# Abkürzungen

| | |
|---|---|
| Ⓐ | Österreich |
| (CH) | Schweiz |
| α | Alpha |
| β | Beta |
| μ | Mue (Mikro) |
| ↑ | hoch, erhöht, ansteigend |
| ↓ | tief, erniedrigt, abfallend |
| ↑↑ | stark erhöht |
| ↓↓ | stark erniedrigt |
| ⇋ | gleichbleibend |
| → | daraus folgt |
| ø | Durchmesser, Durchschnitt, kein(e) |
| ® | eingetragenes Markenzeichen |
| #, / | Fraktur |
| * | geboren (am) |
| † | gestorben (am) |
| ↓ ↓ | stark abnehmend, reduziert |
| ↑ ↑ | stark ansteigend, erhöht |
| ° | Grad |
| °C | Grad Celcius |
| ≅ | ungefähr (gleich) |
| < | kleiner als |
| ≤ | kleiner gleich |
| = | gleich |
| ≠ | ungleich |
| ≥ | größer gleich |
| > | größer als |
| ∧ | diastolischer Blutdruck |
| v | systolischer Blutdruck |
| • | Puls |

## A

| | |
|---|---|
| **A(a).** | Arterie(n) |
| **AA** | Arrhythmia absoluta |
| **A** | Ampere (elektrische Stromstärke) |
| **AAI** | P-Wellen inhibierter Vorhofschrittmacher |
| **a.a.r** | against all risks (trotz aller Risiken) |
| **AAT** | P-Wellen getriggerter Vorhofschrittmacher |
| **Ab.** | Abort |
| **ABA** | American Burn Association |
| **abdom.** | abdominal(is), die Bauchorgane betreffend |
| **ABLS** | Advanced Burn Life Support |
| **ACC** | Acetylcystein |
| **ACD-CPR** | Active Compression Decrompession Cardio Pulmonary Resuscitation |
| **ACE** | Angiotensin Converting Enzym |
| **A.c.e.** | Arteria carotis externa |
| **A.c.i.** | Arteria carotis interna |
| **ACLS** | Advanced Cardiac Life Support |
| **ACVB** | Aortocoronarer Venenbypass |
| **ADAC** | Allgemeiner-Deutscher-Automobil-Club |
| **ÄND** | Ärztlicher Notdienst |
| **AEZ** | Allgemein- und Ernährungszustand |
| **AF** | Atemfrequenz |
| **AG** | Atemgeräusch |
| **AGBN** | Arbeitsgemeinschaft der Bayerischen Notärzte |
| **AGE** | arterielle Gasembolie |
| **AGNN** | Arbeitsgemeinschaft der in Norddeutschland tätigen Notärzte |
| **AGNNW** | Arbeitsgemeinschaft Notärzte Nordrhein-Westfalen |
| **AGSWN** | Arbeitsgemeinschaft Südwestdeutscher Notärzte |
| **AHA** | American Heart Association |
| **AICD** | Automatischer implantierbarer Cardioverter-Defibrillator |
| **AIDS** | Aquired Immunodeficiency Syndrome |
| **allg.** | allgemein |
| **ALTE** | Apparent Life-Treatening Event |
| **AMI** | Akuter Myokardinfarkt |
| **AMLS** | Advanced Medical Life Support |

**Amp.** Ampulle
**AMV** Atemminutenvolumen (in Liter/Minute)
**AND** Arztnotdienst
**ANS** Atemnotsyndrom des Neugeborenen
**ANV** Akutes Nierenversagen
**AOK** Allgemeine Ortskrankenkasse
**ARDS** Adult Respiratory Distress Syndrome (Atemnotsyndrom beim Erwachsenen)
**art.** arteriell
**ASA** American Society of Anesthesiologists
**ASB** Assistant Spontaneous Breathing
**ASB** Arbeiter-Samariter-Bund
**asc.** ascendens (ansteigend)
**ASD** Vorhofseptumdefekt
**ASS** Acetylsalicylsäure (z.B. Aspirin®)
**ATLS** Advanced Trauma Life Support
**a.v.** arteriovenös
**AV-Block** Atrio-ventrikulärer Block
**AVBl1** AV-Block 1. Grades
**AVBl2a** AV-Block 2. Grades Typ Mobitz I (Wenckebach-Periodik)
**AVBl2b** AV-Block 2. Grades Typ Mobitz II (Mobitz-Block)
**AVBl3** AV-Block 3. Grades
**aVF** augmented Voltage Food (unipolare EKG-Ableitung nach Goldberger)
**AVK** Arterielle Verschlusskrankheit
**aVL** augmented Voltage Left Arm (unipolare EKG-Ableitung nach Goldberger)
**aVR** augmented Voltage Right Arm (unipolare EKG-Ableitung nach Goldberger)
**AZ** Allgemeinzustand
**AZV** Atemzugvolumen (in Liter)

## B

**BAA** Bauchaortenaneurysma
**BÄK** Bundesärztekammer
**BAK** Blutalkoholkonzentration
**BAND** Bundesvereinigung der Arbeitsgemeinschaften Notärzte Deutschlands
**bar** Druckeinheit
**BB** Blutbild
**BD** Blutdruck
**BDR** Bauchdeckenreflex
**bds.** beidseits
**BGA** Blutgasanalyse
**BE** Broteinheit, Base Excess (Basenabweichung)
**BEK** Barmer Ersatzkasse
**BEL** Beckenendlage
**bes.** besonders
**BKK** Betriebskrankenkasse
**BLS** Basic Life Support
**BOL** Begin Of Life, Schrittmacherbeginn
**BRD** Bergrettungsdienst
**BRK** Bayerisches Rotes Kreuz
**BSR** Bizepssehnenreflex
**Btm, Btmg** Betäubungsmittel, -gesetz
**BtmVV** Betäubungsmittelverschreibungsverordnung
**BWK I–XII** Brustwirbelkörper 1–12
**BWKrhs** Bundeswehrkrankenhaus
**BWS** Brustwirbelsäule
**BZ** Blutzucker (in mg/dl)

## C

**$C_{1-8}$** Zervikalsegment 1–8
**$Ca^{2+}$** Kalzium
**Ca** Karzinom
**CAGE** cerebrale arterielle Gasembolie
**CCT** Craniales Computertomogramm (Schädel-CT)
**Ch.** Charrière (Maßeinheit)
**chron.** chronisch
**CI** Cardiac Index

| | |
|---|---|
| **Jgl.** | Jugendliche(r) |
| **JUH** | Johanniter-Unfall-Hilfe |

## K

| | |
|---|---|
| **$K^+$** | Kalium |
| **KÄV** | Kassenärztl. Vereinigung |
| **kap.** | kapillär |
| **Kaps.** | Kapsel |
| **KatS** | Katastrophenschutz |
| **kg** | Kilogramm |
| **KG** | Körpergewicht |
| **KHK** | Koronare Herzkrankheit |
| **KI** | Kontraindikation |
| **KK** | Krankenkasse, Kleinkind |
| **KKV** | Krankenkassenverband |
| **klin.** | klinisch |
| **KO** | Komplikation |
| **KOF** | Körperoberfläche (in $m^2$) |
| **KT** | Kammertachykardie, Krankentransport |
| **KTW** | Krankentransportwagen |
| **KVB** | Krankenversicherung der Bundesbahnbeamten |

## L

| | |
|---|---|
| **l** | Liter |
| **$L_{1-5}$** | Lumbalsegment 1–5 |
| **LA** | Lokalanästhesie |
| **LAH** | Linksanteriorer Hemiblock |
| **lat.** | lateinisch |
| **led.** | ledig |
| **Leuko(s)** | Leukozyten |
| **LGL** | Lown-Ganong-Levine-Syndrom |
| **li.** | links |
| **Lj.** | Lebensjahr |
| **Lk** | Lymphknoten |
| **LKH** | Landeskrankenhaus |
| **LKK** | Landwirtschaftliche Krankenkasse |
| **LNA** | Leitender Notarzt |
| **LR** | Lichtreaktion der Pupillen |
| **LRA** | Lehrrettungsassistent |
| **LSB** | Linksschenkelblock |
| **LT** | Linkstyp |
| **Lufu** | Lungenfunktion |
| **LWK I–V** | Lendenwirbelkörper 1–5 |
| **LWS** | Lendenwirbelsäule |

## M

| | |
|---|---|
| **M.** | Morbus, Muskel |
| **Mm.** | Muskeln |
| **mA** | Milliampere (elektrische Stromstärke) |
| **MAD, MAP** | Mittlerer arterieller Druck |
| **MAO** | Maximal Acid Output (maximale Säuresekretion des Magens) |
| **MAS-Anfall** | Morgagni-Adam-Stokes-Anfall |
| **MAST** | (Military) Medical Anti Shock Trouser |
| **max.** | maximal |
| **mbar** | Millibar (Einheit des Luftdruckes) |
| **MCL** | Medioclavikularlinie |
| **MCP** | Metoclopramid (z.B. Paspertin®) |
| **MDK** | Medizinischer Dienst der Krankenkassen |
| **MedGV** | Medizingeräteverordnung |
| **medik.** | medikamentös |
| **Met-Hb** | Methämoglobin |
| **mg** | Milligramm |
| **µg** | Mikrogramm |
| **$Mg^{2+}$** | Magnesium |
| **Mhn** | Morbus hämolyticus neonatorum |
| **MHD** | Malteser Hilfsdienst |
| **MI** | Myokardinfarkt |
| **min.** | minimal |
| **Min.** | Minute |
| **mind.** | mindestens |
| **Mio.** | Millionen |
| **ml** | Milliliter |
| **mmol** | Millimol |
| **mmHg** | Millimeter Quecksilbersäule (Druckeinheit) |
| **Mon.** | Monate |
| **MRT** | Magnet-Resonanz-Tomogramm, („Kernspin") |
| **ms** | Millisekunden |
| **MS** | Multiple Sklerose |

## N

**N., Nn.** Nerv, Nerven
**$Na^+$** Natrium
**NA** Notarzt, Notärztin
**NACA** National Advisery Committee of Aeronautics
**NAW** Notarztwagen
**n.B.** nach Bedarf
**NEF** Notarzteinsatzfahrzeug
**neg.** negativ
**NG** Neugeborenes
**NIBP, NIBD** Nicht-Invasiver Blutdruck
**NIDDM** Non-Insulin Dependent Diabetes Mellitus (nicht-insulinabhängiger Diabetes mellitus)
**NO** Stickstoffmonoxid
**NPL** Neoplasie (bösartige Neubildung, Krebs)
**NVK** Nabelvenenkatheter
**NW** Nebenwirkung
**NYHA** New York Heart Association

## O

**$O_2$** Sauerstoff
**OA** Oberarm, Oberarzt
**o.B.** ohne (pathologischen) Befund
**OB** Oberbauch
**OP** Operation
**Ös.** Ösophagus
**OrgL** Organisatorischer Leiter
**OS** Oberschenkel
**OSH** Oberschenkelhals
**OUP** Oberer Umschlagspunkt

## P

**P** Puls
**$PaCO_2$** arterieller Kohlendioxidpartialdruck
**päd., Päd.** pädiatrisch, Pädiatrie
**PALS** Pediatric Advanced Life Support
**$PaO_2$** arterieller Sauerstoffpartialdruck
**PAP** Pulmonalarterieller Druck
**pAVK** periphere Arterielle Verschlusskrankheit
**Pat.** Patient
**PDA** Periduralanästhesie
**PE** Probeexzision
**PEEP** Positive End-Exspiratory Pressure
**PHTLS** Prehospital Trauma Life Support
**pKT** pulslose Kammertachykardie
**PLS** Prolonged Life Support
**P.m.** Punctum maximum (Herzauskultation)
**$P_{max}$** maximaler Beatmungsdruck
**$pO_2$** Sauerstoffpartialdruck
**pos.** positiv
**postop.** postoperativ
**PPPPPP, 6P** pain/paleness/paresthesia/pulselessness/paresis/prostration (Schmerz/Blässe/Gefühlslosigkeit/Pulslosigkeit/Bewegungsverlust)
**präop.** präoperativ
**PRIND** Prolongiertes Ischämisches Neurologisches Defizit
**PRINS** Partiell Reversible Ischämische Neurologische Symptome
**Prog.** Prognose
**PSR** Patellarsehenreflex
**PsychKG** Gesetz über Hilfe und Schutzmaßnahmen bei psychischen Krankheiten

## Q

**QF** Querfinger
**QR** Quadrizepsreflex
**QRS** Kammerkomplex im EKG
**Q-Zacke** 1. negative Welle des Kammerkomplexes

## R

| | |
|---|---|
| **RA** | Rettungsassistent |
| **RD** | Rettungsdienst |
| **RDS** | Respiratory Distress Syndrome (kindliches Atemnotsyndrom) |
| **re.** | rechts |
| **REA** | Reanimation |
| **RettAssG** | Rettungsassistentengesetz |
| **RettDG** | Rettungsdienstgesetz |
| **RettSanG** | Rettungssanitätergesetz |
| **RG** | Rasselgeräusch |
| **Rh** | Rhesus positiv |
| **rh** | Rhesus negativ |
| **RH** | Rettungshelfer |
| **RL** | Ringer-Laktat-Lösung |
| **RLSt, RLS** | Rettungsleitstelle |
| **RM** | Rückenmark |
| **Rö** | Röntgen |
| **Rp.** | Rezept, verschreibungspflichtig |
| **RR** | Blutdruck (nach Riva-Rocci) |
| **RS** | Rettungssanitäter |
| **RSB** | Rechtsschenkelblock |
| **RT** | Rechtstyp |
| **RTH** | Rettungstransporthubschrauber |
| **rtPA** | recombinant tissue Plasminogen Activator |
| **RTW** | Rettungstransportwagen |

## S

| | |
|---|---|
| **$S_{1-5}$** | Sakralsegment 1–5 |
| **SAB** | Subarachnoidalblutung |
| **SABl** | Sinusatrialer Block |
| **San.** | Sanitäter |
| **SanH** | Sanitätshelfer |
| **$SaO_2$** | arterielle Sauerstoffsättigung |
| **s.c.** | subcutan |
| **SDH** | Subdurales Hämatom |
| **SEG** | Schnell-Einsatz-Gruppe |
| **Sek.** | Sekunde |
| **Sgl.** | Säugling |
| **SHT** | Schädel-Hirn-Trauma |
| **SIDS** | Sudden Infant Death Syndrome (plötzlicher Kindstod) |
| **SIMV** | Synchronized Intermittent Mandatory Ventilation |
| **SIRS** | Systemic Inflammatory Response System |
| **SHT** | Schädel-Hirn-Trauma |
| **SM** | Schrittmacher |
| **$SpO_2$** | pulsoximetrische Sauerstoffsättigung |
| **SSW** | Schwangerschaftswoche |
| **s.l.** | sublingual |
| **ST** | Steiltyp |
| **Succi** | Succinylcholin (z.B. Lysthenon®) |
| **Supp.** | Suppositorium („Zäpfchen") |
| **SVES** | Supraventrikuläre Extrasystolen |
| **$SvO_2$** | Venöse Sauerstoffsättigung |
| **SVT** | Supraventrikuläre Tachykardie |
| **SWK** | Sakralwirbelkörper |

## T

| | |
|---|---|
| **T** | Temperatur |
| **Tbc, TB** | Tuberkulose |
| **Tbl.** | Tablette |
| **TEC** | Trauma and Emergency Center |
| **Th** | Thorakales Segment |
| **THW** | Technisches Hilfswerk |
| **TIA** | Transitorische Ischämische Attacke |
| **TIVA** | Total Intravenöse Anästhesie |
| **TKK** | Techniker Krankenkasse |
| **TL** | Technischer Leiter |
| **Tr., Trpf.** | Tropfen |
| **Tu** | Tumor |

## U

| | |
|---|---|
| **u.a.** | und andere |
| **UA** | Unterarm |
| **UB** | Unterbauch |
| **üLT** | überdrehter Linkstyp |
| **üRT** | überdrehter Rechtstyp |
| **USG** | Unteres Sprunggelenk |

## V

| | |
|---|---|
| **V., Vv.** | Vene, Venen |
| **V.a.** | Verdacht auf |
| **v.a.** | vor allem |
| **VdAK** | Verband der Angestellten-Krankenkassen |
| **VES** | Ventrikuläre Extrasystole |
| **VHFla** | Vorhofflattern |
| **VHFli** | Vorhofflimmern |
| **VHL** | Vorderhauptslage |
| **Vit.** | Vitamin(e) |
| **Vol.** | Volumen |
| **Vol%** | Volumenprozent |
| **VSD** | Ventrikelseptumdefekt |
| **VT** | Ventrikuläre Tachykardie |
| **VVI** | R-Zacken inhibierter Kammerschrittmacher |
| **VVT** | R-Zacken getriggerter Kammerschrittmacher |
| **VWI** | Vorderwandinfarkt |

## W

| | |
|---|---|
| **WHO** | World Health Organisation |
| **Wo.** | Woche(n) |
| **WM** | Wirkungsmechanismus |
| **WPW** | Wolff-Parkinson-White-Syndrom |
| **WW** | Wechselwirkung |
| **Ws** | Wattsekunde (Energieeinheit) |

## Z

| | |
|---|---|
| **z.A.** | zum Ausschluss |
| **ZDL** | Zivildienstleistender |
| **Z.n.** | Zustand nach |
| **ZNS** | Zentrales Nervensystem |
| **ZVD** | Zentraler Venendruck |
| **ZVK** | Zentraler Venenkatheter |

# Bildnachweis

| | |
|---|---|
| **A300** | Reihe Klinikleitfaden, Elsevier GmbH, Urban & Fischer Verlag |
| **E254** | Firma Dokuform-Verlags GmbH, Lübeck |
| **J747** | D. Fichtner/T. Engbert, GraphikBureau, Kroonsgard |
| **K183** | E. Weimer, Aachen |
| **L106** | H. Rintelen, Velbert |
| **L108** | Rüdiger Himmelhan, Heidelberg |
| **L157** | Susanne Adler, Lübeck |
| **L190** | Gerda Raichle, Ulm |
| **M140** | Frank Flake/Boris Hoffmann, Oldenburg, Hamburg |
| **M234** | Klaus Runggaldier, Herne |
| **V170-1** | Medtronic GmbH, Düsseldorf |

Bei den Abbildungen ohne Quellnummern liegen die Rechte beim Verlag

# 1 Tipps für den Rettungsdienstalltag

*Boris Hoffmann, Frank Flake, Klaus Runggaldier und Nils Gehring*

1

## 1.1 Juristische Fragen

### Unterlassene Hilfeleistung

**§ 323c StGB:**
„Wer bei Unglücksfällen oder gemeiner Gefahr oder Not nicht Hilfe leistet, obwohl dies erforderlich und ihm den Umständen nach zuzumuten, insbesondere ohne erhebliche eigene Gefahr und ohne Verletzung anderer Pflichten möglich ist, wird mit Freiheitsstrafe bis zu einem Jahr oder mit Geldstrafe bestraft."

Nach § 323c StGB ist für jedermann eine Hilfeleistungspflicht begründet (Schutzzweck des § 323c StGB: gebotene mitmenschliche Solidarität zur Schadensabwehr in akuten Notfällen). Aber auch in Notfällen haben nicht nur Personen mit medizinischen Kenntnissen, sondern auch **nicht** in Erster Hilfe ausgebildete Personen, Hilfe zu leisten. Die hilfspflichtige Person muss sofort und auf die *wirksamste Weise* helfen (BGHSt 14, 213). Unter Umständen (z. B. alte, gebrechliche Person trifft auf brennenden PKW mit bewusstlosen Insassen) kann dazu die Benachrichtigung eines zur Hilfe besser Geeigneten (Arzt, RD) genügen.
Rettungsfachpersonal ist grundsätzlich verpflichtet, sich zum Notfallort zu begeben. Die **qualifizierte Hilfeleistungspflicht** des Rettungsfachpersonals besteht darin, im konkreten Fall lebensrettende Sofortmaßnahmen zu leisten und zu entscheiden, welche Hilfsmaßnahmen zu erbringen sind. Die formale Unterscheidung zwischen Maßnahmen, die Ärzten vorbehalten sind und allgemeinen Hilfsmaßnahmen, ist im Notfall ohne rechtliche Bedeutung. → Rettungsfachpersonal hat eine spezielle Ausbildung und muss sein Fachwissen bei einer Hilfeleistung anwenden.
Rettungsfachpersonal hat folgende Aufgaben:

- § 3 RettassG: „Der RA hat als Helfer des Arztes bis zur Übernahme durch den Arzt lebensrettende Maßnahmen bei Notfallpatienten durchzuführen, die Transportfähigkeit solcher Pat. herzustellen, die lebenswichtigen Körperfunktionen während des Transportes ins Krankenhaus zu beobachten und aufrechtzuerhalten sowie kranke, verletzte oder sonstige hilfsbedürftige Personen, auch soweit sie nicht Notfallpatienten sind, unter sachgerechter Betreuung zu befördern."
- eine Verschlechterung des Zustands des Pat. vor Ort nach Möglichkeit zu verhindern, bis dieser, falls notwendig, ärztlich versorgt werden kann
- als Assistent des Arztes für eine Verbesserung des Gesundheitszustands im Rahmen seiner Aufgabenstellung zu sorgen.

! Das Rettungsfachpersonal muss erkennen, welche Maßnahmen es auf Grund der individuellen Erkenntnisse, Fähigkeiten und des Ausbildungsstands zur Versorgung am Notfallort selbstständig ergreifen darf (▶ Kap. 1.1.3).

Rettungsfachpersonal haftet nicht nur (§ 323c StGB), sondern hat, wie auch weiter unten erwähnt, eine **Garantenstellung** gegenüber dem Pat. zu erfüllen. D. h., dass der RD auf Grund seiner besonderen Pflichtenstellung, nämlich der Übernahme von Schutz- und Beistandspflichten (durch Vertrag der RD-Organisation mit Kommune/Landkreis), rechtlich dafür einzustehen hat, dass eine medizinisch erforderliche und vom RA im Rahmen seiner **Fachkompetenz** durchführbare Maßnahme nicht unterlassen wird, z. B. Dauerverlust des Armes eines Pat. auf Grund unsachgemäßer Beförderung des Amputats durch den RD.

Jeder Mitarbeiter des RD muss entsprechend seinen medizinischen Kenntnissen und seinem Erfahrungsstand nach bestem Wissen und Gewissen die den Umständen entsprechend beste Versorgung des Pat. gewährleisten. Insbesondere hat der RA in seiner Funktion als Helfer des Arztes gegenüber dem ihm anvertrauten Pat. seine Garantenstellung zu erfüllen.

### Körperverletzung

Für Rettungsfachpersonal ist im Rahmen seiner Tätigkeit der Abschnitt 17 des StGB von Bedeutung: strafrechtliche Folgen der Körperverletzung

- § 223 StGB: Körperverletzung: „Wer eine andere Person körperlich misshandelt oder an der Gesundheit schädigt, wird mit Freiheitsstrafe bis zu fünf Jahren oder mit Geldstrafe bestraft."
- § 224 StGB: gefährliche Körperverletzung
- § 226 StGB: schwere Körperverletzung
- § 227 StGB: Körperverletzung mit Todesfolge
- § 228 StGB: Einwilligung des Verletzten
- § 229 StGB: fahrlässige Körperverletzung.

Im Rahmen der Aufgabenstellung für das Rettungsfachpersonal wird bei einer Hilfeleistung, wie z. B. dem Legen eines venösen Zugangs, regelmäßig eine Körperverletzung begangen, der Pat. wird zusätzlich zu dem i. d. R. schon vorliegenden gesundheitlichen Schaden, z. B. akuter Myokardinfarkt durch das Einstechen der Venenverweilkanüle in die Haut und Vene, „körperlich misshandelt" und „an der Gesundheit beschädigt" (§ 223 StGB). Dieser Vorgang verwirklicht rechtlich sogar den Tatbestand der gefährlichen Körperverletzung, denn die „körperliche Misshandlung" und „Gesundheitsbeschädigung" werden mittels eines „gefährlichen Werkzeugs" (§ 224 Abs. 1 Nr. 2 StGB) begangen, nämlich der Venenverweilkanüle, die auf Grund ihrer Beschaffenheit und Art der Benutzung dazu geeignet ist, erhebliche Verletzungen hervorzurufen.

### Rechtfertigung der Körperverletzung durch Einwilligung

Die Strafbarkeit wegen einer vorsätzlich begangenen (gefährlichen) Körperverletzung, beispielsweise beim Legen eines venösen Zugangs zur notwendigen Volumensubstitution, wird in aller Regel durch Einwilligung des Pat. in die vom Rettungsfachpersonal durchgeführte Hilfeleistung ausgeschlossen.

Wichtige Voraussetzung für eine einwandfreie Einwilligung ist allerdings eine sachgemäße Aufklärung des Pat. über die vom Rettungsfachpersonal durchzuführenden Maßnahmen. Ziel einer solchen „Selbstbestimmungsaufklärung" muss sein, dem Pat. Art, Bedeutung und Tragweite des Eingriffs zu verdeutlichen (BverfG NJW 79, 1.929f.). Eine Verletzung der Aufklärungspflicht führt zur Unwirksamkeit der Einwilligung (BGHSt 11, 111). Eventuelle Strafbarkeit wegen fahrlässiger Körperverletzung (▶ Kap. 1.1.2).

1

Problematisch wird das Einholen einer Einwilligung für eine invasive, potenziell körperverletzende Maßnahme, wenn der Patient selbst nicht einwilligungsfähig ist. Relativ einfach stellt sich die Situation bei einer bewusstlos vorgefundenen Person dar. Hier ist in aller Regel der mutmaßliche Wille eines gemeinhin sachgerecht, normal und vernünftig denkenden Pat. zugrundezulegen: „Wenn nichts den Interessen eines vernünftigen und verständigen Pat. entgegenspricht, ist dieser objektiv vernünftige hypothetische Wille anzunehmen." (BGHSt 35, 249, 250). Somit wird also die Strafbarkeit durch **mutmaßliche Einwilligung** des Pat. ausgeschlossen.
Grundsätzlich setzt die Einwilligungsfähigkeit voraus, dass der Patient durch seine geistige und sittliche Reife in der Lage ist, Bedeutung und Tragweite des Eingriffs zu erkennen und sachgerecht zu beurteilen. Ein bestimmtes Alter (Minderjährige) ist dafür nicht erforderlich. Es kommt insbesondere **nicht** darauf an, ob der Einwilligende im zivilrechtlichen Sinne voll geschäftsfähig ist (BGHSt 12, 379).
Entscheidend ist allein, dass er nach seiner Verstandesreife und Urteilsfähigkeit das die Tragweite und die Auswirkungen des seine Interessen berührenden Eingriffs voll erfasst. Bei mangelnder Einsichtsfähigkeit bedarf es der Zustimmung seines gesetzlichen Vertreters. Wenn auch die Einwilligung des gesetzlichen Vertreters (z. B. Elternteil bei nicht voll Geschäftsfähigen, Betreuer bzw. Vormund älterer Pat.) wegen Unerreichbarkeit oder aus sonstigen Gründen nicht einzuholen ist, so ist wiederum auf die mutmaßliche Einwilligung abzustellen.

**Achtung**
Der Meinung von Angehörigen, Pflegepersonal oder auch Testamenten von Pat. kommt allenfalls Bedeutung zur Ermittlung des mutmaßlichen Willens zu, sie hat jedoch keine stellvertretende Wirkung. Für das Rettungsfachpersonal bedeutet dies, dass im Zweifelsfall (z. B. Kreislaufstillstand) immer mit den erforderlichen Maßnahmen anzufangen ist.

Schwieriger ist die Rechtslage bei handlungsunfähigen **Suizidpatienten** (Selbstbestimmungsrecht gegenüber lebensrettendem Eingriff in die noch vorhandene körperliche Unversehrtheit). Aber auch hier besteht für das Rettungsfachpersonal selbstverständlich eine Hilfeleistungspflicht (BGHSt NJW 60, 1821f.), lebensrettende Maßnahmen, die gemäß § 34 StGB (rechtfertigender Notstand) gerechtfertigt sind, durchzuführen.

### Patientenverfügung

Immer mehr an rechtlicher Bedeutung gewinnt die Patientenverfügung. Sie gibt Auskunft über den Willen des Patienten, wenn dieser nicht mehr in der Lage ist, diesen eigenständig zu äußern. Eine solche Verfügung unterliegt gewissen Formalien. Hilfe bietet die Internetseite www.bmj.de.
Folgende Anforderungen sollten dabei erfüllt werden:

- Verfügungen, die den Notruf außer Kraft setzen, müssen klar und bedingungslos formuliert sowie sofort verfügbar sein
- liegt keine Patientenverfügung vor, ist der Rettungsdienst mit der Ermittlung des mutmaßlichen Willens des Patienten am Einsatzort überfordert
- im Zweifel ist das Leben zu erhalten

- Entscheidung über die Nicht-Einleitung oder den Abbruch notfallmedizinischer Maßnahmen am Einsatzort gehören in den Zuständigkeitsbereich des (Not-)Arztes
- DNR-Order (Do Not Resuscitate) im Krankentransport muss durch den Arzt schriftlich fixiert werden.

Die Patientenverfügung muss dabei am Notfallort einsehbar sein. Die Aussage z. B. von Angehörigen, dass eine solche vorliegt, reicht dabei nicht aus.

### 1.1.1 Schweigepflicht

Jeder Mitarbeiter im RD ist über alle ihm im Dienst zugänglichen persönlichen Daten eines Pat. und dessen Umfeld, über alle Funkgespräche, alle dienstlichen Angelegenheiten der Dienststelle, seinen Auftrag und personengebundene Daten von Mitarbeitern Dritten gegenüber an die Schweigepflicht gebunden. Eine **Verletzung der Schweigepflicht** wird nach § 203 StGB mit einer Freiheitstrafe bis zu einem Jahr oder einer Geldstrafe bestraft. Die Schweigepflicht gilt auch gegenüber Behörden, z. B. der Polizei.

Hinsichtlich der Mitteilung von Anlass, Ort und Zeit eines Einsatzes ist zu beachten:

- Bei Unfällen oder Verletzungen im häuslichen oder familiären Bereich fallen Angaben darüber sowie personengebundene Daten unter die Schweigepflicht
- bei Unfällen oder Verletzungen im öffentlichen Bereich (z. B. Verkehrsunfälle, Betriebs- und Arbeitsunfälle) unterliegen Angaben darüber nicht der Schweigepflicht.

Personenbezogene Daten oder andere der Schweigepflicht unterliegende Angaben dürfen nur weitergegeben werden, wenn das Rettungsfachpersonal zur Offenbarung befugt oder verpflichtet ist:

- Bewusste Einwilligung des Pat., z. B. Weitergabe von Personendaten im Krankenhaus zur Weiterbehandlung des Pat., Abrechnung der Benutzungsentgelte bei den Kostenträgern
- mutmaßliche Einwilligung des Pat., z. B. bei Bewusstlosigkeit: Weitergabe von Daten dient dazu, dessen Rechte zu wahren, etwa nach einem Verkehrsunfall gegenüber der Polizei
- Offenbarung nach einer entsprechenden Güterabwägung, wenn die Weitergabe von Daten einem höheren Interesse als dem des Pat. an der Geheimhaltung dient, z. B. bei der Gefahrenabwehr für Leib und Leben des Pat. oder Dritter, oder wenn sich das Rettungsfachpersonal durch die Nichtweitergabe der Daten strafbar machen würde.

Offenbarung bei gesetzlicher Verpflichtung, z. B. Weitergabe von Daten nach den Bestimmungen des Bundesseuchengesetzes, bei der Anzeige **bevorstehender Verbrechen**, bei der Verpflichtung zur Aussage vor der Staatsanwaltschaft und den Strafgerichten.

**Tipps & Tricks**

- Eine Weitergabe von Daten über Telefon und Funk ist grundsätzlich verboten.
- In der Praxis wird es immer wieder Tatsachenentscheidungen des Personals geben, schützenswerte Daten in den oben genannten Fällen weiterzuleiten.

1

## 1.1.2 Aufklärungspflicht

Das Rettungsfachpersonal hat den Pat. vor einer Maßnahme, insbesondere wenn diese invasiv ist, über deren Wesen, Bedeutung und Tragweite aufzuklären, z. B. Venenpunktion im Rahmen der Not- bzw. Regelkompetenz.

Der **Umfang der Aufklärung** richtet sich nach der Dringlichkeit der Behandlung und dem Bildungs- und Erfahrungsstand des Pat.

Die Aufklärung muss dem Pat. die Selbstbestimmung, d. h. eine abwägende Wahrnehmung seiner Interessen, ermöglichen. Das Aufzeigen der Alternativen ist der eigentliche Sinn der Aufklärung. Der Pat. entscheidet kraft seines Selbstbestimmungsrechts, ob und von wem er sich behandeln bzw. transportieren lässt. **Verweigert** er die **Einwilligung**, so ist der Wille zu respektieren. Von diesem Grundsatz gibt es einige Ausnahmen, wann es sinnvoll ist, den Pat. zu einer Mitfahrt zu „überreden" oder dem Patientenwillen nicht gefolgt werden darf und er einer ärztl. Untersuchung zugeführt werden muss:

- Pat. hat Angst, Transport ist aber aus medizinischer Sicht notwendig
- bewusstloser Pat. wird vom RD unter mutmaßlicher Einwilligung in die nächste Klinik gebracht
- Pat. steht unter dem Einfluss von Alkohol, Drogen, Medikamenten; auch wenn er äußerlich keine sichtbaren Verletzungen aufweist.

In **Notsituationen**, in denen nur sofortiges Eingreifen den Pat. retten oder vor schweren Schäden bewahren kann, ist die Aufklärungspflicht zunächst zu vernachlässigen. Dem Pat., der gerettet werden will, bleibt hier keine andere Wahl. Gilt insbesondere für bewusstlose oder nicht entscheidungsfähige Pat.

> „... kann sich der Arzt (auch der Rettungsassistent) um so eher mit einer mehr pauschalen Aufklärung begnügen, wenn es um eine unaufschiebbare oder gar lebensrettende Maßnahme geht." (BGHSt 12, 282f.)

**Verweigert** ein **verletzter oder erkrankter** und **voll geschäftsfähiger Pat.** die Mitnahme bzw. Behandlung, so bricht der RD den Einsatz ab:

- Über medizinische Folgen und die möglichen Konsequenzen patientenverständlich aufklären und zusätzlich auf der Transportverweigerung dokumentieren, z. B. „Aufgeklärte Komplikationen: Hirnblutung, Bewusstlosigkeit, Koma, Tod"
- über mögliche verwaltungsrechtliche Kosten, z. B. eigene Erstattung der Einsatzkosten bei Nichtübernahme der Kosten durch die Krankenkasse, aufklären
- den Vordruck „Transportverweigerung" vom Pat. und einem Zeugen unterschreiben lassen.

**Wünscht** der Pat. eine **Einweisung in ein bestimmtes Krankenhaus,** was mit gefährlich langem Transport verbunden wäre, auf das erhöhte Risiko und die möglicherweise zusätzlich entstehenden Kosten hinweisen. Erklären, dass die Verantwortung dafür nicht vom Rettungsfachpersonal übernommen werden kann. Bleibt Pat. oder ein Sorgeberechtigter (z. B. Angehöriger) bei seinem Verlangen, dem Wunsch folgen, wenn nicht übergeordnete Gesichtspunkte entgegenstehen, wie etwa der Abruf zu einem anderen Notfallort oder eine übermäßige zeitliche Inanspruchnahme des Personals und des Rettungsmittels durch die Verlängerung des Transportwegs. **Kostenübernahmeerklärung** unterschreiben lassen.

## 1.1.3 Fachkompetenz/Regelkompetenz

Über 50% aller Notfalleinsätze in Deutschland werden ohne Notarzt durchgeführt. → Rettungsfachpersonal muss oft aus der Not heraus, wenn kein Arzt am Notfallort zur Verfügung steht, lebenserhaltende, „invasive Maßnahmen" im Rahmen seiner Fachkompetenz ergreifen. Es ist hierbei verpflichtet, die **beste und wirksamste Hilfe** zu leisten, zu der es **nach Ausbildung, Kenntnisstand und Fertigkeiten** im Stande ist. Gemäß § 1 Heilpraktikergesetz gilt für die Ausübung der Heilkunde der Arztvorbehalt. Grundsätzlich gilt dies aber auch für den RA oder RS in der Verantwortung gegenüber dem Notfallpatienten.

Gleich ob Arzt oder Rettungsfachpersonal, im Notfall ist zu tun, was lebensrettend ist, und das aus der für beide Professionen gleichermaßen geltenden Verpflichtung zur Hilfeleistung heraus. Dabei unterliegt man jedoch immer der Sorgfaltspflicht.

Im Rahmen der (Not-) Kompetenz gilt für die Auswahl von Maßnahmen und Methoden: „Gibt es zur Erreichung desselben Zwecks zwei Methoden, von denen die eine weniger invasiver, der RA oder RS beide Maßnahmen sicher beherrscht, hat er jene zu ergreifen die im konkreten Fall effektiver **und** risikoärmer ist."

**Durchführung von ärztlichen Maßnahmen im Rahmen der Notkompetenz**

! Der Rettungshelfer oder Einsatzsanitäter ist von eigenverantwortlichen Tätigkeiten im Rahmen der Notkompetenz auf Grund seines geringen Ausbildungsstands auszunehmen.

- RA oder RS ist am Notfallort auf sich alleine gestellt; rechtzeitige ärztliche Hilfe, etwa durch An- oder Nachforderung des NA, ist nicht zu erwarten, z. B. Notarzt ist bei einem anderen Einsatz gebunden
- Maßnahmen, die der RA oder RS auf Grund eigener Diagnosestellung und therapeutischer Entscheidung durchführt, sind zur unmittelbaren Abwehr von Gefahren für das Leben oder die Gesundheit des Notfallpatienten dringend erforderlich
- das gleiche Ziel ist durch weniger eingreifende Maßnahmen nicht erreichbar: Verhältnismäßigkeit bei der Wahl der Mittel
- Hilfeleistung, nach den besonderen Umständen des Einzelfalls, ist für den RA oder RS zumutbar
- das wichtigste Kriterium bei der Durchführung einer Maßnahme durch den RS oder RA ist, dass sie beherrscht wird. Gleiches gilt für etwaige auftretende Neben- und Wechselwirkungen. Dies ist neben der Ausbildung auch eine Frage beruflicher Erfahrung und kontinuierlicher Fortbildung.

**Spezifisch ärztliche Maßnahmen**, die nach Empfehlung der BÄK und der **DIVI zur Ausübung durch den RA oder RS in Betracht kommen:**

- Intubation ohne Relaxantien
- periphere Venenpunktion
- Applikation kristalloider Infusionen, z. B. NaCl 0,9%, Ringer-Lösung
- Applikation ausgewählter Medikamente:
  - Beta2 Mimetikum; z. B. Aerosole: Berotec®-Dosieraerosol
  - sublingual verabreichbare Medikamente: z. B. Nitrolingual®-Spray, Adalat®-Kapsel

  - rektal applizierbare Medikamente, z. B. Diazepam Desitin® rectal tube
  - Glukose bei Hypoglykämie
  - Adrenalin (Suprarenin®) bei Kreislaufstillstand und im anaphylaktischen Schock
  - Analgetikum bei Auswahl und Freigabe durch den ärztlichen Leiter
- Frühdefibrillation.

Aber auch darüber hinausgehende Maßnahmen, z. B. Euphyllin® beim Status asthmaticus, sind unter den oben genannten Voraussetzungen durchzuführen. Hierzu wird verwiesen auf das Urteil des Arbeitsgerichts Elmshorn vom 19.9.1990:
*„In einer akut lebensbedrohlichen Situation, die einer sofortigen medikamentösen Intervention bedarf, andernfalls der Pat. vor den Augen des RS verstirbt, darf ein gut ausgebildeter, seit Jahren erprobter und erfahrener RS auch dann in der Notkompetenz-Situation bewährte Notfallmedikamente verabreichen, wenn der nachgeforderte NA von der Wache bereits abgerückt, auf Grund einer langen Anfahrtszeit jedoch noch nicht am Unfallort eingetroffen ist."*

**Grundsätzlich sollte von folgenden Maßnahmen abgesehen werden:**
- Präklinische Narkoseeinleitung, z. B. beim Polytrauma
- Intubation bei Bewusstlosen mit vorhandenem Kreislauf und erhaltenen Schutzreflexen
- Gabe von Medikamenten, ohne praktische Erfahrungen mit ihnen gesammelt zu haben
- chirurgische Maßnahmen, z. B. Thoraxdrainage, Venae sectio.

**Tipps & Tricks**
- Klagen kann grundsätzlich nur der behandelte Pat., was er i. d. R. nur tun wird, wenn er dabei Schaden erlitten hat. Wichtiger Hinweis: Ein Hausarzt oder anwesender NA kann keine zivilrechtliche Klage auf Grund durchgeführter invasiver Maßnahmen des Rettungsfachpersonals einreichen.
- Ausblick: Derzeit befindet sich das Berufsbild im Reformprozess. Zu hoffen ist, dass es im Anschluss klare Kompetenzregelungen für den Beruf des Rettungsassistenten gibt.

## 1.1.4 Infektionsschutzgesetz

Neues Gesetz mit dem Zweck, übertragbaren Krankheiten beim Menschen vorzubeugen, Infektionen frühzeitig zu erkennen und ihre Weiterverbreitung zu verhindern. Hat am 1.1.2001 das bis dahin gültige Bundesseuchengesetz abgelöst. Unterschieden wird jetzt bei der Meldung zwischen der Meldepflicht von Krankheiten und von Krankheitserregern.
Zur Meldung verpflichtet ist:
- immer der feststellende Arzt, in Krankenhäusern der leitende oder behandelnde Arzt

- Leiter der Laboratorien bzw. eines pathologisch anatomischen Instituts
- Leiter von Pflegeeinrichtungen, Heimen, JVA etc.
- Heilpraktiker
- Tierärzte bei tollwutverdächtigen Tieren, die mit Menschen in Kontakt gekommen sind
- die Angehörigen von Heil- und Pflegeberufen (nur wenn kein Arzt zugezogen wurde).

Für Rettungsfachpersonal bedeutet dies, dass eine Meldung nur dann erfolgen muss, wenn der Transport nicht von oder zu einem Arzt durchgeführt wurde.

Die Meldung erfolgt über das zuständige Gesundheitsamt und sollte spätestens nach 24 h geschehen. Dies ist dafür zuständig, geeignete Maßnahmen zu ergreifen, um eine weitere Verbreitung der Infektion zu verhindern. Gesundheitsamt meldet weiter an zuständige Landesbehörde, diese meldet an Robert Koch-Institut (RKI) in Berlin.

### Meldepflichtige Krankheiten

Bei Verdacht auf eine Erkrankung oder der nachgewiesenen Erkrankung mit einer Infektionskrankheit muss gemeldet werden:

- akut infektiöse Gastroenteritis und mikrobiell bedingte Lebensmittelvergiftung (wenn der Betreffende im Lebensmittelbereich tätig ist oder zwei oder mehr Erkrankte mit wahrscheinlich epidemischem Zusammenhang auftreten)
- Verletzung oder Berührung eines Menschen durch ein tollwutverdächtiges oder ansteckungsverdächtiges Tier
- Auftreten einer bedrohlichen Erkrankung oder von mindestens zwei gleichartig bedrohlichen, unbekannten Erkrankungen mit wahrscheinlich epidemischen Zusammenhang
- Behandlungsverweigerung oder der Abbruch bei behandlungsbedürftiger Lungentuberkulose und gehäuftes Auftreten nosokomialer Infektionen mit wahrscheinlich epidemischem Zusammenhang
- Verdacht einer über das übliche Ausmaß einer Impfreaktion hinausgehenden gesundheitlichen Schädigung.

Bei Verdacht, Erkrankung und Tod müssen gemeldet werden:

- Virushepatitis
- Masern
- Meningitis
- Sepsis
- Milzbrand
- Poliomyelitis (Kinderlähmung)
- Pest
- Tollwut
- Typhus und behandlungsbedürftige Tuberkulose
- Cholera
- Diphterie
- hämolytisch-urämisches Syndrom.

Bei einigen Krankheiten wie z. B. Syphilis und HIV ist eine nicht namentliche Meldung an das Robert Koch-Institut (RKI) erforderlich.

**Hygienemaßnahmen**

Das Gesundheitsamt ist nun auch zuständig für die Einhaltung der Hygienevorschriften in Arztpraxen, Zahnarztpraxen und Praxen sonstiger Heilberufe. Hygienepläne müssen praktisch für alle Gemeinschaftseinrichtungen, z. B. Krankenhäuser, Schulen, Kindergärten, JVA etc., erstellt werden. Betreiber von Krankenhäusern oder ambulanten Operationszentren werden verpflichtet, besonders auf das Vorkommen sog. multiresistenter Keime zu achten, Dokumentationen zu erstellen und diese regelmäßig zu analysieren.

## 1.1.5 Medizinproduktegesetz (MPG)

Nachfolgegesetz der Medizingeräteverordnung (MedGV). Seit 1.1.1995 in Kraft und nach einigen Übergangsregelungen jetzt alleine gültig. Das MPG bestimmt die Aufgaben der Hersteller, Lieferanten, Betreiber (z. B. Rettungswache XY) und der Anwender (Rettungsfachpersonal, Ärzte etc.)

Die Geräte werden lt. §2 MPG in verschiedene Gruppen unterteilt:

- Gruppe 1: energetisch betriebene medizinisch-technische Geräte (z. B. EKG-Defibrillator-Einheiten, Beatmungsgeräte, Perfusoren)
- Gruppe 2: existiert nicht mehr
- Gruppe 3: energetisch betriebene medizinisch-technische Geräte, die nicht in die Gruppe 1 fallen (z. B. Tragetische, Inhalationseinheiten, Absaugpumpen, Laryngoskope)
- Gruppe 4: alle sonstigen medizinisch-technischen Geräte. (z. B. RR-Manschetten, Beatmungsbeutel, manuelle Absaugpumpen, PEEP-Ventil, Vakuummatratze, Schienenmaterial, Venenverweilkatheter etc.).

**Sinn & Zweck**

Ziel des MPG ist es, Zwischenfälle mit medizinisch-technischen Geräten, die durch

- Fehlbedienung
- technische Defekte
- mangelnde Pflege
- ungenügende Einweisung des Bedienungspersonals

im Einsatz auftreten können, zu vermeiden, um so die Sicherheit des Pat. und des Anwenders zu gewährleisten.

**Aufgaben des Betreibers**

- Bei Neuanschaffung von Geräten muss die Bauartzulassung und CE-Kennzeichnung vorhanden sein
- Absprache mit dem Hersteller über anfallende sicherheitstechnische und messtechnische Kontrollen
- Altgeräte müssen gewartet und überprüft werden
- Medizinproduktebücher sind für alle Geräte der Gruppe 1 anzulegen und zu führen. Zu dokumentieren sind:
  - Einweisungen des Personals
  - Ereignisse, z. B. Fehlfunktionen
  - Dokumentationen der sicherheitstechnischen Kontrollen

- Medizinproduktebücher und Bedienungs-/Gebrauchsanleitungen sind so aufzubewahren, dass jeder Anwender sie während seines Dienstes einsehen kann
- Erstellen eines Bestandsverzeichnisses für alle aktiven nichtimplantierbaren Medizinprodukte
- Benennung eines Medizinproduktebeauftragten (MPG-Beauftragter), der vom Hersteller bzw. Lieferanten bei Inbetriebnahme vor Ort ersteingewiesen wird. (Achtung: Nur Ersteingewiesene dürfen die weiteren Anwender einweisen.) Zuständig für:
  - Einweisung und Auffrischung der Kenntnisse der Anwender,
  - Entscheidung, ob der Anwender auf Grund Ausbildung, Kenntnisstand und Erfahrungen eine sachgerechte Handhabung sicherstellen kann oder ob ihm die Einweisung und damit die Benutzung untersagt werden muss
- die Schulung und Einweisung der Anwender muss systematisiert und organisiert werden, z. B. durch regelmäßige Fortbildungen
- bei Auslieferung/Inbetriebnahme eines Medizinproduktes muss eine Funktionskontrolle durch den Hersteller oder eine von ihm befugte Person erfolgen
- Absprache zwischen Betreiber und Anwender zur Meldung von Funktionsausfällen und Störungen mit Personen- oder Sachschäden. Diese sind unverzüglich dem Bundesinstitut für Arzneimittel und Medizinprodukte zu melden.

**Aufgaben des Anwenders**

- Er darf nur dann Medizinprodukte benutzen bzw. einsetzen, wenn er die entsprechende Einweisung (sofern vorgeschrieben) erhalten hat.
- Er muss auf spezifische Fortbildungen drängen, ggf. aber auch eigenständig und selbstkritisch seine Kenntnisse anhand der Betriebsanleitungen, Medizinproduktebücher, Checklisten und evtl. vorhandener Gesetzestexte überprüfen und vertiefen.
- Vor der Anwendung eines Medizinproduktes ist eine Prüfung auf Funktionstüchtigkeit und Funktionssicherheit vorgeschrieben. Diese hat bei Schichtbeginn, nach Reinigung und nach Gebrauch, also mindestens vor jedem Einsatz, zu erfolgen. Dies ist zu dokumentieren.
- Die Anwendung von Geräten mit festgestellten gefährlichen Mängeln ist verboten. Festgestellte Defekte oder Mängel sind dem Betreiber bzw. dem Geräteverantwortlichen umgehend mitzuteilen. Kommt es zu einem Ereignis, bei dem ein Patient geschädigt wurde oder beinahe geschädigt wurde, muss eine „Vorkommnismeldung“ an das BfArM (Bundesinstitut für Arzneimittel und Medizinprodukte) gesendet werden.

**Merke**

Immer wieder kommt es vor, dass Rettungsfachpersonal in die Handhabung von Geräten nicht eingewiesen wird. Kommt es dann zur Schädigung des Pat., haften sowohl Anwender als auch Betreiber.

1

### 1.1.6 Dokumentation im Rettungsdienst

**Jeder Einsatz im Rettungsdienst und Krankentransport muss möglichst lückenlos dokumentiert sein.**

Mehr als ein Akt der Bürokratie: Die Forderung nach einer systematischen und umfassenden Dokumentation im Rettungsdienst.

- Sie ist nicht nur für das Leben von Pat. wichtig, sondern auch für das Rettungsfachpersonal und Notärzte im Falle eines Gerichtsverfahrens.
- Jeder Pat. hat nicht nur Anspruch auf eine korrekte und fachkundige Versorgung und Betreuung, sondern auch auf eine sorgfältige Dokumentation. Gerade wenn wichtige Fakten unerwähnt bleiben, kann dies nach der Übergabe des Pat. im Krankenhaus möglicherweise zu einer unangemessenen oder sogar falschen Versorgung führen: die „Weiterbehandelnden" (im Krankenhaus) haben den Pat. üblicherweise nicht selbst vorgefunden, sie sind auf jeden Hinweis, der eine korrekte Einschätzung des Patientenzustands und der bedarfsgerechten Therapie ermöglicht, zwingend angewiesen. Die Dokumentation des Rettungsdienstes wird somit zum Ausgangspunkt für die weitere definitive Versorgung in der Klinik.
- Das Handwerkszeug für eine fundierte und praxisnahe Dokumentation im Rettungsdienst sind standardisierte Einsatzprotokolle, z. B. Notarzteinsatz- und Rettungsdienstprotokolle nach Empfehlungen der DIVI: Sie helfen, medizinische und rettungstaktische Aspekte der präklinischen Versorgung systematisch festzuhalten. Darüber hinaus dienen solche – auf standardisierten Datensätzen basierende – Einsatzprotokolle auch dazu, das Gesamtsystem Rettungsdienst transparenter zu machen und Qualitätssicherung und -verbesserung sowie Aus- und Weiterbildung, aber auch Kosten- und Effizienzanalysen zu ermöglichen und zu fördern.

#### Dokumentation hilft, die Qualität des Rettungsdienstes zu verbessern

Das Einsatzprotokoll des Rettungsdienstes ist ein schriftliches Festhalten des Zustandes, der Versorgung und Betreuung eines Pat. vom Einsatzort bis zur Übergabe in einer Klinik. Es dokumentiert persönliche und medizinische Daten des Pat. sowie Angaben über die äußeren Umstände der Erkrankungen oder Verletzungen. Das Protokoll dient also als formales Kommunikationsmittel zwischen Rettungsfachpersonal, Notarzt und Klinikpersonal.

#### Saubere Dokumentation gibt Sicherheit und verbessert das Image

Saubere Dokumentation als Beweis für Qualifikation und Kompetenz des Rettungsfachpersonals. Wer gut ist und weiß, was er tut, kann ohne Probleme und ruhigen Gewissens seine Arbeit „vor Ort" und während des Transportes dokumentieren. Wer „nichts" oder gar „Falsches" tut, dürfte sich schwer tun, seine Arbeit am Pat. vollständig und lückenlos zu dokumentieren. Kurzum: Eine gute Dokumentation ist das beste formale Gütesiegel.

Eine für den Einsatzbericht zweckmäßige Gliederung, die sich auch in fast allen gängigen Einsatzprotokollen anwenden lässt, ist das HAUBT-Format (nach Redelsteiner):

- **Hauptbeschwerde:** Warum wurde der Rettungsdienst gerufen? Idealerweise mit den Worten des Pat., z. B. "stechende Schmerzen in der Brust", „Bewusstlosigkeit", „starkes Druckgefühl im Kopf" usw.
- **Anamnese:** Ereignisse und Geschehnisse vor dem eigentlichen Notruf, d. h. insbesondere der Verlauf der derzeitigen Erkrankung oder Verletzung; die medizinische Vorgeschichte; die derzeitige Medikation; bekannte Allergien; Maßnahmen, die vor Eintreffen des Rettungsdienstes ergriffen wurden; subjektive, vom Pat. geäußerte Beschwerden; ggf. Verletzungsmechanismus; Alter, Geschlecht und Gewicht
- **Untersuchung:** Dokumentation aller eindeutigen und objektiven Befunde, z. B. der systematischen Patientenuntersuchung (Kopf-zu-Fuß); Daten wie EKG oder BZ
- **Behandlung:** Dokumentation der konkreten Versorgungsmaßnahmen und der Reaktion(en) des Pat. darauf, z. B. Medikation (Medikament, Dosierung, Applikationsart), Sauerstoffgabe (Menge, Applikationsart), Atemwegsmanagement oder Immobilisation; darüber hinaus Kenntlichmachung, wenn bestimmte Maßnahmen auf ärztliche Anweisung oder im Rahmen der Notkompetenz (▶ Kap. 1.1.3) durch das Rettungsfachpersonal angewandt wurden
- **Transport:** Dokumentation aller Umstände, die mit der Verbringung des Pat. in das Transportmittel und dem eigentlichen Transport ins Krankenhaus zu tun haben, z. B. Tragestuhl, Trage, Bergetuch, Schocklagerung, Gurtfixierung, Sondersignal, Begleitpersonen, usw.

**Tipps & Tricks**

- Bei Mitfahrverweigerung besonders auf eine sorgfältige Dokumentation achten, z. B. Situation, Patientenzustand, Zeugen (idealerweise mit Adresse) usw. Der Pat. sollte die Mitfahrverweigerung immer durch Unterschreiben eines entsprechenden Textes, z. B. DIVI-Protokoll, quittieren.
- Bei eigenverantwortlicher Durchführung invasiver Maßnahmen durch das Rettungsfachpersonal unbedingt auf sorgfältige und umfassende Dokumentation achten: was, wann, warum und wie gemacht wurde.
- Dokumentationen stets zeitgerecht vervollständigen (spätestens bei Übergabe des Pat. im Krankenhaus).
- Zeitlücken im Protokoll vermeiden.
- Nach Abgabe der „Durchschläge" keine Änderungen mehr am Protokoll durchführen.
- Alle Personen, die Einträge am Protokoll vorgenommen haben, müssen das Protokoll unterschreiben.
- Medizinische Fachausdrücke nur verwenden, wenn sie korrekt angewendet und geschrieben werden können.

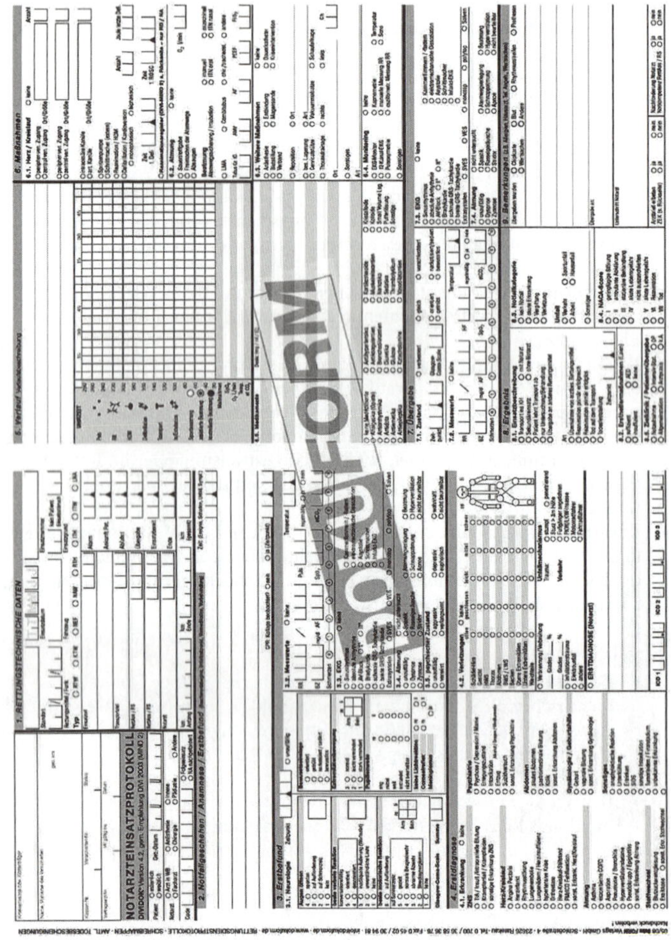


Abb. 1.01a DIVI-Protokoll [E 254]

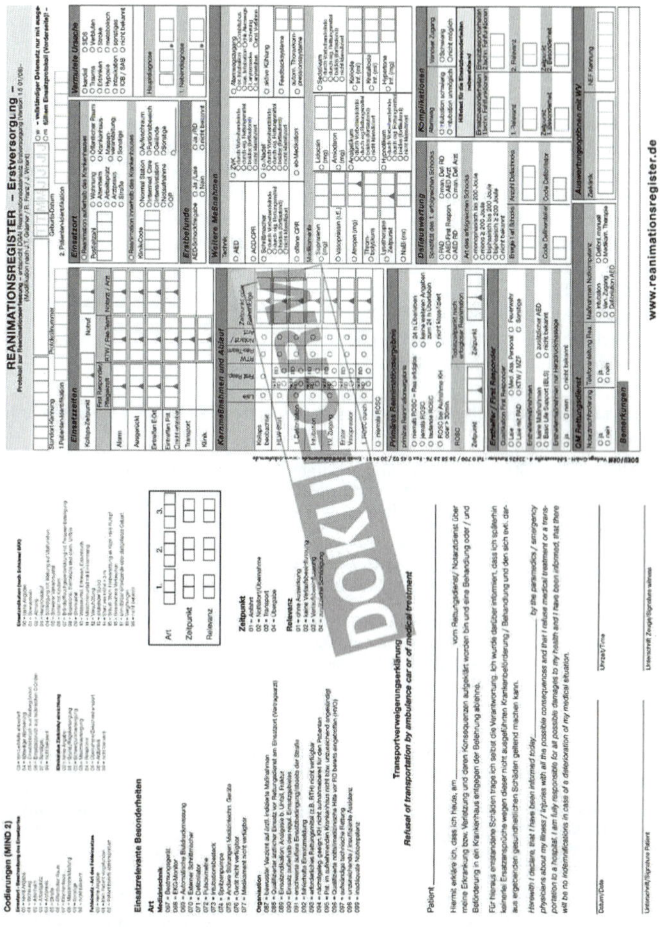


Abb. 1.01b DIVI-Protokoll [E 254]

1

# 1.2 Besondere Patientengruppen

## 1.2.1 Der alkoholkranke Patient

50% der Bevölkerung in Deutschland trinkt täglich Alkohol. Mehr als 2,5 Millionen Bundesbürger sind alkoholkrank. In den alten Bundesländern werden jährlich ca. 30–40.000 Todesfälle direkt auf Alkohol zurückgeführt. Bei ca. 5% aller Rettungsdiensteinsätze ist der Einsatzgrund „Alkohol" (z. B. Alkoholintoxikation, Delir), die Begleitdiagnose „Alkoholmissbrauch" ist weitaus häufiger.
Resorption und Elimination von Alkohol hängen ab von Geschlecht, Alter und Konstitution, Trinkgeschwindigkeit, Magenmotilität, gleichzeitiger Nahrungsaufnahme, Rauchen und chronischer Gewöhnung.
Im RD trifft man auf Pat. mit

- akuter Alkoholintoxikation (▶ Kap. 11.4.1)
- Verletzungen im Rahmen von Alkoholkonsum
- chronischem Alkoholmissbrauch.

**Tab. 1.01 Blutalkoholkonzentrationen in Promille und klinische Symptomatik (nach Keyl)**

| | |
|---|---|
| ≥ 0,25 | Stimmungsänderungen: Euphorie, gesteigertes Selbstvertrauen, Einschränkung feinmotorischer Fähigkeiten, beginnende Koordinationsschwierigkeiten |
| ≥ 1,0 | Deutliche mentale Veränderungen: zunehmende Enthemmung, eingeschränkte geistige Aufnahme- und Urteilsfähigkeit, Sprachstörungen, Diplopie (Doppeltsehen), Nystagmus, Gangunsicherheit |
| ≥ 2,0–2,5 | Sinneswahrnehmungsstörungen einschließlich eingeschränkter Schmerzwahrnehmung, Konfusion, Lethargie, Schwierigkeiten, ohne Unterstützung zu sitzen |
| ≥ 3 | Apathie, Koma, Inkontinenz, zunehmende Temperaturregulationsstörung |
| ≥ 5 | Lebensbedrohung durch Verlegung der Atemwege, Aufhebung der Schutzreflexe und zunehmende Atemdepression |
| Aufgeführte Blutalkoholkonzentrationen sind nur ungefähre Angaben, die individuell stark schwanken können, insbesondere wenn es sich um alkoholgewöhnte Pat. handelt. | |

Regelmäßiger Alkoholkonsum schädigt den Körper und führt z. B. zu

- Störungen im Vitamin- und Kaliumhaushalt, Laborveränderungen (MCV ↑, Transaminasen ↑, CDT ↑)
- Erkrankungen der Leber (Leberzirrhose), zur portalen Hypertension (Ösophagusvarizen, Caput medusae), der Bauchspeicheldrüse (Pankreatitis), des Magens (Gastritis), des Herz-Kreislaufsystems (Herzrhythmusstörungen), der Haut (Erweiterung der Gefäße)
- Störungen von Libido und Potenz
- Unterernährung, massiven Durchfällen, Muskelschwäche und -schwund, Anfälligkeit gegenüber Infektionskrankheiten

- geistig-seelischen Folgen: Störungen des Langzeitgedächtnisses, herabgesetzte Aufmerksamkeit, gesteigerte Ermüdbarkeit, Abnahme der Urteilsfähigkeit, Euphorie, die mit depressiven Stimmungen abwechselt, Alkoholdelirium, Wernicke-Korsakow-Syndrom (Stammhirnerkrankung)
- sozialen Folgen: Vereinsamung, sozialer Abstieg, Arbeitslosigkeit, Obdachlosigkeit, Verschuldung, Kriminalisierung.

Die gleichzeitige Aufnahme von Alkohol und anderen zentral dämpfenden Substanzen hat eine additive und potenzierende Wirkungsverstärkung zur Folge.
Bei chronischem Alkoholmissbrauch führt ein Abfall des Alkoholspiegels zu Entzugserscheinungen.

### Alkoholentzug – klinisches Bild

- Unruhe, Hyperaktivität
- Ängstlichkeit, Depression
- grobschlägiger Tremor an Händen, Zunge und Augenlidern
- Agitiertheit, albtraumähnliche Bilder, visuelle Halluzinationen
- evtl. Krämpfe, herabgesetzte Krampfschwelle
- **Delirium tremens** (bei ca. 5% der Betroffenen 2–3 d nach Alkoholentzug): vollkommene Verwirrtheit, Kontaktaufnahme ggf. unmöglich, beängstigende visuelle, akustische oder taktile Halluzinationen, die zu Panikreaktionen führen können, Fieber, Krampfanfälle, Inkontinenz, Herzrhythmusstörungen.

**Tipps & Tricks**

- Das Einsatzstichwort „Alkoholintoxikation" grundsätzlich nicht als Bagatelle, sondern als potenziell lebensbedrohliche Situation auffassen.
- Bei Verkehrsunfällen („Diskounfälle"), Tötungs- und Selbsttötungsdelikten, Verbrennungs- und Ertrinkungsunfällen und Stürzen aus großer Höhe ist Alkohol ein wesentlicher Risikofaktor, der im Vergleich zu nüchternen Pat. eine höhere Traumaschwere und Mortalität zur Folge hat. → Bei traumatisierten Pat. auch an möglichen Alkoholzusammenhang denken.

## 1.2.2 Der drogenabhängige Patient

Bei Bewusstlosigkeit unklarer Genese stets an eine evtl. zu Grunde liegende Intoxikation denken (▶ Kap. 11.4.2). Häufig finden sich bereits anamnestisch Hinweise auf Drogenintoxikation, z. B. Einsatzort und Art des Auffindens, Umfeld, herumliegendes „Fixerbesteck".

### Sehen, Fühlen, Riechen

Evtl. Foetor: „Alkoholfahne", evtl. aromatischer Geruch bei Drogen, Einstichstellen, Zeichen allgemeiner Verwahrlosung, „leere Wohnung".

## Untersuchen

- **Atmung:** Hypoventilation nach Einnahme zentral dämpfender Pharmaka, z. B. Barbiturate
- **Pupillen:** Miosis → Hinweis auf Opiate, Mydriasis → Hinweis auf Alkohol- oder Kokainintoxikation
- **Haut:** sichtbare Injektionsstellen (nicht nur in der Ellenbeuge, sondern auch Leiste, Fußrücken), „Barbituratblasen"
- **Neurologische Untersuchung:** Tonuserschlaffung der Muskulatur bei Barbiturat-, Alkohol- und Tranquilizerintoxikation.

Symptomorientierte Notfalltherapie! Sicherung der Vitalfunktionen. Bezieht sich vor allem auf Atmung und Kreislauf.

Spezifische Therapie ▶ Kap. 11.4.2.

### Tipps & Tricks

- Neben Intoxikationen können auch andere Komaursachen vorliegen, z. B. intrakranielle Blutung nach Sturz.
- Bei drogenabhängigen Pat. mit Verdacht auf i.v. Drogenmissbrauch an mögliches Infektionsrisiko (Hepatitis, HIV) denken und entsprechende Schutzmaßnahmen (z. B. Handschuhe) beachten.
- Bei unruhigen oder aggressiven Pat. Sedierung erwägen.
- Pat. nicht allein im Fahrzeug lassen bzw. Medikamentenschrank sicher abschließen.
- Nach Gabe von Antagonisten Pat. kontinuierlich überwachen: Häufig ist die Wirkdauer des Antagonisten kürzer als die der verwendeten Droge (z. B. Anexate® bei Benzodiazepinen: erneutes Auftreten von Intoxikationserscheinungen nach 0,5 h möglich).
- In zunehmendem Maße wird der RD mit Designer-Drogen (z. B. Methylendioxymetamphetamin, MDMA = „Ecstasy") konfrontiert, die von Chemikern „maßgeschneidert" werden. Sie enthalten Fentanyl, Kokain, Pethidin oder Amphetamin als Grundgerüst und können bis zu 10.000-mal (!) stärker als z. B. Heroin wirken. Die neuen Drogenprodukte sind sehr kurzlebig, vorliegende Dokumentationen entsprechend rar. Die Therapie sollte daher symptomorientiert sein.
- Bei Drogenintoxikation auch an die typischen Entzugssymptome denken, z. B. stärkste Kopf- und Gliederschmerzen, Schweißausbrüche, Wechsel von Kälte- und Hitzegefühl, Hyperthermie, starke innere Unruhe, Tremor, Tachykardie, Hypo- oder Hypertonie, evtl. Delir, Depression und Suizidneigung (z. B. bei Amphetaminabhängigkeit).
- Achtung: Nach der Gabe von Antagonisten kann sich sehr schnell Entzugssymptomatik entwickeln, z. B. Narcanti®-Gabe bei Opiatvergiftungen.

## 1.2.3 Der suizidgefährdete Patient

Ca. 10–15.000 Menschen/Jahr sterben in der BRD durch Suizid. Die Häufigkeit von Suizidversuchen ist um ein Vielfaches, ca. 10–30-fach, höher. Während bei vollendeten Suiziden Männer überrepräsentiert sind, werden Suizidversuche häufiger von Frauen verübt. „Erfolgreiche" Suizidmethoden sind Erschießen, Erhängen, Sturz aus großer Höhe usw. Suizidversuche geschehen meist durch Intoxikationen, vor allem mit psychotropen Medikamenten, z. B. Benzodiazepinen, Neuroleptika, freiverkäuflichen „Schlafmitteln".
Die Konfrontation mit einem suizidalen Pat. während des Rettungsdiensteinsatzes ist eine emotional besonders belastende Herausforderung (▶ Kap. 13.5). Einer ruhigen Klärung der Situation steht vieles im Wege: allgemeine Aufregung und Verunsicherung bei Angehörigen und Nachbarn, massive Abwehrbestrebungen des Suizidanten selbst mit Verschlossenheit, Beschämung, Bagatellisierung oder offener Schuldzuweisung.

### Einschätzung der Suizidalität des Patienten

Evtl. Angehörige befragen:

- Gehört der Pat. einer Personengruppe an, die sich durch ein erhöhtes Suizidrisiko auszeichnet, z. B. Pat. mit psychiatrischer Grunderkrankung, Alkohol-, Medikamenten- und Drogenabhängige, alte und vereinsamte Menschen?
- Befindet sich der Pat. in einer Krisensituation, z. B. Verlassen des Elternhauses, schwer wiegende Erkrankung, Behinderung und Invalidität, Partnerschaftsprobleme, soziale Niederlagen, äußere Katastrophen, Tod eines Familienangehörigen, Verlust des Arbeitsplatzes, Pensionierung?
- Gibt es Anzeichen einer suizidalen Entwicklung, z. B. Stadium der Erwägung, Stadium der Ambivalenz, Stadium des Entschlusses?
- Besteht ein sog. „präsuizidales Syndrom", z. B. Depression, Psychose, Einengung auf die Problematik, Suizidfantasien?
- Gibt es andere psychopathologische Auffälligkeiten, z. B. Autoaggression, Angst, Depression?

! Ergebnisse dokumentieren, in der Klinik weitergeben.

### Verhalten gegenüber suizidalen Patienten

- Pat., die nach einem Suizidversuch ernsthaft vital bedroht sind, nach Erstversorgung umgehend in die Klinik bringen
- bei Pat. mit suizidaler Bedrohung oder nach Suizidhandlung ohne unmittelbare vitale Gefährdung ist die Situation für das Rettungsfachpersonal weitaus schwieriger:
  - ruhigen, um einen Dialog bemühten Gesprächskontakt aufbauen
  - Voraussetzung hierfür sind Geduld und eindringliche, ehrliche Anteilnahme
  - Pat. dazu auffordern, über seine verzweifelte Situation zu sprechen und Gründe für sein Verhalten zu schildern
- wenn eine unmittelbare Suizidhandlung, z. B. ein Sprung aus einem Fenster, droht, muss die offene und besonnene Grundhaltung umso vordringlicher sein
  - oberstes Ziel ist es, den Pat. aus der aktuellen Gefahrenzone in eine sichere Gesprächssituation zu bewegen

- Ungeduld, Verärgerung oder unbedachtes Vorgehen unbedingt vermeiden, da gerade dadurch der letzte Anstoß für die Tat gegeben werden kann
- Gesprächsangebot machen: Erfolg hängt davon ab, inwieweit es gelingt, eine vertrauensvolle Beziehung zum Pat. aufzubauen
- Achtung: Heftige Affektäußerungen des Pat. annehmen, vorschnelle therapeutische Ratschläge vermeiden, persönliche Notlage des Pat. relativieren.

! Die Beurteilung von Suizidalität und Gefährdungspotenzial ist schwierig und überfordert leicht.

Frühzeitig an die Alarmierung von geschulten psychologischen Helfern, sog. **Kriseninterventionsteam oder Notfallseelsorger**, denken.

**Maßnahmen**

- Vitale Bedrohung angehen
- krisenorientiertes Gespräch mit dem suizidalen Pat. anstreben
- bei Erregung: Benzodiazepine in niedrigen, titrierenden Dosen: 2,5–5 mg Diazepam-Lipuro® i.v. oder 5–10 mg Haldol® i.v., Achtung: Hinweise auf eine Intoxikation mit Benzodiazepinen stellen eine Kontraindikation für die Gabe von Psychopharmaka dar
- bei großer Ängstlichkeit: Benzodiazepine in niedriger Dosierung i.v. bzw. p.o.
- evtl. stationär-psychiatrische Einweisung bzw. Zwangseinweisung (▶ Kap. 13.5); Achtung: Liegt eine ernsthafte Suizidalität vor, ist der NA verpflichtet, eine Einweisung in eine psychiatrische Einrichtung auch gegen den Willen des Pat. zu veranlassen.

! Rund 80% aller Suizidhandlungen werden zuvor im Familien- oder Bekanntenkreis angekündigt.

## 1.2.4 Der aggressive Patient

Wesentlich häufiger als so genannte endogene Psychosen, z. B. Schizophrenie oder Depression, sind exogen oder organisch bedingte Psychosen bei akuten internistischen oder neurologischen Störungen, z. B. Stoffwechselentgleisungen, postoperatives Durchgangssyndrom, akute Entzugssymptomatik.
Bei Aggressivität mit Unruhe oder Halluzinationen auch an eine akute Psychose denken.

### Umgang mit aggressiven Patienten

! Es ist nicht Aufgabe des Rettungsfachpersonals, einen aggressiven Pat. körperlich zu „bändigen“. → Im Zweifelsfall immer Polizei zur Unterstützung an die Einsatzstelle nachfordern.

- Nicht mit dem Pat. allein bleiben bzw. niemanden (z. B. Kollegen) mit dem Pat. allein lassen
- sich als Rettungsdienstmitarbeiter vorstellen
- Hilfe und Gespräch anbieten, beruhigen
- sicher und bestimmt auftreten
- nicht mit Zwangseinweisung drohen

- Sicherheitsabstand zum Pat. einhalten (Schutz vor Panikreaktionen), gilt besonders, wenn Pat. bewaffnet ist
- alle notwendigen Handlungen oder Behandlungen dem Pat. erklären
- Pat. nie den Rücken zuwenden, immer offen ins Gesicht sehen
- falls möglich, Fremdanamnese: Hinweise auf exogene Psychose, Alkohol- und Drogenkonsum, bekannte psychiatrische oder innere Erkrankung?
- zur Durchführung einer körperlichen Untersuchung oder Einleitung einer Therapie bzw. von Entgiftungsmaßnahmen kann eine medikamentöse Sedierung durch den Arzt notwendig sein. i.v. Gabe meist unmöglich, bei gut fixiertem Pat. notfalls i.m. Applikation durchführen.

### Medikamentöse Sedierung

- 5–10 mg Haldol® i.v. oder i.m., Wirkung abwarten. Falls Patient nach 5 Min. immer noch agitiert und aggressiv ist, evtl. Nachinjektion von 5 mg
- 10 mg Diazepam-Lipuro® i.v. oder i.m.
- 50 mg Atosil® i.v. oder i.m.
- 5–10 mg Psyquil® langsam i.v.

### Weiteres Vorgehen

- Bei Intoxikation Transport in Klinik mit internistischer (Intensiv-)Station
- bei akutem Schub einer endogenen Psychose oder persistierenden Zeichen einer Selbst- oder Fremdgefährdung Transport in eine psychiatrische Fachklinik (Voranmeldung), evtl. Zwangseinweisung.

! Bei aggressiven Pat. auf keinen Fall Opiate oder Barbiturate zur medikamentösen Sedierung einsetzen.

## 1.2.5 Der alte Patient

Dem höheren Anteil in unserer Gesellschaft entsprechend werden im RD immer mehr ältere Menschen versorgt. Oft weisen sie Krankheitsbilder auf, die vorwiegend im Alter auftreten oder eine für das Alter spezifische Ausprägung erfahren. - Nicht jeder alte Mensch ist ein geriatrischer Pat.

### Alte Patienten sind eingeschränkt durch

- Schwerhörigkeit
- Gebrechlichkeit
- Alterskrankheiten, z. B. Arteriosklerose, arterieller Hypertonus, Diabetes mellitus
- körperlich begründbare exogene Psychosen, endogene Psychosen.

! Typisches Merkmal ist die Multimorbidität.

### Umgang mit alten Patienten

! Alte Pat. reagieren häufig auf eine neue Umgebung bzw. fremde Menschen ängstlich. Ein ruhiges, freundliches, entgegenkommendes Auftreten des Rettungsfachpersonals ist daher besonders wichtig.

- Sich die körperliche Einschränkung bewusst machen: langsam und deutlich sprechen
- Pat. anschauen, während man spricht
- sich korrekt vorstellen, erklären, wer man ist und was man möchte
- korrekt ansprechen: nicht „Opa“ und „Du“

- konsequente Kontrolle und frühzeitige Therapie der Vitalparameter, z. B. Puls, Blutdruck, Atmung. Dies gilt auch bei scheinbar einfachen bzw. unproblematischen Krankentransporten: Der Allgemeinzustand alter Pat. kann sehr schlecht sein, ohne dass hieraus eine direkte vitale Bedrohung entsteht. Besonnenes, risikoabwägendes und freundliches Verhalten mit umfassender Überwachung ist angezeigt.

Im RD konzentrieren sich Basismaßnahmen und erweiterte Maßnahmen auf die Abwendung akuter vitaler Bedrohung. Ausgangspunkt sind die jeweiligen Leitsymptome, nicht die bestehende Multimorbidität.

## 1.2.6 Der ausländische Patient

Jeder Mensch ist Ausländer – fast überall!

**Sprachbarrieren**

- Auch wenn der Pat. die Rettungsdienstmitarbeiter auf Grund seiner begrenzten Sprachkenntnisse mit „Du“ anspricht, den Pat. immer siezen
- evtl. Zeichensprache einsetzen
- häufig gibt es im Patientenumfeld Personen, die als Dolmetscher behilflich sind
- z.T. auf „Weltsprachen“, wie z. B. Englisch, ausweichen
- auf einfache Wortwahl und Grammatik achten, jedoch kein „Ausländerdeutsch“ benutzen
- Übersetzung durch Familienmitglieder: Die Qualität der Übersetzung ist nicht einzuschätzen, medizinische Fachausdrücke sind oft nicht geläufig
- bei jungen Mädchen in der Pubertät bedenken, dass einige Themen schambesetzt sind. Es ist dann eher ungünstig, wenn Vater oder Bruder übersetzen.

**Kulturelle Unterschiede – andere Gewohnheiten und Verhaltensweisen**

- Bei der Versorgung von Familienangehörigen hat es sich bewährt, das Familienoberhaupt hinzuzuziehen und dieses über die Behandlung zu informieren
- kein Mensch ist frei von Vorurteilen. Eigene Vorurteile und Fremdenangst bewusst machen. Bedenken, dass Vorurteile und feste Bilder auch bei Pat. bestehen können, z.T. durch schlechte Erfahrungen. Manchmal bestehen hohe Erwartungen an die westliche Medizin
- im abendländischen Kulturraum wird zwischen Körper und Geist (Psyche) unterschieden, auch ist die Erkrankung nur eines Teils des Körpers denkbar. Wird diese Trennung nicht gemacht, dann ist eine Erkrankung einzelner Organe z. B. nicht vorstellbar, sondern der ganze Mensch ist krank: „Alles ist krank“; Schmerzangaben (und -empfinden) an diversen Stellen
- „psychische Erkrankung“ wird häufig mit „Geisteskrankheit“ (verrückt, geistig behindert) gleichgesetzt. Vorsicht bei Formulierungen wie „psychisch bedingt“, verständlicher ist „durch Sorgen, Ärger“.

**Religiöse Besonderheiten – Regeln, Verbote und Erwartungen**

- Bei islamischen Glaubensangehörigen ist es üblich, beim Betreten verschiedener Räumlichkeiten, z. B. Moscheen, die Schuhe auszuziehen. Sollte man als

Rettungsdienstmitarbeiter ebenfalls dazu aufgefordert werden, dann kostet das Ausziehen zwar Zeit, eine Debatte darüber dauert jedoch meist länger
- Krankheit ist in vielen Vorstellungen etwas, das von außen in den Körper eindringt. Die Ursache der Krankheit muss gefunden, benannt und dementsprechend therapiert werden
  - wenn die Ursache nicht bald gefunden wird: Besorgnis, dass die Erkrankung ernst ist; u. U. werden magische Ursachen vermutet
  - je nach angenommener Ursache werden Heilungsaussichten und Behandlung bewertet. Konsequenzen für Krankheitsbewältigung und Mitarbeit.

Es ist unmöglich, auf alle sprachlichen, kulturellen und religiösen Unterschiede und Besonderheiten einzugehen. Wichtig ist, sich bewusst zu machen, dass kulturelle und religiöse Unterschiede Anlass und Auslöser von Missverständnissen, Irritationen oder sogar Konflikten sein können. Sich um freundliches, rücksichtsvolles, verständnisvolles und ggf. nachgebendes Verhalten bemühen.

**Tipps & Tricks**
Mittlerweile gibt es einige Tools um die Sprachbarrieren zu überwinden. Beim ansprechbaren Patienten sind solche „Übersetzungshilfen" sehr wertvoll.

## 1.2.7 Der blinde Patient

60% aller Sinneswahrnehmungen werden durch die Augen vermittelt. Es bedarf deshalb eines hohen Einfühlungsvermögens, sich in die Situation eines Blinden hineinzuversetzen. Die Hilfe muss nützlich und vor allem korrekt sein.
Der Blinde ist von fremder Hilfe abhängig, er ist auf folgende Informationen angewiesen:
- Mit wem hat er es zu tun? Sich vorstellen mit Namen und Funktion.
- sich vor den Pat. stellen und ihn z. B. über einen Ortswechsel informieren, dabei z. B. kurz die Umgebung beschreiben
- genau über Tätigkeiten am und um den Pat. informieren: Berührungen, Untersuchungen, Tätigkeiten.

Blinde müssen sich auf ihr Gehör verlassen. Deshalb:
- Viel mit dem Pat. reden, damit er sich orientieren kann und weiß, wo man sich gerade aufhält
- Pat. mit Namen ansprechen, damit er weiß, dass er gemeint ist
- weitere im Raum befindliche Personen vorstellen
- Pat. ansprechen, wenn man in den Raum eintritt oder ihn verlässt.

## 1.2.8 Kinder und Säuglinge

- Zuerst Krankheitsanamnese erheben (z. B. bek. Grunderkrankung wie Krampfleiden), später Familienanamnese
- sich vergegenwärtigen, dass man es bei kindlichen Pat. zusätzlich mit den Eltern zu tun hat

- mit den Eltern zusammenarbeiten:
  - durchgeführte Behandlungen der Eltern nicht als Unsinn darstellen
  - Elternteil, wenn möglich, mitfahren lassen → gibt dem Kind Sicherheit
  - Fragen der Eltern immer ernst nehmen
  - Eltern über die Untersuchung und Behandlung aufklären.

Eltern sind keine Gegner, und man sollte sie auch nicht dazu machen.

- Augenkontakt aufnehmen und dem Kind die Sicherheit geben, dass ihm geholfen wird
- außer in Notfällen: Sich dem Kind langsam nähern, ohne seine persönliche Sphäre zu sehr zu verletzen. Es spielerisch in die Untersuchung einbeziehen
- niemals etwas versprechen, was man nicht halten kann (z. B. „Du wirst nicht gestochen", „Morgen darfst Du wieder nach Hause" etc.). Lieber keine oder unklare Aussage als eine falsche – Kinder (auch kleine) verzeihen keine Lügen
- immer mit warmen Händen untersuchen, Stethoskop erst begutachten und anfassen lassen, bevor man es einsetzt → vorher Membran anhauchen, anwärmen
- mit Spielzeug ablenken → die kleine Leuchte zur Pupillenkontrolle kommt meist gut an (Pupillenleuchte „an- und ausblasen"), ebenso ein aufgeblasener Handschuh
- Säugling: mit Vornamen ansprechen. Evtl. mit Schnuller beruhigen
- Kleinkind: mit Vornamen ansprechen und beruhigen. Schmerzen und Empfindungen vorsichtig interpretieren. Viele Erkrankungen werden auf den Bauch projiziert.

**Tipps & Tricks**
- Kleine, einfache Stofftiere auf den Einsatzmitteln mitführen.
- Bei Jugendlichen möglichst Anamnese auch ohne Eltern (nach)erheben: kann ergiebiger sein.

## 1.3 Hygiene und Desinfektion

Die Hygiene und Desinfektion von Fahrzeug und Material sind ein sehr sensibler Teilbereich des RD und von besonderer Wichtigkeit. Der kranke Pat. muss vor weiteren Infektionen, z. B. bei Blutungen aus offenen Wunden, geschützt werden. Zur Überwachung der Hygiene- und Desinfektionsmaßnahmen und zur Durchführung von „angeordneten" Desinfektionen, z. B. nach einem Infektionstransport, muss es auf jeder Rettungswache einen Hygienebeauftragten oder staatlich geprüften Desinfektor geben.

### Persönliche Hygiene

- Sich täglich duschen
- Hände waschen und desinfizieren
  - nach jedem Toilettengang
  - nach dem Essen

- nach jedem Transport, auch wenn Handschuhe getragen wurden
- nach allen Arbeiten, bei denen die Hände verschmutzt wurden
- saubere Dienstkleidung tragen, nach jeder Verschmutzung wechseln, mindestens jedoch täglich
- auf gepflegtes Äußeres achten, z. B. kurz geschnittene Fingernägel, kurze oder zusammengebundene Haare
- Schmuck, z. B. Ringe, Piercings, hängende Ohrringe, vor Dienstbeginn ablegen (zusätzliche Verletzungsgefahr).

**Fahrzeughygiene**

- Bei Schichtbeginn und nach jedem Einsatz: Ablagen und Boden mit Desinfektionsmittel wischen
- nach jedem Einsatz Tragenwäsche wechseln, Instrumente und Fahrzeug desinfizieren
- mind. 1 mal pro Woche bei jedem Fahrzeug Grunddesinfektion durchführen
  - Fahrzeug komplett ausräumen
  - alle Geräte und Gegenstände desinfizieren, inkl. Notfallkoffer von innen
  - Verbrauchsmaterial checken: Packung unbeschädigt, Haltbarkeit
- nach Infektionstransporten nach Anweisung des Desinfektors desinfizieren.

**Hygiene und Desinfektionsplan (prophylaktische Desinfektion)**

Muss vom Desinfektor erstellt und gut sichtbar im Desinfektionsraum aufhängt werden: Information des Personals, Sicherstellung der ordnungsgemäß durchgeführten Maßnahmen.

**Tab. 1.02 Prophylaktische Desinfektion**

| Was? | Wie oft? | Wie? | Womit? | Wer? |
|---|---|---|---|---|
| Händereinigung | vor und nach jedem Einsatz | waschen | Waschlotion und Bürste | Fahrdienstpersonal |
| Hygienische Händedesinfektion | vor und nach Kontakt mit Pat. bzw. mit Körperflüssigkeiten | 5 ml 30 Sek. verreiben | alkoholisches Händedesinfektionsmittel aus Spender | |
| Bekleidung | Bei Bedarf oder mind. täglich | Wechseln | | Fahrdienstpersonal |
| zusätzliche Schutzkleidung | wenn Kontakt mit Blut oder anderen Körperflüssigkeiten möglich ist | Einmalhandschuhe tragen | | Fahrdienstpersonal |
| Krankenraum | mind. täglich oder bei Bedarf | Scheuer- bzw. Wischdesinfektion des Fußbodens und der Inneneinrichtung | vorhandenes Flächendesinfektionsmittel | Fahrdienstpersonal |

**Tab. 1.02 Prophylaktische Desinfektion** *(Forts.)*

| Was? | Wie oft? | Wie? | Womit? | Wer? |
|---|---|---|---|---|
| Fahrerraum | bei Bedarf | nicht ausfegen, sondern feucht auswischen (Keime wirbeln sonst auf) | vorhandenes Desinfektionsmittel → Flächendesinfektionsmittel | |
| Kopfkissenbezüge | nach jedem Transport | Wechseln – im Wäschesack sammeln | | Fahrdienstpersonal |
| Tragenauflagen und Bezüge | Mind. tägl., bei Bedarf bzw. nach 3 Einsätzen | wechseln – im Wäschesack sammeln | | Fahrdienstpersonal |
| Absauggefäße, Instrumente, Schläuche, Masken, Tuben etc. | nach jeder Benutzung, mind. täglich | desinfizierend reinigen, alle Mat. müssen mit Lösung bedeckt sein | vorhandenes Instrumentendesinfektionsmittel | Fahrdienstpersonal |
| Feuchtigkeitsempfindliche Geräte, z. B. RR-Gerät | nach jeder Benutzung | sichtbare Verschmutzungen entfernen und desinfizierend abwischen | vorhandene Desinfektions-tücher | Fahrdienstpersonal |
| Steckbecken, Urinal | nach jeder Benutzung | reinigend desinfizieren | vorhandenes Desinfektionsmittel | Fahrdienstpersonal |
| Abfallbehälter | nach jedem Einsatz | Spitze, scharfe und zerbrechliche Gegenstände nur in sicherem Sammelgefäß | | Fahrdienstpersonal |
| Vorratsbehälter, Frisch- und Abwasser | täglich | wechseln | Trinkwasser | Fahrdienstpersonal |
| Abschlussdesinfektion | bei meldepflichtigen Krankheiten | behördlich angeordnete Schlussdesinfektion gem. § 10c BSeuchG | vorhandenes Desinfektionsmittel | Desinfektor |

Anmerkung: Nur von der Hygienekommission ausdrücklich zugelassene Desinfektionsmittel verwenden. Grundsätzlich bei Arbeiten mit Desinfektionsmitteln Handschuhe tragen!

Tab. 1.03 Hygiene und Desinfektionsplan nach Infektionstransport

| Was? | Wie oft? | Wie? | Womit? | Wer? |
|---|---|---|---|---|
| hygienische Händedesinfektion | unverzüglich | desinfizieren mit 2 × 5 ml, Einwirkzeit mind. 30 Sek., evtl. anschließend waschen | alkoholisches Händedesinfektionsmittel aus Spender | Fahrdienstpersonal |
| zusätzliche Schutzbekleidung | nach Anweisung des Arztes, bzw. nach Erkrankung | Mundschutz, Handschuhe und zusätzlich Schutzkittel tragen | | Fahrdienstpersonal |
| Personal | sofort nach Rückfahrt | duschen | | Fahrdienstpersonal |
| Bekleidung | unverzüglich nach Rückfahrt zur Wache | Kleidung wechseln und als Kochwäsche weiterleiten. Schutzkleidung in festen Plastiksack verschließen, Sack kennzeichnen → Infektionswäsche | | Fahrdienstpersonal |
| Tragenauflagen und Bezüge | unverzüglich nach Rückfahrt zur Wache | Auflagen und Bezüge in festen Plastiksack verschließen, Sack kennzeichnen → Infektionswäsche | | Fahrdienstpersonal |
| Krankenraum | unverzüglich nach Rückfahrt | Nasswisch- und Scheuerdesinfektion | zugelassenes Desinfektionsmittel | Desinfektor |
| Geräte und Gerätschaften, Instrumente | sofort nach Gebrauch | In Lösung abwerfen → evtl. im Krankenhaus sterilisieren lassen | zugelassenes Instrumentendesinfektionsmittel | Fahrdienstpersonal |
| Auswurf und Sputum | bei offener Tbc | Mit einem phenolischen Desinfektionsmittel versetzt entsorgen lassen | zugelassenes phenolisches Desinfektionsmittel | Fahrdienstpersonal |
| Stuhl und Harn | | Wie immer entsorgen | Urinal/Steckbecken | Fahrdienstpersonal |

Anmerkung: Nur von der Hygienekommission ausdrücklich zugelassene Desinfektionsmittel sollten Verwendung finden.
Grundsätzlich bei allen Arbeiten mit Desinfektionsmitteln Handschuhe tragen!

## 1.3.1 Infektionskrankheiten und Maßnahmen

Entscheidend bei der Einleitung von Maßnahmen zum Schutz des Patienten und des Rettungsfachpersonals ist nicht das Klinikpersonal sondern die Anweisungen des Robert Koch-Instituts (RKI, www.rki.de). Mitunter wird man vom Klinikpersonal darüber belehrt, die eingeleiteten Infektionsschutzmaßnahmen seien nicht notwendig. Diesem sollte bei Widersprechen mit den RKI Richtlinien auf keinen Fall Folge geleistet werden.

Tab. 1.04

| Krankheit | Übertragungsweg | Schutzmaßnahmen | Nass-Scheuer-Desinfektion | Instrumentendesinfektion |
|---|---|---|---|---|
| AIDS | H | H | F | A, mit Blut E |
| Amoebiasis (Amöbenruhr) | SS | H | F | A |
| Anthrax (Milzbrand) | SS, St, T | K | G, 522 | E |
| Borreliose (Lyme-Disease) | V | H | – | A |
| Botulismus (Lebensmittelvergiftung) | Nahrungsmittel | H | – | A |
| Brucellose (Maltafieber) | SS | H | F | A |
| Cholera | SS | H, O | P, evtl. 522 | E |
| Diphterie | T, K, SS | K | P | E |
| Enteritis infectiosa (Salmonellosen) | SS | H, O bei unbek. Erreger | F | A |
| Fleckfieber | V bzw. St | H | P | E |
| FSME | V | H | – | A |
| Gasbrand/Gasödem | – | H | – | A |
| Gonorrhoe | H | H | – | A |
| Gelbfieber | V | H | – | A |
| Hämorragisches Fieber (Ebola, Dengue, Lassa) | H, T | K | G, 522 | E |
| Hepatitis A, E | SS | H | F | E |
| Hepatitis B, C, D | H | H | F | A, mit Blut E |
| Influenza epidemica (Virusgrippe) | T | H, M | P | E |
| Legionellose (Legionärskrankheit) | sanitäre Anlagen | H | – | A |
| Listeriose | K | H | F | A |
| Lues (Syphilis) | SS | H | F | A |
| Malaria | V | H | – | A |
| Masern | T | K | P | E |
| Meningitis/Meningoenzephalitis | T | K | P | E |
| Mumps (Parotitis) | T | H, M | F | E |
| Mononucleose (Pfeiffersches Drüsenfieber) | T | H | – | A |

Tab. 1.04 *(Forts.)*

| Krankheit | Übertragungsweg | Schutzmaßnahmen | Nass-Scheuer-Desinfektion | Instrumentendesinfektion |
|---|---|---|---|---|
| Ornithose (Psittakose) | St, T | H | P | E |
| Pertussis (Keuchhusten) | T, SS | K | P | E |
| (Lungen-) Pest | T, V, SS | K | G, 522 | E |
| (Wind-) Pocken (Varizella, Vanola) | T | K | P | E |
| Poliomyelitis (akute) | SS, T | K | P | E |
| Q-Fieber | T, V | K | G, 522 | E |
| Röteln (Rubeola) | T | H | P | E |
| Rotz | SS, T, V | K | P | E |
| Rückfallfieber | SS, V | H | F | A |
| Scharlach (Scarlatina) | T | K | P | E |
| Shigellenruhr | SS | H | F | A |
| Tollwut | H, T | K u. Schutzbrille | P | E |
| Tuberkulose (offene Lungen-TBC) | T | K | G, evtl. 522 | E |
| Tularämie (Hasenpest) | St | H, M | F | E |
| Typhus (Paratyphus) | SS | H | F | E |

Abkürzungserläuterungen:
Übertragungsweg: SS = Schmutz-Schmier, T = Tröpfchen, H = hämatogen, V = vektoriell, K = Kontakt, St = Staub.
Schutzmaßnahmen: H = Handschuhe, O = Overall, K = Komplett, M = Mundschutz für Patient bzw. Personal.
Nass-Scheuer-Desinfektion: F = kontaminierte Flächen, P = Patientenraum, G = vorne und hinten, 522 = Vernebelung mit Formaldehyd.
Instrumentendesinfektion: A = Alkohol (Tücher), E = Einlegen in Desinfektionslösung.

# 1.4 Der infektiöse Patient (HIV, Hep.)

! Prophylaktische Maßnahmen sind bei allen Patientenkontakten uneingeschränkt wichtig.

## 1.4.1 Patienten mit HIV-Infektionen und AIDS

Es wird eine Infektion mit dem HI-Virus (HIV = human immunodeficiency virus) vom Vollbild der Erkrankung AIDS (aquired immunodeficiency syndrome) unterschieden. Die Unterscheidung ist klinisch und erfolgt anhand der Anzahl

1

CD-4-Helferzellen und typischen AIDS-assoziierten Erkrankungen, z. B. Toxoplasmose, Pneumocystis-carinii-Pneumonie, Tuberkulose.
In Deutschland gibt es ca. 63.500 HIV-infizierte Pat. (2007), wovon sich etwa 8.000 Pat. im Stadium AIDS (Stadium C nach CDC) befinden. Insgesamt sind ca. 26.000 Pat. an AIDS verstorben. Hauptsächlich sind Risikogruppen, wie z. B. homosexuelle, promiskuitive Männer (66%) und Drogenabhängige (15%) betroffen. Jedoch ist die Tendenz in der Gruppe der heterosexuellen Jugendlichen und jungen Erwachsenen stark ansteigend.

### Transport

! Keine übertriebenen Schutzmaßnahmen. Ein doppeltes Paar Handschuhe ist genauso wenig notwendig wie hektische Desinfektionsmaßnahmen nach Transportende.

- Allgemeine Schutzmaßnahmen beim Legen venöser und zentraler Zugänge, Spritzen und Kanülen fachgerecht unmittelbar nach Punktion entsorgen
- bei Pat. im Vollbild AIDS, sollte diesen ein Mundschutz angelegt werden (wegen der für sie hohen Gefahr opportunistischer Infektionen).

## 1.4.2 Patienten mit viralen Hepatitiden

Kann durch eine Vielzahl von Viren ausgelöst werden. 90% aller akuten Virushepatitiden werden durch die Hepatitisviren A-G ausgelöst. Die klinischen Symptome bei den einzelnen Hepatitis-Arten gleichen sich:

- Prodromalstadium (2–7 d) mit grippeähnlicher Symptomatik: Gliederschmerzen, Husten, Übelkeit, Müdigkeit, subfebrile Temperaturen, Appetitlosigkeit, Druckschmerz im rechten Oberbauch
- Stadium der organischen Organmanifestation: Dunkelfärbung des Urins, Ikterus, Juckreiz, Leber- und Milzvergrößerung.

Tab. 1.05

| Gruppe | Inkubationszeit | Chronischer Verlauf | Wann infektiös? | Patientengruppe/ Übertragungswege |
|---|---|---|---|---|
| Hepatitis A (45%) | 15–45 d | keine chronischen Verläufe | solange Anti-HAV-IgM erhöht | fäkal-oral, z. B. verunreinigtes Wasser, Nahrungsmittel, rohe Meeresfrüchte; Kanalarbeiter, Homosexuelle, Drogenabhängige |
| Hepatitis B und D (40%) | 30–180 d | 10–30% aller Pat. | solange HBs-Ag positiv, Nachweis von HBV-DNA | parenteral, z. B. Blut, kontaminierte Instrumente; sexuell, perinatal |
| Hepatitis C (10%) | 15–150 d | 50–80% aller Pat. | bei positiver HCV-RNA, bei chronischen Pat. immer | wie Hepatitis B, jedoch geringeres Risiko einer sexuellen Übertragung |

| Tab. 1.05 *(Forts.)* | | | | |
|---|---|---|---|---|
| **Gruppe** | **Inkubationszeit** | **Chronischer Verlauf** | **Wann infektiös?** | **Patientengruppe/ Übertragungswege** |
| Hepatitis E | 15–60 d | keine bekannt (etwa 10% verlaufen fulminant) | anti-HEV-IgM und HEV-RNS nachweisbar | wie Hepatitis A |
| Hepatitis G | nicht bekannt | nicht bekannt | HGV-RNA nachweisbar | nur parenteral, hauptsächlich Blutkonserven; Drogenabhängige |

## 1.4.3 Berufsbedingte Infektionen

Das Risiko einer beruflich bedingten HIV-Infizierung ist deutlich geringer als das einer Hepatitis-B- oder C-Infektion. Die Zahl der weltweit registrierten, mit an Sicherheit grenzender Wahrscheinlichkeit beruflich erworbenen HIV-Infektionen beträgt seit Beginn der Zählung 73 Fälle. Die Zahl der publizierten gesicherten HIV-Übertragungen in Deutschland beträgt derzeit 2, die der wahrscheinlichen ebenfalls 2. Infektionswahrscheinlichkeit bei einem HIV-positiven Pat. liegt bei ca. 3%.

**Tab. 1.06 Schätzwerte der Wahrscheinlichkeit des Auftretens einer Infektion nach einmaliger beruflicher Exposition**

| Häufigkeit/Wahrscheinlichkeit | Hepatitis B | Hepatitis C | HIV |
|---|---|---|---|
| Häufigkeit des Vorkommens Infektiöser in der Bevölkerung | 1 : 200 | 1 : 500 | 1 : 1.000 |
| Wahrscheinlichkeit, dass Inokulation von virus-positivem Blut zur Infektion beim Nichtimmunen führt | 1 : 3 | 1 : 10 | 1 : 250 |
| Wahrscheinlichkeit, dass Exposition mit Blut unbekannter Infektiosität beim Nichtimmunen zur Infektion führt | 1 : 600 | 1 : 5.000 | 1 : 250.000 |

Ist die Infektionsquelle ein HBe-Antigen-positiver Pat. (Hepatitis B), so liegt die Infektionswahrscheinlichkeit nach einer Nadelstichverletzung bei ca. 30–40%, bei einem Hepatitis-C-RNS-positiven Pat. bei ca. 5–10%.

**Übertragungswege**

- Nadelstichverletzung
- unsaubere Injektionsnadel, z. B. Drogenabhängige
- von der Mutter auf das Kind
  - vor und während der Geburt
  - durch Stillen
- ungeschützter Geschlechtsverkehr.

1

### Keine Übertragungswege

- Unverletzte Haut: Kontakt mit Virusträger, z. B. beim Umarmen, Küssen
- Speichel- oder Tränenflüssigkeit: Küssen, gemeinsame Nutzung von Geschirr und Kleidung
- Anhusten, Anniesen.

### Prophylaktische Maßnahmen

- Grundsätzlich mit Latex-Handschuhen arbeiten
- Pat. fragen, ob chronische Infektionskrankheiten bekannt sind, z. B. Hepatitis, HIV/AIDS
- besondere Vorsicht bei Risikopatienten, z. B. i.v.-Drogenabhängigen
- größte Vorsicht beim Umgang mit kontaminierten Nadeln:
  - nie die Spitze auf eine Person richten
  - nie in Schutzhülle zurückstecken
  - umgehend in separatem, speziellem Behälter entsorgen
- evtl. Mundschutz tragen
- evtl. Schutzkittel tragen
- Atemspende nur mit Schutzfolie, z. B. Laerdal Notfall-Beatmungstuch. Wenn möglich, Beatmungsbeutel und Maske verwenden.

### Was tun nach vermeintlicher Infektion

Blutkontakte sind häufig bei Blutentnahmen, beim Legen und Entfernen von Infusionssystemen, besonders in eiligen Situationen.

Hat eine Exposition stattgefunden, ist die Möglichkeit der Schadensminimierung begrenzt. Bei Hepatitis C oder HIV ist eine Postexpositionsprophylaxe nicht gesichert. Trotzdem wird nach einer HIV-Exposition die Behandlung mit einer HAART (high active anti-retroviral therapy) empfohlen, um die Infektionswahrscheinlichkeit zu vermindern bzw. einen späteren Krankheitsverlauf günstig zu beeinflussen oder komplett zu verhindern.

Eingehende Aufklärung des Mitarbeiters über Infektionswahrscheinlichkeiten, Möglichkeiten und Grenzen der antiretroviralen Infektionsprophylaxe, Nebenwirkungen etc. möglichst frühzeitig, um hilfreich bei der Entscheidung zu sein, ob die Behandlung fortgesetzt oder abgebrochen werden soll.

- Nach dem Kontakt mit möglicherweise infektiöser Körperflüssigkeit sofort Desinfektion und Reinigung
- nach Schnitt- oder Stichverletzung: Wunde ausbluten lassen (evtl. erst ausreichend desinfizieren, dann Blutung provozieren)
- gründliche Desinfektion der Wunde bzw. des Stichkanals mit jodhaltigem Desinfektionsmittel, z. B. Betaisodona®-Lösung → mindestens 3–5 Min.
- bei Schleimhautkontakt mit Wasser und evtl. Desinfektionsmittel spülen (Achtung: nicht an den Augen verwenden)
- adäquate Wundversorgung und Unfallanzeige: Unfallmeldung, Durchgangsarzt (chirurgische Ambulanz)
- bei gesicherter Hepatitis-B-Infektion: Bis zu 6 h nach der Infizierung ist eine passive Immunisierung mit 0,06 ml/kg KG Hepatitis-B-Immunglobulin S Behring® möglich
- positiver HIV-Status des Pat. bekannt: möglichst innerhalb 1 h nach Exposition erste Dosis einer Dreier-Kombination, z. B.
  - Retrovir® (AZT) 250 mg 2 × 1 Kps. zu den Mahlzeiten
  - Epivir® (3TC) 150 mg 2 × 1 Tbl. zu den Mahlzeiten

- Crixivan® (Indinavir) 400 mg 2 Kps. alle 8 h auf nüchternen Magen, keine fett- und eiweißreiche Mahlzeit erlaubt
- unklarer HIV-Status des Pat.: probatorische Einnahme, evtl. Beendigung nach neg. HIV-RNA-PCR-Nachweis beim Pat.: Retrovir® (AZT) + Epivir® (3TC) + Crixivan® (Indinavir)
- HIV-Antikörpertest am selben Tag oder am Tag nach der Verletzung durchführen (Nullserum). Serologische Kontrolluntersuchungen nach 6–8 Wo., 3, 6 und 12 Mon.
- eingehende medizinische und psychologische Beratung des Verletzten, Aufklärung über mögliche Akutsymptomatik: Empfehlung, in den folgenden 12 Mon. kein Blut zu spenden, Safersex-Empfehlung (Kondom, kein ungeschützter Oral-, Vaginal- oder Analverkehr) nach HIV-Infektion bzw. nach Hepatitis-Viren-Exposition für die folgenden 6 Mon.

# 1.5 Sterben und Tod im Rettungsdienst

## 1.5.1 Der sterbende Patient

> Der Tod gehört zum Leben wie die Geburt, das Gehen vollzieht sich im Heben wie im Aufsetzen des Fußes. (Tagore)

Das Bewusstsein um die Tatsache, dass das Sterben zum Leben gehört, ist wichtig, um Menschen in dieser Lebensphase begleiten zu können. Sterben ist die letzte Zeitspanne vor dem Einsetzen des Todes.
Die Würde des Menschen ist vor allem bei Sterbenden zu bewahren. Das Rettungsfachpersonal sollte hier seine Menschlichkeit zeigen und dem Pat. beistehen. Reanimierte Pat. können oft die Reanimation und die Gespräche während dieser Zeit bis ins kleinste Detail wieder geben. → Auch bei bewusstlosen Pat. oder Reanimationen mit unbedachten Äußerungen sehr vorsichtig sein.

**Tab. 1.07 Phasen des Sterbeprozesses bei chronisch Kranken (modifiziert nach Kübler-Ross)**

| | |
|---|---|
| 1. Unwissenheit | Pat. weiß noch nicht um seinen Zustand. Arzt, RD-Personal und die Familie des Pat. sind informiert, Symptom-Therapie (→ Bekämpfung der Beschwerden)<br>RD: Pat. nie über seinen Zustand informieren → nicht Aufgabe des RD |
| 2. Unsicherheit | Pat. verschweigt Zweifel über den Krankheitsverlauf, hofft auf Genesung. Er ist ängstlich und traurig<br>RD: Pat. ermutigen, aber Krankheit nicht herunterspielen |
| 3. Leugnung | Pat. rechnet evtl. schon mit tödlichem Ausgang, will es aber nicht wahrhaben. Er leugnet die Krankheit, schmiedet Pläne (z. B. Weltreise)<br>RD: Wenig Möglichkeit zu intervenieren → zuhören, nicht argumentieren |

**Tab. 1.07 Phasen des Sterbeprozesses bei chronisch Kranken (modifiziert nach Kübler-Ross)** *(Forts.)*

| | |
|---|---|
| 4. Auflehnung | Pat. ist aggressiv gegenüber seiner Umwelt, sucht nach einem Schuldigen („Sündenbock"), Vertrauenskrise (z. B. Arztwechsel)<br>RD: Pat. beruhigen, Verständnis zeigen |
| 5. Verhandeln/Feilschen | Pat. wünscht, dass sein Leben auf Grund von Versprechungen verlängert wird („Gnadenfrist"). Er hat Schuldgefühle<br>RD: Wenig Möglichkeit zu intervenieren → zuhören |
| 6. Depression | Pat. gibt auf, verweigert die Nahrung und Medikamente, soziale Kontakte brechen ab<br>RD: Zeigen, dass andere Menschen an ihn denken, Hand halten |
| 7. Abnahme | Pat. ist müde und schwach, hat das Bedürfnis nach Ruhe, das Leben verliert an Bedeutung<br>RD: Pat. beistehen, Hand halten |
| 8. Erfüllung | Pat. empfindet das Ende als Erfüllung seines Lebens<br>RD: Verständnis zeigen, Krankheit nicht herunterspielen |

## 1.5.2 Leichenschau im Rettungsdienst

### Phasen des Todes

#### Klinischer Tod

- Kreislaufstillstand (Pulslosigkeit der Karotiden)
- Bewusstlosigkeit
- Atemstillstand
- graue oder blaue Hautfarbe
- weite, lichtstarre Pupillen.

Der klinische Tod ist durch Reanimationsmaßnahmen (▶ Kap. 6) evtl. *reversibel.* Der Erfolg hängt von der Zeitspanne ab, die Gehirn und Organe nicht mit Sauerstoff versorgt werden. Das Gehirn hat die geringste Hypoxietoleranzzeit: Wenn nicht innerhalb von 3–5 Min. mit der Wiederbelebung begonnen wird, sind die Chancen einer vollständigen, vor allem zerebralen Wiederherstellung gering (Ausnahmen: Zustände mit reduziertem Stoffwechsel, z. B. Hypothermie, Barbituratintoxikation).

#### Gehirntod

*Irreversible* Einstellung aller Gehirnfunktionen. Erfassbar nur mittels EEG.
Ist der Gehirntod schon eingetreten, die Wiederbelebungszeiten der anderen Organe aber noch nicht überschritten, steht eine Organspende (▶ Kap. 1.5.3) zur Diskussion.

#### Biologischer Tod

Überschreiten der Wiederbelebungszeiten aller Organe. *Irreversibel!* Auch der biologische Tod verläuft Schrittweise, z. B. Fäulnis.

## Gesetzliche Grundlagen

### Leichenschau

Gesetzliche Regelungen über die Durchführung sind Landesrecht: Sie variieren ebenso wie die Formulare von Bundesland zu Bundesland (Leichenschauscheine, Todesbescheinigungen).

! Leichenschau ist eine ausschließlich ärztliche Tätigkeit.

! Es gibt keine bundeseinheitliche Form des Leichenschauscheines.

### Aufgaben des Arztes bei der Leichenschau

- *Feststellung* des Todes, wenn möglich auch des Todeszeitpunkts
- Äußerung zur *Todesart*: natürlicher oder nichtnatürlicher Tod, z. B. Unfall, Selbsttötung, Tötung von fremder Hand. Verdacht auf nichtnatürlichen Tod?
- Klärung der *Todesursache*, soweit es die Kenntnis der Umstände und Vorgeschichte zulassen.

## Feststellung des Todes

### Unsichere Todeszeichen

- Bewusstlosigkeit
- Atemstillstand
- Pulslosigkeit
- weite, lichtstarre Pupillen
- Reflexlosigkeit
- Auskühlung
- Null-Linien-EKG

### Sichere Todeszeichen

- *Totenstarre*: Erstarrung der Muskulatur, zuerst vor allem an Kaumuskulatur und kleinen Gelenken (z. B. Fingergelenken). Tritt nach ½–2 h auf. Nach ca. 8 h, abhängig von der Außentemperatur, ist die Totenstarre voll ausgeprägt
- *Totenflecke*: Nach Sistieren des Kreislaufs, durch Absinken der Erythrozyten gemäß den Gesetzen der Schwerkraft. Meist zuerst im Bereich des Nackens, nach frühestens 20 Min. an den abhängenden Körperpartien. Nach 2 h beginnen sie zusammenzufließen, bleiben bis zu 6 h völlig „umlagerbar“. Totenflecke treten nicht immer auf, z. B. bei Anämien
- *Leichenfäulnis*: Grünverfärbung der Bauchhaut im rechten Unterbauch, dann Durchschlagen des Venennetzes. Flüssigkeitsgefüllte Hautblasen. Fäulniserscheinungen sind extrem temperaturabhängig und können bereits nach wenigen Stunden beginnen. Leichenfäulnis erübrigt jede weitere Suche nach Lebenszeichen.

Im RD, z. B. unter Reanimationsbedingungen, sind Totenstarre und Totenflecken als „sichere Todeszeichen“ meist nicht relevant, aus medizinischer Sicht gibt es weitere Zeichen, die die gleiche juristische Wertigkeit haben:

- nicht mit dem Leben vereinbare Verletzungen, z. B. Enthauptungsverletzung
- suffizient, aber erfolglos durchgeführte Reanimationsmaßnahmen von hinreichender Dauer (▶ Kap. 6).

**Tab. 1.08 Zeitpunkte des Auftretens von typischen Leichenveränderungen/ Bestimmung des Todeszeitpunktes (nach V. Schneider)**

| | |
|---|---|
| sofort–3 h | Erschlaffungsphase |
| 20–30 Min. | Totenflecke, erstes Auftreten an abhängigen Körperpartien |
| 1–2 h | Totenflecke, allgemeines Erscheinen |
| 1,5–2 h | Zsako-Reflexe: Beklopfen der Muskeln zwischen den Mittelhandknochen auf dem Handrücken mit dem Reflexhammer → Annäherung der Finger; Beklopfen 4–5 Finger oberhalb der Kniescheibe → Hochziehen der Kniescheibe; Beklopfen zwischen den Schulterblättern → Annäherung der Schulterblätter |
| 2–3 h | kaum Veränderung der Körpertemperatur, danach etwa 1 °C pro Stunde bis zum Erreichen der Umgebungstemperatur (bei Zimmertemperatur erfolgt Temperaturausgleich innerhalb 24 h) |
| 3–5 h | Totenstarre deutlich nachweisbar |
| 6 h | Totenflecke sind umlagerbar, d. h. sie verschwinden nach Drehen der Leiche von der ursprünglichen Stelle |
| 5–8 h | Totenstarre kräftig nachweisbar |
| 6–12 h | Totenflecke, komplette Ausbildung (Totenflecke bis etwa 20–30 h nach Todeseintritt wegdrückbar) |
| 1–2 d | Beginnende Lösung der Totenstarre |
| 2–3 d | Vollständige Lösung der Totenstarre |
| 2–3 d | Grünverfärbung, beginnende Verfärbung im rechten Unterbauch, später im linken Unterbauch (stark temperaturabhängig) |
| 4–5 d | vollständige Lösung der Totenstarre (bei niedrigen Umgebungstemperaturen) |
| 7 d | zunehmende Grünverfärbung der gesamten Bauchhaut, eingesunkene Augäpfel |
| 10–14 d | Ausbreitung der Grünverfärbung, Fäulnisblasen, aufgetriebenes Abdomen, Ausfluss rötlicher Flüssigkeit aus Mund und Nase |
| 21–30 d | Ablösung der Haut in Fetzen, Haare und Nägel abziehbar, Fäulnisblasen in den Weichteilgeweben, stark aufgedunsenes Gesicht |
| 30–60 d | beginnende Fettwachsbildung → Umwandlung des Körperfetts zu einer weißlichen, schmierigen und bröckeligen Masse |
| 5–6 Mon. | ausgedehnte Fettwachsbildung |

### „Scheintod" (Vita minima)

Lebensvorgänge sind auf ein Minimum eingeschränkt und durch einfache Untersuchung nicht mehr feststellbar. Die Kombination von Kälte, Alkohol und zentralwirksamen Arzneimitteln, aber auch Intoxikationen, Epilepsien, Stromeinwirkung, schwere Schädel-Hirn-Traumen, katatone Schizophrenie (Muskelstarre) oder ein Stoffwechselkoma können zur Vortäuschung und fälschlichen Annahme des Todeseintritts führen.

## Verhalten beim Tod eines Patienten

> Beim Tod eines Pat. ist vom Rettungsfachpersonal, insbesondere wenn Angehörige des Pat. anwesend sind, Pietät, Zurückhaltung und soziales Handeln gefordert.

Die Mitteilung des Todes den Angehörigen gegenüber sollte Aufgabe des Arztes sein. Das erfahrene Rettungsfachpersonal kann jedoch in dieser Situation mit Einfühlungsvermögen helfen, evtl. ist der Einsatz eines Kriseninterventionsteams (KIT), welches psychologisch ausgebildet ist, in Erwägung zu ziehen, z. B. plötzlicher Kindstod, Suizid.

### Tod im Freien

- Leitstelle informieren
- evtl. Arzt nachfordern
- Polizei an den Einsatzort bestellen
- Verstorbenen bedecken (z. B. Rettungsdecke)
- an der Einsatzstelle bis zum Eintreffen der Polizei bzw. eines Bestattungsunternehmens bleiben
- Einsatzbereitschaft wiederherstellen, evtl. Wache anfahren: Fahrzeug, Material reinigen, desinfizieren und „auffüllen".

### Tod im Einsatzfahrzeug

- Leitstelle informieren, NA nachfordern
- wird der Tod des Pat. vom (eintreffenden) Arzt festgestellt, keinen weiteren Transport des Pat. durchführen, auf die Übernahme des Verstorbenen durch ein Bestattungsunternehmen warten
- Fahrzeug, insbesondere die Trage, desinfizieren.

### Tod in einer Wohnung

- Familienmitglieder, Angehörige informieren, Beistand leisten, Personalien aufnehmen, wenn möglich, Hausarzt verständigen
- Einsatzstelle aufräumen: Verbrauchsmaterial und Geräte entfernen, zusammenräumen
- Verstorbenen z. B. von Reanimationsspuren reinigen und „schön machen": z. B. vom Boden auf das Bett umlagern, etwaige Blutspuren, Erbrochenes entfernen, Kleidung ordnen, zuknöpfen, wieder anziehen, Augen und Mund des Verstorbenen schließen, evtl. dazu den Unterkiefer mit einer Binde fixieren, Hände des Verstorbenen falten
- sich selbst reinigen
- Angehörige nicht alleine lassen, z. B. Nachbarn, Verwandte, Geistlichen oder auch Kriseninterventionsteam verständigen
- Leichenschau durch Arzt vornehmen lassen, evtl. Polizei benachrichtigen.

1

**Tipps & Tricks**
- Bis heute gilt für das Rettungsfachpersonal die Regel, in jedem Fall beim Antreffen eines leblosen Menschen Reanimationsmaßnahmen einzuleiten. Nur bei sicheren Todeszeichen darf eine Reanimation unterbleiben. Das sichere Erkennen des irreversiblen Todes, insbesondere anhand von unsicheren Todeszeichen, bedarf einer großen Erfahrung. → Beim geringsten Zweifel am unwiderruflichen Tod des Pat. immer mit der Reanimation beginnen. Diese Maßnahmen dürfen nur von einem Arzt abgebrochen werden.
- „Nobody is dead until he is warm and dead". Diesen Grundsatz insbesondere bei hypothermischen Notfällen, z. B. Eiseinbrüchen oder Ertrinkungsunfällen, berücksichtigen (▶ Kap. 19.4).
- Jeder Rettungsdienstmitarbeiter sollte sich nach Einsatz mit einem Toten die Zeit nehmen, um mit Kollegen über diesen Einsatz zu sprechen und um sich über seine Gefühle und Ängste klar zu werden.

## 1.5.3 Organtransplantation

Eine Organentnahme ist immer dann in Betracht zu ziehen, wenn
- sich klinische Zeichen des Hirntodes andeuten
- ein vorbestehender irreversibler Schaden des zu entnehmenden Organs ausgeschlossen werden kann
- eine Übertragung von Krankheiten (Sepsis, Tbc, HIV, Hepatitis, Malignom) unwahrscheinlich ist (lokale Infektion keine Kontraindikation)
- das biologische Alter < 60–70 J. liegt (keine absolute Grenze).

Vor der Organentnahme muss eine Einwilligung des Pat. (Organspenderausweis) oder eines nahen Angehörigen vorliegen. Nach wie vor gibt es kein regelndes Bundesgesetz.
Bei jedem Organspender kann auch eine Gewebespende (z. B. Kornea, Haut, Knochen) erwogen werden.

## 1.5.4 Obduktion

Nur möglich mit Einwilligung der Angehörigen, evtl. auch nach Ablauf einer 24-h-Frist, innerhalb der die Angehörigen Einspruch erheben können. Erzwingbar ist die Obduktion bei Seuchenverdacht. Die gerichtliche Sektion bei nichtnatürlichem Tod bzw. Verdacht auf einen nichtnatürlichen Tod wird vom Staatsanwalt veranlasst.

# 1.6 Ernährung im Schichtdienst

> „Essen und Trinken hält Leib und Seele zusammen."
> Nicht selten findet man stark übergewichtige RD-Mitarbeiter, die normalerweise keiner betriebsärztlichen Untersuchung standhalten. Zu den psychischen Problemen, die der RD mit sich bringt, treten dann noch körperliche hinzu.

Ernährung ist eine wichtige Voraussetzung für physisches und psychisches Wohlbefinden. Im RD findet eine gesunde Ernährung meist zu wenig Beachtung. Gründe für diesen Missstand sind unregelmäßige Arbeitszeiten (Schichtdienst), Zeitdruck der Nahrungsaufnahme (unregelmäßige, nicht festlegbare Pausen), aber auch Gleichgültigkeit und Unwissenheit bezüglich einer gesunden Ernährung.
**Probleme** für die Gesundheit, die **aus falscher bzw. ungesunder Ernährung** resultieren, sind vielfältig:

- Übergewicht, das zu erhöhter mechanischer Belastung für Wirbelsäule, Gelenke, Knochen und Bänder sowie Herz-Kreislaufsystem (Hypertonie) führt
- Verdauungsstörungen
- Stoffwechselstörungen
- Veränderungen der Blutwerte
- Beeinträchtigung verschiedener Organe und deren Funktionen.

Die **optimale Nahrungszusammensetzung** besteht aus:

- 55% Kohlenhydraten: Glukose → Energiespender für Muskelarbeit
- 15% Eiweiß: Aminosäuren → Neu- und Umbau von Zellstrukturen
- 30% Fett: Fettsäuren → Energiespender, Aufrechterhaltung der Körpertemperatur.

Bei Zufuhr von zu viel hochkalorischen Kohlenhydraten, z. B. Süßigkeiten, erfolgt eine Umwandlung in Fett.
Eine zu fettreiche Ernährung wirkt leistungsmindernd: Sie hat eine lange Verweildauer im Magen, reizt die Magenschleimhaut und ist schwer verdaubar. Die Fettzufuhr sollte max. 70 g täglich betragen. Pflanzliche Fette sind tierischen vorzuziehen. Halbfettprodukte sind nicht zu empfehlen, da bei der Fettreduzierung an Fett gebundene Spurenelemente und Vitamine reduziert werden.

### Vollwert-Ernährung

Schafft nach den heutigen wissenschaftlichen Erkenntnissen die besten Voraussetzungen für eine optimale körperliche und geistige Leistungsfähigkeit des menschlichen Körpers. Trägt damit entscheidend zum Wohlbefinden bei und stärkt die körpereigenen Abwehrkräfte. Liefert die notwendigen Nährstoffe, um den Organismus aufzubauen, zu erhalten und seine Funktionen sicherzustellen. Sie sollte gerade im Schichtdienst beherzigt werden.

#### Prinzipien der Vollwert-Ernährung

- Nahrung so natürlich wie möglich
- alle verzehrten Lebensmittel sollten so wenig wie möglich verarbeitet sein: Bei jeder Verarbeitung gehen wertvolle Bestandteile, z. B. Vitamine, verloren. Nahrungsmittel möglichst aus ökologischer Produktion: geringere Schadstoffbelastung, Unterstützung umweltfreundlicher landwirtschaftlicher Betriebsformen

- vornehmlich aus pflanzlichen Lebensmitteln, Vollgetreide, Gemüse und Obst sowie Milch und Milchprodukten zusammengesetzt. Fleisch und Eier spielen eine untergeordnete Rolle
- isolierte und raffinierte Produkte, z. B. Zucker, meiden: Bringen dem Körper nur „leere Kalorien", also Energie und keine Vitamine, Mineral- und Ballaststoffe.

### Rohkost und erhitzte Kost

Eine vollwertige Ernährung muss reichlich Getreide, Milch, Gemüse und Obst enthalten. Die tägliche Nahrung sollte zur einen Hälfte aus erhitzter Kost und zur anderen Hälfte aus unerhitzter Frischkost bestehen. Viel Abwechslung im Speiseplan leistet Gewähr, dass der Körper mit dem vielfältigen Nahrungsinhaltsstoffen in ausreichendem Maße versorgt wird.

### Zubereitung der Lebensmittel

Für die Ernährung im Schichtdienst ist nicht nur die richtige Zusammenstellung des Kostplans wichtig, sondern auch die Zubereitung der Lebensmittel. Lässt sich die Verarbeitung der Lebensmittel nicht vermeiden, sollte auf nährwertschonende Zubereitungsformen zurückgegriffen werden:

- erst kurz vor dem Verzehr schneiden, mahlen oder raspeln (lange Einwirkungszeit des Luftsauerstoffs vermeiden)
- schonende Garverfahren anwenden, z. B. wenig Garwasser, Garwasser nicht wegschütten (mitessen), kurze Kochzeiten
- Lebensmittel schonend konservieren, z. B. tiefkühlen.

**Tab. 1.09 Einteilung der Lebensmittel in Wertstufen**

| | | |
|---|---|---|
| **I besonders empfehlenswert** | unveränderte, naturbelassene Lebensmittel (werden lediglich gewaschen bzw. unverzehrbare Schale wird entfernt) | gekeimtes Getreide, frisches unbearbeitetes Obst und Gemüse, Nüsse, Vorzugsmilch usw. |
| **II sehr empfehlenswert** | mechanisch oder enzymatisch veränderte Lebensmittel (zerkleinert, gemahlen, gepresst, fermentiert, getrocknet) | Vollkornschrot und -mehl, zerkleinertes frisches Obst und Gemüse und Säfte daraus, kaltgepresste Öle, aus Rohmilch hergestellte Produkte usw. |
| **III empfehlenswert** | hitzebehandelte Lebensmittel (gedünstet, gebacken, pasteurisiert, tiefgefroren) | Brot, erhitztes Obst und Gemüse und Säfte daraus, Pflanzenfette, pasteurisierte Milch und daraus hergestellte Produkte usw. |
| **IV weniger empfehlenswert** | verarbeitete Lebensmittel, die stärker erhitzt, konserviert oder im Nährstoffgehalt vermindert wurden (z. B. durch Vakuum, Alkohol, Salz oder Zucker konserviert, poliert, sterilisiert, frittiert) | polierter Reis, Getreideflocken ohne Keim, Auszugsmehl und Produkte daraus, Gemüse- und Obstkonserven, H-Milch, Fleisch- und Wurstwaren usw. |
| **V nicht empfehlenswert** | isolierte Lebensmittelsubstanzen und Fertigprodukte | Isolierfette, Zucker, Stärke, Sojafleisch und andere isolierte Substanzen, Frittierfette, Nuss-Nougat-Erzeugnisse, Limonaden, Fertiggerichte |

**Tipps & Tricks**

- „Weniger Pizza oder Pommes ist im Schichtdienst mehr!“
- Regelmäßig kleinere Portionen essen, mehrmals am Tag.
- Viele Krankenhauskantinen bieten heute schon Vollwert oder auch vegetarische Menüs an.
- Trotz Zeitdruck (jederzeit Einsatz möglich) versuchen, ruhig und langsam zu essen (häufig kauen).
- Auch im Schichtdienst die Nahrung möglichst auf 3–5 Mahlzeiten regelmäßig über den ganzen Tag verteilt essen: morgens 25%, vormittags 10%, mittags 35%, nachmittags 10% und abends 20% der täglichen Kalorienzufuhr.
- Während der Nachtarbeit keine schweren Mahlzeiten, sondern leichte, vitaminreiche Kost essen.
- Zwischen den Nachtdienst-Nächten versuchen, Frühstück, Mittagessen und Abendessen zu den gewohnten Uhrzeiten einzunehmen.

## 1.7 Internet-Ressourcen zum Thema Notfallmedizin/Rettungsdienst

### Internet

Das Internet ist das größte Computernetzwerk der Welt. Es verbindet unabhängige Rechner und lokale Netzwerke mit dem Zweck eines weltweiten Datenaustauschs und elektronischer Kommunikation. Die Verbindung der Rechner wird dabei über Telefonleitungen, Glasfaserkabel, Richtfunk oder Satelliten hergestellt. Das Internet bietet jedem Benutzer die Möglichkeit sich in kürzester Zeit aktuelle Informationen zu beschaffen und ermöglicht zukunftsweisend, lebenslanges und ortsunabhängiges Lernen.
Internet-Adressen sind teilweise sehr kurzlebig. Es könnte sein, dass mit Erscheinen dieser Auflage die abgedruckten URLs nicht mehr gültig sind. In diesem Fall empfiehlt es sich, einschlägige Suchmaschinen (z. B. www.google.de) zu verwenden, um geeignete Ressourcen aufzufinden.

### Suchmaschinen

**Medizinische Suchmaschinen**
www.medivista.de
www.medknowledge.de
www.medpilot.de

**Allgemeine Suchmaschinen (deutsch)**
www.google.de
Leistungsstarke Suchmaschine, weitere Dienste wie z. B. Bildersuche, News etc.
www.yahoo.de

### Nachrichten, RSS-Feeds

www.rettungsdienst.de
Nachrichten, Fortbildungen, Praxis im Rettungsdienst

1

www.rss-scout.de
Umfangreiche Datenbank zu RSS-Feeds und Weblogs, die über Newsreader empfangen werden können
www.rss-verzeichnis.de
Verzeichnis über RSS-Feeds, Informationen zum Thema RSS

## Richtlinien/Algorithmen

### National

**German Resuscitation Council (Deutscher Rat für Wiederbelebung)**
www.grc-org.de

**Bundesärztekammer**
www.bundesaerztekammer.de
Empfehlungen und Richtlinien zum Thema Notkompetenz des Rettungsassistenten, Frühdefibrillation, Ärztlicher Leiter RD, Leitender Notarzt, Fachkundenachweis RD, etc.

### International

**AHA American Heart Association**
www.americanheart.org
Internationale Projekte und Richtlinien zur kardiopulmonale Reanimation

**ERC-European Resuscitation Council**
www.erc.edu
Aktuelle europäische Leitlinien zur Reanimation, Foren, etc.

**American College of Cardiology**
www.acc.org

## Gesetzestexte

**Rettungsassistentengesetz**
http://bundesrecht.juris.de/rettassg/Medizinproduktegesetz
http://bundesrecht.juris.de/mpg/ oder
http://www.dimdi.de/static/de/mpg/recht

**Bürgerliches Gesetzbuch (BGB)**
http://dejure.org – Link Bürgerliches Gesetzbuch

**Strafgesetzbuch (StGB)**
http://dejure.org – Link Strafgesetzbuch

**Straßenverkehrsordnung (StVO)**
http://www.verkehrsportal.de/stvo/stvo.php

## Fortbildung

**Enzyklopädie Wikipedia zu Rettungsdienst und Notfallmedizin**
http://de.wikipedia.org/wiki/Portal:Rettungsdienst
www.skverlag.de
Zertifizierte Online-Fortbildung in der Fachzeitschrift Rettungsdienst

**Ausgesuchte Themen**

**Plötzlicher Kindstod**
www.geps.de
Gemeinsame Elterninitiative Plötzlicher Säuglingstod (GEPS e. V.) mit Empfehlungen für Rettungsfachpersonal, Notärzte und Polizei

**Krisenintervention**
www.krisenintervention-muenchen.de
Viele Inhalte zum Thema, Literaturhinweise, Einsatzbeispiele, etc.

**Critical Incident Reporting System (CIRS)**
www.cirs-notfallmedizin.de
Anonyme Berichterstattung von kritischen Zwischenfällen in der Notfallmedizin

**Toxikologie in der Notfallmedizin**
www.gifte.de
private Homepage

**Trauma**
www.trauma.org
Viele Informationen zu den verschiedenen Traumata, umfangreiche Datenbanken, englisch
www.phtls-online.de
Offizielle deutsche Seite zu Prehospital Life Support
www.itrauma.de
Offizielle deutsche Seite zu International Trauma Life Support

**Atemschutzunfälle**
www.atemschutzunfaelle.de
Portal mit interessanten Informationen zum Thema

## ■ Fachzeitschriften Notfallmedizin

### National

**„Notfall- und Rettungsmedizin", Springer Verlag**
www.notfallundrettungsmedizin.de

**„Rettungsdienst", SK-Verlag**
www.skverlag.de

**„Rettungsmagazin", Ebner Verlag**
www.rettungsdienst.de

### International

**„Journal for Emergency Medical Services"**
www.jems.com

**„New England Journal of Medicine"**
www.nejm.org
Gekürzte Online-Version der weltbekannten Zeitschrift

**„Emergency Medical Services"**
www.emsresponder.com



## Sonstige Fachzeitschriften

**Elsevier**
www.elsevier.de
Medizinische Fachzeitschriften, nicht schwerpunktmäßig rettungsdienstlich, bietet aber viele Hintergrundinformationen

**Springer Verlag**
www.springer.de

**Ärztezeitung**
www.aerztezeitung.de
Medizinische Tageszeitung

## Fachverbände

**Deutscher Berufsverband Rettungsdienst e. V.**
www.dbrd.de

**Berufsverband für den Rettungsdienst e. V.**
www.bvrd.org

**Bundesvereinigung der Arbeitsgemeinschaften der Notärzte Deutschlands e. V.**
www.band-online.de

## Datenbanken

**Giftnotrufzentrale**
www.giz-nord.de
www.meb.uni-bonn.de/giftzentrale

**Deutsche Fachkliniken**
www.kliniken.de

## Arbeitsgemeinschaften

**Arbeitskreis Notfallmedizin und Rettungswesen e. V.**
www.anr.de
Viele interessante und aktuelle Beiträge zur Notfallmedizin; notfallmedizinisches Lernprogramm; Positionspapiere, etc. Arbeitskreis der Ludwig-Maximilians-Universität, München
www.inm-online.de
INM – Institut für Notfallmedizin und Medizinmanagement, München

**Arbeitsgemeinschaft Notfallsonografie**
www.notfallsonographie.de
Studien und Sonografiekurse zur „Präklinischen Sonografie" der Johann Wolfgang Goethe Universität, Frankfurt am Main

## Technik

www.notfallmedizintechnik.de
Informationsportal zur Medizintechnik in der präklinischen Notfallmedizin
www.deutsche-medizintechnik.de
www.spectaris.de/medizintechnik.html
Informationsservice zur deutschen Medizintechnik-Industrie
www.fbmt.de
Fachverband Biomedizinische Technik e. V.

## Behörden

www.bfarm.de
Bundesinstitut für Arzneimittel und Medizinprodukte
www.bmg.bund.de
Bundesministerium für Gesundheit
www.destatis.de
Bundesamt für Statistik
www.bfdi.bund.de
Bundesbeauftragter für den Datenschutz
www.dimdi.de
Deutsches Institut für Medizinische Dokumentation und Information (DIMDI)
www.bzga.de
Bundeszentrale für gesundheitliche Aufklärung
www.gbe-bund.de
Gesundheitsberichterstattung des Bundes
www.zlg.de
Zentralstelle der Länder für Gesundheitsschutz bei Arzneimitteln und Medizinprodukten

## Foren

### National

www.medizin-forum.de
Forensammlung zu vielen medizinischen Fachthemen

### International

www.erc.edu
Seite des European Resuscitation Council

### Sonstiges

#### Deutsche Herzstiftung

www.herzstiftung.de

#### Björn Steiger Stiftung

www.steiger-stiftung.de

#### Luftrettung in Deutschland

www.rth.info
www.adac.de/luftrettung
www.drf-luftrettung.de

**Wörterbuch**
http://dict.leo.org/
funktionelles Wörterbuch Deutsch-Englisch (Französisch, Spanisch)

# 2 Organisation des Rettungsdienstes

*Frank Flake, Ingo Kerinnes, Boris Hoffmann und Klaus Runggaldier*

## 2.1 Die Rettungskette/Aufgaben und Ziele

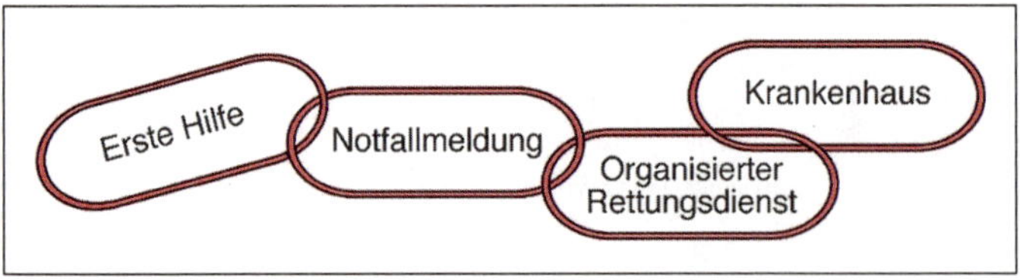


Abb. 2.01 Rettungskette [L 108]

> Eine Unterbrechung der Rettungskette kann für den Notfallpatienten tödliche Folgen nach sich ziehen. Nur durch die enge Verzahnung der einzelnen Glieder ist ein erfolgreiches Handeln möglich. → Die Rolle der anderen Glieder respektieren; das eigene Handeln hierbei niemals überbewerten.

**Erstversorgung durch den Rettungsdienst**
Durch sach- und fachgerechte Arbeit sowie freundliches Auftreten sollte dem z.T. negativen Bild des RD in der Öffentlichkeit begegnet werden. Wichtig für gezieltes Handeln:
Basismaßnahmen beherrschen, wie z. B. Lagerung, Freimachen und Freihalten der Atemwege; möglichst effiziente und nichtinvasive Maßnahmen in den Vordergrund stellen; das geeignete Transportmittel auszuwählen, z. B. RTH bei Wirbelsäulentrauma, ist für die Prognose des Pat. entscheidend.

**Klinische Erstversorgung**
In der Notaufnahme stehen Diagnostik, sofortige konservative oder operative Maßnahmen, z. B. Thoraxdrainage, Intubation, im Vordergrund. Auch hier hat das Rettungsfachpersonal bei der „guten Versorgung" eine wichtige Rolle, z. B. durch eine qualifizierte Übergabe (▸ Kap. 3.7).

**Klinische Weiterbehandlung**
Nach primärer Diagnostik und dringlicher Erstversorgung erfolgt die definitive operative oder (intensiv-) medizinische Maximalversorgung.

## 2.2 Rettungsdienstgesetze

Auszüge aus den Rettungsdienstgesetzen der einzelnen Bundesländer. Achtung: Gesetze werden häufig angepasst → keine Gewähr auf 100% Aktualität.

Tab. 2.01

| Bundesland | Stand | Träger des RD | RD Bereich | Hilfsfrist | Personal | Fortbildung/ Ausbildung | Personal MANV |
|---|---|---|---|---|---|---|---|
| **Baden-Württemberg** | 18.12.1995 (geändert am 16.7.1998) | Sozialministerium, evtl. Land- u. Stadtkreise | Stadt-/Landkreis | Eingang Meldung in RLS bis Eintreffen: Soll 10 Min., höchstens 15 Min. | 2 geeignete Pers. KTW: mind. 1 RS RTW: mind. 1 RA, NEF: 1 NA/1 RA | NA: geeignete Ärzte gemäß Satzung Landesärztekammer | LNA |
| **Bayern** | 9.12.1999 | Landkreise u. kreisfreie Gemeinden bilden Rettungszweckverbände | Festgelegt durch Rechtsverordnung des Staatsministerium des Inneren | Fahrzeit: höchstens 12 Min., dünn besiedelte Gebiete: ausnahmsweise 15 Min. | 2 geeignete Pers., KTW: mind. 1 RS, RTW: mind. 1 RA, Ausnahmen im Einzelfall wenn KFZ sonst nicht einsatzbereit, NEF: 1 NA/1 RS | NA: Ärzte mit besonderen notfallmedizinischen Erfahrungen und Kenntnissen | LNA |
| **Berlin** | 8.7.1993 | Notfallrettung: Berliner Feuerwehr, Krankentransport: Aufgabe der Daseinsfürsorge | Land Berlin | „Schnellstmögliche Hilfe im Bereich Notfallrettung“ ist durch Trägerschaft der Berliner Feuerwehr sichergestellt | 2 fachl. geeignete Pers., KTW: mind. 1 RS/1 SanH, RTW: mind. 1 RS/1 RA | NA: von Krankenhäusern gestellte Ärzte | LNA |
| **Bremen** | 19.3.2009 | Stadt Bremen, Senator für Inneres | Stadt Bremen und Bremerhaven | jeder Notfallort soll innerhalb von 10 Min. erreicht werden (95%) | KTW: 1 RS/1 RH, RTW: 1 RA/1 RS, NEF: 1 NA/1 RA | Aufgabenträger oder Unternehmer hat für die regelmäßige Fortbildung des Personals zu sorgen, NA: Fachkunde RD od. gleichwertige Kenntnisse | – |

**Tab. 2.01** *(Forts.)*

| Bundesland | Stand | Träger des RD | RD Bereich | Hilfsfrist | Personal | Fortbildung/ Ausbildung | Personal MANV |
|---|---|---|---|---|---|---|---|
| **Brandenburg** | 14.7.2008 | Landkreise u. kreisfreie Städte, Luftrettung: Land | Stadt-/Landkreis | Eingang Meldung in RLS bis Eintreffen: 15 Min. (95%) | KTW: mind. 2 RS, RTW: mind. 1 RS/1 RA, NEF: 1 NA/1 RS | alle Mitarbeiter im RD: 24 h/Jahr | LNA u. OrglRD, wenn Einsatz mit Feuerwehr, stellt sie die Einsatzleitung |
| **Hamburg** | 9.6.1992 (geändert am 27.9.1995) | Behörde für Inneres | Hansestadt Hamburg | – | 2 fachl. geeignete Personen, KTW: mind. 2 RS, RTW: mind. 1 RS/1 RA | NA: Fachkunde RD | LNA |
| **Hessen** | 24.11.1998 (gültig ab 1.3.1999) | Landkreise u. kreisfreie Städte | Stadt-/Landkreis | Geeignetes Rettungsmittel in der Regel 10 Min. bis Notfallort | Besonders qualifiziertes Personal, KTW/RTW: mind. 1 RH/1 RA, NEF: mind. 1 RS | Fortbildungspflicht für RS/RA: mind. 30 h/Jahr | LNA u. OrglRD |
| **Mecklenburg-Vorpommern** | 1.7.1993 (geändert am 29.5.1998) | Landkreise u. kreisfreie Städte | Stadt-/Landkreis | Notfallrettung 10 Min., Krankentransport: 30 Min. | 2 Personen, KTW: mind. 2 RS, RTW: mind. 1 RS/1 RA, NEF: 1 NA/1 RA | NA: Fachkunde RD od. vergleichbare Qualifikation | LNA u. hauptamtlicher ärztlicher Leiter des RD |

**Tab. 2.01** *(Forts.)*

| Bundesland | Stand | Träger des RD | RD Bereich | Hilfsfrist | Personal | Fortbildung/ Ausbildung | Personal MANV |
|---|---|---|---|---|---|---|---|
| **Nieder-sachsen** | 2.10.2007 | Landkreise, kreisfreie Städte u. Städte Cuxhaven, Göttingen, Hameln u. Hildesheim | Kommunale Gebietsgrenzen des RD-Trägers | Eingang Meldung in RLS bis Eintreffen: 15 Min. (95%) | Personal muss geeignet und zuverlässig sein, KTW: mind. 1 RS, RTW: mind. 1 RA, NEF: 1 NA/1 RS | Personal muss regelmäßig fortgebildet werden, Stunden → k.A. | LNA u. organisatorischer Leiter |
| **Nordrhein-Westfalen** | 24.11.1992 (geändert am 15.6.1999) | Kreise und kreisfreie Städte | Gebiet der Kreise und kreisfreien Städte | – | 2 fachl. geeignete Pers., KTW: mind. 1 RH/1 RS, RTW: mind. 1 RS/1 RA, NEF: 1 NA/1 RA | Fortbildungspflicht für Rettungsfachpers.: mind. 30 h/Jahr, NA: Fachkunde RD od. vergleichbare Qualifikation | LNA |
| **Rheinland-Pfalz** | 22.4.1991 | Land, Landkreise u. kreisfreie Städte | Bestimmung durch Kreis- oder Stadtverwaltung, die für RD zuständig ist | Notfallrettung: höchstens 15 Min. | 2 fachl. geeignete Pers., KTW: mind. 1 RH/1 RS, RTW: mind. 1 RS/1 RA, NEF: mind. 1 RS | NA: Fachkunde RD | – |
| **Saarland** | 13.1.2004 | Landkreise u. Stadt Saarbrücken bilden Zweckverbände | Gebiet des Rettungszweckverbandes | Notfallrettung: 12 Min. (95%) | 2 fachl. u. gesundheitl. geeignete Pers., KTW: mind. 1 RS/1 SanH, RTW: 1 RA/1 SanH, NEF: 1 NA/1RA | Verpflichtung, für regelmäßige Fortbildung des Personals zu sorgen. Stunden → k.A. | LNA |

**Tab. 2.01** *(Forts.)*

| Bundesland | Stand | Träger des RD | RD Bereich | Hilfsfrist | Personal | Fortbildung/ Ausbildung | Personal MANV |
|---|---|---|---|---|---|---|---|
| **Sachsen** | 24.6.2004 | Landkreise u. kreisfreie Städte oder Rettungszweckverbände, Luftrettung: Land | Gebiet der Rettungszweckverbände | Notfallrettung: Einsatzort soll in 10 Min. erreicht werden | 2 fachl. geeignete Pers., KTW: mind. 1 RS, RTW: mind. 1 RA, Ausnahmen im Einzelfall, wenn KFZ sonst nicht einsatzbereit | NA: Fachkunde RD | LNA |
| **Sachsen Anhalt** | 21.3.2006 | Landkreise u. kreisfreie Städte | Stadt-/Landkreis, Zusammenschluss zu Rettungszweckverbänden | Notfallrettung: in 95% 12 Min., Arzt: in 95% 20 Min. | 2 Personen, KTW: mind. 2 RS, RTW: mind. 1 RS/1 RA, NEF: 1 NA/1 RS | NA: Fachkunde RD | LNA |
| **Schleswig-Holstein** | 29.11.1991 | Kreise u. kreisfreien Städte | Gebiet der Kreise und kreisfreien Städte | Erstes Fahrzeug innerhalb von 12 Min. | 2 Personen, KTW: mind. 1 RS/1 RA, RTW: mind. 1 RS (200 Einsätze)/ 1 RA | NA: Fachkunde RD | LNA u. OrgIRD |
| **Thüringen** | 16.7.2008 | Landkreise u. kreisfreien Städte, Luftrettung: Land | Nach Landesrettungsdienstplan, können mehre Kreise umfassen | Fahrzeit: höchstens 12 Min., dünn besiedelte Gebiete 15 Min. | 2 geeignete Personen, KTW/RTW: mind. 1 RA, Ausnahmen im Einzelfall, wenn KFZ sonst nicht einsatzbereit | NA: Fachkunde RD | LNA |

# 2.3 Das Rettungsfachpersonal

Seit den 80er-Jahren wird versucht, den „Hilfsarbeiterstatus" **Rettungssanitäter** in eine Berufsausbildung umzuwandeln. Das damit geschaffene Berufsbild des **Rettungsassistenten** im Jahre 1989 soll die Stellung der Mitarbeiter im RD aufwerten. Es stellt jedoch lediglich einen Kompromiss zwischen Notwendigem und dem Bestehenden dar.
Wünschenswert wäre eine inhaltliche Aufwertung in folgenden Bereichen:

- Umwandlung der Ausbildung von der seminaristischen in eine duale Ausbildungsform: 3 J. Ausbildung, abwechselnd Schule und Praxis
- Schaffung eines bundeseinheitlichen Curriculums zur Ausbildung
- Schaffung eines klar definierten Handlungsspielraums bei der Durchführung von Maßnahmen am Pat. → Fach- bzw. Regelkompetenz statt Notkompetenz
- Steigerung der Attraktivität des Berufsbildes, z. B. durch bessere Aufstiegsmöglichkeiten, Personalentwicklungspläne
- Um-/Aufstiegsmöglichkeiten in artverwandte Berufe, z. B. Krankenpflege, Medizinstudium ohne Abitur
- Bundeseinheitliche Vorgaben zur Besetzung der Rettungsmittel, z. B. Mindestanforderung für RTW mit 2 RA.

## 2.3.1 Rettungssanitäter (RS)

### Voraussetzungen

- Vollendung des 18. Lj.
- gesundheitliche Eignung zur Ausübung des Berufs (ärztliche Bescheinigung)
- Hauptschulabschluss oder eine gleichwertige Schulbildung bzw. eine abgeschlossene Berufsausbildung.

### Ausbildung

Einheitliche Ausbildungsform, die vom Bund-Länder-Ausschuss „Rettungswesen" 1977 ins Leben gerufen wurde. Oft noch die Standardausbildung für das Rettungsfachpersonal auf KTW, RTW, NAW und NEF.
Die Ausbildung umfasst 520 h:

- 160 h theoretische Ausbildung
- 160 h Klinikpraktikum, z. B. in der Anästhesie, Intensivstation: Erlernen der Intubation und des Legens peripher-venöser Zugänge
- 160 h Rettungsdienstpraktikum auf einer anerkannten Lehrrettungswache unter Anleitung eines erfahrenen Lehrrettungsassistenten (▶ Kap. 2.3.3)
- 40 h Abschlussprüfung.

### Tätigkeitsfelder

Variiert je nach Bundesland (Vorgabe durch die länderspezifischen Rettungsdienstgesetze beachten). In der Regel jedoch Einsatz wie RA:

- Vgl. Rettungshelfer, zusätzlich:
  - Fahrer: NEF
  - Fahrer, Beifahrer: KTW, RTW, NAW.

### Kompetenz, Qualifikation

Hat rechtlich ähnliche Kompetenz wie RA.

#### Weiterbildung

- Schulungen, wie z. B. ACLS-Training, ITLS/PHTLS-Training, EKG-Diagnostik, Notkompetenz-Seminare, Desinfektor
- nach § 8 RettAssG ist eine Weiterbildung vom RS zum RA unter Anerkennung der 520-h-Ausbildung möglich (verkürzter Ausbildungsgang).



### Rettungsassistent (RA)

#### Ausbildung

Berufsausbildung für Rettungsfachpersonal nach dem Rettungsassistentengesetz (RettAssG) vom 10. Juli 1989 bis zum 31.12.2014. Anschließend durch den Notfallsanitäter ersetzt (▶ Kap. 2.3.2).

#### Regelausbildung (Dauer: 2 J.)

**1. Ausbildungsjahr**: 1.200 h theoretische und praktische Ausbildung, staatliche Abschlussprüfung am Ende des 1. Ausbildungsjahres.
**2. Ausbildungsjahr**: 1.600 h Praktikum auf einer anerkannten Lehrrettungswache unter Anleitung und Aufsicht eines erfahrenen Lehrrettungsassistenten. Tätigkeiten, die nach Bestehen des Rettungssanitäterlehrgangs absolviert werden, können auf die Gesamtstundenzahl angerechnet werden.

#### Verkürzter Ausbildungsgang (§ 8 RettAssG)

Achtung: Galt nur für das erste Ausbildungsjahr. Verkürzung der theoretischen Ausbildung.

- Ergänzungslehrgang für Krankenschwestern oder -pfleger, Kinderkrankenschwestern oder -pfleger
- Ergänzungslehrgang für RS
- Ergänzungslehrgang für Soldaten und Polizisten, die an einer dem RS vergleichbaren Ausbildung teilgenommen haben

#### Kompetenz, Qualifikation

Der RA beherrscht die meisten im RD anfallenden Tätigkeiten, ausgenommen sind rein invasive ärztliche Maßnahmen wie das Legen einer Thoraxdrainage, die Narkoseeinleitung. Ausbildungsziel war Helfer des Arztes und Ergreifen lebensrettender Maßnahmen.

#### Tätigkeitsfelder

Der RA konnte in allen Bereichen im RD eingesetzt werden. In der Zukunft vermutlich Fahrertätigkeit auf dem RTW und NAW sowie verantwortliche auf dem KTW.

### 2.3.2 Notfallsanitäter (NFS)

#### Voraussetzung

- Vollendung des 16. Lj.
- gesundheitliche Eignung zur Ausübung des Berufs
- Realschulabschluss oder Hauptschulabschluss und abgeschlossene Berufsausbildung von mindestens 2-jähriger Dauer.

**Ausbildung**
3-jährige bezahlte Berufsausbildung für Rettungsfachpersonal nach dem Notfallsanitätergesetz (NotSanG) vom 28. Februar 2013.

**Regelausbildung (Dauer: 3 J.)**
Duale Ausbildung bei der sich Theorie, klinische Praxisphasen und solche auf der Rettungswache abwechseln. Im Vergleich zum RA deutliche erweiterte Ausbildung in allen Bereichen. Während der 3-jährigen Ausbildungsdauer werden folgende Stundenanteile geleistet:
- 1920 h Schule
- 1960 h Lehrrettungswache
- 720 h Klinik



**Kompetenz, Qualifikation**
Im Gegensatz zum RA soll der Notfallsanitäter auch eigenverantwortlich invasive Maßnahmen ergreifen. Dies ist vom Gesetzgeber gewollt und so im NotSanG verankert. Zukünftig wird er in vielen Fällen den Arzt ersetzen oder ein deutlich professioneller Teampartner an der Seite des spezialisierten Notarztes sein.

**Tätigkeitsfelder**
Der Notfallsanitäter kann in allen Bereichen im RD eingesetzt werden:
- Fahrer, Beifahrer: KTW, RTW, NAW
- Fahrer: NEF
- Begleiter: RTH, ITH.

**Weiterbildung**
- Schulungen, wie z. B. ERC-ALS-Training, PHTLS-Training, EPC-Kurse, AMLS-Kurse, EKG-Diagnostik und vor allem lokale/regionale Kompetenzschulungen (SOP) etc.
- Lehrrettungsassistent (zukünftig Praxisanleiter mit 200 h Ausbildung) (▶ Kap. 2.3.3)
- Leitstellendisponent (▶ Kap. 2.3.12).

## 2.3.3 Lehrrettungsassistent (LRA)

**Voraussetzungen**
- Vollendung des 24. Lj.
- abgeschlossene Ausbildung zum RA
- mindestens 2-jährige Tätigkeit im RD.

! In Betracht kommen hier nur fachlich sowie menschlich besonders qualifizierte Mitarbeiter.

**Ausbildung**
Zusatzqualifikation für RA. Dauer der Ausbildung nach den gemeinsamen Empfehlungen der Hilfsorganisationen 120 h.

**Tätigkeitsfelder**
- Betreuung und Ausbildung von Rettungsassistentenpraktikanten im 2. Ausbildungsjahr
- Dozent an einer Rettungsdienstschule.

## 2.3.4 Dozent im Rettungsdienst

**Voraussetzungen**

- abgeschlossene Ausbildung zum RA, möglichst LRA
- mindestens 2-jährige Tätigkeit im Rettungsdienst
- evtl. polizeiliches Führungszeugnis.

**Ausbildung**

2

Zusatzausbildung für RA und LRA. Dauer der Ausbildung nach den gemeinsamen Empfehlungen der Hilfsorganisationen 160 h. 120 h LRA Ausbildung werden anerkannt → Zusatzkurs 40 h.
Ausbildungsinhalte:

- lernpsychologische Grundlagen
- Methodik
- Fachdidaktik
- Planung und Durchführung von Unterricht
- Rechtsfragen.

**Tätigkeitsfelder**

- Dozent an Rettungsdienstschule für fachtheoretische und fachpraktische Aus- und Fortbildung
- Dozent in einer Lehrrettungswache
- Mitwirkung bei der Entwicklung von Lehr- und Lernunterlagen
- Prüfer in der Rettungsdienstausbildung.

## 2.3.5 Sanitätshelfer (SanH)

**Voraussetzung**

8 Doppelstunden umfassende Erste-Hilfe-Ausbildung.

**Ausbildung**

Unterste Ausbildungsstufe innerhalb der Hilfsorganisationen: erweiterte Erste-Hilfe-Ausbildung z.T. mit Berücksichtigung rettungsdienstlicher Arbeitstechniken. Lehrgang wird von den Rettungswachen/Hilfsorganisationen selbst durchgeführt. Dauer ist organisationsabhängig, ca. 12–20 Doppelstunden.

**Tätigkeitsfelder**

- Katastrophenschutz
- Schnelleinsatzgruppen (SEG)
- Sanitätsdienst, z. B. bei Großveranstaltungen
- evtl. 3. Besatzungsmitglied: KTW, RTW.

**Kompetenz, Qualifikation**

- Beherrscht die wesentlichen Grundkenntnisse in der Notfallmedizin
- sollte ausschließlich assistierend tätig sein
- sollte keine medizinische Geräte bedienen (z. B. EKG, Beatmungsgerät)
- sollte keine invasiven Maßnahmen am Pat. durchführen.

### 2.3.6 Einsatzsanitäter

**Voraussetzung**
- Vollendung des 18. Lj.

**Ausbildung**
Neue Ausbildungsstufe innerhalb der Hilfsorganisationen, die beim Malteser Hilfsdienst entwickelt wurde: erweiterte Sanitäter-Ausbildung z.T. mit Berücksichtigung rettungsdienstlichen Arbeitstechniken. Lehrgang wird von den Rettungswachen/Hilfsorganisationen selbst durchgeführt. Dauer umfasst 80 Stunden Theorie und 20 Stunden Rettungsdienstpraktikum mit mindestens 5 Hilfeleistungen.

**Tätigkeitsfelder**
- Katastrophenschutz
- Schnelleinsatzgruppen (SEG)
- Sanitätsdienst, z. B. bei Großveranstaltungen
- evtl. 3. Besatzungsmitglied: KTW, RTW.

**Kompetenz, Qualifikation**
- Beherrscht die wesentlichen Grundkenntnisse in der Notfallmedizin.

### 2.3.7 Rettungshelfer (RH)

**Ausbildung**
Spezielle Ausbildungsform für Zivildienstleistende. Entspricht in der theoretischen Ausbildung dem Rettungssanitäter-Grundlehrgang.
- 160 h theoretische Ausbildung
- 80 h Klinikpraktikum, z. B. Anästhesie, Ambulanz
- 80 h Rettungsdienstpraktikum auf einer anerkannten Lehrrettungswache.

**Tätigkeitsfelder**
Variiert je nach Bundesland (Vorgabe durch die länderspezifischen Rettungsdienstgesetze beachten; ▶ Kap. 2.2).
- Fahrer: KTW, RTW, NEF (evtl. 3. Besatzungsmitglied).

**Kompetenz, Qualifikation**
Beherrscht die theoretischen Kenntnisse eines RS. Auf Grund der verkürzten Praktika kann nicht davon ausgegangen werden, dass er eigenverantwortlich tätig werden kann.
- Assistent des RS, RA, NA
- darf nach entsprechender Einweisung (MPG) medizin. Geräte bedienen
- sollte keine invasiven Maßnahmen am Pat. durchführen.

**Weiterbildung**
Nach Ableistung von zusätzlichen 80 h Rettungsdienstpraktikum auf einer anerkannten Lehrrettungswache und 80 h Klinikpraktikum kann ein 7–14 d dauernder Rettungssanitäter-Abschlusslehrgang besucht werden.

2

## 2.3.8 Notarzt (NA)

**Voraussetzungen**
- Ärztl. Approbation
- Fachkundenachweis „Rettungsdienst“ (in einigen Bundesländern [z. B. Niedersachen]: Zusatzbezeichnung „Rettungsmedizin“)
- in einigen Bundesländern mindestens 2-jährige klinische Tätigkeit.

2

**Ausbildung**
Der Begriff Notarzt ist im Gegensatz zur Zusatzbezeichnung „Rettungsmedizin“ oder „Notfallmedizin“ kein geschützter Begriff. In der Regel sind die auf den verschiedenen Rettungsmitteln tätigen Ärzte gemeint. Die theoretische Ausbildung muss nach den geltenden Empfehlungen der Bundesärztekammer vom 21.9.1994 erfolgen:
- Mind. 18-monatige klinische Tätigkeit, davon mind. 3 Mon. im Intensiv-, Anästhesie- oder Notaufnahmebereich (Abweichungen sind je nach Bundesland möglich)
- Einzelnachweise über notfallmedizinische Tätigkeiten, z. B. 25 endotracheale Intubationen
- Fachkundenachweis: 80 Doppelstunden à 45 Min., die in 8 thematisch zusammenhängende Blöcke unterteilt sind
- mindestens 10 lebensrettende Notfalleinsätze auf NEF, NAW, RTH unter Anleitung eines zur Weiterbildung ermächtigten NA.

**Tätigkeitsfelder**
- NAW, NEF
- RTH, ITH
- Ausbildung von Rettungsfachpersonal.

**Kompetenz, Qualifikation**
Die Kompetenz eines NA richtet sich nach der Erfahrung und den absolvierten Einsätzen. Die Mindestvorgabe von 10 Einsätzen reicht sicherlich nicht aus. Die Maßnahmen, die der NA am Pat. ergreift, sind auf Grund seines Status unbegrenzt, sofern sie sicher beherrscht werden. Besonders wichtig ist die Eingliederung des NA in das Rettungsdienstteam, was z. B. durch gemeinsame Fortbildungen gefestigt werden kann.

## 2.3.9 Leitender Notarzt (LNA)

Zusatzqualifikation. Für den Einsatz an Großschadensstellen, z. B. beim Massenanfall von Verletzten.
Er ist am Schadensort, zusammen mit dem Organisatorischen Leiter Rettungsdienst (OrgLRD), für die Organisation und den möglichst reibungslosen Ablauf des Einsatzes zuständig. Die Einrichtung eines solchen Leitungsteams zur Bewältigung von Großschadenslagen ist auf Grund mangelnder Verankerung in den Rettungsdienstgesetzen oder der fehlenden Finanzierungsmöglichkeit noch nicht überall vollzogen.

**Voraussetzungen (laut Bundesärztekammer)**
- Umfassende Kenntnisse in der Notfallmedizin, regelmäßige Tätigkeit im RD
- Besitz des Fachkundenachweises „Rettungsdienst oder der Zusatzbezeichnung „Rettungsmedizin“

- 40 h dauernde Weiterbildung zum LNA
- Detailkenntnisse über den regionalen Rettungsdienstbereich
- Besitz einer Gebietsanerkennung im Bereich der Intensivmedizin.

## 2.3.10 Ärztlicher Leiter Rettungsdienst (ÄLRD)



Der „Ärztliche Leiter Rettungsdienst“ ist ein im Rettungsdienst tätiger Arzt, der auf regionaler bzw. überregionaler Ebene die medizinische Kontrolle über den Rettungsdienst wahrnimmt und für Effektivität und Effizienz der präklinischen notfallmedizinischen Patientenversorgung und -betreuung verantwortlich sein soll.

### Voraussetzungen

- Abgeschlossene Weiterbildung in einem Gebiet mit Bezug zur Notfall- und Intensivmedizin
- Fachkundenachweis „Rettungsdienst“ oder eine von der zuständigen Ärztekammer als vergleichbar anerkannte Qualifikation
- Qualifikation als „Leitender Notarzt“ entsprechend den Empfehlungen der Bundesärztekammer
- langjährige und anhaltende Tätigkeit in der präklinischen und klinischen Notfallmedizin
- zu erwerbende Kenntnisse in der Systemanalyse, Konzeptentwicklung und Problemlösung im Rettungsdienst
- Detailkenntnisse der Infrastruktur des Rettungsdienstes und des Gesundheitswesens
- Teilnahme an einer speziellen Fortbildung zum „Ärztlichen Leiter Rettungsdienst“ entsprechend den Empfehlungen der Bundesärztekammer
- kontinuierliche Fortbildung in den Fachfragen des Aufgabengebietes.

### Ausbildung

Siehe Voraussetzungen.

### Tätigkeitsfelder

- Medizinisch organisatorische Leitung bzw. Mitwirkung bei der Leitung eines Rettungsdienstbereiches
- Erstellung von Behandlungsrichtlinien sowie medizinisches Qualitätsmanagement in einem Rettungsdienstbereich.

### Kompetenz, Qualifikation

Neben der geforderten fachlichen Kompetenz (siehe Voraussetzungen) sollte der ärztliche Leiter auch über eine ausgeprägte Sozialkompetenz verfügen. Unverständlicherweise ist der ärztliche Leiter seinen eigenen ärztlichen Kollegen gegenüber nicht fachlich weisungsbefugt. Dies stellt z. T. die Einführung von Behandlungsrichtlinien ad absurdum, da sie von den eigenen Kollegen nicht eingehalten werden.

## 2.3.11 Organisatorischer Leiter Rettungsdienst (OrgLRD)

### Voraussetzungen

- RA oder LRA mit langjähriger Erfahrung und fachlicher Eignung
- selbstbewusstes Auftreten

- Kenntnisse über Organisation, Ressourcen und Infrastruktur des regionalen Rettungs- und Gesundheitswesens.

**Ausbildung**
- Umfang und Inhalt der Ausbildung noch nicht einheitlich geregelt
- Ausbildungsstunden variieren von 40–120 h.

**Tätigkeitsfelder**
- Zusammenarbeit mit dem LNA an Großschadensstellen
- Leitung von Schnelleinsatzgruppen (▶ Kap. 2.7)
- eigenständige organisatorische Leitung bei Schadensfällen unterhalb der Alarmierungsschwelle für den LNA.

**Kompetenz, Qualifikation**
Der OrgLRD ist an der Großschadensstelle gleichwertiger Partner des LNA. Aufgabenverteilung kann unterschiedlich sein, sollte aber auf jeden Fall von den beteiligten Organisationen klar definiert und abgesprochen sein.

### 2.3.12 Leitstellendisponent

**Voraussetzungen**
- RA oder LRA mit mehrjähriger Berufserfahrung im RD
- evtl. Ausbildung im Brandschutz bei integrierten Leitstellen.

**Ausbildung**
- Eine einheitliche Ausbildung gibt es zurzeit noch nicht, einige Rettungsdienstschulen bieten Lehrgänge für Disponenten an
- praxisbezogene Kenntnisse durch regelmäßige Praktika im RD und in Krankenhäusern (Anästhesie und Intensivstation).

**Tätigkeitsfelder**
- Disponent in der Rettungsleitstelle
- Mitarbeit in örtlichen Einsatzleitstellen, z. B. bei Großschadensfällen.

**Kompetenz, Qualifikation**
Grundsätzlich sollte in Leitstellen nur besonders qualifiziertes Rettungsfachpersonal eingesetzt werden, um bei Hilfeersuchen die richtigen Rettungsmittel entsenden zu können. Auch neuere Strategien, wie z. B. Telefonreanimation, lassen sich nur mit gut geschultem, erfahrenem Personal erreichen. Je nach gesetzlicher Grundlage sind die Disponenten dem vor Ort befindlichen Personal **weisungsbefugt,** was den Einsatz zusätzlicher Rettungsmittel und logistischer Maßnahmen betrifft. **Nicht weisungsbefugt** sind sie dagegen in allen medizinischen Fragen, z. B. Auswahl des geeigneten Krankenhauses, Nachforderung eines NA.

## 2.4 Das Einsatzteam

Das Notfallteam besteht, abhängig von den Bestimmungen der Rettungsdienstgesetze, in der Regel aus:

| Tab. 2.02 | | | |
|---|---|---|---|
| **Rettungsmittel** | **Manager** | **Assistent** | **Fahrer** |
| **RTW** | RA | – | RA/RS |
| **NAW** | NA | RA | RA/RS |
| **NEF** | NA | RA/RS | RA/RS |
| **RTH** | NA | RA | – |



Auswahl der Mitarbeiter wird vom Dienststellenleiter, Fahrdienstleiter oder Rettungsdienstleiter getroffen.

- Das Einsatzteam sollte sich spätestens 10–20 Min. vor Schichtwechsel auf der Rettungswache einfinden
- kurzes Übergabegespräch mit folgendem Inhalt führen:
  - Übergabe von Fahrzeug- und Medikamentenschlüssel, evtl. Funkmeldeempfänger (Ladezustand überprüfen)
  - Zustand des Fahrzeugs: Tankfüllung, Fahrzeugteile defekt, fehlende oder defekte Geräte/Materialien?
  - Probleme oder Tätigkeiten auf der Rettungswache: Erkrankung von Mitarbeitern, Materiallager, Medikamente?

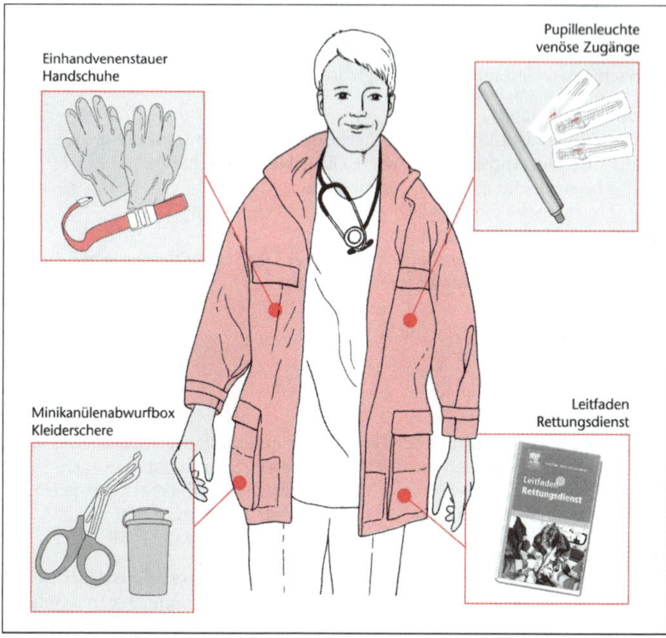


Abb. 2.02 „Einsatzjacke" [L 157]

- Besonderheiten: Straßensperrungen, ärztlicher Notdienst, Wetterlage, Krankenhausabmeldungen?

Jedes Team muss sich bei Dienstbeginn selbst von der Einsatzbereitschaft des Fahrzeugs und des Materials überzeugen.



### Was kommt in die Einsatzjacke?

- Mehrere Paar Einmalhandschuhe
- (gutes) Stethoskop, z. B. Littmann® Classic II (Fa. 3M), („Schwesternstethoskop“ eignet sich höchstens zum Blutdruckmessen)
- Einhandvenenstauer
- Mini-Kanülenabwurfbehälter, z. B. Kontamedchen® (Fa. Söhngen)
- Kleiderschere
- Pupillenleuchte
- Filzschreiber, z. B. zum Beschriften von Infusionen
- Kugelschreiber
- Notizblock.

## Auftreten in der Öffentlichkeit

Das Bild des RD in der Öffentlichkeit ist durch mangelhafte Kenntnis der rettungsdienstlichen Arbeit, aber auch durch z. T. mangelnde Seriosität und Unfreundlichkeit der Mitarbeiter und Organisationen nicht uneingeschränkt positiv. Selbst eine qualitativ hochwertige Versorgung (für einen Pat. oder Passanten i. d. R. nicht zu beurteilen) kann nicht über einen mangelnden, rauen oder gar unverschämten Gesprächston hinwegtäuschen.

### Persönliche Hygiene

! Der erste Eindruck ist für Pat., Angehörige und Arzt entscheidend.

- Auf korrektes Äußeres und saubere Dienstkleidung achten:
  - Einsatzkleidung mind. täglich wechseln
  - Unterwäsche mind. täglich wechseln
  - Lange Haare zusammenbinden
  - Piercings im Gesichtsbereich oder lange Ohrringe entfernen → zudem erhöhte Verletzungs- und Infektionsgefahr
- nach jedem Einsatz:
  - Verschmutzte Wäschestücke wechseln
  - Hände desinfizieren
  - Nach Infektionstransporten evtl. duschen.

### Hilfsbereitschaft

Hilfe leisten ist das Kernstück der Tätigkeit des Rettungsfachpersonals. Dies beinhaltet nicht nur Tätigkeiten wie das Legen venöser Zugänge, sondern auch Gefälligkeiten, wie beim Anziehen oder Zusammenstellen und Tragen der persönlichen Gegenstände für den Krankenhausaufenthalt behilflich zu sein.

### Neutralität

Es ist unerheblich, welcher sozialen Schicht, welcher Religion oder welcher Nationalität ein Pat. angehört: Jedem gebührt die gleiche zuvorkommende und freundliche Behandlung.

### Verhalten gegenüber Ersthelfern

Die Bereitschaft zu helfen ist in der BRD eher gering. Findet sich an der Notfallstelle dennoch ein Ersthelfer, bedenken:

- Den Ersthelfer ausreden lassen. Er kann meist, wenn auch nur laienhaft ausgedrückt, eine genaue Fremdanamnese formulieren („Der fing auf einmal am ganzen Körper an zu zucken.“).
- Dem Ersthelfer die Möglichkeit geben, einmal begonnene Maßnahmen zu Ende zu bringen (z. B. Verband anlegen).
- Keine Kritik, auch bei offensichtlich falschen Maßnahmen, üben, eher Lob und Tipps anbringen („Das haben Sie sehr gut gemacht, Sie hätten noch die Beine hochlagern können.“).
- Dem Ersthelfer für die geleistete Arbeit danken, auch wenn die Versorgung nicht so perfekt war. → Nur so wird er ermutigt, beim nächsten Mal wieder zu helfen oder einen Erste-Hilfe-Kurs zu besuchen.
- Evtl. die Adresse des Ersthelfers notieren und dem Pat. übergeben, damit auch dieser die Möglichkeit hat, sich bei seinem „Retter“ zu bedanken.

### Verhalten gegenüber Schaulustigen

In Deutschland ist „Sensationstourismus“ sehr verbreitet: Bevor der RD eintrifft, sind bereits die ersten „Gaffer“ am Einsatzort, besonders bei Bränden, Verkehrsunfällen, Bewusstlosen in Innenstädten. Meist ist die Schwelle, selbst aktiv einzugreifen, zu hoch, oder die Masse der Umstehenden verunsichert („Der kann das bestimmt besser als ich.“). Beim Umgang mit Schaulustigen hilft bestimmtes, aber freundliches Auftreten mehr als Beschimpfungen. Ist ein Arbeiten dennoch nicht möglich, muss die Polizei im Sinne des Pat. hinzugezogen werden. Bei einzelnen Störern ist es sinnvoll, diese mit (Schein-)Aufträgen zu beschäftigen, wie z. B. Personalien der Unfallbeteiligten notieren, Decken holen, Warndreieck aufstellen, zu verteilen.

### Verhalten gegenüber anderen Diensten

Am Einsatzort spielt es keine Rolle, von welcher Organisation der Helfer kommt. Oberstes Gebot ist, kollegial mit anderen RD bzw. Fachdiensten zusammenzuarbeiten und die Maßnahmen abzustimmen. Streitereien gehen fast immer auf Kosten des Pat.

## 2.5 Psychosoziale Betreuung und Begleitung im Rettungsdienst

Viele Einsätze von Rettungsdienst, Feuerwehr und Polizei können für alle Beteiligten (Patienten, Verwandte oder Zeugen, z. B. eines Unfallhergangs, Einsatzkräfte selbst) lang anhaltende massive psychische Traumen und Beeinträchtigungen zur Folge haben.

Das Erlebte ist überwältigend: Der Betroffene kann sich weder körperlich noch psychisch entziehen und erlebt (Todes-)Angst, absolute Hilflosigkeit und Entsetzen. Eine solch traumatische Situation liegt weit außerhalb der üblichen menschlichen Erfahrung, wobei das Erleben der Bedrohung des eigenen Lebens oder des nahe stehender Personen im Mittelpunkt steht.

Die Weltgesundheitsorganisation (WHO) unterscheidet im Wesentlichen zwei Diagnosen, die durch ein psychisches Trauma ausgelöst werden können: Die akute *Belastungsreaktion* und die posttraumatisch *Belastungsstörung*.

**Akute Belastungsreaktion**

Die akute Belastungsreaktion ist eine „normale", d. h. angemessene und physiologische Reaktion auf ein „unnormales" traumatisierendes Ereignis und hält i. d. R. für Tage bis max. 4 Wo. an.

2

**Sekundäre Symptome** (Stunden später):

- Sich aufzwängende sensorische Wiedererinnerung: Bilder, Geräusche, Gerüche etc.
- Appetitlosigkeit, Übelkeit, Erbrechen
- Schlafstörungen, Alpträume
- Konzentrationsschwierigkeiten, Gereiztheit, Schreckhaftigkeit, sozialer Rückzug.

**Folgen der akuten Belastungsreaktion**: Selbstisolation, Selbstzweifel, Schuldgefühle, die Unfähigkeit, Freude zu erleben.

Das Wissen darüber ist bei Einsatzkräften, Angehörigen und Betroffenen noch weitgehend unbekannt. Die Symptome quälen („Da ist etwas mit mir los …"). Die „Normalität" dessen bleibt verborgen. Schnell geht der Griff zu beruhigenden Stoffen (Alkohol, Sedativa).

> Das Bewusstwerdenlassen dieses „Etwas" und das Wissen darum, dass es Möglichkeiten der Hilfe gibt, ist der Kern jeglicher Krisenintervention.

**Posttraumatische Belastungsstörung**

Diese schwere Störung „schleicht" sich gewissermaßen in die Biografie der Betroffenen ein und verbirgt sich oft hinter einer Vielzahl unspezifischer, psychosomatischer Symptome: Verminderung der Leistungsfähigkeit (Wechsel der Arbeitsstellen, hohe Unzufriedenheit), verminderte Beziehungsfähigkeit, soziale Isolation, Aufgabe von Hobbys und Freundeskreisen, Alkoholismus, bis hin zu erhöhter Suizidgefahr.

> Eine traumatische Situation kann Einsatzkräfte, Angehörige, Pat. und sonstige Beteiligte betreffen. Die Folgen sind für beide Gruppen gleich, die Interventionen zur Prävention der posttraumatischen Belastungsstörung sind jedoch unterschiedlich. Diese unterschiedlichen zielgruppenspezifischen Interventionen dürfen auf keinen Fall miteinander „vermischt" werden.

## 2.5.1 Basis-Krisenintervention (Basis-KIT)

Bezieht sich auf „Standardsituation", z. B. Betreuung Hinterbliebener im häuslichen Bereich nach Exitus einer erwachsenen Person mit internistischer Ursache. Komplexere Situationen erfordern spezielle Kenntnisse, z. B. Tod eines Kindes, Selbsttötung, Gewalterfahrung.

„Basis-Krisenintervention", als Bestandteil des notfallmedizinischen Versorgungsauftrages, *Strategie, die aus fundierten und gesicherten Handlungsempfehlungen besteht* und über die der Rettungsdienstmitarbeiter als „Handwerkszeug" verfügen sollte.

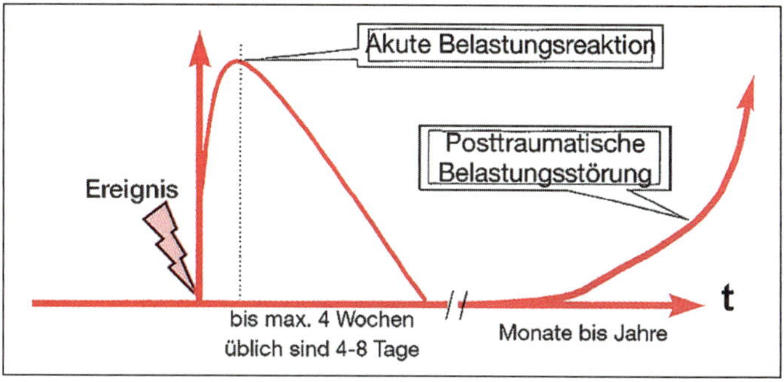


Abb. 2.03 Akute Belastungsreaktion versus posttraumatische Belastungsstörung [M 234]

Das Rettungsfachpersonal kann eine psychotraumatologische Kompetenz entwickeln und am Einsatzort umsetzen. Von der Intervention profitieren Betroffene und Einsatzkräfte (→ Überwindung der eigenen Hilflosigkeit).

- Das Rettungsfachpersonal kann aktiv dazu beitragen, das Leid von Trauernden und Hinterbliebenen nicht zusätzlich und unnötig zu verstärken, sondern auch diesen „(besonderen) Notfallpatienten" qualifiziert zu helfen
- Rettungsdienst ist keine reine Vitalfunktionsmechanik
- psychosozialer Kontext ist kein „Störfaktor", sondern eine Chance zur Verhinderung schwerer gesundheitlicher Folgeschäden im psychischen Bereich.

! Kein intuitives oder beliebiges („auf gesundem Menschenverstand") basierendes Betreuen. Eine qualifizierte Ausbildung in Basis-Krisenintervention im Rettungsdienst ist erforderlich.

**Teilschritte der Basis-Krisenintervention**

! Umsetzung braucht etwa 20–30 Min.

**1. Angehörige nicht ausgrenzen**

Oberstes Ziel eines jeden rettungsdienstlichen Einsatzes ist die adäquate Versorgung des Pat. Angehörige oder „Zuschauer" sollen mitbekommen, dass alles Menschenmögliche versucht worden ist, um dem Pat. zu helfen. Eventuell Angehörige in die Maßnahmen mit einbinden, z. B. Infusion halten lassen, anamnestische Angaben.

**2. Floskeln vermeiden, eindeutige Wortwahl**

Klar formulieren, so auch den Tod benennen. Auf keinen Fall falsche Hoffnungen erzeugen. Evtl. auch eigene Emotionen ausdrücken, z. B. „es tut mir Leid, wir haben ihrem Verwandten nicht mehr helfen können".

**3. Kontinuierliche Betreuung**

Keine langen und unverständlichen Erklärungen, stattdessen: einfache Worte wählen und dem Informationsbedürfnis der Angehörigen und Betroffenen nachkommen, erklären, was abläuft, Orientierung vermitteln. Wenn Betreuungsbedarf bei Angehörigen von außen erkennbar bzw. abfragbar ist, weitere Unterstützung leisten oder anbieten.

**4. Abschied nehmen lassen**
Nach jeder Reanimation auf einen würdigen Zustand des Toten achten, Abschied vom Toten als Kernschritt für den Verlauf der Trauer, dennoch: Abschied nehmen vom Toten ist lediglich ein Angebot, keinesfalls ein Muss. Obsolet sind Formulierungen wie, „Behalten Sie den Toten so in Erinnerung, wie er lebend war."

**5. Soziale Ressourcen mobilisieren**
Hilfreich ist insbesondere die Frage: „Wen möchten Sie in dieser Situation bei sich haben?" An Nachbarn und Freunde denken. Den Betroffenen selbst wählen lassen (→ Wiedergewinnung der Handlungs- und Entscheidungsfähigkeit), damit der späten sozialen Isolation vorbeugen.



**6. Hinweis auf psychosoziale Beratungsdienste**
Auf psychosoziale Beratungsstellen aufmerksam machten. Besondere Betreuungssituationen sind eine Kontraindikation für Basis-KIT und i. d. R. eine eindeutige Einsatzindikation für eine Krisenintervention im Rettungsdienst bzw. ein KIT-Team.

## 2.5.2 Krisenintervention im Rettungsdienst (KIT)

Die systematische und fundierte Wahrnehmung der Aufgabe „Krisenintervention im Rettungsdienst" ist i. d. R. an eine eigene Organisationsstruktur gebunden, d. h. die **KIT-Teams** sind in örtliche Rettungsdienststrukturen eingebunden. Das KIT-Team sollte, z. B. über Melder rund um die Uhr erreichbar sein. Die Alarmierung sollte grundsätzlich nur über die Leitstelle erfolgen. Ein Einsatz der Krisenintervention im Rettungsdienst dauert normalerweise zwei, manchmal auch bis zu vier Stunden.
Mitarbeiter in der Krisenintervention im Rettungsdienst müssen über eine spezielle Ausbildung verfügen, um den großen Belastungen gewachsen zu sein und qualifiziert helfen zu können. Mindestanforderungen: RD-Ausbildung, oft auch Pädagogen, Soziologen. Die Inhalte der mindestens viertägigen Ausbildung sind breit gefächert.

**Typische Indikationen für den Einsatz eines KIT-Teams**
- Suizid
- Betreuung von Hinterbliebenen nach erfolgloser Reanimation oder Exitus im häuslichen Bereich
- plötzlicher Kindstod
- Geiselnahme und Vergewaltigung
- Gewaltverbrechen
- schwere Unfälle
- Großschadenslagen
- Personenunfälle im Gleisbereich.

**Der Ablauf der Krisenintervention im Rettungsdienst orientiert sich im Wesentlichen an den allgemeinen Prinzipien zur Prävention psychischer Folgeschäden:**
- Unterstützung von Bewältigungsstrategien der Betroffenen
- Entdramatisierung der Situation
- Aufbau einer kontinuierlichen Beziehung zum Betroffenen
- Hilfe zur Selbsthilfe, d. h. Exploration und Einführung der sozialen Ressourcen

- Brückenfunktion zu professionellen Beratungseinrichtungen
- Unterstützung bei Fragen zur Tätigkeit der Polizei, Erläuterung medizinischer Maßnahmen, Fragen um die Bestattung.

Entscheidend ist, gemeinsam mit den Betroffenen nach einem Weg zu suchen, wie es in der neuen Situation konkret weitergeht und wie sich die neue Situation für die Betroffenen erträglicher gestalten lässt, z. B. das Suchen eines Schlafplatzes, das Anrufen eines Freundes bzw. einer Freundin oder das Verabschieden von einem Toten. Krisenintervention im Rettungsdienst muss sich abgrenzen. Aufgabe ist es nicht, die Probleme allumfassend zu lösen oder den Patienten längerfristig zu begleiten, sondern den Betroffenen einer für die weitere Betreuung geeigneten „Einrichtung“ zuzuführen: Familie, Freundeskreis oder spezielle kirchliche, psychosoziale oder sonstige (Selbsthilfe-)Gruppen, Arbeitskreise und Vereine.

## 2.5.3 Stressbearbeitung nach belastenden Einsätzen (SBE)

Die ständige Auseinandersetzung mit Tod und menschlichem Leid geht auch an Einsatzkräften von Rettungsdienst, Feuerwehren und Polizei nicht spurlos vorüber. Gerade nach dramatischen Einsätzen können auch (erfahrene) Einsatzkräfte psychische Belastungen bis hin zur posttraumatischen Belastungsstörung entwickeln. Der von den beiden amerikanischen Psychologen Mitchell und Everly entwickelte Ansatz des CISM (Critical incident stress management) bzw. SBE ist ein Konzept für Einsatzkräfte, die für sich selbst und für ihre Kollegen Möglichkeiten zu einer psychischen Ersten Hilfe kennen lernen und vertiefen möchten, um einer psychischen Traumatisierung vorzubeugen.
Umfasst im Wesentlichen drei Hauptmethoden, die gebräuchlichste davon ist z. Z. das sog. Debriefing, d. h. die strukturierte Einsatznachbesprechung.

**Tab. 2.03**

| | Defusing | Demobilisation | Defbriefing |
|---|---|---|---|
| **Zeit** | Innerhalb von 8 h | Direkt nach Einsatzende | 24–72 h nach Einsatz |
| **Ziele** | Nachbetrachtung | Stressbewältigung | Minderung der Stressbelastung |
| | Erholung | Unterstützung bei der Erholung | Beschleunigung der Erholung |
| | Entscheidung über Notwendigkeit eines Defbriefings | Keine Psychotherapie | |
| **Dauer** | 20–45 Min. | 10 Min. (Vortrag) | 2–3 h |
| | | ca. 20 Min. Essen/Ausruhen | |
| **Inhalt** | Einführung | Information über Stress | Strukturierte Einsatznachbesprechung (7-Phasen-Modell) |
| | Untersuchung | Entspannungsübungen | |
| | Information | Erfrischungen | |

Über folgende Hotlines können rund um die Uhr bundesweit entsprechende CISM/SBE-Teams **angefordert werden:**
0 18 05-87 28 62 (Stressbearbeitung nach belastenden Ereignissen e. V.)
02 28-96 99 20 („Hilfe für Helfer" des Malteser Hilfsdienstes)



### 2.5.4 Das Mediatorenmodell für den Rettungsdienst

„Der Mensch im Mittelpunkt": mehrstufiges, praxisorientiertes Handlungskonzept mit dem Ziel der Integration themenbezogener Aspekte und Tätigkeiten in den rettungsdienstlichen Alltag. Es will die ganzheitliche Betrachtung des Pat., seiner Angehörigen und auch der rettungsdienstlichen Mitarbeiter vermitteln. Es ist zudem sowohl auf den Katastrophenschutz als auch auf den Auslandsdienst anwendbar. Das Mediatorenmodell wurde erstmals beim Malteser Hilfsdienst in die Praxis umgesetzt.
Nach der medizinisch-technischen Entwicklung des deutschen Rettungsdienstes zu einem der weltbesten Systeme werden mittlerweile vermehrt Defizite im zwischenmenschlichen Bereich deutlich. Dies betrifft die Beziehungen zwischen

- Mitarbeitern und Patienten
- Mitarbeitern und Angehörigen
- den Mitarbeitern untereinander.

Die Einsatznachsorgeteams konnten bislang vielschichtige Erfahrungen bei zahlreichen Einsätzen unterhalb von Großschadenslagen erwerben, z. B. Brandanschläge, Verkehrsunfälle, kriminelle Handlungen, Verschüttungen, Betriebsunfälle, Suizid, Verletzungen.

## 2.6 Rettungsmittel

Mindestanforderungen für Rettungsmittel sind seit dem 1.1.2000 nicht mehr die alten DIN Normen DIN 75080 Teil I und II sondern die DIN EN 1789 und die DIN EN 1865. Damit wurden die einschlägigen Normen Europaweit harmonisiert.

- DIN EN 1789 „Rettungsfahrzeuge und deren Ausrüstung Krankenkraftwagen"
- DIN EN 1865 „Festlegungen für Krankentragen und andere Krankentransportmittel im Krankenkraftwagen".

### 2.6.1 Rettungswagen/Krankentransportwagen

Die Einteilung der Fahrzeuge erfolgt in drei Gruppen nach ihren Behandlungsmöglichkeiten. Gruppe 1 ist wiederum in zwei Gruppen eingeteilt.

**Typ A1: Patient Transport Ambulance (PTA), Krankentransportwagen**
Transport eines einzelnen Patienten, meist Kombi oder Großraum-Limousine.

- Medizinische Ausstattung: Trage, Tragestuhl, Tragetuch, tragbares Sauerstoffinhalationsgerät, manuelles Absauggerät, Feuerlöscher, Verbandmittel, Infusionshalterung, Funk
  - empfohlene Zusatzausstattung: Beatmungsbeutel, Defibrillator, Notgeburtbesteck.

**Typ A2: Patient Transport Ambulance (PTA), Krankentransportwagen**
Transport eines oder mehrerer Patienten mit Krankentrage und/oder Tragestuhl.

- Medizinische Ausstattung: Wie damaliger KTW aber ohne RR-Messgerät, Vakuummatratze, Infusionen
  - empfohlene Zusatzausstattung: wie Typ A1.

**Typ B: Emergency Ambulance (EA), Notfallkrankenwagen**
Transport, Erstversorgung und Überwachung von Patienten. Entspricht bis auf die Innenraummaße dem ehemaligen RTW.

- Medizinische Ausstattung: Trage, Tragestuhl, Schaufeltrage, Vakuummatratze, Schienungsmaterial, Immobilisationskragen, Sauerstoffanlage im Fahrzeug und tragbare Sauerstoffinhalationseinheit, Beatmungsbeutel, Absauggerät, RR-Manschette, Pulsoximeter, Infusionen und Zubehör sowie Wärmebox für Infusionen, EKG, Defibrillator, tragbare Notfallausrüstung (u. a. mit Beatmungsbeutel, Absaugung etc.), Magenspülset, Verbandmittel, tragbares und stationäres Funkgerät
  - empfohlene Zusatzausstattung: Spineboard, Medikamente etc.

**Typ C: Mobile Intensive Care Unit (MICU), Rettungswagen**
Transport, erweiterte Versorgung, Behandlung und Überwachung von Patienten. Entspricht einem Rettungswagen/Notarztwagen.

- Medizinische Ausstattung: Wie Typ B, zusätzlich externer Herzschrittmacher, erweiterte tragbare Notfallausrüstung (Infusionen, Intubation, Medikamente, Beatmungsbeutel, etc.), Thoraxdrainage, Perikardpunktions-Satz, ZVK, PEEP-Ventil, Beatmungsgerät, Spritzenpumpe, Kapnometer.

**Tab. 2.04 Fahrzeugmaße nach DIN EN 1789**

| | ehem. KTW | A1 | A2 | B | ehem. RTW | C |
|---|---|---|---|---|---|---|
| H1 | 1.400 | 1.270 | 1.270 | 1.600 | 1.800 | 1.800 |
| H2 | 800 | 920 | 920 | 920 | 1.150 | 1.150 |
| L | 2.300 | 2.000 | 2.400 | 2.500 | 2.610 | 2.600 |
| B | 1.300 | 1.300 | 1.300 | 1.400 | 1.550 | 1.500 |

H1: Höhe des Krankenraumes, H2: Höhe über der Trage, L: Länge, B: Breite

**In der DIN EN 1865 sind folgende Ausrüstungsmittel genormt:**

- Haupttrage: DIN 13 025 „Krankentrage mit Laufrollen“
- Stuhltrage (bisher in Deutschland nicht verwendet)
- Tragematratze (bisher in Deutschland nicht verwendet)
- Tragetuch: DIN 13 040 „Rettungstuch“
- Schaufeltrage (bisher in Deutschland nicht genormt)
- Vakuummatratze: DIN 13 047 „Vakuummatratze“
- langes Wirbelsäulenbrett (bisher in Deutschland nicht verwendet)
- klappbarer Tragsessel: DIN 13 048 „Tragsessel klappbar“
- nicht klappbarer Tragsessel: DIN 13 048 „Tragsessel nicht klappbar“.

## 2.6.2 Notarztwagen (NAW)

Mit NA besetzter Rettungswagen im Stationssystem. Ausstattung nach erforderlichen Gegebenheiten. Medikamentenauswahl meist um Betäubungsmittel (BTM) ergänzt.

## 2.6.3 Notarzteinsatzfahrzeug (NEF)

2

**DIN 75 079.** Mit Sondersignalanlage versehene Limousine, Kombi, Kleinbus oder Geländewagen zum Transport des NA und der notfallmedizinischen Ausrüstung zum Notfallort. Der NA steigt in den mitalarmierten RTW um (Rendezvous-System). Im NEF sollten dieselben, nach regionalen Gegebenheiten ausgewählten Geräte und Medikamente mitgeführt werden wie auf den regionalen RTW (Austausch und Kompatibilität). → Abstimmung zwischen den jeweiligen am RD beteiligten Organisationen.

**Tab. 2.05 Notarzteinsatzfahrzeug**

| Vorteile | Nachteile |
|---|---|
| • Hohe Flexibilität: Nicht jeder Notarzteinsatz wird zu einem notärztlich geleiteten Transport<br>• Geringe Personal-, Haltungs- und Anschaffungskosten<br>• Dem NEF können auf Grund der größeren Schnelligkeit und höheren Wendigkeit größere Einzugsgebiete zugeordnet werden. | • Kein primärer Behandlungsraum vorhanden<br>• Wird bei Einsatzfahrten aufgrund seiner geringeren Fahrzeughöhe von den übrigen Verkehrsteilnehmern schlechter wahrgenommen. |

## 2.6.4 Baby-Notarztwagen, -Notarzteinsatzfahrzeug (Baby-NAW, -NEF)

Speziell ausgestattetes Fahrzeug, ähnlich wie NAW oder NEF, zur primären Behandlung von pädiatrischen Notfallpat. oder zum Inkubatortransport.

## 2.6.5 Rettungshubschrauber (RTH)

**DIN 13 230** gibt unter anderem das Mindestraumangebot und die Möglichkeit zum gleichzeitigen Transport von zwei Pat. vor.

- Schneller NA-Zubringer, besonders über größere Entfernungen
- schonender Transport von Notfallpat., z. B. bei Wirbelsäulentrauma
- Rettung von Personen aus besonderen Notlagen, z. B. Höhenrettung, Wasserrettung.

## 2.6.6 Intensivtransporthubschrauber (ITH)

**DIN 13230-4.** Für Intensivtransporte (▶ Kap. 3.9) konzipiertes Rettungsmittel mit spezieller Ausstattung, z. B. spez. Beatmungsgerät, Transportmonitore, Spritzenpumpen usw.

| Tab. 2.06 Rettungshubschrauber | |
|---|---|
| **Vorteile** | **Nachteile** |
| • Schnelles Transportmittel<br>• Kann spezielle Einsatzmittel in überschaubaren Zeiträumen zum Einsatzort bringen, z. B. Rettungshunde, Rettungstaucher nebst Ausrüstung, mobile Druckkammer. | • Einsatz witterungsabhängig<br>• Einsatz i. d. R. nicht über 24 h möglich<br>• Geeignete Landeplätze nicht immer in unmittelbarer Nähe zum Notfallort → sekundärer Transport von NA, RA und Material z. B. mittels Polizeiwagen zum Einsatzort<br>• Eingeschränkter Behandlungsraum macht Maximalversorgung des Pat. noch am Notfallort erforderlich |

- Zulassung für Nacht- und Instrumentenflugbedingungen: Entsprechende Instrumentierung, z. B. GPS Satelliten-Navigationssystem, Autopilot, 2 Triebwerke, 2 Berufspiloten
- ausreichende Reichweite (mind. 400 km)
- ausreichende Platzreserven
- ausreichende Klimatisierung
- Abtrennung Cockpit/Behandlungskabine
- Kommunikationseinrichtungen: Flugfunk, BOS, Funk, Funktelefon.

### 2.6.7 Intensivtransportwagen

**DIN 13230-2 (Medizinisch-technische Ausstattung, auch ITH).** Arztbesetztes Rettungsmittel mit besonders umfangreicher medizinischer Ausstattung. Meist kann ein Intensivtransportbett im Fahrzeug transportiert werden. Somit sind Transporte möglich, ohne die begonnene Intensivtherapie zu unterbrechen.
- Beatmung: mobiler Intensivrespirator, zusätzlich mobiler Notfallrespirator
- Monitoring: EKG-Überwachung, invasive Druckmessung, nichtinvasive Blutdruckmessung, Pulsoximetrie, Kapnometrie, Temperaturmessung, Analysegeräte für BZ, BGA, Hb, Hkt, Elektrolyte
- Therapie: relevante Medikamente der Notfall- und Intensivmedizin, Defibrillator mit internem und transthorakalem Schrittmacher, mind. 4 Spritzenpumpen, mind. 1 Infusionspumpe.

## 2.7 Schnelleinsatzgruppen (SEG)

In den letzten Jahren aus den Katastrophenschutzeinheiten entstanden. Veränderte Problemstellungen bei Großschadensfällen forderten flexiblere Anforderungsprofile als die der schwerfälligen KatSchutz-Einheiten. Setzen sich nach regionalen Unterschieden aus ehrenamtlichem und hauptamtlichem Personal der Rettungswachen zusammen. Werden vom OrgLRD oder LNA an der Großschadenstelle, evtl. im Vorfeld durch die Leitstelle oder am Einsatzort befindliche Rettungskräfte angefordert. Alarmierung von der Leitstelle aus. Bestehen i. d. R. aus 10–20 Personen. Zur Versorgung von bis zu 30 Pat. Bei größerer Anzahl von Verletzten zieht Einsatzleitung (LNA/OrgLRD, ▶ Kap. 2.3.9, ▶ Kap. 2.3.11) mehrere benachbarte SEG zusammen. Sind ihr an Großschadensstellen unterstellt. Ausrüstung orientiert sich an der der regionalen Rettungsmittel.

Verschiedene Aufgabenstellung möglich, z. B.
- SEG Rettung (rettungsdienstliche Versorgung)
- SEG Versorgung (Versorgung mit Nahrung)
- SEG Betreuung (Betreuung von Leichtverletzten).



## 2.8 Helfer vor Ort/First responder

Notfallmedizinisch erfahrene und geschulte ehrenamtliche Helfer der Hilfsorganisationen, die vor allem in ländlichen Gebieten die Versorgungslücke schließen. Sinnvoll, wenn die Anfahrtszeit des nächsten Rettungsmittel mindestens 8 Min. beträgt. Kein Ersatz für den Rettungsdienst, aber z.T. sinnvolle Ergänzung. Die Alarmierung erfolgt mittels Meldeempfänger über die zuständige Rettungsleitstelle. Nach Rücksprache z. B. per Telefon erhält er dann genaue Einsatzdaten. Die Anfahrt zum Einsatzort erfolgt mit Privat-PKW (ohne Sonderrechte) oder Dienstfahrzeugen.

**Ausbildung**
Regional unterschiedlich, da es keine spezielle Ausbildung gibt. Mindestanforderung Sanitätshelfer mit Einsatzerfahrung. Besser RS oder RA.

**Aufgabe**
- Durchführung von Erster Hilfe oder erweiterten Maßnahmen
- Lageerkundung
- Absetzen einer qualifizierten Meldung an die Rettungsleitstelle
- Einweisung nachfolgender Rettungsmittel.

**Ausrüstung**
Da unterschiedliche Ausbildungsstände, variiert die Ausrüstung, meist jedoch:
- Notfallkoffer
- Rettungsdienstjacke bzw. Overall
- Warnweste
- Privat-PKW: Dachaufsetzer (beleuchtet) mit Aufschrift, z. B. „Rettungsdienst im Einsatz“
- evtl. halbautomatischer bzw. automatischer Defibrillator.

## 2.9 Qualitätsmanagement im Rettungsdienst

Veränderte gesellschaftliche Rahmenbedingungen sowie eine stärkere Mitarbeiter- und Kundenorientierung erfordern heute die Einführung eines Qualitätsmanagementsystems mit folgenden Zielen:
- Wettbewerbsfähigkeit verbessern
- betriebliche Prozesse optimieren
- Fehler vermeiden; aufgetretene Fehler systematisch erfassen
- gesetzliche und betriebliche Vorgaben und Normen einhalten
- konstant hohe Versorgungsqualität sicherstellen
- Mitarbeiter motivieren und integrieren
- Arbeit permanent weiterentwickeln und verbessern
- Transparenz im gesamten Unternehmen erhöhen

- Abläufe und Erhaltung des Know-how bei Personalwechsel sichern
- vorhandene Qualität sichtbar machen.

Die verschiedenen Hilfsorganisationen unterscheiden sich als Leistungserbringer bei Ausschreibungen meist nicht innerhalb der wirtschaftlichen Kennzahlen. Interessanter für die ausschreibende Stelle ist daher die erbrachte Qualität durch ein installiertes Qualitätsmanagementsystem. Seit die Normenreihe im Jahr 2001 an die Bedürfnisse der Dienstleister angepasst wurde, kann sie innerhalb eines Rettungsdienstes wesentlich einfacher und praktikabler integriert werden.

Qualitätsmanagement erfordert, dass alle Elemente ständig verbessert werden, um die angestrebten Ziele zu erreichen. Dazu müssen eben jene Ziele definiert, Prioritäten und Verantwortlichkeiten festgelegt und die erforderlichen Mittel richtig gelenkt werden.

In der Regel orientiert man sich an der DIN EN ISO 9000 ff. Diese dient als Hilfsmittel zur Beschreibung der branchennotwendigen Erfordernisse in einem Qualitätsmanagement Handbuch. Kernpunkte sind:

- Organisation des Betriebs
  - Aufbau- und Ablauforganisation
  - Organigramme
  - Zuständig- und Verantwortlichkeiten
- Verantwortung der Leitung
- Ressourcenmanagement
  - Anforderungsbeschreibung
  - Fort- und Weiterbildung
  - Gestaltung der Ausrüstungs- und Arbeitsumgebung
- Realisierungsprozesse
  - Koordination und Abstimmung rettungsdienstlicher Leistungen
- Messung, Analyse und Verbesserung
  - Datenanalyse
  - Fehler- und Verbesserungsmanagement
  - Korrektur- und Vorbeugemaßnahmen
  - Mitarbeiter- und Kundenzufriedenheit.

Das Erreichen eines Zertifikates muss dabei das „Sahnehäubchen“ sein. Viel wichtiger sind die konsequente Umsetzung der sich selbst auferlegten Ziele und die Arbeit an der ständigen Verbesserung.

Voraussetzung für ein funktionierendes System ist eine Unternehmenskultur, die sich an Kunden, Mitarbeitern und Qualität orientiert. Das Qualitätsmanagementsystem kann nicht von der Führungsebene entworfen und angewiesen werden. Es muss von unten nach oben entwickelt werden. Hierzu ist die Installierung von Qualitätszirkeln notwendig, in welchen die entsprechenden Experten einzelne Verfahrensanweisungen erarbeiten.

Die Umsetzung und immer wiederkehrende Neubewertung und Verbesserung erfolgt dabei anhand des Regelkreises Qualitätsmanagement (▶ Abb. 2.04).

2

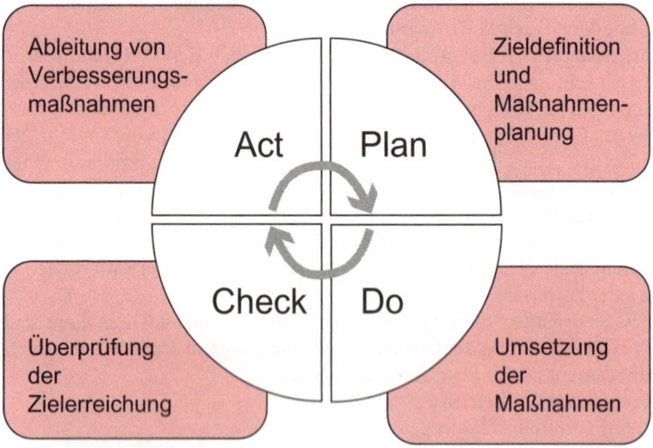


Abb. 2.04 PDCA-Zyklus [M 140]

# 3 Der Notfalleinsatz

*Frank Flake und Boris Hoffmann*

## 3.1 Alarmierung – Einsatzbeginn

Dem Rettungsmittel wird der Einsatzauftrag von der Rettungsleitstelle über folgende Kommunikationsmittel zugeteilt:

- **Telefon:** Leitstelle ruft direkt auf der Rettungswache an und teilt die Einsatzinformationen mit (sollte heutzutage aufgrund der Zeitverzögerung nicht mehr durchgeführt werden)
- **Funk:** Leitstellendisponent funkt direkt die Rettungswache/Rettungsfahrzeug an und teilt die Einsatzinformationen mit (sollte heutzutage aufgrund der Zeitverzögerung nicht mehr durchgeführt werden)
- **Funkmeldeempfänger (FME):** Aussendung einer 5-Ton-Folge, die im Meldeempfänger ausgewertet wird. Bei Übereinstimmung schaltet sich der Lautsprecher an. Nach der Pieptonsequenz erfolgt die Sprachdurchsage der Rettungsleitstelle. Häufige Fehler: Meldertasche mit Zusatzantenne wird nicht verwendet (schlechter Empfang), Akku leer, Gerät ausgeschaltet
- **digitale Meldeempfänger:** Über einen Funkkanal wird die Einsatzinformation, evtl. alphanumerische Daten digital, übertragen. Einsatzort und -grund sind auf dem Melder ablesbar
- **Einsatzdrucker:** Die Leitstelle überträgt die Einsatzdepeche über Standleitung auf einen Hochgeschwindigkeitsdrucker in die Rettungswache. Zusätzlich ertönt Alarmton oder Meldeempfänger
- **Fahrzeugdisplay:** Die Leitstelle überträgt die Einsatzdaten über Funk direkt auf ein Display im Fahrzeug. Die Alarmierung erfolgt über akustisches Signal in der Rettungswache oder über Meldeempfänger.

Der **Einsatzzustand des Rettungsmittel** wird vielerorts nicht mehr über Sprache, sondern über einen Status (Funkcode) übermittelt. Im Einsatzleitrechner erfolgt die automatische Entschlüsselung → Funkverkehr mittels Sprache kann auf ein Minimum reduziert werden. Vor allem in städtischen Einsatzbereichen bringt dies eine Entlastung des Leitstellenpersonals.

Bundeseinheitlich festgelegte Codes (FMS = Funkmeldesystem), die an einer 10er-Tastatur am Funkhörer eingegeben werden:

**Tab. 3.01**

| | | | |
|---|---|---|---|
| 1 | Einsatzbereit über Funk | 6 | Nicht einsatzbereit |
| 2 | Einsatzbereit an Wache | 7 | Pat. aufgenommen |
| 3 | Auftrag übernommen, Ausgerückt | 8 | Ziel eingetroffen, z. B. Krankenhaus, Praxis |
| 4 | Eintreffen Einsatzort | 9 | keine Bedeutung, evtl. Handquittung |
| 5 | Sprechwunsch | 0 | Notruf |

## 3.2 Der Weg zum Einsatzort

### Alarm – erste Orientierung am Funk

Während der Ausfahrt erhält das Einsatzteam i. d. R. wertvolle Erkenntnisse über den Notfall von der Leitstelle. Die Meldung von Seiten der Leitstelle sollte folgende Einzelinformationen enthalten:

- genauen Einsatzort, z. B. Kirchhatten, Schulstraße in Höhe Hausnummer 26
- Einsatzart, z. B. Verkehrsunfall
- Art der Erkrankung bzw. Verletzung, z. B. stark blutende Kopfplatzwunde
- evtl. besondere Umstände, z. B. eingeklemmte Person, Passanten, die am Einsatzort einweisen, Schlägerei, Schießerei, mehrere Verletzte
- sind zusätzliche Rettungsmittel, z. B. RTH, NAW, NEF, Polizei oder Feuerwehr, mitalarmiert?

**Tipps & Tricks**

- Sind die Angaben der Leitstelle unvollständig, z. B. „Sie werden in der Dorfstraße 122 erwartet", gezielt nachfragen. Nur so können benötigte Geräte und Materialien zusammengestellt und unnötige Laufereien, die auf Kosten des Pat. gehen, vermieden werden
- Trotz genauer Meldung muss sich das Team am Notfallort immer einen eigenen Überblick verschaffen. Die Angaben von Ersthelfern sind oft nicht zutreffend oder nicht genau genug.



**Einsatzfahrt**

Dient dem Erreichen des Einsatzorts vom momentanen Standort, i. d. R. der Rettungswache, aus. Entscheidung über Sonderrechte trifft die alarmierende Rettungsleitstelle. Bei Notrufen, die direkt auf der Rettungswache eingehen, übernimmt der Verantwortliche des Fahrzeugs die Entscheidung.

**Einsatzfahrt mit Sonderrechten (§ 35, § 38 StVO)**

Für die Praxis des Rettungsdienstes sind im Wesentlichen zwei gesetzliche Regelungen der Straßenverkehrsordnung (StVO) von Bedeutung: zum einen die Inanspruchnahme von Sonderrechten wie z. B. Schnellerfahren als sonst erlaubt, Rotlicht überfahren etc. (**§ 35 StVO**), zum anderen das Wegerecht, welches das Recht verleiht, freie Fahrt zu fordern (**§ 38 StVO**).

**§ 35 Abs. 1 StVO:**

„Von den Vorschriften dieser Verordnung (gemeint ist die StVO) sind die Bundeswehr, die Bundespolizei, die Feuerwehr, der Katastrophenschutz, die Polizei und der Zolldienst befreit, soweit das zur Erfüllung hoheitlicher Aufgaben dringend geboten ist."

**§ 35 Abs. 5a StVO:**

„Fahrzeuge des Rettungsdienstes sind von den Vorschriften dieser Verordnung befreit, wenn höchste Eile geboten ist, um Menschenleben zu retten oder schwere gesundheitliche Schäden abzuwenden."

**§ 35 Abs. 8 StVO:**

„Die Sonderrechte dürfen nur unter gebührender Berücksichtigung der öffentlichen Sicherheit und Ordnung ausgeübt werden."

**§ 38 Abs. 1 StVO:**

„Blaues Blinklicht **zusammen** mit dem Einsatzhorn darf nur verwendet werden, wenn höchste Eile geboten ist, um Menschenleben zu retten oder schwere gesundheitliche Schäden abzuwenden, eine Gefahr für die öffentliche Sicherheit oder

Ordnung abzuwenden, flüchtige Personen zu verfolgen oder bedeutende Sachwerte zu erhalten.
Es ordnet an: „Alle übrigen Verkehrsteilnehmer haben sofort freie Bahn zu schaffen."
**Sonderrechte** können vom Rettungsdienst nur in Anspruch genommen werden, wenn Lebensgefahr oder schwere Gesundheitsschäden abzuwenden sind und dafür höchste Eile notwendig ist (§ 35 Abs. 5a StVO). Ob diese Voraussetzungen vorliegen, ist anhand der Einsatzmeldung, allgemeiner Erfahrungswerte und ggf. durch Rückfragen zu entscheiden.
Sonderrechte befreien den Einsatzfahrer also von den Pflichten der StVO (Fahren entgegen der Fahrtrichtung, Rotlicht überfahren, Falschparken etc.). Während der Sonderrechtsfahrt ist jedoch immer die öffentliche Sicherheit und Ordnung gebührend zu berücksichtigen (§ 35 Abs. 8 StVO).
Wer Sonderrechte zu Unrecht in Anspruch nimmt, verstößt gegen die Vorschrift, von der er unerlaubt abweicht. Mit Freiheitsstrafe bis zu zwei Jahren oder Geldstrafe kann wegen „Gefährdung des Straßenverkehrs" (§ 315c StGB) bestraft werden, wer grob verkehrswidrig und rücksichtslos fährt und dadurch Leib oder Leben eines anderen oder fremde Sachen von bedeutendem Wert (ab ca. 600 Euro) gefährdet.
Das **Wegerecht** (§ 38 Abs. 1 StVO), also die Verpflichtung der übrigen Verkehrsteilnehmer, sofort freie Bahn zu schaffen, kann vom Rettungsdienst nur beansprucht werden, wenn blaues Blinklicht **zusammen** mit dem Einsatzhorn verwendet wird und höchste Eile geboten ist, um Menschenleben zu retten oder schwere Gesundheitsschäden abzuwenden (oder zur Verfolgung der anderen aufgelisteten Zwecke).
**Achtung:** Nur wenn beide Sondersignale zusammen eingeschaltet sind, hat der Einsatzfahrer das Recht, freie Fahrt zu fordern. Blaues Blinklicht allein schafft kein Wegerecht.

**Tipps & Tricks**

- Verhalten bei Unfall während der Einsatzanfahrt:
  Immer Polizei informieren, den anderen Unfallbeteiligten Feststellung der Personalien ermöglichen (praktisch sind bereitliegende Visitenkarten der entsprechenden Hilfsorganisation), da sonst evtl. Strafbarkeit wegen „unerlaubten Entfernens vom Unfallort" (§ 142 StGB) besteht. Bei Betriebsfähigkeit des Fahrzeugs Fahrt evtl. fortsetzen.
- Unfallstelle während der Einsatzanfahrt:
  Auf jeden Fall vergewissern, ob Hilfe erforderlich ist, ggf. anhalten, da ansonsten evtl. Strafbarkeit wegen unterlassener Hilfeleistung gemäß § 323c StGB besteht. Evtl. zweites Fahrzeug nachfordern und Fahrt fortsetzen.
- Ob die Voraussetzungen für den Einsatz der Sondersignale vorgelegen haben, ist gerichtlich nachprüfbar und im Schadenfall vom Wegerechtsfahrer (Einsatzfahrer) zu beweisen.
- Der Einsatzfahrer muss beim Einfahren in eine unübersichtliche Kreuzung während der Rotphase in Schrittgeschwindigkeit fahren (OLG Köln VR 85, 372; KG NZV 92, 456; OLG Hamm DAR 96, 93).
- Den Halter eines Einsatzfahrzeugs, das mit Blaulicht, aber ohne Einsatzhorn bei Rot in eine Kreuzung einfährt, trifft beim Zusammenstoß mit einem Fahrzeug des Querverkehrs grundsätzlich die volle Haftung (OLG Köln, NZV 96, 237).

- Verkehrsteilnehmer müssen nicht damit rechnen, dass ein Einsatzfahrzeug, das nur mit Blaulicht fährt, bei Rot durchfahren wird. (KG VRS 56, 241; OLG Köln NZV 96, 237)
- Blaues Blinklicht allein darf gemäß § 38 Abs. 2 StVO nur von den damit ausgerüsteten Fahrzeugen und nur zur Warnung an Unfall- oder sonstigen Einsatzstellen, bei Einsatzfahrten (hier soll das Blaulicht vor der Inanspruchnahme von Sonderrechten warnen) oder bei der Begleitung von Fahrzeugen oder von geschlossenen Verbänden verwendet werden.

**Verkehrssicherheit bei Alarmfahrten**
Sicherheit von Insassen und anderen Verkehrsteilnehmern hat immer Vorrang vor der Schnelligkeit oder Dringlichkeit des Einsatzes.

- Ruhig und vorausschauend fahren. Oberstes Ziel: sicher ankommen („Ein verunglückter RTW nützt dem Pat. nicht.")
- maximale Geschwindigkeit (reine Anhaltswerte, jeder Fahrer sollte nach Einschätzung des Verkehrsaufkommens und seiner eigenen Fahrerfahrung abwägen)
  - Spielstraße: Höchste Vorsicht. Äußerst langsam fahren → nicht schneller als 20–30 km/h (Martinshorn „lockt" zudem Kinder an)
  - Zone 30: nicht schneller als 40–50 km/h, auf Bodenwellen und spielende Kinder achten
  - innerhalb geschlossener Ortschaften: nicht schneller als 80 km/h
  - außerhalb geschlossener Ortschaften: nicht schneller als 120 km/h
  - Autobahnen: nach jeweiligem Verkehrsaufkommen, jedoch nicht schneller als 160 km/h
  - im Bereich von Kreuzungen (auch bei Grün) und Fußgängerübergängen („Zebrastreifen") möglichst im Schritttempo heranfahren
- an Ampeln, Kreuzungen, Einmündungen Geschwindigkeit deutlich verringern, ggf. anhalten
- keine riskanten Überholmanöver, z. B. an unübersichtlichen Straßenabschnitten, vor Kurven, Einmündungen, durchführen
- im Bereich von Schulen, Kindergärten oder Altenheimen besonders vorsichtig und langsam fahren
- rechtzeitig vor unübersichtlichen Kurven, Hindernissen das Martinshorn einschalten
- in der Nähe von Tiertransportern, Pferdekutschen oder bei Reitern kein Einsatzhorn benutzen
- zum vorausfahrenden Verkehrsteilnehmer ausreichend Sicherheitsabstand halten: Hat der Verkehrsteilnehmer das blaue Blinklicht übersehen, reagiert er auf das dann zusätzlich eingeschaltete Einsatzhorn oft mit abrupten Bremsmanövern → besonders aufmerksam sein
- links überholen, rechtzeitig Fahrbahnwechsel durch Blinken anzeigen
- im Bereich des Mittelstreifens, möglichst nicht komplett auf der Gegenfahrbahn überholen
- in Stausituationen immer in der Mitte, keinen Slalom fahren (Gassenbildung). Einige Verkehrsteilnehmer sehen das Rettungsfahrzeug noch nicht, hören aber schon das Einsatzhorn und ziehen „reflektorisch" zur Außenseite → erhöhte Unfallgefahr

- auf die Autobahn niemals entgegen der Fahrtrichtung auffahren, Ausnahme: Fahrstrecke ist ausdrücklich von der Polizei freigegeben
- Autobahn niemals überqueren, z. B. wenn Unfallstelle auf der anderen Fahrbahnseite ist → Lebensgefahr
- wenn Unfallstelle zu erkennen ist, Geschwindigkeit herabsetzen und langsam an die Unfallstelle heranfahren
- wenn möglich, besonders nachts, Schlaf und Ruhe der Anwohner, die in der Nähe von Rettungswachen und Krankenhäusern wohnen, respektieren → Abwägen.

### 3.2.1 Navigation im Rettungsdienst (GPS)

3

Das Global Positioning System (GPS) ist ein satellitengestütztes Navigationssystem des amerikanischen Verteidigungsministeriums zur weltweiten Positionsbestimmung (Koordinaten und Höhe). Aktuell senden ca. 31 Satelliten ständig Signale aus, aus deren Laufzeit ein GPS-Empfänger die Position (Genauigkeit aktuell ca. 5 m) errechnet. Zur Positionsbestimmung bei einem Empfänger ohne exakte Uhrzeit werden Signale von mindestens vier Satelliten benötigt. Aus der mathematischen Differenzierung der Änderung des Ortes lässt sich auch die Geschwindigkeit genau berechnen.

#### GPS-Navigationssysteme auf der Basis von Navigationsradiokombinationen, Handheld oder PDA

Handheld- oder PDA-Geräte mit GPS-Antenne und handelsüblicher GPS-Software für die Straßennavigation (z. B. TomTom, Navigon) haben mittlerweile die von vielen Auto- und Radioherstellern erhältlichen Festgeräte verdrängt. Der GPS-Empfänger sollte eine schnelle Satellitenakquisition aufweisen (< 30 Sekunden). Es ist sinnvoll, die Geräte permanent angeschaltet zu lassen. Die Eingabe des Fahrtziels erfolgt über ein Touchscreen-Display. Die Berechnung des Fahrtziels sollte innerhalb weniger Sekunden erfolgen. Die Ausgabe der Fahrtrichtungsinformationen erfolgt häufig graphisch und akustisch. Gerade in städtischen und weitläufigen Einsatzgebieten kann so die Anfahrtszeit zum Einsatzort reduziert werden.

#### GPS-basierte Leitstellenrechner

Die Orts- und Geschwindigkeitsinformation des Rettungsdienstfahrzeugs wird von einem GPS-Empfänger ermittelt und über Funk, mittels 2- oder 4-Meter-Band an die Leitstelle übertragen. Im Leitstellenrechner kann die aktuelle Position der Fahrzeuge auf digitalisiertem Kartenmaterial dargestellt werden. Hierdurch können Einsätze an die nächst erreichbaren Fahrzeuge geleitet werden, um so die Anfahrtszeit zum Einsatzort zu minimieren. Ebenso ist es möglich, die Anfahrtstrecke direkt von der Leitstelle an das Navigationsgerät zu senden und sich damit zum Einsatzort navigieren zu lassen.

## 3.3 Eintreffen am Einsatzort

- Parken am Einsatzort: Andere Verkehrsteilnehmer nicht gefährden oder behindern. Vor allem auf Autobahnen Fahrzeug, wenn möglich, auf dem Pannenstreifen abstellen. Blaulicht und Warnblinkanlage laufen lassen. Unfallstelle umgehend mit Warndreieck absichern, in Zusammenarbeit mit der Polizei

- Überblick verschaffen: Bei brennenden Fahrzeugen oder Gefahrgutunfällen (▶ Kap. 24) Eigenschutz beachten. Wie viele Verletzte? Welche Verletzungen? → Evtl. weitere Kräfte nachfordern
- bei mehreren Verletzten stellt das ersteintreffende Fahrzeug die Einsatzleitung, bis dafür vorgesehene Personen, z. B. LNA, OrgLRD, eintreffen
- in ländlichen oder unübersichtlichen Gebieten Personen an die Straße stellen, damit nachfolgende Rettungsmittel den Einsatzort finden
- sämtliches Material, das auf Grund der Notfallmeldung benötigt werden könnte, mitnehmen
- möglichst mit Handfunkgerät arbeiten, um vom Einsatzort aus mit der Leitstelle kommunizieren zu können
- falls Polizei oder Feuerwehr schon vor Ort sind, zum jeweiligen Einsatzleiter gehen
- Schaulustige vom Einsatzort entfernen lassen.



## 3.4 Patientenkontakt

Der richtige Umgang mit dem Pat. ist wesentlich für eine gute Kooperation. Oft ist der erste Kontakt mit dem Pat., z. B. Betrunkener in der Gaststättentoilette, für das eingesetzte Notfallteam von negativer Art: Dies kann zu Vorverurteilung und schlechtem Umgangston führen. Trotz der schwierigen Situation konsequent ruhige Gesprächsführung anstreben. Im Falle der Eskalation „neutralen" Teampartner das Gespräch übernehmen lassen.

- Kontakt aufnehmen:
  - Ruhe, Verständnis und Toleranz ausstrahlen
  - jedes Mitglied des Einsatzteams stellt sich dem Pat. vor
  - jeden Pat. über ca. 16 J. grundsätzlich siezen → Pat. immer mit seinem Namen ansprechen
  - mit alten Pat. nicht wie mit kleinen Kindern reden
- Untersuchen und Ersttherapie:
  - den Pat. ausreden lassen
  - dem Pat. zeigen, dass ihm zugehört wird
  - wenn Therapien oder Untersuchungen notwendig sind, Pat. über Vorgehen und Notwendigkeit aufklären
  - dem Pat. einfach und möglichst kurz erklären, welche Verdachtsdiagnose gestellt wurde; keine Prognosen über den Gesundheitszustand oder den Verlauf stellen
- Transport und Verabschiedung
  - den Pat. während des Transports betreuen, d. h. mit ihm sprechen, ansprechbereit sein
  - sich verabschieden und „Gute Besserung" wünschen.

## 3.5 Anamnese, Untersuchung

Eine qualifizierte Anamneseerhebung und körperliche Untersuchung setzt kein Medizinstudium voraus und sollte auch vom Rettungsfachpersonal durchgeführt werden.

Bei Notfallpat. ist eine dringende Initialtherapie erforderlich. Entsprechend schnelle problemorientierte Untersuchung nach dem ABCDE Schema durchführen:
- **A**irway (Atemwege): Atemwege frei und sicher? Besteht ein Risiko für eine Verlegung? Obstruktionen? Atembewegungen und -geräusche
- **B**reathing ([Be]Atmung); Atemfrequenz? Atembewegungen? Atemzugvolumen? Zyanose? Sauerstoffsättigung?
- **C**irculation (Kreislauf): Herzfrequenz? Blutdruck? Puls? Periphere Perfusion?
- **D**isability (Neurologischer Status): Beurteilung nach GCS oder AVPU Schema, Blutzucker?
- **E**xploration (weitere Untersuchung): Körperliche Untersuchung (Entkleiden), Auskühlung vermeiden.

3

## Anamnese

### Eigenanamnese (EA)

Auf den Angaben des Pat. basierende *Krankengeschichte.*
- Name und Alter des Pat.: Risikogruppe?
- Hauptbeschwerden, z. B. starke Brustschmerzen
- Nebenbeschwerden, z. B. Frösteln, Fieber, Herzrasen
- bek. Vorerkrankungen, z. B. KHK, Diabetes mellitus, Asthma bronchiale, Epilepsie
- Medikamente: Mittel? Dosierung? Heute eingenommen?
- Schwangerschaft?
- Allergien: Welche Stoffe?
- letzte Mahlzeit: Was? Wie viel? Wann?
- Drogen- und Alkoholabusus: Was? Wie viel?
- was ist vor dem Notfallereignis geschehen: z. B. Schwindel, Schwäche, Schmerzen, körperl. Anstrengung, psychische Aufregung oder Stress, Suizidgedanken?
- kardiovaskuläre Risikofaktoren: Nikotinabusus, Hyperlipoproteinämie, Diabetes mellitus, art. Hypertonus, familiäre Belastung.

### Fremdanamnese (FA)

*Durch Passanten, Angehörige oder Freunde ermittelte Krankengeschichte, z. B. bei zeitweise Bewusstlosen, kleinen Kindern, verwirrten Menschen.*
- Verlauf der Bewusstlosigkeit: plötzlich, allmählich, Initialschrei?
- Beschwerdeäußerungen vor Bewusstseinsverlust: „Mir ist so schwindelig." Pat. hat sich „ans Herz gefasst"
- Verlauf: durchgehende Bewusstlosigkeit? Krampfanfall?
- bek. Vorerkrankungen, Drogen- und Alkoholabusus, Schwangerschaft
- Pat. hat Suizidgedanken geäußert → gezielt nach Medikamenten und Abschiedsbrief suchen
- Situation am Einsatzort: Eindruck (z. B. verwahrloste Wohnung, Gestank), Lage des Pat. (z. B. auf dem Boden liegend, Toilette), Drogenutensilien (z. B. verrußte Löffel, Spritzen, Marihuana-Wasser-Pfeifen), Medikamentenschachteln.

### Die körperliche Untersuchung

Nach dem sog. IPPA-Schema (▶ Kap. 4.1.3) vorgehen:

- **I**nspektion, **P**alpation, **P**erkussion, **A**uskultation.

### Erstversorgung des Patienten

Symptomorientiert, zentrale Fragen dabei:

- Wie ernst ist die Situation einzuschätzen?
- Ist die Nachalarmierung bzw. Abbestellung des NA notwendig?
- Ist eine Klinikeinweisung erforderlich?
- Kann der Pat. evtl. vom ÄND zu Hause behandelt oder versorgt werden?

## 3.6 Transportphase



Fahrt des Notfallpat. mit geeignetem Transportmittel vom Einsatzort zum Ort der klinischen oder ambulanten Erstversorgung:

- Auswahl der geeigneten Zielklinik mit der erforderlichen Fachabteilung
- Ablauf des Transports bestimmen:
  - Stellt dieser Notfall eine RTH-Indikation dar, z. B. Verbrennung, Polytrauma, Wirbelsäulenverletzung?
  - Ist eine NA-Begleitung erforderlich?
  - Sind während des Transports Sonderrechte erforderlich?
- das Rettungsmittel auf den Transport vorbereiten, z. B. Fahrzeug vorwärmen, Beatmungsparameter einstellen
- Leitstelle über Transportziel und evtl. benutzte Sonderrechte informieren
- schonenden Transport mit/ohne Sonderrechte durchführen
- Auswahl der mitzuführenden Geräte/Medikamente für den Transport des Pat. von der Fahrzeughalle in die Notaufnahme/Station, z. B. EKG-Monitor, Beatmungsbeutel, bei zu erwartenden Komplikationen.

## 3.7 Übergabe in der Notaufnahme

Notaufnahme im Krankenhaus als Bindeglied zwischen RD und stationärer Aufnahme.

Aufnahmeverweigerungen seitens des Krankenhauspersonals sind, u. a. durch Pflegenotstand und Überlastung, leider keine Seltenheit mehr. Sie sind jedoch unzulässig.

**Gesetzliche Grundlage**

Eine Verweigerung der Aufnahme des Pat. durch eine Klinik ohne Verstoß gegen § 323c (Hilfeleistungspflicht) ist nur dann möglich, wenn zunächst eine Untersuchung des Notfallpat. durch den Aufnahmearzt stattfindet. Der Weitertransport in ein anderweitiges Krankenhaus darf nur stattfinden wenn dies medizinisch vertretbar ist.

Wird die Aufnahme eines Notfallpatienten verweigert, der Pat. also in ein anderes Krankenhaus befördert werden muss und dadurch weitere gesundheitliche Schäden eintreten bzw. der Zustand des Pat. sich verschlechtert, so kann dieses Fehlverhalten des ablehnenden Arztes nicht nur gemäß § 323c (Unterlassene Hilfeleistung), sondern auch nach §§ 229, 13 (fahrlässige

Körperverletzung durch Unterlassen), nach § 223, 13 (vorsätzliche Körperverletzung durch Unterlassen) oder beim Tod des Pat. sogar gemäß § 222, 13 (fahrlässige Tötung durch Unterlassen) bestraft werden. Ähnlich wie das Rettungsfachpersonal hat auch das Krankenhauspersonal (Aufnahmearzt) eine Garantenstellung zu erfüllen, nämlich hier die rechtlich begründete Pflicht, alles medizinisch Mögliche und Erforderliche zu tun, um eine Verschlechterung des Zustands des Pat. zu verhindern. Das beginnt mit der Aufnahme des Pat. und gilt unabhängig davon, ob das Krankenhaus überfüllt ist oder nicht.

**Übergabegespräch**



Ziel ist es, in kurzer Zeit alle den Pat. betreffenden Informationen an den aufnehmenden Arzt weiterzugeben und ihn in den vom Rettungsfachpersonal oder NA am Ende des Einsatzes gewonnenen Kenntnisstand zu versetzen.

- Name und Alter des Pat.
- Was ist passiert?
- Welche Symptome lagen beim Eintreffen vor?
- Wie lautet die Verdachtsdiagnose?
- Wie wurde präklinisch therapiert?
- Wie war der präklinische Verlauf?
- Anamnestische Daten:
  - Vorgefundene Situation, Umfeld des Pat.
  - Vorerkrankungen, Operationen, Risikofaktoren
  - aktuelle Medikation, evtl. Medikamentenliste oder Schachteln überreichen
  - Name (Adresse) des Hausarztes
- Übergabe des Notfallprotokolls: bei jedem Notfalleinsatz vom NA oder RA auszufüllen. Hierauf müssen alle Erstbefunde sowie die bis dahin durchgeführte Therapie vermerkt sein.

Beispiel: „Guten Tag, mein Name ist Meyer vom Rettungsdienst XY. Das ist Frau Otilie Fischer, 72 J. alt. Unsere Verdachtsdiagnose ist eine instabile Angina Pectoris. Frau Fischer klagte seit ca. 15:20 Uhr über linksthorakale Schmerzen, die sich auch nach Selbstmedikation mit vier Hüben Nitrospray nicht besserten. Der Blutdruck war 180/90 mmHg bei bek. Hypertonus, Puls 80/Min., $SpO_2$ 97%. Das 12-Kanal-EKG zeigt einen normofrequenten Sinusrhythmus ohne ST-Strecken-Hebung. Der anwesende Hausarzt gab 0,5 g ASS i.v. über den von uns gelegten venösen Zugang. Über eine Nasensonde bekam sie 10 l/Min. Sauerstoff. Der Hausarzt begleitete den Transport jedoch nicht. Während des Transports schwankte der Blutdruck zwischen einem systolischen Wert von 140–180 mmHg, die Pulsfrequenz lag zwischen 70–80/Min. Die Brustschmerzen ließen um ca. 15:40 Uhr nach erneuter Nitrogabe nach. Frau Fischer leidet seit mehreren Jahren an einem Hypertonus, vor zwei Jahren wurde eine KHK festgestellt. Die aktuelle Medikation ist Nitrolingual®-Spray bei Bedarf, 1–0–1 Adalat® 10 mg und 1–0–0 Beloc® mite."

## 3.8 Krankentransport

Transport von Nicht-Notfallpat.,

- die aus medizinischen Gründen nicht in der Lage sind, öffentliche Verkehrsmittel (Taxen, Mietwagen) zu benutzen

- die liegend transportiert werden müssen
- die an ansteckenden oder Ekel erregenden Krankheiten leiden (Verdacht rechtfertigt Transport)
- die auf dem Transport eine fachliche Betreuung benötigen.

KTW (▶ Kap. 2.6.1)

#### Qualifizierter Krankentransport

Rettungsmittel (KTW) entspricht der DIN EN 1789 (alte Norm DIN 75080) und ist mit entsprechend fachlich geeignetem Personal besetzt. KTW fährt in öffentlicher Beauftragung.

#### Nicht-qualifizierter Krankentransport

Fahrzeug entspricht einem „Liegetaxi". Oft nur mit einer Person besetzt. Fahrzeug fährt außerhalb der öffentlichen Beauftragung. Achtung: Nur für Pat., die keine fachliche Betreuung benötigen (könnten).



#### Einsatzindikationen

- Transport von Krankenhaus zu Krankenhaus
- Transport von Wohnung, Arztpraxis oder Altenheim zu Krankenhaus
- Entlassungen in die eigene Wohnung oder in ein Altenheim
- Transport von Dialysepatienten
- Transport von Pat. zu konsiliarischen Untersuchungen.

## 3.9 Intensivtransport/Interhospitaltransfer

Fachgerechter und schonender Transport intensivüberwachungs- und/oder intensivtherapiepflichtiger Pat. zwischen Krankenhäusern unterschiedlicher Versorgungsniveaus.

Spezielle Rettungsmittel (▶ Kap. 2.6.6, ▶ Kap. 2.6.7)

### ■ Logistik und Voraussetzungen

#### Einsatzindikationen

- Vernetzung von Krankenhäusern der Grund- und Regelversorgung mit Kliniken der Schwerpunkt-/Maximalversorgung, z. B. vital bedrohte Traumatisierte
- Vernetzung von Krankenhäusern und Spezialkliniken, z. B. Schwerbrandverletzte, Wirbelsäulenverletzte
- Vernetzung von Kliniken höherer Versorgungsstufe mit Krankenhäusern niedriger Versorgungsstufe, z. B. Rückverlegung noch intensivpflichtiger Pat. nach Abschluss spezieller Therapiemaßnahmen zur Entlastung hochspezialisierter Intensiveinheiten
- Ergänzungsversorgung bei Primäreinsätzen und Großschadenslagen. Unterstützung originär arztbesetzter Rettungsmittel bei akuter Kapazitätsüberlastung.

#### Probleme und Gefahren

- Fehlende gesetzliche Grundlagen
- fehlende Aufklärung des Klinikpersonals (Besonderheiten des Lufttransportes): „Erzwingen" medizinisch nicht absolut dringlicher Einsätze

- Privatanbieter mit wirtschaftlichem Interessen: schnelle Zunahme der Einsatzzahlen infolge Indikationsausweitung, Unterlaufen des Qualitätsstandards, Durchführung unnötiger Transporte
- Kostenexplosion
- vermeidbare Flugunfälle bei Lufttransport.

### Allgemeine Voraussetzungen

- Verankerung in Landes-Rettungsdienstgesetzen
- restriktive Handhabung von Nachtflügen: einheitliche, verbindliche Wetterminima, kein wirtschaftliches Interesse des Personals (Festgehalt)
- Ausbau des bodengebundenen Interhospitaltransfers
- Vernetzung und sinnvoller Einsatz der Transportkomponenten (Ergänzung von ITW und ITH bei identisch medizinisch-technischer und personeller Ausstattung)
- zentrale Leit-/Koordinierungsstelle mit einheitlicher Rufnummer, wie z. B. in Niedersachsen und Hessen (KOST , Koordinierungsstelle Sekundärtransporte).



### Medizinische Voraussetzungen

- Anbindung an medizinisches Zentrum der Schwerpunkt-/Maximalversorgung
- ärztliche Leitung durch erfahrenen Intensivmediziner
- medizinischer Koordinator
- Qualifikation des medizinischen Personals
- einheitliche Dokumentation und überregionale Auswertung der Einsätze.

### Ärztliche Qualifikation für den Interhospitaltransfer

Empfehlungen der Deutschen Interdisziplinären Vereinigung für Intensiv- und Notfallmedizin (DIVI):

- 3 J. klinische Weiterbildung in einem Fach mit intensivmedizinischen Versorgungsaufgaben
- 6 Mon. nachweisbare Vollzeittätigkeit auf einer Intensivstation
- Fachkundenachweis Rettungsdienst bzw. Zusatzbezeichnung Rettungsmedizin
- 20 h Kurs „Intensivtransport“.

# 4 Arbeitstechniken

*Alfons Bert, Axel Bischoff, Frank Flake, Nils Gehring, Ingo Kerinnes und Boris Hoffmann*

# 4.1 Diagnostik

## 4.1.1 Pulskontrolle

Die Palpation des Pulses ist eine der ersten Vitalfunktionskontrollen. Dabei auch Hauttemperatur und -feuchtigkeit wahrnehmen.

**Indikationen**
- Bei allen Pat. im Rahmen der Erstuntersuchung
- bei Notfallpat. fortlaufend engmaschig.

**Durchführung**
- Geeignete Stelle wählen.

**Tab. 4.01 Pulsmessstellen**

| Arterie | Lokalisation | Indikation |
|---|---|---|
| A. radialis (peripherer Puls) | Beugeseite Handgelenk oberhalb des Daumens | Routinemäßige Kontrolle |
| A. carotis (zentraler Puls) | Unmittelbar lateral des Schildknorpels | Schwere Schockzustände (Zentralisation), Diagnose Kreislaufstillstand, ständige Kontrollen am Reanimationspatienten |
| A. femoralis (zentraler Puls) | Leistenbeuge (großflächig palpieren) | Ständige Kontrollen am Reanimationspatienten |
| A. brachialis | Muskellücke (Bizeps/Trizeps) Innenseite Oberarm | Pulskontrolle bei Kleinkindern |
| A. temporalis | Über dem Schläfenbein, direkt über dem Ansatz der Ohrmuschel | Pulskontrolle bei Neu- und Frühgeborenen |
| A. dorsalis pedis | Fußrücken, über der Kahnbeinregion (großflächig palpieren) | Durchblutungskontrolle der unteren Extremität bei Frakturen, V.a. AVK |

! Niemals beide Karotisarterien gleichzeitig palpieren! → RR-Abfall und Bradykardie, insbesondere bei hypersensiblem Karotissinus.
- Mit den Fingerkuppen der mittleren drei Finger leicht auf die oberflächlich liegende Arterie drücken
- bei regelmäßigem Puls: (Pulsschläge pro 15 Sek) × 4 = Frequenz/Min, ggf. Pulsuhr verwenden
- bei Bradykardie (< 50/Min.) oder vermehrt auftretenden Extrasystolen mind. 1 Min. kontrollieren.

! Extrasystolen mitzählen.
- Beurteilungskriterien bei der Pulskontrolle
  - Frequenz (Häufigkeit pro Min.)
  - Rhythmus (Regelmäßigkeit)
  - Qualität (Füllung und Spannung der Gefäße)
- Ergebnis dokumentieren.

### Interpretation

**Tab. 4.02 Pulsfrequenzen pro Minute im Ruhezustand**

| Altersgruppe | Normalwerte | Tachykardie | Bradykardie |
|---|---|---|---|
| Erwachsene | 60– 80 | > 100 | < 55 |
| Kinder | 80–100 | > 125 | < 65 |
| Kleinkinder | 100–120 | > 150 | < 80 |
| Säuglinge | 120–140 | > 175 | < 95 |
| Neugeborene | 120–150 | > 190 | < 100 |

- Rhythmusstörungen des Herzens sind vielfach schon bei der Pulskontrolle zu erkennen, eine sichere Diagnostik ist jedoch nur mittels EKG möglich (▶ Kap. 7.4.2)
- die Pulsqualität lässt vage Rückschlüsse auf den Blutdruck zu: sehr kräftiger Puls als Hinweis auf Hypertonie; kaum tastbarer, schwacher Puls als Hinweis auf Hypotonie. Exakte Beurteilung jedoch nur mittels Blutdruckmessung möglich (▶ Kap. 4.1.2)
- Pulsfrequenz und Pulsqualität stehen in engem Zusammenhang
  - physiologisch: hohe Frequenz und gute Qualität als Zeichen für körperliche Anstrengung. Niedrige Frequenz und normale Qualität als Zeichen für körperliche Ruhe
  - pathologisch: niedrige Frequenz und starke Qualität als Zeichen für Druckpuls bei erhöhtem Hirndruck. Hohe Frequenz und wässrige Qualität als Hinweis auf Volumenmangelschock.

**Tipps und Tricks**
- Möglichst nicht mit dem Daumen palpieren → Verwechslung mit dem Eigenpuls.
- Für die Diagnose Kreislaufstillstand ist es erforderlich, nacheinander beide Halsschlagadern für mind. 5 Sek. zu kontrollieren.
- (Medizinische) Geräte (Pulsoximeter, EKG-Monitor) sind mitunter fehlerhaft und ersetzen nicht die ständige Pulskontrolle!

## 4.1.2 Blutdruckmessung

Standarddiagnostik bei jedem Pat. Fortlaufende engmaschige Kontrollen durchführen: ca. alle 5 Min., je nach Erkrankung, Intervall variieren → Zustandsverschlechterungen möglichst frühzeitig erkennen oder Effekt der Therapie überprüfen.

- Blutdruckamplitude (Differenz zwischen systolischem und diastolischem Wert): 30–50 mmHg
- der MAP (Mean Arterial Pressure = mittlerer arterieller Druck) lässt sich durch folgende Formel ungefähr errechnen: $RR_{dia}$ + ⅓ der RR-Amplitude = MAP. Bei vielen automatischen Blutdruckmessgeräten (Überwachungsmonitore) wird der MAP exakt in Abhängigkeit zur Pulsfrequenz mit angegeben

- Erwachsene:
  - Hypertonie → $RR_{syst}$ > 160 mmHg, $RR_{dia}$ > 100 mmHg
  - Hypotonie → $RR_{syst}$ < 100 mmHg, $RR_{dia}$ < 60 mmHg.

**Tab. 4.03 RR-Normalwerte im Ruhezustand**

| Alter | Systolisch | Diastolisch |
|---|---|---|
| Neugeb. | 65–75 | 35–45 |
| 1 Lj. | 65–120 | 50–80 |
| 4 Lj. | 80–120 | 55–80 |
| 8 Lj. | 85–120 | 50–70 |
| 12 Lj. | 100–130 | 50–70 |
| Erw. | 110–140 | 70–90 |

4

### Indikation

Bei allen Pat. im Rahmen der Erstuntersuchung und Verlaufskontrolle.

### Durchführung: Messmethode nach Riva-Rocci (RR)

- Material: Stethoskop und RR-Messgerät mit optimaler Manschettenbreite (6/5 des Oberarmdurchmessers)
- Pat. informieren
- Pat. sitzend oder liegend lagern
- Oberarm frei machen, entspannt in Herzhöhe lagern
- luftleere Manschette eng um den Oberarm anlegen
- Radialispuls tasten (▶ Kap. 4.1.1), Manschette aufpumpen, bis er verschwindet
- Stethoskopmembran in der Innenseite der Ellenbeuge platzieren
- Manschettendruck langsam und kontinuierlich ablassen → ca. 2–3 mmHg/s
- erster hörbarer Ton ≅ systolischer Wert → ablesen
- Letzter hörbarer Ton ≅ diastolischer Wert → ablesen
- Manschettenventil öffnen und Luft komplett ablassen
- Manschette für weitere Kontrollen locker am Oberarm belassen
- ermittelte Werte werden üblicherweise auf die Endziffern 0 oder 5 ab- bzw. aufgerundet
- palpatorische Messung
  - Manschette bei gleichzeitiger Pulskontrolle aufpumpen, bis kein Puls mehr tastbar ist
  - Manschettendruck langsam ablassen, bis die erste Pulswelle wahrgenommen wird
  - Wert ablesen
  - Manschettendruck komplett ablassen
- Ergebnis dokumentieren.

Während der Fahrt im Rettungsfahrzeug (unruhig, laut) oder bei nicht griffbereitem Stethoskop palpatorisch RR messen. Liefert jedoch nur Aussagen über den systolischen Wert!

**Interpretation der Messergebnisse**

- Pat. zuerst stets nach seinem „normalen" RR befragen: Gerade ältere Pat. haben häufig einen erhöhten RR
- grundsätzlich bei der Erstmessung immer beide Werte (systol. und diastol.) ermitteln
- fortlaufende Kontrollen immer am selben Arm und unter gleichen Bedingungen durchführen
- bei auffälligen Messergebnissen, insbesondere zu hohem RR → Pat. zur Ruhe kommen lassen und erneut messen
- auffällige Kombinationen als mögliche pathologische Zeichen
  - niedriger RR und erhöhte Pulsfrequenz → z. B. Schock
  - hoher RR und erniedrigte Pulsfrequenz → z. B. Hirndruck.

! Typische Fehlerquellen
  - Am bekleideten Arm gemessen: verfälschte, meist zu hohe Werte
  - Manschette zu locker angelegt, nicht komplett entleert
  - Druck zu schnell abgelassen
  - falsche Manschettenbreite:
    zu schmal → falsch hohe Werte, zu breit → falsch niedrige Werte.

Für Kinder entsprechend schmalere Manschetten sowie Kinderstethoskop aus dem Kindernotfallkoffer.



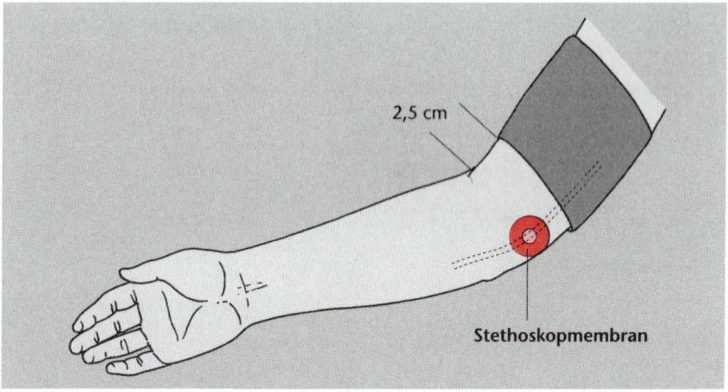


Abb. 4.01 Blutdruckmessung [L 157]

## 4.1.3 Die körperliche Untersuchung

! Sich ein bestimmtes Ablaufschema angewöhnen.

- Ruhige, angenehme und warme Untersuchungssituation schaffen. Unbeteiligte aus dem Raum schicken
- den Pat. abschnittweise untersuchen, anschließend wieder zudecken
- Schamgefühl des Pat. beachten, ihm trotzdem klar machen, dass eine Untersuchung notwendig ist, um seine Krankheit zu behandeln, bzw. ihn der richtigen Krankenhausabteilung zuzuführen

- verweigert der Pat. eine Untersuchung bzw. einen Transport zum Krankenhaus, möglichst eine Minimaluntersuchung durchführen. Behandlungs- oder Untersuchungsverweigerung vor Zeugen dokumentieren und vom Pat. unterschreiben lassen
- Untersuchung nicht kategorisch „von Kopf bis Fuß“ sondern anhand des Krankheitsbildes
- Behandlungs- bzw. Untersuchungsschritte dokumentieren
  - vom Arzt durchgeführte Untersuchung: Auskultation von Herz und Lunge, Blutdruck- und Pulsmessung
  - vom Rettungsfachpersonal durchgeführte Untersuchung: Auskultation der Lungen, Blutdruck- und Pulsmessung, evtl. Pulsoximetrie, evtl. Pupillenkontrolle
- Reihenfolge des Vorgehens immer nach sog. IPPA-Schema: **I**nspektion, **P**alpation, **P**erkussion, **A**uskultation.

## Inspektion

4

Äußerliche Beurteilung des Pat. zur Feststellung des körperlichen Zustandes, mögliche Hinweise auf krankhafte innere oder äußere Veränderungen. Ziel: erster orientierender Eindruck.

**Summe der jeweils besten Werte und Bewertung**

| 6–8 | 5–6 | < 5 |
|---|---|---|
| **Leichtes Koma,** leichte vegetative Störungen (Atmung, Puls, Temperatur) | **Mittelschweres Koma,** zunehmende vegetative Störungen (Puls-, Temperaturanstieg) Paresen | **Schweres Koma,** zunehmende vegetative Störungen (RR-Abfall, Atmungsstörungen), schlaffer Muskeltonus |

| Aktion | Reaktion | Bewertung |
|---|---|---|
| Augen öffnen | spontan | 4 |
| | auf Ansprache | 3 |
| | auf Schmerzreiz | 2 |
| | keine Reaktion | 1 |
| Beste verbale Aktion | orientiert | 5 |
| | verwirrt | 4 |
| | unzusammenhängende Worte | 3 |
| | unverständliche Laute | 2 |
| | keine Reaktion | 1 |
| Beste motorische Aktion | befolgt Aufforderungen | 6 |
| | lokalisiert Schmerzen | 5 |
| | Abwehrbewegung auf Schmerzreiz | 4 |
| | Beugesynergismen | 3 |
| | Strecksynergismen | 2 |
| | keine Reaktion | 1 |

**Pupillenreaktion**

| | |
|---|---|
| + | spontan |
| (+) | verlangsamt |
| – | keine |

**Pupillengleichheit**

| | |
|---|---|
| ☐ | seitengleich |
| ☐ | ungleich |

**Pupillenweite**

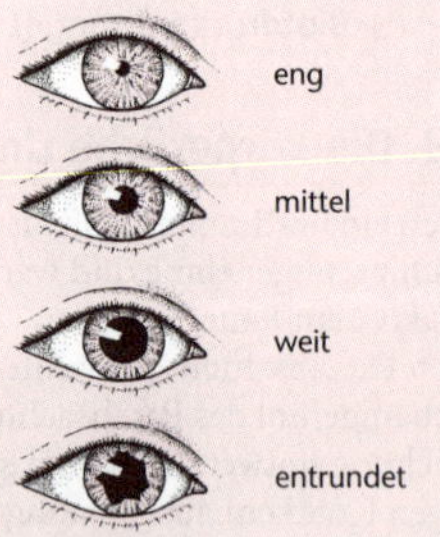


Abb. 4.02 Glasgow-Coma-Score u. Pupillenweite [L 157]

### Beobachtungen und Befunde

- Statur und Ernährungszustand (EZ): asthenisch, athletisch, adipös
- Allgemeinzustand (AZ): gut, reduziert, stark reduziert
- Körperhaltung: z. B. Schonhaltung, Orthopnoe
- Hautfarbe und Hautbeschaffenheit: z. B. Zyanose, Ikterus, Gesichtsröte, trockene Haut
- Ödeme, z. B. bei Herzinsuffizienz
- Pupillen: Lichtreaktion, Seitenvergleich (▶ Abb. 4.02)
  - direkter Lichtreflex: innerhalb von 1 Sek. muss auf dem beleuchteten Auge eine Pupillenverengung (Miosis) erfolgen → negativ z. B. bei gleichseitig blindem Auge
  - konsensueller Lichtreflex: beide Augen durch die senkrecht auf dem Nasenrücken stehende Hand trennen. Ein Auge beleuchten, das gegenseitige beobachten: muss sich ebenfalls verengen. Negativ z. B. bei gegenseitig blindem Auge, Schädigung des N. oculomotoris
- Ersteinschätzung bei traumatologischen Notfallpatienten (▶ Kap. 21.1).

## ■ Palpation

Tastuntersuchung zur Beurteilung von Temperatur, Elastizität, Druckschmerzhaftigkeit, Beweglichkeit.

Von rektalen und vaginalen Tastuntersuchungen sollte auf Grund meist fehlender Erfahrung und der Gefahr von zusätzlichen Verletzungen abgesehen werden.

4

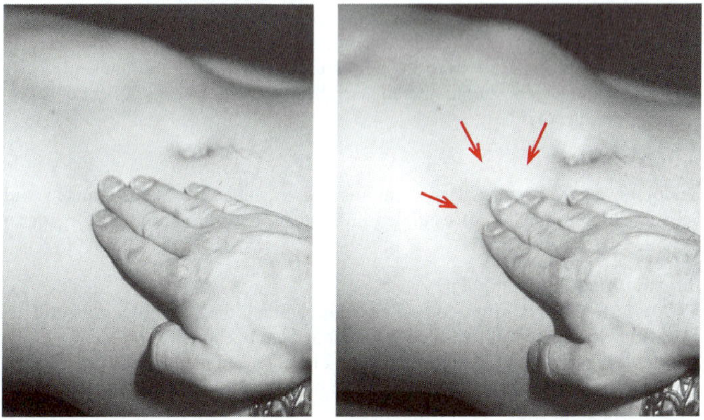

Abb. 4.03 Palpation des Abdomens [M 140]

### Beobachtungen und Befunde

- Hautspannung (Turgor): Haut zwischen Daumen und Zeigefinger in Falten abheben → Turgor herabgesetzt bei Exsikkose, erhöht bei Ödemen (eingedrückte Delle bleibt über längere Zeit erhalten)
- Hauttemperatur:
  - erniedrigt, z. B. bei Unterkühlung (▶ Kap. 19.4), kalte Extremität bei arteriellem Verschluss (▶ Kap. 7.9)

  - erhöht, z. B. bei Fieber, warme Extremität bei venösem Verschluss (▶ Kap. 7.10)
- Palpation des Thorax: Thorax seitengleich mit beiden Händen so umfassen, dass beide Daumen in der Mitte des Sternums liegen
  - Krepitationen, z. B. bei Rippenfraktur (▶ Kap. 21.4.1)
  - seitengleiches Heben und Senken des Thorax: einseitig aufgehoben bei Pneumothorax
  - Hautemphysem („Schneeknistern“): subkutane Luftansammlung z. B. bei Spannungspneumothorax
- Palpation des Herzspitzenstoßes: normal im 5. ICR in der linken Medioklavikularlinie, nach außen verlagert z. B. bei Kardiomyopathie oder Linksherzinsuffizienz durch Lungenstauung
- Palpation des Abdomens: Pat. liegt flach und streckt beide Arme neben dem Körper aus. Zuerst mit den Fingerbeeren der flach aufgelegten Hand jeden Quadranten (▶ Abb. 4.03) vorsichtig 1–2 cm tief betasten
  - Abwehrspannung: durch Reizung des Bauchfells, z. B. bei Peritonitis, freier Flüssigkeit oder Luft im Bauchraum
  - Loslassschmerz: Druck der Fingerendglieder ca. 30 Sek. aufrechthalten, plötzlich, ohne den Pat. zu warnen, mit einer schnellen Bewegung Druck loslassen, z. B. bei Peritonitis
  - Murphy-Zeichen: Beim sitzenden Pat. leicht mit den Fingern in der rechten Medioklavikularlinie eindrücken. Pat. auffordern, tief einzuatmen: Schmerzreaktion, z. B. bei Erkrankungen der Gallenblase
  - McBurney-Punkt: Punkt in der Mitte der Verbindungslinie zwischen dem rechten vorderen oberen Darmbeinstachel und dem Nabel. Druckschmerz an diesem Punkt bei akuter Appendizitis (▶ Kap. 10.4)
  - Lanz-Punkt: Punkt im rechten äußeren Drittel der Verbindungslinie zwischen beiden vorderen oberen Darmbeinstacheln. Druckschmerz bei akuter Appendizitis.



## ■ Perkussion

Beklopfen der Körperoberfläche, um aus den entstehenden Schwingungen und Schallqualitäten Rückschlüsse auf den Zustand der darunter liegenden Organe zu ziehen.

### Durchführung (Rechtshänder)

- Ausgestreckten li. Mittel- oder Zeigefinger fest auf die Körperoberfläche drücken (Plessimeter), die restlichen Finger locker abgehoben
- mit dem re. Mittelfinger locker auf den Plessimeterfinger hämmern
- Perkussion federnd aus dem Unterarm: nach dem Perkussionsstoß schnellt der Finger zurück
- Lungenperkussion
  - Brust: Perkussion mäanderförmig zwischen den Medioklavikularlinien (▶ Abb. 4.04)
  - Rücken: Arme des Pat. vor der Brust verschränken lassen (Vergrößerung des Abstands zwischen den Schulterblättern). Perkussion mäanderförmig zwischen den medialen Rändern des Schulterblattes (▶ Abb. 4.05)
- Perkussion der Schädelkalotte.

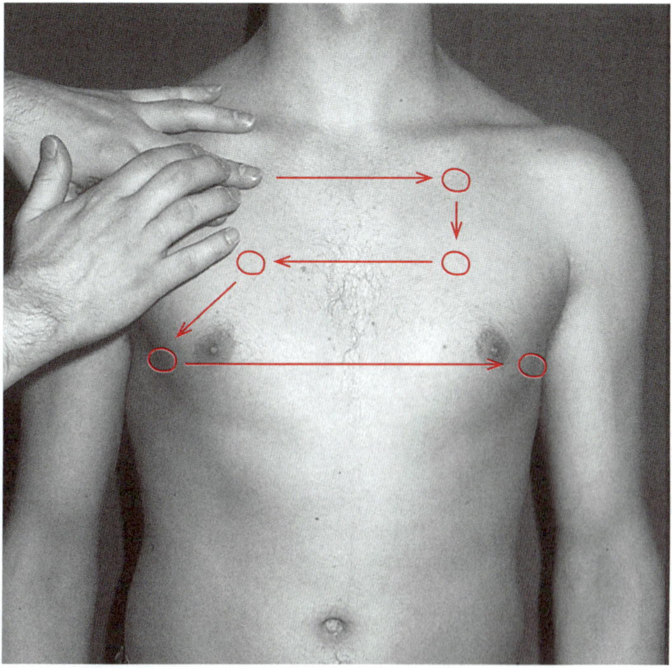

Abb. 4.04 Perkussion der Brust [M 140]



### Untersuchungsbefunde

- Lungen: ▶ Abb. 4.06

## ■ Auskultation

Abhören von Organen (Lunge, Herz, usw.) mittels Stethoskop und Wahrnehmen der Schallphänomene. Mit der Membranseite werden hochfrequente, mit der Trichterseite tieffrequente Geräusche wahrgenommen.

### Durchführung und Befunde

! Stethoskop durch Reiben oder mit der Handfläche anwärmen, besonders bei Kindern wichtig.

### Lungenauskultation

- Pat. entspannt sitzend, Oberkörper frei machen
- auf der Brustseite beginnen: mäanderförmig von den Lungenspitzen abwärts zwischen der Medioklavikularlinie bis zur mittleren Axillarlinie wandern (▶ Abb. 4.07)
- anschließend vom Rücken her auskultieren (▶ Abb. 4.07)

4

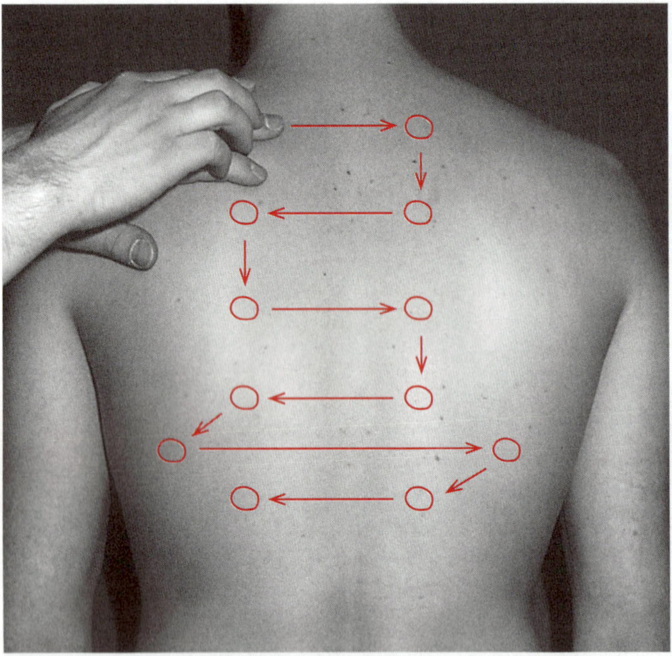

Abb. 4.05 Perkussion der Lunge von dorsal [M 140]

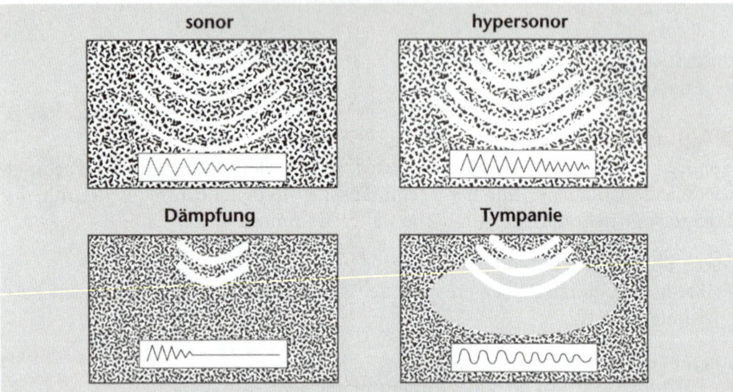


Abb. 4.06 Qualitäten des Perkussionsschalls [L 157]

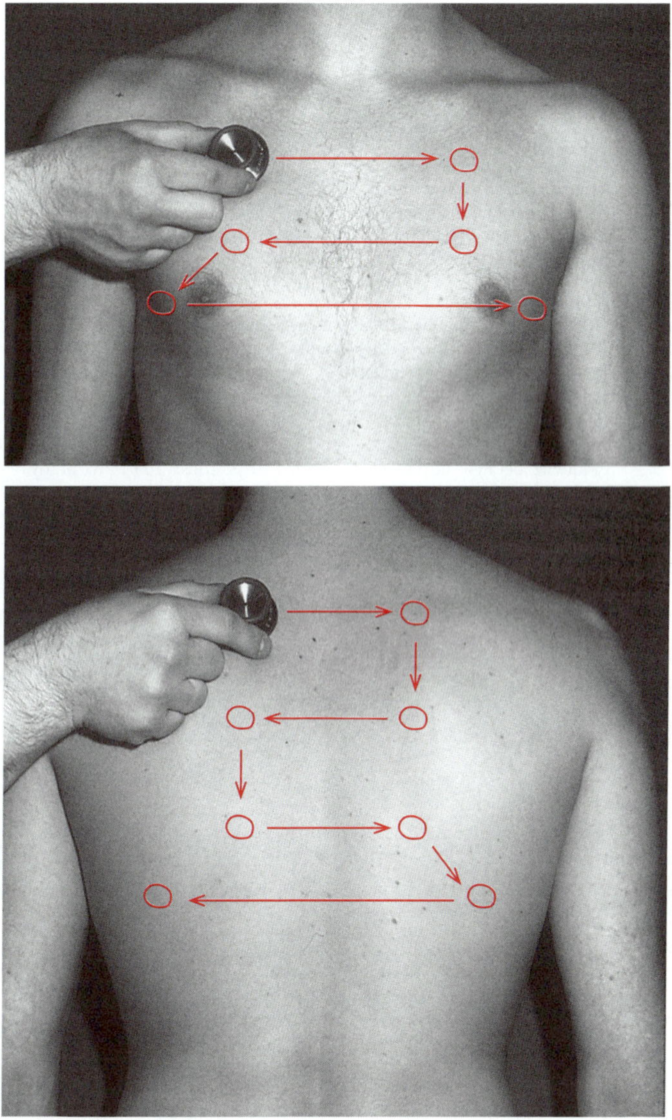

Abb. 4.07 Auskultation der Lunge [M 140]

- Befunde
  - normales Atemgeräusch: rauschendes Geräusch, das in der Inspirationsphase länger zu hören ist und beim Wechseln zur Exspiration leiser wird
  - arrhythmische Atmung, evtl. an- und abschwellend mit Atemstillständen bei Cheyne-Stokes-Atmung, Biot-Atmung und Schnappatmung
  - Atemfrequenz: bei Erwachsenen normal 12–15/Min., Tachypnoe > 18–20/Min., Bradypnoe < 8–10/Min.
  - Inspirations-zu-Exspirations-Verhältnis: normalerwise 1 : 1,7–2, verlängert z. B. bei Asthma bronchiale (▶ Kap. 8.2)
  - Nebengeräusche: Stridor, Giemen, Rasselgeräusche, Reibegeräusche (▶ Kap. 8.1).

### Herzauskultation

- Pat. entspannt sitzend, Oberkörper frei machen
- Pat. zum flachen und ruhigen Atmen auffordern
- Reihenfolge: Mitralklappe (Herzspitze), Trikuspidalklappe (5. ICR, rechts parasternal), Pulmonalklappe (2. ICR, links parasternal), Aortenklappe (2. ICR, rechts parasternal) (▶ Abb. 4.08)
- Befunde
  - Frequenz: bei Erw. normal 60–80/Min, Tachykardie > 100/Min., Bradykardie < 50/Min.
  - arrhythmisch, z. B. bei Vorhofflimmern/-flattern (▶ Kap. 7.4.2), ventrikulärer oder supraventrikulärer Extrasystolie (▶ Kap. 7.4.2)
  - Herztöne oder Herzgeräusche (▶ Abb. 4.09/▶ Abb. 4.10).

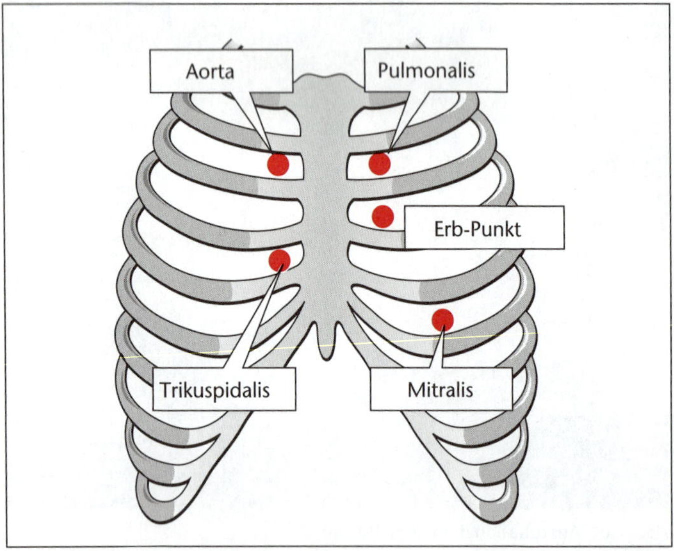


Abb. 4.08 Herzauskultationsareale [L 106]

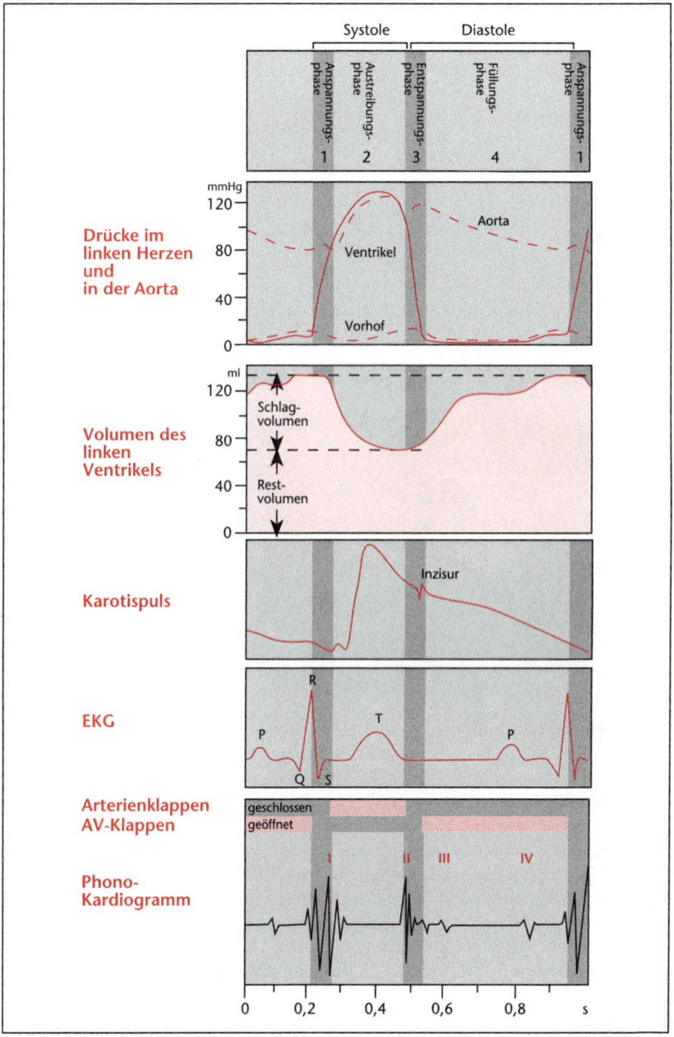


Abb. 4.09 Zeitintervalle des Herzzyklus (reduz.) [L 106]

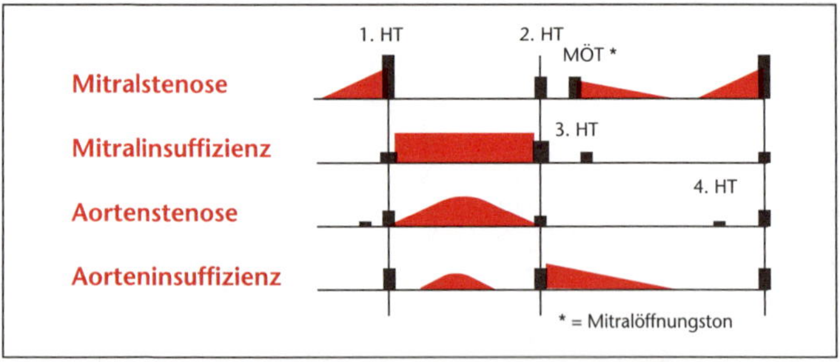


Abb. 4.10 Typische Auskultationsbefunde bei Herzklappenfehlern [A 300]

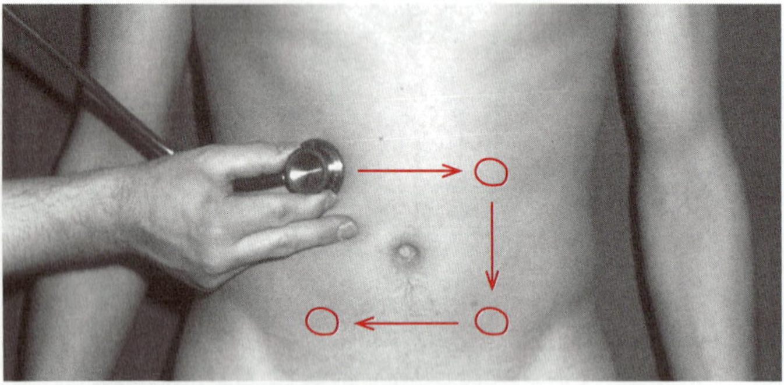

Abb. 4.11 Auskultation des Abdomens [M 140]

**Abdomenauskultation**

- Pat. entspannt liegend, Beine evtl. leicht angezogen, Abdomen frei machen (lassen)
- Arme seitlich am Körper oder über der Brust gefaltet
- Pat. zum ruhigen und langsamen Atmen auffordern
- Stethoskopmembran unter leichtem Druck auf die Haut aufsetzen, evtl. kurz eindrücken, um Darmgeräusche zu auszukultieren
- jeden Quadranten mind. 15 Sek. auskultieren (▶ Abb. 4.11)
- Befunde
  - normale, plätschernde Darmgeräusche: 5–10 Darmgeräusche/Min.
  - fehlende Darmgeräusche, z. B. bei paralytischem Ileus, Peritonitis (▶ Kap. 10.1)
  - verstärkte Darmgeräusche, z. B. bei Gastroenteritis
  - schnelle, metallisch klingende Darmgeräusche, z. B. bei mechanischem Ileus (▶ Kap. 10.3).

**Gefäßauskultation**

- Stethoskoptrichter abwechselnd locker auf re. oder li. Karotis aufsetzen
- der Pat. sollte kurz den Atem anhalten oder ganz flach und ruhig atmen
- Gefäßgeräusch abhorchen

- Befund
  - bei Stenosen ist Geräusch infolge von Turbulenzen verlängert.

## 4.1.4 EKG-Ableitung

Dient dem routinemäßigen Monitoring von Herzrhythmus und Herzfrequenz. Darüber hinaus können Herzrhythmusstörungen erkannt und z. B. Formen eines Kreislaufstillstandes unterschieden werden. Ermöglicht sofortige notfallmedizinische Intervention, z. B. Defibrillation durch Rettungsfachpersonal und NA.

Das EKG ist Ausdruck einer elektrischen Herzaktivität und nicht der mechanischen Kontraktion!

### Ableitungsarten

**1-Kanal-Ableitung mit Defibrillationspaddle (zweipolig)**

- Ermöglicht schnelle orientierende Rhythmusdiagnostik: Asystolie, Kammerflimmern, EMD
- Platzierung der Defibrillationspaddle auf dem Thorax
- keine EKG-Diagnostik im eigentlichen Sinne, da nur eine Ableitung dargestellt wird.

**3-Kanal-Ableitung mit 3-Pol-Kabel**

- Zur standardmäßigen Monitorüberwachung: bipolare Extremitätenableitungen nach Einthoven (I, II, III). Potenziale werden zwischen zwei Ableitungen gemessen (▶ Abb. 4.12):
  - Ableitung I: rechter Arm → linker Arm
  - Ableitung II: rechter Arm → linker Fuß
  - Ableitung III: linker Arm → linker Fuß

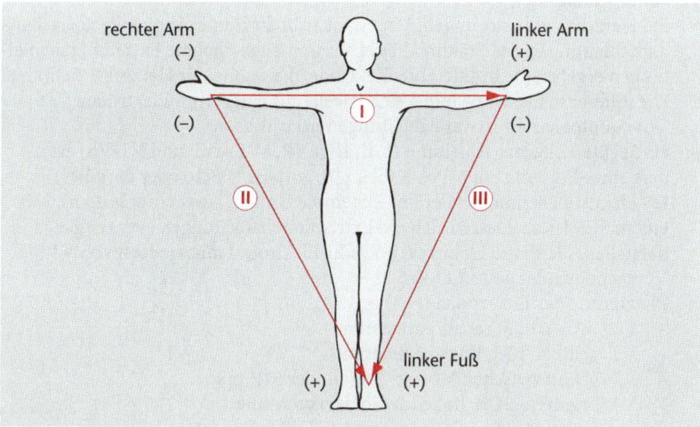


Abb. 4.12 Ableitung nach Einthoven [L 157]

- Platzierung der Elektroden (▶ Abb. 4.13, Beschriftung: ohne schwarze (neutrale) Elektrode → 3-Kanal-Ableitung)
  - rote Elektrode: rechter Arm → verkürzt: auf dem rechten Oberarm
  - gelbe Elektrode: linker Arm → verkürzt: auf dem linken Oberarm
  - grüne Elektrode: linkes Bein → verkürzt: auf die Vorderseite des linken Oberschenkels oder in der linken Leiste auf der Beinachse.

### 6-Kanal-Ableitung mit 4-Pol-Kabel

- Zur ersten orientierenden Diagnostik
- bipolare Extremitätenableitungen nach Einthoven (I, II, III), und unipolare Extremitätenableitungen nach Goldberger (aVR, aVL, aVF). Ableitelektroden entsprechen den bipolaren Ableitungen I, II, III. Interne Verschaltung der Elektroden unterschiedlich: eine Elektrode ist different, die beiden anderen werden zu einer indifferenten Elektrode zusammengeschaltet

**Tab. 4.04 Unipolare Ableitungen nach Goldberger**

| | Differente Elektrode (+) | Indifferente Elektrode (-) |
|---|---|---|
| aVR | Rotes Kabel | Gelbes + grünes Kabel |
| aVL | Gelbes Kabel | Rotes + grünes Kabel |
| aVF | Grünes Kabel | Rotes + gelbes Kabel |

4

- Platzierung der Elektroden
  - rote Elektrode: rechter Arm → verkürzt: auf dem rechten Oberarm
  - gelbe Elektrode: linker Arm → verkürzt: auf dem linken Oberarm
  - grüne Elektrode: linkes Bein → verkürzt: auf die Vorderseite des linken Oberschenkels oder in der linken Leiste auf der Beinachse
  - schwarze Elektrode: rechtes Bein → verkürzt: unter dem rechten Rippenbogen.

### 12-Kanal-Ableitung

- Bei Herzrhythmusstörungen, V.a. Myokardinfarkt und Angina Pectoris Standardableitung in der Präklinik. Drei zusammengeschaltete Extremitätenableitungen ergeben die indifferente Elektrode, die sich in der Herzmitte befindet. Die differente Elektrode bildet sich jeweils aus einer der 6 Elektroden (V1-V6) → unipolare Brustwandableitungen nach Wilson
- eine echte 12-Kanal-Ableitung (I, II, III, aVR, aVL, aVF und V1-V6) erfordert ein 4-Pol- und ein 6-Pol-Kabel, z. B. corpuls® 08/16 oder corpuls³ (Fa. GS Elektromedizinische Geräte G. Stemple GmbH, www.corpuls.com). Mit einem 5-Pol-Kabel lassen sich die Extremitätenableitungen evtl. zeitgleich darstellen, die fünfte Elektrode (Wilson-Elektrode) muss jedoch von V1 bis V6 nacheinander gesteckt werden
- Platzierung der Elektroden (▶ Abb. 4.14)
  - V1 (rot): 4. ICR, rechts parasternal
  - V2 (gelb): 4. ICR, links parasternal
  - V3 (grün): zwischen V2 und V4 (auf der 5. Rippe)
  - V4 (braun): 5. ICR, linke Medioklavikularlinie

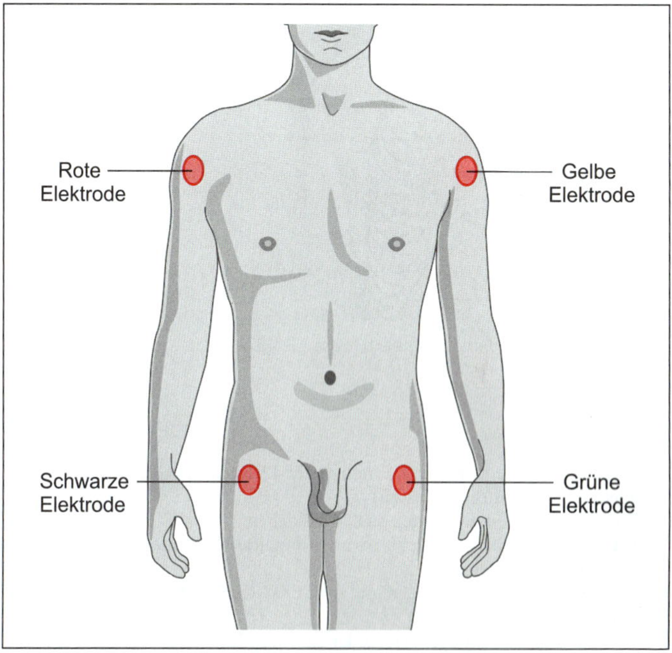


Abb. 4.13 4-Pol-Brustwandableitung [L 157]

  - V5 (schwarz): linke vordere Axillarlinie in Höhe V4
  - V6 (lila): 5. linke mittlere Axillarlinie in Höhe V4
- spezielle Brustwandableitung, um Veränderungen der Herzhinterwand zu erkennen (nach Ausdruck von V1–V6 werden die Stecker V4–V5 auf V7–V8 gesteckt):
  - V7: linke hintere Axillarlinie in Höhe V4
  - V8: linke mittlere Skapularlinie in Höhe V4
  - V9: linke Paravertebrallinie in Höhe V4.

! „Kleben" dieser Ableitungsform üben!

### Indikationen

- Routinemonitoring
- falls Pat. „Herzmedikamente", z. B. Digitalis, β-Blocker einnimmt
- bei kardialer Symptomatik, z. B. Herzklopfen, retrosternalem Schmerz
- Rhythmusstörungen
- bewusstseinsgestörter, bewusstloser Pat.
- intensivpflichtiger, evtl. intubierter Pat.
- Reanimation
- traumatisierter Pat.

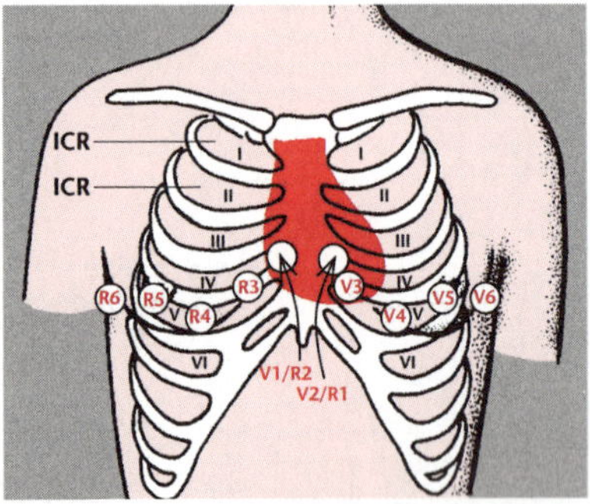


Abb. 4.14 Brustwandableitung nach Wilson [L 157]

**Kontraindikation**
Keine.

**Durchführung**

- Pat. aufklären, verständliches Synonym für 12-Kanal-EKG: „großes EKG"
- Kleidung, BH entfernen (lassen)
- Elektroden an den definierten Stellen aufkleben
- bei starker Brustbeharrung: Haare mit Einmalrasierer entfernen (Pat. vorher um Erlaubnis fragen)
- EKG-Kabel an den Elektroden und dem EKG-Gerät befestigen (auf sicheren Kontakt der Stecker achten)
- EKG am Monitor interpretieren oder ein Ruhe-EKG schreiben → Pat. zum gleichmäßigen, ruhigen Atmen auffordern und das Sprechen einstellen.

**Tipps & Tricks**

- Die Wilson-Elektroden V3-V5 bei Frauen unter die Brust kleben.
- Bei Kindern kleine Elektroden, evtl. mit aufgezeichneten Drachen oder Tieren verwenden („Erst bekommt der Teddy einen Aufkleber!").
- Bei schweißigen Pat.: Körper trocken reiben.
- Die EKG-Qualität ist maßgeblich von der Feuchtigkeit und Güte der EKG-Elektroden abhängig. EKG-Elektroden dürfen nicht ausgetrocknet sein. Herstelleranweisungen und Verfallsdatum beachten.

## 4.1.5 Pulsoximetrie

Nicht-invasives Monitoringverfahren zur Messung der arteriellen Sauerstoffsättigung ($SpO_2$) über einen Fotosensor. Gehört zum Basismonitoring (nicht invasiv, große Aussage).
Oxygeniertes ($HbO_2$) und desoxygeniertes Hämoglobin (RHb) schwächen, wenn sie mit Licht bestimmter Wellenlänge durchstrahlt werden, dieses spezifisch ab. Aus dem Vergleich beider Messwerte, die während einer Pulswelle (arterielle Perfusion des Kapillarbettes) bestimmt werden, ergibt sich der $SpO_2$-Wert. Unter normalen Bedingungen weicht der vom Pulsoximeter angezeigte Wert ($SpO_2$) nur

um etwa 2–3% von der tatsächlichen arteriellen Sauerstoffsättigung ($SpO_2$) ab. Bei Sättigungen < 70% wird die Pulsoximetrie ungenau.

### Indikationen

- Zyanose, Dyspnoe
- COLD (chronic obstructive lung disease)
- Lungenödem, Lungenembolie
- Intoxikationen (Achtung: CO-Vergiftung!)
- Myokardinfarkt, Angina Pectoris
- polytraumatisierter Pat.
- bewusstseinsgestörter Pat.
- Beatmungspat.
- Effektivitätskontrolle bei Reanimation
- Intensivverlegung
- U.U. bei Routinetransport.

### Durchführung

- Sensor auf unbekleideter, unverletzter und sauberer Haut, Finger- oder Fußnagelkuppe anbringen
- Sensor auswählen
  - Klemmsensoren: routinemäßig bei kooperativen Pat., wieder verwendbar
  - Klebesensoren: hauptsächlich bei Kindern, sehr unruhigen oder überdurchschnittlich großen Pat. → Vermeiden von Bewegungsartefakten. Einmalartikel.

4

**Tab. 4.05 Beurteilung der pulsoximetrischen Messwerte (modifiziert nach Lutomsky und Flake)**

| $SpO_2$ | Klassifizierung | Maßnahmen |
|---|---|---|
| 100–91% | Normoxämie | Richten sich nach dem klinischen Krankheitsbild |
| 90–86% | Hypoxämie | Inhalationstherapie (Nasensonde, Sauerstoffbrille oder Maske, evtl. mit Demandventil oder Sauerstoffreservoir) |
| 85–71% | Manifeste Hypoxämie | Massive Sauerstoffgabe, evtl. Intubation |
| < 70% | Akute Vitalgefährdung | Intubation mit einem $FiO_2$ von 100%. |

### Fehlerquellen

- Bei Dyshämoglobinämie wird auf dem Pulsoximeter ein sehr hoher $SpO_2$-Wert um 100% angezeigt, der tatsächliche $SpO_2$ ist jedoch wesentlich niedriger, z. B. bei:
  - CO-Hb bei CO-Intoxikationen oder Rauchern
  - Met-Hb bei Zyanidintoxikationen
- bei verminderter peripherer Durchblutung, Ausfall der Pulswelle, z. B. bei peripherer Vasokonstriktion (Hypothermie, α-Sympatomimetika, z. B. Suprarenin®), zentralisiertem Pat. (Schock), Low-Output-Syndrom (Linksherzversagen)
- bei verfärbten Fingernägeln, z. B. durch Nagellack oder Pilzbefall
- Bewegungsartefakte bei sehr mobilen Pat., z. B. im epileptischen Anfall.

**Tipps & Tricks**

- Das klinische Bild steht im Vordergrund, nicht der Messwert; z. B. bei Myokardinfarkt oder Apoplex ist der $O_2$-Wert im normoxischen Bereich → $O_2$-Gabe nach Krankheitsbild, nicht nach Sättigungswert.
- Bei peripherer Vasokonstriktion, z. B. Hypothermie, Hypotonie, Low-Output-Syndrom, Schock, zentralen Sensorort wählen: Nase, Ohrläppchen, Stirn.
- Bei lackierten Nägeln: Sensor um 90 Grad auf dem Finger verdrehen, evtl. mit Alkohol oder alkoholischem Haut-Desinfektionsmittel entfernen.
- Bei unkooperativen Pat. keine Fixierung des Sensors mit Klebestreifen (Kompression des Kapillarbettes → Ausfall der Pulsoximetrie), sondern handelsübliche Klebesensoren verwenden.

**Achtung**

Hohe $SpO_2$-Werte nach einer endotrachealen Intubation berechtigen nicht dazu, eine korrekte Tubuslage anzunehmen → Stets auskultieren und Kapnometrie (▶ Kap. 4.1.7) verwenden.

4

## 4.1.6 Kohlenmonoxid-Messung

Kohlenmonoxid (CO), oder auch Kohlenstoffmonoxid genannt, ist ein farb-, geruchs- und geschmackloses und giftiges Gas. Es entsteht unter anderem bei der unvollständigen Verbrennung von kohlenstoffhaltigen Stoffen. Gelangt dieses Atemgift über die Lunge in den Blutkreislauf, blockiert es aufgrund der ca. 210-fach höheren Affinität das zentrale Eisenatom des Hämoglobins (Hb) und behindert so den Sauerstofftransport im Blut. Eine zu hohe CO-Konzentration im Blut kann zum Tod durch Ersticken führen.

Neue medizintechnische Messverfahren ermöglichen die nichtinvasive kontinuierliche Erkennung und Bestimmung einer CO-Konzentration in der Präklinik über einen einfachen Fingersensor (z. B. Masimo Rainbow® SET). Darüber hinaus sind weitere Parameter wie die Bestimmung des Methämoglobin (Met-Hb) und im Rahmen der Intensivverlegung relevante Parameter messbar. Verfügbar sind diese Messgeräte als Handheld-Geräte oder aber als integrierte Messoption in Multifunktionsparameter-Systemen (z. B. corpuls[3]) für den Rettungsdienst.

Die präklinische CO-Messung stellt eine Überbrückung zur laborchemischen Untersuchung dar, die als „Goldener Standard" gilt. In der Notfallmedizin ermöglicht die Kohlenmonoxid-Messung eine frühzeitige und wertvolle diagnostische Ergänzung z. B. im Rahmen der Versorgung von Brandopfern.

Bei Kohlenmonoxid-Intoxikationen treten häufig nur grippeähnliche Symptome auf. Differentialdiagnostisch sollte daher immer auch eine CO-Messung in Erwägung gezogen werden.

### Indikationen

- Rauchgasintoxikation mit erhöhtem CO-Hb
- Patienten, die einem Brand in geschlossenen Räumen ausgesetzt waren
- Zyanidintoxikationen mit erhöhtem Met-Hb
- unklare Bewusstlosigkeit oder bewusstseinsgestörter Pat. (Differentialdiagnose).

**Tab. 4.06 Symptome in Abhängigkeit der CO-Konzentration im Blut**

| CO-Hb | Symptome |
|---|---|
| 6–10% | Kopfschmerzen, Luftnot, Kurzatmigkeit |
| 11–20% | Moderate Kopfschmerzen, Luftnot, Kurzatmigkeit |
| 21–30% | Starke Kopfschmerzen, Übelkeit, Schwindel, Müdigkeit |
| 31–40% | Starke Kopfschmerzen , Brechreiz, Schwindel, Verwirrung |
| 41–50% | Verwirrung, Synkopen, Tachykardien |
| 51–60% | Krämpfe, Schock, Apnoe, Koma |
| 60–70% | Tödlich in 10 Minuten bis ca. 1 Stunde |
| > 70% | Tödlich in wenigen Minuten |

**Durchführung**
- Sensor auf unbekleideter, unverletzter und sauberer Haut, Finger- oder Fußnagelkuppe anbringen
- Sensor an Mittelfinger oder Ringfinger platzieren.

**Fehlerquellen**
- Kompression des Fingers
- starkes Umgebungslicht (Streulicht)
- Kohlenmonoxid-Messung erfordert eine präzise Platzierung des Sensors.
- Aufgrund der o. g. Einschränkungen müssen die Werte der CO-Messung stets kritisch bewertet werden.

**Tipps & Tricks**
- Zur Reduktion des Streulichts den Finger mit dem Sensor in die Transporttasche des Gerätes stecken oder den Sensor anderweitig abdecken und vor Umgebungslicht schützen.

## 4.1.7 Kapnometrie, Kapnographie

Zeitkontinuierliches Messverfahren, mit dem die endexspiratorische $CO_2$-Konzentration beim intubierten Pat. ermittelt wird. Neue Messverfahren ermöglichen inzwischen auch den Einsatz beim nicht intubierten Patienten.
Mit Hilfe eines Referenzgases (Gas mit bekannter $CO_2$-Konzentration) wird infrarotabsorbierend mittels Spektralanalyse der Wert verglichen und numerisch (Kapnometrie), z.T. zusätzlich grafisch (Kapnographie) die Atemstromkurve angezeigt.
Im modernen präklinischen Monitoring von intubierten Pat. größte Sicherheit. Gibt direkten Aufschluss über Ventilation, Hämodynamik und Metabolismus.

**Messmethoden**
- Hauptstromverfahren (inline): Messung erfolgt in einem Messkopf, der direkt am Endotrachealtubus konnektiert ist
- Nebenstromverfahren (sidestream): Der Ausatemluft wird Gas entnommen und dann analysiert.

Normalbereich des $EtCO_2$ 35–45 mmHg (4,5–6%).

! Die tatsächliche arterielle $CO_2$-Konzentration ($pCO_2$) ist bei einem gesunden Menschen nur um 1–3 mmHg höher als die endexspiratorischen $CO_2$-Konzentration ($EtCO_2$).

Ein normales Kapnogramm (▶ Abb 4.15) gliedert sich in 4 Phasen:

- Phase I: $CO_2$-Konzentration nahe Null (Totraumluft)
- Phase II: Mischluft aus Totraum und Alveolarluft
- Phase III: Beim gesunden Menschen homogene Alveolarluft
- Phase VI: $CO_2$-Konzentration nahe Null (Beginn der Inspiration).

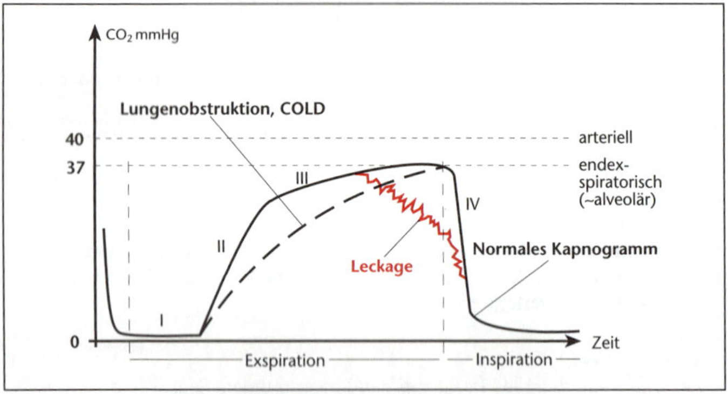


Abb. 4.15 Kapnogramm [L 157]

| Tab. 4.07 Verändertes Kapnogramm | |
|---|---|
| **Befund** | **Gestörte Ventilation** |
| Verkleinerte Amplitude, geringer $EtCO_2$ | Hyperventilation |
| Vergrößerte Amplitude, hoher $EtCO_2$ | Hypoventilation |
| Verlängerte Anstiegszeit der $EtCO_2$-Kurve | Obstruktion, z. B. Asthma, Tubusknick |
| Ungenaue Messung, vorzeitiger Abfall der $CO_2$-Kurve | Leckage im Beatmungssystem |
| Fehlende $EtCO_2$-Kurve | • Ösophageale Fehlintubation |
| | • Diskonnektion |
| | • Versehentliche Extubation (z. B. beim Umlagern) |

**Tab. 4.07 Verändertes Kapnogramm** *(Forts.)*

| Befund | Gestörte Zirkulation |
|---|---|
| Schlagartiger Abfall des $EtCO_2$, danach langsamer Anstieg oder bei einem kleinen embolischen Verschluss immer kleiner werdende Amplitude | Lungenembolie |
| Ausbleiben der $CO_2$-Kurve wegen mangelner Lungenperfusion | Herzstillstand |
| **Befund** | **Metabolische Störung** |
| Verkleinerte Amplitude, geringerer $EtCO_2$ | • Stoffwechselreduktion beim hypothermen Pat.<br>• Nach Gabe von Suprarenin® |
| Erhöhte Amplitude, hoher $EtCO_2$ | Medikamentengabe, z. B. Natriumbikarbonat |

4

## Indikationen

! Grundsätzlich bei allen intubierten Pat.

- SHT: nur mit der Messung des $EtCO_2$ ist eine kontrollierte Hyperventilation möglich → Einsatz nur bei Einklemmungszeichen
- Polytrauma
- Reanimation
- im Rahmen des Monitoring, z. B. bei Intensivverlegungen.

## Durchführung

- Sensor zwischen Endotrachealtubus und Beatmungsgerät oder Beatmungsbeutel konnektieren. Wird ein Beatmungsfilter verwendet, zwischen Endotrachealtubus und Filter.

## Fehlerquellen

- Bei flacher Tachypnoe falsche Messwerte durch erhöhte Totraumventilation
- im Schock kommt es durch Zentralisation zu einer pulmonalen Minderperfusion und damit zu einer Vergrößerung der Totraumventilation → $EtCO_2$ ↓, die im Blut vorhandene $CO_2$-Konzentration ($pCO_2$) hingegen steigt. Die Kapnometrie täuscht hier nur eine Hyperventilation vor.

## Komplikationen

- Beim Nebenstrommessverfahren eines Kapnometers wird der Atemluft Gas entzogen. Dies kann bei Säuglingen und Kleinkindern eine Zunahme des Totraumvolumens bewirken → Absauggeschwindigkeit reduzieren!

**Tipps & Tricks**

- Statt eines Kapnometers können Einmal-$CO_2$-Detektoren (z. B. EASY CAP®, PEDICAP®, Fa. Nellcor) verwendet werden, die bei jeder Inspiration und bei Exspiration auf einem Messfeld einen Farbumschlag anzeigen (Haltbarkeit ca. 2 h).
- Die Kapnometrie erleichtert das Monitoring im Rettungshubschrauber, da durch den Geräuschpegel eine Auskultation nahezu unmöglich ist.

- Unzureichende Relaxierung oder Sedierung des Pat. sind an einem frühzeitigen Abfall („Gegenatmen“) der $EtCO_2$-Kurve erkennbar.
- Bei laufender Reanimation arbeitet die Kapnometrie sicher weiter. EKG, Pulsoximetrie und NIBD sind anfällig gegenüber Bewegungsartefakten wie z. B. Herzdruckmassage.

## 4.1.8 Blutgasanalyse (BGA)

Für den Einsatz im Rettungsdienst und Intensivtransport stehen immer mehr kleinste Blutgasanalysegeräte zur Verfügung (z. B. i-STAT 1/Fa. i-STAT oder Irma Trupoint/Fa. ITC). Folgende Parameter können mit auswechselbaren Einmalkassetten (Cartridges), die Sensor und Testsubstanzen enthalten, in wenigen Minuten gemessen werden: Hämatokrit (Hkt), Chlorid, Natrium, Kalium, $pO_2$, $pCO_2$, pH, ionisiertes Kalzium, Harnstoff, Lactat. Aus den erhobenen Werten können weitere errechnet werden, z. B. $O_2$-Sättigung, Bikarbonat, Basenexzess (BE), Hämoglobin (Hb) und Anionenlücke. Wenn möglich sollte eine arterielle Blutprobe verwendet werden, ansonsten reicht auch eine venöse Blutprobe aus.

4

### Indikationen

- Intensivtransport von beatmeten oder respiratorisch insuffizienten Pat.
- Quantifizierung einer Azidose bei kardiopulmonaler Reanimation
- Therapiekontrolle und ggf. Entscheidung für eine maschinelle Beatmung bei Pat. mit respiratorischer Insuffizienz
- Überwachung hämatologischer Parameter, z. B. Hb, Hkt bei traumatologischem Pat.
- Diagnose und ggf. Therapie metabolischer Störungen des Säure-Basenhaushaltes.

### Material

- Hautdesinfektionsmittel
- sterile Tupfer
- sterile Handschuhe
- ggf. Lochtuch
- Kanüle (24 G)
- Spritze, ggf. heparinisiert oder spezielle BGA-Spritze.

### Durchführung

- Entnahme der arteriellen Blutprobe aus einem arteriellen Zugang zur invasiven Messung des Blutdrucks einige ml Blut verwerfen, da diese mit der heparinisierten Spüllösung vermischt sind
- Blutentnahme aus der A. femoralis (▶ Abb. 4.16):
  - Pat. liegt auf harter Unterlage, die Hüfte gestreckt (evtl. Kissen

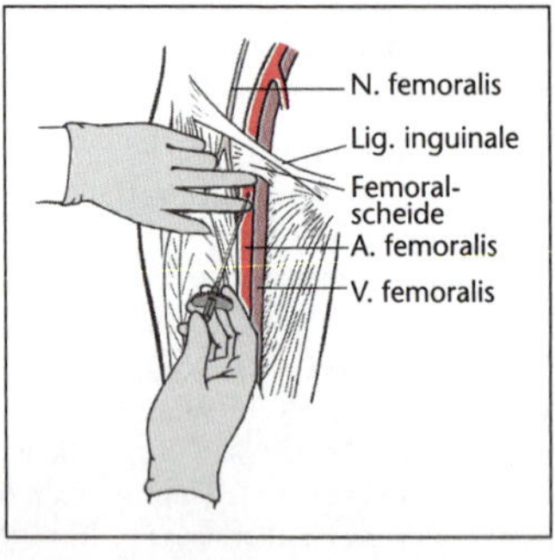


Abb. 4.16 Punktion der A. femoralis [L 157]

unter das Gesäß schieben). Falls technisch erforderlich, Rasur; Haut und palpierende Hand desinfizieren
  - A. femoralis kaudal des Leistenbandes (Lig. inguinale) palpieren, Haut spannen (Hilfsperson bei Adipösen)
  - Gefäß zwischen Zeige- und Mittelfinger punktieren (zur Erinnerung: **IVAN**: **i**nnen **V**ene, **A**rterie, **au**ßen **N**erv)
  - mit leerer Spritze unter Sog zwischen den beiden Fingern senkrecht zur Haut einstechen, bis Blut kommt. Evtl. muss dafür Kanüle erst langsam zurückgezogen werden
  - bei gelungener Punktion der Arterie pulsiert helles Blut aus der Kanüle
  - nach Herausziehen der Kanüle Punktionsstelle 5 Min. fest komprimieren.

**Achtung**
Falsches oder ungenügendes Komprimieren kann zu erheblichen Hämatomen führen.

- Blutentnahme aus der A. radialis (▶ Abb. 4.17):
  - Handgelenk überstrecken, Kollateralkreislauf überprüfen (Allen-Test); Pulsation der A. ulnaris? Bei negativem Allentest darf keine Punktion bzw. Kathetereinlage erfolgen!
  - Evtl. Lokalanästhesie
  - Punktionskanüle (z. B. 24 G) mit aufgesetzter Spritze im Winkel von 30° von distal nach proximal daumenseitig einführen. Weiteres Vorgehen wie oben
  - nach der Probengewinnung sollte die Einstichstelle ca. 5 Minuten komprimiert werden
  - zur BGA-Spritze sofort luftdicht und ohne Lufteinschluss verschließen oder sofort die Messung durchführen
  - benötige Menge der Blutprobe auf das dafür vorgesehene Feld der Kassette geben
  - Einsetzen der Kassette in das Gerät
  - Ablesen und ausdrucken der Ergebnisse nach ca. 1 Minute
  - Verwerfen der Kassette.

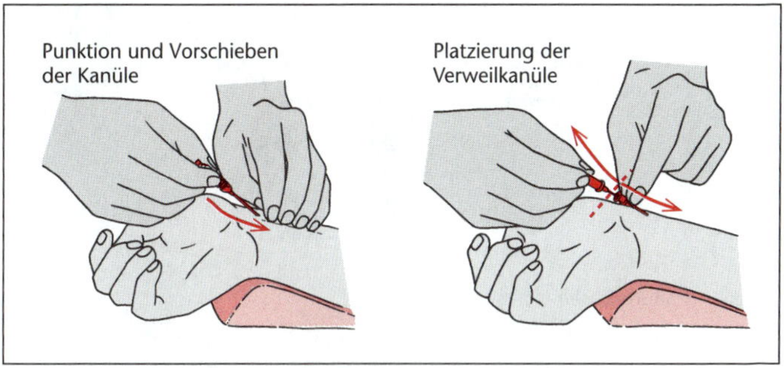


Abb. 4.17 Punktion der A. radialis [L 157]

**Tab. 4.08 Entgleisungen des Säure-Basen-Haushaltes**

| | pH* | $pCO_2$ (mmHg) | Bikarbonat (mmol/l) | BE** (mmol/l) |
|---|---|---|---|---|
| **Normwerte** | 7,36–7,42 | 36–44 | 22–26 | 2 bis +2 |
| Metabolische Azidose | ↓ oder ↔ | ↔ oder ↓ | ↓ | negativ |
| Metabolische Alkalose | oder ↔ | ↔ oder | | positiv |
| Respiratorische Azidose | ↓ oder ↔ | | ↔ oder | positiv |
| Respiratorische Alkalose | oder ↔ | ↓ | ↔ oder ↓ | negativ |

Faustregel: Metabolisch Miteinander → Bei metabolischen Störungen verändern sich pH, Bikarbonat und $pCO_2$ stets gleichsinnig.

* Bei kompensierten Veränderungen ist der pH durch erhöhte oder erniedrigte Bikarbonatausscheidung bzw. $CO_2$-Abatmung noch im Normbereich, $pO_2$, BE bzw. Standardbikarbonat jedoch pathologisch.

** base excess, Basenüberschuss: Differenz der nachweisbaren Basen gegenüber dem normalen Pufferbasengehalt.

Siehe auch ▶ Abb. 4.18 Säure-Basen-Normogramm

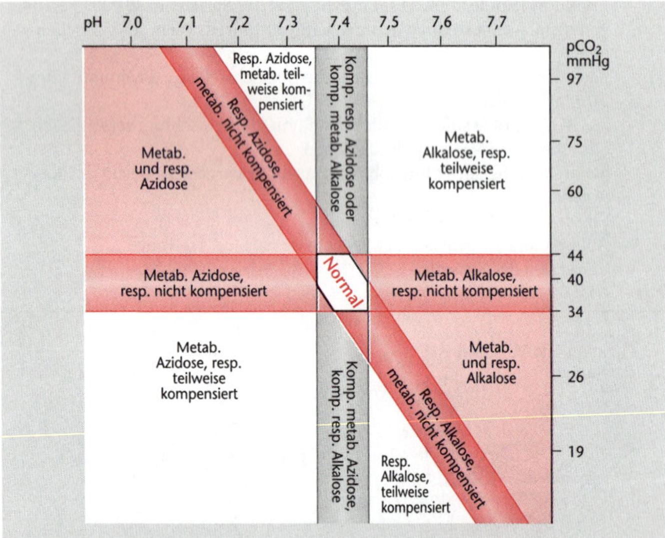


Abb. 4.18 Säure-Basen-Normogramm [L 106]

**Tipps & Tricks**
Azidosekorrektur im Rahmen der Reanimation: Natriumbikarbonat-Menge (in mval) = 0,1 × kg KG × BE, der verwendete Faktor von 0,1 (in der Intensivmedizin häufig 0,3) soll dem herabgesetztem Verteilungsvolumen bei reduziertem HZV unter der Reanimation Rechnung tragen.

## 4.1.9 Blutzuckerschnelltest

Im Rahmen der Erstuntersuchung wertvolles diagnostisches Mittel zum Erkennen eines diabetischen Notfalls.

**Normalwert:**
80–120 mg/dl (4,4–6,7 mmol/l)

**Hypoglykämischer Schock:**
< 50 mg/dl (2,8 mmol/l)

**Hyperglykämisches Koma:**
> 450 mg/dl (25 mmol/l)



### Indikationen

- Bei allen Notfallpatienten mit Bewusstseinsstörungen
- bei allen Pat., bei denen (anamnestisch) ein Diab. mell. vorliegt
- zur Verlaufskontrolle von Therapiemaßnahmen bei Hypoglykämie.

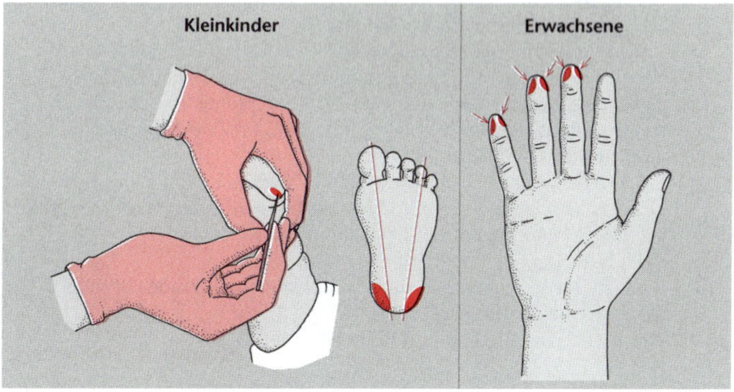


Abb. 4.19 Blutentnahme zur Blutzuckermessung [L 157]

### Durchführung

- Material: BZ-Messgerät, Teststreifen, Sicherheitslanzette, Tupfer, Schutzhandschuhe, ggf. Wundschnellverband (Pflaster), Abwurfbehälter. Punktionsstellen für die Kapillarblutentnahme: seitliche Fingerkuppen, Ohrläppchen, Ferse (bei Kleinkindern)
- ansprechbare Pat. informieren und Einwilligung einholen

- Punktionsstelle muss sauber sein, ggf. mit Wasser reinigen und trocknen. Keine Desinfektion notwendig (Mittel können falsche Werte bringen)
- Sicherheitslanzette entsichern und Hautstelle punktieren
- ersten Blutstropfen abwischen (enthält zu viel Gewebsflüssigkeit)
- ggf. proximal der Punktionsstelle mit den Fingern leicht pressen, um Blutaustritt zu fördern
- Teststreifen mit der Blutaufnahmezone ansetzen und warten, bis das Gerät mit der Messung beginnt. Nach wenigen Sekunden (je nach Gerät) wird der BZ-Wert ermittelt
- Wunde mit einem Tupfer kurze Zeit komprimieren, Pflaster aufkleben
- kontaminierte Lanzette, Teststreifen und blutige Tupfer sicher entsorgen (Kontamedchen)
- ermittelten Wert dokumentieren.

**Gefahr**
Infektion der Punktionsstelle (sehr gering).

4

**Tipps & Tricks**
- Zur ersten orientierenden Kontrolle kann ein venöser Blutstropfen aus der Punktionskanüle verwendet werden (Messung jedoch unsicher, starke Abweichungen sind möglich). Sollte ein Wert ermittelt werden, der therapeutische Konsequenzen hat (Hypo- oder Hyperglykämie), so ist zur Diagnosesicherheit eine weitere kapilläre Kontrollmessung unverzichtbar.
- Zu starkes Pressen führt zu Serumaustritt → verfälschte Werte.
- Elektronische Messgeräte zeigen bei Werten unter 20 mg/dl lediglich „LO", und bei Werten über 600 mg/dl (800 mg/dl) „HI" an.
- Immer den Patienten behandeln und nicht den ermittelten BZ-Wert! Werte über 450 mg/dl (Hyperglykämie) und unter 50 mg/dl (Hypoglykämie) müssen auch weitere klinische Symptome (Bewusstseinsstörungen, Hautveränderungen etc.) aufweisen. Im Zweifel immer eine zweite Kontrollmessung durchführen.
- Bei Verwendung von elektronischen BZ-Messgeräten ist aufgrund der vielen Fehlerquellen eine exakte Handhabung bezüglich Wartung, Pflege und Anwendung notwendig (Gebrauchsanweisung der Hersteller strikt beachten).
- Bei der Umrechnung mg/dl und mmol/l können folgende Formeln einen groben Anhalt geben:
  mg/dl : 18 = mmol/l bzw. mmol/l × 18 = mg/dl.

## 4.1.10 Temperaturmessung

**Normalwert:**
36,3–37,0 (rektal)

**Hypothermie:**
< 35 °C

**Hyperthermie:**
> 38 °C

### Geräte

- Für eine kontinuierliche Temperaturmessung während der therapeutischen Hypothermie: Temperatur-Option des Patientenmonitoringsystems verwenden (z. B. corpuls[3])
- Achtung: Keine Quecksilberthermometer verwenden → zu lange Messdauer
- die einfachen digitalen Fieberthermometer sind wegen ihrer unteren Skalengrenze von 34 °C für den RD nur bedingt geeignet
- empfehlenswert sind spezielle Infrarotthermometer (Ohrthermometer) mit einer unteren Skalengrenze von 20 °C sowie elektronische Temperatursonden an Überwachungsmonitoren.

## 4.1.11 Sonografie im Rettungsdienst

Spezielle Untersuchungsmethode und bildgebendes Verfahren, welches auf der spezifischen Reflexion von Ultraschallwellen basiert.
Mit der Sonografie können Flüssigkeiten, Organe und anderen Gewebearten dargestellt und differenziert werden. Der Schallkopf, bestehend aus Sender und Empfänger, sendet Ultraschallwellen (1–10 MHz), die von Hindernissen sowie Grenzschichten in unterschiedlichem Maß reflektiert und als Echo zurückgesendet werden. Das Ultraschallgerät wandelt die Echoimpulse in Bilddaten um, die auf dem Monitor dargestellt gespeichert und ausgedruckt werden können. Mit speziellen Techniken (Doppler-/Duplex-Echokardiographie) ist es möglich, den Blutfluss in Gefäßen oder die Durchblutung von Geweben farblich darzustellen.
Bei Traumapatienten beinhaltet die präklinische Sonografie eine kurze, standardisierte Untersuchung zum Nachweis oder Ausschluss von freier Flüssigkeit. Dazu werden zwei anatomische Räume dargestellt, die als Morrison-Pouch und Koller-Pouch bezeichnet werden. Freie Flüssigkeit zeigt sich in dem Ultraschallbild als schwarze Fläche.
In Studien zur Praktikabilität der Sonografie im Rettungsdienst wurde nachgewiesen, dass geschulte Notärzte und Rettungsassistenten für die Untersuchung im Mittel nur 2,4 Min. benötigen und diese leicht parallel zu weiteren Maßnahmen durchgeführt werden konnte.
Die präklinische Sonografie liefert frühzeitig einen Informationsvorsprung, der einsatztaktische und klinische Prozessoptimierungen möglich macht. Infolgedessen kann sie die Wirtschaftlichkeit und Effizienz im Rettungsdienst erhöhen, Kosten sparen und das Outcome des Patienten signifikant verbessern.

### Indikationen

- Abdominaltrauma: Nachweis oder Ausschluss freier Flüssigkeit (▸ Kap. 21.5)
- Hämatothorax (▸ Kap. 21.4.5)
- pulslose elektrische Aktivität (PEA), Visualisierung der tatsächlichen Kontraktilität des Herzens (Reanimation)
- Herzbeuteltamponade (▸ Kap. 21.4.6)
- urogenitale Verletzungen (▸ Kap. 21.5.3)
- Aneurysma (▸ Kap. 7.8)
- Pleuraerguss

- Visualisierung von Zielstrukturen zur Erleichterung einer Punktion (z. B. Perikardpunktion, ZVK)
- kardiologische Untersuchungen (Echokardiographie) zur DD
- gynäkologische Untersuchungen zur DD.

**Untersuchungsgang**

- Bei der Ultraschalluntersuchung im Rettungsdienst werden 5 Schallkopfeinstellungen
- vorgenommen, die allgemein praktiziert und in der Literatur als *Focused Abdominal Sonography for Trauma (FAST)* bezeichnet werden. Der Untersucher sollte sich an diesen standardisierten Ablauf halten, um eine systematische und schnelle Vorgehensweise gewährleisten zu können (▶ Abb. 4.20).



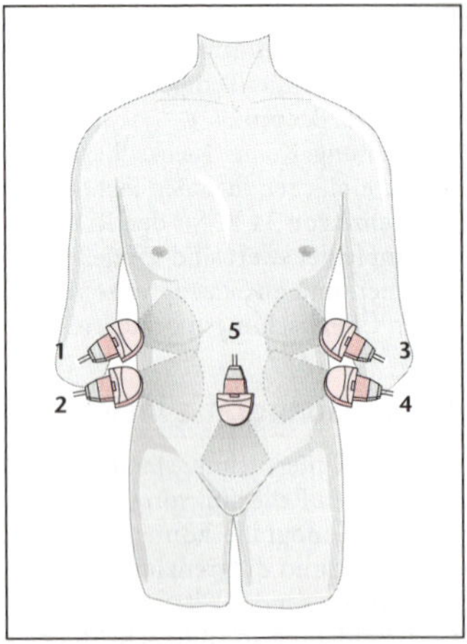


Abb. 4.20 Schallkopfeinstellungen [L 157]

**Tab. 4.09 Zielstrukturen für die Diagnostik im Rahmen der Traumaversorgung**

| Nr. | Einstellung des Schallkopfes | Untersuchte Strukturen | Verdachtsdiagnose |
|---|---|---|---|
| 1 | Lateral-diaphragmaler Längsschnitt rechts | Pleuraraum | Hämatothorax, Pleuraerguss |
| | | Subphrenisch | |
| 2 | Lateral-caudaler Längsschnitt rechts | Perihepatisch | freie abdominelle Flüssigkeit |
| | | Morrison-Pouch | |
| | | Retroperitoneum | retroperitoneale Blutung durch Gefäßverletzung Nierenverletzung Beckenfraktur Wirbelsäulenfraktur |
| 3 | Lateral-diaphragmaler Längsschnitt links | Pleuraraum | Hämatothorax, Pleuraerguss |
| | | Subphrenisch | freie abdominelle Flüssigkeit |
| | | Perisplenisch | subcapsuläres Milzhämatom freie abdominelle Flüssigkeit |
| 4 | Lateral-caudaler Längsschnitt links | Koller-Pouch | freie abdominelle Flüssigkeit |
| | | Retroperitoneum | retroperitoneale Blutung durch Gefäßverletzung Nierenverletzung Beckenfraktur Wirbelsäulenfraktur |
| 5 | Medianer Unterbauchschnitt quer/längs | retro- und paravesikal | freie abdominelle Flüssigkeit |

**Gerätekomponenten**
- Tragbares Grundgerät, bestehend aus TFT-Bildschirm und/oder Touchscreen, sowie PC-Schnittstelle (Infrarot oder seriell) und Wechseldatenspeicher
- Schallkopf.

**Durchführung**
- Zu untersuchenden Bereich frei machen
- ausreichend Kontaktgel verwenden (Wasser-Gel-Substanz, dient als Kopplungsmedium zwischen der Hautoberfläche und dem Schallkopf)
- gerätespezifische Einstellungen vornehmen
- Schallkopf fest aufsetzen
- Schallkopf über Untersuchungsbereich bewegen
- Monitorbild oder Ausdruck beurteilen
- Bilder speichern, ausdrucken, dokumentieren, archivieren.

### Anwendung der Sonografie im Rettungsdienst

**Vorteile**
- Schnelle und sichere Diagnose
- Zeitvorteil – Verbesserung des Outcome des Patienten
- senkt Folgekosten zur Rehabilitation
- Schmerz- und risikolose Untersuchungsmethode
- keine Strahlenbelastung.

**Nachteile**
- Erfordert ausreichend Erfahrung in der Anwendung
- hohe Anschaffungskosten.

**Tipps & Tricks**
- Bei der Untersuchung ausreichend Kontaktgel verwenden (Wasser-Gel-Substanz, dient als Kopplungsmedium zwischen der Hautoberfläche und dem Schallkopf)!
- Einsatztaktik: je nach Verletzungsschwere und gesicherter Diagnose: schnellstmöglicher Transport mit frühzeitiger Voranmeldung in Fachklinik, evtl. RTH-Transport.
- Die Speicherung der Bilddaten bietet gute Dokumentationsmöglichkeiten zur Qualitätssicherung und Schulung.
- Der Zeitaufwand ist unmittelbar davon abhängig, wie geübt der Untersucher ist. Der Untersuchungsgang sollte daher fester Bestandteil der Fortbildung sein und kontinuierlich geübt werden.
- Aktuelle für die präklinische Anwendung geeignete Geräte: Siemens ACUSON P10™, PRIMEDIC® HandyScan, Sonosite MicroMaxx®.

# 4.2 Rettung

## 4.2.1 Befreien aus Fahrzeugen

Das Befreien Eingeklemmter aus PKW, LKW oder Maschinen erfordert von Rettungsdienstpersonal und Feuerwehr eine systematische Vorgehensweise, um den Pat. nicht zu gefährden.

Medizinische Versorgung des Pat. hat oberste Priorität! → NA nachfordern.

**Befreiung Eingeklemmter** ist grundsätzlich Aufgabe der Feuerwehr, kann aber bis zu deren Eintreffen durch das Rettungsfachpersonal mit einfachen Mitteln, z. B. Kuhfuß oder Force-Rettungsaxt, versucht werden. Falls Zugriff durch Seiten- oder Heckscheibe möglich, ins Fahrzeug klettern und Pat. versorgen. Evtl., wenn gefahrlos für den Pat möglich, Heckscheibe oder Seitenscheibe mit Scheibenhammer oder „Window-Puncher" zerstören.



### Eigenschutz beherzigen

- Evtl. Fahrzeug gegen Wegrollen sichern, z. B. durch Holzklötze
- wenn Fahrzeug nicht sicher steht, kein Eindringen ohne Feuerwehr
- Helm mit Nackenschutz tragen
- Lederschutzhandschuhe anziehen
- Einsatzjacke verschließen
- Ohrringe und Ketten ablegen
- evtl. OrgLRD nachfordern: Koordination weiterer Rettungsmaßnahmen.

Bei V.a. eingeklemmten Pat.: Sofort Feuerwehr alarmieren! Keine frustranen Befreiungsversuche durch Rettungsfachpersonal, ohne vorher die Feuerwehr alarmiert zu haben.

### Vorgehen beim Eintreffen der Feuerwehr

- Feuerwehreinsatzleiter aufsuchen
- gemeinsam Lage erkunden, alle einzelnen Schritte zur Befreiung des Pat. abstimmen
- Achtung: Bei eingeklemmten, eingetrübten oder bewusstlosen Pat.: Öffnung für Erstzugang zum Pat. von Feuerwehr schaffen lassen, um Vitalfunktionen zu sichern und seelischen Beistand zu leisten, z. B. Seitenscheibe, Heckscheibe entfernen lassen
- Achtung: Pat. bei allen weiteren Maßnahmen am Fahrzeugwrack schützen, z. B. vor Glassplittern → Decke über den Körper legen
- zur erschütterungsfreien Rettung und um Bewegungsschmerzen zu vermeiden, Stabilisierung des Fahrzeuges vornehmen lassen
- bei schwersteingeklemmten und polytraumatisierten Pat. Dach entfernen lassen, um ein großes Arbeitsfeld zu schaffen.

! Techn. Rettungsmaßnahmen unterbrechen lassen, falls wichtige Maßnahmen am Pat. möglich und notwendig werden.

- Während die Feuerwehr arbeitet, Zeit nutzen und evtl. notwendiges Material bereitstellen, z. B. Immobilisationskragen, Schaufeltrage, KED®-System, Spine-Board, Vakuummatratze, Trage.

Der Einsatzerfolg einer schwierigen technischen Rettung hängt entscheidend von der Zusammenarbeit Feuerwehr-RD ab: Arbeiten und Vorgehensweisen müssen abgesprochen werden.

### Patientenrettung

Nach Befreiung der eingeklemmten Körperteile durch die Feuerwehr und erster medizinischer Versorgung Pat. aus dem Fahrzeug retten.

- HWS stabilisieren, Immobilisationskragen anlegen (▶ Kap. 4.4.23)
- KED®-System anlegen (▶ Kap. 4.2.2)
- Schaufeltrage, Spine-Bord benutzen (▶ Kap. 4.2.2)
- Pat. auf Vakuummatratze und Trage lagern.

## ■ Airbag

Zusammengefalteter Kunststoffbeutel, der sich bei einem Frontalaufprall in ca. 30/1.000 Sek. zu einem Luftkissen aufbläst. Verhindert den Aufprall von Fahrer und Beifahrer auf das Lenkrad bzw. Armaturenbrett (▶ Abb. 4.21).

Airbag löst aus bei:

- Frontalkollision
- hohen Beschleunigungen
- bestimmter Zeitdauer der Beschleunigungen.

4

### Funktionsweise

Bei Frontalkollision und Überschreiten der eingestellten Grenzwerte zündet eine aus gepresstem Feststoff bestehende Tablette im Gasgenerator. Der Treibstoff verbrennt schlagartig, und die dabei entstehenden Gase füllen innerhalb von Sekundenbruchteilen das Luftkissen. Fahrer und Beifahrer tauchen in das Luftkissen ein, werden dort aufgefangen und bewegen sich zurück in ihre Ausgangsposition. Anschließend entleert sich der Airbag durch Öffnungen im Seitenbereich.

### Bei nicht ausgelöstem Airbag

**Gefahren**

- Plötzliches Auslösen unter lautem Knall
- schlagartiges Aufblähen des Luftkissens
  - zusätzliche Stressbelastung für Pat. und Rettungskräfte
- durch Schreck ausgelöste unkontrollierte Bewegungen von RA oder NA: evtl. weitere Verletzungen oder Schmerzen beim Pat.

**Vorgehen**

- Zündung ausstellen, falls noch nicht erfolgt
- Batterie abklemmen
- Oberkörper des Pat. aus dem Wirkbereich des Luftsackes bringen, z. B. durch Zurückdrehen der Rückenlehne → Achtung: Verletzungsart beachten
- Personal auf unbedingt erforderliche Anzahl im Nahbereich reduzieren
- bei Geräteeinsatz im Armaturenbrettbereich:
  - eigenen Gesichts- und Kopfbereich sowie den des Pat. schützen
  - evtl. Gehörschutz tragen
- keine Funkgeräte, Funktelefone, Defibrillationsgeräte im unmittelbaren Bereich des Airbagmoduls einsetzen
- kein Material oder Werkzeug im Auslösebereich ablegen → Geschosswirkung!

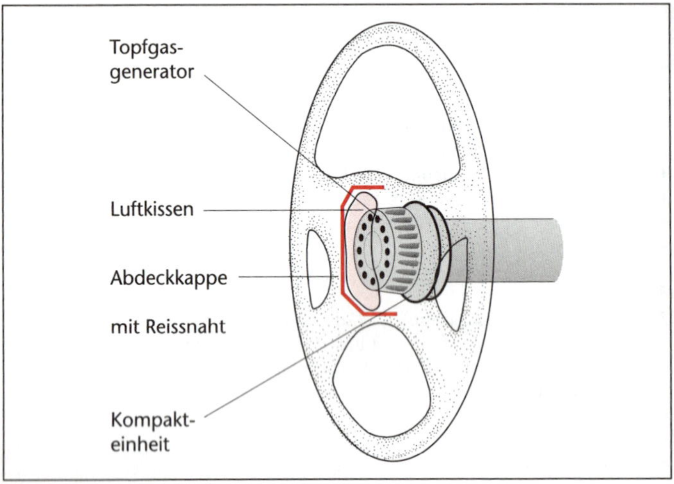


Abb. 4.21 Aufbau eines Airbags [L 157]

**Gurtstraffer**
Durch Zurückziehen der Gurtrollen wird das vorhandene Gurtende, das sich immer in einer Gurtrolle befindet, herausgenommen. Dadurch nehmen Fahrer und Beifahrer an der Fahrzeugverzögerung teil, was in Verbindung mit dem Airbag zu deutlich geringeren Verletzungen führt.

**Achtung**
Gurtstraffsysteme sind nicht immer zu erkennen. Bei vorhandenem Airbag immer davon ausgehen, dass Gurtstraffsysteme eingebaut sind.

**Funktionsweise**
Ist anstatt des normalen Gurtbandaufrollers in die linke und rechte Mittelsäule eingebaut. Auslösung über elektrische oder mechanische Sensorik. Bei Aufprall wird ein Impuls an den Gasgenerator abgegeben, es entsteht Abbrandgas mit hohem Druck. Über das zwischengeschaltete Drahtseil wird die Seilscheibe angezogen und der Gurt in die Aufrollmechanik zurückgezogen (▶ Abb. 4.22).

**Gefahren**
Ob das Gurtstraffsystem ausgelöst hat, ist nicht erkennbar. Es ist aber davon auszugehen, dass bei nicht ausgelöstem Airbag auch die Gurtstraffsysteme nicht ausgelöst haben.

- bei nicht ausgelöstem System:
  - nur Gefahr, wenn an der Mittelsäule gearbeitet werden muss → Zerstörung des Gurtstraffsystems. Aus dem Gefahrenbereich gehen!
- bei ausgelöstem System:
  - Zurückschnellen des Gurtes bei Zerschneiden und Verletzungsgefahr, vorwiegend der Augen.

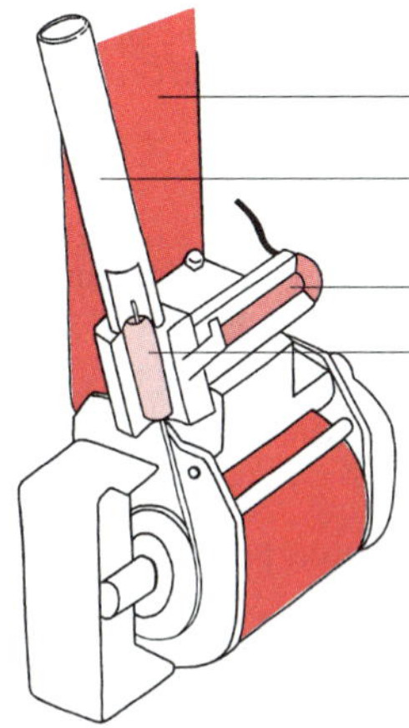


Abb. 4.22 Aufbau eines Gurtstraffsystems [L 157]

**Vorgehen**

Schutzkleidung tragen:
- Einsatzjacke
- Feuerwehrschutzhandschuhe (Leder)
- Helm mit Nackenschutz und Visier.

## 4.2.2 Systeme zur Rettung Wirbelsäulenverletzter

### Schaufeltrage

Dient zum Umlagern von Notfallpatienten auf die Trage oder Vakuummatratze. Sie ist in der Mitte klappbar und in der Länge vielfach verstellbar.

**Indikationen**
- V.a. Wirbelsäulenbeteiligung
- Beckentraumen
- Oberschenkeltraumen
- Rettung aus schwierigen Lagen, z. B. unter LKW
- Patiententransport
  - in engen Treppenhäusern
  - aus tiefen Schächten
  - aus großen Höhen.

**Kontraindikation**

Enormer Zeitaufwand bei Instabilität des Pat., z. B. bei reanimationspflichtigem Zustand.

### Durchführung

! Fachgerechte Durchführung nur mit 2 Helfern möglich.

- Seitenteile durch Verstellung der Arretierung auf Größe des Pat. anpassen
- Verriegelungsknöpfe von Fuß- und Kopfteil lösen
- Schaufeltrage in der Mitte teilen
- nicht mit der Schaufeltrage über den Pat. steigen
- Helfer 1 strafft die Pat.-Kleidung (von unten nach oben ziehen) an der gegenüberliegenden Seite → Schaufeltrage lässt sich leichter unterschieben
- Helfer 2 schaufelt das Seitenteil behutsam unter den Pat. und fixiert es anschließend mit seinen Füßen oder Knien
- Helfer 2 strafft nun die Kleidung von der gegenüberliegenden Seite
- Helfer 1 schaufelt das Seitenteil behutsam unter den Pat.
- darauf achten, dass weder Kleidungsstücke noch Haare des Pat. eingeklemmt werden
- Verriegelungsknopf an Kopf und Fuß des Pat. schließen
- Pat. liegt nun in der Schaufeltrage
- evtl. mit Gurten befestigen
- Pat. z. B. auf Vakuummatratze umlagern.

### Gefahren

- Zusätzliche Läsionen am Pat., z. B. eingeklemmte Haare
- zusätzliche Verletzung, z. B. des Unterschenkels bei nicht sachgerechter Handhabung
- nicht-achsengerechtes Drehen des Pat. → Verschiebung von Wirbelfragmenten → Möglichkeit der Auslösung einer kompletten Querschnittssymptomatik.

**Tipps & Tricks**

- Um Verkanten der Schlösser zu vermeiden: Kopf- und Fußverriegelung schon vor dem Schließen geöffnet halten, ein dritter Helfer drückt die beiden Seitenteile zusammen.
- Pat. evtl. nach der Umlagerung in der Schaufeltrage belassen und zur besseren Untersuchung in den RTW bringen.
- Falls Transport mit RTH: Pat. auf der Schaufeltrage belassen, erst im RTH umlagern.

## Spine-Board

(▶ Kap. 4 Spine-Board)

## KED®-System (Kendrick-Extrication-Device)

Dient der Rettung und Ruhigstellung von Wirbelsäulenverletzten unter besonders erschwerten räumlichen Bedingungen, z. B. im Autowrack.
Bei korrekter Anlage werden Kopf, Rumpf und Wirbelsäule immobilisiert. Der Pat. kann ohne Gefahr von zusätzlichen Verletzungen aus dem Autowrack gerettet werden.

### Indikationen

- Rettung wirbelsäulenverletzter Pat. aus Fahrzeugen
- Transport wirbelsäulenverletzter Pat.
- Beckenfrakturen.

### Kontraindikation

- Vitale Gefährdung des Pat., z. B. Bewusstlosigkeit, reanimationspflichtiger Zustand.

### Durchführung

! Fachgerechte Durchführung nur mit 2 Helfern möglich: Anlage nach guter Vorbereitung des KED®-Systems.

- Stabilisierung der HWS in Neutralposition mittels Stifneck® (▶ Kap. 4.4.23)
- Helfer 1 sitzt hinter dem Pat. und fixiert den Oberkörper in Neutralposition
- ein dritter Helfer kann evtl. den Brustbereich zusätzlich unterstützen
- Helfer 2 lagert und fixiert den Pat.:
  - Rückenlehne zurückdrehen
  - KED® mit der weichen Seite hinter Pat. schieben, ihn in der Mitte des KED® lagern, Kopfstütze unbedingt in Höhe des Kopfes
  - KED® auf die Wirbelsäule ausrichten
  - Bruststützklappen um den Oberkörper herumlegen, Stützklappen unter den Achselhöhlen
  - farbige Gurte in dieser Position sichern
  - mittleren und unteren Gurt anlegen und schließen
  - Straffen der Gurte unter Zug-Gegenzug → der (nicht-immobilisierte) Pat. wird sonst zur Seite des Ziehenden gedreht
  - oberen Gurt anlegen und festziehen, darf dabei Atmung nicht behindern
  - Beingurte unter Gesäß mit schneidenden Bewegungen durchziehen und im Schritt kreuzen, evtl. ein Paar 20 × 20 cm Kompressen vor den Genitalbereich legen
  - Schlösser an der gegenüberliegenden Seite einklinken
  - Beingurte wie Brustgurte gleichmäßig anziehen
  - Kissen zusammenlegen, um den Zwischenraum zwischen Hals und KED ohne zusätzlichen Druck auszufüllen
  - Kopf anschließend mit Stirngurt an das KED® sichern: nach hinten unten
  - Kinn anschließend mit Kinngurt an das KED® sichern: nach hinten oben
  - oberen Brustgurt einklinken und über der Brust festziehen
- Verletzten mit zwei Personen durch Drehen aus dem Autowrack retten.

! Um Gefahren bei der Rettung abzuwenden, alle Gurte und Schlösser überprüfen.

### Gefahren

- Unzureichende Immobilisation, z. B. bei nicht sachgerechter Anlage, lockeren Schlössern
- Atembehinderung durch Einengung der Brustkorbbeweglichkeit.

**Tipps & Tricks**

- Das Anlegen des KED®-Systems besteht aus vielen Einzelschritten und erfordert daher ständiges Üben, evtl. mit der örtlichen Feuerwehr.
- KED®-System ist röntgendurchlässig → darf vor endgültiger Diagnostik nicht entfernt werden!
- Der Hersteller sieht auch eine Anwendung bei Beckenfrakturen vor. Das Brustteil wird um das Becken fixiert. Das Kopfteil wird mit den Klettbinden um den Thorax befestigt.
- KED®-System muss exakt nach Bedienungsanleitung zusammenpackt sein → Zeitersparnis bei der Anwendung.

4

# 4.3 Lagerung

## 4.3.1 Helmabnahme

Der Schutzhelm soll verhindern, dass bei einem Unfall schwere Kopfverletzungen auftreten. Bei einem Unfall jedoch sind die Fliehkräfte, die auf die HWS wirken, durch das Gewicht des Helmes verstärkt. → Gefahr, dass HWS und deren Haltesysteme verletzt sein könnten, noch größer!
Auch wenn primär kein Verdacht auf eine Verletzung der HWS besteht, sollte der Helm aus Sicherheitsgründen vorsichtig abgenommen werden.

### Indikationen

- Bewusstloser Pat.
- Pat. mit Atemstörung
- reanimationspflichtiger Pat.

### Kontraindikation

Keine.



### Durchführung

! Helmabnahme immer mit zwei Helfern.

- Helfer 1 kniet am Kopfende und umfasst mit beiden Händen Helm und Unterkiefer und fixiert den Kopf, ohne dabei eine Extension aufzubauen
- Helfer 2 kniet seitlich in Schulterhöhe des Pat., öffnet vorsichtig das Visier und entfernt ggf. Brille, Kinnschal, Kopfhaube o. ä. und löst den Kinnriemen.
- anschließend greift Helfer 2 mit beiden Händen seitlich in den Helm, sodass die Daumen vor und die anderen Finger hinter den Ohren anliegen, und übernimmt die Kopfhaltung des Pat.
- Helfer 1 greift nun seitlich den Helm, weitet ihn, wenn möglich, und zieht ihn gerade nach oben ab. Helfer 2 muss dabei stets Gewähr leisten, dass sich der Kopf nicht bewegt
- sobald der Helm entfernt ist, übernimmt Helfer 1 die Kopffixierung. Hände liegen dabei fest über den Ohren
- die Kopfhaltung wird nun bis zur Anlage einer HWS-Distraktionsschiene (z. B. Stifneck®) und der endgültigen Lagerung auf der Vakuummatratze beibehalten.

### Gefahren

- Achtung: Keine Extension aufbauen, da es zu einer Verbreiterung des intervertebralen Abstandes kommt
- plötzliche Lageveränderungen oder Stauchungen der HWS können das Ausmaß einer Verletzung verstärken.

**Tipps & Tricks**

- Treten Probleme beim Öffnen des Verschlusses auf → Kinnriemen durchschneiden!
- Es gibt verschiedene Methoden der Helmabnahme. Entscheidend ist, dass das jeweilige Rettungsteam sich schon im Vorfeld für eine Methode entschieden hat und diese intensiv für den Ernstfall trainiert!

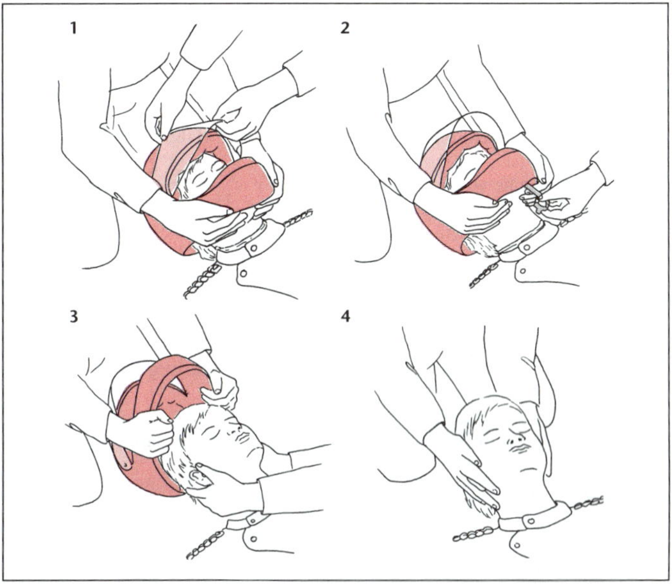


Abb. 4.23 Helmabnahme [L 157]

## 4.3.2 Rettungsgriffe

### Rautek-Griff

Rettungsgriff zur ausschließlichen Rettung von Personen aus Gefahrenzonen, z. B. Rettung aus PKW.

#### Indikationen

- Bewusstloser oder bewegungsunfähiger Pat., der sich in unmittelbarem Gefahrenbereich befindet (Brand-, Explosionsgefahr)
- alle Situationen, bei denen auf Grund schwerer vitaler Störungen des Pat. (z. B. Atem- und/oder Kreislaufstillstand) dessen schnelle Rettung und indikationsgerechte Lagerung erforderlich ist.

#### Kontraindikation

- Pat. mit Atemnot
- Umlagerung auf die Trage bei Pat. mit Thoraxschmerzen o. Ä.

#### Durchführung

#### Beim liegenden Patienten

- Pat. ggf. in Rückenlage bringen
- vom Kopfende her dicht an Pat. herantreten, dabei auf Standsicherheit achten

- mit beiden Händen Schultern und Nacken untergreifen
- den Kopf so auf die Unterarme legen, dass er nicht seitlich fallen kann
- mit Schwung den Pat. in eine sitzende Lage bringen und ihn mit den Knien stützen
- mit den Armen unter die Achseln greifen
- einen Unterarm des Pat. anwinkeln und mit beiden Händen von oben her umgreifen
- aus den Knien heraus eigenes Körpergewicht nach hinten verlagern und dabei Pat. auf die Oberschenkel ziehen
- mit leicht gebeugten Knien nun Pat. nach hinten wegziehen, Arme dabei gestreckt lassen
- Pat. an sicherem Ort vorsichtig absetzen und lagern.

**Aus einem KFZ**

- Zündung ausschalten, Sicherheitsgurt lösen, evtl. durchschneiden, wenn möglich: Sitz zurückschieben, Achtung: Auf evtl. nicht ausgelösten Airbag und Gurtstraffer achten (▶ Kap. 4.2.1)
- ggf. eingeklemmte Füße des Pat. befreien
- Kleidung des Pat. in Sitzhöhe der fernen Hüfte mit einer Hand fassen



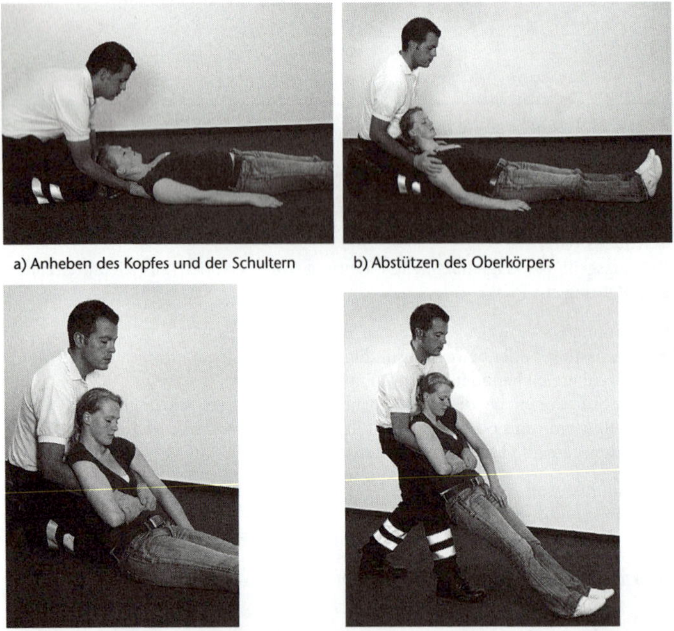

a) Anheben des Kopfes und der Schultern

b) Abstützen des Oberkörpers

c) Umgreifen des angewinkelten Unterarms

d) Wegziehen des Patienten

Abb. 4.24a Rautek-Rettungsgriff [J 747]

- mit kräftiger Bewegung den Pat. herumziehen, während die andere Hand gegen das zugewandte Knie drückt
- weiteres Vorgehen wie beim liegenden Pat.
- darauf achten, dass die Füße nicht an der Türschwelle verhaken → ggf. 2. Helfer einbeziehen.

**Gefahren**
- Oberarmfrakturen
- Sekundärverletzungen, da evtl. Fraktur noch nicht fixiert ist.

**Tipps & Tricks**
- Rautek-Griff nur zur schnellen Rettung eines Pat. aus der Gefahrenzone anwenden, nie zur grundsätzlichen Umlagerung von Pat. auf die Trage
- Bei der Durchführung auf eine rückenschonende Haltung achten.

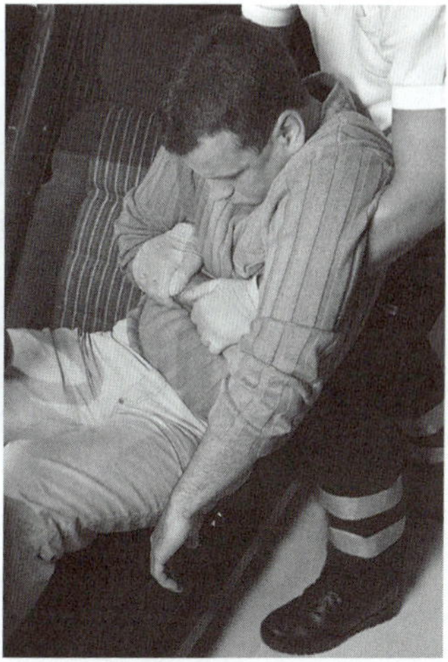
a) Umgreifen des angewinkelten Unterarms

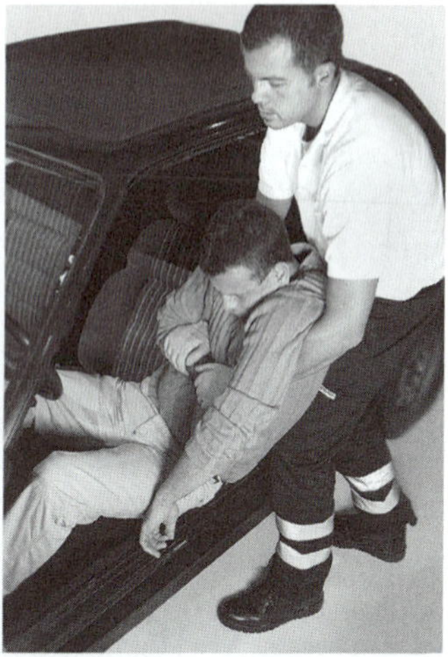
b) Patienten auf die Oberschenkel ziehen

Abb. 4.24b Rautek-Griff zur Rettung aus Fahrzeugen [J 747]

## Heimlich-Handgriff
Der plötzliche Verschluss der Atemwege durch einen großen Fremdkörper (Bolus) ist ein sehr dramatisches Ereignis. Während dies beim Erwachsenen i. d. R. beim Essen passiert, steht beim Kind das Verschlucken von kleinen Gegenständen im Vordergrund.
Führen alle Versuche, den totalen Atemwegsverschluss zu beseitigen, nicht zum Erfolg, als letzte Möglichkeit Heimlich-Handgriff einsetzen. Ziel ist, durch plötzliche Druckerhöhung im Tracheobronchialsystem den Bolus herauszudrücken.

### Indikation

Ultima Ratio beim kompletten Verschluss der Luftwege durch einen Bolus.

### Durchführung

#### Beim sitzenden Patienten

- Pat. von hinten umfassen
- beide Hände zwischen Bauchnabel und Rippenbogen platzieren
- stoßweise 3–5 kräftige Kompressionen auf den Oberbauch in Richtung Zwerchfell.

#### Beim liegenden Patienten

- Pat. in Rückenlage bringen
- etwa in Hüfthöhe über Pat. knien
- Hände übereinander legen und zwischen Bauchnabel und Schwertfortsatz positionieren
- stoßweise 3–5 kräftige Kompressionen auf den Oberbauch, leicht schräg in Richtung Zwerchfell.

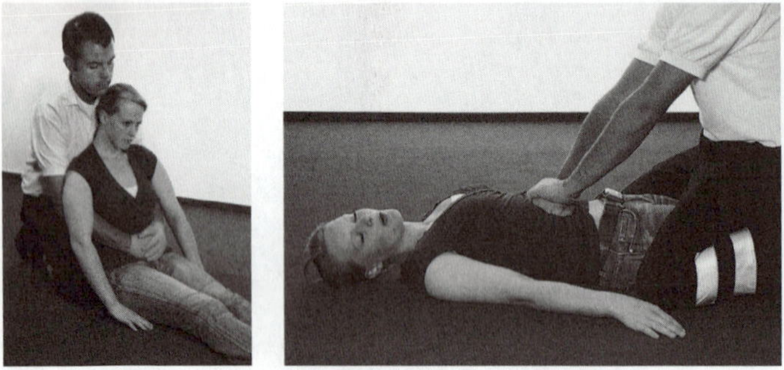

Abb. 4.25 Heimlich-Handgriff im Sitzen und Liegen [J 747]

### Gefahren

- Ruptur innerer Organe (Leber, Milz, Magen, Gefäße)
- Regurgitation von Mageninhalt.

**Tipps & Tricks**

- Wenn möglich, sollte der zweite Helfer den Rachenraum während der Durchführung (ggf. unter laryngoskopischer Sicht) beobachten, damit der auftauchende Bolus unverzüglich entfernt werden kann.
- Auch nach erfolgreicher Entfernung des Fremdkörpers muss der Pat. in einer Klinik vorgestellt werden → Ausschluss von Verletzungen.

## 4.3.3 Lagerungsarten

Ein wichtiger Bestandteil in der Versorgung von Notfallpatienten ist eine den jeweiligen Umständen entsprechende Lagerung. Eine indikationsgerechte Lagerung trägt dazu bei, Beschwerden (z. B. Schmerzen, Atemnot) deutlich zu lindern, Sekundärschäden zu vermeiden und somit den Allgemeinzustand des Pat. zu verbessern.

- Besteht keine Indikation für eine spezielle Lagerung, Pat. in Rückenlage bei leicht angehobenem Kopfteil bequem lagern. Besondere Wünsche des Pat. (z. B. bestimmte Schonhaltung) berücksichtigen.
- Spezielle Lagerungen bei
  - Bewusstseinsstörungen
  - Herzkreislaufstörungen
  - Atemstörungen
  - speziellen „traumatologisch bedingten“ Notfallsituationen
  - gynäkologischen Notfällen
  - im Rahmen der Geburt.

## Stabile Seitenlage

Der geöffnete Mund als tiefster Punkt des Kopfes, Flüssigkeitsansammlungen im Mund-Rachen-Raum können ungehindert nach außen abfließen; keine Gefahr, Erbrochenes, Blut oder Schleim zu aspirieren; Zunge kann nicht zurückfallen und die Atemwege verschließen. Neben der klassischen Seitenlage kann auch die vereinfachte Recovery-Position zur Anwendung kommen. Diese ist jedoch während des Transportes auf der Trage weniger geeignet.

! Nur ein erfahrenes Rettungsteam kann den Pat. zur Vermeidung von Sekundärschäden in der Rückenlage belassen → permanente Kontrolle der Atemtätigkeit, Esmarch-Handgriff, evtl. Guedel-Tubus einlegen, absaugbereit sein.

### Indikation

Nicht-intubierter Pat. mit Bewusstseinsstörungen oder Bewusstlosigkeit und ausreichender Spontanatmung.

### Kontraindikation

Pat. mit Atem- und Kreislaufstillstand.

### Durchführung – klassische Variante (▶ Abb. 4.26a)

- Position seitlich am Pat. einnehmen
- evtl. Brille des Pat. abnehmen
- die zugewandte Seite in Hüfthöhe des Pat. anheben und den gleichseitigen Arm gestreckt unter den Körper legen, dabei zeigt die Handinnenfläche auf den Boden
- das gleichseitige Bein beugen und Fuß möglichst dicht an das Gesäß führen
- Pat. an der gegenüberliegenden Schulter und Hüftpartie fassen, vorsichtig und schonend zu sich herumziehen, bis der Ellenbogen aufliegt (dabei auf den Kopf achten)
- anschließend Kopf nackenwärts überstrecken und Mund öffnen
- Hand des Pat. zur Fixierung des Kopfes unter das Kinn schieben
- zur Stabilisierung unten liegenden Arm abwinkeln.

### Durchführung – Recovery-Position (▶ Abb. 4.26b)

- Position seitlich am Pat. einnehmen
- evtl. Brille des Pat. abnehmen
- zugewandten Arm des Patienten rechtwinklig zum Körper ablegen
- abgewandten Arm über den Thorax zur zugewandten Wange des Patienten führen und dort halten

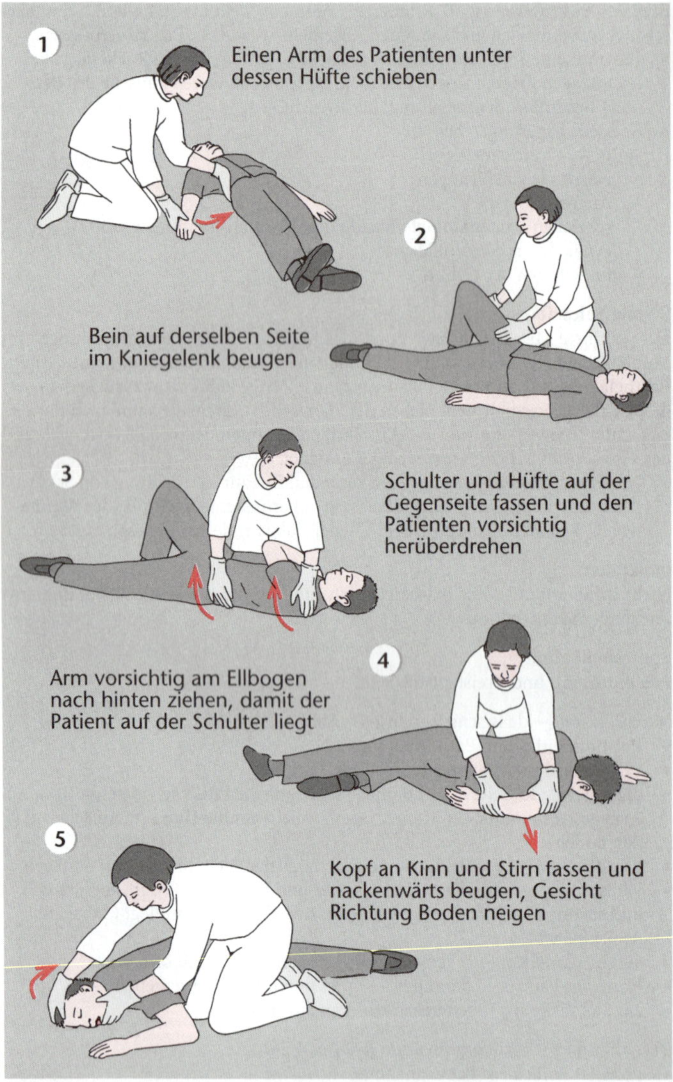


Abb. 4.26a Stabile Seitenlage [L 157]

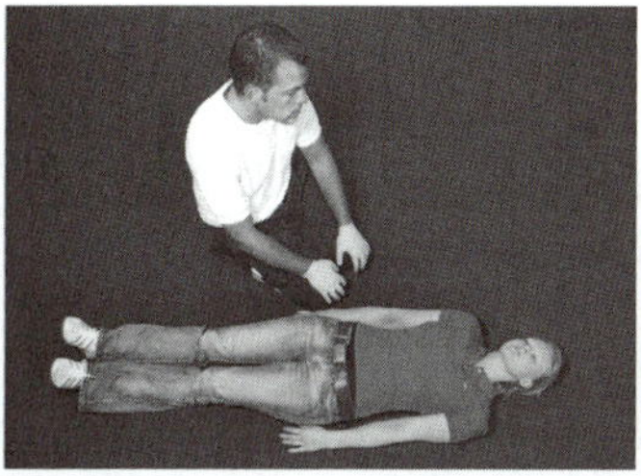

a) Ausgangslage Recovery-Position

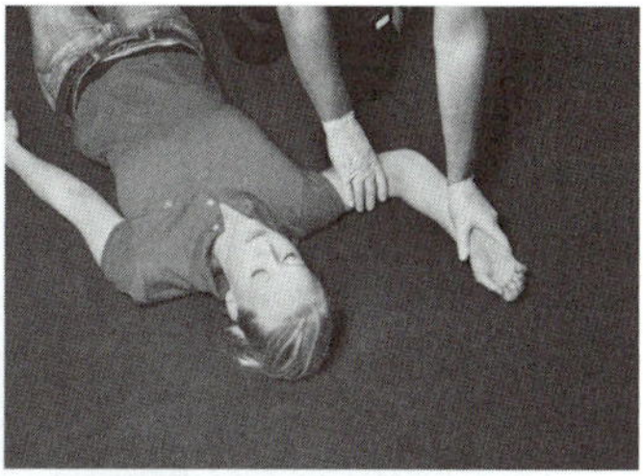

b) Auslagerung des zugewandten Arms

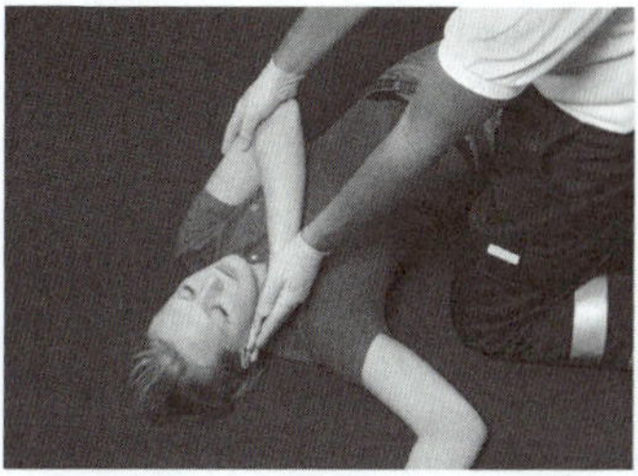

c) Lagerung des abgewandten Arms

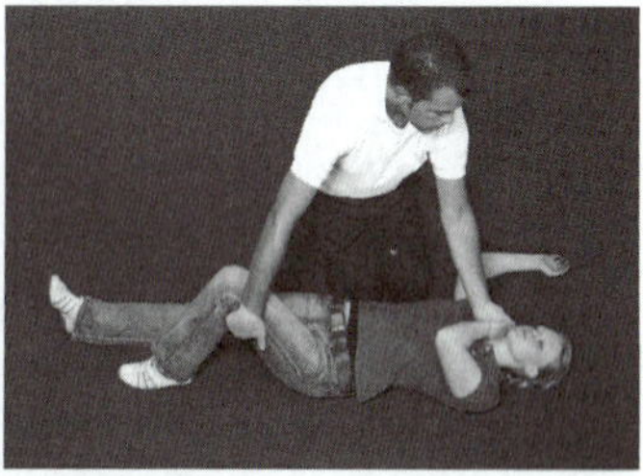

d) Anwinkeln des abgewandten Beins



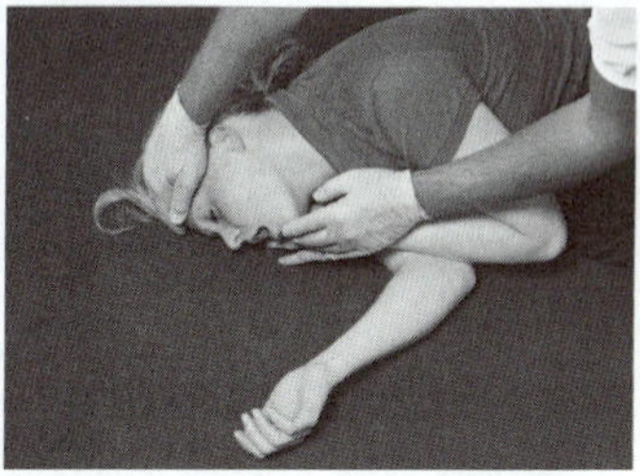

e) Überstrecken des Kopfes und Stabilisierung mit der Hand

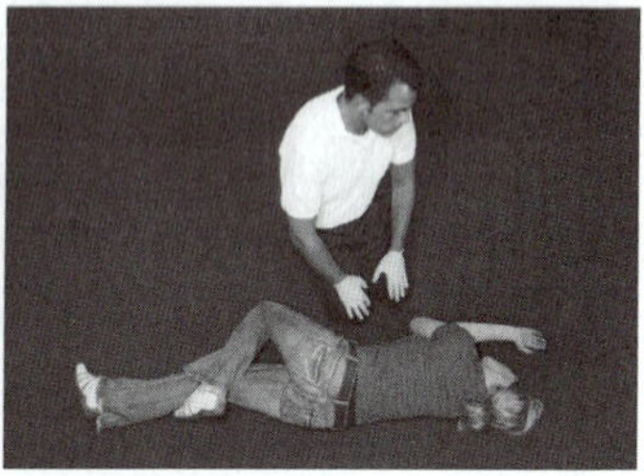

f) Fertige Recovery-Position

Abb. 4.26b Recovery-Position [J 747]

- abgewandte Bein beugen und den Pat. vorsichtig rüber ziehen bis das gewinkelte Kniegelenk den Boden berührt
- Kopf überstrecken und Mund leicht öffnen, mit der Hand vom oben liegenden Arm die Kopfüberstreckung fixieren.

### Gefahren

Verletzungen bzw. weitere Schädigungen bei bereits vorhandenen Traumen (z. B. WS-Fraktur → Querschnittslähmung), bes. bei der Recovery-Position.

**Tipps & Tricks**

- Pat., die bewusstlos im Bett liegen, auf den Boden legen.
- Traumapat. vor der stabilen Seitenlage immer auf Frakturen untersuchen, die behutsam mitgeführt werden müssen.
- Bei der Durchführung und bei einer notwendigen Rückführung in die Rückenlage (z. B. plötzlich einsetzender Kreislaufstillstand) unbedingt darauf achten, dass der unten liegende Arm dicht und gestreckt am Pat. liegt (Gefahr einer Humerusfraktur).
- In keinem Fall stabile Seitenlage mit Oberkörperhochlage kombinieren → hochgradige Aspirationsgefahr!
- Bei begründetem Verdacht einer HWS-Schädigung muss ein zweiter Helfer den Kopf ohne Extension achsengerecht mitführen → wenn möglich, erst HWS immobilisieren, z. B. mit Stifneck®.
- Bei Thoraxverletzungen Pat. auf die verletzte Seite lagern
- Kombination mit Schocklage ist nur auf der Trage möglich.



### Schocklage

Der venöse Rückstrom des Blutes wird verbessert und somit die ausreichende Versorgung der lebenswichtigen Organe unterstützt (Autotransfusion). Bei (Poly-)traumatisierten Patienten ist die Wirkung der Schocklage fraglich und sollte aufgrund der Gefahr von möglichen Sekundärverletzungen nicht erzwungen werden. Im Zweifelsfall werden solche Patienten immer hart und flach auf dem Spine-Board oder der Vakuummatratze gelagert.

#### Indikationen

- Vasovagale Synkope (▸ Kap. 7.5)
- Schockzustand (▸ Kap. 9.2) mit relativem oder absolutem Volumenmangel, der nicht durch eine akute Herzinsuffizienz ausgelöst wurde (fraglicher Effekt).

#### Kontraindikationen

- Kardiogener Schock, z. B. bei Myokardinfarkt, Herzrhythmusstörungen (▸ Kap. 9.3)
- Hirnblutungen/SHT (▸ Kap. 21.3)
- schwere Atemnot, heftiger Thoraxschmerz

! Becken-, Wirbelsäulen- und Extremitätenfrakturen: Abknicken von Hüfte und Hüftgelenk, Gefahr von weiteren Schädigungen und schmerzhaften Manipulationen → Pat. flach auf der Trage lagern und die gesamte Trage max. 15° kopfwärts senken (▸ Abb. 4.27).

#### Durchführung (▸ Abb. 4.27)

- Oberkörper flach lagern
- Beine ca. 30° bis 60° anheben (evtl. Passanten einbeziehen)
- Beine durch Unterlegen eines Gegenstandes hochlagern (z. B. zusammengerollte Vakuummatratze, Stuhl)
- Fußteil der Trage hochklappen
- auf normaler DIN-Trage: Kopfteil anheben und anschließend die gesamte Trage in eine schräge Ebene bringen (Trendelenburg-Lagerung).

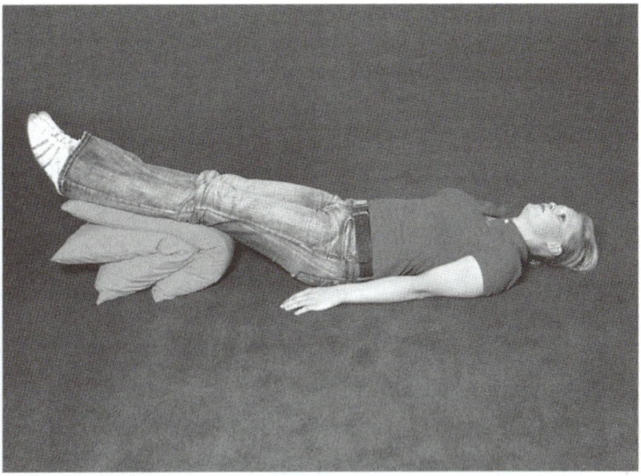

Abb. 4.27 Schocklage durch Unterpolsterung [J 747]

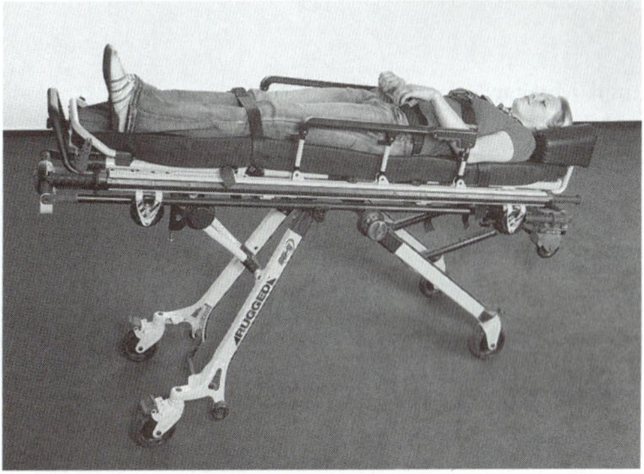

Abb. 4.28 Schocklage auf Trage [J 747]

### Gefahren

- Verstärkung eines sich ausbildenden Hirnödems bzw. einer Hirnblutung (ständige Kontrolle auf Hirndruckzeichen, z. B. Druckpuls, Bradykardie, Biotsche Atmung)
- bei der Ganzkörperschräglage drücken die Bauchorgane das Zwerchfell nach oben → Atembehinderung
- kritische Volumenbelastung bei Pat. mit kardialer Insuffizienz.

**Tipps & Tricks**

- Vor der Schocklage Basischeck durchführen → Kontraindikationen unbedingt ausschließen!
- Kein Fachpersonal durch das Anheben der Beine binden: hilfswillige Passanten damit beauftragen oder Hilfsmittel benutzen, z. B. Stuhl.

- Die Schocklage ist keine Erstmaßnahme. Ausnahme: vasovagale Synkope. Aufrechterhaltung und Stabilisierung der Vitalfunktionen, z. B. $O_2$-Gabe, Volumensubstitution, Wärmeerhaltung und die Sicherung freier Atemwege, haben Vorrang.
- Bei Frakturen Schockpatienten grundsätzlich auf eine Vakuummatratze und Trage in eine Ganzkörperschräglage bringen.
- Der anzustrebende Winkel der Schocklage ist abhängig von der Schwere des Schocks
- Beim Anheben der Beine über 60° Gefahr der Femoralvenenkompression durch Knick im Hüftbereich.

### Lagerung bei kardialer Erkrankung oder Atemnot

Durch Hochlagern des Oberkörpers nimmt der venöse Rückfluss zum Herzen ab: Vorlast und somit Druck im kleinen Kreislauf werden gesenkt. Das Herz wird entlastet. Der Pat. kann seine Atemhilfsmuskulatur optimaler einsetzen. Die Bauchorgane drücken nicht auf das Zwerchfell und beeinträchtigen somit nicht die Atmung (▶ Abb. 4.29).



#### Indikationen

- Angina-pectoris-Anfall, Myokardinfarkt (▶ Kap. 7.2.1, ▶ Kap. 7.2.2)
- kardiogener Schock (▶ Kap. 9.3)
- hypertensiver Notfall (▶ Kap. 7.7)
- Lungenembolie (▶ Kap. 8.4)
- Apoplex mit arterieller Hypertonie (▶ Kap. 12.3)
- Atemnot, Asthma bronchiale (▶ Kap. 8.2).

#### Kontraindikationen

- Nicht-intubierter Pat. mit Bewusstseinsstörungen und eingeschränktem oder komplettem Ausfall der Schutzreflexe
- Schockformen mit absolutem oder relativem Volumenmangel.

#### Durchführung

- Pat. durch Hochziehen des Kopfteils aufrecht lagern
- Pat. soll entspannt sitzen ohne körperliche Anstrengung
- Asthmapat.: Abstützen der Arme und damit Einsatz der Atemhilfsmuskulatur ermöglichen.

#### Gefahren

- Instabile Lagerung: Pat. kann sehr leicht von der Trage fallen → Pat. stets durch Gurtsystem sichern. Evtl. durch eine Person, die ständig neben dem Pat. steht
- Bewusstseinsstörungen durch verminderte Hirnperfusion.

**Tipps & Tricks**

- Der Stellwinkel des Kopfteils richtet sich nach dem Zustand des Pat. (gestaute Halsvenen) und dem subjektiven Empfinden des Pat.
- Pat. mit kardiovaskulären Erkrankungen und Oberkörperhochlagerung niemals unbeaufsichtigt lassen, Kollaps jederzeit möglich, mit Sturz und Verletzungsgefahr.

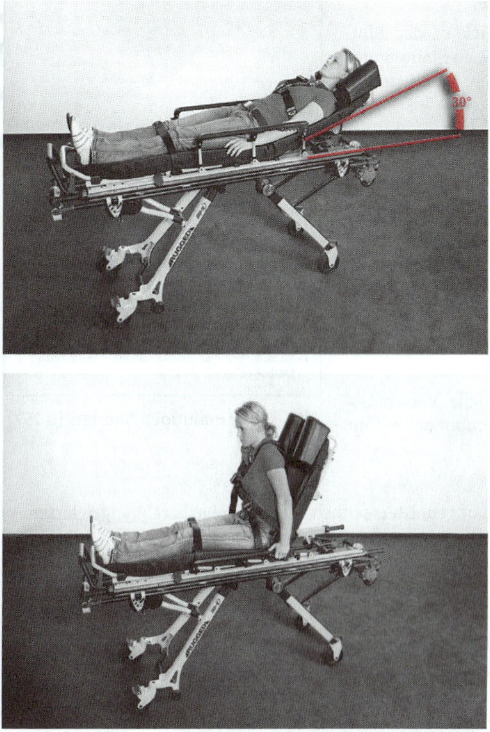


Abb. 4.29 Lagerung bei kardialen Erkrankungen oder Atemnot [J 747]



### Lagerung beim Lungenödem, unblutiger Aderlass

Der venöse Rückstrom aus den Extremitäten zum Herzen wird vermindert. Senkung der Vor- und der Nachlast des Herzens.

#### Kontraindikationen

Bewusstseinsgetrübter oder bewusstloser Pat.

#### Durchführung (▶ Abb. 4.30)

- Pat. mit erhöhtem Oberkörper lagern
- Beine des Pat. seitlich von der Trage herabhängen lassen
- Blutdruckmanschetten an Oberarmen und Oberschenkeln des Pat. anlegen
- 3 Extremitäten stauen: Druck muss zwischen systolischem und diastolischem Wert des Pat. liegen
- im Uhrzeigersinn alle 10 Min. eine Extremität durch Öffnen der Stauung entlasten
- die vorher nicht gestaute Extremität anschließend stauen.

### Gefahren

Durch zu hohen Druck in der Blutdruckmanschette. → Nach Stauung immer distale Pulse prüfen, sie müssen zu tasten sein!

Historische Methode → mit der heutigen Diuretika-Therapie weitestgehend verlassen.

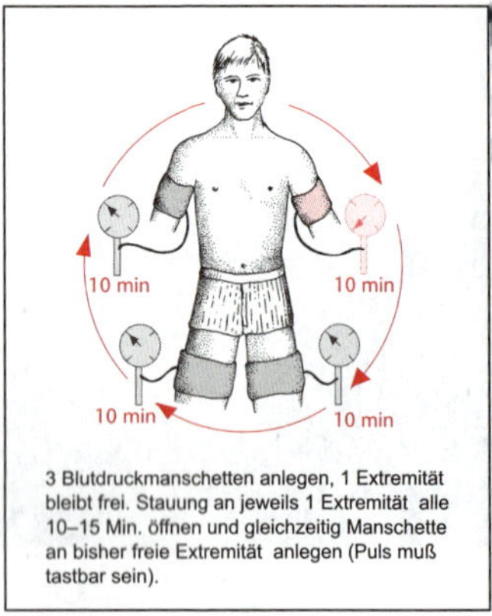


Abb. 4.30 Unblutiger Aderlass [L 157]

## Extremitätenlagerung bei arteriellem Verschluss (▶ Abb. 4.31)

Durch Tieflagerung der Extremität kann es gelingen, eine Minimalversorgung über bereits bestehende Kollateralkreisläufe zu unterstützen.

### Indikation

Akute periphere arterielle Verschlusskrankheit (arterielle Embolie) (▶ Kap. 7.9).

### Durchführung

Betroffene Extremität gut gepolstert seitlich von der Trage herabhängen lassen.

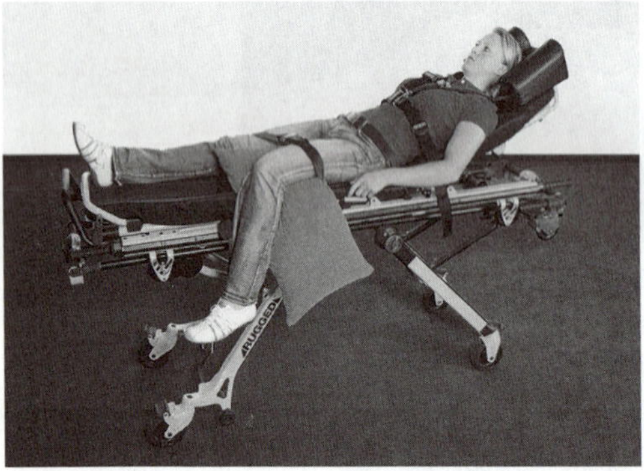

Abb. 4.31 Lagerung arterieller Verschluss [J 747]

### Gefahren

Zunahme der Schmerzen, da die Extremität sehr druckempfindlich ist.

Viele Pat. empfinden diese Lagerung als sehr unangenehm, da sich bedingt durch die verschiedenen Kräfte, die während der Fahrt auftreten, und durch die Schwingungen des Tragentisches die Extremität nur schwer ruhig stellen lässt. → Wünsche des Pat. bezüglich Lagerung beachten. Pat. evtl. sedieren und analgesieren.

### Extremitätenlagerung bei venösem Verschluss (Thrombose)

Extremitätenhochlagerung führt zu einem besseren Abfluss über die kollateralen Gefäße. Die arterielle Durchblutung wird gesenkt, was zusätzlich zu einer Abnahme der venösen Stauung führt.

#### Indikationen

- Peripherer venöser Verschluss (Thrombose) (▶ Kap. 7.10)
- periphere Blutung.

#### Kontraindikation

Peripherer arterieller Verschluss (▶ Kap. 7.9).

#### Durchführung

Betroffene Extremität z. B. auf Kissen, Decken oder einer zusammengelegten Vakuummatratze hochlagern und sichern (▶ Abb. 4.32).

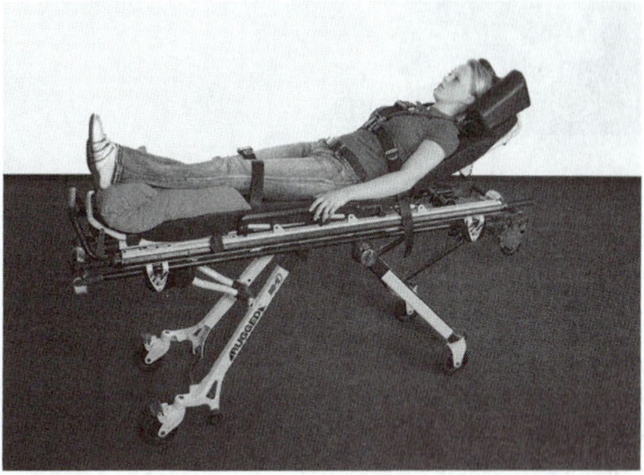

Abb. 4.32 Lagerung venöser Verschluss [J 747]

> **Tipps & Tricks**
> - Bei Blutungen aus Varizen adäquate Wundversorgung.
> - Bei thrombotischen Verschlüssen muss die Extremität völlig bewegungsfrei gelagert werden, da sich sonst ein Embolus lösen kann.

### Lagerung bei Blutungen im Mund-, Nasen- und Rachenbereich

Gesichtsverletzungen sind häufig begleitet von Blutungen im Mund-, Nasen- und Rachenbereich. Da eine Blutstillung oft nur schwer möglich ist, muss das Blut ungehindert abfließen können (▶ Abb. 4.33).

#### Indikation

Ansprechbarer Pat. mit Blutungen im Mund-, Nasen- und Rachenbereich.

#### Kontraindikationen

- Bewusstseinsstörungen
- weitere Verletzungen, die eine Bauchlage unmöglich machen.

### Durchführung

- Pat. in Bauchlage bringen
- Stirn- und Brustregion unterpolstern
- zur Stabilisierung beide Arme neben den Kopf lagern. → Achtung: Gesicht des Pat. nicht verdecken
- Nierenschale unterlegen, damit kann die Intensität der Blutung leichter abgeschätzt werden

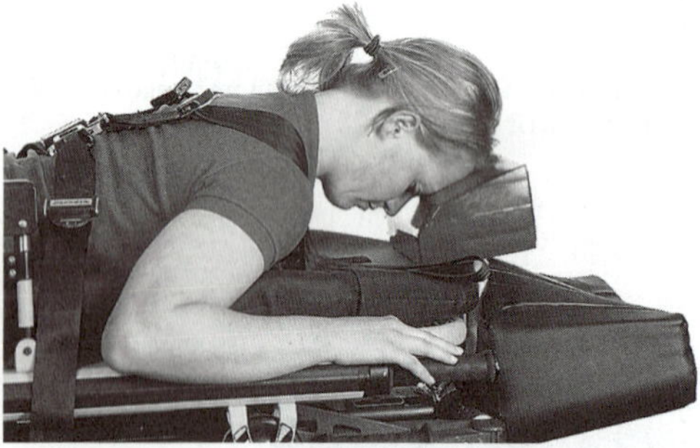

Abb. 4.33 Lagerung bei Blutungen im Mund-, Nasen- und Rachenbereich [J 747]

### Gefahren

Behinderung der Atemmechanik.

Pat. ständig beobachten und Vitalparameter checken, da Bewusstseinskontrolle bei dieser Lagerung erschwert ist, z. B. EKG-Monitoring, Pulsoximeter.

## Lagerung bei Schädel-Hirn-Trauma und erhöhtem Hirndruck (▶ Abb. 4.34)

Leichte Oberkörperhochlagerung bewirkt eine deutliche Abnahme des intrakraniellen Druckes.

### Indikationen

- SHT (Commotio und Contusio cerebri) (▶ Kap. 21.3)
- Hirnblutung (▶ Kap. 12.4)
- Hirnödem.

### Kontraindikationen

- Nicht-intubierter Pat. mit Bewusstseinsstörungen und eingeschränktem oder komplettem Ausfall der Schutzreflexe → stab. Seitenlage
- Frakturen der Schädelbasis
- Hypotonie, z. B. schwerer Schock → MAP < 60 mmHg.

### Durchführung

- Stifneck®-Immobilisationskragen anlegen
- Kopfteil vorsichtig um mind. 15° bis max. 30° anheben
- Den Kopf in Neutralposition lagern und durch seitliche Kopfpolster fixieren.

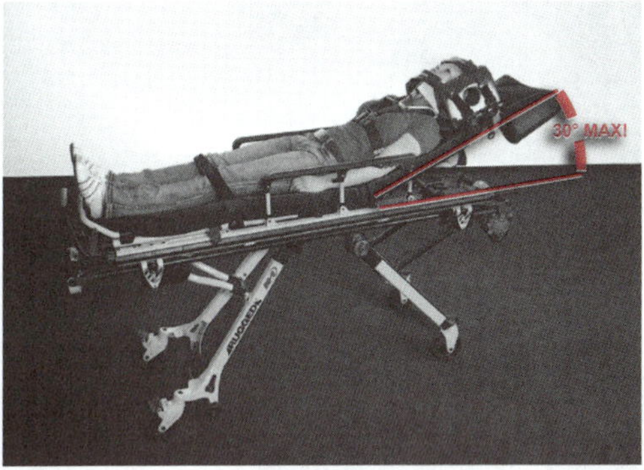


Abb. 4.34 Lagerung bei SHT [J 747]

**Tipps & Tricks**
- SHT-Pat. können jederzeit erbrechen → Absaugeinheit bereitstellen.
- Bei auftretenden Bewusstseinsstörungen Pat. frühzeitig flach lagern und in die stabile Seitenlage bringen → Intubation anstreben!



**Gefahren**
- Aspiration von Fremdkörpern → Pat. ständig beobachten
- Abknicken des Kopfes und damit Hirndruckerhöhung durch venöse Abflussbehinderungen → Jugularvenenstauung
- bei Pat. mit V. a. Schädelbasisfraktur (Hinweis: Blutung, Liquor aus Mund, Nase oder Ohr) Gefahr der Luftembolie durch eröffneten Sinus → Flachlagerung anstreben.

### Lagerung bei Thoraxtrauma (▶ Abb. 4.35)

**Kontraindikation**

Pat. mit Bewusstseinsstörungen und eingeschränktem oder komplettem Ausfall der Schutzreflexe.

**Durchführung**
- Pat. vorsichtig auf die verletzte Seite lagern
- Kopfteil langsam bis maximal 45° anheben.

**Gefahren**

In einigen Fällen führt diese Lagerung zur Schmerzverstärkung → Rückenlagerung anstreben.

Grundsätzlich muss der Pat. mit Atemnot so gelagert werden, dass er die größtmögliche Atemerleichterung erfährt. → Vorschläge und Wünsche des Pat. berücksichtigen.

### Lagerung bei (Hals-) Wirbelsäulentrauma

Bei V. a. eine Wirbelsäulenverletzung mit evtl. drohender neurologischer Beteiligung darf es zu keiner weiteren Bewegung der Wirbelsäule kommen. Bei notwen-

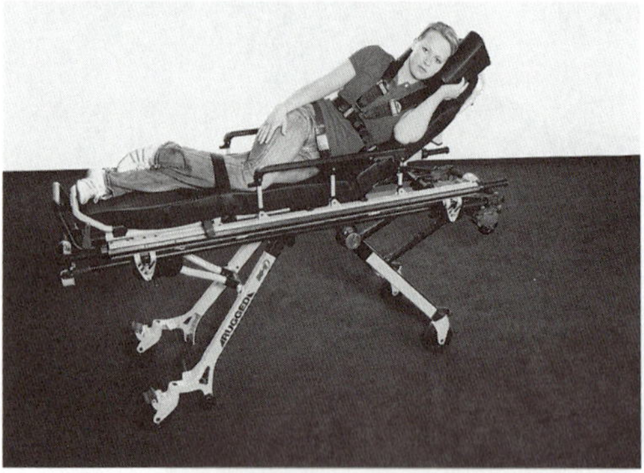

Abb. 4.35 Lagerung bei Thoraxtrauma [J 747]



digen Umlagerungen muss die Wirbelsäule unter Extension achsengerecht gehalten werden.

### Indikation

- V. a. WS-Verletzung, entsprechender Unfallhergang, Nacken- und Rückenschmerzen, neurologische Störung distal der Verletzungsstelle
- Verletzungen der Wirbelsäule (▶ Kap. 21.6).

### Kontraindikation

Nicht-intubierter Pat. mit Bewusstseinsstörungen und eingeschränktem oder komplettem Ausfall der Schutzreflexe.

### Durchführung

- Bei der Umlagerung sollte ein erfahrener Helfer die Position am Kopf einnehmen, diesen während der Maßnahme fixieren und alle weiteren Kräfte bestimmend anweisen
- vor der Umlagerung HWS-Stützkragen anlegen, z. B. Stifneck® (▶ Kap. 4.4.23)
- bei der Umlagerung Hilfsmittel benutzen. Bei Rückenlage: Schaufeltrage oder viele Helfer (> 4), bei sitzendem Pat.: KED®-System (▶ Kap. 4.2.2), bei Bauchlage: Sandwich-Methode
- Verletzten flach auf harte Unterlage legen (vorgeformte Vakuummatratze) bei Erhalt der HWS- und LWS-Lordose
- Vakuummatratze anmodellieren und absaugen
- alternativ zur Vakuummatratze das Spine-Board einsetzen (▶ Kap. 4.4.23).

### Gefahren

- Querschnittslähmung bei unachtsamer Durchführung
- spinaler Schock (▶ Kap. 9.7).

! Bei neurologischen Störungen: Frühzeitig die Logistik für den Transport in eine neurochirurgische Abteilung organisieren (frühzeitig an RTH denken).

### Lagerung bei Abdominaltrauma oder akutem Abdomen (▸ Abb. 4.36)

Da der Pat. von heftigen Schmerzen geplagt wird, Schmerzlinderung als oberstes Ziel → Entspannung der Bauchdecke und damit Verringern der peritonealen Reizung. Aus prophylaktischen Gründen gleichzeitig Schocklagerung durchführen.

#### Kontraindikation

Nicht-intubierte Pat. mit Bewusstseinsstörungen und eingeschränktem oder komplettem Ausfall der Schutzreflexe.

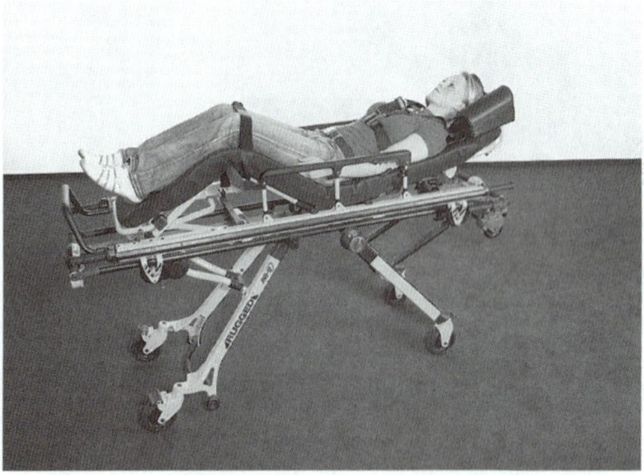

Abb. 4.36 Lagerung bei akutem Abdomen [J 747]

#### Durchführung

- Pat. schonend auf die Trage legen, Kopfteil leicht anheben
- Trage kopfwärts absenken und z. B. eine zusammengerollte Decke unter die angezogenen Knie legen (▸ Abb. 4.36).

### Lagerung bei vaginaler Blutung (Fritsch-Lagerung) (▸ Abb. 4.37)

#### Durchführung

- Pat. in Rückenlage flach lagern → evtl. Linksseitenlage
- große, sterile Vorlage vor den Genitalbereich legen

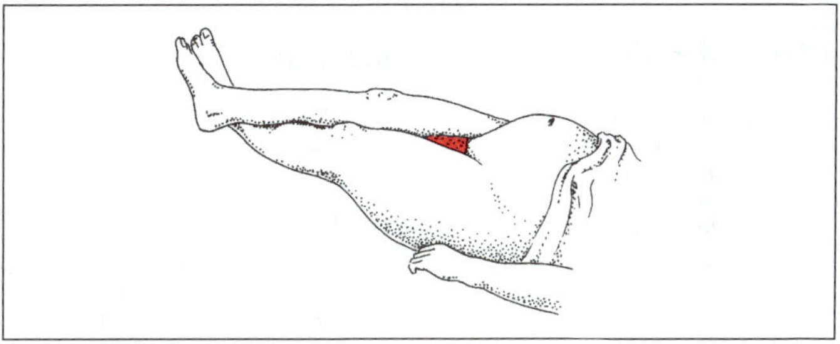

Abb. 4.37 Fritsch-Lagerung [L 190]

- Beine gestreckt übereinander-schlagen
- evtl. auf der Trage mit einer Schocklage kombinieren.

Das Blut läuft in die Rinne, die von den beiden Oberschenkeln gebildet wird → Stärke der Blutung kann leichter beurteilt werden.

**Lagerung in der Schwangerschaft oder bei Vena-cava-Kompressionssyndrom (▸ Abb. 4.38)**

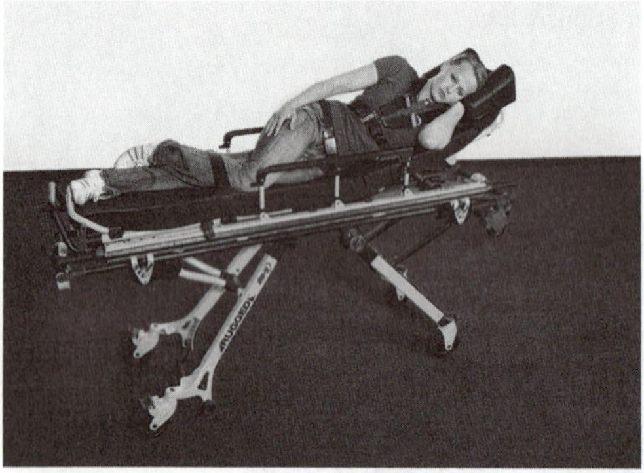

Abb. 4.38 Lagerung bei Vena-cava-Kompressionssyndrom [J 747]

**Indikationen**

- Synkope oder schockähnlicher Zustand einer in Rückenlage befindlichen hochschwangeren Frau
- zur Prophylaxe des Vena-cava-Kompressionssyndroms beim Liegendtransport einer Schwangeren im letzten Schwangerschaftsdrittel.

**Durchführung**

Leichte Linksseitenlage ca. 30° durch Unterlegen einer zusammengerollten Decke.

Evtl. kann auch eine rechtsseitige Lagerung Erfolg bringen.

# 4.4 Therapie

## 4.4.1 Stufenschema zur Hautdesinfektion

**Tab. 4.10**

| | Kategorie 1 (geringes Infektionsrisiko) | Kategorie 2 (mittleres Infektionsrisiko) | Kategorie 3 (erhöhtes Infektionsrisiko) |
|---|---|---|---|
| WANN? | • Intrakutane Injektion<br>• Subkutane Injektion<br>• I.v. Injektion<br>• Blutentnahmen | • I.v. Injektion<br>• ZVK<br>• I.m. Injektion | Punktion von Körperhöhlen, z. B. Thoraxpunktion oder Venaesectio |

Tab. 4.10 *(Forts.)*

| | Kategorie 1 (geringes Infektionsrisiko) | Kategorie 2 (mittleres Infektionsrisiko) | Kategorie 3 (erhöhtes Infektionsrisiko) |
|---|---|---|---|
| WIE? | Hautdesinfektionsmittel auftragen. Einwirkzeit ist beendet, wenn Alkohol verdunstet ist (nach ca. 30 Sek.) | 1. Reinigung der Haut mit Desinfektionsmittel und sterilem Tupfer<br>2. Desinfektionsmittel erneut auftragen<br>3. Nach ca. 30 Sek. mit sterilem Tupfer die Haut abwischen | 1. Reinigung der Haut<br>2. Entfettung und evtl. Enthaarung der Haut<br>3. Zweimaliges Auftragen des Desinfektionsmittels (für je 2,5 Min) |
| WOMIT? | z. B: Dibromol Tinktur®<br>Cutasept®<br>Neo Kodan® | vgl. Kategorie 1 | z. B. Braunol 2000® |
| WICHTIG | Einwirkzeit unbedingt einhalten, sonst keine korrekte Desinfektion | Venenkatheter: Mundschutz, Haube und sterile Handschuhe tragen. Einwirkzeit unbedingt einhalten | Aseptische Bedingungen rund um das OP-Feld, d. h. Mundschutz, sterile Handschuhe, Kittel; mit Lochtuch arbeiten |

4

## 4.4.2 Medikamente vorbereiten

### Ampullen

Zur Aufbewahrung und zum Transport von Medikamenten. Verschiedene Ausführungen, Formen und Größen. Teilweise sind die darin befindlichen Medikamente lichtempfindlich und die Ampullen deshalb dunkel, z. B. braun, eingefärbt.

#### Brechampullen

- Größen: 1, 2, 3, 4, 5, 10, 20 und 50 ml
- evtl. mit Sollbruchstellen am Ampullenhals, brauchen nicht mit Ampullensäge angesägt zu werden: weißer Ring am Ampullenhals oder farbiger Punkt am Ampullenkopf
- nach Anbruch entsorgen → unsteril!

#### Stechampullen

- Größen: 5, 10, 20, 50 und 100 ml
- durch Gummistopfen verschlossen, der durch Blechlasche oder Kunststoffdeckel meist steril verpackt ist
- Kanüle oder Spike durch den Gummistopfen stechen
- nach Anbruch max. 24 h haltbar → Packungsbeilage.

#### Plastikampullen (Mini-Plasco)

- Größen: 10, 20 und 50 ml
- Ampullenkopf wird zum Öffnen abgedreht
- Vorteil: Bruchsicherheit, reduzierte Verletzungsgefahr
- nach Anbruch entsorgen → unsteril!

**Fertigspritze (Min-I-Jet)**

- Größen: 5 oder 10 ml, je nach Medikament
- Ampulle ist gleichzeitig Spritzenkolben, Spritzenzylinder aus Plastik
- Vorteil: leicht zu handhaben, sofort verfügbar; Nachteil: teuer, platzaufwändig.

! Notfallmedikamente Adrenalin, Atropin, Lidocain werden als Fertigspritze angeboten.

- Nach Anbruch entsorgen.

## Medikamente aufziehen

**Material**

- Spritze entsprechender Größe, 2, 5, 10 oder 20 ml
- Kanülen
- evtl. Spike für Stechampulle
- Tupfer
- evtl. Ampullensäge
- Kanülenabwurfbehälter
- Medikamentenampulle.



**Durchführung (▶ Abb. 4.39)**

! Erfordert einige Übung.

- Gewünschtes Medikament entnehmen und überprüfen
  - Etikett → richtiges Medikament gewählt?
  - Ampulle unbeschädigt?
  - Haltbarkeitsdatum?
  - Unversehrtheit der Lösung → z. B. Ausflockung?
- Spritzengröße wählen: Inhalt der Ampulle muss in die Spritze passen, bei Verdünnung des Medikamentes entsprechend größere Spritze wählen
- Kanüle auf die Spritze setzen, Achtung: Schutzkappe der Kanüle erst unmittelbar vor der Medikamentenentnahme entfernen
- Ampulle öffnen:
  - **Brechampulle:** Flüssigkeit im Ampullenkopf durch Herunterschütteln oder durch leichtes Klopfen mit dem Fingernagel in die Ampulle schütteln. Tupfer über den Ampullenkopf legen und Ampullenhals brechen, evtl. Ampullensäge benutzen
  - **Stechampulle:** Gummistopfen desinfizieren, Kanüle oder Spike durch den Gummistopfen stechen → Spike bietet größten Vorteil durch eingebaute Belüftung und Spritzenkonus → keine Kanüle notwendig
  - **Plastikampulle:** Ampullenkopf abdrehen
  - **Fertigspritze:** Alle „gelben“ Schutzkappen entfernen und Medikamentenzylinder in den Spritzenkolben eindrehen
- Schutzkappe der Spritzenkanüle entfernen und Kanüle vorsichtig in die Ampulle einführen. Ampulle mit einer Hand fast waagerecht halten und Kanüle der Spritze maximal tief in die Ampulle einführen: Ampulleninhalt restlos mit der Spritze aspirieren
- Achtung: Große Ampullen am Ende des Aufziehens mit der Öffnung leicht nach unten halten, um das gesamte Medikament aufziehen zu können
- durch Zurückziehen des Spritzenkolbens Spritze mit Medikament füllen
- Spritze entlüften: leichtes Klopfen mit den Fingern an die Spritzenwandung bewirkt, dass Luftbläschen in der Flüssigkeit nach oben steigen. Spritze mit

dem Anschlusskonus nach oben halten. Wenn sich alle Luft unter dem Konus gesammelt hat, diese durch dosierten Druck auf den Kolben aus der Spritze herausdrücken
- bei sofortiger Injektion:
  - Kanüle von der Spritze entfernen und sofort in Kanülenbox entsorgen, Achtung: Kanüle niemals in die Schutzkappe zurückstecken → Verletzungsgefahr!
  - fertige Spritze dem Arzt reichen, leere Ampulle zeigen → Absicherung, dass das richtige Medikament aufgezogen wurde
  - Ampulle entsorgen
- bei späterer Injektion:
  - Kanüle von der Spritze entfernen und sofort in Kanülenbox abwerfen
  - Spritze mit Blindstopfen verschließen
  - Ampulle mit Klebestreifen an der Spritze befestigen oder Spritze mit wasserfestem Stift beschriften: Medikamentenname, Inhalt (mg).



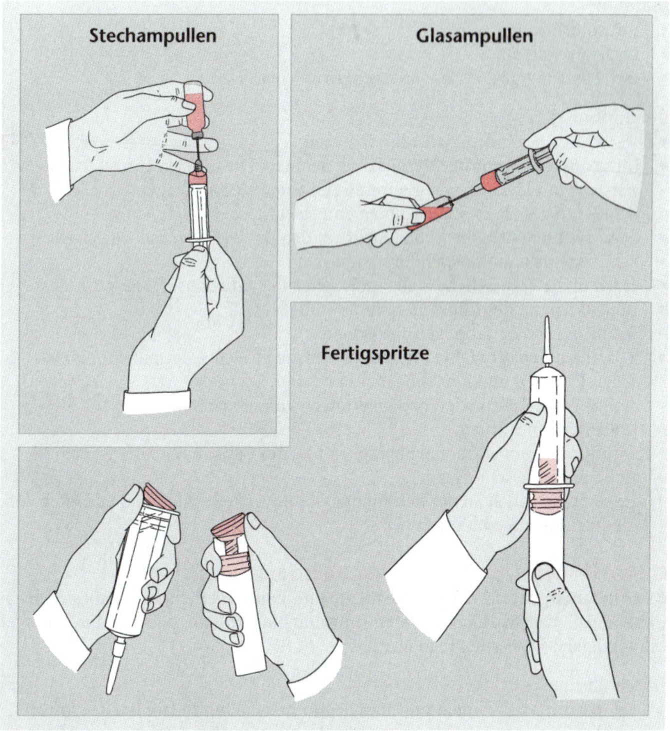


Abb. 4.39 Medikamente aufziehen [L 157]

## Medikamente verdünnen

Hochdosierte Medikamente werden verdünnt, meist mit NaCl 0,9%. Verdünnungsverhältnis 1 : 10, das bedeutet 9 Teile NaCl 0,9% und 1 Teil Medikament.

### Durchführung

- Vorgehen vgl. Aufziehen
- erst Verdünnungsmittel aufziehen, z. B. 9 ml NaCl 0,9% in 10-ml-Spritze
- Luft aus der Spritze entfernen
- Medikament hinzufügen, z. B. 1 ml Suprarenin® 1 : 10.000 = 0,1 mg Adrenalin/ml.

## Infusionen vorbereiten

In Behältern aus Glas oder Kunststoff sowie in Kunststoffbeuteln in Größen von 100 ml bis zu mehreren Litern. Dienen als Trägerlösung für Medikamente, zur Flüssigkeitssubstitution oder zum Offenhalten von venösen Zugängen.

### Material

- Infusionslösung
- Infusionssystem
- evtl. Heidelberger-Verlängerungen, Drei-Wege-Hahn.



### Durchführung

- Verschluss der Infusionsflasche abziehen
- Infusionssystem aus der Verpackung nehmen: Die meisten Infusionssysteme werden vom Hersteller in mehreren Schlaufen zusammengelegt und mit einem Band gesichert → alle Knoten entfernen!
- darauf achten, dass die Enden nicht auf den Boden fallen, ggf. verwerfen
- Schutzkappe vom Einstichdorn entfernen
- Dorn in die vorgesehene Stelle im Kopfteil der Infusionsflasche stechen
- Rollenklemme des Infusionssystems schließen
- Belüftung an der Tropfkammer öffnen
- Tropfkammer zur Hälfte mit Infusionslösung füllen → Tropfkammer zwischen Daumen und Zeigefinger zusammendrücken
- evtl. 3-Wege-Hahn oder Verlängerungen konnektieren
- Rollenklemme öffnen
- Infusionssystem entlüften: Flüssigkeit bis zum Ende durchlaufen lassen
- Rollenklemme schließen
- Infusionsschlauch an der Befestigungsklemme (Rollenklemme) einhaken, bis die Infusion angeschlossen wird.

## Medikamente zur Infusion hinzumischen

Manchmal ist es erforderlich, Medikamente kontinuierlich zu verabreichen: in diesem Fall das Medikament der Infusion hinzumischen. Über die Tropfgeschwindigkeit Dosierung regulieren.

### Durchführung

- Spritze mit Medikament und Kanüle nur in den Gummistopfen der Infusionsflasche einstechen. Nie in die Flasche selbst stechen (Zerstörung der Kunststoffflasche) → Eindringen von Keimen!
- Inhalt der Spritze in die Infusion spritzen

- Spritze und Kanüle aus der Infusionsflasche entfernen
- Infusionsbehälter mit wasserfestem Stift beschriften: Name des Medikamentes, Dosierung, Datum und Uhrzeit

! Maßnahme im Einsatzprotokoll festhalten!

Tropfen pro Minute auszählen → exakte Dosierung sonst nicht möglich, bei Infusionssystemen, z. B. Braun Vasofix®, entsprechen 20 Tr. = 1 ml ± 0,1 ml Infusionslösung.

### Infusionen für Säuglinge

Unterscheiden sich erheblich von denen für Erwachsene. Bei Säuglingen ist das zirkulierende Flüssigkeitsvolumen viel kleiner als das eines Erwachsenen → Gefahr der Überwässerung des Pat. sehr groß!
Flüssigkeiten stets mittels Injektomat, Perfusor oder großer Spritze infundieren!

## 4.4.3 Medikamentenapplikation

Das richtige Medikament in der richtigen Dosierung zur richtigen Zeit am richtigen Pat.!

**Tab. 4.11 Applikationswege**

| Parenterale Applikationswege | Enterale Applikationswege |
|---|---|
| • Inhalativ<br>• Endobronchial<br>• Intravenös (i.v.)<br>• Intramuskulär (i.m.)<br>• Intraossär (i.o.)<br>• Sublingual (s.l.) | • Rektal<br>• Oral (p.o.) |

Präklinisch verabreichte Medikamente sollten ihren Wirkort auf dem schnellsten Weg erreichen: parenterale, sublinguale und rektale Applikation.

#### Voraussetzungen der präklinischen Medikamentengabe

- Anordnung des Arztes überprüfen: „Ist es richtig, dass ich 8 mg Norcuron® für das 2-jährige Kind aufziehen soll?"
- Spritze mit aufgezogenem Medikament und dazugehöriger Ampulle dem Arzt übergeben: So kann er sich selbst vom korrekten Inhalt der Spritze überzeugen.

#### Nicht mehr verwendet werden dürfen

- Medikamente, die für einen Einsatz vorbereitet waren, aber nicht verbraucht wurden → Abwurf in Kanülen- bzw. Ampullenentsorgungsbehälter
- Medikamente mit überschrittenem Verfalldatum
- Ampullen mit ausgeflocktem oder verfärbtem Inhalt
- Ampullen ohne Etikett oder mit unleserlichem Aufdruck
- geöffnete Stechampullen → evtl. Mehrfachentnahme möglich bis zu 24 h (je nach Medikament, z. B. NaCl 0,9%), Voraussetzungen: Öffnungsdatum, Öff-

nungszeit und Name des Öffnenden (Erstbenutzer) müssen auf der Ampulle vermerkt sein
- Medikamente in beschädigten Verpackungen.

## Applikationsformen

### Inhalation

Medikament wird über spezielles System (Inhalationsmodul, Vernebler, Treibgasampulle) tief endobronchial verabreicht, z. B. Sauerstoff, Berotec® oder Auxiloson®-Spray. Medikamente, die über einen Vernebler appliziert werden können, sind z. B. Adrenalin (Pseudokrupp-Anfall) oder Salbutamol® (Asthma bronchiale).

**Tab. 4.12 Inhalative Applikation**

| Vorteile | Nachteile |
|---|---|
| • Kontinuierliche Medikamentengabe möglich, z. B. Sauerstoff<br>• Medikamente gelangen umgehend zu ihrem Wirkort, der Lunge<br>• Einfach durchführbar<br>• Venöser Zugang oft nicht erforderlich | • Nur wenige Medikamente können auf diese Weise appliziert werden<br>• Beim Asthma-Anfall wird das Medikament häufig nicht tief genug inhaliert → verminderte Resorption |

4

#### Durchführung

- Sauerstoff:
  - Inhalationsmodul auf den gewünschten Flow einstellen, z. B. 4 l/Min.
  - Nasensonde, Brille, Maske am Modulausgang konnektieren
  - am Pat. anschließen und sicher fixieren.
- Dosieraerosol:
  - Verschlusskappe entfernen
  - ersten Sprühstoß verwerfen
  - Mundstück in den Mund des Pat. einbringen
  - Pat. dazu auffordern, tief einzuatmen, währenddessen einen Sprühstoß auslösen, evtl. wiederholen
  - Mundstück anschließend reinigen.
- Vernebler (▶ Abb. 8.01):
  - Medikament, z. B. Salbutamol® in das entsprechende Gefäß einbringen, 10 ml NaCl 0,9% dazugeben
  - Vernebler an Inhalationsschlauch anschließen und Flow von 4–6 l/Min. einstellen
  - Mundstück in den Mund des Pat. einführen und darüber atmen lassen.

**Tipps & Tricks**

- Dosieraerosole können mit speziellem Adapter auch beim intubierten Pat. verwendet werden
- Bei starken Asthmaanfällen ist die Gabe über Vernebler sinvoller, da eine Auslösung des Sprühstoßes in der Inspriration schwierig ist, speziell bei Kindern!

### Sublinguale Applikation

Medikament wird unter die Zunge appliziert und von der Schleimhaut resorbiert, z. B. Nitrolingual®-Spray, Adalat®-Kapsel.

**Tab. 4.13 Sublinguale Applikation**

| Vorteile | Nachteile |
|---|---|
| • Einfach durchführbar<br>• Venöser Zugang nicht erforderlich | • Wirkung tritt evtl. langsamer ein als bei der i.v. Gabe<br>• Nur wenige Medikamente können auf diese Weise appliziert werden<br>• Dosierung ungenau, meist höher als bei i.v. Gabe |

#### Durchführung

- Spray:
  - Verschlusskappe entfernen
  - Pat. auffordern, den Mund zu öffnen und die Zunge an den Gaumen zu legen
  - Spraystoß unter die Zunge geben, evtl. wiederholen
  - Mund schließen lassen.
- Kapsel:
  - Kapsel mit Kanüle oder BZ-Lanzette anstechen
  - Pat. auffordern, den Mund zu öffnen und die Zunge an den Gaumen zu legen
  - Kapselinhalt unter die Zunge ausdrücken
  - Mund schließen lassen.

**Tipps & Tricks**

- Bei Unmöglichkeit sublingualer Applikation, z. B. intubierter Pat., kann Nitrospray auch intranasal gegeben werden: Spray in ein Nasenloch sprühen.

### Nasale Applikation (▶ Abb. 4.40)

Medikament wird über einen Applikator (MAD 300) in die Nase appliziert und von der Nasenschleimhaut aufgenommen. Die Gabe selber ist einfach, wenig invasiv und praktisch schmerzfrei anzuwenden. Sie bietet sich vor allem bei Kindern, aber auch bei Erwachsenen an, bei denen es schwierig ist, einen venösen Zugang zu erhalten. Folgende Medikamente in entsprechender Dosierung bieten sich an:

**Tab. 4.14 Medikamente zur nasalen Applikation**

| Medikament | Dosierung | Bemerkungen |
|---|---|---|
| Midazolam (Dormicum) | Bis 5 kg KG: 2,5 mg = 0,5 ml<br>5–15 kg KG: 5 mg = 1,0 ml<br>> 15 kg KG: 10 mg = 2 ml<br>(Ampulle 15mg/3ml) | Intravenöse Gabe nicht bei Kindern unter 6 Monaten. |
| Naloxon (Narcanti) | 0,01 mg/kg KG | Titrierte Gabe. Wirkung ähnlich schnell wie bei i.v. Gabe |
| Esketamin (Ketanest-S) | 0,12–0,25 mg/kg KG | Dosierung zur Analgesie |

**Durchführung**
- Medikament in einer Spritze aufziehen
- MAD 300 auf Spritzenkonus setzen
- Medikament in entsprechender Dosierung in die Nase spritzen, ggf. Verteilung in beide Nasenlöcher → nicht mehr wie 1ml pro Nasenloch.

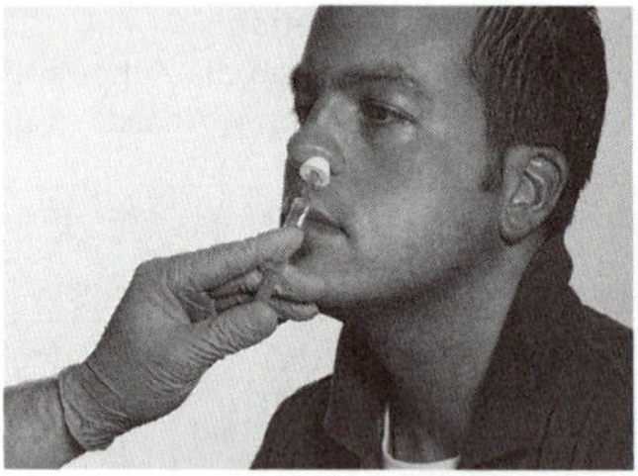

Abb. 4.40 Nasale Applikation [J 747]

### Rektale Applikation
Medikament wird in den Enddarm appliziert und von der Darmschleimhaut resorbiert, z. B. Paracetamol-Zäpfchen, Diazepam®-Rectiolen.

**Tab. 4.15 Rektale Applikation**

| Vorteile | Nachteile |
|---|---|
| • Venöser Zugang nicht erforderlich<br>• Wird von Kleinkindern eher toleriert als eine Injektion<br>• Leicht durchführbar | • Ungenaue Dosierung<br>• Regt zur Darmentleerung an → nicht bestimmbarer Teil wird mit ausgeschieden. |



**Durchführung**
- Anus des Pat. mit Babypflegeöl, Creme oder Gleitmitteln versehen
- Zäpfchen tief in den Anus einführen, Rectiolenspitze tief in den Anus einführen und Medikamenteninhalt herauspressen
- Rectiole herausziehen und dekomprimieren
- After durch Zusammendrücken der Gesäßbacken kurzzeitig manuell verschließen.

Rectiole erst nach dem Entfernen aus dem After entkomprimieren, sonst kommt es zum Ansaugen eines nicht bestimmbaren Medikamentenanteils → falsche Dosierung!

### Endobronchiale Applikation
Medikamentengabe über Endotrachealtubus. Wirkstoffe gelangen über die Lunge in den Kreislauf. Dosierung 2–3-mal höher als i.v. Dosierung. Medikamente: Atropin, Adrenalin, Xylocain®, Narcanti®. Medikament kann direkt oder über EDGAR®-Tubus appliziert (▶ Abb. 4.41). Diese Art der Medikamentenapplikation wird auch im Rahmen der Reanimation kaum noch angewendet. Besser Alternative wie intraossäre oder intravenöse Applikation wählen.

**Tab. 4.16 Endobronchiale Applikation**

| Vorteile | Nachteile |
|---|---|
| • Kein venöser Zugang erforderlich<br>• Wirkungsgeschwindigkeit entspricht i.v. Applikation<br>• Verlängerte Wirkungsdauer → Depoteffekt<br>• Risikoarme Applikation | • Pat. muss intubiert sein<br>• Nur wenige Medikamente können endobronchial appliziert werden<br>• Aspirat und große Schleimmengen können die Wirkstoffresorption behindern → evtl. erst absaugen |

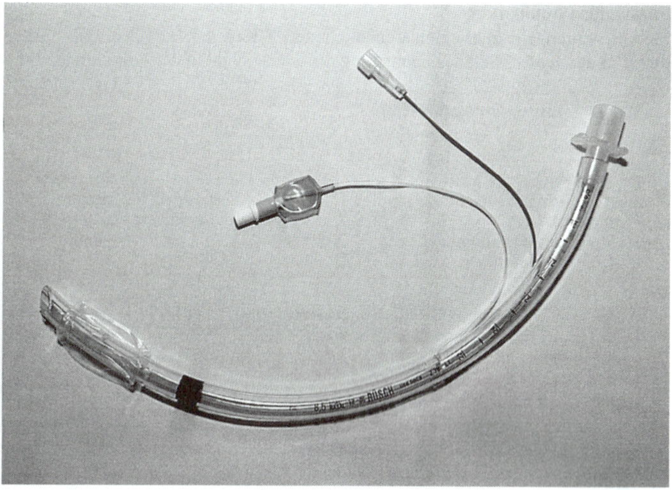

Abb. 4.41 EDGAR®-Tubus [M 140]



### Durchführung

- Medikament aufziehen (10 ml in 20-ml-Spritze): auf höhere Dosierung achten, evtl. verdünnen
- ca. 5–10 ml Restluft mit aufziehen, entfällt bei EDGAR®-Tubus
- Anschlusskonus eines Absaugkatheters (rot 18 Ch. oder orange 16 Ch.) in seiner Verpackung abschneiden → Spritzenkonus passt genau in den Katheter. Achtung: Absaugkatheter hat ca. 5–6 mm Durchmesser, besser geeignet ist ZVK mit Durchmesser von ca. 2 mm!
- Absaugkatheter mit Spritzenkonus verbinden und von Verpackung trennen
- Beatmungsgerät/Beatmungsbeutel vom Endotrachealtubus diskonnektieren → evtl. mit spez. Zwischenstück zwischen Beatmungsbeutel und Tubus arbeiten, z. B. Bodai-Adapter → Beatmung kann während der Applikation fortgeführt werden
- Absaugkatheter maximal tief in den Tubus einführen, bis Widerstand spürbar (Bifurkation) und Wirkstoff einspritzen → 10 ml Wirkstoff und Restluft aus der Spritze
- Beatmungsbeutel und Tubus verbinden und 2–3-mal nacheinander ventilieren.

**Tipps & Tricks**

- Immer Luft durch den Absaugkatheter nachinjizieren (s. o.), sonst verbleibt Wirkstoff im Absaugkatheter → falsche Dosierung
- EDGAR®-Tubus ermöglicht endobronchiale Medikamentengabe, ohne Ventilation zu unterbrechen
- Achtung: Umgang mit EDGAR®-Tubus üben: Spritzenkonnektor passt sowohl auf Cuffventil als auch auf endobronchialen Instillationskanal, Instillationskanal ist orange eingefärbt.

### Intravenöse Applikation

Medikamentengabe über einen Venenkatheter (▶ Kap. 4.4.4) oder mittels Spritze direkt in das venöse Gefäß. Zugangsweg der ersten Wahl in der Notfallmedizin!

**Tab. 4.17 Intravenöse Applikation**

| Vorteile | Nachteile |
|---|---|
| • Schneller Wirkungseintritt<br>• Alle Medikamente liegen in Ampullenform vor<br>• Große Flüssigkeitsmengen können verabreicht werden | • Venöser Zugang muss gelegt werden → braucht Erfahrung bei oftmals schwierigen Venenverhältnissen. |

### Injektion über Venenverweilkatheter (z. B. Braunüle®, Viggo®)

#### Durchführung

- Venenkatheter legen (▶ Kap. 4.4.4) oder sicherstellen, dass er in der Vene liegt → Infusion anschließen
- Medikament in Spritze aufziehen
- Spritze auf den Konus des Verweilkatheters setzen
- Infusion abstellen: Rollklemme schließen oder Infusionssystem abknicken
- Medikament langsam injizieren, dabei Pat. immer beobachten: Medikamentenreaktion?
- Infusion wieder öffnen und so Medikament weiter einspülen.

### Injektion mit Spritze und aufgesetzter Kanüle

#### Material

- Handschuhe
- Stauschlauch, Einhandvenenstauer oder Blutdruckmessgerät
- Desinfektionsmittel oder Alkoholtupfer
- Spritze, in der Größe passend zur Menge des in der Ampulle enthaltenen Medikamentes
- Großlumige „Aufzieh"-Kanüle, z. B. Gr. 1 = 0,9 mm Außendurchmesser × 38 mm Länge
- Tupfer
- evtl. Ampullensäge
- Injektionskanüle für die vorgesehene Injektionsart (i.v. oder i.m.)
- Ampulle mit dem Medikament
- wasserfester Faserschreiber, um Spritze zu beschriften, oder schmale Pflasterstreifen an der Spritze zu fixieren
- Wundschnellverband
- Abwurfbehälter für Ampullen und Kanülen.

#### Durchführung

- Pat. aufklären und nach Möglichkeit flach hinlegen lassen
- Spritze steril aus der Verpackung nehmen
- Aufziehen des Medikaments (▶ Kap. 4.4.2)
- Stauung anlegen
- Injektionsstelle suchen und desinfizieren
- venöses Gefäß punktieren

- nach der Punktion muss venöses Blut aspirierbar sein
- Medikament injizieren → Pat. beobachten (anaphylaktische Reaktion)
- Injektionsnadel mit Spritze wieder entfernen
- mit einem sterilen Tupfer einige Minuten die Einstichstelle komprimieren
- Injektionsstelle mit Wundschnellverband abdecken.

**Gefahren**
- Intraarterielle Injektion
- paravenöse Injektion
- Nervenschädigung.

**Tipps & Tricks**
- Möglichst umgehend venösen Zugang legen, er wird bei Notfallpat. immer benötigt.
- Flüssigkeitssubstitution über einmalige Injektion, Spritze und Kanüle nicht möglich.

### Intramuskuläre Applikation
Medikament wird mittels Spritze und Kanüle direkt in den Muskel injiziert.

4

**Tab. 4.18 Intramuskuläre Applikation**

| Vorteile | Nachteile |
|---|---|
| • Leicht durchführbar<br>• Kein Gefäßzugang erforderlich<br>• Z. T. als Alternative, wenn es unmöglich ist, venösen Zugang zu legen, z. B. bei:<br>– eingeklemmtem Traumapatient: → Analgesie mit Ketanest®<br>– Kindern: → Analgesie oder Narkoseeinleitung (Ketanest®) | • Wirkungseintritt verlangsamt<br>• Nicht alle Medikamente können i.m. injiziert werden<br>• Kontraindikationen: alle Krankheitsbilder, bei denen eine Lyse durchgeführt wird, z. B. Herzinfarkt, Lungenembolie, wegen Blutungsgefahr |

**Injektionsstellen (▸ Abb. 4.42)**
- Schulternahe Oberarmmuskulatur (M. deltoideus)
- Gesäßmuskulatur: oberer äußerer Quadrant oder nach von Hochstetter.

**Durchführung**
- Medikament aufziehen und i.m. Injektionsnadel konnektieren
- Injektionsstelle reinigen und desinfizieren
- Nadel im 90°-Winkel zur Hautoberfläche einstechen: Oberarm ca. 2 cm tief, Oberschenkel ca. 3 cm tief
- nach dem Einstich aspirieren: falls Blut aspiriert wird, Nadel herausziehen und mit neuer Nadel an anderer Stelle punktieren (Punktionsstelle mit Tupfer komprimieren)
- Medikament langsam injizieren
- Nadel entfernen
- Injektionsstelle mit Tupfer komprimieren
- mit Wundschnellverband abdecken.

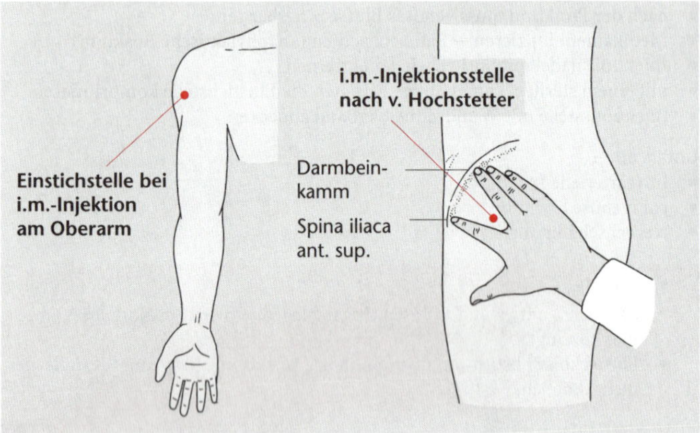


Abb. 4.42 Intramuskuläre Injektionsstellen [L 157]



**Gefahren**

- i.v. Injektion
- intraarterielle Injektion
- Nervenpunktion
- Abbrechen der Nadel in der Muskulatur.

Injektionsstelle nach von Hochstetter birgt die geringsten Risiken, möglichst bevorzugen.

## 4.4.4 Peripherer Venenzugang

Bei jedem Notfallpatienten indiziert. Mit den distalen Venen beginnen. Reihenfolge: Handrücken, Unterarm, Ellenbeuge, V. jugularis externa.

**Tab. 4.19 Größen von Venenverweilkanülen**

| Gauge | 22 G | 20 G | 18 G | 17 G | 16 G | 14 G |
|---|---|---|---|---|---|---|
| Farbe | blau | rosa | grün | weiß | grau | orange |
| Außendurchmesser (mm) | 0,8 | 1,0 | 1,2 | 1,4 | 1,7 | 2,0 |
| Innendurchmesser (mm) | 0,6 | 0,8 | 1,0 | 1,2 | 1,4 | 1,7 |
| Durchflussrate ml/Min. (wässrige Infusion) | 36/42 | 61/67 | 96/103 | 128/133 | 200/236 | 270/345 |

**Indikationen**

- Volumentherapie
- Medikamentenapplikation
- Offenhalten eines venösen Zugangs.

**Material**

- Verschiedene Verweilkanülen: z. B. Venflon® Pro Safety, Vasofix® Safety
- Stauschlauch bzw. Blutdruckmanschette
- Desinfektionsmittel und Tupfer
- vorbereitete Infusion
- evtl. Lokalanästhetikum.

**Durchführung (▶ Abb. 4.43)**

- Stauung oberhalb des Punktionsgebietes anlegen (Oberarm), Stauung muss unterhalb des systolischen RR-Wertes liegen
- geeignete Vene suchen
- Desinfektion des Punktionsortes
- mit Daumen der nicht punktierenden Hand die Haut straffen
- Punktion der Vene im 45°-Winkel → erfolgreiche Punktion sichtbar durch Einströmen von Blut im Kanülenansatz (Sichtfenster)
- Kanüle 3–5 mm vorschieben, dabei Stahlmandrin fest halten und Plastikkanüle flach weiter in das Gefäßlumen schieben
- Stauung lösen
- Kanüle sicher fixieren
- Stahlmandrin entfernen
- dabei im Bereich des letzten Drittels der in der Vene liegenden Verweilkanüle abdrücken (verhindert, dass Blut ausläuft)
- Infusion anschließen.



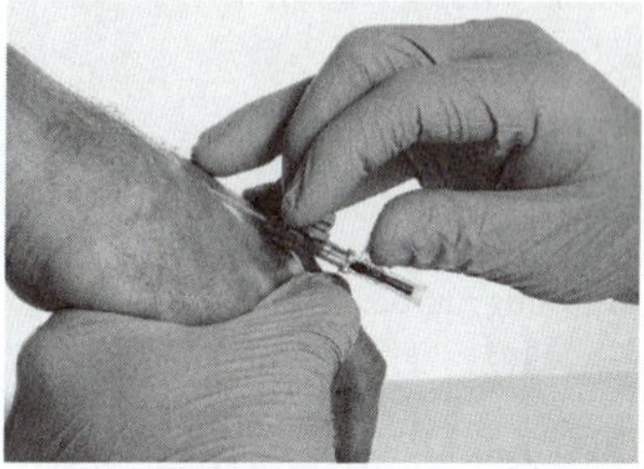

a) Vorschieben des Systems

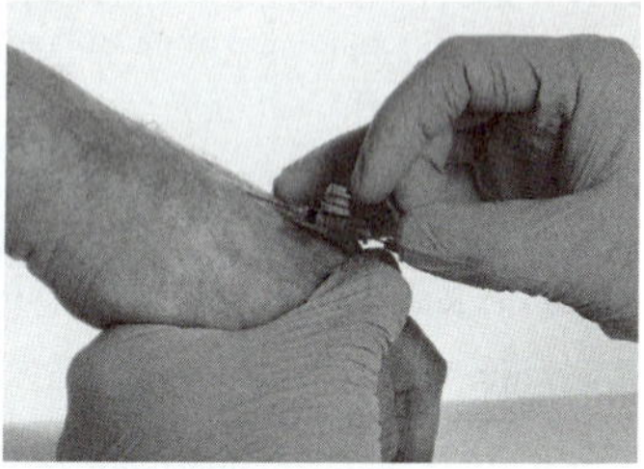

b) Stahlkanüle und Plastikverweilkanüle trennen

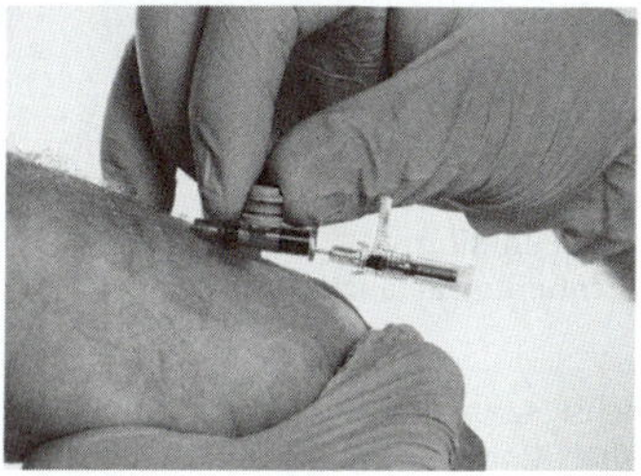

c) Vorschieben der Plastikverweilkanüle

Abb. 4.43 Peripher-venöser Zugang [J 747]

**Punktion der V. jugularis externa**

! Nur durch erfahrenes Personal

- Punktion durch lockeres Bindegewebe nicht ganz einfach
- Punktion bei:
  - Problemen mit der ZVK-Anlage
  - wenn peripherer Zugang (Arme) und zentraler Zugang nicht möglich.

**Gefahren**

- Perforation der Vene (Vene durchstochen) durch z. B. zu steile Punktion → Stauung lösen, Kanüle entfernen, Punktionsstelle mit Tupfer abdrücken und andere Vene punktieren
- Kanüle liegt nicht im Gefäßraum, Infusion läuft „para“ (ins Gewebe) → sofort Infusion abstellen und weiter verfahren wie oben
- Kanüle lässt sich nicht vorschieben (evtl. störende Venenklappen) → Kanüle mit NaCL 0,9% durchspülen und unterdessen vorsichtig weiter vorschieben
- arterielle Punktion, Nerven- und Sehnenschädigung durch Fehlpunktion, z. B. in der Ellenbeuge oder am Hals (V. jugularis).

4

**Tipps & Tricks**

- Sog. Rollvenen auf Grund Bindegewebsschwäche → in der Venengabelung punktieren
- Achtung: Dialysepflichtige Pat. haben einen Shunt (Verbindung von Vene und Arterie) → immer am anderen Arm punktieren.
- Bei Pat. mit Apoplex nicht den paretischen Arm punktieren.
- Die Durchflussrate ist produktabhängig.

## 4.4.5 Zentraler Venenzugang

Zugangswege : V. subclavia, V. jugularis externa und interna. Reine Assistenztätigkeit des Rettungsfachpersonals → Durchführung nur durch Arzt.

**Indikation**

- Wenn peripherer Zugang nicht möglich ist (z. B. bei schlechten Venenverhältnissen, Verbrennungen mit Zerstörung der Subkutis, stark traumatisierte Extremitäten, zentralisierter Pat.)
- Verabreichung hyperosmolarer Flüssigkeiten
- zur ZVD-Messung.

**Kontraindikation**

! Relativ, im Notfall keine!

- Gerinnungsstörungen zum Zeitpunkt der Punktion
- extreme Adipositas mit schwieriger Orientierung an anatom. Strukturen.

**Durchführung**

Gute Vorbereitung der Materialien, möglichst sterile Arbeitsweise und, wenn Pat. ansprechbar, Aufklärung über die getroffenen Maßnahmen.

- Seldinger-Technik: Katheter wird über einen Führungsdraht (Mandrin) in das Gefäß vorgeschoben. (▶ Abb. 4.44)
- Konventionelle Technik, z. B. mit Cavafix®: Katheter wird über eine Punktionskanüle in das Gefäß vorgeschoben. (▶ Abb. 4.45)

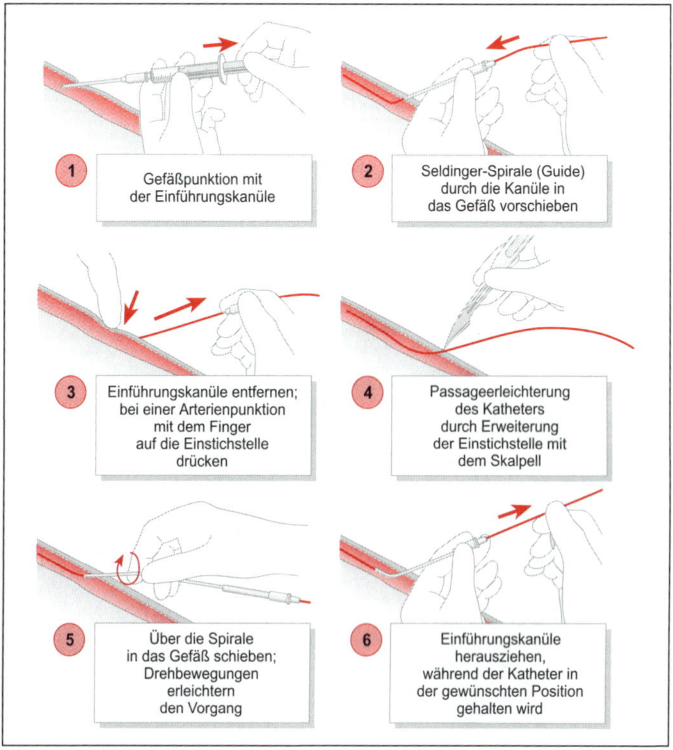


Abb. 4.44 Seldinger-Technik [L 106]

### Material

- Hautdesinfektionsmittel
- sterile Tupfer
- evtl. Mundschutz, Kopfbedeckung
- sterile Handschuhe
- steriles Lochtuch
- evtl. Lokalanästhetikum (inkl. Spritze und Kanüle)
- Katheterset (Cavafix®, Certofix®, o. a.)
- Nahtmaterial
- Fixiermaterial
- vorbereitete Infusion.

### Patienten vorbereiten

- Lagerung
  - Pat. in 10–20°-Trendelenburg-Lagerung bringen (bessere Venenfüllung und Luftembolieprohylaxe)

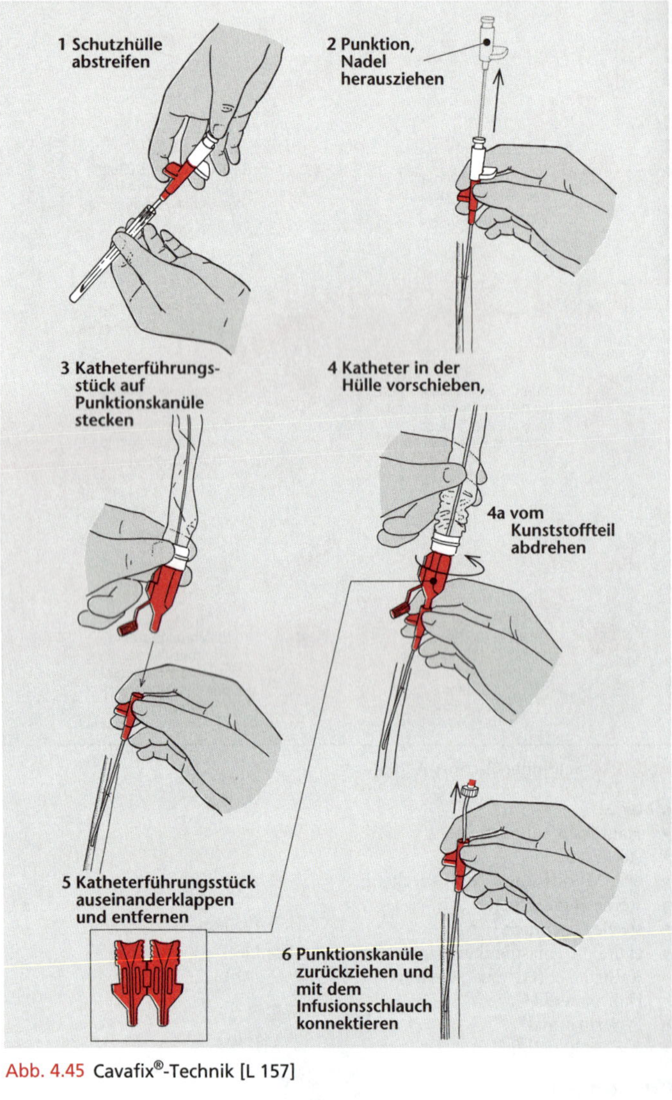


Abb. 4.45 Cavafix®-Technik [L 157]

- Kopf zur Gegenseite drehen
- Polster unter Wirbelsäule, seitengleichen Arm leicht nach unten ziehen
- Hautdesinfektion (▶ Kap. 4.4.1), Punktionsort steril abdecken
- evtl. lokale Infiltrationsanästhesie durchführen.

**Vena-subclavia-Katheter**
Die V. subclavia verläuft zwischen 1. Rippe und Klavikula. Relativ komplikationsträchtig, sollte nur von erfahrenem Arzt durchgeführt werden.

**Kontraindikationen**
- Ausgeprägtes Lungenemphysem
- schwere Deformationen der Thoraxwand
- extreme Kachexie (reduzierter AZ, allgemeine Auszehrung des Körpers)
- Frakturen im Bereich des Schultergürtels

**Durchführung durch NA, Assistenz durch RA (▶ Abb. 4.46)**
! NA: sterile Handschuhe, evtl. Mundschutz.
! RA: unsterile Einmalhandschuhe, evtl. Mundschutz → keine sterilen Teile oder Gebiete berühren.
- RA: Pat. in Rückenlage bringen, 10–20°-Trendelenburg-Lagerung, Kopf des Pat. zur Gegenseite drehen, evtl. Polster unter die Schultern legen, Arme an den Körper legen, evtl. gleichzeitig Arm leicht nach unten ziehen
- RA: mehrmalige Sprühdesinfektion (Einwirkzeit beachten) von der Brustwarze bis zum Unterkiefer und von der Achselhöhle bis zum Sternum
- RA: Lochtuchverpackung und Abdecktuchverpackung steril öffnen
- NA: Entnahme des Lochtuchs. Aufkleben auf die Punktionsstelle. Auflegen des Abdecktuches auf den Brustkorb (dient als Ablagefläche)
- RA: V.-subclavia-Katheter-Verpackung steril öffnen, dem NA anreichen
- NA: Entnahme von Katheter, Punktionsnadel und Spritze aus Verpackung
- RA: 10 ml NaCl 0,9% in eine Mulde der sterilen Verpackung geben
- NA:
  - Aufziehen der Kochsalzlösung aus der Verpackung, Konnektion mit der Punktionskanüle
  - Einführen der Punktionsnadel im Winkel von 15° zur Längsachse der Klavikula und der Horizontalebene in Richtung Sternoklavikulargelenk (Fossa jugularis), unter ständigem Kontakt zur Klavikula
  - Vorschieben der Punktionsnadel unter sanfter Aspiration
  - Nach Überwinden eines Widerstandes (Lig. costoclaviculare) Erreichen der V. subclavia in 4–6 cm Tiefe: Venöses Blut (dunkelrot) lässt sich aspirieren. Bei pulsierendem Rückfluss von arteriellem Blut (hellrot) Punktion mit neuem Katheter-Set
  - Zurückziehen der Punktionskanüle und Aufsetzen des Katheters: rechts 10–15 cm, links 15–20 cm eingeführt
- RA: Katheter sicher fixieren oder annähen durch NA
- RA: Infusion anschließen, evtl. mit Drei-Wege-Hahn.

**Vena-jugularis-interna-Katheter**
Sicherster und risikoärmster Punktionsort zur Anlage eines ZVK.

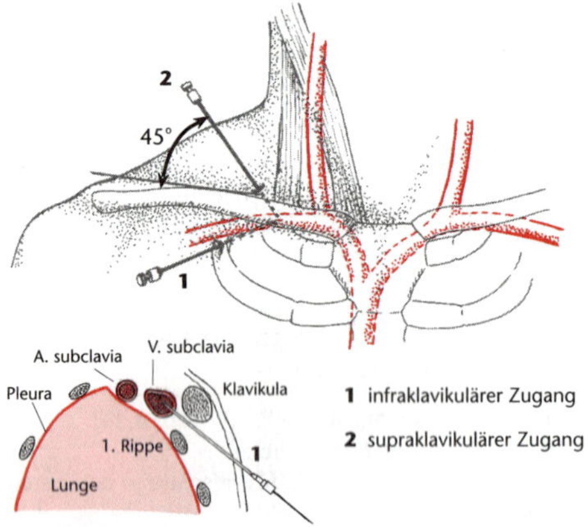


Abb. 4.46 Punktion der V. subclavia [L 157]

**Kontraindikationen**

- Vorangegangene Operationen im Halsbereich
- Verletzungen im näheren Bereich der Punktionsstelle
- Tumoren im näheren Bereich der Punktionsstelle
- Kopf kann nicht adäquat gelagert werden, z. B. bei V.a. HWS-Trauma, SHT
- schwierig bei extremer Adipositas, mit schwierigen anatomischen Strukturen.

**Durchführung durch NA, Assistenz durch RA (▸ Abb. 4.47)**

! NA: sterile Handschuhe, evtl. Mundschutz.

! RA: unsterile Einmalhandschuhe, evtl. Mundschutz → keine sterilen Teile oder Gebiete berühren.

- RA: Pat. in Rückenlage bringen, 10–20°-Trendelenburg-Lagerung, Kopf des Pat. zur Gegenseite drehen, evtl. Polster unter die Schultern legen, Arme an den Körper legen, evtl. gleichzeitig Arm leicht nach unten ziehen lassen
- RA: mehrmalige Sprühdesinfektion (Einwirkzeit beachten) der gesamten Punktionsseite, Bereich von Klavikula bis hinter dem Ohr
- RA: Lochtuchverpackung und die Abdecktuchverpackung steril öffnen
- NA: Entnahme des Lochtuchs. Aufkleben auf die Punktionsstelle. Auflegen des Abdecktuches auf den Brustkorb (dient als Ablagefläche)
- RA: V.-jugularis-interna-Katheter-Verpackung steril öffnen, dem NA anreichen
- NA: Entnahme von Katheter, Punktionsnadel und Spritze aus der Verpackung
- RA: 10 ml NaCl 0,9% in eine Mulde der sterilen Verpackung geben
- NA:
  - Aufziehen der Kochsalzlösung aus der Verpackung und Konnexion mit der Punktionskanüle
  - Punktionsort: etwas unterhalb der sichtbaren Kreuzungsstelle der V. jugularis externa mit M. sternocleidomastoideus und ca. 1 cm lateral der tastbaren Arterie

- transmuskuläres Einführen der Punktionsnadel unter Aspiration im Winkel von ca. 30° zur Haut. Punktion in Richtung Sternoklavikulargelenk (Fossa jugularis)
- Vorschieben der Punktionsnadel unter sanfter Aspiration
- Ii 3–4 cm Tiefe wird die V. jugularis interna erreicht: Venöses Blut lässt sich leicht (dunkelrot) aspirieren. Bei pulsierendem Rückfluss von arteriellem Blut (hellrot) Punktion mit neuem Katheter-Se.
- Zurückziehen der Punktionskanüle und Aufsetzen des Katheters: rechts 15–20 cm, links 20–25 cm eingeführt

- RA: Katheter sicher fixieren oder annähen durch NA
- RA: Infusion anschließen, evtl. mit Drei-Wege-Hahn.

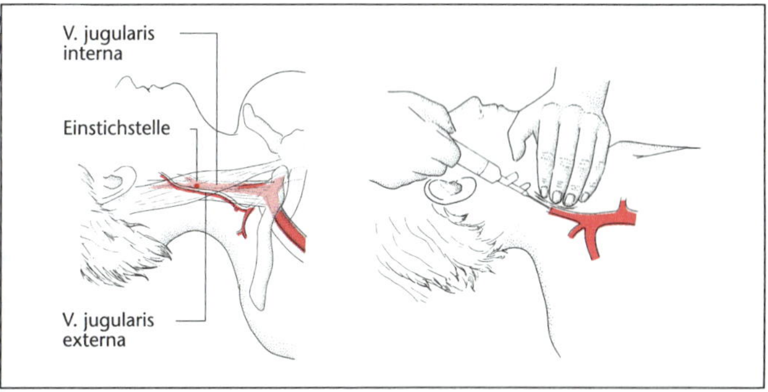


Abb. 4.47 Punktion der V. jugularis interna [L 157]

## Gefahren

- Pneumothorax durch Verletzung der Pleura mit Lufteintritt
- Hämatothorax durch venöse oder arterielle Blutung in den Pleuraspalt
- Luftembolie durch Lufteintritt in das venöse Gefäßsystem (offene Punktionskanüle oder Katheter)
- Fehllage des Katheters
- V. subclavia: Ductus-thoracicus-Fistel, Thrombose
- V. jugularis interna: Verletzung des Plexus cervicalis.

### Tipps & Tricks

- Während des Vorschiebens von Führungsdraht oder Katheter EKG beobachten: Zugangsweg korrekt, bei Herzrhythmusstörungen Katheter zu weit vorgeschoben.
- Achtung: genaue Lagekontrolle des ZVK in der Präklinik nicht möglich.
- Stahlkanüle niemals in liegende Kunststoffkanüle zurückschieben → Gefahr der Durchbohrung oder des Abbrechens.
- Trendelenburgsche Lagerung erst nach Anschluss der Infusion aufheben → Luftemboliegefahr!
- V.-subclavia-Punktion: im Falle desolater RR-Verhältnissen am vielversprechendsten.
- Niemals beidseits punktieren (Pneumothoraxgefahr!).

## 4.4.6 Intraossäre Punktion

Alternative zur i.v. Injektion. Kommt es bei Kindern oder Erwachsenen z. B. unter Reanimationsbedingungen oder Schockzuständen zu erheblichen Problemen beim Auffinden und der Punktion peripherer bzw. zentraler Venen, so ist der intraossäre Zugang zu legen. In der Reanimation mittlerweile 2.Wahl. Es gilt folgender Grundsatz: Dauert die Punktion peripherer Venen länger als 90 Sekunden oder werden mehr als zwei Punktionsversuche benötigt, ist ein intraossärer Zugang zu legen.
Neben der klassischen Punktion z. B. mittels Cook Nadel, setzt sich immer mehr der intraossäre Bohrer EZ-IO durch. Hiermit ist die Punktion deutlich vereinfacht und kann problemlos auch von Rettungsassistenten durchgeführt werden.
Vorteile des intraossären Zugangs:

- Fast alle Medikamente und Flüssigkeiten können auch über einen i.o. Zugang appliziert werden
- Plasmakonzentrationen ähnlich wie beim ZVK
- schnelle unkomplizierte Punktion
- Laborblutentnahme und BGA möglich
- Flowraten von 50–100 ml unter kontinuierlicher Druckinfusion (300 mmHg) möglich.

4

### Indikation

Alle Zustände, bei denen Medikamente oder Flüssigkeiten benötigt werden, ein venöser Zugang aber nicht möglich ist. Zum Beispiel:

- Reanimation
- schweres Trauma.

### Kontraindikationen

- Fraktur des zu punktierenden Knochens
- Hautinfektion im Bereich der Punktionsstelle
- vorangegangene Punktion des Knochens
- Osteogenesis imperfecta (Glasknochenkrankheit).

### Punktion mit Cook Kanüle

### Material

- Hautdesinfektionsmittel
- sterile Tupfer
- sterile Handschuhe
- evtl. 5-ml-Spritze mit Nadel und Lokalanästhetikum, z. B. 5 ml Xylocain®
- 5-ml-Spritze mit 2–5 ml NaCl 0,9%
- intraossäre Punktionskanüle (z. B. 16 G, Diekmann Modification®, Fa. Cook)
- Knierolle
- geeignete Punktionsorte: Tibia, distales Femur.

### Durchführung (proximale Tibia) (▶ Abb. 4.48b)

- Zu punktierendes Bein leicht außenrotieren und mit Knierolle unterlagern
- Sprühdesinfektion durchführen (▶ Kap. 4.4.1): so steril wie unter Reanimationsbedingungen möglich
- Punktionsnadel bereitlegen
- proximalen Vorsprung der Tibia mit der nicht punktierenden Hand tasten: Punktionsort befindet sich parallel zum Tibiaschaft ca. 1–2 cm tiefer

- Punktionsort mit Zeigefinger und Mittelfinger fixieren
- Punktionskanüle in die andere Hand nehmen, Daumen und Zeigefinger verhindern durch Fixierung der Kanüle zu tiefes Eindringen in den Knochen
- während der Knauf der Nadel in der Handfläche liegt, Haut senkrecht durchstechen. Bei Knochenkontakt flache Neigung der Nadel ca. 45° nach kaudal und unter Drehbewegungen mit Druck die Kompakta durchbohren
- plötzlicher Widerstandsverlust zeigt das Erreichen des Markraumes an
- Trokar entfernen. Aspirationsversuch von Blut und Knochenmarkspartikeln mit 5-ml-Spritze
- Vorsichtige Probeinfusion mit 2–5 ml NaCl 0,9%
- bei geringem Infusionswiderstand Anschluss der Infusion, sterile Abdeckung der Einstichstelle und sichere Fixierung von Nadel und Infusionsschlauch
- bei hohem Infusionswiderstand Nadel 1–3 mm zurückziehen → bleibt der Widerstand hoch, evtl. erneute Punktion
- indirekte Beurteilungsmöglichkeiten der richtigen Kanülenlage:
  - die Nadel steckt fest im Knochen und wackelt nicht
  - klinische Reaktion auf verabreichte Medikamente
  - sorgfältiges Palpieren nach Probeinfusion: Extravasatbildung
  - Medikamenten- und Flüssigkeitsgabe wie i.v. Injektion.

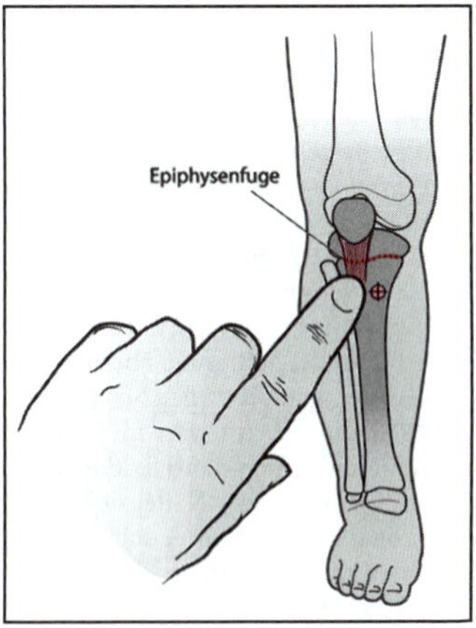


Abb. 4.48a Punktionsort lokalisieren (Fa. Vidacare)

4

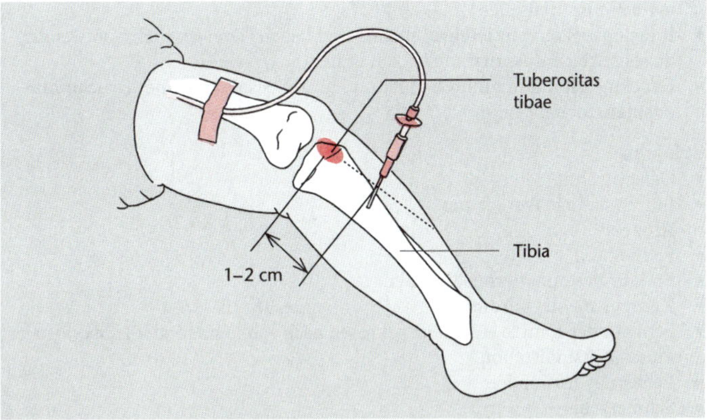


Abb. 4.48b Intraossäre Punktion [L 157]

### Punktion mit EZ-IO

#### Material
- EZ-IO Bohrer
- EZ-IO Nadel, z. B. PD-Nadel für Patienten < 39 kg KG – Länge 15 mm
- Tupfer, Desinfektionsmittel
- Dreiwegehahn
- Fixierpflaster
- Infusion inkl. Infusionssystem.

#### Durchführung (proximale Tibia) (▸ Abb. 4.48c)
- Punktionsort lokalisieren, z. B. Tibia, 1–2cm unterhalb der Tuberositas tibae, 1 Fingerbreit zur Tibia Innenseite (Achtung: Bei kleinen Kindern kann es schwierig sein, die Tuberositas tibiae zu identifizieren. Dann einfach zwei Querfinger breit unterhalb der Patella und einen Fingerbreit zur medialen Tibiaseite gehen).
- Punktionsort ausreichend desinfizieren
- Behältnis der Intraossärnadel öffnen
- Nadel mit dem Magnetaufnehmer des Schraubers aus dem Behältnis nehmen
- Nadel senkrecht ohne großen Druck durch die Haut stechen bis ein Widerstand spürbar ist
- Schalter des Schraubers bestätigen und bohren bis spürbar der Widerstand verloren geht, jetzt den Schalter sofort loslassen (wichtig: kaum Druck ausüben, die Arbeit wird vom Schrauber geleistet)
- Nadel mit einer Hand fixieren und mit der anderen Hand den Schrauber senkrecht von der Nadel ziehen
- Trokar aus der Kanüle schrauben (gegen den Uhrzeiger drehen)
- Verbindungsleitung anschließen
- Lagekontrolle (Blut an der Trokarspitze, Blutaspiration)
- evtl. Laborblutentnahme
- Bolusgabe (10 ml NaCl), falls notwendig (bei ansprechbaren Patienten) Lidocaingabe zur Schmerzreduktion (Dosis: 0,5 mg/kg KG bei Kindern, 20–100 mg beim Erwachsenen)
- Infusionssystem mit Dreiwegehahn anschließen (Dreiwegehahn notwendig, da sonst keine Zuspritzmöglichkeit besteht)
- Druckinfusion durchführen (300 mmHg) am besten mit einer Druckinfusionsmanschette.

#### Gefahren
- Osteomyelitis
- Epiphysenfugenverletzung
- Abszess
- Fettembolie
- Fraktur des punktierten Knochen
- Kompartmentsyndrom
- Fehllage der Kanüle → Gewebsnekrosen nach subkutaner oder subperiostaler Flüssigkeitsinfiltration
- Fehler des Anwenders
- Schmerzen.

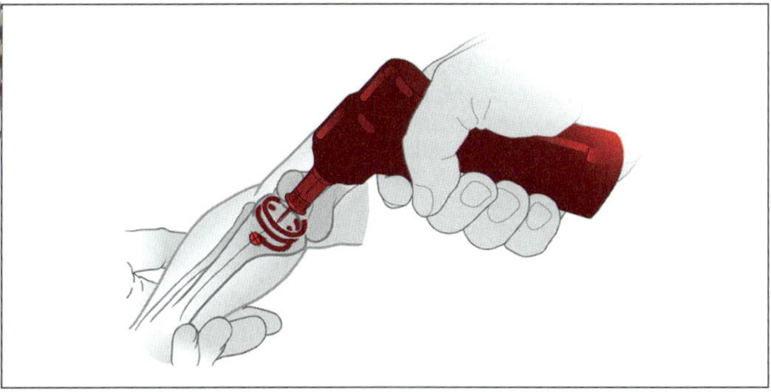

Abb. 4.48c Durchführen der Punktion (Fa. Vidacare)

**Achtung**
Aspiration von Blut und Knochenmarksbestandteilen im Schock nicht immer möglich.



## 4.4.7 Defibrillation, Kardioversion

### Defibrillation

Ziel ist es, Myokardfasern und Erregungsleitungsanteile, die sich in völlig unkoordiniertem elektrischem Zustand befinden, durch einen gerichteten Gleichstrom gemeinsam zu depolarisieren und über gemeinsame Repolarisation in synchronisierte Aktionen zurückzuführen. Der Sinusknoten soll die Reizbildung übernehmen. Grundsätzlich sollte heutzutage mit biphasischen Geräten und Klebeelektroden gearbeitet werden. Letztere bieten deutlich mehr Sicherheit.

### Indikation

- Kammerflimmern/Kammerflattern (▶ Kap. 6.4.1)
- Torsade de pointes.

### Kontraindikation

Asystolie (▶ Kap. 6.4.2) in mindestens zwei EKG-Ableitungen gesichert

### Wahl der Defibrillationsenergie

Grundregel bei Erwachsenen und Kindern: 4 J/kg KG

### Wichtige Faktoren für den Defibrillationserfolg

- Dauer des Kammerflimmerns (je kürzer, desto erfolgreicher)
- korrekte Energiewahl
- möglichst geringer Übergangswiderstand (Impedanz), um hohe Energie am Herzen zu erreichen
- ausreichend Elektrodengel verwenden
- Paddle fest auf den Thorax aufdrücken (ca. 8 kg Anpressdruck bei Erwachsenen, ca. 5 kg bei Kindern zwischen dem 1. und dem 8. Lebensjahr)
- immer in der Exspiration defibrillieren.

Je geringer der Übergangswiderstand, desto effektiver ist die Defibrillation!

**Platzierung der Defibrillationselektroden (▶ Abb. 4.49)**
Sternum-Apex-Position: Eine Defibrillationselektrode wird unter der rechten Klavikula, parasternal, die andere unter der linken Mamille (ca. 5. ICR, seitlich der weiblichen Brust), im Bereich der Herzspitze platziert.

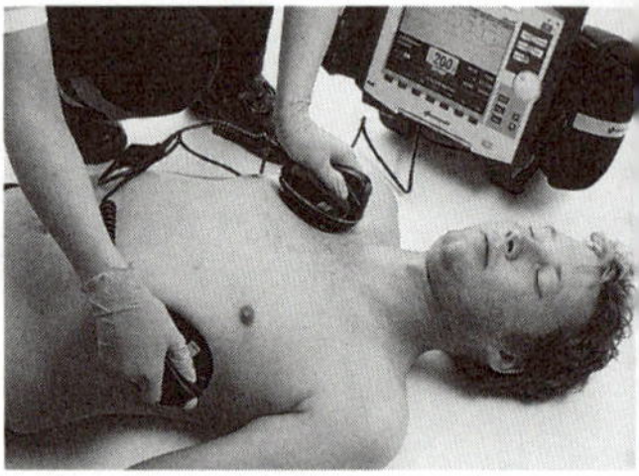

Abb. 4.49 Platzierung der Defibrillationselektroden [J 747]

**Gefahren**

**Für den Patienten**
- Verbrennungen auf dem Thorax durch zu wenig Elektrodengel
- Verbrennungen durch nicht entferntes Nitropflaster
- bei Defibrillation eines Pat. mit Herzschrittmacher irreversible Myokardschäden über invasive Schrittmacherelektrode
  - andere Elektrodenplatzierung: Seitenverkehrte Elektrodenposition (unter der linken Klavikula parasternal und unter der rechten Mamille [ca. 5. ICR] in Höhe der Herzspitze)
- Notfall-EKG kann durch elektrische Geräte gestört werden (z. B. Heizdecke, Funktelefon) Fehlinterpretation.

**Für das Rettungsdienstpersonal**
- Lebensgefahr bei Defibrillation auf nassem oder leitfähigem Untergrund, bei hoher Luftfeuchtigkeit, strömendem Regen oder Schnee
- Stromschlaggefahr für den Anwender durch gelverschmierte Paddels, Pat.-Kontakt z. B. über Beatmungsbeutel oder Infusionsflaschen vorsichtshalber ablegen
- Defibrillation in Rettungshubschraubern: auf Grund luftfahrtrechtlicher Vorschriften vorherige Absprache mit dem Piloten erforderlich.

**Durchführung**
- Sichere EKG-Interpretation über Monitor oder Druckerbild (▶ Kap. 6.4)
- Defibrillationsmodus am Defibrillator einschalten
- Energie vorwählen: bei Erwachsenen für den 1. Schock 150–200 J (biphasisch) bzw. 360 J (monophasisch)
- Defibrillationspaddel mit ausreichend Elektodengel bestreichen und gleichmäßig auf der Kontaktfläche verteilen
- besser: alternativ Klebeelektroden auf dem Brustkorb anbringen
- Energie laden
- sobald Ladeenergie erreicht ist, sich auf die Fußsohlen stellen, Helfer und Umstehende deutlich warnen: *„Achtung, Defibrillation!“*
- Defi-Paddles mit ca. 8 kg Anpressdruck und unter Beachtung der korrekten Platzierung aufsetzen
- Helfer und Umstehende erneut warnen: **„Achtung, weg vom Patienten!“**
- Kontrollblick über den Pat. kein Umstehender darf Patientenkontakt haben
- Helfer und Umstehende erneut warnen: **„Achtung, Schuss!“**
- Energie auslösen
- Defi-Paddel in Gerätehalterung zurückstecken
- ggf. EKG interpretieren
- Fortführung der Basismaßnahmen.

### Durchführung mit halbautomatischen Geräten

- Einmal-Therapieelektroden aufkleben: Position wie bei Defibrillation mit Paddles (Sternum, Apex)
- Basismaßnahmen (Herzdruckmassage und Beatmung) unterbrechen
- Analyse der Rhythmusstörungen: Drücken der entsprechenden Taste am Gerät. Pat. Während der Analyse nicht berühren!
- Nach bestätigtem Kammerflimmern lädt das Gerät automatisch
- sobald Ladeenergie erreicht ist, sich auf die Fußsohlen stellen, Helfer und Umstehende deutlich warnen: „*Achtung, Defibrillation!*"
- Helfer und Umstehende erneut warnen: „*Achtung, weg vom Patienten!*"
- Kontrollblick über den Pat.: kein Umstehender darf Patientenkontakt haben
- Helfer und Umstehende erneut warnen: „*Achtung, Schuss!*"
- Energie auslösen
- EKG interpretieren
- Fortführung der Basismaßnahmen.

### Defibrillation bei Kindern

Bei der Defibrillation von Kindern können auf die Erwachsenenpaddel Kinderpaddel mit geringerer Größe aufgesetzt werden. Durch intern geschaltete Widerstände wird die abgegebene Energie vermindert. Teilungsverhältnis: 1 : 10, z. B. von 200 Joule werden nur 20 Joule abgegeben.
Elektrodengrößen:

- Kleinkinder: ca. 4,5 cm Durchmesser
- Schulkinder: ca. 8 cm Durchmesser
- zur Defibrillation können auch spezielle Einmal-Therapieelektroden für Kinder verwendet werden, die je nach Hersteller die Energie automatisch reduzieren.

**Tipps & Tricks**

- Präkordialen Faustschlag nur bei beobachtetem Einsetzen von Kammerflimmern anwenden. Die Defibrillation darf durch diese Maßnahme zeitlich nicht hinausgezögert werden. Bei der Durchführung muss mit der ulnaren Seite der Faust aus einer Entfernung von ca. 20 cm auf die untere Hälfte des Sternums geschlagen werden. Anschließend wird diese dann schnell wieder zurückgezogen (impulsartiger Stimulus).
- Lässt das Monitorbild Zweifel über das Bestehen eines Kammerflimmern, Bildschirm ausdrucken lassen. Höhere Auflösung!

Anstatt des Elektrodengels können mehrmals verwendbare Elektroden-Pads (z. B. Defipads®, Fa. 3M-Medica) mit Gelschicht verwendet werden, bei denen sich ein Bestreichen der Defi-Paddel erübrigt.

### Kardioversion

Synchronisierte („R-Zacken"-gesteuerte) Defibrillation.
Im EKG-Bild QRS-Komplexe erkennbar. Medikamentöse Intervention erfolglos. Der Pat. kann bei Bewusstsein oder bewusstlos sein.

### Indikationen

- Vorhofflimmern, Vorhofflattern (▶ Kap. 7.4.2)
- hochfrequente Kammertachykardie (▶ Kap. 7.4.2)
- paroxysmale supraventrikuläre Tachykardie (▶ Kap. 7.4.2)
- supraventrikuläre Tachykardie mit hämodynamischer Instabilität.

### Kontraindikationen

- Vorhofflimmern mit langsamer Ventrikelfrequenz.

### Durchführung

- EKG-Monitoring
- venöser Zugang, Pulsoximetrie, RR-Messung, Pulskontrolle
- $O_2$-Gabe 4–6 l/Min.
- Intubations- und Reanimationsbereitschaft (▶ Kap. 6.1)
- beim bewusstseinsklaren Pat.:
  - beruhigender Zuspruch
  - Aufklärung des Pat. über die Kardioversion.
  - Sedierung, z. B. 2–4 mg Dormicum® (Midazolam) i.v.
  - Analgesie, z. B. 0,05–0,1 mg Fentanyl-Janssen® i.v.
  - evtl. Narkoseeinleitung, z. B. 0,2–0,3 mg/kg KG Hypnomidate® i.v.
- Energie wählen → bei 50 Joule beginnen, bei 3-maliger erfolgloser Kardioversion nächstmöglich höher einstellbare Energie wählen und nochmals 3-mal kardiovertieren, evtl. Versuch mit nochmals höherer Energie probieren
- weitere Durchführung wie Defibrillation.

4

### Biphasische Defibrillation

Die biphasische Defibrillation liefert einen Strom, der für eine definierte Zeit des Impulses in positiver und anschließend in negativer Richtung fließt (zwei Phasen entgegengesetzter Polarität). Durch Anwendung von biphasischen Impulsformen konnte eine bessere Wirksamkeit bei geringeren Energien erzielt werden.

Bei monophasischen Defibrillationen wird mit 200–360 J (entsprechend den AHA/ERC-Leitlinien) eine hohe Energiemenge freigesetzt, die zu schweren Nebenwirkungen an Herz und Haut führen kann. Je mehr Schocks abgegeben werden müssen, desto höher ist die Wahrscheinlichkeit myokardialer Dysfunktion. Die monophasische Impulsform benötigt dabei Energiewerte, die für ein ischämisches Myokard noch nicht effektiv, aber wahrscheinlich bereits schädlich sind.

In der ORCA-Studie (**O**ptimized **R**esponse to **C**ardiac **A**rrest/Circulation 10. Oktober 2000;102 [15]:1780-87) konnten bis zu 98% der Patienten mittels biphasischer Schockabgaben von 150 J erfolgreich defibrilliert werden. In der Gruppe, die mit 200–360 J monophasisch therapiert wurden, ließen sich hingegen nur 59–69% der Pat. rhythmisieren.

Die optimale Energiemenge für die biphasische Defibrillation ist noch nicht genau gefunden worden. Studien zeigen aber, dass sie für die Erwachsenen-Reanimation im Bereich von 150–200 J liegen. Auch für die exakte Impulsform gibt es noch keine gesicherten Erkenntnisse und Empfehlungen.

### Automatische Externe Defibrillatoren (AED)

Intuitiv zu bedienende, halbautomatische Defibrillatoren, die den Anwender durch den Ablauf der Reanimation führen. Die Erkennung des defibrillationspflichtigen Herzrhythmus erfolgt über eine Analysesoftware, die bei Vorliegen

eines Kammerflimmerns akustische und visuelle Anweisungen gibt. Die schlussendliche Abgabe der Defibrillationsenergie erfolgt über Tastendruck durch den Anwender (Halbautomat). Eine nicht indizierte Auslösung bei Fehlinterpretation ist aufgrund hoher Detektionssicherheit heutiger AED nahezu ausgeschlossen.
Vermehrt werden AED an Orten platziert, an denen mit einem erhöhten Aufkommen von plötzlichen Herztoden zu rechnen ist (PAD: Public Access Defibrillation). In verschiedenen lokalen Projekten wurde gezeigt, dass mit der flächendeckenden Platzierung von AED z. B. auf Flughäfen, Bahnhöfen oder in anderen öffentlichen Gebäuden die Überlebensrate betroffener Patienten signifikant gesteigert werden konnte.
Mit AED ausgestattete First-Responder können bei Reanimationspatienten sofort lebensrettende Sofortmaßnahmen durchführen. Je nach Hersteller verfügen moderne AED über erweiterte Zusatzfunktionen wie 6-Kanal-EKG-Monitoring oder Pulsoximeter. Die Speicherung von Einsatzdaten wie z. B. EKG, Defibrillationen, Trends oder der Umgebungsgeräusche ermöglicht eine umfangreiche Dokumentation und Auswertung der Reanimation.

## 4.4.8 Transkutane Schrittmachertherapie



Nichtinvasiver, thorakaler Schrittmacher. Elektronische Impulsgeneratoren, die die elektrische Stimulation des Myokards mittels auf den Thorax aufgebrachten Stimulationselektroden ergänzen, positiv beeinflussen oder vollständig übernehmen.

### Verschiedene Modi am EKG-Gerät, Defibrillator

- *Fixed-Modus:* Schrittmacher stimuliert unabhängig von der Eigenfrequenz des Pat.
- *Demand-Modus:* Schrittmacher stimuliert nur, wenn Eigenfrequenz des Pat. unter der eingestellten Stimulationsfrequenz liegt, R-Zacken-Triggerung verhindert Abgabe der Stimulationsimpulse in die vulnerable Phase (verletzliche Phase ~ T-Welle)
- *Overdrive-Funktion:* reduziert die Eigenfrequenz des Pat., anwendbar bis f < 300/Min.
  - Stimulationsfrequenz knapp über Eigenfrequenz des Pat. anwendbar einstellen (vom Anwender festlegbarer Eintritt des Overdrive-Pacing), beim corpuls[3] berechnet das EKG-Gerät eine Frequenz, die 10/Min. kleiner als die Eigenfrequenz ist
  - langsames Herabsenken der Stimulationsfrequenz: Unterbrechung der Tachykardie (ramp-down-pacing).

### Indikation

- Bradykarde Herzrhythmusstörungen (▶ Kap. 7.4.3):
  - HF 40/Min., Hypotonie mit Werten um 80 mmHg systolisch, wenn der Pat. auf eine medikamentöse Therapie nicht anspricht
  - AV-Blockierungen III. Grades
- Tachykarde Herzrhythmusstörungen (▶ Kap. 7.4.2):
  - Vorhofflattern
  - supraventrikuläre Tachykardien
  - Kammertachykardien mit Auswurf

- Adams-Stokes-Anfall: Synkope auf Grund zerebraler Hypoxie bei Herzrhythmusstörungen (▶ Kap. 7.6)
- Asystolie (▶ Kap. 6.4.2).

**Durchführung**

- Haut mit Wasser, Alkoholtupfer, Desinfektionsmittel reinigen, evtl. Körperbehaarung rasieren
- Aufkleben der Schrittmacherelektroden (▶ Abb. 4.50):
  - negative Elektrode: anterior an der linken Brustseite (in Höhe EKG-Ableitung V2/V3)
  - positive Elektrode: posterior unter dem linken Schulterblatt
- Schrittmacherkabel anschließen
- Stimulationsmodus am Schrittmachergerät einstellen, z. B. Fixed, Demand, Overdrive
- Interpretation des EKG
- Stimulationsparameter einstellen:
  - Stimulationsfrequenz bei Asystolie 80/Min.
  - Stimulationsintensität (mA) auf die max. Stromstärke hochregeln, langsam herunterregeln bis Ausfall der Kammerkomplexe (Captures). Endgültige Stromstärke kurz oberhalb der niedrigst möglichen Stromstärke wählen
- Pat. beobachten
  - Karotispuls tastbar?
  - Periphere Pulse tastbar?
  - Blutdruckkontrolle: RR ↑?
  - Auskultation des Herzens
  - Hautfarbe des Pat.: abnehmende Zyanose?
  - Evtl. bei hypothermen Pat.: rektale Messung der ansteigenden Körperkerntemperatur
- EKG beurteilen, Dokumentation (Ereignistaste).

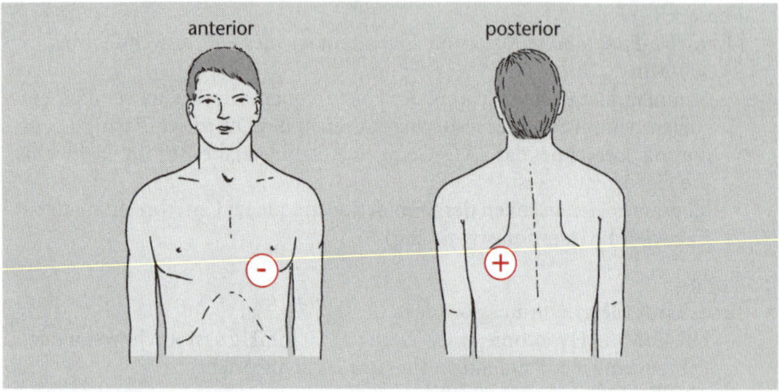


Abb. 4.50 Position der transkutanen Schrittmacherelektroden [L 157]

### Gefahren

- Provokation von Rhythmusstörungen möglich:
  - Vorhofflimmern, Kammerflimmern, ventrikuläre Tachyarrhythmien
- Schmerzempfinden beim bewusstseinsklaren Pat.
- unangenehme Skelettmuskelkontraktionen
- Hautreizungen.

**Tipps & Tricks**

- Beim bewusstseinsklaren Pat.: beruhigender Zuspruch, über Möglichkeit der Analgesie, Sedierung aufklären, z. B. 2–4 mg Dormicum® i.v.
- beim corpuls® 08/16: durch Variation der vorderen Stimulationelektrode (Defi-Paddle anschließen) kann die Effektivität der Stimulation optimiert, Schmerzlinderung/-freiheit des bewusstseinsklaren Pat. erreicht werden
- beide Stimulationselektroden (ant./post.) möglichst gegenüberliegend
- Achtung: Im Demand-Modus benötigt der Schrittmacher eine Triggerung mit der R-Zacke. → Bei Lockerung des EKG-Kabels stellen sich manche Geräte in den Fixed-Modus → Lebensgefahr: Gefahr von Kammerflimmern
- Achtung: Pat. nie im Fixed-Modus stimulieren, da bei Eigenaktion des Herzens Kammerflimmern ausgelöst werden kann (wenn Schrittmacher-Spike in die vulnerable Phase fällt)
- wenn der Pat. nach erfolgreicher Schrittmachertherapie erneut in ein Kammerflimmern verfällt, ist bei manchen Schrittmachermodulen eine Defibrillation über die Stimulationselektroden möglich! Auf Herstelleranweisung achten
- auf Alarmmeldungen des Schrittmachergerätes achten
- hohe Stimulationsströme > 100 mA als mögl. Hinweis auf eine kardiale Hypoxie.

## 4.4.9 Freimachen, Freihalten der Atemwege

### Überstrecken des Kopfes

Erste und am wenigsten aufwändige Methode, um die Atemwege eines Pat. frei zu machen: der Zungengrund wird angehoben und die dadurch verlegten Atemwege frei gemacht.

! Bewusstloser Säugling: Nacken ca. 0,5–1 cm hoch unterpolstern und ganz leicht (!) den Kopf reklinieren.

### Indikationen

- Bewusstlosigkeit
- Atemstillstand
- Verlegung der Atemwege.

### Kontraindikation

Verdacht auf HWS-Trauma.

### Durchführung

- Bewusstlosigkeit feststellen
- seitwärts neben dem Pat. knien
- Mund leicht öffnen (Esmarch-Handgriff) → sichtbare Fremdkörper sofort entfernen, evtl. mit Magill-Zange und Laryngoskop
- eine Hand an die Stirn des Pat. legen
- gleichzeitig mit der anderen Hand den Unterkiefer des Pat. am Kinn greifen
- Patientenkopf zurückbeugen, Unterkiefer anheben
- Mund leicht öffnen
- Atemkontrolle durch Sehen, Hören, Fühlen.

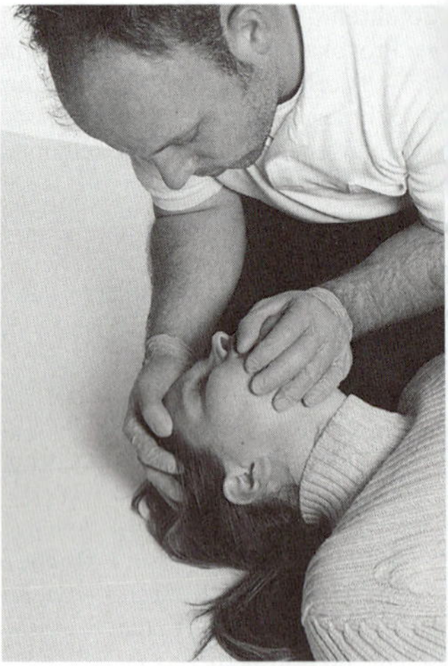

Abb. 4.51 Überstrecken des Kopfes [J 747]

### Gefahren

- Ruckartige, zu starke Überstreckung kann zur Verletzung der HWS führen
- Flüssigkeiten oder Fremdkörper im Pharynx können nach Aufhebung der Verlegung aspiriert werden → Mund zunächst leicht öffnen, um Fremdkörper oder Flüssigkeiten zu lokalisieren
- bei Säuglingen kann zu starkes Überstrecken des Halses zur Tracheablockierung, ggf. zum Tracheaabriss führen.

**Tipps & Tricks**

- Als Erste-Hilfe-Maßnahme ohne rettungsdienstliches Equipment in Verbindung mit der stabilen Seitenlage auch bei Verdacht auf WS-Trauma durchführen → Mangel an suffizienten Alternativen.
- Vor dem Überstrecken des Halses orientierende Mundinspektion durchführen. Fremdkörper und Flüssigkeiten entfernen.

## Esmarch-Handgriff

Öffnung des Mundes eines bewusstlosen Pat., z. B. um den Mund-Rachen-Raum auszuräumen.

### Indikationen

- Routinemäßige Inspektion des Mund-Rachen-Raumes bei Bewusstlosen
- Verlegung der Atemwege durch Flüssigkeiten oder Fremdkörper.

### Durchführung

- Hinter dem Pat. knien
- mit beiden Zeigefingern Kieferwinkel umfassen, die beiden Daumen liegen zwischen Unterlippe und Kinn

- durch Herabdrücken des Unterkiefers den Mund öffnen
- nach dem Öffnen: Zur Sicherung gegen unerwartetes Zubeißen einen Daumen in den Kieferwinkel drücken.

**Gefahr**
Bissverletzungen für den Helfer.

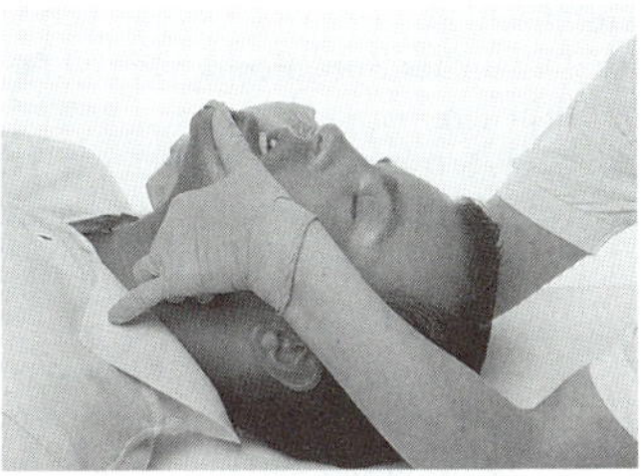

Abb. 4.52 Esmarch-Handgriff [J 747]

**Tipps & Tricks**
- Der Esmarch-Handgriff alleine macht die Atemwege nicht frei, er dient zur Vorbereitung der Mundinspektion bzw. des Ausräumens.
- Die Kombination aus Esmarch-Handgriff und Reklination des Kopfes ist ohne Kontrolle auf freie Atemwege nicht sinnvoll: Schon beim Überstrecken können Fremdkörper oder Flüssigkeiten aspiriert werden.



### Ausräumen des Mund-Rachen-Raumes

**Indikationen**
- Fremdkörper, lose Zahnprothesen und Erbrochenes im Mund-Rachen-Raum
- Bolusaspiration, z. B. Verschlucken einer Murmel, von Speiseresten.

**Durchführung**
- Schutzhandschuhe anziehen, falls sofort greifbar
- Öffnen des Mundes durch den Esmarch-Handgriff
- seitliches Drehen des Kopfes lässt Flüssigkeiten abfließen
- mit den Fingern erkennbare Fremdkörper ausräumen.

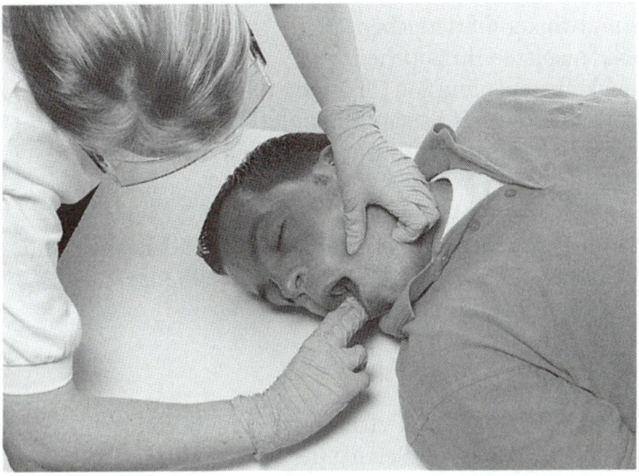

Abb. 4.53 Ausräumen des Mundes mit der freien Hand [J 747]

### Gefahren

- Plötzliches Zubeißen des Pat. → Daumen der freien Hand in das Kiefergelenk drücken
- bei WS-traumatisierten Pat. kann durch Seitwärtsdrehen des Kopfes eine weiter gehende Schädigung verursacht werden.

**Tipps & Tricks**

- Zur Vermeidung einer weiteren WS-Schädigung den Pat. mit zwei Helfern unter Extension des Halses vorsichtig achsengerecht drehen.
- Kopf immer von der eigenen Person wegdrehen → besserer Sichtwinkel.
- Zum weiteren Ausräumen von Flüssigkeiten Finger mit einer Kompresse umwickeln.
- Festsitzende Zahnprothesen können im Mund verbleiben, da hierdurch sowohl die Maskenbeatmung, als auch die Mund-zu-Nase-Beatmung bzw. die Mund-zu-Mund-Beatmung erleichtert wird.



## Absaugen

### Indikationen

- Geplante Intubation
- flüssige Fremdkörper im Mund-Rachen-Raum (Erbrochenes, Blut, Schleim)
- Absaugen aus einer Magensonde.

### Kontraindikationen

- Nicht ausreichend bewusstloser Pat. → Gefahr, Erbrechen auszulösen
- Gesichtsschädelverletzungen.

### Durchführung

- Geeigneten Absaugkatheter (Erw./Jugendl. 16, 18 Ch., Kinder 6–12 Ch.) auswählen
- maximale Einführtiefe feststellen
  - oral: Abstand Mundwinkel-Ohrläppchen
  - nasal: Abstand Nasenspitze-Ohrläppchen
- Einführen des Absaugkatheters ohne Sog (Fingertip offen)
  - oral: Öffnen des Mundes mittels Esmarch-Handgriff
  - nasal: Nasenspitze leicht anheben, Einführen in den unteren Nasengang
- Betätigen des Fingertips → Sog wird aufgebaut
- Absaugkatheter unter leicht drehenden Bewegungen im Mund-Rachen-Raum bewegen, dabei intermittierend Sog auslösen und wieder aufbauen
- der Absaugkatheter wird unter Sog entfernt.

### Gefahren

- Schleimhautverletzungen
- Auslösen von Brechreiz, Erbrechen mit Gefahren der Aspiration
- Nasales Absaugen bei offenem SHT im Bereich der Nasenhöhle: intrazerebrale Lage.

**Tipps & Tricks**
- Feste Gegenstände können mit dem großlumigen „Suctionbooster" entfernt werden.
- Bei Absaugen von Neugeborenen, Säuglingen sollte der Druck auf max. −0,2 bar begrenzt werden → evtl. Orosauger nehmen.
- Nasales Absaugen wird vom Pat. meist besser toleriert.

### Oropharyngealtuben

Durch den Mund in den Pharynx eingeführte Tuben mit dem Ziel, eine Luftbrücke zur Trachea zu schaffen, indem der Zungengrund dauerhaft angehoben wird. Günstiger Begleiteffekt: Beißschutz. Heutzutage üblicher Vertreter ist der Guedel-Tubus.

#### Indikationen

- Tiefe Bewusstlosigkeit
- Beatmung mit Maske und Beutel
- als Beißschutz nach erfolgter endotrachealer Intubation
- als Schutz vor Zungenbiss bei Krampfanfällen.

#### Kontraindikationen

- Kieferfrakturen
- andauerndes Erbrechen
- „zu wacher" Pat.

#### Durchführung

- Tiefe Bewusstlosigkeit feststellen: Schmerzreiz setzen
- Atemwege frei machen
- richtige Tubusgröße auswählen:
  - Erw.: Tubus soll vom Mundwinkel bis zum Ohrläppchen des Pat. reichen (Größen 2–5)
  - Kinder: Neugeborene Gr. 000, bis ca. 6 Mon. Gr. 00, bis 12 Mon. Gr. 0, bis ca. 2 J. Gr. 1
- Mund mittels Esmarch-Handgriff öffnen
- Kopf überstrecken
- passenden Tubus mit dem zum Gaumen gerichteten Ende, also in falscher Richtung, in die Mundhöhle einführen
- anschließend den Tubus unter weiterem Einführen um 180° drehen
- ohne Gewalt über die Zunge schieben, bis das Schild vor den Lippen liegt
- bei Erbrechen oder Würgen Tubus sofort entfernen.

#### Gefahren

- Ein zu kleiner Tubus schiebt die Zunge zurück und verlegt die Atemwege, statt sie freizuhalten
- ein zu großer Tubus kann auf die Epiglottis drücken und verschließt so die Atemwege
- ein zu großer Tubus stößt an das Rachenzäpfchen oder die Rachenhinterwand und verursacht bei einem nicht vollständig Bewusstlosen Würge- und Brechreiz
- Tubus verdeckt die Sicht: Regurgitation und Aspiration können unbemerkt bleiben.

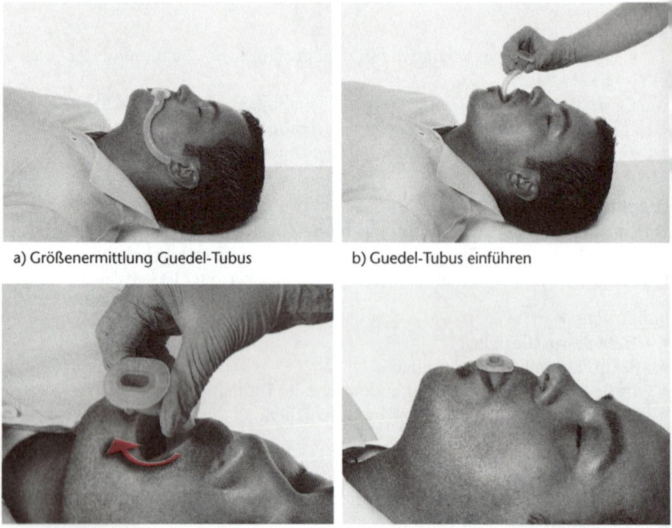

a) Größenermittlung Guedel-Tubus

b) Guedel-Tubus einführen

c) Guedel-Tubus beim Einführen um 180° drehen

d) Guedel-Tubus in situ

Abb. 4.54 Einlegen eines Guedel-Tubus [J 747]

**Tipps & Tricks**

- Bei nicht-beatmungspflichtigen Pat. den Guedel-Tubus nur in Sondersituationen, z. B. WS-Trauma verwenden: Pat. kann unbemerkt regurgieren und aspirieren, stabile Seitenlage bevorzugen.
- Bei Beutel-Masken-Beatmung trotz eingelegtem Guedel-Tubus weiterhin den Hals überstrecken, um Gefahr einer Magenüberblähung zu vermindern.
- Möglichst weiche Tuben verwenden, damit der Pat. bei unerwartetem Zubeißen seine Zähne bzw. eingeklemmte Lippe nicht verletzt.

### Nasopharygealtuben

Durch die Nase eingeführter Tubus, mit dessen Hilfe eine Luftbrücke zur Trachea geschaffen wird. Häufigster Vertreter ist der Wendl-Tubus. Neuere Formen: Robertazzi-Tubus. Vorteil: Bessere Toleranz als beim Guedel-Tubus.

#### Indikationen

- Bewusstlosigkeit, bei der die Lage des Pat. nicht verändert werden darf (WS-Trauma)
- Bewusstseinseintrübungen, die kommende Bewusstlosigkeit erwarten lassen.

### Kontraindikationen

- Verletzung oder Missbildung der Nase
- Gesichtsschädeltrauma
- Beutel-Masken-Beatmung.

### Durchführung

- Bewusstlosigkeit und vorhandene Atmung feststellen
- keine Einsatzmöglichkeit der stabilen Seitenlage oder des Guedel-Tubus
- richtige Tubusgröße auswählen:
  - Kinder: 20–24 Ch.
  - Jugendliche: 26 Ch.
  - Erwachsene Frauen: 28 Ch.
  - Erwachsene Männer: 30 Ch.
  - große Erwachsene: 32 Ch.
- Auftragen eines Gleitmittels auf den Tubus und evtl. in das Nasenloch, z. B. Xylocain®-Gel
- durch leichtes Anheben der Nasenspitze Tubus vorsichtig parallel zum harten Gaumen in Richtung Rachenhinterwand in die Nase einführen. Nach Möglichkeit sollte der untere (größere) Nasengang verwendet werden
- so weit vorschieben, bis Atemgeräusch nicht mehr schnarchend klingt.

4

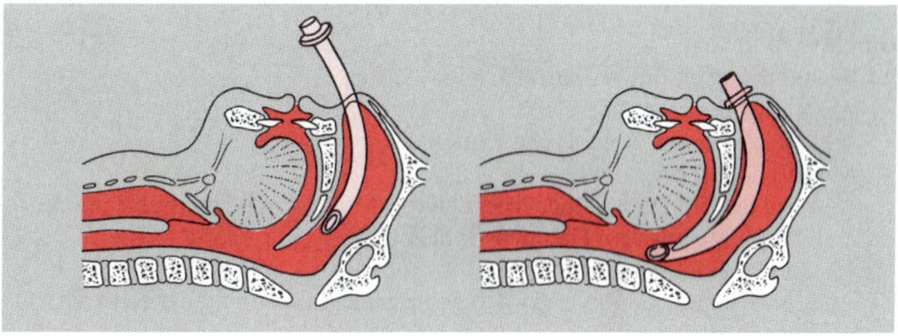

Abb. 4.55 Einlegen eines Wendl-Tubus [L 157]

### Gefahren

- Verletzung der Nasenschleimhaut: Blutung
- bei zu großem Tubus: ösophageale Lage → Auslösen eines Laryngospasmus
- kein Aspirationsschutz bei Bewusstlosigkeit → Gefahr unbemerkter Regurgitation oder Aspiration
- bei evtl. erforderlichem Ausräumen des Mund-Rachen-Raumes besteht kein Beißschutz.

#### Tipps & Tricks

- Wendl-Tubus ausgesprochen sparsam einsetzen.
- Bei der Beutel-Masken-Beatmung nicht einsetzbar, realisierbares Beatmungsvolumen zu gering.
- Eine gute Orientierung zur Größenauswahl ist die Dicke des kleinen Fingers des Pat.

## 4.4.10 Beatmung

### Mund-zu-Nase-, Mund-zu-Mund-Beatmung

Einfache Art der Oxygenierung eines Pat. mit Atemstillstand. Durch die korrekt durchgeführte Mund-zu-Nase-Beatmung wird dem Pat. ca. 17% Sauerstoff zugeführt. Bei einem Bedarf von ca. 4% $O_2$ ausreichend zur Herstellung einer Notversorgung bis zum Eintreffen des RD. Standard ist Mund-zu-Nase-Beatmung, Mund-zu-Mund-Beatmung nur, wenn andere Technik nicht möglich.

#### Indikation

- Atemstillstand
- Atemstillstand bei überstrecktem Hals feststellen
  - Sehen (Heben des Brustkorbes)
  - Hören (Ohr liegt über dem Mund des Pat.)
  - Fühlen (Atemstrom wird an der Wange des Helfers nicht gespürt).

#### Kontraindikationen

- Verletzungen des Mund- bzw. Kieferbereiches
- Gefahr für den Helfer bei:
  - blutenden Gesichtsverletzungen
  - V.a. Vergiftung mit Kontaktgiften.



#### Durchführung

- Bewusstlosigkeit und Atemstillstand feststellen
- Atemwege frei machen
- seitlich neben dem Kopf des Pat. knien
- Mund-zu-Nase-Beatmung
  - Kopf des Notfallpat. überstreckt halten. Mund durch Hochschieben der Unterlippe mit dem Daumen schließen
  - normal einatmen
  - luftdichten Abschluss zwischen den eigenen Lippen und der Nase des Pat. herstellen
  - eigene Ausatemluft in die Lungen des Pat. blasen, bis sich der Brustkorb sichtbar hebt
  - Mund-Nase-Verbindung lösen. Senken des Brustkorbes beobachten.
- Mund-zu-Mund-Beatmung
  - Kopf des Notfallpatienten überstrecken. Nase des Pat. mit Zeigefinger und Daumen der auf der Stirn liegenden Hand verschließen
  - normal einatmen
  - luftdichten Abschluss zwischen den eigenen Lippen und denen des Pat. herstellen
  - Ausatemluft in die Lungen des Pat. blasen, bis sich der Brustkorb sichtbar hebt
  - Mund-Mund-Verbindung lösen. Beobachten, ob sich der Brustkorb senkt
- erneut einatmen
- Vorgang initial zwei Mal wiederholen, danach beidseitige Karotispuls-Kontrolle. Bei Pulslosigkeit Reanimation einleiten (▶ Kap. 6.1)
- jeder Atemstoß soll 1–1,5 Sek. dauern
- etwa alle 4 Sek. einmal beatmen.

### Gefahren

- Überblähung des Magens bei zu hohem Beatmungsdruck bzw. unzureichender Überstreckung mit anschließendem Erbrechen
- Infektion des Helfers mit auf dem Blut-Speichel-Weg übertragbaren Krankheiten, z. B. Hepatitis B, HIV → Ventil-Maske verwenden.

**Tipps & Tricks**

- Während der Beatmung unbedingt den Hals überstreckt halten.
- Effizienz anhand der Thoraxhebung kontrollieren.
- Bei Mund-zu-Mund-Beatmung ist die Gefahr der Magenüberblähung größer.
- Technik regelmäßig an Phantomen üben, Sie kommt im rettungsdienstlichen Alltag ausgesprochen selten vor.

## Beutelbeatmung

Standardmethode zur Beatmung eines Pat. ohne Respirator. Beatmungsbeutel, mit unterschiedlichem Volumeninhalt: Erwachsene (1.500 ml), Kinder (500 ml), Säuglinge (250 ml).



### Indikationen

- Isolierter Atemstillstand
- Reanimation
- assistierte Beatmung bei respiratorischer Insuffizienz
- Thoraxtrauma.

### Durchführung

- Sauerstoffversorgung anlegen über
  - Sauerstoffzuleitung: bei einem Flow von 8–10 l/Min., $FiO_2$ 40–60%
  - Reservoirsystem: bei einem Flow von 10–15 l/Min., $FiO_2$ 80–90%
  - Demandventil (z. B. Oxidem 2.000®, Fa. Dräger): $FiO_2$ 100%
- Guedel-Tubus einlegen (▶ Kap. 4.4.9)
- passende Beatmungsmaske aussuchen:

**Orientierungsgrößen**

- Erwachsener: Gr. 3-4-5
- Jugendlicher: Gr. 2
- Säugling und Kleinkinder: Gr. 000-00-0-1.

- Atemwege frei machen und freihalten (▶ Kap. 4.4.9)
- hinter den Kopf des Pat. knien: Knie in Höhe der Ohren des Pat.
- Maske auf Gesicht des Pat. setzten: Mund und Nase müssen bedeckt sein
- C-Griff: Daumen und Zeigefinger liegen auf der Maske um den Beatmungsbeutelanschluss, Mittel- und Ringfinger werden unter dem Un-

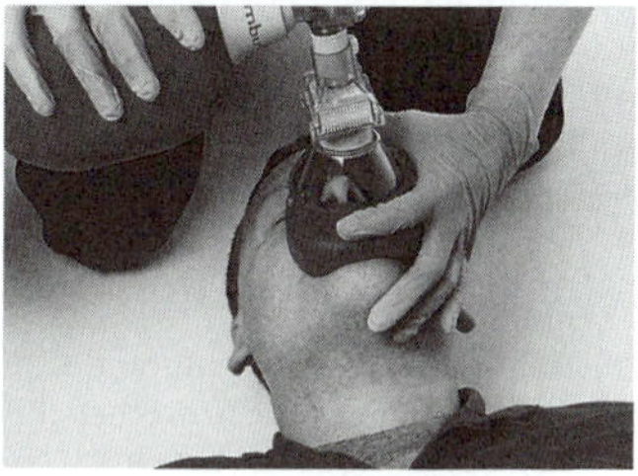

Abb. 4.56 Beutelbeatmung [J 747]

terkiefer fixiert. Der kleine Finger am Kieferwinkel verhindert ein Verrutschen der Maske. Der Druck erfolgt senkrecht von oben
- mit der freien Hand den auf dem Oberschenkel liegenden Beatmungsbeutel gleichmäßig, ohne ruckartige Bewegungen auspressen.

#### Gefahren
- Zu schnelles Ausdrücken des Beutels erhöht den Druck stark → Gefahr eines Barotraumas
- bei zu großem Beatmungsvolumen oder zu hohem Beatmungsdruck: Gefahr der Magenüberblähung → Gefahr der Aspiration.

**Tipps & Tricks**
- Bei nicht ausreichender Beatmung Position der Beatmungsmaske frühzeitig korrigieren.
- Eigenen Oberschenkel als Unterlage für den Beatmungsbeutel nutzen.
- Bei überblähtem Beutel durch zu hohen Sauerstoff-Flow kurz die aufgesetzte Maske anheben und Druck entlasten.

4

### ■ Sauerstoffinsufflation
Zufuhr von Sauerstoff. Zur Beseitigung der Hypoxie muss eine $O_2$-Konzentration > 21% (Raumluft) angestrebt werden. Anschluss der Maske oder Sonde an ein Inhalationsgerät, mit dem sich der $O_2$-Flow in l/Min. einstellen lässt. Für spezielle Anwendungen Multi-Vent®-Maske einsetzen: liefert bei einem Flow > 5 l/Min. exakt definierte Sauerstoffkonzentrationen (24, 26, 28, 30, 35, 50%).

**Tab. 4.20 Verschiedene Insufflationsgeräte und ihre Sauerstoffkonzentrationen**

| | Flow in l/Min. | $FiO_2$ in % |
|---|---|---|
| **Nasensonde, einseitig** | 1–6 | 24–26 |
| **Nasenbrille** | 1–6 | 24–44 |
| **Gesichtsmaske** | 5–10 | 40–60 |
| **Gesichtsmaske mit Reservoir** | 8–10 | 60–80 |
| **Demandventil** | Direkt aus dem Druckminderer | 100 |

#### Indikationen
- Hypoxie, Zyanose, Atemnot
- internistische Erkrankungen, z. B. Myokardinfarkt, Lungenödem
- Bewusstlosigkeit
- Trauma, Schockzustände
- Kardioversionen.

#### Kontraindikationen
- Atem- oder Kreislaufstillstand
- bei Gesichtsmasken: Erbrechen, Bewusstseinsstörungen (verhindern das freie Abfließen von Erbrochenem)

- Hyperventilationssyndrom
- relative Kontraindikation bei Asthma bronchiale.

**Durchführung**
- Nasenbrille
  - Sonde mit Flowmeter konnektieren und gewünschten Fluss einstellen
  - die beiden kleinen Nasensonden vorsichtig in die Nase einführen
  - linken und rechten Schlauch über das gleichseitige Ohr (wie eine Brille) legen
  - Länge der Brille mit einem Plastikring auf die gewünschte Größe einstellen
  - Schlauch hinter den Pat. legen
  - evtl. die einzelnen Schläuche mit breitem Pflasterstreifen an der Wange fixieren
- Gesichtsmaske mit oder ohne Reservoir
  - Gesichtsmaske mit Flowmeter konnektieren und gewünschten Fluss einstellen → Achtung: Flow muss > 5 l/Min. betragen, da sonst das ausgeatmete $CO_2$ nicht entweichen kann
  - Gesichtsmaske über Mund und Nase des Pat. setzen
  - Gummiband um den Hinterkopf legen
  - beim liegenden Pat. die Maske evtl. mit einem breiten Pflasterstreifen von Wange zu Wange gegen Hochrutschen fixieren
- Demandventil
  - Demanventil mit Flaschendruckminderer konnektieren, Sauerstoffflasche öffnen
  - Demandventil mit Beatmungsmaskenadapter verbinden und an eine passende Beatmungsmaske anschließen
  - Beatmungsmaske auf Mund und Nase des Pat. aufsetzen, evtl. kann der Pat. die Maske selbst halten
  - bei einer Inspiration (Ansprechdruck −1 mbar) öffnet das Ansaugventil → 100% $O_2$ strömen direkt in die Maske und werden vom Pat. eingeatmet.

**Gefahren**
- $CO_2$-Narkose bei Hyperventilation eines Pat. mit Asthma bronchiale (sehr selten!), da $O_2$-Mangel dessen letzter Atemantrieb ist.

Bei Säuglingen und Neugeborenen Sauerstoff nie direkt ins Gesicht blasen! Um Mund und Nase herum befindet sich ein unentwickeltes Nervensystem → Abfall von Herzfrequenz und Atmung!

**Tipps & Tricks**
- Nasensonden sind aufgrund ihres geringen $FiO_2$ für den Rettungsdienst nicht geeignet.
- Nasenbrille eignet sich wegen der kleinen Größe der Sonde auch für Kinder < 4 J.
- Demand-Ventil eignet sich sehr gut zum Präoxygenieren vor Narkoseeinleitungen.

- Möglichkeiten der Nasensonden nicht überschätzen → bei $SpO_2$-Werten < 90% besser Gesichtsmaske benutzen.
- Bei sehr geringen $SpO_2$-Werten < 80% Gesichtsmaske mit Reservoir verwenden: Möglichkeiten einer Insufflationstherapie, im Vergleich zur endotrachealen Intubation, nicht überbewerten.

### 4.4.11 Intubation

Einführen eines Beatmungsschlauchs durch die Stimmritze in die Luftröhre. Ballon (Cuff) am Tubusende zur vollständigen Abdichtung des Trachealumens (Aspirationsschutz).

**Indikationen**

- Freihalten und Sichern der Atemwege
- Hypoxie, z. B. durch respiratorische Insuffizienz, Atemstillstand
- im Rahmen einer Reanimation
- prophylaktisch oder therapeutisch bei SHT, Polytrauma, Thoraxtrauma, schwerem Extremitätentrauma, schweren Schockzuständen, Gefahr der Aspiration bei bewusstlosen Pat.
- zur Narkoseeinleitung (Sicherung der Atemwege).

4

**Tab. 4.21**

| Vorteile | Nachteile |
|---|---|
| • Schutz der Atemwege vor Aspiration<br>• Maschinelle Beatmung möglich<br>• Kontrolle aller respiratorischen Parameter möglich<br>• Totraumverkleinerung<br>• Effektivere Beatmung | • Kein Anfeuchten der Atemluft (evtl. Filter benutzen)<br>• Vermehrte Atemarbeit bei Spontanatmung |

**Komplikationen**

- Mechanisch
  - Zahnschäden durch Hebeln mit dem Laryngoskop
  - Schädigung der Mundschleimhaut und Rachenhinterwand durch zu großen Spatel oder über die Tubusspitze hinausragenden Führungsstab
  - tracheomediastinale Fistel durch über die Tubusspitze hinausragenden Führungsstab
- technisch
  - ösophageale Fehlintubation, dramatisch, sofern sie unbemerkt bleibt → stets Tubuslage überprüfen
  - einseitige Beatmung durch zu weites Vorschieben des Tubus in den rechten Hauptbronchus
- reflektorisch
  - Laryngospasmus bei nicht ausreichend relaxierten Pat.
  - Erbrechen und Gefahr der Aspiration bei nicht ausreichender Narkosetiefe.

### Material

- Laryngoskopgriff mit MacIntosh-Spatel Nr. 3, 4 oder 5 beim Erwachsenen, Distanz zwischen Ohrläppchen und Mundwinkel des Pat. ergibt etwa die benötigte Spatelgröße
- steril verpackte Tuben in der benötigten Größe: Innendurchmesser: Frauen 7,0–7,5 mm, Männer 8,0–8,5 mm
- zweiten, steril verpackten Tubus in der nächst kleineren Größe bereitlegen
- 10- oder 20-ml-Spritze zum Füllen des Cuff, ggf. Blockerklemme
- Beißschutz: z. B. Guedel-Tubus, Beißkeil
- Befestigungsmaterial: Pflaster, Mullbinde, Schlauchverband
- Magill-Zange
- Führungsstab
- Gleitmittel: Xylocain®-Gel, bei Benutzung eines Führungsstabes besser Spray benutzen
- einsatzbereites Absauggerät mit Kathetern
- Beatmungsbeutel mit Sauerstoffreservoir oder Demandventil und passender Maske
- Stethoskop.



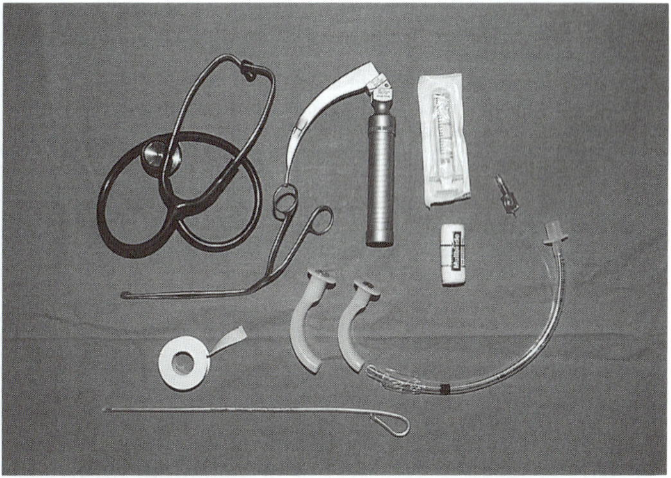

Abb. 4.57 Material zur Intubation [M 140]

### Tubusgrößen und Tubusarten

Tubusgrößen werden in Millimeter Innendurchmesser (mm ID) oder in Außendurchmesser Charrière (Ch.) angegeben.

Umrechnungsformel von Ch. auf mm ID: mm ID = (Ch. − 2) : 4
Umrechnungsformel von mm ID auf Ch.: Ch. = (ID × 4) + 2

Im RD finden hauptsächlich Endotrachealtuben nach Magill Verwendung. Wiederverwendbare Rotgummituben werden von transparenten Einwegkunststofftuben mit Niederdruckcuff (z. B. Mallinckrodt LOPRO/HILO®) verdrängt. Sonderform der Magilltuben: EDGAR®-Tubus mit integriertem Einspritzkanal für endobronchial verabreichbare Medikamente. (▶ Abb. 4.41).

## Orotracheale Intubation

! Im Notfall wird stets orotracheal intubiert. Da man im RD von „nicht nüchternen" Pat. ausgeht, als *Rapid sequence induction* (RSI)!

### Durchführung

- Pat. in sog. verbesserter Jackson-Position lagern: flach in Rückenlage, Kopf um ca. 7–10 cm erhöht und leicht rekliniert
- Tubus mit Führungsstab versehen.

! Spitze darf nicht aus dem Tubus vorschauen, Ausnahme: wenn Spitze flexibel.

- Mit der rechten Hand den Mund des Pat. mittels Kreuzgriff weit öffnen, evtl. vorhandenen Zahnersatz und Fremdkörper entfernen (▶ Kap. 4.4.9)
- Laryngoskopspatel mit der linken Hand vom rechten Mundwinkel her einführen und Zunge nach links drängen.

! Nichtverdrängte Zunge ist häufigstes Intubationshindernis für den Anfänger.

- Kehldeckel darstellen.

! Spatelspitze muss in der Glottisfalte liegen.

- Kehldeckel durch dosierten Zug nach vorne-oben aufrichten.

! Auf keinen Fall hebeln → Zahnschäden!

- Regurgitationsgefahr vermindern durch kräftigen Druck auf den Ringknorpel durch einen Helfer (Krikoiddruck)
- durch die nun sichtbare Stimmritze Tubus mit der rechten Hand einführen, bis Cuff hinter den Stimmbändern nicht mehr zu sehen ist. Auf Markierung am Tubus achten. Einführtiefe beim Erw.: ab Zahnreihe ca. 22–24 cm
- Tubus mit ca. 5 ml Luft blocken (lassen)
- mit den Fingern der rechten Hand Tubus im Mundwinkel sicher fest halten
- Laryngoskop vorsichtig entfernen
- Tubuslage kontrollieren:
  - Auskultation über Magen, Thorax links, rechts, apikal, basal
  - Kapnometrie bzw. Kapnographie.

! Pulsoximeter nicht geeignet (▶ Kap. 4.1.5)

  - seitengleiche Thoraxexkursion
  - Wasserdampfkondensation im Tubus während der Exspiration

- Beißschutz einlegen, z. B. Guedel-Tubus
- Tubus mit vorgefertigtem ca. 60 cm langem, 2 cm breitem Schlauchverbandstück oder klebestarkem 2,5 cm breitem Pflaster umwickeln und an den Wangen fixieren.

! Ein Tubus ist erst dann gut fixiert, wenn an ihm der Kopf des Pat. angehoben werden kann, ohne dass sich die Lage des Tubus in der Trachea verändert.

Nasotracheale Intubation: Im Rettungsdienst gibt es keine Indikation zur nasotrachealen Intubation. Bei Gesichtsschädelverletzungen oder Verdacht auf Schädelbasisfrakturen dürfen Katheter, Sonden und Tuben auf keinen Fall durch die Nase eingeführt werden. Findet im klinischen Bereich bei HNO- und kieferchirurgischen Eingriffen sowie im Falle einer Langzeitbeatmung Anwendung.

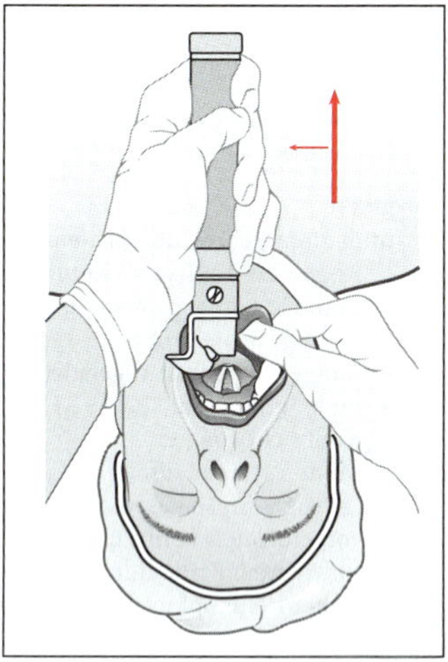

Abb. 4.58 Einstellen des Kehlkopfeingangs [L 108]

**Besonderheiten bei Säuglingen und Kleinkindern**

- Auf spezielle Lagerung verzichten: Proportionen sind anders
- Laryngoskopspatel (Foregger oder Miller) auswählen, mit dem Zunge und Kehldeckel aufgeladen werden: rel. große Zunge, langer weicher V-förmiger Kehldeckel
- bei Intubation mit dem kleinen Finger der linken Hand leichten Druck auf den Schildknorpel („Thyreoiddruck") ausüben, um Stimmritze optimal einsehen zu können: Kehlkopf höher und weiter vorn als beim Erwachsenen
- Tuben bis zum 10. Lj. nicht blocken: Die engste Stelle der Atemwege beim Kind bis zum 10. Lj. findet sich im Bereich des Ringknorpels. Gefahr von Nekrose und Trachealödem
- größtmöglichen Tubus einführen: Der cufflose Tubus muss der Trachealschleimhaut dicht anliegen.

**Welche Tubusgröße und Tubustiefe bei Kindern**
mm ID = (Lebensalter in Jahren + 16) : 4 = (Lebensalter in Jahren : 4) + 4
Charrière = Lebensalter in Jahren + 18
Faustregel: Der Tubus sollte kleinfingerdick oder nasenlochgroß sein
Tubustiefe in cm (oral) = (Lebensalter in Jahren : 2) + 12.

**Die erschwerte Intubation**

! Grundsätzlich unter Sicht intubieren. Nach jedem fehlgeschlagenen Intubationsversuch und vor dem nächsten Versuch Pat. ausreichend beatmen (Pulsoximeter).

Mit Intubationsschwierigkeiten rechnen bei:

- anatomischen Besonderheiten
  - adipöser Pat.: kurzer, dicker Hals
  - vorstehender Oberkiefer bzw. fliehendes Kinn
  - Pat. mit deformierter oder verletzter Wirbelsäule
  - Zustand nach Hals-OP, z. B. neck dissection
  - Down-Syndrom
  - Skelettmissbildungen des Gesichtes
- Veränderungen im Zusammenhang mit der Erkrankung
  - Traumen im Bereich von Gesicht und Hals
  - Blutungen in Mund und Rachen

  - angelegter Stifneck®
  - Schleimhautschwellungen, z. B. Epiglottitis
- sonstige Veränderungen
  - Tumorleiden von Zunge, Rachen und Kehlkopf
  - Struma.

### Vorgehen

- Intubationstechnik überprüfen:
  - Kopf erhöht gelagert? Kopf gebeugt oder zu stark überstreckt?
  - Mund maximal geöffnet?
  - Richtige Spatelgröße?
  - Zunge von rechts aufgeladen?
- Technik optimieren:
  - Kopf richtig lagern
  - Mund maximal öffnen
  - Laryngoskopspatel wechseln
  - vorgeformten Tubus mit Führungsstab einsetzen (evtl. ventral angebogen)
  - suffizienten Krikoiddruck (Sellick-Handgriff) durchführen, evtl. durch Helfer Kehlkopf nach dorsal, rechts oder links verlagern lassen.



Bleibt der Intubationsversuch erneut erfolglos, schnell eine Alternative zur Sicherung der Atemwege einsetzen: Larynxmaske, Kombitubus, transtracheale Kanülierung, retrograde Intubationsmöglichkeit, Nottracheotomie. Vor der Anwendung traumatisierender Maßnahmen blinde orotracheale Intubation versuchen.

## Blinde orotracheale Intubation

! Nur durch erfahrenen NA.

- Mit Zeige- und Mittelfinger der linken Hand in den Mund des Pat. fassen
- Epiglottis mit den Fingerspitzen ertasten
- Zungengrund und Epiglottis mit beiden Fingern anheben: Führungsschiene für den Tubus bilden
- Tubus daran entlang in den Kehlkopf einführen, Tubusende an das eigene Ohr halten und auf die Atemgeräusche des Pat. hören. Tubus langsam weiter einführen, bis die Atemgeräusche sehr laut werden, während der Inspiration durch die Stimmritze schieben
- weiteres Vorgehen wie bei orotrachealer Intubation.

### Indikationen

- Intubation durch Rettungsdienstpersonal nur bei reanimationspflichtigem Pat.
- Intubation durch RA/RS nur, wenn die Maßnahmen und die Reaktion auf etwaige Komplikationen sicher beherrscht werden.

**Tipps & Tricks**

- Ruhige und sorgfältige Vorbereitung von Pat. und Material als Voraussetzung für den Erfolg der Intubation.
- Pat. immer gut präoxygenieren.

- Traumapatienten vor der Intubation ausreichend tief narkotisieren: Eine zu flache Narkose ist keine Narkose!
- Bei versehentlicher Ösophagusintubation Tubus belassen und blocken (Aspirationsschutz): Ein nun nachgeschobener Tubus kann nur noch in die Trachea gelangen.

## Retrograde Intubation

Relativ zeitintensive Möglichkeit, eine endotracheale Intubation auch unter sehr schwierigen Bedingungen zu ermöglichen. Maßnahmen müssen vom Team beherrscht werden und sind nur durch Geübte anzuwenden.

### Material

Wie Materialien zur endotrachealen Intubation und zur trachealen Punktion, Tubus 2 Größen kleiner wählen. Zusätzlich:

- „Seldinger-Draht“
- 10-Ch.- oder 12-Ch.- Absaugkatheter.

### Durchführung

- Patienten mit leicht rekliniertem Kopf in Rückenlage bringen
- Einstichstelle: Lig. conicum zwischen Unterrand des Schildknorpels und Oberrand des Ringknorpels in der Halsmittellinie aufsuchen und desinfizieren
- evtl. Lokalanästhesie
- Kanüle mit der zweiten 10-ml-Spritze bestücken
- das Lig. conicum mit der Kanüle senkrecht durchstechen → dabei mit aufgesteckter Spritze kontinuierlichen Sog erzeugen
- sobald sich leicht Luft aspirieren lässt, liegt die Kanülenspitze intratracheal → Mandrin nicht weiter vorschieben
- Kanüle mit aufgesteckter Spritze fußwärts neigen und halten, dabei Kunststoffkanüle über den Mandrin nach kranial vorschieben. Anschließend Mandrin und Spritze entfernen
- Seldinger-Draht durch die liegende Kanüle ca. 10 cm nach kranial vorschieben
- wie bei der endotrachealen Intubation mit dem Laryngoskop das Areal um den vermuteten Kehlkopfeingang darstellen
- Seldinger-Draht so weit vorschieben, bis er im tiefen Rachen sichtbar ist.
- mit der Magill-Zange Seldinger-Draht fassen und so weit aus dem Mund herausziehen, dass noch 2 cm aus dem Konus der Kanüle herausragen
- Absaugkatheter jetzt in einen geeigneten Endotrachealtubus schieben (Ansatz des Absaugkatheters darf aus dem Tubuskonnektor herausragen)
- jetzt Absaugkatheter mit dem Tubus über den Seldinger-Draht in die Trachea vorschieben, bis ein Widerstand spürbar wird. Katheter hat jetzt die Punktionsstelle am Lig. conicum erreicht
- Seldinger-Draht und Kanüle zurück- bzw. herausziehen, gleichzeitig Absaugkatheter mit dem Tubus ca. 5 cm weiter vorschieben
- Absaugkatheter jetzt am Anschluss fest halten, während der Tubus über ihn unter vorsichtigen Drehbewegungen um seine Längsachse in die Trachea vorgeschoben wird
- wenn der Tubus in der Trachea platziert ist, ihn wie bei der endotrachealen Intubation blocken

- Absaugkatheter vollständig und, falls erforderlich, unter Sog aus dem Tubuslumen herausziehen
- Tubuslage auskultatorisch überprüfen und Tubus bei intratrachealer Lage fixieren
- Punktionsstelle steril abdecken.

## Extubation

Im RD selten. Entscheidung nur durch Arzt.

### Material

- Absaugpumpe
- 3–4 sterile Absaugkatheter (Erw./Jugendliche: 16–18 Ch., Kinder/Neugeborene: 6–12 Ch.).

### Durchführung

Erst oral, dann tracheal absaugen und unter Sog extubieren.

- Geeigneten Absaugkatheter auswählen
- Absaugkatheter ohne Sog (Fingertip offen) in den Mund-Rachen-Raum durch einen evtl. eingelegten Guedel-Tubus einführen
- neuen (!), sterilen Absaugkatheter weit distal der Saugöffnung fassen und ohne Sog tief in den Endotrachealtubus einführen
- Fingertip betätigen → Sog wird aufgebaut
- Absaugkatheter in der Trachea leicht auf- und abwärtsbewegen, dabei Sog lösen und wieder aufbauen
- Absaugkatheter tief liegen lassen und unter Sog Blockung lösen (mit Schere durchtrennen), aus der Trachea entfernen, Pat. zum Husten auffordern
- evtl. erneut oral absaugen.

## Alternativen bei schwieriger Intubation

### Larynxmaske (LM)

Weit offener Tubus mit elliptisch geformter Aufblasmanschette am distalen Ende. Schließt den Hypopharynx um die Larynxöffnung ab, wobei Öffnung des Tubus zur Glottis weiter besteht.

Da die Larynxmaske keinen absolut sicheren Aspirationsschutz darstellt, ist der Einsatz und die Einsatzmöglichkeit in der Notfallmedizin umstritten.

! Obwohl die Durchführung relativ einfach ist, muss sie in der Anästhesie erlernt werden.

Tab. 4.22

| Vorteile | Nachteile |
|---|---|
| Freier und relativ sicherer Atemweg ohne Laryngoskopie<br>Effektivere und leichtere Beatmung | Kein absoluter Aspirationsschutz<br>Keine PEEP-Beatmung durchführbar |

### Kontraindikationen

- COLD (chronic obstructive lung disease)
- Notwendigkeit hoher Beatmungsdrücke

- evtl. oropharyngeale Traumen
- evtl. bekannter voller Magen.

### Material

- Larynxmaske in passender Größe
- Gleitmittel: Xylocain®-Gel
- 50-ml-Spritze zum Befüllen des Cuffs
- einsatzbereites Absauggerät
- Beatmungsbeutel
- Beißschutz, z. B. Guedel-Tubus
- Fixiermaterial, z. B. Pflasterstreifen, Mullbinde

**Tab. 4.23 Größen und Füllungsvolumen des Cuffs**

| Größe | Patient | Manschettenvolumen |
|---|---|---|
| 1 | Neugeborene/Säuglinge bis 6,5 kg | 2–4 ml |
| 2 | Säuglinge/Kinder | 10 ml |
| 2,5 | Kinder 15–30 kg | 15 ml |
| 3 | Kleine Erwachsene/Kinder 30–35 kg | 20 ml |
| 4 | Normale Erwachsene | 30 ml |
| 5 | Große Erwachsene | 40 ml |



### Durchführung

- Pat. auf dem Rücken lagern, Kopf und Hals gerade ausrichten
- Cuff der Larynxmaske komplett entblocken und mit Gleitmittel versehen
- Larynxmaske in den Mund einführen, dabei die Maske wie einen Stift halten. Achtung: Die Öffnung muss nach kaudal zeigen
- Spitze dabei an den Gaumen legen und vorschieben
- die Hand zum proximalen Ende des Tubus führen und die Maske in Position drücken, bis ein Widerstand spürbar ist
- Cuff mit ausreichender Menge Luft blocken füllen (s. Tabelle)
- Maskenlage kontrollieren:
  - vorsichtig beatmen
  - seitengleiche Atemexkursion
  - Auskultation über Magen, Thorax, links, rechts, apikal, basal
  - Atemgeräusche beachten → Leckage um die Manschette
  - Kapnometrie, Pulsoximetrie
- Beißschutz einlegen, z. B. Guedel-Tubus
- Tubus fixieren: vorgefertigte ca. 60 cm lange, 2 cm breite Schlauchverbandstücke oder klebestarke 2,5 cm breite Pflaster.

### Gefahren

- Husten, Abwehr und Laryngospasmus bei erhaltenen Reflexen
- falsche Position durch Faltung der Manschette
- Atemwegsverlegung durch Herunterklappen der Epiglottis
- fortdauerndes Luftleck durch unkorrekten Sitz, nicht ausreichende Manschettenfüllung, hoher Beatmungsdruck oder schlechte Lungencompliance.

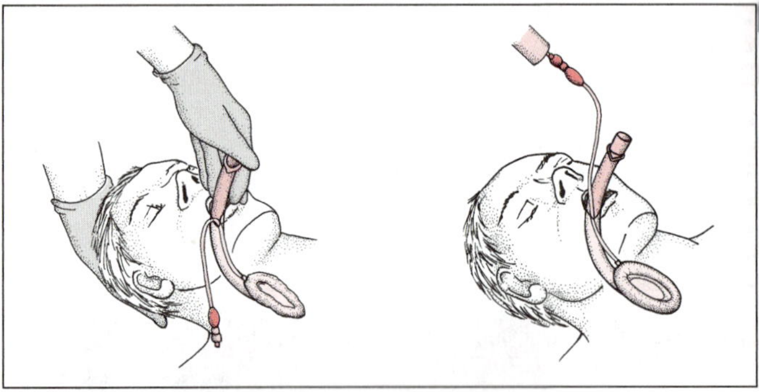

Abb. 4.59 Einlegen einer Larynxmaske [L 190]



### Larynxtubus

Der Larynxtubus (Fa. VBM Medical) ist eine Alternative zur Sicherung des Atemweges und folgender Beatmung. Im Rahmen von Reanimationen setzt er sich immer mehr durch, vor allem wegen seiner einfachen Handhabung. Er stellt keinen absolut sicheren Aspirationsschutz dar. Der Larynxtubus wird in den Larynx eingeführt und im Bereich des Oesophagus und des Pharynx geblockt. Über Luftauslässe zwischen den beiden Blockungen kann somit eine Beatmung stattfinden.

Es gibt ihn in verschiedenen Versionen, z. B. mit oder ohne Drainagekanal zum Legen einer Magensonde bzw. zum Absaugen von Mageninhalt sowie als Einmalartikel (LT-D) oder zum mehrmaligen Gebrauch (LT).

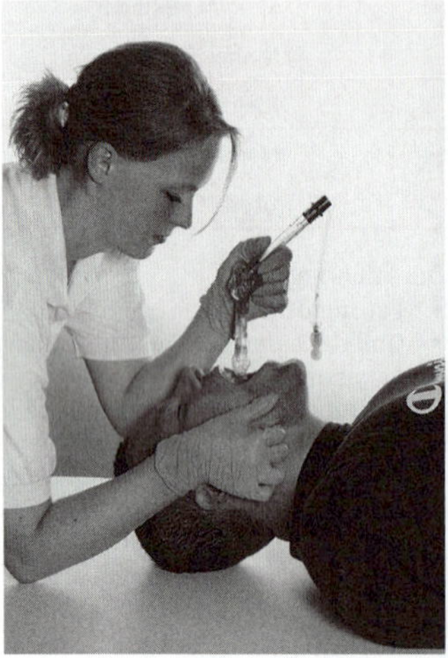

Abb. 4.60 Einlegen eines Larynxtubus [J 747]

### Kontraindikationen

- Verletzungen im Bereich Larynx, Pharynx
- bestehende Schwangerschaft
- allergische Reaktionen (z. B. Wespenstich im Mund-Rachenraum)
- evtl. Inhalationstrauma.

### Material

- Larynxtubus geeigneter Größe
- farbcodierte Spritze zum Belüften
- Fixiermaterial

**Tab. 4.24 Größen von Larynxtuben (VBM Medical)**

| Größe | Patient | Gewicht/Größe | Konnektorfarbe |
|---|---|---|---|
| 0 | Neugeborenen | < 5 kg | transparent |
| 1 | Babys | 5–12 kg | weiß |
| 2 | Kinder | 12–25 kg | grün |
| 2,5 | Kinder/Jugendliche | 125–150 cm | Orange (nur LTS II) |
| 3 | Erwachsene | < 155 cm | gelb |
| 4 | Erwachsene | 155–180 cm | rot |
| 5 | Erwachsene | > 180 cm | violett |

- evtl. mitgelieferten Beißschutz einlegen → Achtung: keinen Guedeltubus verwenden, kann Cuff schädigen
- Absaugpumpe
- Beatmungsbeutel
- Stethoskop
- evtl. „Gänsegurgel".



### Durchführung

- Geeignete Größe wählen
- Sichtkontrolle und ggf. Cuffüberprüfung durch Instillation durch Luft
- mit Gleitmittel versehen und anschließend Cuff entlüften
- Tubus im Bereich der schwarzen Linie (Zahnmarkierungen) halten und mit der Spitze am harten Gaumen des Patienten entlang einführen bis die schwarze Markierung im Bereich der oberen Zähne liegt; den Mund dabei mit der freien Hand offen halten
- Cuff mit der beiliegenden Spritze (auf Farbmarkierung der Spritze achten) belüften und damit blocken
- Lagekontrolle durch Auskultation und ggf. Kapnographie durchführen; Brustkorb muss sich unter Beatmung heben und senken
- ggf. Beißschutz einlegen
- Larynxtubus fixieren.

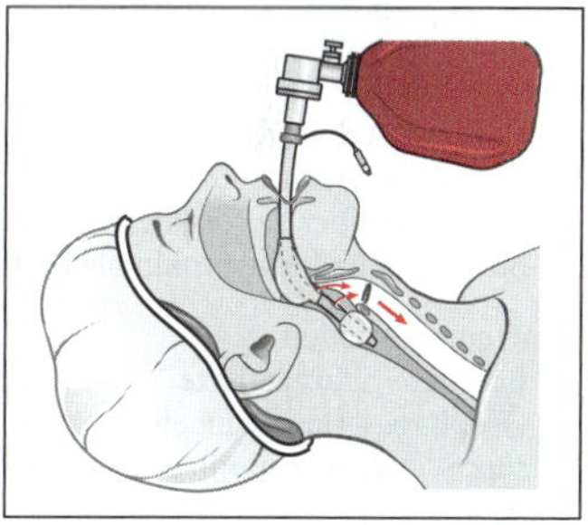

Abb. 4.61 Korrekte Position des Larynxtubus [L 108]

### Gefahren

- Husten, Abwehr und Laryngospasmus bei erhaltenen Reflexen
- Beschädigung der Cuffs durch scharfe Zähne.

### LMA-Fastrach®

Weiterentwicklung der Larynxmaske: kann als alleiniger Luftweg und als Intubationshilfe verwendet werden. Bestehend aus einem anatomisch geformten, rost-

freien Stahltubus und einer damit verbundenen Larynxmaske, die über einen Epiglottisheber verfügt. Der starre Handgriff ermöglicht das einfach Einführen und Entfernen mit einer Hand.
Größen 3, 4, 5; vgl. LM

### Durchführung
- Einführen und Vorbereiten wie Larynxmaske
- Einführgriff niemals als Hebel verwenden
- Manschette mit den angegebenen maximalen Volumina füllen
- sollte eine Intubation über Fastrach erfolgen, primär Larynxmaske nur mit der Hand fixieren
- nur dafür zugelassenen Endotrachealtubus (max. Durchmesser 8,0 mm) mit Einführskalierung verwenden → Euromedical IMT Endotrachealtubus
- Tubus mit Gleitmittel versehen und bis zu einer maximalen Tiefe von 15 cm in den Tubus des Fastrach einführen, auf- und abbewegen, um den Fastrach-Tubus gleitfähig zu machen, dabei Fastrach mit dem Griff fest halten
- Tubus 1,5–2 cm über die 15-cm-Quermarkierung einführen (dabei Griff nicht nach unten drücken):
  - spürbarer Widerstand bei 2 cm: vollkommen nach unten geklappte Epiglottis oder Auftreffen des Tubus an die Vestibulumwand → Tubus entfernen, Pat. vorsichtig zwischenbeatmen, Fastrach im geblockten Zustand max. 6 cm herausziehen und wieder einführen („Up-Down-Manöver")
  - spürbarer Widerstand bei 3 cm: Epiglottis außerhalb der Reichweite des Epiglottishebers → Verwendung der nächst größeren Maske
  - spürbarer Widerstand vor oder bei Erreichen der 15-cm-Quermarkierung: Fastrach ist zu groß gewählt → Verwendung der nächst kleineren Maske.

4

## Kombitubus
Doppellumentubus, der blind in den Mund eingeführt wird und aus 2 möglichen Beatmungskanälen und 2 blockbaren Cuffs besteht.
- Beatmung über das distale Ende bei Lage in der Trachea
- Beatmung über das proximale Ende bei Lage im Ösophagus.

### Kontraindikationen
- Erhaltene Schutzreflexe
- Ösophaguserkrankungen
- supra- oder infraglottische Stenosen
- Alter ≤ 16 J.

### Material
- Kombitubus
- Gleitmittel: Xylocain®-Gel
- 50-ml- und 20-ml-Spritze zum Blocken der Cuffs
- einsatzbereites Absauggerät
- Beatmungsbeutel
- Beißschutz, z. B. Guedel-Tubus
- Fixiermaterial, z. B. Pflasterstreifen, Mullbinde.

**Durchführung**

- Pat. auf dem Rücken lagern, Kopf und Hals gerade ausrichten
- Kombitubus mit Gleitmittel befeuchten
- Tubus ca. 24 cm tief einführen → Markierung muss dabei ca. 0,5–1 cm oberhalb der Zähne liegen
- Lage des Tubus meistens im Ösophagus, selten in der Trachea
- proximalen Tubus (blauer Pilotballon) mit ca. 100 ml Luft blocken
- distalen Cuff (weißer Pilotballon) mit ca. 10–15 ml Luft blocken
- Tubuslage kontrollieren
  - vorsichtig über das tracheale Lumen beatmen
  - seitengleiche Atemexkursionen
  - Auskultation über Magen, Thorax, links, rechts, apikal, basal
- bei korrekter Platzierung mit der Beatmung fortfahren, evtl. anderes Lumen markieren
- bei Platzierung im Ösophagus, Beatmung über das proximale Ende und nochmalige Kontrolle der Tubuslage.

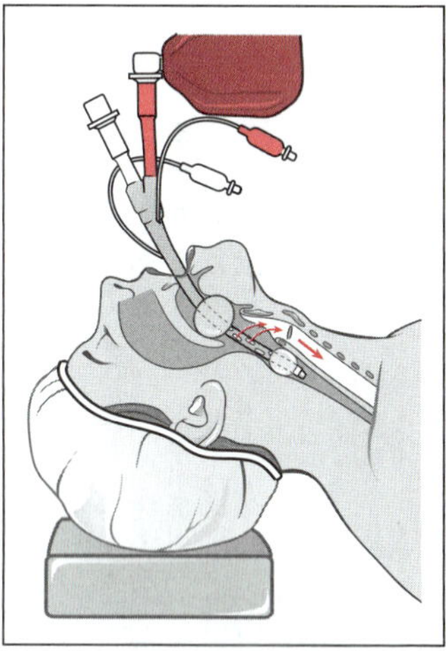

Abb. 4.62 Lage des Kombitubus im Ösophagus [L 108]

**Gefahren**

- Husten, Abwehr und Laryngospasmus bei erhaltenen Reflexen
- Beschädigung der Cuffs durch scharfe Zähne.

## 4.4.12 Maschinelle Beatmung

Beatmung mit Beatmungsgerät (Intensivstation, OP) oder Notfallrespirator (RD, klinikinterner Patiententransport). Notfallbeatmungsgeräte sind der manuellen Beatmung vorzuziehen.

**Geräte**

Die Geräte mit der größten Verbreitung im deutschen Sprachraum (▶ Tab. 4.25).

**Indikation**

- Jede beatmungspflichtige Situation, ausgenommen Notfälle mit Kleinkindern und Säuglingen

! Bislang gibt es keinen Notfallrespirator, der uneingeschränkt zur Beatmung von Säuglingen und Kleinkindern eingesetzt werden kann.

**Kontraindikation**

! Laufende Reanimation: Alle präklinisch verwendeten Respiratoren sind druckgesteuert und stoppen während der Herzkompression, bei Erreichen eines thorakalen Spitzendrucks → Gefahr der Hypoventilation.

4

**Tab. 4.25**

| Beatmungsgerät | Regelung | Beatmungsform | AF (/Min.) | AMV (l) | I : E | Drucklimit (mbar) | $FiO_2$ | PEEP ($cmH_2O$) |
|---|---|---|---|---|---|---|---|---|
| **Oxylog Standard (Fa. Dräger)** | d, v | IPPV | 10–35 | 3–20 | 1 : 1,5 (fest) | 55 (fest) | 0,6 oder 1,0 | – |
| **Oxylog 1000 (Fa. Dräger)** | p, z, v | IPPV | 5–40 | 3–20 | 1 : 1,5 | 25–55 | 0,6/1,0 | – |
| **Oxylog 2000 (Fa. Dräger)** | e | IPPV; SIMV, CPAP | 5–40 | 1–25 | 1 : 3–2–1 | 20–60 | 0,6 oder 1,0 | 0–15 |
| **Oxylog 3000 (Fa. Dräger)** | e | IPPV, SIMV, SIMV/ASB, BIBAP, BIBAP/ASB, CPAP, CPAP/ASB, NIV | 5–60 | 0–50 | 1 : 4 bis 3 : 1 | 20–60 | 0,4–1,0 (stufenlos) | 0–20 |
| **Medumat Standard (Fa. Weinmann)** | p | IPPV | 8–40 | 3–20 | 1 : 1,7 | 20–60 | 0,55/0,85/1,0 | – |
| **Medumat compact, compact i, variabel, variabel + (Fa. Weinmann)** | z, v, e | IPPV | 8–40 | 3–20 | 1 : 1,7 (fest) | 20–60 | 0,6 oder 1,0 | – |
| **Medumat elektronik (Fa. Weinmann)** | e | IPPV, S-IPPV | 5–40 | 1–20 | 1 : 1–1 : 3 | 20–60 | 0,6 oder 1,0 | |
| **Ambu matic (Fa. Ambu)** | p | IPPV | 12–20 | 4–14 | 1 : 1,5 | 52 (fest) | 0,6 oder 1,0 | |

d = druckgesteuert
v = volumenkonstant
e = elektronisch
z = zeitgesteuert
p = pneumatisch

## Beatmungsmuster, Parameter

- Alle Notfallrespiratoren beatmen mit intermittierend positivem Druck (IPPV)
- manche Geräte ermöglichen Beatmungsformen:
  - CPAP (continuous positive airway pressure): kontinuierlich positiver Atemwegsdruck
  - SIMV (synchronized intermittent mandatory ventilation): Pat. atmet mit einer unzureichenden Atemfrequenz spontan. Damit eine Mindestventilation gewährleistet wird, beatmet das Gerät zusätzlich nach jedem 2. oder 3. spontanen Atemzug
  - BIPAP (Biphasic Positive Airway Pressure): druckkontrollierte Beatmung kombiniert mit freier Spontanatmung
  - NIV (Nichtinvasive Ventilation): Maskenbeatmung mit Leckagekompensation
  - S-IPPV (synchronized intermittent positive pressure ventilation): Beatmung mit intermittierend positivem Druck
  - AMV (assisted mechanical ventilation): assistierte triggergesteuerte Beatmung. Für den Notfalleinsatz ungeeignet. Evtl. Einsatz bei Intensivverlegungen
- inspiratorische $O_2$-Konzentration: 45–60–100%
- maximaler Beatmungsdruck: Bei den meisten Geräten fest vorgegeben. Z.T. kann Drucklimit zwischen 20 und 80 mbar vorgewählt werden
- Verhältnis Inspirationszeit zu Exspirationszeit (I:E): meist fest vorgegeben. Einige Geräte bieten die Möglichkeit, Verhältnis einzustellen
- Atemminutenvolumen (AMV): abhängig vom eingesetzten Gerät, zwischen 1–25 l einstellbar.

### Erweiterte maschinelle Beatmung

Die zunehmende Funktionalität portabler Beatmungsgeräte ermöglicht erweiterte Beatmungsformen im Rettungsdienst. Insbesondere im Rahmen von Sekundärverlegungen ist es erforderlich, Beatmungen durchführen zu können, die besonders schonend und individuell an den Patienten angepasst sind und dabei den geplanten Therapieverlauf nicht beeinflussen. Intensivpatienten, die sich bereits in der Entwöhnungsphase einer Beatmung befinden (weaning), können unter Berücksichtigung des Krankheitsbildes optimal beatmet werden. Modernste Beatmungsgeräte ermöglichen eine spezifische Anpassung der Invasivität entsprechend dem Zustand des Patienten.
Es wird zwischen der kontrollierten (mandatorischen) und der unterstützenden (augmentierten) Ventilation unterschieden. Bei der mandatorischen Beatmung wird die Atmung des Patienten vollständig ersetzt. Hierbei sind volumenkontrollierte, druckkontrollierte und Kombinationen aus beiden Formen gebräuchlich. Bei der augmentierten Ventilation werden die speziellen Bedürfnisse des Patienten berücksichtigt.

### Beatmungsformen

Es existiert eine Vielzahl von herstellerspezifischen Bezeichnungen, die sich in ihrer Art und Funktion ähnlich oder teilweise identisch sind. Nachfolgend finden sich gängige Beatmungsformen am Beispiel des Oxylog 3000, Firma Dräger:

- **IPPV**: **I**ntermittent **P**ositive **P**ressure **V**entilation: Intermittierende Beatmung mit positivem Druck
- **SIMV**: **S**ynchronized **I**ntermittent **M**andatory **V**entilation: Synchronisierte intermittierende mandatorische Beatmung

- **CPAP**: **C**ontinuous **P**ositive **A**irway **P**ressure: Spontanatmung mit kontinuierlich positivem Druck
- **BIPAP**: **B**iphasic **P**ositive **A**irway **P**ressure: Spontanatmung unter kontinuierlich positivem Atemwegsdruck mit zwei unterschiedlichen Druckniveaus
- **ASB**: **A**ssisted **S**pontaneous **B**reathing: Druckunterstützte Spontanatmung

Es ergeben sich weitere spezielle Beatmungsformen, wenn SIMV, CPAP und BIPAP durch ASB ergänzt wird. Beatmungsgeräte können heute auf Atemstillstände reagieren und selbsttätig in die kontrollierte Beatmung umschalten. Darüber hinaus existieren weitere Möglichkeiten, wie die nichtinvasive Ventilation über eine Beatmungsmaske (NIV: **N**on**I**nvasive **V**entilation).

### PEEP-Beatmung

**P**ositive **e**nd**e**xspiratory **p**ressure. Am Ende der Exspiration wird ein positiver Druck aufrechterhalten. Dieser Druck ist während der exspiratorischen Pause vorhanden, sodass während des gesamten Atemzyklus ein positiver Druck in der Lunge herrscht. Ziele:

- Bronchiolenkollaps vermindern bzw. aufheben
- Atemluft optimaler verteilen
- Abnahme des intrapulmonalen Rechts-Links-Shunt.

#### Indikationen

- ARDS
- Lungenödem
- Beinahe-Ertrinken
- Inhalationstrauma.

#### Kontraindikationen/Gefahren

- Asthma-bronchiale-Anfall: durch Bronchiolenkonstriktion wird die Luft „gefangen" („air-trapping") → Erhöhung des intrathorakalen Drucks
- hypovolämischer Schock
- Lungenembolie
- Thoraxtrauma mit oder ohne Pneumothorax
- ggf. Erhöhung des intrakraniellen Druckes, z. B. SHT. (Häufig wird aber eine PEEP-Beatmung zwischen 5–8 cm$H_2O$ gut toleriert, verbessert die Oxygenierung und führt nicht zur intrakraniellen Druckerhöhung)

#### Durchführung

- PEEP-Ventil am Beatmungsbeutel (nur bei intubiertem Pat.) oder am Patientenventil konnektieren. Neuere Ausführungen von Beatmungsgeräten haben ein integriertes PEEP-Ventil
- Der für den Pat. optimale PEEP sollte zwischen 5–15 cm$H_2O$ liegen.

#### Tipps & Tricks

- Das PEEP-Ventil immer am Beatmungsschlauch oder Beatmungsbeutel belassen, das erspart ggf. die Suche im Einsatzfall.
- Damit kein Pat. unbeabsichtigt mit einem PEEP beatmet wird, nach Gebrauch das Ventil auf 0 cm$H_2O$ zurückschrauben.

### Komplikationen während der maschinellen Beatmung

Bei der Benutzung von Beatmungsgeräten immer an mögl. Komplikationen denken → Pat. intensiv und engmaschig überwachen. Einsatzbereiten Beatmungsbeutel mit $O_2$-Reservoir immer griffbereit haben.

! Komplikationen entstehen seltener durch Gerätefehler als durch nachlässige Überprüfungen der Geräte, der Gasversorgung und der Stromversorgung bei der Übernahme.

#### Mögliche Komplikationen

- Sauerstoffvorrat aufgebraucht
- Steckverbindungen der Schläuche inkompatibel
- beschädigte Schläuche, Dichtungen oder Anschlüsse
- beschädigte oder defekte Patientenventile
- leere oder defekte Akkus
- während des Betriebes diskonnektierte Verbindungen/Diskonnektion des Tubus
- lockere Anschlüsse
- geklemmte oder gequetschte Schläuche
- falsch eingestellte Beatmungsparameter
- während des Betriebes verstellte Beatmungsparameter
- Pat. wird wacher (Erhöhung des Beatmungsdrucks durch „Gegenatmen“)
- übersehener Spannungspneumothorax.

## 4.4.13 Koniotomie

Schaffen eines Zugangsweges zur Trachea durch das Band zwischen Kehlkopf und erstem Ringknorpel (Lig. cricothyroideum) mit dem Ziel, einen Tubus zur Sicherung der Atemwege einzuführen.

#### Indikationen

- Bei Unmöglichkeit einer oro- oder nasotrachealen Intubation, z. B. bei Gesichtsschädelverletzungen, Weichteilschwellungen im Mund-Rachen-Raum
- HWS-Trauma (!)
- evtl. Epiglottitis.

### Konventionelle Technik

#### Material

- Sterile Handschuhe
- Desinfektionsmittel
- steriles Lochtuch
- Spritze und Kanüle
- falls erforderlich, Lokalanästhetikum, z. B. 5 ml Xylocain®
- Skalpell
- Schere (spitz/stumpf, gerade; 14 cm lang)
- Trachealkanüle oder sehr kurz abgeschnittener Endotrachealtubus (4,0–4,5 mm ID mit Blockung)
- geschlitzte 10 × 10-cm-Kompresse
- Absauggerät
- Material zur Fixierung
- Beatmungsbeutel.

4

### Durchführung

- Pat. mit leicht rekliniertem Kopf in die Rückenlage bringen (Schultern unterpolstern)
- Einschnittstelle ertasten: in der Mittellinie des Halses zwischen dem unteren Rand des Schildknorpels und dem oberen Rand des Ringknorpels
- großzügig desinfizieren
- steriles Lochtuch auflegen
- zur evtl. Lokalanästhesie zwischen Schild- und Ringknorpel fächerförmig infiltrieren
- Schildknorpel mit einer Hand fixieren
- ca. 1 cm langen, quer verlaufenden Hautschnitt über dem Lig. cricothyroideum anlegen
- das darunter gelegene Gewebe (Platysma) mit der Schere spreizen, M. cricothyroideus zur Seite drängen und das Lig. cricothyroideum freilegen, mit Skalpell auf ca. 8–10 mm Breite quer einschneiden
- entstandene Öffnung spreizen und mit dünnem Absaugkatheter (ca. 10 Ch.) absaugen
- Trachealkanüle oder Endotrachealtubus einlegen, blocken und fixieren
- Schlitzkompresse als Wundabdeckung.

### Gefahren

- Schädigung benachbarter Strukturen: Schild- o. Ringknorpel, Stimmbänder
- Gefäße und Nerven, besonders bei seitlichem Abgleiten in Schilddrüse
- Tracheahinterwand, evtl. mit tracheo-ösophagealer Fistel
- Aspiration.

**Tipps & Tricks**

- Mit einem Nasenspekulum lässt sich das eingeschnittene Lig. cricothyroideum leicht spreizen.
- Bei V.a. HWS-Verletzungen durch einen Helfer den Kopf unter leichter Extension ohne Reklination in Mittelstellung fixieren. Evtl. HWS-Immobilisationskragen, z. B. Stifneck®, nach erfolgreicher Koniotomie anlegen.

## ■ Schnell-Koniotomie-Bestecke

Besonders der Ungeübte kann mit dem Quicktrach®-Schnellkoniotomie-Besteck (Fa. VBM Medizintechnik GmbH) gute Ergebnisse erzielen. Die Kanülen gibt es mit einem Innendurchmesser von 4 mm für Erwachsene und 2 mm für Kinder.

### Material

Quicktrach®-Set

- Inhalt
  - Kunststofftrachealkanüle mit Stahlhohlnadel und LuerLock-Anschluss (15 mm Verbindungsstück zum Anschluss von Beatmungsbeutel oder Beatmungsgerät)
  - 10-ml-Spritze
  - Stopper
  - Befestigungsplatte

  - Befestigungshalsband
  - Verbindungsschlauch („Gänsegurgel")
- sterile Handschuhe
- Desinfektionsmittel
- evtl. Lokalanästhetikum, z. B. 5–10 ml Xylocain®.

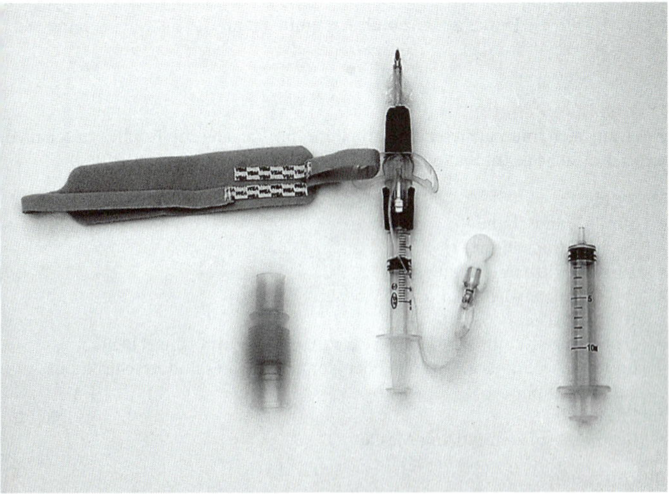

Abb. 4.63 Quicktrach®-Set [J 747]



**Durchführung**
- Pat. mit rekliniertem Kopf in Rückenlage bringen
- Einstichstelle in der Halsmittellinie zwischen Schild- und Ringknorpel
- Spritze auf den Anschluss der Stahlhohlnadel setzen
- mit einer Hand Kopf reklinieren, mit Daumen und Zeigefinger Schildknorpel des Pat. fixieren
- vor dem Einstich den korrekten Sitz von Kanüle und Stopper überprüfen
- evtl. Lokalanästhesie durchführen
- beim senkrechten Einstich Quicktrach® an der Spitze mit Daumen, Zeige- und Mittelfinger halten und führen
- Quicktrach® ca. 1 cm tief einstechen
- bei korrekter intratrachealer Lage ist mit der Spritze leicht Luft zu aspirieren
- Quicktrach® nun 45° nach kranial neigen und dem Verlauf der Trachea folgend nach kaudal bis zum Stopper vorschieben
- Stopper entfernen
- Spritze und Stahlnadel fest halten und Plastikkanüle bis zum Aufliegen der Fixierplatte auf dem Hals vorschieben
- Spritze und Stahlnadel entfernen
- Quicktrach® mit dem Halsband fixieren
- „Gänsegurgel" aufstecken und Beatmungsgerät oder Beatmungsbeutel anschließen.

### Gefahren

▶ Kap. 4.4.13 Koniotomie

**Tipps & Tricks**

- Verbindungsschlauch nur bei Erwachsenen verwenden → Totraumvergrößerung.
- Durch die Erwachsenenkanüle kann mit einem 12-Ch.-Absaugkatheter abgesaugt werden.

## Tracheale Punktion

Am wenigsten traumatisierende Maßnahme, um Zugang zur Trachea zu schaffen, wenn orotracheale Intubation unmöglich ist. Effektivität sehr umstritten!

### Material

- Sterile Handschuhe
- Desinfektionsmittel
- 10-ml-Spritze und Kanüle
- evtl. Lokalanästhetikum, z. B. Xylocain®
- 10-ml-Spritze
- großlumige Kanüle (z. B. Vygon 2,7 mm ID × 80 mm Länge, blau)
- Endotrachealtubus 8,0 mm ID oder Konnektor eines Endotrachealtubus 3,0 mm ID
- Pflaster
- Beatmungsbeutel, evtl. mit Maske.

### Durchführung

- Pat. mit leicht rekliniertem Kopf in Rückenlage bringen
- Einstichstelle aufsuchen: Lig. conicum zwischen Unterrand des Schildknorpels und oberem Rand des Ringknorpels in der Halsmittellinie
- großzügig desinfizieren
- evtl. Lokalanästhesie durchführen
- Kanüle mit neuer 10-ml-Spritze bestücken
- Lig. conicum senkrecht durchstechen, dabei Spritze unter Sog halten
- sobald sich leicht Luft aspirieren lässt, liegt Kanülenspitze intratracheal, nicht weiter vorschieben
- Mandrin und aufgesteckte Spritze kopfwärts neigen und fest halten
- Kunststoffkanüle dem Verlauf der Trachea folgend nach kaudal vorschieben
- Mandrin und Spritze entfernen
- Kanüle sicher fixieren
- an Beatmungsbeutel anschließen: von einem Endotrachealtubus mit 3 mm ID Anschlusskonus entfernen und auf den Luer-Konus der Kanüle stecken, Beatmungsbeutel oder Beatmungsgerät anschließen und beatmen.

### Gefahren

- Verletzungen von benachbarten Strukturen, z. B. Nerven und Gefäße
- Durchstechen der Trachea mit Platzierung der Kanüle im Ösophagus
- Aspiration

- wird über mehrere Kanülen beatmet, Gefahr durch Aufpressen der Beatmungsmaske auf den Hals die Karotiden zu komprimieren → zerebrale Minderperfusion
- keine Möglichkeit, endotracheal abzusaugen
- kein sicherer Aspirationsschutz.

Wird durch eine einzelne großlumige Kanüle beatmet, sind sehr hohe Beatmungsdrucke notwendig, um ein ausreichendes Atemminutenvolumen zu erzielen.

## 4.4.14 Punktion bei Spannungspneumothorax

Sofortmaßnahme zur Druckentlastung des Thorax durch Punktion.

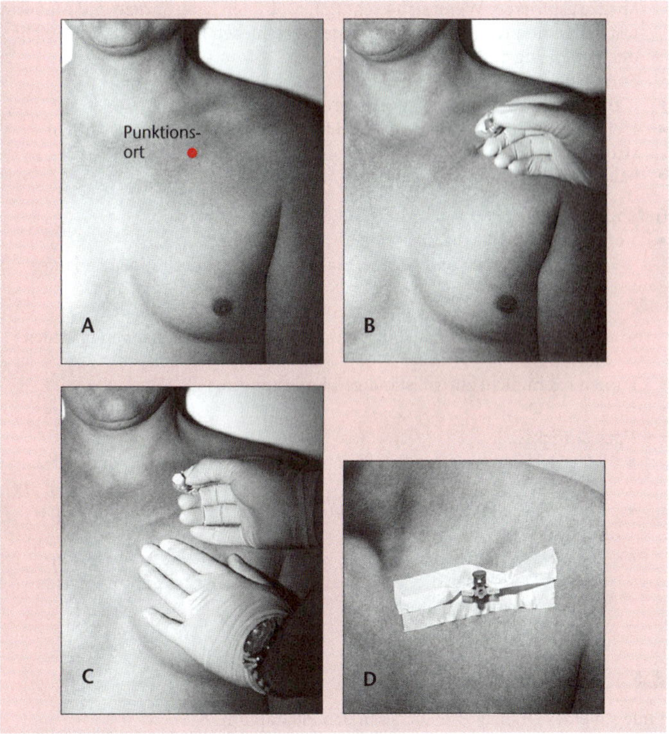


Abb. 4.64 Punktion bei Spannungspneumothorax [M 140]

### Material

- Sterile Handschuhe
- Desinfektionsmittel
- 10-ml-Spritze und Kanüle

- falls erforderlich, Lokalanästhetikum, z. B. 5–10 ml Xylocain®
- großlumige Punktionskanüle (D 2,7 mm, Länge 80 mm) mit 10-ml-Spritze
- Heimlich-Ventil (Fa. Cook).

**Durchführung**

- Pat. in Rückenlage bringen
- Punktionsstelle im 2. ICR großzügig desinfizieren
- evtl. Lokalanästhesie: Mit 5–10 ml Xylocain® Punktionsgebiet infiltrieren (Probeaspiration!)
- Einstich auf die 3. Rippe, dann an ihrem oberen Rand in kranialer Richtung in den Thorax vorschieben. Während des Vorschiebens mit der aufgesetzten Spritze aspirieren. Wenn sich leicht Luft aspirieren lässt, Spritze und Mandrin fest halten und Kunststoffkanüle weiter vorschieben (Achtung: Sonst Gefahr der Verletzung des Lungengewebes)
- Spritze und Mandrin entfernen
- evtl. mehrere Kanülen in unmittelbarer Umgebung einstechen
- Heimlich-Ventil anschließen: Verhindert den inspiratorischen Lufteinstrom
- baldmöglichst Thoraxdrainage legen (▸ Kap. 4.4.15).

4

**Gefahren**

- Verletzung von Nachbarstrukturen:
  - Interkostalnerven und Gefäße, die am Unterrand der Rippen verlaufen
  - Lungengewebe
  - Herz bei Verschiebungen des Mediastinums
  - bei zu flachem Einstichwinkel Punktion der subklavikular verlaufenden Gefäße
- Lumen reicht nicht zur vollständigen Entlastung aus.

**Tipps & Tricks**

- Bei polytraumatisierten Pat. häufig beidseitiger Spannungspneumothorax.
- Der 1. ICR liegt unmittelbar unter der Klavikula und ist nicht palpabel.
- Bei korrekter intrapleuraler Lage ist nach Abnehmen der Spritze ein deutliches exspiratorisches Zischen zu hören → Bestätigung der Diagnose Spannungspneumothorax.

## 4.4.15 Thoraxdrainage

Einlegen eines Drainageschlauches in den Pleuraraum.

**Indikationen**

- Pneumothorax (geschlossener/offener)
- Spannungspneumothorax
- Hämatopneumothorax
- Hämatothorax.

## Material

- Hautdesinfektion (Desinfektionsspray)
- sterile Handschuhe
- Einmalrasierer
- evtl. Lokalanästhetikum, z. B. 5–10 ml Xylocain®
- sterile Abdecktücher oder Lochtuch
- Thoraxdrains unterschiedlicher Größe, z. B.: Beim Erwachsenen → Pneumothorax 24 Ch., Hämatothorax 28–32 Ch.
- Pinzette, Schere (14 cm lang, stumpf), Skalpell
- Nadelhalter, Nahtmaterial
- Heimlich-Ventil
- Auffangbeutel
- Verbandmaterial: sterile Kompresse 20 × 20 cm, breite Pflasterstreifen.



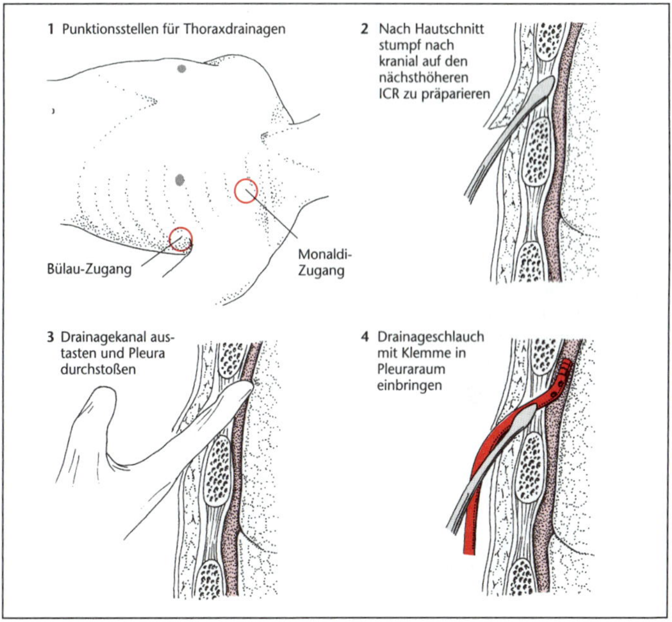


Abb. 4.65 Thoraxdrainage [L 190]

## Durchführung

Bei Pneumothorax Thoraxdrainage nach Monaldi: Thorax wird in der Medioklavikularlinie des zweiten ICR eröffnet. Bei Hämatothorax Bülau-Drainage: Thorax wird im fünften ICR der mittleren oder vorderen Axillarlinie eröffnet. In der Durchführung gleichen sich beide Varianten.

**Achtung**
Größtmögliche Sterilität wahren! → Sterile Handschuhe, steriles Anreichen, Mundschutz, ausreichende Hautdesinfektion, steriler Wundverband.

- Pat. flach in Rückenlage bringen
- beim Vorgehen nach Bülau Arm des Pat. seitlich auslagern
- evtl. Rasur der Achsel- bzw. Brustbehaarung
- großflächige Hautdesinfektion
- Haut um die vorgesehene Inzisionsstelle steril abdecken
- falls Pat. wach ist, mit 5–10 ml Xylocain® zuerst im subkutanen Gewebe über der Rippe ein Quaddel setzen, dann Zwischenrippenraum infiltrieren
- Hautschnitt
  - Monaldi: ca. 3 cm langer Einschnitt am Oberrand der 3. Rippe, dem Rippenverlauf folgend (2 Querfinger lateral des Sternums)
  - Bülau: ca. 3 cm langer Einschnitt am Oberrand der 6. Rippe, dem Rippenverlauf folgend
- evtl. Tunnelung: mit dem Finger, evtl. unter Zuhilfenahme einer Schere, Kanal in kranialer Richtung durch die Muskulatur bahnen, bis Pleuraraum eröffnet wird.

! Falls Spannungspneumothorax vorliegt, entweicht deutlich hörbar Luft.

- Mit dem kleinen Finger Drainagekanal erweitern
- Drainageschlauch am Finger entlang in den Thorax einführen und nach kranial vorschieben. Bei korrekter Lage beschlägt die Innenwandung des Schlauches (Spannungspneumothorax), oder es wird Blut in der Drainage sichtbar (Hämatothorax)
- Verschluss des Drains gegenüber der Atmosphäre:
  - Absauggerät mit einem Sog von max. 25 $cmH_2O$ anschließen, z. B. Accuvac®, niedrigste Einstellung
  - Heimlich-Ventil mit Sekretauffangbehälter an den Drain anschließen
- mit dem Faden Hautwunde vernähen und Drain fixieren
- bei starker Verschmutzung der Wunde die Inzisionsstelle mit Desinfektionsspray und sterilen Kompressen reinigen
- Wunde mit steriler Kompresse abdecken und mit Pflasterrahmenverband sichern.

**Komplikationen**
- Durch Fehllage der Drainage
  - Fett- oder Muskelgewebe
  - Verletzung von Organen oder Gefäßen im und außerhalb des Thorax
  - Verletzung von Bauchorganen (z. B. Zwerchfellruptur mit in den Brustkorb verlagerten Bauchorganen)
  - Verletzung des Mediastinums
- an Herz oder Gefäßen anliegender Drainageschlauch kann Herzrhythmusstörungen auslösen
- Schädigung der Interkostalgefäße und Nerven
- Drain verstopft: kein Entweichen von Luft oder Flüssigkeit
- Drainagesystem undicht: kein Sog
- zu starker Sog → Zerstörung von Gewebe und Gefäßen.

**Tipps & Tricks**

- Beim beatmeten Pat. Entfaltung des Lungengewebes nur durch die IPPV-Beatmung (▶ Kap. 4.4.12) gewährleistet.
- Als Sekretauffangbehälter haben sich sterile Urinbeutel bewährt, Flüssigkeitsmenge kann bestimmt werden. → Achtung: Urinbeutel muss am oberen Rand eingeschnitten werden, sonst wird wieder ein Spannungspneumothorax provoziert.
- Im RD haben sich Thoraxdrainagen nach Bülau durchgesetzt. Die Durchführung ist etwas einfacher, weil die Interkostalräume in den Axillarlinien größer sind als in der Medioklavikularlinie.
- Bei der Bülandrainage den Thorax niemals unterhalb des 5. ICR eröffnen → erhöhte Verletzungsgefahr der Bauchorgane!

## 4.4.16 Magenspülung

Zur Entfernung oral aufgenommener Gifte. In der Regel 4 h nach Aufnahme der Giftsubstanzen nicht mehr sinnvoll, abhängig von der jeweils eingenommenen Substanz. Bei Kindern sollte von einer präklinischen Magenspülung abgesehen werden.



### Indikationen

- Orale Intoxikationen
- längerer Transportweg.

### Kontraindikationen

- Magen- oder Ösophagusperforation, bei z. B. Lampenölen, Tensiden
- Säure- oder Laugeneinnahme (schwere Ösophagitis mit Gefahr der Perforation).

### Material

- Griffbereit: Intubationsbesteck, Tuben, Hypnotika, Atropin, Absauggerät mit Kathetern
- zwei 10-l-Eimer: Wassereimer und Eimer für den Mageninhalt
- großlumige Magensonde 36–40 Ch. beim Erwachsenen („daumendick")
- Trichter
- verschließbarer Asservatbehälter
- medizinische Kohle (Kompretten oder Pulver)
- 15 l handwarmes sauberes (Leitungs-) Wasser
- evtl. Xylocain®-Spray zur Oberflächenanästhesie
- evtl. 50-ml-Spritze.

### Durchführung

- Eventuell Pat. sedieren oder Narkose (Intubation und Beatmung) einleiten
- unbedingt venösen Zugang anlegen: zum Offenhalten Ringerlösung i.v.
- stabile Seitenlagerung des Pat. vornehmen
- evtl. Prämedikation mit 0,25–0,5 mg Atropin
- Oberflächenanästhesie des Mund-Rachen-Raums mit einigen Hüben Xylocain®-Spray

- evtl. Magensonde mit Xylocain®-Gel bestreichen: Magensonde einführen, Pat. dabei zum Schlucken auffordern und während des Schluckaktes ca. 50 cm zügig vorschieben (keine Gewaltanwendung!). Einführtiefe: ca. Nasen-Bauchnabel-Abstand
- Lagekontrolle:
  - über 50-ml-Spritze Luft in den Schlauch einspritzen, über dem Epigastrium sollte ein „Blubbern" auskultierbar sein
  - Aspiration von Mageninhalt mit Absauggerät (Asservieren!)
- Beißkeil einführen
- Trichter mit Magensonde verbinden und über Kopfhöhe halten
- ca. 500 ml handwarmes Wasser eingeben und wieder herauslaufen lassen
- eine Probe der ersten Spülung asservieren
- so lange spülen, bis nur noch klare Flüssigkeit zurückläuft, mindestens mit 15 l Wasser (ca. 30 Spülvorgänge)
- nach der letzten Spülung 30 g medizinische Kohle und Glaubersalz in 100 ml Wasser auflösen und eingeben, evtl. mit etwas Wasser nachspülen
- Magenschlauch zuhalten und zurückziehen.



**Tipps & Tricks**
- Bei Aspiration sofort absaugen und intubieren.
- Genaue Bilanzierung von Einfuhr und Ausfuhr → mögl. Hinweis auf Perforation.

## 4.4.17 Magensonde

### Indikationen
- Ernährung
- Sekretabsaugung
- erhöhte Aspirationsgefahr
- Reanimation

! Zur Magenspülung nicht geeignet → Lumen zu gering.

Während der Reanimation kann nach der Intubation und bei vorausgegangener Beutel-Masken-Beatmung eine Magensonde gelegt werden, um die in den Magen gelangte Luft sowie den Mageninhalt zu entfernen. Positiver Effekt auf die Atmung: bessere Entfaltung der Lungen und ↑ AMV.

### Material
- Oberflächenanästhetikum, z. B. Xylocain®-Spray
- Magensonde, z. B. 16 Ch. für Erwachsene, 12 Ch. für Kinder
- Gleitmittel, z. B. Instillagel 6 ml
- Absauggerät, „Magenspritze"
- Ablaufbeutel, ggf. Verschlussstopfen
- Pflaster
- Stethoskop.

### Durchführung

- Absaugung bereitstellen
- Magensonde nasal: Gleitmittel in die Nase geben
- Magensonde an der Spitze (ca. 5 cm) mit Gleitmittel versehen
- falls Pat. nicht ansprechbar ist, zuerst intubieren, Sonde unter laryngoskopischer Kontrolle einführen und vorschieben oder Sonde im Rachenraum mit den Fingern der anderen Hand führen
- wachem Pat. Vorgehen erklären
- Pat. möglichst aufrecht sitzend lagern, Kopf leicht nach vorne geneigt
- Nasen-Rachen-Raum mit Xylocain®-Spray einsprühen
- Sonde einführen und Pat. auffordern zu schlucken
- sollte der Pat. Hustenreiz oder Luftnot verspüren → Sonde in der Trachea, sofort zurückziehen
- Lagekontrolle: Einblasen von Luft mittels Magenspritze → Auskultation des Luftaustritts im epigastrischen Winkel
- Sonde mit Pflaster fixieren
- Mageninhalt absaugen, Ablaufbeutel konnektieren oder Sonde verschließen.

### Gefahren

- Fehllage in der Trachea
- bei Schädel-Hirn-Trauma kann Sonde ins Schädelinnere gelangen → ausschließlich oral unter Sicht einführen.

**Tipps & Tricks**

- Steht kein Verschlussstopfen zur Verfügung, das sichtbare Schlauchende in der Mitte abknicken, auf Knickstelle Anschlusskonus der Sonde stülpen. Sonde ist ebenfalls verschlossen.
- Magensonden der Größen 18 und 20 Ch. können auch mit einer 2-ml-Einwegspritze verschlossen werden.
- Wenn Magensonde z. B. in der Thermobox gelagert werden, sind sie weicher und werden eher vom Pat. toleriert.

## 4.4.18 Ösophaguskompressionssonden

Sonden zur Blutstillung bei Blutungen aus dem Ösophagus und aus dem Mageneingang. Einsatz im Rettungsdienst begrenzt, nur bei stärksten Blutungen mit vitaler Gefährdung (Vorhaltung auf dem NEF/NAW).

### Sengstaken-Blakemore-Sonde

Magensonde mit 2 Ballons (Magen, Ösophagus), die einzeln gefüllt werden können.

### Indikation

Ösophagusvarizenblutung.

### Kontraindikation

Alle anderen gastrointestinalen Blutungen.

## Material

- Senkstaken-Blakemore-Sonde
- nasogastrale Sonde, darf maximal bis zum oberen Ende des Ösophagusballons reichen (Markierung anbringen!)
- Xylocain®-Gel, evtl. auch als Spray zur Rachenschleimhaut-Anästhesie
- 4Péan-Klemmen
- 50-ml-Spritze mit passendem Ansatz für die Sengstaken-Blakemore-Sonde
- Glas Wasser mit Strohhalm zum „Herunterspülen" der Sonde
- Pflaster und 5 × 5-cm-Schaumstoffblock zum Fixieren
- Kleiderschere.

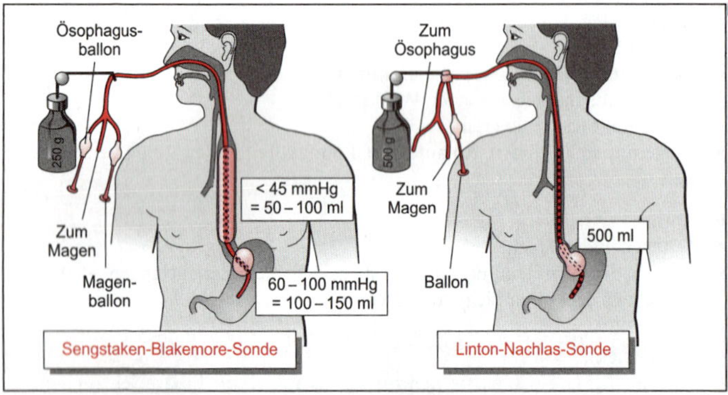


Abb. 4.66 Ösophaguskompressionssonden [L 106]

## Durchführung

- Pat. aufklären
- Oberflächenanästhesie des Nasen-Rachen-Raumes mit einigen Hüben Xylocain®-Spray
- Pat. lagern: Oberkörper leicht erhöht, Kinn auf die Brust
- Sonde mit Gleitmittel versehen, durch Nase einführen, bis die 50 cm Markierung nicht mehr sichtbar ist, evtl. sollte der Pat. ein paar Schluck Wasser durch einen Strohhalm zu sich nehmen
- korrekte Lage durch Auskulation des Epigastriums überprüfen, während Luft in den Magen geblasen wird
- Magenballon mit ca. 150–250 ml Luft aufblasen und verschließen
- Sonde zurückziehen, bis leichter Widerstand zu spüren ist
- Sonde mit leichtem Zug mit dem Schaumstoffwürfel an Nase oder Stirn fixieren
- Mageninhalt absaugen
- nasogastrale Sonde bis zur Markierung in den Ösophagus vorschieben, um Blut vor der Blockung absaugen zu können
- unter kontinuierlichem Absaugen der nasogastralen Sonde Ösophagusballon mit ca. 50–100 ml Luft aufblasen und verschließen
- Achtung: Durch zu starke Kompression des Ösophagusballons im Hypopharynx kann es zu einer Obstruktion der Atemwege kommen. Stets eine Schere beim Pat. deponieren, um die Sengstaken-Blakemore-Sonde schnell kappen zu können.

**Gefahren**

- Aspiration während des Vorschiebens. → Mit Absaugung des Mageninhaltes beginnen, sobald die Sengstaken-Blakemore-Sonde liegt, evtl. Intubation
- Obstruktion der Atemwege. → Sofort alle Ballons entlüften, niemals Gewichte an die Sonde hängen: Ösophagealer Ballon wird in den Hypopharynx gezogen!

**Linton-Nachlas-Sonde**

Sonde mit einem großen birnenförmigen Ballon und zwei Lumina, eines endet vor, das andere nach dem Ballon.

**Durchführung**

- Vorgehensweise wie bei Senkstaken-Blakemore-Sonde bis zur Platzierung im Magen
- Ballon mit 100 ml Luft aufblasen und zurückziehen, bis leichter Widerstand spürbar
- Sonde in dieser Position halten und Ballon bis Totalvolumen (500 ml) füllen
- Infusionsflasche als Zuggewicht anbringen
- beide Lumina in Abständen unter leichtem Sog absaugen, um erfolgreiche Blutstillung zu kontrollieren.



**Gefahren**

- Aspiration während des Vorschiebens, evtl. Intubation anstreben
- Ösophagusruptur durch zu frühes Füllen der Ballons
- Kompression der großen Gefäße mit schweren hämodynamischen Störungen durch zu großes Volumen in den Ballons
- evtl. pektanginöse Beschwerden bei stark angefüllten Ballons.

Durch die Möglichkeit der endoskopischen Verödung von Ösophagusvarizen wird dieses Verfahren klinisch nur noch selten durchgeführt.

## 4.4.19 Transurethraler Blasenkatheter

**Indikationen**

- Akuter Harnverhalt
- Blasenentleerung bei neurogener Blasenstörung, z. B. Apoplex
- Urinableitung zwecks Bilanzierung, z. B. bei Schwerbrandverletzten
- Gewinnen einer sterilen Urinprobe.

**Kontraindikationen**

- Verletzungen der Urethra, z. B. nach Beckentrauma
- akute Harnröhreninfektion
- Prostatainfektion (Prostatitis).

**Material**

- Sterile Handschuhe
- 10–20 sterile Tupfer
- Desinfektionsmittel, z. B. Braunol®
- steriles Lochtuch
- Spritze mit sterilem Gleitmittel, z. B. eine Fertigspritze Instillagel® à 10 ml
- 10-ml-Einmalspritze

- 10 ml Aqua dest. zum Blocken
- 16- bis 18-Ch.-Dauerkatheter mit Ballon
- Urinbeutel mit Schlauchsystem.

### Durchführung

Beim **Mann**

- Pat. über das Vorgehen aufklären
- Pat. mit leicht angewinkelten und gespreizten Beinen in Rückenlage bringen
- Handschuhe anziehen
- Penis mit einer Hand fassen und Vorhaut zurückziehen
- Eichel und Harnröhrenöffnung sorgfältig desinfizieren: Falten der Vorhaut und Bereich unterhalb der Eichel mehrfach behandeln
- steriles Lochtuch auflegen
- Spitze der Katheterverpackung abreißen und Katheterspitze mit etwas Gleitmittel versehen, restliches Gleitmittel in die Harnröhre spritzen
- mit einführender Hand Verpackung des Katheter ca. 5 cm vor der Spitze mit Daumen und Zeigefinger greifen. Ende des Katheters zwischen kleinem Finger und Ringfinger derselben Hand halten → „no touch technik"
- mit der anderen Hand Penis bei zurückgezogener Vorhaut senkrecht nach oben gestreckt halten
- das freie Ende des Katheters ca. 15 cm tief in die Harnröhre schieben, bis leichter Widerstand spürbar ist
- Penis absenken und weiter fußwärts gestreckt halten
- Blasenkatheter weiter vorschieben, bis Urin abfließt, Katheter weitere 2–3 cm vorschieben
- Urinbeutel steril mit dem Blasenkatheter verbinden
- Ballon des Katheters nur mit 5–10 ml Aqua dest. füllen (Achtung: Bei NaCl besteht Gefahr der Kristallisation)
- Blasenkatheter vorsichtig (!) zurückziehen, bis leichter Widerstand spürbar
- mit Pflaster am Oberschenkel fixieren (Zugentlastung)
- Vorhaut über die Eichel streifen, sonst Gefahr einer Paraphimose.

Bei der **Frau**

- Pat. über das Vorgehen aufklären
- Pat. mit angewinkelten und gespreizten Beinen (Fußhacken stehen zusammen) in Rückenlage bringen
- die großen Schamlippen von ventral nach dorsal desinfizieren, dann mit Daumen und Zeigefinger spreizen, Desinfektion der kleinen Schamlippen
- mit 3. Tupfer Öffnung der Harnröhre desinfizieren, steriles Lochtuch auflegen
- Spitze der Katheterverpackung abreißen und Katheterspitze mit etwas Gleitmittel versehen, restliches Gleitmittel in die Harnröhre spritzen
- mit einführender Hand Verpackung des Katheter ca. 5 cm vor der Spitze mit Daumen und Zeigefinger greifen. Ende des Katheters zwischen kleinem Finger und Ringfinger derselben Hand halten → „no touch technik"
- Katheter ca. 10 cm tief in die Harnröhre schieben, bis Urin abfließt
- Urinbeutel steril mit dem Blasenkatheter verbinden
- Ballon des Katheters nur mit 5–10 ml Aqua dest. füllen (Achtung: Bei NaCl besteht die Gefahr der Kristallisation)
- Blasenkatheter vorsichtig (!) zurückziehen, bis leichter Widerstand spürbar
- mit Pflaster am Oberschenkel fixieren (Zugentlastung).

❶

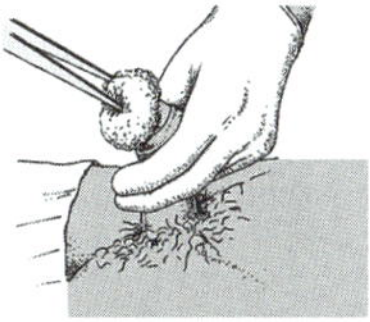

Glans penis desinfizieren.

❷

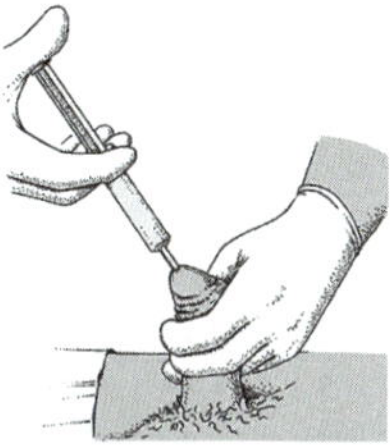

Anästhesierendes Gleitgel auf Harnröhrenmündung geben.

❸

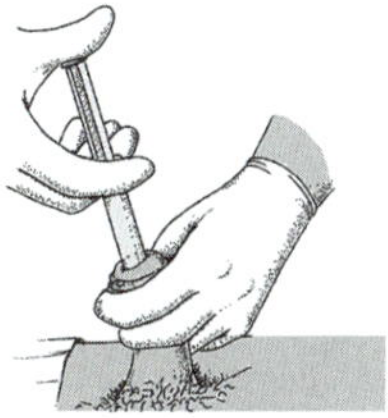

Gleitgel vorsichtig in die Harnröhre spritzen.

❹

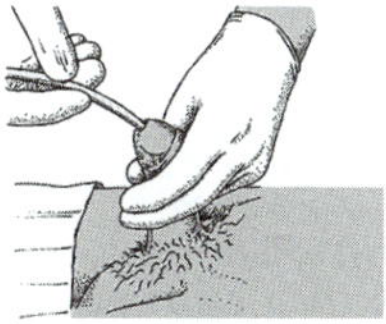

Katheter vorsichtig einführen.

❺

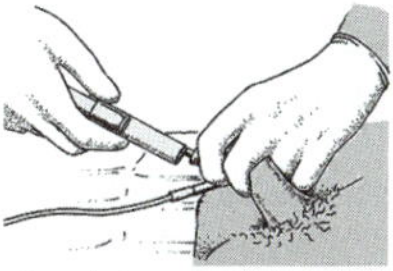

Beim Dauerkatheter Ballon blocken.

❶

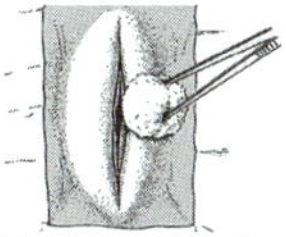

Große Schamlippen mit je einem Tupfer von der Symphyse zum Anus desinfizieren.

❷

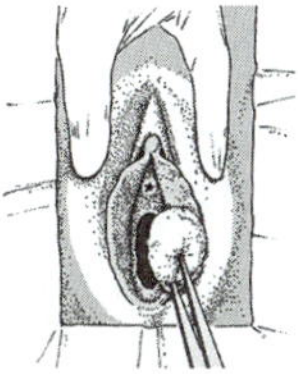

Große Schamlippen mit einer Hand spreizen, dann kleine Schamlippen...

❸

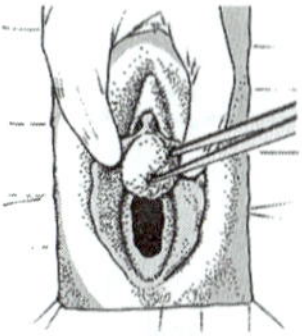

...sowie Harnröhrenöffnung mit je einem Tupfer desinfizieren.

❹

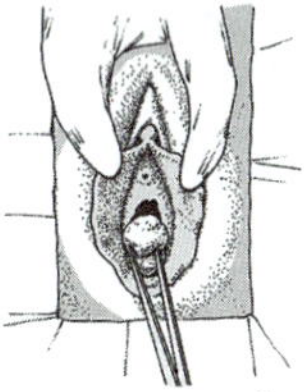

Den sechsten Tupfer vor die Öffnung der Vagina legen.

❺

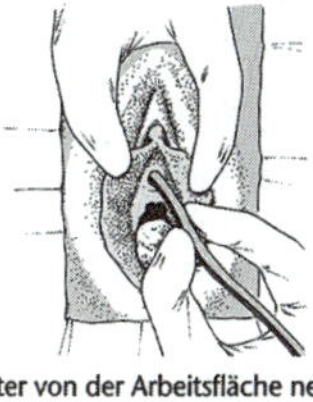

Katheter von der Arbeitsfläche nehmen und in die Blase schieben.

Abb. 4.67 Transurethraler Blasenkatheter [L 190]

4

### Gefahren

- Falls Ballon zu früh, d. h. noch in der Harnröhre gefüllt wird → Gefahr von Ruptur und Blutungen
- Hämaturie bei traumatischer Katheterisierung, Urethritis
- zu sparsame Verwendung von Gleitmittel verursacht unnötige Schmerzen und kann so Katheterisierung unmöglich machen. → Ausreichend lange auf die Wirkung des Lokalanästhetikums warten!

**Tipps & Tricks**

- Katheter aus der sterilen Plastikhülle heraus vorschieben, Urin läuft in die Hülle ab.
- Läuft kein Urin zurück, mit 50 ml steriler NaCl-Lösung anspülen: Ungehinderter Rückfluss bestätigt korrekte Lage in der Blase.
- Urinbeutel nicht über das Niveau der Harnblase hängen → Rückflussgefahr!
- Treten während des Vorschiebens des Katheters Widerstände auf, nie mit Gewalt einführen! → Kurze Zeit warten, erneut versuchen.



## 4.4.20 MAST (Military Anti Shock Trousers)

Besteht aus 1–3 Luftkammern, die wie Blutdruckmanschetten aufgepumpt werden. Sie wird an den Beinen angelegt. Nach dem Aufpumpen kommt es durch venöse Kompression zur Umverteilung des Blutvolumens aus den Beinen in den zentralen Körperkreislauf.

### Indikationen

- Hypovolämischer Schock (z. B. Abdominaltrauma)
- Frakturen der unteren Extremitäten (Prinzip: Luftkammerschiene).

### Kontraindikation

- Kardiale Notfälle, z. B. Lungenödem, kardiogener Schock.

### Durchführung

- Anlegen (in 60–90 Sek.):
  - MAST auf der Trage öffnen u. ausbreiten
  - Pat. darauf lagern
  - Manschetten um die Extremitäten legen und schließen
  - mittels Blasebalg von den Füßen kopfwärts Manschetten mit Luft füllen
  - Vitalparameter des Pat. regelmäßig kontrollieren
- Entfernen (über 15–30 Min.):
  - Vitalzeichen des Pat. ermitteln (müssen stabil sein!)
  - Luft vorsichtig segmentweise ablassen, dabei mit der Abdominalmanschette beginnen
  - RR und P kontrollieren. Ca. 5–10 Min. warten. Falls in dieser Zeit der Druck um mehr als 5 mmHg fällt, 100–200 ml Ringer-Lösung infundieren
  - Verfahren nach jedem Segment wiederholen!

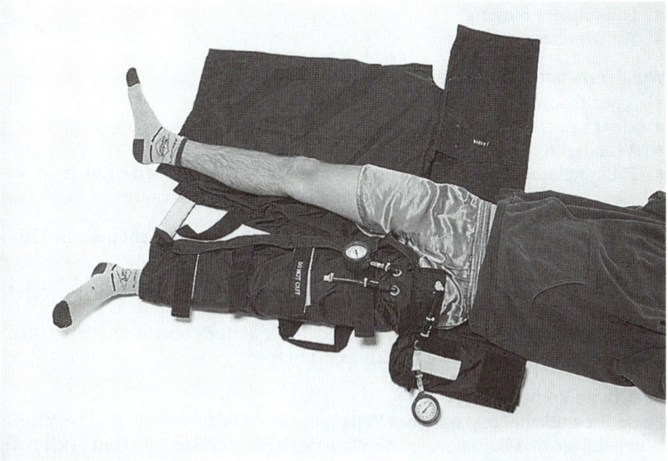

Abb. 4.68 MAST [J 747]

**Gefahren**

- Eingeschränkte Atemfunktion, durch Druck auf das Zwerchfell
- Kompartment-Syndrom (Ödem innerhalb des Faszienraumes mit Folge arterieller Minderversorgung und Störung der neuromuskulären Funktion)
- Verletzung von Bauchorganen durch zu hohen Druck.

**Tipps & Tricks**

- Entfernen nur unter Monitoring und ausreichender Volumentherapie, starker RR-Abfall, Schock.
- Niemals alle Segmente gleichzeitig entleeren!
- Bei schwer traumatisierten sowie schockierten Pat. grundsätzlich MAST vorbereitet auf die Trage legen (Zeitersparnis).
- Achtung: An- u. Ausziehen der Hose nur durch erfahrenes Personal (schnelles Ablassen der Luft: Lebensgefahr!)
- Anwendung gerät mehr und mehr in den Hintergrund

## 4.4.21 Wundversorgung und Verbandlehre

Haut und Gewebe können durch mechanische Gewalteinwirkung, Hitze und Kälte, Säuren und Laugen, Strahleneinwirkung oder elektrische Energie verwundet werden.

**Bei der Inspektion von Wunden folgende Kriterien beachten**

- Wundart (z. B. Platz-, Quetsch-, Riss-, Schnitt- und Brandwunden)
- Lokalisation
- Wundtiefe
- Mitverletzung von Organen

- Schwere der Blutung
- Kontamination.

**Wundverbände dienen dazu**
- einen mechanischen Schutz zu gewährleisten
- einer weiteren Kontamination mit Krankheitskeimen vorzubeugen
- Wundsekrete aufzusaugen
- Ruhigstellung des Wundbereichs herzustellen, damit Schmerzen zu lindern.

**Die Rettungsmittel sind ausgestattet mit**
- Wundschnellverband (einzeln, steril verpackt, versch. Größen) bei sehr kleinen Wunden
- sterilen Textilkompressen in versch. Größen (ggf. mit Antihaftbeschichtung)
- Verbandpäckchen (sterile Wundauflage mit Mullbinde)
- Verbandtüchern (Größe bis 80 × 120 cm). Sie können mittels Pflasterstreifen, Dreiecktüchern oder Mullbinden fixiert werden.



### Der sterile Verband

Diese wesentliche präklinische Versorgungsmethode besteht aus keimfreier Wundauflage und Befestigung. Die Wahl des Verbandmaterials richtet sich nach der Art und Größe der Wunde.

**Durchführung**
- Pat. liegend lagern, ständig Blickkontakt halten (Kollapsgefahr!)
- Verpackung öffnen und entfernen
- Wundauflage entfalten und steril auf die Wunde bringen
- Ränder der Wundauflage halb überlappend mit breiten Pflasterstreifen an allen Seiten fixieren (▶ Abb. 4.69)
- Bei Wunden im Bereich der behaarten Kopfhaut und seiner Randgebiete, Hand, Fuß und Knie- bzw. Ellenbogengelenk mit einer Mullbinde befestigen
- Falls zirkulärer Verband zu fest angelegt ist (distale venöse Stauung, bläulich-rotes Hautkolorit), Verband lösen und neu anlegen. Bei zu lockerem Verband (Verrutschen!), primäre Wundabdeckung nicht entfernen, sondern mit weiterem Verbandmaterial sicher befestigen.
- Der Erstverband verbleibt bis zur endgültigen Beurteilung und Versorgung unter sterilen Bedingungen auf der Wunde.

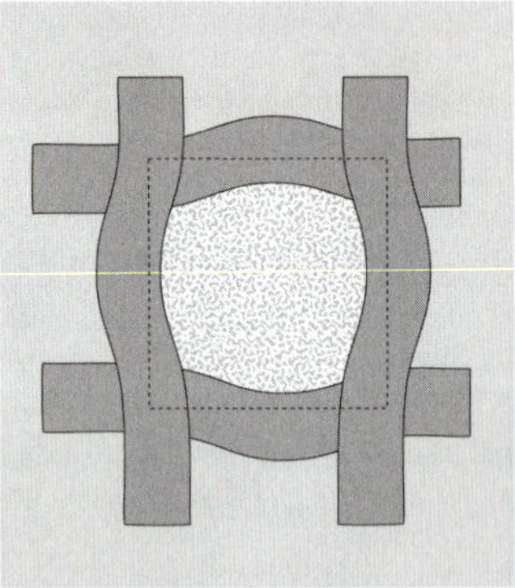

Abb. 4.69 Rahmenverband [L157]

**Grundsätzlich verbietet sich an der Unfallstelle:**
- eingehende Wundtoilette
- Berührung der Wunde mit den Händen
- Desinfektion der Wunde
- Reposition von Organen (z. B. Darm, Gehirn), die aus der Wunde hervortreten.

**Tipps & Tricks**

- Es muss geklärt und sichergestellt werden, dass ein ausreichender Tetanusschutz besteht → der aufnehmenden Klinik mitteilen, Impfung erfolgt in der Klinik, evtl. Impfpass mitnehmen.
- Jede weiterbehandlungsbedürftige Wunde muss spätestens nach 6 h in einer Klinik vorgestellt werden.
- Stich- und Schusswunden haben häufig ein harmloses äußeres Erscheinungsbild. In der Tiefe befinden sich jedoch oft große Schädigungen mit zum Teil starken inneren Blutungen.
- Angelegte Wundverbände ständig auf Nachblutungen überprüfen.

### Fremdkörper in Wunden

Häufig vorkommende Fremdkörper:

- Messer: Thorax, Abdomen, Hals
- Werkzeuge (Schraubenzieher)
- Holzstiele: Penetrationsverletzungen, meist Abdomen.

#### Durchführung

- **Grundregel**: Fremdkörper bis zur endgültigen Versorgung in der Wunde belassen!
- Fremdkörper muss durch den Verband umschlossen werden
- direkt an der Einstichstelle steriles Verbandmaterial platzieren, z. B. Mullbinden
- ausreichend Polstermaterial (z. B. Mullbinden) an den Fremdkörper legen und befestigen → Sekundärschäden durch Fixierung des Fremdkörpers vermeiden
- evtl. Fremdkörper kürzen bzw. ihn aus festen Strukturen, wie z. B. aus einem Zaun, herauslösen.

**Tipps & Tricks**

- Wachsam gegenüber Symptomen sein, die auf mögliche schwere innere Blutungen hinweisen können: blasse Haut, Tachykardie, RR-Abfall.
- Kürzung von Fremdkörpern, z. B. lange Eisenstange durch die Feuerwehr oder THW, nur in Anwesenheit eines NA.
- Beim Extrahieren können heftige Blutungen einsetzen, die bis dahin durch den Fremdkörper tamponiert worden sind.
- Teile können abbrechen und in der Wunde verbleiben.
- Zusätzliche Verletzung je nach Art des Fremdkörpers möglich („Widerhakeneffekt").
- Verschleierung des Stichkanals und damit Probleme bei der exakten Beurteilung in der Klinik.

### Amputationsverletzungen

Sind Körperteile wie z. B. Ohr, Hand oder große Hautbezirke abgetrennt, kann die moderne Replantationschirurgie häufig gute Ergebnisse bei der Wiederherstellung erzielen.

! Voraussetzung ist die optimale Erstversorgung des Pat. und der sachgemäße Umgang mit dem Amputat!

**Durchführung**

Wundversorgung:

- Wunde versorgen (s. o.) bzw. Blutung stillen
- Wundbereich großzügig und steril abdecken
- sollte Blutstillung trotz Druckverband nicht gelingen, ist Abbindung (s. u.) angezeigt → Achtung: absolut letzte Maßnahme, nur wenn alle anderen Mittel versagen
- Stumpf hochlagern, um dem Wundödem entgegenzuwirken.

**Amputatversorgung**

- Bei subtotalen Amputationsverletzungen keine vollständige Abtrennung herbeiführen (eine kleine Hautbrücke versorgt das Amputat besser)
- Reinigungsversuche am Amputat unterlassen
- Amputat so, wie vorgefunden, in steriles Verbandmaterial (Verbandtuch) einwickeln
- die weitere Aufbewahrung in speziell gefertigten Replantatbeuteln
- In den Innenbeutel das abgetrennte Körperteil legen und ihn fest verschließen
- kaltes Wasser mit der gleichen Menge Eis (Eiswürfel oder künstliches Eis) in den Außenbeutel füllen und verschließen
- auf keinen Fall darf das abgetrennte Körperteil direkt mit dem Schmelzwasser bzw. dem Eis Kontakt bekommen (Gefahr von Kälteschäden)
- Außenbeutel kurz unterhalb des Verschlusses vom Innenbeutel verschnüren.

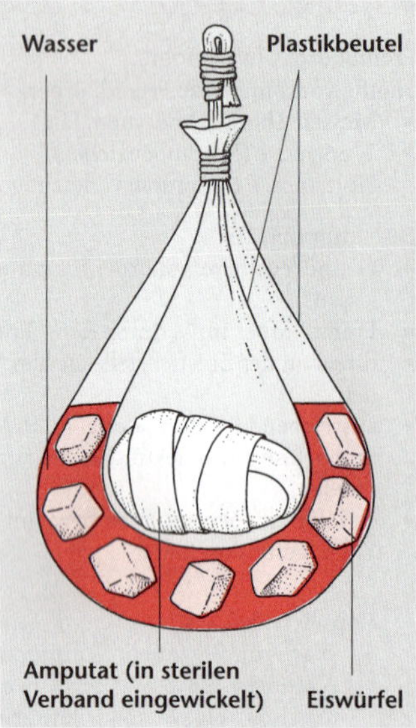


Abb. 4.70 Amputatbeutel (schematisch) [L 190]

## Transport

Der rasche Abtransport in eine geeignete Klinik muss schnellstmöglich von der Leitstelle organisiert werden, bei größeren Entfernungen evtl. RTH.

**Tipps & Tricks**

- Bei Amputationsverletzungen setzen massive Blutungen u. U. verzögert ein.
- Trotz wichtigem und richtigem Aktionismus nicht die Betreuung und „psychologische Erste Hilfe“ für den Pat. vergessen.

## Blutstillung

Erkennen und Stillen von lebensbedrohlichen Blutungen gehört zu den vordringlichsten Maßnahmen im Rettungsdienst. Sie hat Vorrang vor allen anderen Hilfeleistungen.

### Druckverband

Mit Hilfe eines Druckpolsters werden Wundränder und eröffnete Gefäße komprimiert. Damit wird der Blutaustritt zum Stillstand gebracht. Druckpolster muss elastisch sein und die Wundränder überdecken.

! Mehr als 90% aller Blutungen lassen sich damit stillen.

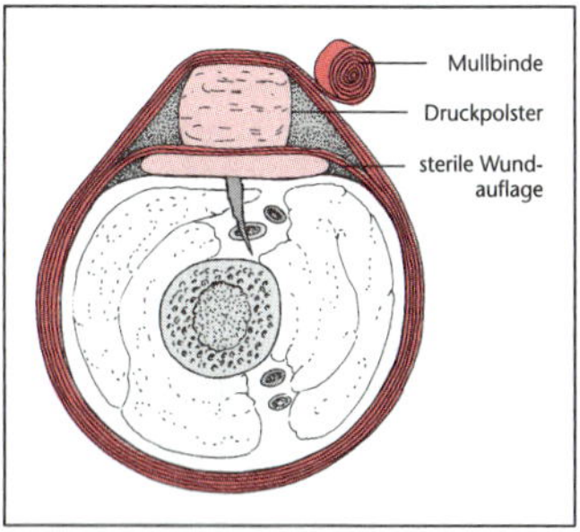


Abb. 4.71 Druckverband [L 190]

### Durchführung

Bis zur Durchführung und während des Verbindens, nachdem eine Fraktur ausgeschlossen werden kann, Blutungsquelle möglichst über Herzniveau halten. Dabei die zur Wunde führende Arterie abdrücken (▶ Tab. 4.26).

**Druckverband mit Verbandpäckchen**

- Verbandpäckchen öffnen, Wundauflage unter sterilen Bedingungen auf die Wunde legen
- Wundauflage mit einigen Bindengängen fixieren
- Druckpolster (z. B. Verbandpäckchen) auf den Wundbereich legen und weitere Bindengänge unter mäßig vermehrtem Zug über das Druckpolster wickeln.

**Druckverband mit Dreiecktuch (sehr schnell durchzuführen)**

- Sterile Kompresse auflegen und das Druckpolster platzieren
- ein zur Krawatte gelegtes Dreiecktuch über das Druckpolster legen und die Enden gleichmäßig mit leicht forciertem Zug über das Druckpolster wickeln. Beim abschließenden Verknoten muss der Zug beibehalten werden
- bei Blutungen am Kopf oder am Oberschenkel ist es oft notwendig, zwei Dreiecktuchkrawatten zusammenzuknoten.

**Tipps & Tricks**

- Druckverband ständig auf Stauungen oder ausreichende Durchblutung kontrollieren
- Blutet der Verband durch, weiteres Druckpolster anbringen
- Bei einem Druckverband (besonders an Kopf oder Rumpf) ist u. U. trotz mehrerer Druckpolster der Druck nicht ausreichend → bis zur endgültigen chirur. Versorgung durch zusätzlichen manuellen Druck die Blutung stillen.

### Abbindung

#### Indikationen

- Wenn die beschriebenen Blutstillungsmaßnahmen an den Extremitäten nicht den gewünschten Erfolg bringen
- großflächige, zerfetzte und stark blutende Wunden

- Amputationsverletzung einer Extremität, wenn lokale Blutstillung am Stumpf nicht anderweitig gelingt
- Fremdkörper, die in stark blutenden Wunden einen Druckverband unmöglich machen
- offene Frakturen an Arm oder Bein mit gleichzeitiger massiver Blutung.

### Regeln beim Abbinden

- Abbindungen nicht in Höhe von Gelenken, sondern nur in der Mitte vom Oberarm bzw. Oberschenkel
- nicht direkt über einer Fraktur abbinden
- Material muss weich und mind. 4 cm breit sein (Gefahr von Einschnürungen: optimal RR-Manschetten oder zur Krawatte gelegte Dreiecktücher)
- Zeitpunkt der Abbindung im Notfallprotokoll unbedingt vermerken
- eine Abbindung sollte präklinisch nicht wieder gelöst werden → eiliger Transport ins Krankenhaus nötig.

### Durchführung

**Abbindung mit Dreiecktuch am Oberarm**

- Zu zweit vorgehen, wenn möglich
- Helfer 1 hält den Arm hoch und drückt Arterie an entsprechender Stelle ab
- Helfer 2 schlingt eine Dreiecktuchkrawatte um den Oberarm und zieht die Enden in entgegengesetzter Richtung gleichmäßig an, anschließend unter Beibehaltung des Zuges die Dreiecktuchenden um den Arm verknoten.

**Abbindung mit Dreiecktuch am Oberschenkel**

- Dreiecktuchkrawatte locker um den Oberschenkel legen und verknoten
- zwischen Krawatte und Oberschenkel einen Knebel führen, anheben und drehen, bis die Blutung zum Stehen kommt
- dabei keine Haut mit eindrehen! → z. B. ein noch verpacktes Brandwundenverbandtuch unterlegen
- zum Schluss den Knebel mit einer weiteren Dreiecktuchkrawatte befestigen.

**Abbindung mit RR-Manschette**

! Elegante und effektive Lösung.

- Am Oberarm Manschettendruck ca. 30–40 mmHg über $RR_{SYST}$ bringen
- an der unteren Extremität beim Erwachsenen spezielle Blutdruckmanschetten für das Bein verwenden: Manschettendruck muss deutlich über dem am Oberarm gemessenen Blutdruck liegen
- Erfolgskontrolle: Sistieren der Blutung und Pulslosigkeit distal der Abbindungsstelle.

**Tipps & Tricks**

- Stark blutende Wunden können durch die Kleidung (wasserdicht: Regenkleidung, Lederkombi) oder durch die Lagerung (z. B. Rückenwunde in Rückenlage) verdeckt sein. Eine frühzeitige Kopf-bis-Fuß-Untersuchung (▶ Kap. 4.1.3, ▶ Kap. 21.1) bringt Klarheit.
- In jedem Fall ist nach der Blutstillung eine massive Schocktherapie, -prophylaxe einzuleiten (Lagerung, $O_2$-Gabe, Wärmeerhaltung, venöse Zugänge und Volumensubstitution).

| Tab. 4.26 Lokalisation und Technik der digitalen Kompression | |
|---|---|
| **Abdruckstellen** | **Durchführung** |
| **A. temporalis** | Mit den mittleren drei Fingern die Arterie gegen das Schläfenbein drücken |
| **A. carotis** | Mit den mittleren drei Fingern die Arterie lateral vom Larynx nach dorsal gegen die Querfortsätze der HWS drücken |
| **A. subclavia** | Unmittelbar hinter der Klavikula mit den Fingerkuppen nach kaudal gegen die erste Rippe drücken |
| **A. brachialis** | Seitlich am Kopf des Pat. knien, verletzten Arm hochhalten und von der dorsalen Seite (über den M. trizeps) den Oberarm umfassen, mit vier Fingern die Arterie in Muskellücke (Bizeps/Trizeps) gegen den Humerus drücken. Dabei drückt bei Blutungen links die linke Hand des Helfers und umgekehrt. (Vorsicht: Nicht mit den Fingernägeln in den Oberarm kneifen!) |
| **A. femoralis** | Neben den Pat. knien, mit beiden Daumen von ventral nach dorsal in der Mitte der Leistenbeuge die Arterie gegen das Schambein drücken |
| **A. poplitea** | Seitlich am Pat. knien, mit den mittleren drei Fingern beider Hände kräftig von hinten in die obere Hälfte der Kniekehle drücken |
| **Im Wundgebiet** | Bei starken Blutungen der Kopfschwarte oder am Rumpf mit einer sterilen Wundauflage direkt auf die Wunde drücken. Bei schweren Blutungen aus großen Wundkratern kann zusammengelegtes steriles Verbandmaterial fest in die Wunde gedrückt werden (Tamponade). |

## 4.4.22 Systeme zur Versorgung von Frakturen

| Tab. 4.27 Merkmale verschiedener Schienungssysteme (modifiziert nach Flake und Hoffmann) | | | | | |
|---|---|---|---|---|---|
| **Anwendungsbereiche** | **Pneumatische Schienen** | **Vakuumschienen** | **KTD®-System** | **DTS®-Donway-Traction-Splint** | **Sam-Splint®** |
| **HWS** | ø | ø | ø | | (+)[1] |
| **Unterarm** | + + | + + | (+)[2] | ø | + + |
| **Oberarm** | ø | (+) | (+)[3] | ø | + + |
| **Handgelenk** | (+) | + + | ø | ø | + + |
| **Finger** | ø | ø | ø | ø | + + |
| **Oberschenkel** | ø | ø | + + | ++ | [a] |
| **Unterschenkel** | + + | + + | + + | + + | (+) |
| **Sprunggelenk** | (+) | + + | ø | ø | + + |

**Tab. 4.27 Merkmale verschiedener Schienungssysteme (modifiziert nach Flake und Hoffmann)** *(Forts.)*

| Anwendungsbereiche | Pneumatische Schienen | Vakuumschienen | KTD®-System | DTS®-Donway-Traction-Splint | Sam-Splint® |
|---|---|---|---|---|---|
| **Vorteile** | ++ | ++ | + | ++ | ++ |
| **Röntgentransparenz** | (+) | (+) | +[4] | +[4] | + + |
| **Wiederverwendbarkeit** | + + | + + | + + | + + | (+) |

+ + sehr gute Verwendbarkeit, großer Vorteil
+ gute Verwendbarkeit, von Vorteil
(+) Verwendbarkeit abzuwägen, Vorteil beschränkt
ø keine Verwendung vorgesehen
[1] In diesem Bereich besser Stifneck®-Halskrausen verwenden.
[2,3] Dieser Anwendungsbereich ist vom Hersteller nicht vorgesehen, laut Test aber durchführbar. Es liegen allerdings keine Praxisergebnisse vor.
[4] Da die Schiene seitlich angebracht wird, ist Rö-Aufnahme nur in einer Ebene mögich

4

## ■ Pneumatische Schienen

Luftkammerschienen dienen im RD der Ruhigstellung von Frakturen. Sie sind in mehrere Luftkammern aufgeteilt, sodass die verletzte Extremität von polsternden Luftsäulen umgeben wird. Keine dauerhafte Extension möglich. Röntgendurchlässig.

### Indikationen

- Unterschenkelfrakturen, z. B. Tibia- und Fibulafrakturen
- Unterarmfarkturen, z. B. Radius- und Ulnafrakturen.

### Kontraindikationen

- Sämtliche Frakturen im Bereich von Gelenken, z. B. Kniegelenk, Ellenbogengelenk, Sprunggelenk
- Oberarmfrakturen
- Oberschenkelfrakturen
- offene Frakturen III. Grades.

### Durchführung

! Muss zu zweit erfolgen
- Pat. aufklären
- arterielle und nervale Versorgung der Extremität prüfen
- evtl. Schuhe und Kleidung entfernen → freie Sicht auf die Fraktur
- Helfer 1 zieht sich die Schiene über den Unterarm und nimmt die verletzte Extremität unter Extension
- Helfer 2 zieht die Schiene über die verletzte Extremität und schließt den Reißverschluss
- während Helfer 1 kontinuierlich die Extension aufrechterhält, bläst Helfer 2 die Schiene auf

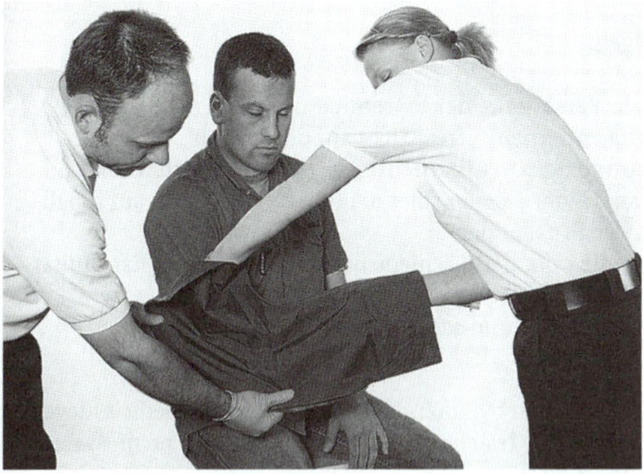

Abb. 4.72 Schiene über betroffene Extremität ziehen [J 747]

- mit zunehmender Füllung nimmt Helfer 2 seine Hand langsam aus der Schiene
- periphere Pulse, Sensibilität und Motorik nochmals prüfen.

### Gefahren

- Zu starker Druck schränkt die Durchblutung der betroffenen Extremität ein
- zu lockere Schiene → Schiene stets mit dem Mund aufblasen.

**Tipps & Tricks**

- Bei Ablederung mit stärkerer Blutung dient die Schiene zusammen mit steriler Wundabdeckung der Blutungskompression.
- Pneumatische Schienen können auch mit einem Beatmungsbeutel, Schlauch mit Rückschlagventil und einem 7,5-mm-Normkonnektor für Endotrachealtuben aufgepumpt werden. → Keine Kontamination des nicht zu reinigenden Schieneninneren.

## Vakuumschienen

Ein- oder Dreikammersystem, das mit Polystyren-Granulat im Inneren gefüllt ist. Durch Absaugen der Luft kommt es zu einer Anformung bei gleichzeitiger Stabilisierung der Extremität. Mit Klettbändern wird die Schiene noch besser angeformt.

### Indikationen

- Unterschenkelfrakturen, z. B. Tibia- und Fibulafrakturen
- Fixation von Gelenkfrakturen, z. B. Kniegelenk, Ellenbogengelenk, Sprunggelenk
- Unterarmfrakturen, z. B. Radius- und Ulnafrakturen.

### Kontraindikationen

- Oberschenkelfrakturen
- Oberarmfrakturen.

### Durchführung

! Muss zu zweit erfolgen.

- Pat. aufklären
- arterielle und nervale Versorgung der Extremität überprüfen
- Schuhe und Kleidung entfernen → freie Sicht auf die Fraktur
- Helfer 1 hält die betroffene Extremität achsengerecht unter Extension und hebt sie vorsichtig an. Helfer 1 beobachtet die Frakturstelle, z. B. auf mögliches Durchspießen der Bruchenden
- Helfer 2 schiebt jetzt die evakuierte Schiene unter die betroffene Extremität
- Helfer 2 öffnet das Ablassventil und modelliert die Schiene an
- Helfer 2 evakuiert die Schiene und schließt das Ablassventil.

### Gefahren

- Verschiebung der Bruchenden bei unzureichender Fixierung beim Anlegen
- die der Extremität anliegende Innenseite der Schiene löst sich beim Evakuieren ab → ungenügende Fixierung der Extremität
- zu feste Gurtung mit den Klettbändern führt zu starken Schmerzen
- bei Einkammersystemen kommt es häufig zu einem Verrutschen des Granulats → Instabilität durch unterschiedliche Wanddicke.



## KTD®-System (Kendrick-Traction-Device®)

Das KTD®-Schienungssystem hält die Fraktur dauerhaft auf Extension. Dies lindert beim Pat. die Schmerzen und reduziert sekundäre Nerven- und Gewebeschäden. In-Line-Traction-Schienen gehören seit langem in den USA zum Standard, in Deutschland setzen sie sich nur schwer durch (▶ Abb. 4.73a+b).

System wird in einer Nylontasche (27 × 13 × 8 cm) gelagert und besteht aus

- verstellbarer Aluminiumstange
- Querverbindung am Ende der Stange
- gepolsterter Fußangel, die am Knöchel der gebrochenen Extremität befestigt wird
- Beckengurt, in den die Stange gesteckt wird
- Gummimanschetten zur Fixierung an die betroffene Extremität.

### Indikationen

- Offene und geschlossene Frakturen von
  - Unterschenkel, proximaler Tibia und Fibula
  - Oberschenkel
  - evtl. distalem Oberarm und proximalem Unterarm.

### Kontraindikationen

- Beckenfrakturen, Hüftgelenksluxationen
- Kniegelenksverletzungen (intraartikuläre Frakturen und ligamentäre Verletzungen)
- Frakturen und Luxationen des distalen Unterschenkels
- Sprunggelenksfrakturen
- offene Frakturen III. Grades.

### Durchführung

- Pat. aufklären
- arterielle und nervale Versorgung der Extremität prüfen

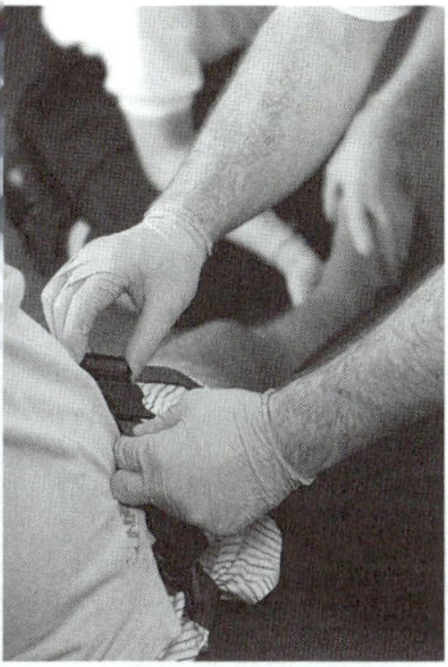

a) Beckengurt anlegen

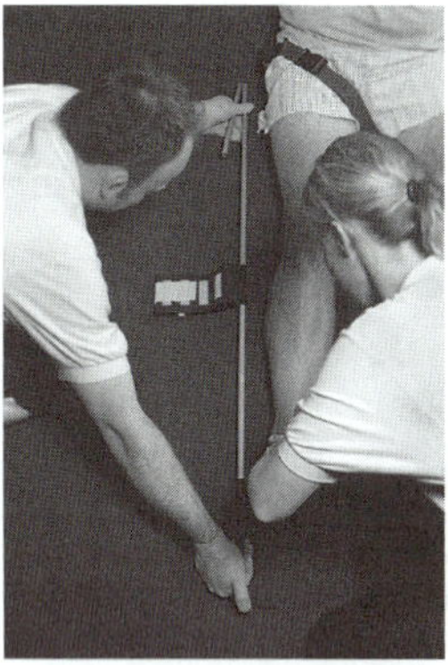

b) Aluminiumstange zusammenstecken und ausmessen



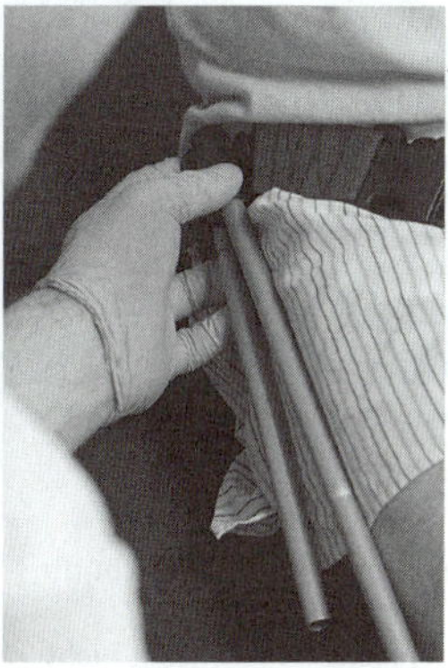

c) Aluminiumstange einhaken

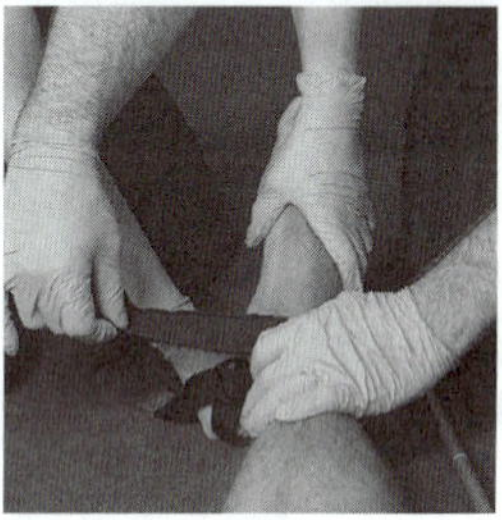

d) Fußangel befestigen

Abb. 4.73a Anlegen eines KTD®-Systems [J 747]

- Schuhe und Kleidung entfernen → freie Sicht auf die Fraktur
- vor evtl. Reposition folgende Maßnahmen durchführen
  - Aluminiumstange zusammenstecken, dabei sollte die Stange das Bein um ein Segment überschreiten
  - Beckengurt um den Oberschenkel in Höhe des vorderen oberen Darmbeinstachels des Pat. legen
  - Fußangel am oberen Sprunggelenk befestigen. Das Gurtsystem wird am Fußballen festgezogen
  - Aluminiumstange in den Beckengurt einhaken
  - falls Repositon erforderlich, jetzt durchführen (die Extension wird danach gehalten)
- gelbe Schlaufe der Fußangel an der Querverbindung einhaken

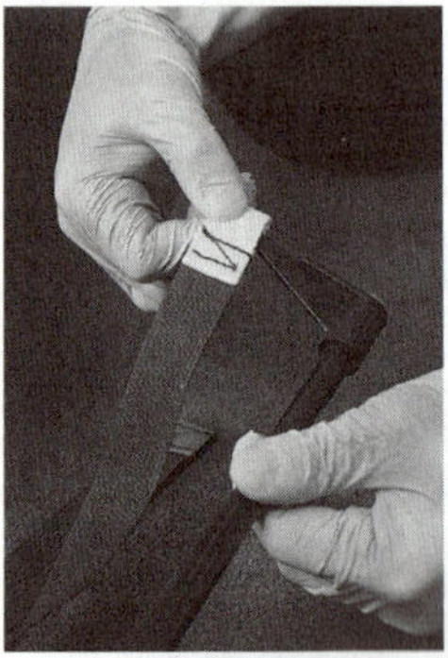

e) Gelbe Schlaufe an der Querverbindung einhaken

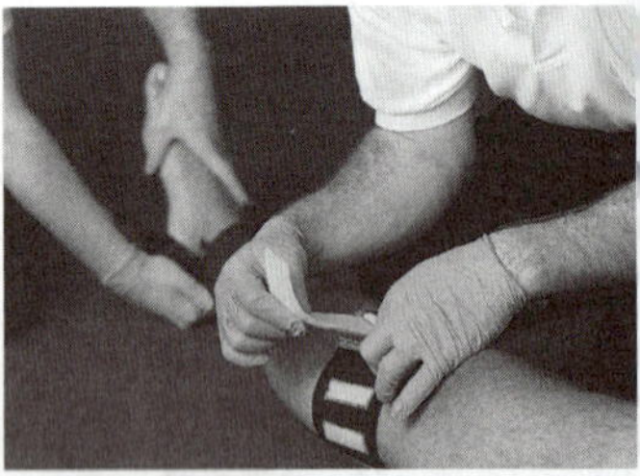

f) Gelb markierte Gummimanschette anlegen

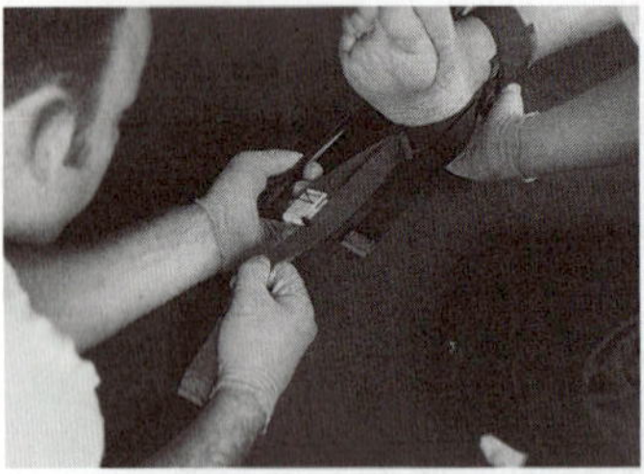

g) Traktion aufbauen

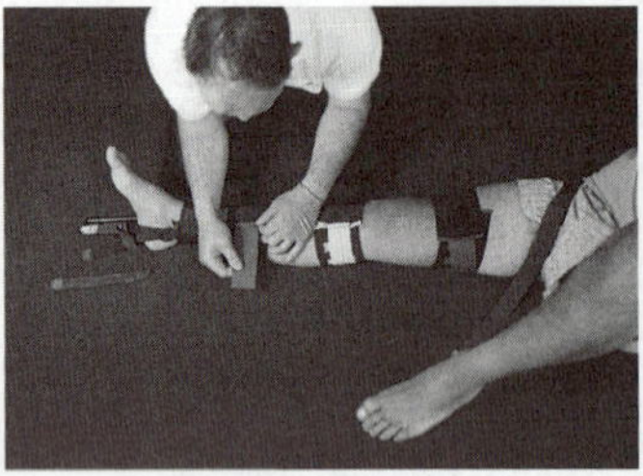

h) Aluminiumstange fixieren

Abb. 4.73b Anlegen eines KTD®-Systems [J 747]

- Gummimanschette um die betroffene Extremität legen (Achtung: Nicht direkt über die Frakturstelle)
- Aufbau der Extension unter langsam ansteigendem Zug (Zuggewicht nicht mehr als 10% des Körpergewichtes des Pat.) an der roten Schlaufe
- bei schon durchgeführter Reposition wird vom zweiten Helfer die Extension übernommen
- Aluminiumstange durch die restlichen Gummimanschetten an der Extremität fixieren.

**Gefahren**

- Zu starke Extension → Gefahr von Verletzungen des Streckapparates
- übersehene Verletzungen im Knie- oder Sprunggelenk → Abriss von Bändern oder Sehnen.

! Das KTD®-System muss bis zur endgültigen Versorgung der Fraktur angelegt bleiben!

## ■ DTS® System (Donway-Traktion-Splint)

Das Donway System ist eine pneumatische Streckschiene für Beinverletzungen. Hält wie das KTD®-System die Fraktur dauerhaft auf Extension.

Im Gegensatz zu anderen Systemen wird bei ihr mittels einer integrierten Pumpe der Extensionszug aufgebaut. Ein angeschlossenes Manometer überwacht die Extension und stellt die Vermeidung von Schäden durch die Extension sicher. System wird in einer Nylontasche gelagert und besteht aus einer U-förmigen Stange mit mehreren Fixiermöglichkeiten (▶ Abb. 4.74).

### Indikationen

- Offene und geschlossene Frakturen von
  - Unterschenkel, proximaler Tibia und Fibula
  - Oberschenkel
- Pat. ab 8 J. bis zu 2,08 m Körperlänge.

### Kontraindikationen

- Beckenfrakturen, Hüftgelenksluxationen
- Kniegelenksverletzungen
- Frakturen und Luxationen des distalen Unterschenkels
- Sprunggelenksfrakturen
- offene Frakturen III. Grades.



### Durchführung

- Pat. aufklären
- arterielle und nervale Versorgung der Extremität prüfen
- Schuhe und Kleidung entfernen → freie Sicht auf die Fraktur
- vor evtl. Reposition System vorbereiten
  - Fixierungen lösen und lateral des Splints platzieren, sodass man sie später bequem unter dem Bein durchführen kann
  - System drucklos machen
- der gepolsterte Oberschenkelgurt wird unter dem Knie durchgeschoben und möglichst nah am Boden bis zum Becken geführt. Er sollte in der Schrittfalte in Höhe Os ischii (Ischium, Sitzbein) fixiert und festgezogen werden
- System nochmals mittel Druckablassventil drucklos machen
- Seitenarme bis zum Oberschenkelgurt ausfahren und die Dorne mit den dafür vorgesehenen Buchsen konnektieren
- den Fuß großflächig auf die Fußplatte setzen und das Gurtband für das Fußgelenk in der Größe anpassen
- die Gelenkfixierung nun kreuzweise über den Fußrücken führen und hinter der Fußplatte fixieren
- mit der angeschlossenen Pumpe wird jetzt der Extensionszug aufgebaut. Um hier einen optimalen Zug aufzubauen ist das Manometer entsprechend farbig markiert. Die Extension sollte ca. zwischen 10–17 kg liegen. Entscheidend für die aufzubauende Kraft ist der Patient sowie die Sichtkontrolle an der Frakturstelle
- die übrigen drei Fixiergurte entsprechend der Länge der Extremität gleichmäßig verteilen, unter ihr durchschieben und fixieren
- vor Umlagern des Patienten nochmals den festen Sitz der Seitenarme und Fixierungen prüfen
- Patienten umlagern.

### Gefahren

- Zu starke Extension → Gefahr von Verletzungen des Streckapparates

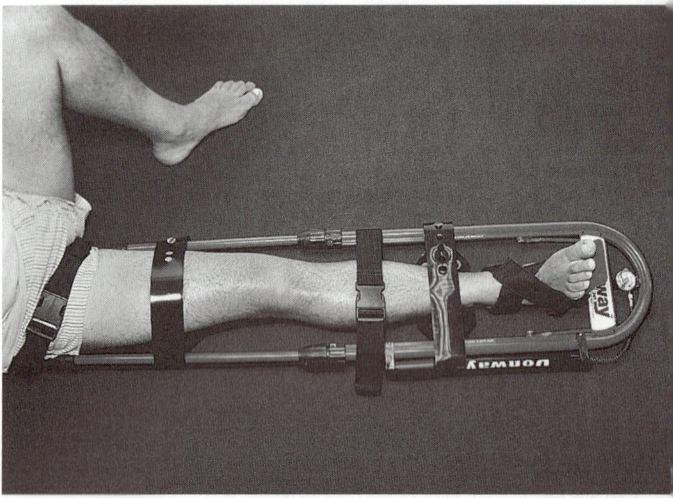


Abb. 4.74 Angelegtes Donway Traction Splint [J 747]

- übersehene Verletzungen im Knie- oder Sprunggelenk → Abriss von Bändern oder Sehnen.

**Tipps & Tricks**
- Das DTS®-System sollte bis zur endgültigen Versorgung der Fraktur angelegt bleiben.
- Pädiatrische Version für Altersklasse 4–8 J. ist ebenfalls verfügbar.
- Trotz Empfehlung des Herstellers die Anlage nur mit einem Helfer durchzuführen, zeigt die Praxis, dass es sinnvoller ist, dies im Team zu tun. Je nach Fraktur und Schmerzintensität (evtl. Analgesie vor Anlage) sollte ein Teammitglied die Extremität während der gesamten Maßnahme moderat extensieren und stabilisieren.
- Der Spielraum der möglichen Extension ist recht groß, sodass hier individuell nach dem Motto „So wenig wie nötig, soviel wie möglich" auf den Patienten reagiert werden muss.

## Sam-Splint®-Schiene

Besteht aus einem Mantel dichten Polyäthylenschaums und einem Kern aus 0,4 mm starkem Aluminium. Als „große Schiene" (87 × 11 cm), „Infusionsarmschiene" (11 × 44 cm) und „Fingerschiene" (11 × 5 cm) erhältlich.

### Indikationen

Frakturen von: Handgelenk, Sprunggelenk, Unterschenkel, Unterarm, Oberarm, Fingern, Zehen → Finger-Splint verwenden.

### Kontraindikation

Frakturen, bei denen eine Extension aufrechterhalten werden muss.

### Durchführung

- Pat. aufklären
- arterielle und nervale Versorgung der Extremität prüfen
- evtl. Kleidung entfernen → freie Sicht auf die Fraktur
- Sam-Splint® in der Mitte falten, damit 2 Seiten entstehen
- Seitenteile mit den Daumen umbiegen, damit eine U-Form entsteht
- Sam-Splint®-Schiene an die betroffene Extremität anformen und mit elastischen Binden oder Dreiecktuch fixieren.

**Tipps & Tricks**

- Zur HWS-Immobilisation, zwar nicht optimal, aber möglich.
- Kann bei Kindern oder unruhigen Pat. als Infusionsarmschiene genutzt werden.
- Erst nach 6 Lagen Sam-Splint®-Schienen ist mit einer Abnahme der Röntgendurchlässigkeit zu rechnen → keine Entfernung für die Röntgendiagnostik notwendig.

4

## 4.4.23 Systeme zur Versorgung Wirbelsäulenverletzter

### Stifneck®-Immobilisationskragen

Zur Stabilisierung der HWS bei traumatisierten Pat.
In 6 verschiedenen Größen erhältlich: für Säuglinge bis zum Erwachsenen (Tall, Regular, Short, No-Neck, Pediatric, Baby-No-Neck).
Sonderform: Stifneck®-Select vereinigt die Größen Tall, Regular, Short u. No-Neck in einem Kragen bei gleich bleibender Funktionalität. → Platz- und Kostenersparnis.

#### Indikationen

- V.a. HWS-Verletzung
- isoliertes Wirbelsäulentrauma
- Schädel-Hirn-Trauma
- bewusstloser traumatisierter Pat.

#### Durchführung

! Muss zu zweit durchgeführt werden: Helfer 1 stabilisiert den Pat., Helfer 2 legt die Krawatte an.

#### Im Fahrzeug

- Helfer 1 geht hinter den Pat., z. B. auf die Rücksitzbank, greift mit den Zeigefingern unterhalb des Jochbeins in den Kieferwinkel (Pat. aufklären, da schmerzhaft) und stabilisiert die HWS in Neutralposition (ohne Extension aufzubauen!), die restlichen Finger werden am Unterkiefer abgestützt, der Daumen am Hinterkopf
- Helfer 2 bereitet Krawatte vor
  - mit den Fingern Abstand zwischen Trapeziusmuskel und Kinn abmessen

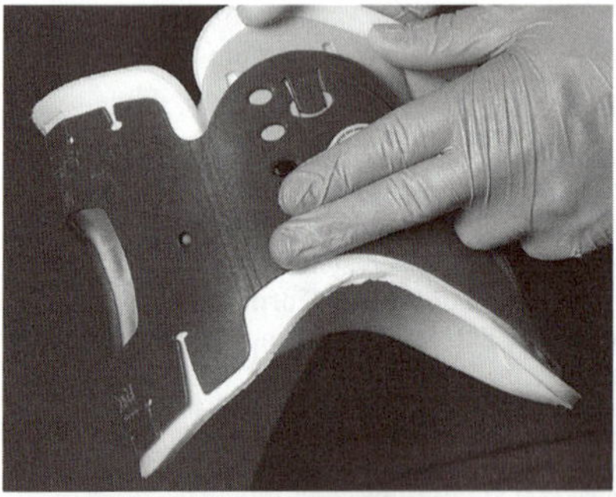

a) Auswahl und Einstellen der geeigneten HWS-Schienen-Größe

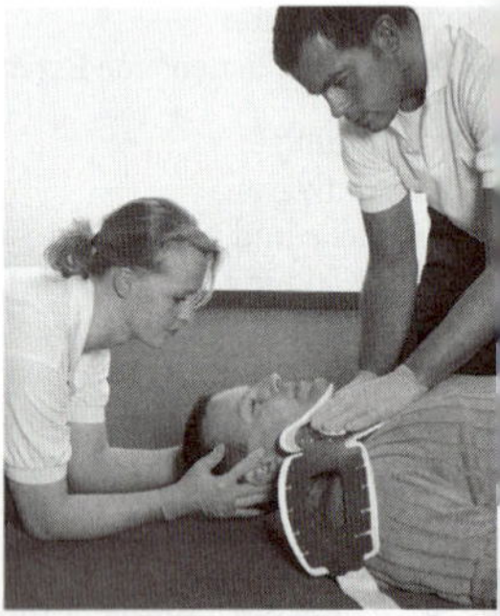

b) Anlegen der HWS-Schiene von brustwärts kommend

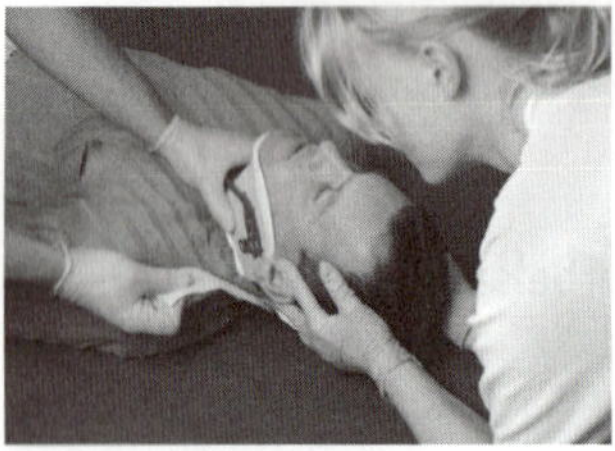

c) Fixierung des Klettverschlusses

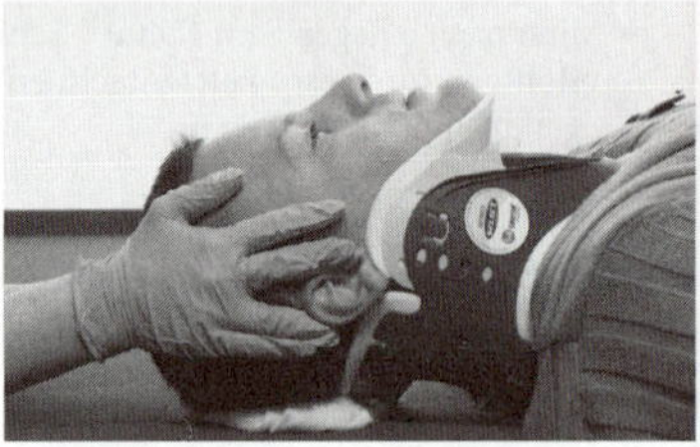

d) Optimal angelegte HWS-Schiene bei liegendem Patienten

Abb. 4.75 Anlegen eines Immobilisationskragens [J 747]

  - den Abstand mit den Markierungen (schwarzer Befestigungspunkt bis zur Schultersütze) auf dem Stifneck® vergleichen
  - passenden Stifneck® vorformen und vorbereiten
- störende Kleidungsstücke und Schmuck vorher großzügig entfernen, evtl. freischneiden
- Helfer 2 legt die Krawatte an
  - zunächst Kinnstütze von brustwärts fest an den Hals drücken
  - unter Beibehaltung des Drucks die Halsstütze um den Nacken legen
  - Klettverschluss straff befestigen.

### Im Liegen

- Pat. vorbereiten, evtl. Motorradhelm abnehmen (▶ Kap. 4.3.1)
- Helfer 1 kniet hinter Pat. und hält die HWS in Neutralposition (Extension unbedingt vermeiden!)
- Helfer 2 bereitet Krawatte vor und legt sie an, s. o.
- HWS in Neutralposition belassen
  - Erw.: mit einer Decke Kopf- und Nackenbereich unterpolstern
  - Kinder (< 7 J.): Mit einer ca. 2–3 cm hohen Unterlage, z. B. einer Decke, die Schulterpartie unterpolstern (der Kopf ist in Relation zum Körper größer als bei Erw.).

### Gefahren

- Bei falsch gewählter Größe:
  - zu großer Stifneck® (Kinn liegt tief in der Stütze): Bewegungsmöglichkeit der HWS → Keine ausreichende Stabilisierung!
  - Zu kleiner Stifneck® (Kinn ragt über die Stütze hinaus): erhöhter Druck auf die obere Thoraxapertur, weitere Läsionen, Atembehinderung mögl.
- Erhöhung des intrakraniellen Druckes durch venöse Abflussbehinderung der Halsvenen.

**Tipps & Tricks**

- Beim Unterschieben der Halsstütze verfilzt sich der Klett häufig mit den Haaren → Vorher breites Pflaster auf den Klett kleben und vor dem endgültigen Fixieren entfernen.
- Alle Stifneck®-Größen in Tasche oder Beutel griffbereit aufbewahren.
- Ist der Pat. ansprechbar, ihn ausführlich vor dem Anlegen informieren.
- Bei Unfällen und längerem Weg zum Rettungsmittel vorausschauend Stifneck® mitnehmen.
- Einheitliche Ausstattung in den für das Rettungsgebiet zuständigen Rettungsmitteln oder Kliniken fordern bzw. fördern → Austauschmöglichkeit zwischen den Schnittstellen der Rettungskette.
- Nach der Benutzung:
  - Bei Verunreinigungen mit Blut oder Schmutz umgehend den Stifneck® mit lauwarmen Wasser abspülen
  - evtl. fehlende Größe auf dem Rettungsmittel sofort wieder nachfüllen.

4

## ■ Vakuummatratze

Zur Lagerung und zum Transport traumatisierter Pat.
Durch Evakuierung von Luft aus der Matratze und nachfolgender Komprimierung der sich in der Matratze befindlichen Schaumstoffkugeln wird eine optimale Anformung der Matratze an den Pat. erreicht.

### Indikationen

- Wirbelsäulentrauma
- Beckentrauma
- Oberschenkelfrakturen, z. B. proximaler Femur, Oberschenkelhalsfraktur
- evtl. zum Retten von Pat. aus schwer erreichbarem Ort, z. B. steiler Treppe.

### Durchführung

- Vakuummatratze vor dem Umlagern vorbereiten
  - auf einen ebenen Untergrund (z. B. Fußboden, Trage) mit der Patientenseite nach unten legen und glatt streichen
  - Ablassventil öffnen und Luft per Absaugpumpe absaugen, darauf achten, dass Vakuummatratze gleichmäßig abgesaugt wird, so sind alle Kügelchen gleichmäßig verteilt
  - Ablassventil schließen, Matratze so auf die Trage legen, dass sich das Ablassventil am Kopfende befindet → einfacheres Nachabsaugen während des Transportes
  - Stofftuch auf die Vakuummatratze legen (Schutz vor Verschmutzung und spitzen Gegenständen, z. B. Glassplitter)

- Ablassventil öffnen → Luft strömt ein
- Pat. mit Schaufeltrage auf die Vakuummatratze lagern
- Pat. verdrängt entsprechend Gewicht und Form die Schaumstoffkugeln
- Vakuummatratze an den Pat. anmodellieren und ein zweites Mal absaugen
- Ablassventil dicht verschließen.

### Gefahren
- Bei defekter Vakuummatratze entweicht Luft → Pat. wird nicht immobilisiert
- Liegemulde für den Pat. durch Ausstreichen der Matratze von innen nach außen → Stabilisierung des Pat. meist nicht ausreichend.

**Tipps & Tricks**
- Umlagern des Pat. in der Klinik vor Abschluss der Diagnostik nicht nötig, da Vakuummatratze Röntgenstrahlendurchlässig ist.
- Gute Vorbereitung der Vakuummatratze zur Zeitersparnis:
  - Vakuummatratze prophylaktisch bei jedem traumatisierten Pat. auf der Trage platzieren → erspart unnötige Wege
  - Vakuummatratze abgesaugt und glatt gestrichen im RTW lagern.
- Bei Oberschenkelfraktur: Von der Seite und vom Beinzwischenraum an die betroffene Extremität anmodellieren.



## ■ Spine-Board
Aus Kunststoff oder Holz hergestelltes Rettungs-, Immobilisations- und Transportbrett. Wegen seiner Vielseitigkeit erfreut sich das Spine-Board auch im deutschen Rettungsdienst zunehmender Beliebtheit. Insbesondere die Wasserrettungsorganisationen setzen aus Kunststoff gefertigte Spine-Boards wegen des Vorteils der Schwimmfähigkeit ein. Im normalen Rettungsdienst setzt sich das Spine-Board immer mehr durch.

### Indikationen
- Patientengerechte Rettung, Immobilisation und/oder Transport bei:
  - Polytrauma
  - Wirbelsäulentrauma
  - Beckentrauma
  - Oberschenkeltrauma
  - Bandscheibenvorfall
  - Unterkühlung
  - Reanimation
  - Aortendissektion, Aortenaneurysma
- Transport in engen Treppenhäusern
- schwierige Rettungssituationen:
  - aus Lkw-Kabinen mit und ohne Rettungsplattform
  - aus Pkw mit und ohne KED®-System bei entsprechender Arbeits- und Rettungsöffnung
  - Rettung aus Höhen und Tiefen z. B. in Kombination mit der Schleifkorbtrage über Drehleiter mit Rollgliss® oder in Kombination mit der Patiententrage über Drehleiter und Rettungskorb (→ Tragehalterung am Korb)
  - Wasserrettung
- harte Unterlage bei Reanimation.

**Durchführung**

Log Roll Manöver – Standardvariante

- Helfer 1 kniet hinter den Kopf des Patienten → Teamleiter → Überblick behalten und Anweisungen geben
- Kopfimmobilisation: Einschließlich der Zervikalstütze den Kopf mit beiden Händen in achsengerechter Neutralposition halten.
- Helfer 2 und 3 positionieren das Spine-Board in Längsrichtung neben dem Patienten → Kopf- und Fußende beachten

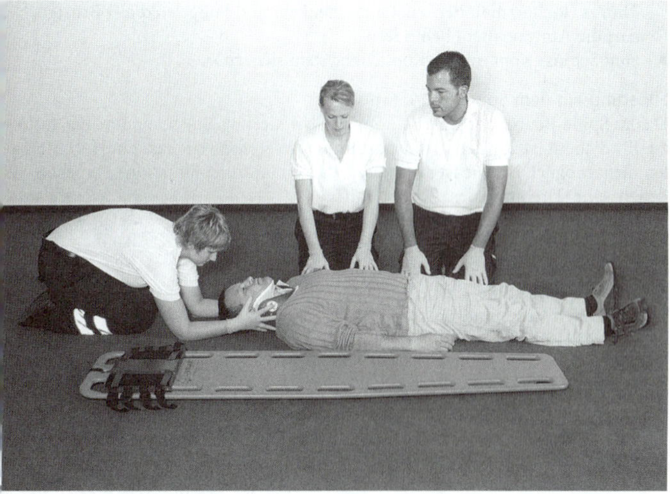

Abb. 4.76 Ausgangslage Log Roll Manöver – Standardvariante [J 747]

- Helfer 2 kniet neben dem Patienten gegenüber dem platzierten Spine-Board auf Brusthöhe und fasst die abgewandte Schulter und das Becken (ggf. einen angelegten Gürtel als Haltepunkt nutzen) des Patienten
- Helfer 3 kniet auf der gleichen Seite wie Helfer 2 neben dem Patienten in Kniehöhe und fasst das abgewandte Gesäß und die Wade des Patienten
- auf Anweisung des Teamleiters Patienten achsengerecht in Richtung der seitlich knienden Helfer langsam auf die Seite drehen → in dieser Lage kann nun der Rücken des Patienten auf Verletzungen abgetastet werden
- Oberschenkel der seitlich knienden Helfer stützten den Patienten ab
- Helfer 2 zieht das Spine-Board mit jeweils einer Hand an den Rücken des Patienten
- auf Anweisung des Teamleiters wird der Patient nun von allen Helfern achsengerecht langsam auf den Rücken direkt auf das Spine-Board zurückgerollt
- Helfer 2 und 3 zentrieren ggf. den Patienten vorsichtig auf dem Spine-Board, dabei den Patienten immer in der Horizontalen verschieben. Ggf. zunächst fußwärts und dann wieder kopfwärts ziehen, bis der Patient optimal liegt.

**Achtung**
Den Patienten niemals z. B. in Höhe des Thorax versuchen, gerade auf das Board zu schieben. Dies könnte bei Verletzungen der Wirbelsäule zu weiteren schweren sekundären Verletzungen durch Verschieben der Wirbelkörper führen.

- Helfer 2 und 3 sichern den Patienten mit vom Hersteller zugelassenem Fixierungssystem (z. B. Fastrap-Begurtung) oder mit parallel oder kreuzweise verlaufenden Haltegurten auf dem Spine-Board. → Sicherungsgurte an Kopf, Thorax (incl. Arme), Becken, Oberschenkeln und Fußgelenken → Brustgurt darf die Atmung nicht behindern
- zum Schluss Kopf mittels Kopffixiersystem sichern.

### Fixierung auf dem Spine-Board (Strapping)

Da das Spine-Board sehr glatt ist, kommt der Fixierung eine besondere Bedeutung zu. Ein Patient ist vor dem Transport immer so zu fixieren, dass ein Herunterfallen nicht möglich ist. Die ist notwendig, da sich mitunter Situationen ergeben, bei denen eine Drehung des Boards mit aufliegendem Patienten nötig ist, z. B. bei plötzlichem Erbrechen.



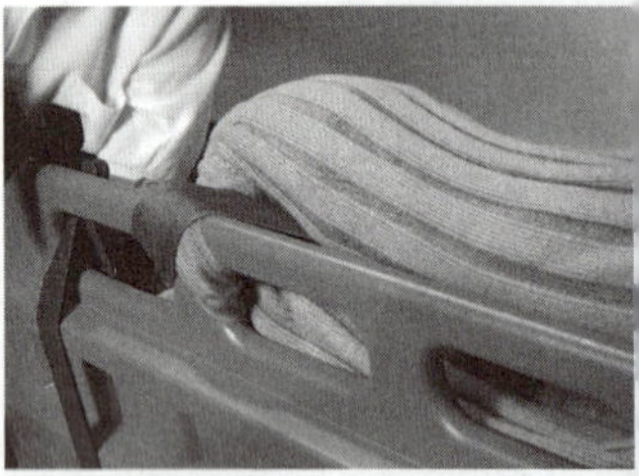

Abb. 4.77 Kreuzen der beiden oberen Fixiergurte am Spine-Bord zur Verhinderung des nach-oben-und-unten-Verrutschens des Patienten [J 747]

Die Fixierung erfolgt grundsätzlich durch zwei Helfer, die sich gegenüber an den Seiten des Spine-Boards befinden. Alle Maßnahmen werden seiten- und zeitgleich durchgeführt.

- Helfer 1 und 2 legen das Gurtsystem der Körpermittellinie folgend auf den Patienten, der orangefarbige oder markierte V-förmige Teil wird kopfwärts, die grauen Gurte fußwärts positioniert. Der gelbe Gurt sollte in Höhe des Beckens liegen
- den V-förmigen (orangen) Gurt auf beiden Seiten über die Schultern des Patienten legen. Er wird durch den tiefsten erreichbaren Handgriff des Spine-Boards gezogen, danach wieder über die Schultern geführt und mit dem Klettband fixiert
- den untersten Gurt (Unterschenkel) anlegen und fixieren. Dadurch wird das gesamte System in der Längsrichtung stramm gezogen und vor verrutschen geschützt
- den roten Brustgurt unter den Achseln nach kopfwärts ziehen, durch den am höchsten erreichbaren Handgriff führen und mit den Klettverschlüssen fixieren. Optimalerweise wird das gleiche Loch gewählt wie für den V-förmigen Schultergurt. Dieser Gurt ist wichtig um den Oberkörper zu fixieren
- nach dem Ampelsystem die weiteren Gurte befestigen. Zunächst den gelben Beckengurt, mit welchem auch die Arme des Patienten fixiert werden können. Um die Arme zu fixieren, wird der Gurt erst durch die Griffe des Spine-Boards geführt. Beim Zurückführen werden die Arme mit fixiert

- den grünen Gurt über die Oberschenkel legen und dort befestigen. Er sorgt für eine achsengerechte Bewegungseinschränkung der Wirbelsäule
- sind alle Gurte angelegt, werden die Schultergurte nochmals nachgezogen
- anschließend erfolgt die Anlage der Kopfpolster und damit die letztendliche Fixierung der Halswirbelsäule. Werden die Stirn- und Kinngurte angelegt ist darauf zu achten, dass die Öffnung des Mundes weiterhin gewährleistet ist. Um dies zu überprüfen wird der Patient aufgefordert seinen Mund zu öffnen
- Kopf mittels Kopffixiersystem sichern.

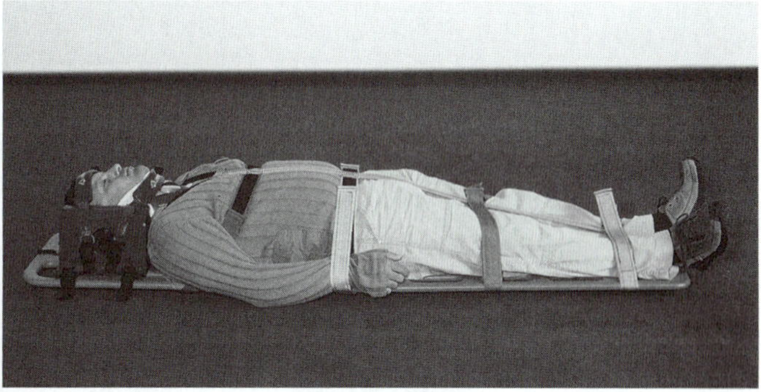

Abb. 4.78 Komplett fixierter Patient [J 747]

### Gefahren

Der Einsatz des Spine-Boards ist bei einer sachgerechten Anwendung in der Regel risiko- und komplikationsarm, setzt jedoch Kenntnisse im Traumamanagement und regelmäßiges Training voraus. Bereits in der Aus- und Fortbildung können die häufigsten Fehler erkannt und berichtigt werden:

- falsche Indikationsstellung, z. B. Immobilisation bei Schädigung der LWS → keine Unterstützung der Lendenlordose
- Kopf- und Fußende des Spine-Boards werden verwechselt oder falsch herum positioniert
- der Patient klammert sich während der Rettung fest
- Überschreiten der maximal zulässigen Belastungsgrenze → Spine-Board biegt sich bedrohlich durch und kann zerbrechen → z. B. Sturzverletzungen
- nach erfolgreicher Immobilisierung auf dem Spine-Board wird die Entscheidung zur Umlagerung auf die Vakuummatratze getroffen
- fehlende HWS- und Kopfimmobilisation
- Bewegung und nicht achsengerechte Drehung des Patienten (z. B. Umlagerungsmanöver, unzureichende oder fehlende Fixierung, Unterschieben und Entfernen des Spine-Boards)
  - Dislokation von Wirbelfragmenten → Querschnittssyndrom
  - Sturzverletzungen
- Behinderung der Atmung durch den Brustgurt
- die Patientenhaltegurte werden unter dem Spine-Board hindurch gezogen und können nur mühsam wieder entfernt werden.

- [illegible]
- [illegible]
- [illegible]
- [illegible]
- [illegible]
- Kopf nach [illegible]



[illegible]

[illegible]

[illegible] Spina-Bifida [illegible] ... und Reflexe [illegible] ... und [illegible] bereits in der Akut- und Frühphase [illegible] ... Kind und [illegible]

- [illegible]
- Kopf und [illegible]
- [illegible]
- [illegible]
- [illegible]
- [illegible]
  - [illegible]
- [illegible]
- [illegible]

# 5 Der bewusstlose Patient

*Frank Flake und Boris Hoffmann*

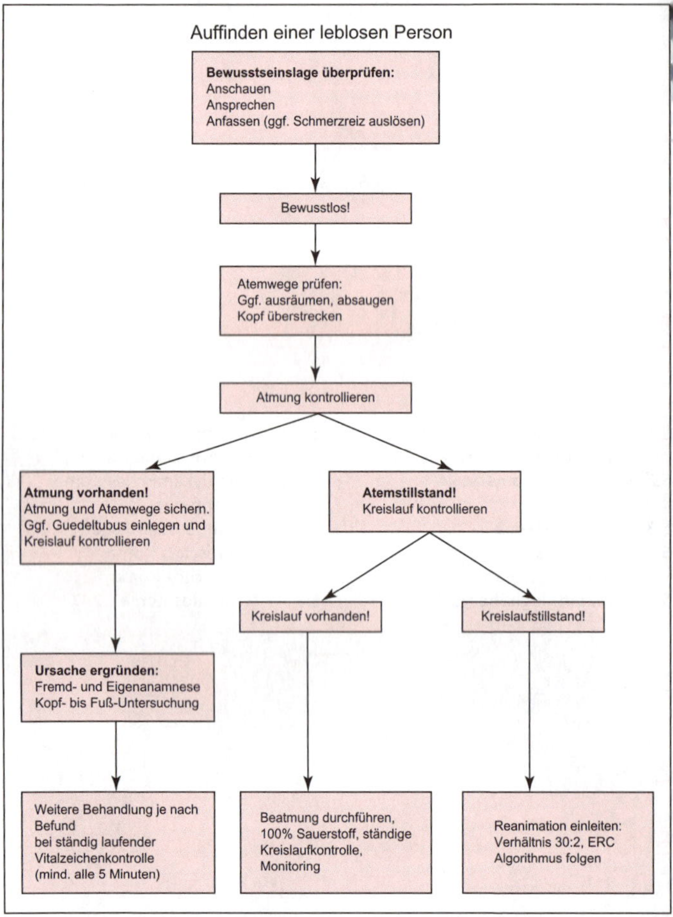


Abb. 5.01 Auffinden einer leblosen Person [M 140]

Jeder bewusstlose Pat. stellt primär eine dringliche NA-Indikation dar. Auch wenn sich die Ursache letztlich als harmlos herausstellt. Dies gilt auch für offensichtlich alkoholisierte Pat.

### Auffinden eines bewusstlosen Patienten

- Sicherung der Vitalfunktionen
- venösen Zugang legen: Offenhalten mit NaCl 0,9% oder Ringer-Lösung i.v.

- Anamnese erheben, um Informationen über mögliche Ursache der Bewusstlosigkeit zu gewinnen, Angehörige befragen: Vorerkrankungen, Alkohol- oder Drogenkonsum, Medikamenteneinnahme, Beobachtungen
- Umgebung bzw. Umstände wahrnehmen: Hinweis auf ein Trauma oder äußere Gewalteinwirkung, Reste von Tabletten, Spritzen, Ampullen
- Pat. inspizieren: Einstichstellen, Tablettenreste im Erbrochenen, Hautturgor, Hautveränderungen, Pupillenveränderungen, Atmung, Foetor.

## 5.1 Leitsymptome und ihre Differenzialdiagnose

**Tab. 5.01**

| Leitsymptome | Differenzialdiagnose |
|---|---|
| **Atemstillstand** (▸ Kap. 6) | Verlegung der Atemwege, zentrale Ursache, Schwäche der Atemmuskulatur, Kreislaufstillstand |
| **Kreislaufstillstand** (▸ Kap. 6) | **Kardial**: Myokardinfarkt, Myokarditis, Herzklappenfehler, Elektrounfall, hypertensive Herzkrankheit, Elektrolytstörung, Medikamente, Intoxikation, Perikardtamponade, Hypothermie;<br>**zirkulatorisch**: Schock unterschiedlicher Ursache, Lungenembolie;<br>**respiratorisch**: Verlegung der Atemwege, Aspiration, zentrale Atemstörung, Vergiftungen, $O_2$-Mangel (z. B. Ertrinken, Ersticken) |
| **Weite Pupillen (Mydriasis)** | Kreislaufstillstand, Intoxikation mit Parasympatholytika, Sympathomimetika, Kokain, Alkohol |
| **Enge Pupillen (Miosis)** | Intoxikation mit Sympatholytika, Parasympathomimetika, Morphinen; Ponsblutung |
| **Pupillendifferenz (Anisokorie)** | SHT, Hirntumor, Hirnabszess, Apoplex, Hirnblutung |

## 5.2 Glasgow-Coma-Scale (GCS)

Dient der Quantifizierung der Bewusstlosigkeit. Max. Punktwert 15 = keine Bewusstseinsstörung, min. Punktwert 3 = komatöser Pat. Bei Wert ≤ 8 Intubation anstreben.

**Tab. 5.02 Glasgow-Coma-Scale beim jugendlichen oder erwachsenen Patienten**

| Reaktion | Neurologische Funktion | Bewertung |
|---|---|---|
| Augenöffnen (Schmerzreiz auslösen, ansprechen) | Spontanes Öffnen<br>Öffnen auf Ansprache<br>Öffnen auf Schmerzreiz<br>Keine Reaktion | 4<br>3<br>2<br>1 + |

**Tab. 5.02 Glasgow-Coma-Scale beim jugendlichen oder erwachsenen Patienten** *(Forts.)*

| Reaktion | Neurologische Funktion | Bewertung |
|---|---|---|
| Verbale Reaktion (ansprechen, einfache Fragen stellen) | Orientiert<br>Verwirrt, desorientiert<br>Unzusammenhängende Worte<br>Unverständliche Laute<br>Keine verbale Reaktion | 5<br>4<br>3<br>2<br>1 + |
| Motorische Reaktion auf Schmerzreize (Extremitäten-Kommandos geben, Schmerzreiz) | Befolgt Aufforderung<br>Gezielte Schmerzabwehr<br>Massenbewegungen<br>Beugesynergismen<br>Strecksynergismen<br>Keine Reaktion | 6<br>5<br>4<br>3<br>2<br>1 + |

**Tab. 5.03 Glasgow-Coma-Scale beim pädiatrischen Patienten**

| Reaktion | Neurologische Funktion | Bewertung |
|---|---|---|
| Augenöffnen | Spontanes Augenöffnen<br>Augenöffnen auf Zuruf<br>Augenöffnen auf Schmerzreize<br>Kein Augenöffnen auf jegliche Reize | 4<br>3<br>2<br>1 + |
| Verbale Antwort Alter < 24 Mon. | Fixiert, erkennt, verfolgt, lacht<br>Fixiert kurz, inkonstant, erkennt nicht sicher<br>Zeitweise erweckbar, trinkt/isst nicht mehr, Bedrohreflex neg.<br>Motorische Unruhe, nicht erweckbar<br>Keine Antwort auf visuelle, akustische, sensorische Reize | 5<br>4<br>3<br>2<br>1 + |
| Verbale Antwort Alter > 24 Mon. | Verständliche Sprache, volle Orientierung<br>Unverständliche Sprache, Verwirrtheit<br>Inadäquate Antworten, Wortsalat<br>Unverständliche Laute<br>Keine verbale Äußerung | 5<br>4<br>3<br>2<br>1 + |
| Motorische Antwort | Gezieltes Greifen nach Aufforderung<br>Gezielte Abwehr auf Schmerzreize<br>Ungezielte Beugebewegung auf Schmerzreize<br>Ungezielte Armbeugung/ Beinstreckung auf Schmerzreize<br>Streckung aller Extremitäten auf Schmerzreize<br>Keine motorische Antwort auf Schmerzreize | 6<br>5<br>4<br>3<br>2<br>1 + |

# 5.3 AVPU-Schema

Einfachere Art als der GCS, um einen Bewusstlosen einzustufen. Schema findet vor allem in den USA und in den Traumasystemen PHTLS/ITLS Anwendung.

**Tab. 5.04 AVPU-Schema**

| Reaktion | Neurologische Funktion |
|---|---|
| Alert | Pat. wach und ansprechbar |
| Verbal Response | Pat. reagiert auf Ansprache |
| Pain Response | Pat. reagiert auf Schmerzreiz |
| Unresponsive | Pat. ist bewusstlos |

# 5.4 Stadien der Bewusstlosigkeit

**Tab. 5.05 Grad der Bewusstseinsstörung**

| Bewusstsein | Klinik | |
|---|---|---|
| **Klar** | Örtlich, zeitlich und zur eigenen Person orientiert | |
| **Somnolent** | Schläft, durch Ansprache leicht erweckbar; örtlich, zeitlich, zur eigenen Person orientiert | |
| **Soporös** | Durch Ansprache nicht erweckbar, gerichtete Reaktion auf Schmerzreize (z. B. Arm- oder Kopfbewegung) | |
| **Komatös** | Nicht erweckbar | **GCS** |
| Grad I | Keine Reaktion auf Schmerzreize | 6–8 |
| Grad II | + Paresen, Krampfanfall, Anisokorie | 5–6 |
| Grad III | + Streckmechanismen, Augenbewegungsstörungen | 4 |
| Grad IV | Herabgesetzter Muskeltonus, Ausfall von Hirnstammreflexen (Kornealreflex, Puppenkopfphänomen (okulozephaler Reflex), noch Spontanatmung | 3 |

# 5.5 Diabetologische Notfälle

## 5.5.1 Diabetisches Koma (Hyperglykämie)

### Ketoazidotische Hyperglykämie

Absoluter Insulinmangel, bei evtl. erhöhtem Bedarf (z. B. Infekt). Führt zu vermindertem Glukosetransport in die Zelle. Lipolyse führt zur Anflutung von sauren Ketonkörpern und zu einer metabolischen Azidose.

Am häufigsten bei jugendlichen Diabetikern als Erstmanifestation oder bei Typ-I-Diabetikern.
Hohe Letalität: 7–50%
**Auslöser**: Nahrung und Insulin werden u. U. ganz weggelassen (Kinder und Jugendliche, mangelnde Schulung), Infekte, Gastroenteritis, akute Pankreatitis, Myokardinfarkt, Apoplex, Gravidität.

**Hyperosmolare Hyperglykämie**
Relativer Insulinmangel oder Hyperosmolarität des Blutplasmas verhindern eine Lipolyse im Fettgewebe → Hyperglykämie ohne Ketoazidose.
Oft Erstmanifestation des Typ-II-Diabetes.
Sehr hohe Letalität: 40–80%
**Auslöser**: s. o., Diätfehler, Steigerung des Insulinbedarfs bei Infektionen (z. B. Pneumonie), Unterdosierung oraler Antidiabetika (z. B. Euglucon® N).

## Sehen, Fühlen, Riechen

- Starke Übelkeit, Erbrechen
- Zeichen der Exsikkose: stehende Hautfalten, trockene Haut, ausgetrocknete Schleimhäute. evtl. Bewusstseinseintrübung
- starker Durst, Polyurie
- fehlender Appetit
- Müdigkeit, Muskelschwäche
- evtl. Oberbauch- und Mittelbauchschmerzen (sog. diabetische Pseudoperitonitis)
- bei Ketoazidose: fruchtige, nach Apfel riechende Ausatemluft und Kussmaul-Atmung
- Somnolenz bis Koma.

! Häufig weisen Medikamentenschachteln, z. B. Euglucon® N, Glucophage, Insulinampullen den Weg zur richtigen Diagnose → in den Kühlschrank schauen.

5

## Untersuchen

- Anamnese: schleichender Beginn
- BZ-Werte > 300–400 mg/dl
- Tachykardie, RR ↓
- Fieber oder Hypothermie.

## Basismaßnahmen

- Lagerung: bei Bewusstlosigkeit stabile Seitenlage (Ketoazidose führt häufig zum Erbrechen)
- Basismonitoring (RR, P, EKG, $SpO_2$)
- BZ messen
  - ketoazidotisches Koma meist > 200 mg/dl und < 700 mg/dl
  - hyperosmolares Koma meist > 700 mg/dl
- $O_2$-Gabe: 6–8 l/Min. über Nasenbrille oder -maske.

! NA nachfordern.

- Venösen Zugang legen: in der 1. h 1.000 ml Ringer-Lösung oder NaCl 0,9% i.v.

## Erweiterte Maßnahmen

- Zum Einsatz von Medikamenten:
  - bei Schocksymptomatik keine Medikamente verabreichen, die einen vasokonstriktorischen Effekt haben, z. B. Katecholamine
  - präklinisch kein Insulin → zu starke BZ-Senkung → Gefahr der Hirnödembildung
  - präklinisch kein Natriumbikarbonat zur Azidosekorrektur → Gefahr der Überkorrektur
  - keine Xylit-, Sorbit- oder Fruktose-Lösungen
- evtl. Schockbekämpfung: Plasmaexpander nach Bedarf, z. B. bis zu 20 ml/kg KG Plasmasteril® i.v.
- evtl. Magensonde legen (▶ Kap. 4.4.17).

**Indikationen zur Intubation und Beatmung**
- Bewusstlosigkeit
- respiratorische Insuffizienz
- $SpO_2 < 70\%$.

Narkose
- Einleitung: 0,2–0,3 mg/kg KG Hypnomidate®
- Sedierung: 5–10 mg Diazepam-Lipuro® i.v.
- Analgesie, vegetative Dämpfung: 0,05–0,1 mg Fentanyl® i.v.
- evtl. Relaxierung: zur Einleitung 1 mg/kg KG Lysthenon® i.v., dann 0,06–0,08 mg/kg KG Norcuron® i.v.
- kontrollierte Beatmung:
  - I : E = 1 : 1,7
  - normale AF: 10–12/Min.
  - bei Ketoazidose erhöhtes AZV: 12 ml/kg KG (Azidosekorrektur).

## Transport

! Immer mit NA-Begleitung.
- In Klinik mit internistischer Abteilung und Intensivstation. Sonderrechte je nach Zustand des Pat.
- Bei Bewusstlosigkeit und nicht-intubiertem Pat. in stabiler Seitenlage, Absaugbereitschaft (häufig Erbrechen).
- In schweren Fällen (z. B. intubierter Pat.): in Klinik mit (internistischer) Intensivstation. Fahrt mit Sonderrechten.
- Während des Transports: kontinuierliches Monitoring (RR, P, $SpO_2$, EKG, evtl. $EtCO_2$), alle 5 Min. BZ messen.

**Tipps & Tricks**
- Bei Diabetikern kann ein Myokardinfarkt infolge diabetischer Polyneuropathie schmerzlos verlaufen → präklinisch an ein 12-Kanal-EKG denken.
- Kein venöses Blut zur BZ-Bestimmung verwenden, BZ kann bis zu 40 mg/dl niedriger sein → Fingerbeere oder Ohrläppchen verwenden (▶ Kap. 4.1.7).

5

## 5.5.2 Hypoglykämisches Koma

Bei Blutzuckerwerten < 50 mg/dl zerebrale Glukoseunterversorgung, abhängig von körpereigenen Gegenregulationsmechanismen. Außerdem bei sehr hohen BZ-Ausgangswerten (Coma diabeticum) und zu schneller BZ-Senkung (Insulintherapie).

### Mögliche Ursachen

- Alkoholgenuss, evtl. in Verbindung mit Nahrungskarenz (Alkohol hemmt die Neubildung von Glukose aus der Leber)
- starke körperliche Belastung
- Anfangsstadium eines Diabetes mellitus
- Überdosierung von Insulin oder Sulfonylharnstoffen (akzidentell, suizidal oder kriminell)
- Wechselwirkungen von Medikamenten mit Antidiabetika, z. B. β-Blocker, nichtsteroidale Antirheumatika, Sulfonamide, ASS
- Hyperinsulinismus
- Diätfehler.

! Häufige oder lang andauernde Hypoglykämien können zu dauernden hirnorganischen Schädigungen führen.

### Sehen, Fühlen, Riechen

- Unruhe (Muskelzittern, Schweißausbruch), Desorientiertheit
- im Frühstadium starke Reizbarkeit, Heißhunger
- evtl. Übelkeit, Erbrechen
- evtl. Krampfanfall, Bewusstseinseintrübung bis hin zur Bewusstlosigkeit
- evtl. Aphasie (DD apoplektischer Insult)
- evtl. zerebrale Herdsymptome.

### Untersuchen

- BZ-Werte oftmals < 50 mg/dl
- Tachykardie
- Atmung normal (DD Hyperglykämie)
- feuchte Haut (DD Hyperglykämie).

### Basismaßnahmen

- Lagerung: bei Bewusstlosigkeit stabile Seitenlage
- $O_2$-Gabe: 6–8 l/Min. über Nasenbrille oder -maske.

! NA nachfordern.

- BZ messen
- Basismonitoring (RR, P, EKG, $SpO_2$)
- bei ansprechbarem Pat.: 10–20 g Traubenzucker oral, 100–200 ml Fruchtsaft (keinen Diätsaft) oder 3–5 Amp. Glukose 40% à 10 ml trinken lassen
- venösen Zugang legen: Ringer-Lösung oder Glukose 5% i.v.
- vorhandene Insulinpumpe abstellen.

### Erweiterte Maßnahmen

- Beim bewusstlosen Pat.: 50–100 ml Glukose 40% langsam unter schnell laufender Ringer-Lösung i.v., bis Pat. aufklart (Achtung: stark venenreizend),

anschließend Glukose 5% als Infusion, bis Blutzucker Werte um 150–200 mg/dl erreicht.
- Evtl. 0,5–1 mg Glucagon Lilly® i.m. (Steigerung der endogenen Glukoseproduktion).
- Falls sich die Bewusstseinslage nach Therapie nicht ändert, liegt evtl. ein posthypoglykämisches Koma infolge z.T. reversibler Gehirnschädigung (Ödem) durch langandauernde Hypoglykämie vor → BZ sollte mit einer Infusion Glukose 5% auf etwa 150–200 mg/dl gehalten werden.

### Transport

! Immer mit NA-Begleitung.
- Bei Bewusstlosigkeit stabile Seitenlage.
- Aufgeklarter Pat.: in Klinik mit internistischer Abteilung, ohne Sonderrechte.
- Bewusstloser Pat., posthypoglykämisches Koma: in Klinik mit (internistischer) Intensivstation – Sonderrechte.
- Während des Transports: kontinuierliches Monitoring (RR, P, $SpO_2$, EKG).

**Tipps & Tricks**
- Das Bild des hypoglykämischen Komas kann dem eines Apoplex sehr ähnlich sein.
- Immer BZ stixen: Glukoseinfusion nicht als diagnostisches Hilfsmittel zur Abgrenzung eines Coma diabeticum verwenden: mitunter sind hohe Dosen Glukose erforderlich, ehe Pat. aufklart. Eine evtl. unter der Fehldiagnose Coma diabeticum eingeleitete Insulintherapie wäre akut lebensbedrohlich.
- Bei Diabetikern kann ein Myokardinfarkt infolge diabetischer Polyneuropathie schmerzlos verlaufen → präklinisch an ein 12-Kanal-EKG denken.
- Kein venöses Blut zur BZ-Bestimmung verwenden, BZ kann bis zu 40 mg/dl niedriger sein → Fingerbeere oder Ohrläppchen messen (▶ Kap. 4.1.7)
- Bei Nichtaufklaren des Pat. auch an andere Ursachen denken, z. B. Intoxikation, Epilepsie, Apoplex usw.

## 5.5.3 Umgang mit Insulinpumpenträgern

Etwa handygroße Infusionspumpen mit einem Gewicht von 100–150 g zur kontinuierlichen Abgabe von Insulin. Circa 40.000 Diabetiker sind mit einer Insulinpumpe versorgt. Diese Therapieform wird insbesondere bei Typ-1-Diabetikern angewandt, welche trotz einer intensivierten konventionellen Therapie (ICT) keine befriedigende Blutzuckereinstellung erzielen. Von der Insulinpumpe wird kontinuierlich ein Basalbedarf an Insulin, z. B. 0,5 IE/h, abgegeben. Zu den Mahlzeiten kann der Diabetiker das zusätzlich benötigte Insulin als Bolus abrufen. Das Insulin wird entweder schon in Ampullen ausgeliefert, oder kann vom Pat. in Leerampullen, z. B. 3,16 ml aufgezogen werden. Die Insulinpumpen werden in einer Tasche, ähnlich einer Handytasche, am Gürtel getragen.

#### Infusionsset (Leitung und Kanüle)

Starre (90° abgewinkelt) oder flexible, dünne (ca. 0,36 mm Durchmesser) Infusionskanüle mit kurzem Infusionsschlauch und Befestigungspflaster sorgt für eine kontinuierliche subkutane Insulinapplikation unabhängig von der Bewegung und Aktivität des Patienten.

#### Begriffe

**Datenspeicher**: Aufzeichnung der letzten, z. B. 30 Bolusapplikationen, Alarme und Insulintagesmengen. Häufig direkt auf der Insulinpumpe abrufbar
**Basalrate**: Automatische Abgabe des Insulin-Grundbedarfs (Basalrate) rund um die Uhr gemäß des programmierten Insulinbedarfs zur optimalen Versorgung des Körpers mit Insulin. Es können häufig mehrere Profile zur Abgabe der kontinuierlichen Tagesmenge, anhand der Patientenanforderungen, z. B. Nachtschicht, Urlaub, Sport individuell programmiert werden.
**Bolus**: Abgabe des nahrungsabhängigen Insulinbedarfs zur Korrektur eines zu hohen Blutzuckers. Er wird über den gleichen Katheter und aus der gleichen Insulinampulle abgegeben wie die Basalrate.

#### Mögliche Ursachen einer Hypoglykämie durch die Insulinpumpe

- Falsche Programmierung → Basalrate und Tagesinsulinmenge notieren (häufig zu hohe Basalraten oder Boli).

! Gerät abschalten oder Infusionssystem diskonnektieren oder ziehen. Weitere Behandlung der Hypoglykämie (▶ Kap. 5.5.2).

#### Mögliche Ursachen einer Hyperglykämie durch die Insulinpumpe

- Leere Insulinampulle mit dem dafür vorgesehenem Insulin befüllen oder wechseln
- Auslaufen von Insulin an der Injektionsstelle, Schnellverschluss oder Pumpenanschluss → Infusionssystem wechseln
- altes, verstopftes Infusionsset → Infusionssystem wechseln
- falsche Programmierung → Basalrate und Tagesinsulinmenge notieren (häufig zu niedrige Basalraten oder Boli).

! Gerät muss nicht zwangsläufig abgeschaltet werden.

#### Tipps & Tricks

- Transport in eine Klinik mit internistischer Aufnahme.
- Mitnahme der Insulinpumpe und ggf. der Insulinampullen.

## 5.6 Hepatisches Koma

Toxisch-metabolische Form der Bewusstlosigkeit durch fortgeschrittene Leberfunktionsstörung. Vor allem stickstoffhaltige Stoffwechselprodukte wie Ammoniak werden durch die Leber nicht mehr entgiftet und führen zu Störungen der Hirnfunktion (hepatische Enzephalopathie).

### Sehen, Fühlen, Riechen

- Delirante Zustände als Vorläufer der Bewusstlosigkeit: Schläfrigkeit, Unruhe, Desorientiertheit
- grobschlägiges Zittern v.a. der Hände („flapping tremor“)

- süßlich-fäkulente Ausatemluft (Foetor hepaticus)
- Leberhautzeichen: „Gefäßspinnen" (Spider naevi), Hautjucken mit Kratzeffekten, glatte rote Lackzunge, Dauerröte der Daumen- und Kleinfingerballen (Palmarerythem), Ikterus, Bauchglatze
- Venenzeichnung auf der Bauchdecke („Medusenhaupt"), Ösophagusvarizen (-blutung), Hämorrhoiden. „Bauchwassersucht" (Aszites): vorgewölbtes Abdomen, verstrichener Bauchnabel, Missverhältnis von abgemagerten Extremitäten und vorgewölbtem Abdomen als Folgen der portalen Hypertension
- Hauteinblutungen infolge von Gerinnungsstörungen
- Hirnödemzeichen (70% d.F.).

## Untersuchen

- Anamnese: Medikamente, Berufsanamnese, Alkohol, Fremdanamnese
- Tachykardie, evtl. RR ↓
- bei respiratorischer Insuffizienz: $SpO_2$ ↓
- Hyperventilation
- evtl. BZ ↓.

**Tab. 5.06 Klinische Unterteilung der hepatischen Enzephalopathie**

| Grad | Symptome |
|---|---|
| I | Müdigkeit, leichter „flapping tremor", launische Verstimmungen, verwaschene Sprache |
| II | Leichte motorische Störungen, gesteigerte Reizbarkeit, leichte Verwirrtheit |
| III | Verstärkter „flapping tremor", unkoordinierte Bewegungen, Desorientiertheit, Somnolenz |
| IV | Bewusstlosigkeit, evtl. Herzrhythmusstörungen, evtl. Atemstillstand, unverkennbarer Foetor hepaticus, „flapping tremor" fehlt meist. |

## Basismaßnahmen

- Weitere Zufuhr von lebertoxischen Substanzen unterbrechen, z. B. Kortison, Antibiotika, Antimykotika
- Lagerung: bei Bewusstlosigkeit stabile Seitenlage, evtl. Guedel- oder Wendl-Tubus einlegen (▶ Kap. 4.4.9)
- Basismonitoring (RR, P, EKG, $SpO_2$)
- $O_2$-Gabe: 6–8 l/Min. über Nasenbrille oder -maske.

! NA nachfordern.

- Venösen Zugang legen: initial 500–1.000 ml Ringer-Lösung i.v., bei schwerer Schocksymptomatik 20–40 ml/kg KG Vollelektrolytlösung i.v.

## Erweiterte Maßnahmen

- Zum Einsatz von Medikamenten
  - keine hochdosierten Glukoseinfusionen → zusätzliche Belastung für die Leber
  - keine Medikamente, die in der Leber verstoffwechselt werden
  - beim Hirnödem zeigen Glukokortikoide keinen gesicherten Nutzen

- bei schwerer Schocksymptomatik: 10–20 ml/kg KG Plasmasteril® i.v.
- evtl. Sedierung: 5–10 mg Diazepam-Lipuro® i.v.
- evtl. Magensonde legen
- bei Ösophagusvarizenblutung Kompressionssonde legen: Linton-Nachlas-Sonde, Senkstaken-Blakemore-Sonde (▶ Kap. 4.4.18).

**Indikation zur Intubation und Beatmung**
- Koma, Bewusstseinseintrübung, respiratorische Insuffizienz
- gastrointestinale Blutung mit Gefahr der Aspiration.

Narkose
- Einleitung: 0,2–0,3 mg/kg KG Hypnomidate® i.v.
- Sedierung: 5–10 mg Diazepam-Lipuro® i.v.
- Analgesie: 0,05–0,1 mg Fentanyl® i.v.
- kontrollierte Beatmung:
  - I : E = 1 : 1,7
  - normale AF: 10–12/Min.
  - normales AZV: 10 ml/kg KG.

### Transport

! NA immer erforderlich.
- In Klinik mit internistischer Intensivstation. Sonderrechte und Voranmeldung.
- Während des Transports: kontinuierliches Monitoring (RR, P, EKG, $SpO_2$, evtl. $EtCO_2$).

**Tipps & Tricks**
- Bei V.a. Pilzvergiftung unbedingt eine Probe der Mahlzeit asservieren.
- Klinische Abgrenzung von alkoholbedingtem Delirium tremens oft schwierig.

## 5.7 Urämisches Koma

Toxisch-metabolische Form der Bewusstlosigkeit durch fortgeschrittene Nierenfunktionsstörung bei chronischen Nierenerkrankungen, z. B. Glomerulonephritis, Pyelonephritis. Harnstofferhöhung im Blut, Verschiebungen im Wasser-, Elektrolyt- und Säure-Basen-Haushalt (metabolische Azidose) und Zirkulationsstörungen.

### Sehen, Fühlen, Riechen

- Somnolenz bis zum Koma
- nach Urin riechende Ausatemluft (Foetor uraemicus)
- trockene, blasse Haut, z. T. mit Kratzeffekten durch Juckreiz, evtl. auch Café-au-lait-Farbe der Haut durch Anämie und Harnfarbstoffe
- evtl. Dyspnoe durch Lungenödem („fluid lung“)
- bei urämischer Gastroenteritis: Übelkeit, Erbrechen, Durchfall

- neurologische Symptome: Muskelzuckungen, Sehstörungen, Verwirrtheit, Kopfschmerzen, evtl. tonisch-klonischer Krampfanfall, evtl. Kussmaul- oder Cheyne-Stokes-Atmung (eher selten)
- Dehydratationszeichen bei Polyurie, z. B. stehende Hautfalten.

### Untersuchen

- RR ↑ (Hypertonie mit Linksherzbelastung)
- EKG: evtl. Rhythmusstörungen
- Auskultation: Stridor, feuchte Rasselgeräusche bei Lungenödem („fluid lung").

### Basismaßnahmen

- Lagerung: bei Bewusstlosigkeit stabile Seitenlage, evtl. Guedel- oder Wendl-Tubus einlegen (▶ Kap. 4.4.9)
- $O_2$-Gabe: 6–8 l/Min. über Nasenbrille oder -maske
- Basismonitoring (RR, P, EKG, $SpO_2$).

! NA nachfordern.

- Venösen Zugang legen: Offenhalten mit Ringer-Lösung oder NaCl 0,9% i.v.

### Erweiterte Maßnahmen

- Zum Einsatz von Medikamenten
  - kein präklinischer Azidoseausgleich wegen Gefahr der Überkorrektur
- bei Hypertonus: 5–10 mg Adalat® s.l., 150–200 µg Catapresan® i.v. oder 12,5–25 mg Ebrantil® i.v.
- bei Krampfanfall: 1 mg Rivotril® i.v. oder 5–10 mg Diazepam-Lipuro® i.v.

5

### Transport

! Immer in NA-Begleitung.

- In Klinik mit internistischer Intensivstation mit der Möglichkeit zur Dialyse. Voranmeldung und Sonderrechte erforderlich.
- Während des Transports: kontinuierliches Monitoring (RR, P, EKG, $SpO_2$).

**Tipps & Tricks**

- Bei V.a. Überwässerung („fluid lung", gefüllte Halsvenen) keine weitere Flüssigkeitszufuhr.

## 5.8 Zerebrales Koma

**Mögliche Ursachen**

- Schädel-Hirn-Trauma (SHT ▶ Kap. 21.3.1)
- Hirntumor
- Infektionen des ZNS, z. B. Meningitis
- Liquorzirkulationsstörungen
- intrakranielle Blutungen, z. B. Subarachnoidalblutung (▶ Kap. 12.4, ▶ Kap. 21.3)
- zerebrale Ischämie.

! Gelegentlich ist es schwierig, zwischen primär intra- oder extrakranieller Ursache einer Bewusstlosigkeit zu unterscheiden, z. B. bei stark alkoholisiertem Pat. nach SHT.

## Sehen, Fühlen, Riechen

- Pupillendifferenz, fehlende oder seitendifferente Lichtreaktion, fehlender Kornealreflex, ggf. „pendelnde oder schwimmende" Bulbi, Blickdeviation, „Herdblick" (Pat. schaut seine Blutungsquelle an)
- bei Krampfanfall: evtl. Zungenbiss, Einnässen, Einkoten
- evtl. Streck- und Beugesynergismen
- bei infektbedingter Ursache: Fieber.

## Untersuchen

- Äußere Verletzungszeichen oder Narbe z. B. von vorausgegangenen Hirnoperationen
- Meningismuszeichen: Nackensteife, Lasègue-, Brudzinski-, Kernig-Zeichen
- Hemiparese.

## Basismaßnahmen

! Ziel der Erstversorgung ist die Aufrechterhaltung des zerebralen Blutflusses sowie der Versorgung des Gehirns mit Sauerstoff und Glukose.

- Lagerung: bei Bewusstlosigkeit stabile Seitenlage, evtl. Guedel- oder Wendl-Tubus einlegen (▶ Kap. 4.4.9)
- bei ausreichenden Blutdruckverhältnissen ($RR_{SYST}$ > 80 mmHg): 20–30° Oberkörperhochlagerung
- Kopf gerade lagern und fixieren, um venösen Abfluss nicht zu beeinträchtigen
- $O_2$-Gabe: 6–8 l/Min. über Nasenbrille oder -maske
- Basismonitoring (RR, P, EKG, $SpO_2$).

! NA nachfordern.

- Venösen Zugang legen: Offenhalten mit NaCl 0,9% oder Ringer-Lösung i.v., ggf. auch 25 ml Glukose 40% i.v. im Bolus (BZ-Test, um Hyperglykämie auszuschließen).

## Erweiterte Maßnahmen

- Zum Einsatz von Medikamenten
  - Dexamethasongabe nur bei Hirntumoren sinnvoll
- evtl. Sedierung: 5–10 mg Diazepam-Lipuro® i.v.
- bei Krampfanfall: 1 mg Rivotril® i.v. oder 5–10 mg Diazepam-Lipuro® i.v.
- bei Hirndruck: 100–150 ml Osmosteril® 20% rasch i.v., evtl. 100 mg Fortecortin® i.v.
- bei bekanntem Hirntumor: 8 mg Fortecortin® i.v.

**Indikation zur Intubation und Beatmung**
- Bewusstlosigkeit
- respiratorische Insuffizienz
- $SpO_2 < 70\%$.

Narkose
- Einleitung: 3–5 mg/kg KG Trapanal® (Achtung: RR ↓) oder 0,2–0,3 mg/kg KG Hypnomidate®. Vorsicht bei Ketanest®-Einleitung → Erhöhung des ICP, nur anwenden, wenn kein anderes Mittel zur Verfügung steht und der Pat. kontrolliert hyperventiliert wird
- Analgosedierung: 0,1–0,2 mg Fentanyl® i.v. und 10 mg Diazepam-Lipuro® i.v. → bei nicht ausreichend sedierten oder relaxierten Pat.: ICP ↑ durch Hustenstöße
- Achtung: Vor Gabe eines depolarisierenden Muskelrelaxans Pat. präkurarisieren, z. B. 1–2 mg Norcuron® i.v., sonst ICP ↑.

Evtl. Relaxierung: 1 mg/kg KG Lysthenon® i.v. → bei alleiniger Gabe von depolarisierenden Muskelrelaxantien ungefähr 1/3 der Lysthenon®-Menge vorweggeben („*selftaming*"), um ICP ↑ durch Muskelfaszikulationen zu vermeiden.
- Kontrollierte Beatmung:
  - I : E = 1 : 1,7–2
  - normale AF: 10–12/Min. beim Erw.
  - gesteigertes AZV: 15 ml/kg KG → Hyperventilation anstreben → $EtCO_2$ 30–35 mmHg, ausgeprägte Hyperkapnie erhöht Blutvolumen im Hirn und damit den ICP, Hypokapnie verstärkt Ischämie
  - $FiO_2$: 1,0
- Achtung: keine PEEP-Beatmung → Erhöhung des Hirndrucks.

## Transport

! NA-Begleitung immer erforderlich. Bei entfernter Klinik frühzeitig an RTH denken.
- In Klinik mit neurochirurgischer Abteilung und Möglichkeit zum CCT. Voranmeldung und Sonderrechte erforderlich.
- Während des Transports: kontinuierliches Monitoring (RR, P, EKG, $SpO_2$, evtl. $EtC_2O$).

6

# Kardiopulmonale Reanimation

*Frank Flake und Boris Hoffmann*

Jede Reanimation, auch wenn sie primär aussichtslos erscheint, ist eine NA-Indikation.

**Tab. 6.01 Kreislaufstillstand**

| Nach Eintreten des Kreislaufstillstands | Klinische Zeichen |
|---|---|
| **Sofort** | Pulslosigkeit der A. carotis |
| **6 Sek.** | Bewusstlosigkeit |
| **15–40 Sek.** | Atemstillstand, Schnappatmung |
| **15–40 Sek.** | Zyanose, besonders der Schleimhäute, Lippen |
| **45 Sek.** | Erweiterte Pupillen |
| **90 Sek.** | Reaktionslose und starre Pupillen |
| **5–10 Min.** | Biologischer Tod (irreversibel) |

### Indikationen zur Reanimation

- Pat. die nicht reagieren und normal atmen
- Pulslosigkeit (Kontrolle des Karotispuls) und Atemstillstand (überprüft durch Profi)
- Asystolie, Kammerstillstand (Non VF/VT)
- pulslose elektrische Aktivität (PEA)
- Kammerflimmern (VF)
- pulslose Kammertachykardie (VT), Torsade de pointes
- bei Neugeborenen: HF < 100/Min. keine suffiziente und regelmäßige Spontanatmung nach 30 Sek. andauernder Beatmung.

### Kontraindikation

- Beim Vorliegen sicherer Todeszeichen ist eine Reanimation nicht mehr möglich:
  - Leichenflecke an den abhängigen Körperpartien
  - Leichenstarre
  - Leichenfäulnis
  - mit dem Leben unvereinbare Verletzungen, z. B. Abtrennung des Kopfes.

! Diese Entscheidung kann auch vom Rettungsfachpersonal getroffen werden.

## 6.1 Basismaßnahmen (BLS)

### Algorithmus der Basismaßnahmen (BLS: Basic Life Support)

Patienten:

- Patienten laut ansprechen und an der Schulter rütteln, ggf. Puls fühlen.

### Atemwege freimachen und freihalten (bei Bewusstlosigkeit)

- Öffnen des Mundes mittels Esmarch-Handgriff (▸ Kap. 4.4.9)
- Entfernen von Fremdkörpern aus dem Mund-Rachen-Raum, evtl. mit Hilfsmitteln wie Absaugpumpe, Laryngoskop, Magill-Zange (▸ Kap. 4.4.9)

- Überstrecken des Kopfes: Eine Hand liegt flach auf der Stirn-Haargrenze, die andere Hand auf dem Kinn zwischen Unterlippe und Kinnspitze. Kopf ohne Gewalt nackenwärts überstrecken. Bei Kindern und Säuglingen: Kopf nur ganz leicht überstrecken, Schultern mit ca. 1 cm hohem Tuch unterpolstern
- über Mund-Nasen-Bereich beugen, Blick in Richtung Thorax des Pat. halten:
  - Sehen der Thoraxbewegungen
  - Hören des Atemgeräusches
  - Fühlen des Ausatemstoßes
- einseitige Karotis-Pulskontrolle (inkl. Atemkontrolle nicht länger als 10 Sek.) (unsicher).

**Beatmung (bei Atemstillstand)**

- Bei Reaktionslosigkeit oder abnormaler Atmung und fehlenden Lebenszeichen umgehend mit der Herzdruckmassage (30 : 2) beginnen!
- Mund-zu-Mund, Mund-zu-Nase (▶ Kap. 4.4.10) → im Rettungsdienst nur in Ausnahmefällen (Beatmungsbeutel benutzen)
- Beutelbeatmung mit 100 % $O_2$, Reservoirbeutel, besser Demandventil verwenden
- Inspirationsphase ca. 1 Sek., Exspirationsphase vor erneuter Inspiration abwarten
- während der Exspiration Kopf überstreckt lassen. → erleichtert Ausatmung, vermeidet Magenüberblähung
- Patienten nicht hyperventilieren.

**Circulation (bei Herzstillstand)**

- Flache Lagerung auf harter Unterlage
- Thoraxkompression (Herzdruckmassage).

**Tab. 6.02 Herzdruckmassage**

| | Erwachsener/ Schulkind | Kleinkind | Säugling | Neugeborenes |
|---|---|---|---|---|
| **Platzierung der Hände** | Mitte des Brustkorbes = untere Hälfte des Sternum, Handballen aufsetzen | In Thoraxmitte, einen Finger unterhalb der Mamillarlinie aufsetzen | Vgl. Kleinkind | Vgl. Kleinkind |
| **Drucktechnik** | Zweite Hand darüber legen, Arme durchstrecken und „aus dem ganzen Körper" komprimieren | Mit dem Handballen einer Hand komprimieren | Mit Zeige- und Mittelfinger komprimieren | Vgl. Säugling |
| **Drucktiefe** | 5 cm – max. 6 cm | 5 cm | 4 cm | 4 cm |
| **Frequenz** | 100–120/Min. | 100/Min. | 100–120/ Min. | 100–120/ Min. |

- Im Wechsel mit der Beatmung im Rhythmus 30 : 2
- Thoraxkompressionen und Beatmung im Wechsel 30 : 2 durchführen bis EKG angeschlossen ist. Bei Vorliegen von Kammerflimmern umgehende Defibrillation und anschließend für weitere 2 Minuten Thoraxkompressionen, anschließend erweiterte Maßnahmen

- Effektivität der HDM und Beatmung durch Kapnografie überprüfen. Gegebenenfalls Karotis- oder Femoralispuls kontrollieren
- Reduzierung der Now Flow Time kommt die größte Bedeutung zu. Thoraxkompressionen so wenig wie möglich unterbrechen. Früher Einsatz einer supraglottischen Atemwegshilfe (z. B. Larynxtubus empfehlenswert). → Möglichkeit der ununterbrochenen Thoraxkompression.

**Tipps & Tricks**

- Grundsätzlich Mund-zu-Nase-Beatmung: Beatmungsdrücke geringer als bei der Mund-zu-Mund-Beatmung → Gefahr der Magenüberblähung und Aspiration geringer.
- Bei der Zweihelfermethode sollte der drückende Helfer seine Kompressionen laut mitzählen.
- Reanimation an hängenden oder sitzenden Pat., z. B. eingeklemmte Person im Auto, zwecklos → zerebrale Durchblutung unmöglich.

## 6.2 Erweiterte Maßnahmen (ALS)

Die Basismaßnahmen sind die Grundlage. Sie müssen effektiv und andauernd durchgeführt werden. Hierzu zählt auch die Defibrillation. Erweiterte Maßnahmen (Advanced Life Support) sind durchzuführen, ohne die Basismaßnahmen zu unterbrechen. Orientiert an den Richtlinien des ERC (European Resuscitation Council) 2015.

! Basismaßnahmen dürfen keinesfalls von erweiterten Maßnahmen unterbrochen werden.

6

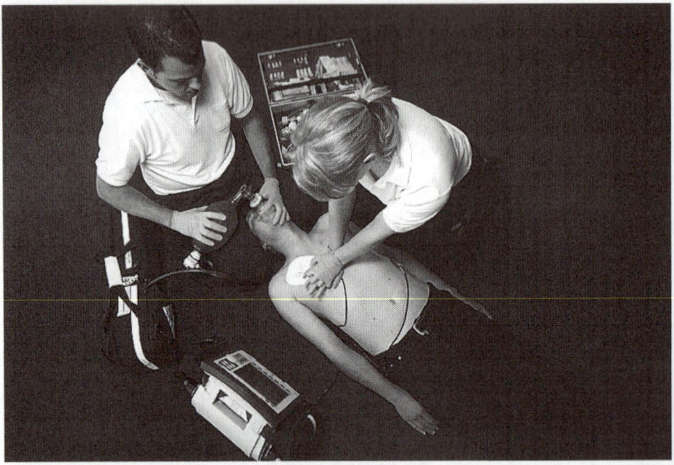

Abb. 6.01a Arbeitsplatzorganisation während der Reanimation [J 747]

## Megacode

Ausbildung des Reanimationsteams nach den ALS- und BLS-Richtlinien. Beinhaltet Form der Arbeitsteilung, je nach Stärke des Rettungsteams (zwei oder drei Mitarbeiter) (▶ Abb. 6.01a und ▶ Abb. 6.01b).

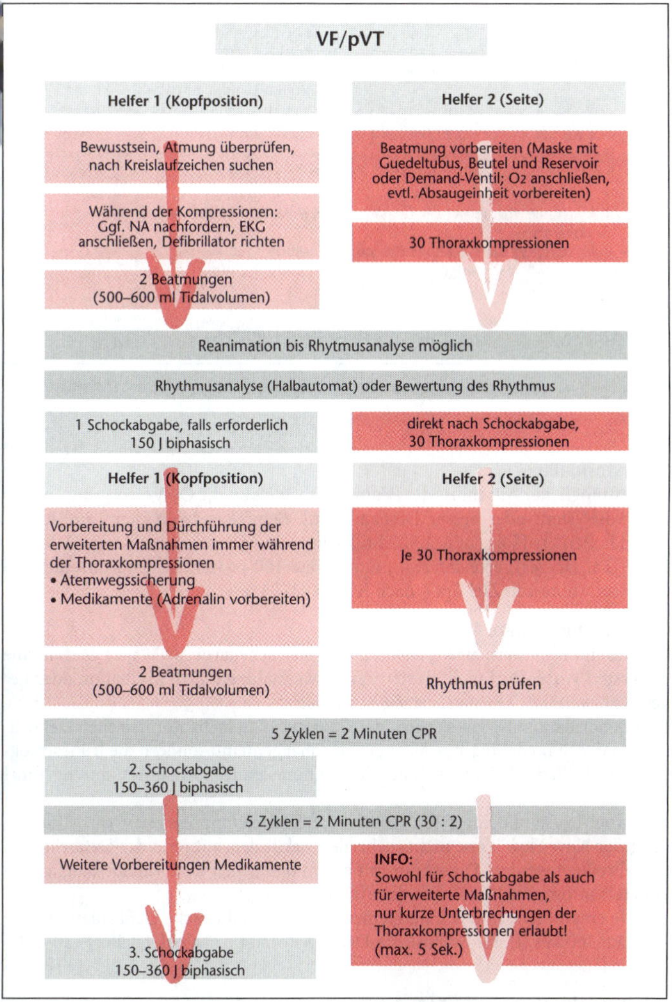


Abb. 6.01b Algorithmus: Mega-Code mit zwei Mitarbeitern

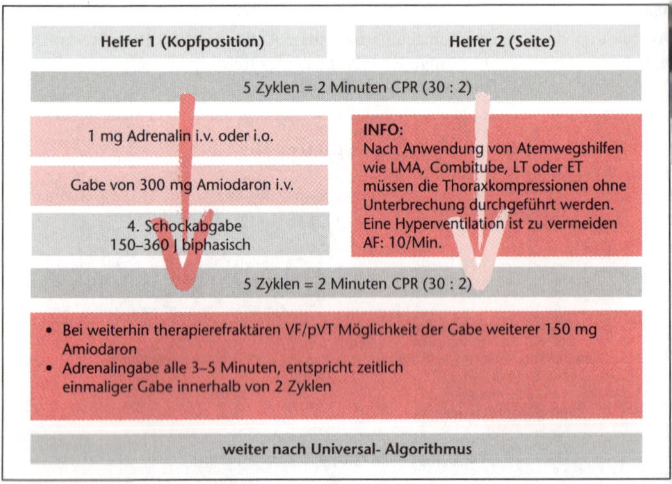


Abb. 6.01b Algorithmus: Mega-Code mit zwei Mitarbeitern *(Forts.)* [M 140]

## Erweiterte Maßnahmen

### Sauerstoffgabe

Frühestmöglicher Anschluss des Beatmungsbeutels an die $O_2$-Versorgung, mittels Reservoirsystem oder besser Demandventil. Beim Reservoirsystem auf ausreichend hohen $O_2$-Flow (min. 15 l/Min.) achten. Mit Demandventil, z. B. Oxidem® 2.000 (Fa. Dräger), erreicht man immer eine 100-prozentige $O_2$-Konzentration der Inspirationsluft. Ziel-$SpO_2$ nach ROSC: 94–98 %.



### Defibrillation (▶ Kap. 4.4.7)

Bei Kammerflimmern und pulsloser Kammertachykardie (VF/VT) Maßnahme der ersten Wahl. Darf nicht durch andere Maßnahmen, z. B. Intubation oder Legen eines venösen Zugangs, verzögert werden.

Frühdefibrillation: Damit ist **nicht** der Gebrauch von halbautomatischen Defibrillatoren durch medizinisches Assistenzpersonal gemeint, sondern die frühestmögliche Defibrillation! Kann auch mit konventionellen Defibrillatoren durchgeführt werden.

**Achtung:** Laut Guidelines 2015 sollten die Thoraxkompressionen zur Minimierung der Now Flow Time nicht mehr als 5 Sekunden während der Defibrillation unterbrochen werden. Die ist nur mit einem manuellen Defibrillator möglich, da ein Halbautomat ca. 20–30 Sek. zur Analyse benötigt.

! Die empfohlene initiale Energiemenge für monophasische Defibrillatoren beträgt 360 Ws (J), für biphasische Defibrillatoren (je nach Hersteller) 150–360 Ws (J).

### Schrittmachertherapie (▶ Kap. 4.4.8)

Einsatz von transthorakalen Pacern, wie sie an modernen Defibrillatoren, z. B. corpuls 08/16 und corpuls[3], zur Verfügung stehen. Leicht anwendbar. Können im

Rahmen der Asystolie (Non VF/VT) eingesetzt werden wenn P-Wellen vorhanden sind oder ein Blockbild besteht → ggf. gutes Ansprechen (Abhängig von der Ursache der Störung, z. B. Reizbildung).

### Zugangswege (▶ Kap. 4.4.4)

Zugangswege der Wahl zur Gabe von Medikamenten sind:

- Intravenöser Zugang
- intraossärer Zugang (auch beim Erwachsenen).

Bei ausreichender Zahl von Helfern kann er simultan zu den anderen Maßnahmen gelegt werden. **Achtung:** nicht während der Defibrillation!

**Achtung:** Ist kein intravenöser Zugang zu installieren oder sollte dies zu lange dauern, umgehend einen intraossären Zugang legen.

! Peripher injizierte Medikamente ggf. mit einem 20 ml Bolus, z. B. NaCl 0,9 % einschwemmen, ggf. Extremität hochhalten.

### Atemwegssicherung (▶ Kap. 4.4.11)

Intubation ist bester Aspirationsschutz, erhöht durch die Möglichkeit einer effektiveren Beatmung die $O_2$-Sättigung. Die Intubation sollte aber nur vom Erfahrenen durchgeführt werden, damit möglichst wenig Zeit verschwendet wird → auch alternative Mittel zur Atemwegssicherung einsetzen, z. B. Larynxtubus, Larynxmaske oder ähnliche Tools.

Häufigster Fehler nach der Intubation ist die Benutzung eines druckgesteuerten Beatmungsgeräts unter laufender Herzdruckmassage!

Viele gebräuchliche Notfallrespiratoren (▶ Kap. 4.4.12) sind druckgesteuert. Bei Durchführung der HDM steigt der intrathorakale Druck stark an, sodass das Beatmungsgerät bei Erreichen eines Drucklimits (fest oder einstellbar) die Luft „abbläst". Nur ein Bruchteil des am Respirator eingestellten Inspirationsvolumens erreicht also tatsächlich die Lunge des Pat. Zudem wird die Exspiration durch die Kompressionen forciert. Daraus resultiert eine nicht kontrollierbare Hypoxie.

Ein Beatmungsgerät sollte also nur verwendet werden, wenn der Pat. über einen eigenen Rhythmus mit hämodynamisch wirksamem Auswurf verfügt.

Nach Atemwegssicherung kontinuierliche Thoraxkompression. Achtung: Kapnografie anschließen.

### Medikamente

Für die meisten Reanimationsmedikamente gibt es keine sichere Datenlage für den erfolgreichen Einsatz. Adrenalin und Amiodaron werden nach dem dritten Schock appliziert.

Atropin wird im Rahmen der Asystolie oder PEA nicht mehr verwendet.

Die z. Zt. während der Reanimation in Frage kommenden Medikamente sind:

#### Adrenalin (Suprarenin®) (▶ Kap. 22)

*Dosierung:* 1 mg Adrenalin (Suprarenin®) i.v., bzw. i.o.

*Indikation:* Herz-Kreislaufstillstand

*Gewünschte Wirkungen*

- Konstriktion der Arterien und Arteriolen → Verbesserung der myokardialen und zerebralen Durchblutung
- Konstriktion der Venen → Zunahme des zentralen Blutvolumens und Erhöhung des Herzschlagvolumens.

6

*Besonderheiten*

- Medikament der ersten Wahl bei allen Formen des Herz-Kreislauf-Stillstands. Schnellstmöglicher Einsatz und ausreichende Oxygenierung haben einen positiven Effekt auf den Reanimationserfolg
- bei übermäßiger Azidose ist die Adrenalinwirkung vermindert
- Adrenalin verstärkt die Amplitude beim Kammerflimmern, was zu einer verbesserten Defibrillierbarkeit führt (grobes Kammerflimmern ist einfacher zu defibrillieren als sehr feines Kammerflimmern).

**Cordarex (Amiodaron) (▶ Kap. 22)**

*Dosierung:* 300 mg i.v., evtl. Wiederholungsdosis 150 mg i.v.
*Indikation:* Bei therapierefraktärem Kammerflimmern im Rahmen der kardiopulmonalen Reanimation.
*Gewünschte Wirkungen:* Durchbrechung des Kammerflimmerns.
*Besonderheiten:* Hat als Antiarrhythmikum im Rahmen der Reanimation das Lidocain abgelöst.

## 6.3 Erweiterte Maßnahmen bei Kindern (EPLS)

European Pediatric Life Support (EPLS). Erweiterte Maßnahmen bei Kindern, orientiert an den Richtlinien des ERC (European Resuscitation Council). Besonderer Wert wurde auch bei den Guidelines 2015 auf eine Vereinfachung der Aussagen gelegt. Im Gegensatz zur Reanimation Erwachsener steht bei Kindern eine Störung der Ventilation im Vordergrund. Herzrhythmusstörungen, die zu einem Herzstillstand führen, treten in ca. 7–15 % der Fälle auf.

! Wie bei der Erwachsenenreanimation wird auf die korrekt durchgeführten Basismaßnahmen besonderer Wert gelegt.
  - Schnelle und effektive Thoraxkompressionen (Herzdruckmassage)
  - effektive Entlastung des Brustkorbes
  - Unterbrechungen der Basisreanimation minimieren

- Normoventilation (nicht hyperventilieren)

! Veränderte Normwerte (▶ Kap. 14) bei Kindern beachten, z. B. Atemfrequenz, Herzfrequenz.

! Das Miterleben der Reanimation durch die Eltern beeinflusst die psychische Verarbeitung positiv → Eltern sollten bei der Reanimation anwesend sein. Möglichst ist ihnen ein erfahrener Helfer zur Seite zu stellen.

**Diagnostik**

- Entspricht im Wesentlichen der Diagnostik beim Erwachsenen (▶ Kap. 6).
- Weiteres Vorgehen:
  - Prüfung der Bewusstseinslage durch Ansprechen und Berühren
  - Atemwege freimachen
  - Atmungskontrolle (Sehen, Hören, Fühlen → max. 10 Sek.)
  - Kopf in Schnüffelstellung → nicht überstrecken, ggf. Polster unter den Brustkorb
  - professionelle Helfer sind oft nicht in der Lage, den Puls bei Säuglingen und Kinder in unter 10 Sek. zu erkennen → deshalb auf Lebenszeichen achten. Tasten des Pulses an Oberarm, Femoralis und Halsschlagader

6

(A. brachialis und A. carotis) nur für Erfahrene und wenn die Zeit von 10 Sek. Nicht überschritten wird.

**Beatmung (▶ Kap. 4.4.10)**

- Eventuell Polster unter den Brustkorb
- Mund zu Mund oder Mund zu Nase oder besser Beutel-Masken-Beatmung ($FiO_2$ 1,0)
- Maske umschließt Mund und Nase → darf nicht auf die Augen drücken
- Inspirationszeit 1 Sek. → sichtbares Heben des Brustkorbes
- bei gesicherten Atemwegen (Intubation etc.) → Beatmungsfrequenz 12–20 Min.

**Thoraxkompression (▶ Kap. 6.1)**

- Notwendig bei:
  - Herzstillstand
  - Frequenz < 60/Schlägen Minute und schlechter Hautdurchblutung (Blässe)
- Druckpunkt: untere Sternumhälfte
- Drucktiefe: ca. ⅓ des Brustumfanges (entspricht 4–5 cm)
- Drucktechnik
  - Säuglinge:
  - 1 Helfer: 2-Finger-Technik
  - 2 Helfer: 2-Daumen-Methode (Zangengriff)
  - bei älteren Kindern je nach Alter wahlweise mit einer oder beiden Händen
  - Frequenz mindestens 100, maximal 120/Min.

## ■ PLS

Nach Feststellen der Notwendigkeit zur Reanimation:

- 5 initiale Beatmungen
- 15 : 2 (Thoraxkompression : Beatmung)
- Neugeborene: 3 : 1
- bei gesicherten Atemwegen: kontinuierliche Thoraxkompression und Beatmung
- Algorithmus (▶ Kap. 6.5).

**Defibrillation (▶ Kap. 4.4.7)**

Bei schockbaren Rhythmen wie Kammerflimmern oder pulsloser Kammertachykardie (sehr selten) auch bei Kindern Maßnahme der ersten Wahl. Darf nicht durch andere Maßnahmen verzögert werden.

Defibrillationsenergie 4 Joule/kg KG. Zu allen gängigen EKG/Defibrillatoreinheiten werden Paddleaufsätze angeboten, die Auflagefläche und Energieabgabe (1 : 10) reduzieren. Biphasische Geräte sind zu bevorzugen. Energiewahl biphasisch und monophasisch identisch.

Achtung: Wenn möglich immer Klebepatches verwenden. Wenn nicht vorhanden:

- Paddleposition Apex → Sternum oder anterior posterior (Herzspitze oder li. unterhalb der Skapula)
- Anpressdruck ca. 3–5 kg
- Paddles ausreichend mit Gel bestreichen, sonst Verbrennungsgefahr!
- Am besten Klebepatches benutzen – werden auch in Kindergrößen angeboten.

AED Geräte sind auch bei Kindern ab 1 Jahr einsetzbar. Patches und Energie sollten darauf abgestimmt sein. Falls nicht verfügbar können auch Standard AED eingesetzt werden.
Für Säuglinge kann keine AED Empfehlung gegeben werden.

### Schrittmachertherapie (▶ Kap. 4.4.8)

Bei bradykarden Rhythmusstörungen: Verkleinerung der Elektrodenfläche durch Zerschneiden der Stimulationselektroden oder besser spezielle Kinderpatches benutzen.

### Zugangswege (▶ Kap. 4.4.6)

Zugangsweg der Wahl ist der intravenöse Zugang. Falls dieser nicht umgehend zu installieren ist oder Schwierigkeiten zu erwarten sind, umgehend intraossären Zugang installieren.
Wirkung der intraossär applizierten Medikamente entspricht der intravenösen.

### Atemwegsmanagement (▶ Kap. 4.4.11)

Sichere Ventilation besonders wichtig: Dem kindlichen Kreislaufstillstand liegen häufig respiratorische Ursachen zugrunde. **Achtung:** Auf sichere Fixation des Tubus achten → allerdings nicht mehr Maßnahme erster Wahl.
Nur durch den Geübten durchzuführen. Auch Alternativen in Erwägung ziehen, z. B. Larynxmaske.

### Medikamente

! Aufgrund meist bestehender Hyperglykämie keine Glukoselösungen beim kindlichen Herz-Kreislaufstillstand verabreichen.

#### Adrenalin (▶ Kap. 22)

Dosierung: 0,01 mg/kg KG. Dosierung und Mischung bereiten durch die kleinen Mengen oft Probleme.

**Adrenalingabe beim Säugling**

- 0,1 ml = 0,1 mg Adrenalin in eine 2 ml-Spritze aufziehen und mit NaCl 0,9 % auf 2 ml verdünnen: 0,05 mg Adrenalin/ml.
- 1mg Adrenalin in 100ml NaCl 0,9 % geben. Entspricht 0,01 mg/ml.

#### Amiodaron (Cordarex®) (▶ Kap. 22)

5 mg/kg KG.

#### Atropin (▶ Kap. 22)

Während der Reanimation keine Empfehlung mehr.

#### Natriumbikarbonat 8,4 % (▶ Kap. 22)

Hat präklinisch keine Empfehlung mehr.

# 6.4 EKG-Diagnostik

## 6.4.1 Kammerflimmern (VF)

Unkoordinierte, ineffektive Tätigkeit des Ventrikelmyokards → fehlende Pumpfunktion.

! Nach ca. 10–15 Min. Übergang in Asystolie. Kammerflimmern immer durch beidseitige (!) Pulskontrolle der Karotiden überprüfen (Pulslosigkeit).

### EKG-Bild

Anfangs grobe, später feine arrhythmische und hochfrequente Flimmerwellen (200–500/Min.). Keine QRS-Komplexe, T- oder P-Wellen sichtbar.

### Fehlermöglichkeiten

- Elektrodendislokation EKG muss in mind. zwei Ableitungen gesichert sein
- Artefakte durch HDM: Kompressionen zur Interpretation des EKG kurz unterbrechen
- zu geringe Auflösung des Monitors: Auf EKG-Schreiber ausgeben lassen und interpretieren.

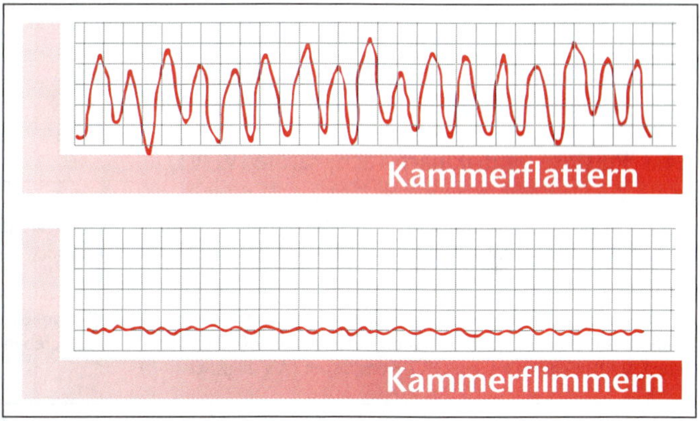


Abb. 6.02 Kammerflimmern/-flattern

### Therapie

- Reanimation
- Defibrillation mit 4 Joule/kg KG (Erw. 150–360 Ws biph.)

## 6.4.2 Asystolie (Non VF/VT)

Vollständiger Stillstand aller elektrischen Herzaktionen → fehlende Pumpfunktion.

! Ein primäres Kammerflimmern wechselt nach ca. 10–15 Min. ohne Reanimation in eine Asystolie. Pulslosigkeit ggf. durch beidseitiges (!) Tasten der Karotiden überprüfen.

### EKG-Bild

Leicht wellenförmige „Null-Linie". Eine „schnurgerade" Null-Linie gibt es nicht. → Elektroden und Stecker am EKG-Gerät überprüfen.

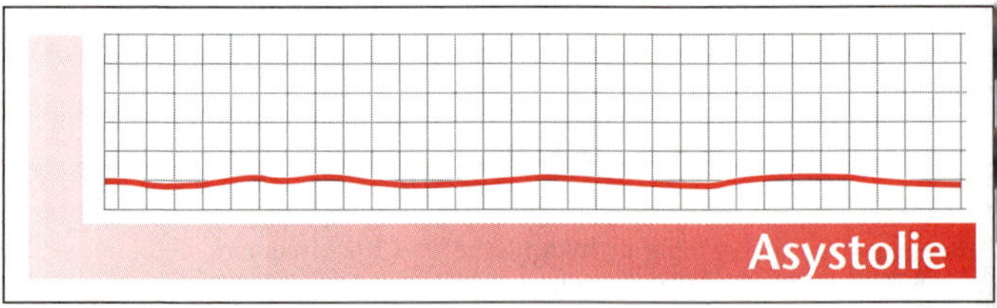


Abb. 6.03 Asystolie

### Fehlermöglichkeiten

- Elektrodendislokation: EKG muss in mind. zwei Ableitungen gesichert sein
- zu geringe Auflösung des Monitors: Ein sehr feines Kammerflimmern kann fälschlicherweise als Asystolie interpretiert werden. Auf EKG-Schreiber ausgeben lassen und interpretieren oder Amplitudenhöhe neu justieren.

### Therapie

Reanimation.

! Primäre, „prophylaktische" Defibrillation bei „verstecktem" sehr feinem Kammerflimmern nicht indiziert. Im Zweifel keine Defibrillation.

## 6.4.3 Pulslose ventrikuläre Tachykardie (VF/VT)

6

Schneller Rhythmus mit Reizbildung in den Ventrikeln aufgrund kreisender Erregungen. Keine Pumpleistung. Funktionell dem Kammerflimmern gleichzusetzen.

! Immer mit beidseitiger (!) Pulskontrolle der Karotiden überprüfen.

### EKG-Bild

Schnelle, regelmäßige schenkelblockartig deformierte breite Kammerkomplexe (QRS > 0,14 Sek.). Frequenzen oft im Bereich von 150–250/Min. P-Wellen stehen ohne feste Beziehung zu den QRS-Komplexen (AV-Dissoziation).

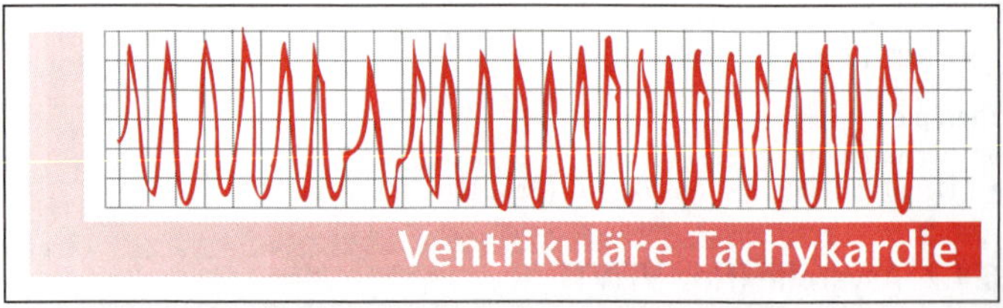


Abb. 6.04 Pulslose ventrikuläre Tachykardie

**ehlermöglichkeiten**

3ei der DD supraventrikuläre Tachykardie besteht keine AV-Dissoziation; meist st der Puls tastbar.

**herapie**

- Reanimation
- Defibrillation mit 4 Joule/kg KG (Erw. 150–360 Ws biph.).

## 5.4.4 Pulslose Elektrische Aktivität (PEA Non VF/VT)

Meist regelmäßige Aussendung von Impulsen des Reizbildungssystems ohne (ausreichende) Kontraktion des Herzmuskels. Elektrische Funktion bleibt länger erhalten als die mechanische.

! PEA nach schwerem Trauma, meist Hinweis auf massiven Volumenverlust (Kontraktion ohne Füllung) → ausreichende Volumengabe.

**EKG-Bild**

Meist breite, unregelmäßig geformte bradykarde Kammerkomplexe.

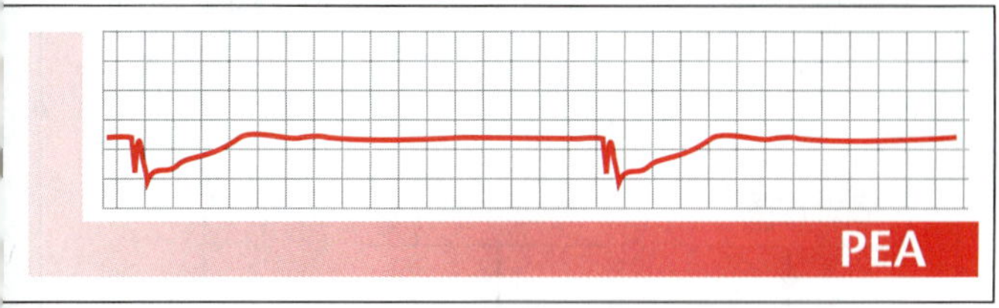


Abb. 6.05 Pulslose elektrische Aktivität (PEA)

**Fehlermöglichkeiten**

Auch ein regelmäßiger EKG-Rhythmus ist nicht zwangsläufig gleichzusetzen mit einer ausreichenden Kreislauffunktion → beidseitige Pulskontrolle an den Karotiden.

**Therapie**

Reanimation.

6

# 6.5 Reanimationsalgorithmen

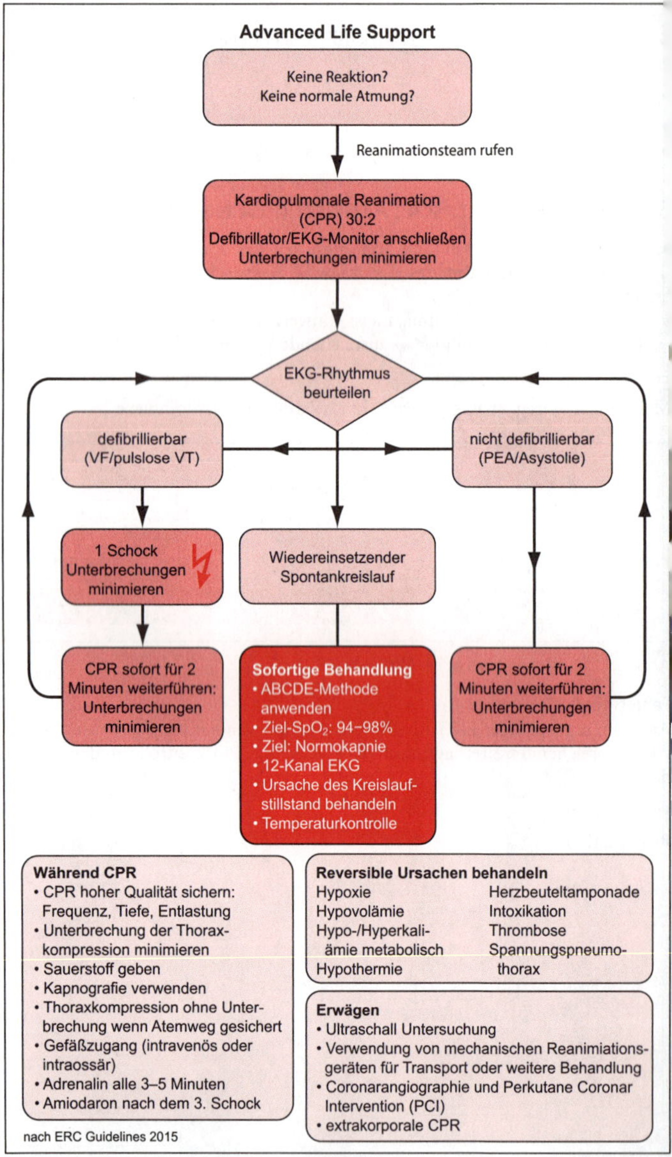


Abb. 6.06 Algorithmus ALS Erwachsener

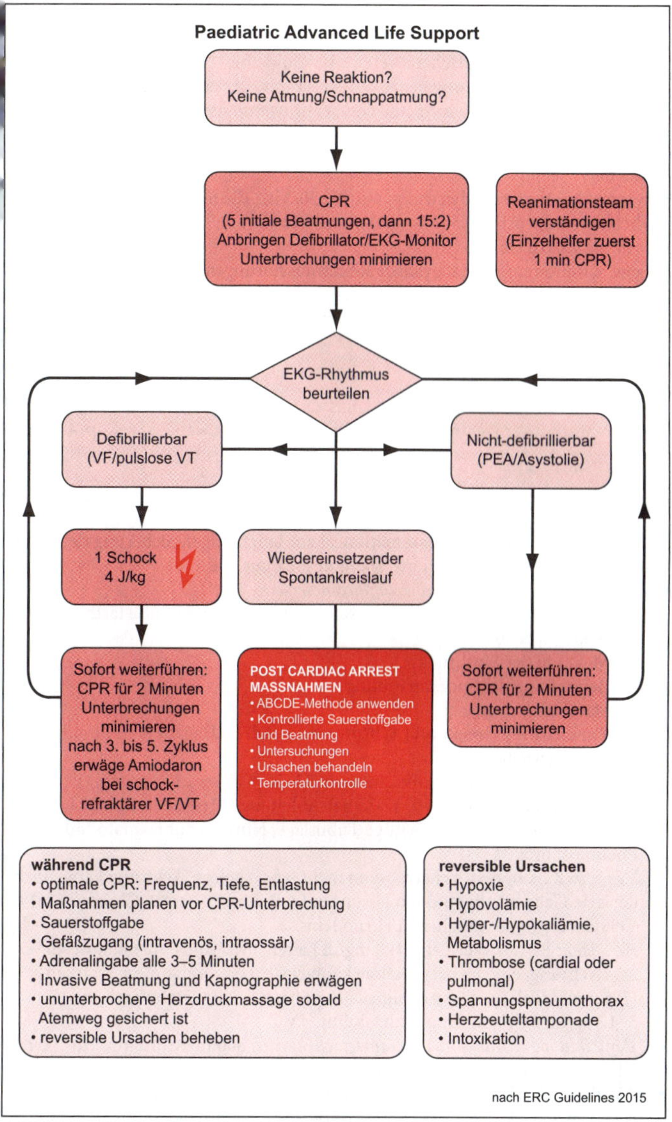


Abb. 6.07 Algorithmus Kinderreanimation

## 6.6 Schrittmachertherapie

Frühzeitiger Einsatz wünschenswert (ERC Guideline 2015). Besonders bei bradykarden Rhythmusstörungen ist das Verfahren der transkutanen, noninvasiven Schrittmachertherapie Mittel der Wahl, wenn medikamentöse Therapien versagen.

### Indikation

- Symptomatische Bradykardien mit P < 30/Min, die medikamentös nicht behebbar sind; vorher 0,5–3,0 mg Atropin Braun® i.v.,
- AV-Block III. Grades
- ggf. symptomatische tachykarde Rhythmusstörungen (bei Versagen physikalischer/medikamentöser Maßnahmen)
- PEA mit Vorhofaktivität (keine Erhöhung des Kurz- oder Langzeitüberlebens beschrieben).

### Durchführung (▶ Kap. 4.4.7)

Über Schrittmacherelektroden, kann auch defibrilliert werden. Hier muss bei anterior-posteriorer Defibrillation die Energie reduziert werden (▶ Kap. 4.4.7).

## 6.7 Postreanimationsphase

Nach primär erfolgreicher Reanimation ist zur langfristigen Sicherung des Reanimationserfolges eine strukturierte Therapie erforderlich!

- Regelmäßige Kontrolle der *Vitalparameter*
  - periphere und zentrale Pulse tasten: falls nur zentrale Pulse tastbar → $RR_{SYST} \leq 60$ mmHg
  - Messung des Blutdrucks
  - Beurteilung der Spontanatmung
  - Hautfarbe: Zyanose?
  - Pupillenweite/-reaktion (**Achtung:** nach Adrenalingabe sind Pupillen maximal geweitet).
- Therapeutische Hypothermie einleiten: 32–36 °C über 24 Stunden.
- *Interpretation des EKG*, evtl. 12-Kanal-Ableitung (Myokardinfarkt?).
- *Auskultation der Lungen:* richtige Tubuslage, Hinweis auf Hämato- oder Pneumothorax?
- *Venösen Zugangsweg* sichern, wenn nicht schon gelegt. **Achtung:** keine hochdosierte Gabe von hypotonen Lösungen (z. B. Ringer-Lactat, Glukose 5 %) → Verstärkung eines möglichen Hirnödems.
- *BZ stixen:* BZ auf Werte um 180 mg/dl halten, evtl. 10–50 ml Glukose 40 % i.v. (Achtung: eine Hyperglykämie kann bestehende Ischämie verstärken).
- *Hypotonie* ($RR_{SYST} < 80$ mmHg): 2–10 µg/kg KG/Min. Dobutrex® i.v., 3–12 µg/kg KG/Min. Dopamin Giulini® i.v.
- *Ventrikuläre Extrasystolie/Kammertachykardie:* 300 mg Cordarex® in 100 ml Glucose 5 % als Kurzinfusion i.v.
- *AV-Block III. Grades:* 0,5–3,0 mg Atropin Braun® i.v., dann 2–10 µg Adrenalin i.v., bei Wirkungslosigkeit: transthorakaler Schrittmacher im Demand-Modus.

- *Bradykardie:* 0,5–3,0 mg Atropin Braun® i.v., bei Wirkungslosigkeit: transthorakaler Schrittmacher im Demand-Modus.
- Aufrechterhaltung der Narkose:
  - Analgosedierung: 0,05–0,1 mg Fentanyl Janssen® i.v. und 5–10 mg Diazepam-Lipuro® i.v.
- *Beatmungsparameter:* leichte Hyperventilation zur Hirnödemprophylaxe
  - AZV: 10–12 ml/kg KG
  - AF: 12–15/Min.
  - PEEP: 5 $cmH_20$
  - $FiO_2$ : 1,0
  - $EtCO_2$ : 30–35 mmHg.
- *Wärmeerhalt* (besonders Kinder). Keine präklinische Wiedererwärmung bei leicht hypothermen Pat.: Hypothermie hat positiven Einfluss auf Überlebenschancen.
- Dokumentation.

### Transportphase

- Kreislaufstillstand je nach Ursache: In Klinik mit chirurgischer/unfallchirurgischer oder internistischer Intensivstation. Sonderrechte und Voranmeldung erforderlich. Eventuell an Transport mit RTH denken.
- Während des Transports: kontinuierliches Monitoring (RR, P, EKG, $SaO_2$, evtl. $EtCO_2$).

### Übergabe im Krankenhaus

- Zeitpunkt des Kreislaufstillstands (im Zweifelsfall gilt der Zeitpunkt des Notrufs bei der RLSt)
- Zeitpunkt des Reanimationsbeginns.
- Primärer EKG-Rhythmus: Asystolie, Kammerflimmern, Kammertachykardie, PEA?
- Dauer bis zum Wiedererlangen eines eigenen Rhythmus.
- Maßnahmen: Anzahl der Defibrillationen, Medikamente.
- Eventuell Transportkomplikationen.



## 6.8 Abbruch der Maßnahmen

Eine einmal begonnene Reanimation darf nur von einem Arzt abgebrochen werden.
Eine laufende Reanimation sollte nicht innerhalb der ersten 20–30 Min. abgebrochen werden.
Bevor die Maßnahmen eingestellt werden, sollte der NA eine Anamnese/Fremdanamnese einholen; evtl. hilft hier ein kurzes Telefongespräch mit dem Hausarzt weiter.

### Abbruchbedingungen

- Therapierefraktäres Kammerflimmern/Asystolie > 30 Min. nach ordnungsgemäß durchgeführter Reanimation.
- Weite, lichtstarre (entrundete) Pupillen nach > 30 Min. ordnungsgemäß durchgeführter Reanimation.
- Infauste Vorerkrankungen: z. B. fortgeschrittene Krebserkrankung.

- Fortgeschrittene Hypoxie: Lässt sich nach Fremdanamnese, Alarmierungszeit und Anfahrtzeit ein therapiefreies Intervall > 10–20 Min. rekonstruieren, ist die Aussicht auf eine erfolgreiche sekundäre Reanimation sehr gering (bereits nach 4 Min. treten irreversible Gehirnschäden auf).
- Zusätzlich fortgeschrittenes Alter.

**Ausnahmen:** Reanimation bei Unterkühlung oder Intoxikation oder bei traumatischem Herzstillstand (z. B. Herzbeuteltamponade), wenn die Klinik innerhalb von 15 Min. zu erreichen ist → dies sind die wenigen Gründe, unter laufender Reanimation ins Krankenhaus zu fahren.

# 7 Herz/Kreislauf/Gefäße

*Frank Flake und Boris Hoffmann*

# 7.1 Leitsymptome und ihre Differenzialdiagnose

| Tab. 7.01 | |
|---|---|
| **Leitsymptome** | **Differenzialdiagnose** |
| **Thorakaler Schmerz** | Angina Pectoris, Myokardinfarkt, Lungenembolie, Ulcus ventriculi, Refluxösophagitis, akute Pankreatitis, tachykarde Herzrhythmusstörungen, hypertensive Krise, Aneurysma, Perikarditis, Pleuritis, Pneumonie, Thoraxtrauma |
| **Zyanose** | Asthma bronchiale, Pneumothorax, Pneumonie, Herzinsuffizienz, Herzvitien, Lungenembolie, evtl. Schock, Lungenödem, Lungenemphysem |
| **Obere Einflussstauung** | Rechtsherzinsuffizienz, Herzbeuteltamponade, Cor pulmonale, Lungenödem, Lungenembolie, Asthma bronchiale/cardiale, Bronchialkarzinom, Mediastinaltumoren |
| **Herzklopfen, Herzrasen** | Extrasystolie, paroxysmale Tachykardien, Kammertachykardie, Vorhofflimmern oder -flattern, Angstreaktion, Schock, Genussmittelmissbrauch (z. B. Nikotin, Kaffee, Alkohol, Drogen), Medikamente (z. B. Theophyllin, Sympathomimetika) |
| **Synkope** | Orthostatische Hypotonie, neurokardiogene Synkope, Hypoglykämie, Morgagni-Adam-Stokes-Anfall, epileptischer Anfall, Herzinfarkt, TIA, apoplektischer Insult, Karotissinussyndrom, Herzvitien (Aortenstenose), Herzinsuffizienz, Lungenembolie, Eklampsie, Hysterie |

## 7.1.1 Thorakale Schmerzen

Sie sind stets ernst zu nehmen! Da meist Angst und Atemnot begleitend hinzutreten, ist das erste Gebot, eine ruhige Atmosphäre zu schaffen. Erstmaßnahmen und Diagnose müssen gleichzeitig erfolgen. → Arbeiten aufteilen!

Die Palette der Differenzialdiagnosen ist groß, Kriterien zur Unterscheidung:

- *Schmerzcharakter*: brennend, drückend, bohrend, stechend
- *Schmerzlokalisation*: retrosternal, parasternal, linksthorakal, in Rücken, Oberbauch, Hals, Arme, Kiefer ausstrahlend
- *Schmerzbeginn*: plötzlich, schleichend
- *Atemabhängigkeit?*
- *Begleitsymptome*: Fieber, Dyspnoe, Herzklopfen, Schwindel, Synkope.

7

**?! Zwei Fragen stehen zunächst im Mittelpunkt**

1. Ist die Situation lebensbedrohlich?

Alarmzeichen: Atemnot, Todesangst, Tachy- oder Bradykardie → NA nachfordern!

2. Gibt es Hinweise auf die Ursache der thorakalen Schmerzen?

Anamnese erheben

- Beschwerden bekannt? z. B. kardiale oder pulmonale Vorerkrankungen, bek. frühere Infarkte
- In welcher Situation sind die Beschwerden aufgetreten? z. B. bei körperlicher Anstrengung (Angina Pectoris?) oder in Ruhe
- Nimmt der Pat. Medikamente ein? z. B. Nitropräparate, β-Blocker, Thrombozytenaggregationshemmer.

| Tab. 7.02 Leitsymptom thorakaler Schmerz | | |
|---|---|---|
| **Begleitsymptom** | **Patient** | **Verdachtsdiagnose** |
| Übelkeit, Erbrechen, Todesangst | Bek. KHK, ST-Streckenveränderungen im 12-Kanal-EKG | Angina Pectoris, Myokardinfarkt |
| Inspirationsschmerz, Husten | Dyspnoe, Halsvenenstauung, lange Bettlägerigkeit, Adipositas, Z.n. OP, $SpO_2$ ↓ | Lungenembolie |
| Tachykardie, Bradykardie | Abgeschlagenheit, Herzpalpitationen | Herzrhythmusstörungen; evtl. Infarkt |
| Oberbauchschmerz | Bretharte Bauchdecke, Palpationsschmerz, bek. Ulkusleiden | perforiertes Ulkus |
| Präkordialer, atemabhängiger Thoraxschmerz | Fieber, Dyspnoe, Pat. sitzt vornübergebeugt | Perikarditis |
| Gürtelförmige Oberbauchschmerzen mit Ausstrahlung in den Rücken | Gering gespannter Bauch („Gummibauch"), seltener bretthart, spärliche Darmgeräusche, evtl. Zeichen des septischen Schocks | Akute Pankreatitis |
| Stärkste Bauch- oder Brustschmerzen | Schocksymptomatik: RR ↓, P ↑, Kaltschweißigkeit | Rupturiertes Aneurysma, kardiogener Schock |

## 7.1.2 Zyanose

Blaurote Verfärbung von Haut und Schleimhäuten infolge verminderter $O_2$-Sättigung des arteriellen Blutes. Besonders an Lippen, Nase und Fingernägeln zu erkennen.

! Bei Anämie (z. B. Blutverluste durch Trauma) schwer beurteilbar

- zentrale Zyanose: $O_2$-Sättigung des arteriellen Blutes ↓ (blaue Zunge)
- periphere Zyanose (Akrozyanose): verstärkte „Ausschöpfung" = vergrößerte arterio-venöse $O_2$-Differenz (Zunge bleibt rot), z. B. bei Herzinsuffizienz.

### Zwei Fragen stehen zunächst im Mittelpunkt

1. Ist die Situation lebensbedrohlich?

Alarmzeichen: $SpO_2$ ↓, Atemnot, evtl. Tachy- oder Bradypnoe, evtl. thorakaler Schmerz → NA nachfordern!

2. Gibt es Hinweise auf die Ursache der Zyanose?

Anamnese erheben

- Beschwerde bekannt? z. B. dekompensierte Herzinsuffizienz, COLD, Cor pulmonale, Asthma, oder erstmalig aufgetreten, respiratorische Störung?
- In welcher Situation ist die Beschwerde aufgetreten? z. B. bei körperlicher Anstrengung oder in Ruhe, in der Nacht (Asthma cardiale?)
- Nimmt der Pat. Medikamente ein? z. B. Diuretika, Nitropräparate, Antiasthmatika.

**Tab. 7.03 Leitsymptom Zyanose**

| Begleitsymptom | Patient | Verdachtsdiagnose |
|---|---|---|
| Exspiratorischer Stridor | Giemen, Brummen bei der Ausatmung, Einsatz der Atemhilfsmuskulatur | Asthma bronchiale, Asthma cardiale, COLD |
| Traumatisches Ereignis, Prellmarken, offene Wunde am Thorax | Auskultation: fehlendes oder abgeschwächtes Atemgeräusch über einer Lungenhälfte | Pneumo- oder Hämatothorax |
| Gestaute Halsvenen, Dyspnoe | Schocksymptomatik: RR ↓, Puls ↑, Kaltschweißigkeit | Kardiogener Schock, Herzinsuffizienz, Lungenembolie |
| Retrosternaler Schmerz | Übelkeit, Erbrechen, Todesangst, ST-Streckenhebung | Myokardinfarkt |

## 7.1.3 Obere Einflussstauung

Schwellung der Halsvenen durch Stau des Blutes vor dem rechten Herzen. Bei Oberkörperhochlagerung ist oft ein jugular-venöser Puls sichtbar.

**Zwei Fragen stehen zunächst im Mittelpunkt**

1. Ist die Situation lebensbedrohlich?

Alarmzeichen: Atemnot, thorakaler Schmerz, Schocksymptomatik: RR ↓, Puls ↑ → NA nachfordern!

2. Gibt es Hinweise auf die Ursache der Einflussstauung?

Anamnese erheben

- Beschwerde bekannt? z. B. bek. Rechtsherzinsuffizienz, Asthma bronchiale, oder erstmalig aufgetreten?
- Hat der Pat. zusätzlich Schmerzen? z. B. thorakal
- Nimmt der Pat. Medikamente ein? z. B. Diuretika, Nitropräparate, Digitalis.

**Tab. 7.04 Leitsymptom obere Einflussstauung**

| Begleitsymptom | Patient | Verdachtsdiagnose |
|---|---|---|
| Atemnot, Zyanose, evtl. Tachypnoe | Anamnese: bek. Thrombose, Immobilisation, $SpO_2$ ↓ | Lungenembolie |
| Atemnot, feuchte RG, Tachypnoe | $SpO_2$ ↓, Einsatz der Atemhilfsmuskulatur | Lungenödem |
| Exspiratorischer Stridor | Giemen, Brummen bei der Ausatmung, Einsatz der Atemhilfsmuskulatur | Asthma bronchiale, Asthma cardiale |
| Beinödeme | Zyanose | Rechtsherzinsuffizienz |

Stets auf Hinweise für zusätzliche untere Einflussstauung achten, z. B. Hepatomegalie.

## 7.1.4 Herzklopfen, Herzrasen

Herzklopfen (Palpitation): vom Pat. verspürter eigener Herzrhythmus.
Herzrasen: vom Pat. verspürter beschleunigter eigener Herzrhythmus.

**Zwei Fragen stehen zunächst im Mittelpunkt**

1. Ist die Situation lebensbedrohlich?

Alarmzeichen: Brady- oder Tachykardie, Extrasystolie (mehr als 10 ES pro Minute), RR ↓, Hypovolämie, Bewusstseinsstörungen.

2. Gibt es Hinweise auf die Ursache des Herzklopfens, Herzrasens?

Anamnese erheben

- Beschwerde bekannt? z. B. Arrhythmia absoluta, bek. paroxysmale Tachykardien, oder erstmalig aufgetreten?
- In welcher Situation ist die Beschwerde aufgetreten? z. B. bei körperlicher Anstrengung (paroxysmale Tachykardie) oder nach dem Aufstehen (orthostatische Hypotonie)
- Plötzlicher Beginn, plötzliches Ende („On-Off-Phänomen") bei paroxysmalen supraventrikulären Tachykardien
- Nimmt der Pat. Medikamente ein? z. B. $\beta_2$-Sympathomimetika, Theophyllin.

**Tab. 7.05 Leitsymptom Herzklopfen, Herzrasen**

| Begleitsymptom | Patient | Verdachtsdiagnose |
|---|---|---|
| Schwindel, Schwäche | Bek. KHK, entsprechende Hinweise im EKG | Herzrhythmusstörungen, z. B. Extrasystolie, paroxysmale Tachykardie, Vorhofflimmern, Kammertachykardie |
| Bewusstseinstrübung | Foetor alcoholicus, stecknadelkopfgroße Pupillen | Alkohol oder Drogenintoxikation |
| Hyperventilation | Kribbeln in Armen, Beinen, um den Mund | Hyperventilationssyndrom |

## 7.1.5 Synkope

Kurzzeitiger, reversibler Bewusstseinsverlust. Synkopen sind im Wesentlichen kardiovaskulär oder zerebral bedingt.

- *Neurokardiogene Synkope*: auslösende Faktoren z. B. Stress, Schmerz, Angst
- *orthostatische Synkope*: Versagen des vasokonstriktorischen Reflexes der Kapazitätsgefäße (Venen) bei plötzlichem Aufstehen aus liegender, sitzender oder kniender Position
- *kardiale Synkope*: Morgagni-Adams-Stokes-Anfall, Aortenstenose
- *metabolische Synkope*, z. B. Hypoglykämie, Hyperventilationssyndrom.

! Oft resultiert ein Sturzereignis mit möglichen Verletzungsfolgen.

**Zwei Fragen stehen zunächst im Mittelpunkt**

1. Ist die Situation lebensbedrohlich?

Alarmzeichen: Pat. trübt erneut ein: Indiz für „freies Intervall" (▶ Kap. 12.4, ▶ Kap. 21.3), BZ < 50 mg/dl, zusätzliche schwerwiegende Symptome wie thorakaler Schmerz, Hemiparese, Herzrhythmusstörungen → NA nachfordern.

2. Gibt es Hinweise auf die Ursache der Synkope?
Anamnese erheben

- Beschwerde bekannt? z. B. orthostatische Dysregulation, Diabetes mellitus, oder erstmalig aufgetreten?
- In welcher Situation ist die Beschwerde aufgetreten? z. B. hohe Umgebungstemperaturen in schlecht belüfteten Räumen (vasovagale Synkope), nach dem Aufstehen (orthostatische Dysregulation)
- Nimmt der Pat. Medikamente ein? Antihypotonika, Psychopharmaka.

**Tab. 7.06 Leitsymptom Synkope**

| Begleitsymptom | Patient | Verdachtsdiagnose |
|---|---|---|
| Übelkeit, Blässe, Schwitzen | Hypotonie, nach der Synkope ist der Pat. i. d. R. orientiert, kein Terminalschlaf | Neurokardiogene Synkope |
| Tonisch-klonische Krämpfe | Zungenbiss, nach dem Krampfanfall Desorientiertheit, Terminalschlaf | Epileptischer Anfall |
| Todesangst, Übelkeit, Erbrechen | Thorakaler Schmerz | Myokardinfarkt |
| Herdblick, Übelkeit, evtl. Pupillendifferenz | Hemiparese, Hemiplegie | TIA, Apoplex, SAB |

## 7.2 Akutes Koronarsyndrom

Die akuten, lebensbedrohlichen Phasen der koronaren Herzerkrankung werden nach neuerer Klassifikation als akutes Koronarsyndrom zusammengefasst. Das Spektrum reicht von Patienten mit instabiler Angina Pectoris (keine EKG-Veränderungen, keine Troponinerhöhung), über Infarkte ohne ST-Streckenhebung (**NSTEMI** = Non-ST-Segment-Elevation acute myocardial infarction) (keine EKG-Veränderungen, Troponinerhöhung) bis zum klassischen Myokardinfarkt mit ST-Streckenhebung (**STEMI** = ST-Segment-Elevation acute myocardial infarction) (ST-Streckenhebung, Troponinerhöhung) und dem plötzlichen Herztod. Da eine zweifelsfreie Infarktdiagnostik, z. B. mit kardialen Enzymen oder Infarktausschluss im Rettungsdienst nicht geführt werden kann, sollte beim Vorliegen des Leitsymptoms des akuten Koronarsyndroms, dem akuten Thoraxschmerz, die Arbeitsdiagnose des akuten Koronarsyndrom gestellt werden.
Einzig die Diagnose des STEMI kann präklinisch zweifelsfrei gestellt werden. Hierzu sollte als eines der ersten diagnostischen Maßnahmen bei Pat. mit akutem Koronarsyndrom die Registrierung eines 12-Kanal-EKG erfolgen, um den ST-Streckenhebungsinfarkt (▶ Kap. 7.2.2) auszuschließen.

### 7.2.1 Angina Pectoris (AP)

**Koronare Herzkrankheit (KHK)**: Durch Einengung der Herzkranzgefäße, meist im Rahmen atherosklerotischer Veränderungen, seltener durch Gefäßspasmus („Prinzmetal-Angina"), kommt es zur $O_2$-Unterversorgung des Herzmuskels. Dies führt typischerweise unter Belastung zum Symptom der **Angina Pectoris**.
Man unterscheidet drei Formen:

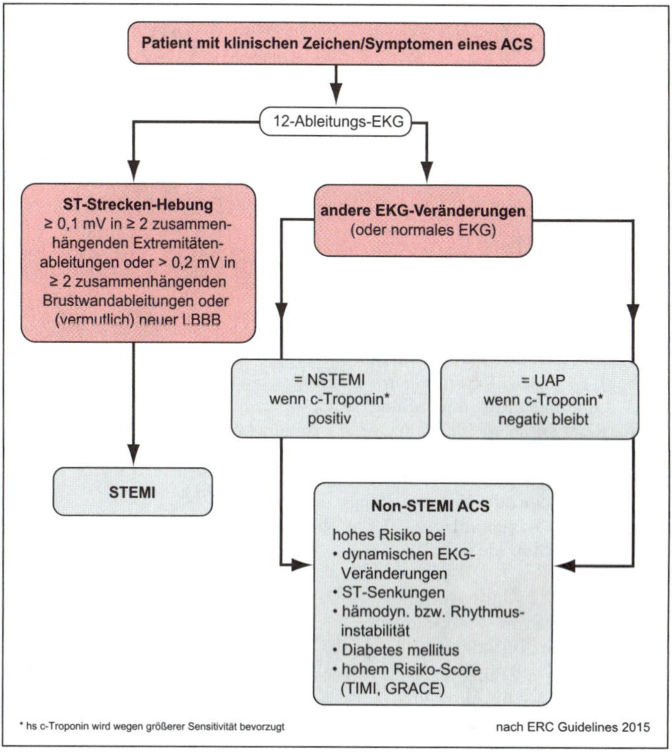


Abb. 7.01 Definition ACS nach ERC 2010

**Stabile Angina Pectoris**: Durch körperliche Anstrengung ausgelöste anfallsweise auftretende pektanginöse Beschwerden. Symptomatik bessert sich in Ruhe oder nach Gabe von Nitropräparaten.

**Instabile Angina Pectoris**: Erstmanifestation der Symptome („De-novo-Angina"), Zunahme der Beschwerden bei stabiler Angina Pectoris („Crescendo-Angina") oder in Ruhe bzw. bei geringer Belastung auftretend.

**Prinzmetal-Angina**: AP-Beschwerden in Ruhe auf Grund eines koronaren Gefäßspasmus, oft in Kombination mit bestehender KHK.

! Abgrenzung zum Myokardinfarkt präklinisch oft nicht möglich. Man spricht deshalb auch vom **akuten** Koronarsyndrom und lässt die Diagnose präklinisch zunächst offen.

## Sehen, Fühlen, Riechen

- Thorakaler Druck oder Schmerz, Schmerzausstrahlung meist retrosternal, Oberbauch, linker Arm, Kiefer, Hals, Rücken (s. u.)
- Anfallsdauer ca. < 20 Min.

- evtl. Angstgefühl
- evtl. Übelkeit, Erbrechen.

## Untersuchen

EKG-Veränderungen: ST-Streckensenkungen, T-Negativierung als mögliches Ischämiezeichen.

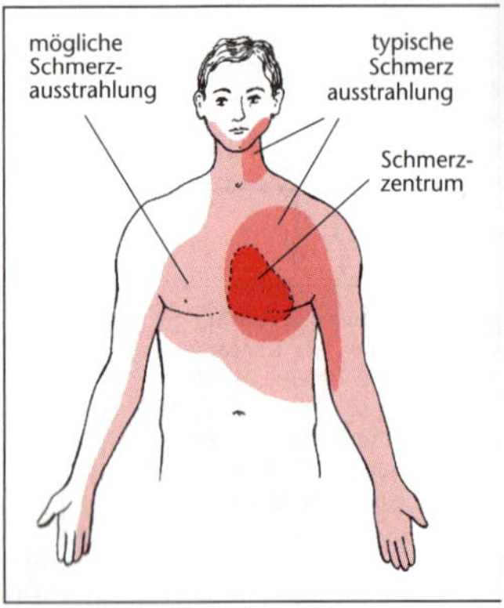


Abb. 7.02 Schmerzausstrahlung bei Angina pectoris [L 157]

## Basismaßnahmen

! NA nachfordern.
- Ruhe ausstrahlen, Pat. beruhigen
- Oberkörper hochlagern
- Pat. zudecken (Wärmeerhalt)
- Basismonitoring (RR, Puls, $SpO_2$)
- EKG anlegen (lückenloses Monitoring), 12-Kanal-EKG schreiben
- $O_2$-Gabe. 6–8 l/Min. über Maske mit Reservoirbeutel (Erhöhung des $FiO_2$)
- venösen Zugang legen: Offenhalten mit NaCl 0,9% oder Ringer-Lösung
- falls $RR_{SYST}$ > 100 mmHg: 2–3 Hübe Nitrolingual®-Spray sublingual, evtl. nach 5–10 Min. wiederholen.

## Erweiterte Maßnahmen

- Zum Einsatz von Medikamenten:
  - keine i.m. Injektionen → KI für evtl. Lysetherapie
- Analgesie: 5–10 mg Morphin i.v. (zusätzliche Vorlastsenkung), auftitrieren → alle 2–3 Min. 2 mg Morphin i.v.
- Sedierung: 5–10 mg Diazepam-Lipuro® i.v.
- Thrombozytenaggregationshemmung: 250–500 mg Aspisol® i.v.
- evtl. Antikoagulation: 5.000–10.000 IE Liquemin® N.

## Transport

7

! Pat. nach Anfall nie zu Hause belassen. Immer mit NA transportieren.
- In Klinik mit internistischer Notaufnahme und Intensivstation
- Voranmeldung! Sonderrechte möglichst nicht einsetzen → zusätzliche Belastung des Pat.
- während des Transports: kontinuierliches Monitoring (12-Kanal-EKG, $SpO_2$, RR, P).

### Tipps & Tricks

- Für den Pat. immer eine ruhige Umgebung schaffen.
- Immer vom Myokardinfarkt (▶ Kap. 7.3) ausgehen, bis dieser ausgeschlossen werden kann.
- Gastrointestinale Ursachen nicht ausschließen, z. B. akute Pankreatitis.

## 7.2.2 Myokardinfarkt

Durch Verschluss einer oder mehrerer Koronararterien, meist im Rahmen atherosklerotischer Veränderungen, kommt es zum $O_2$-Mangel im versorgten Gebiet und nachfolgender Nekrose des Herzmuskels.
Häufiger betroffen ist der linke Herzmuskel. In 90% anamnestisch bekannte KHK. Häufigkeit in der BRD: auf 100.000 Einwohner ca. 400 Myokardinfarkte. Im Jahr 2004 sind ca. 62.000 Menschen am akuten Myokardinfarkt verstorben.

### Sehen, Fühlen, Riechen

! Bei ca. 20% der Pat. „stummer", d. h. schmerzloser Verlauf auf Grund von Nervenschädigung (Polyneuropathie), meist bei Diabetes mellitus.
- Thorakaler Druck oder Schmerz, Schmerzausstrahlung meist retrosternal, Oberbauch, linker Arm, Kiefer, Hals, Rücken → Schmerz lässt meist auch nach Nitro-Gabe nicht nach. Umkehrschluss: Wenn der thorakale Schmerz nach Nitro-Gabe nachlässt, handelt es sich nicht zwangsläufig nur um einen Angina-pectoris-Anfall!
- Todesangst, Übelkeit, Erbrechen
- Dyspnoe, Zyanose
- kaltschweißige, blasse Haut
- evtl. Tachykardie, Bradykardie.

### Untersuchen

- RR ↔ oder ↓
- evtl. $SpO_2$ ↓
- Auskultation: evtl. feuchte Rasselgeräusche → Lungenödem
- EKG-Veränderungen: ST-Streckenhebung in mindestens zwei Ableitungen (▶ Abb. 7.03), im 12-Kanal-EKG, in den gegenüberliegenden Ableitungen ST-Streckensenkung (▶ Abb. 7.03: Infarktlokalisation)
- evtl. Troponin-T-Schnelltest zur Infarktdiagnostik (TROPT®, Fa. Boehringer Mannheim).

### Basismaßnahmen

! NA nachfordern.
- Kreislaufstillstand: Reanimation (▶ Kap. 6), ständige Reanimationsbereitschaft
- Ruhe ausstrahlen, Pat. beruhigen
- Immobilisation: Pat. nicht aufstehen und laufen lassen (erhöht den myokardialen $O_2$-Verbrauch und birgt damit die Gefahr von Rhythmusstörungen bis zum Kammerflimmern)
- Pat. niemals alleine lassen
- Oberkörper hochlagern.

! Bei Verdacht auf kardiogenen Schock keine Schocklage durchführen.
- Wärmeerhalt: Pat. zudecken
- Basismonitoring (RR, EKG, P, $SpO_2$)
- EKG anlegen (lückenloses Monitoring), 12-Kanal-EKG schreiben (nach oder während Durchführung der Basismaßnahmen)
- $O_2$-Gabe: 6–8/Min. über Maske mit Reservoirbeutel → Erhöhung des $FiO_2$

| | | |
|---|---|---|
| **Initialstadium** | Beträchtliche T-Überhöhung *(Erstickungs-T);* meist bei Klinikeinweisung/Eintreffen RD nicht mehr | 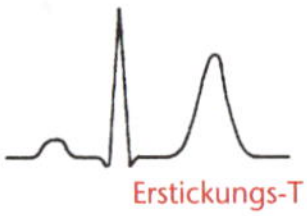  |
| **Stadium I** (frisches Stadium) | ST-Hebung, mit Abgang aus dem absteigendem QRS-Schenkel, evtl. in den gegenüberliegenden Ableitungen spiegelbildliche Senkung, sich langsam ausbildende Q-Zacke | 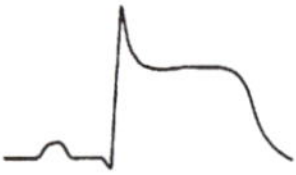 |
| **Zwischenstadium** | ST-Hebung, Auftreten pathologisch tiefer Q-Zacken, evtl. R-Verlust, terminal spitznegative T-Welle. ST-Hebung > 6 Wochen: an Aneurysma denken! | 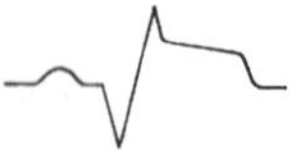 |
| **Stadium II** (Folgestadium) | Rückbildung der ST-Hebung, T-Welle wird tiefer, spitzer, evtl. Aufbau einer kleinen R-Zacke, pathologische Q-Zacken persistieren. *(Pardée-Q)* | 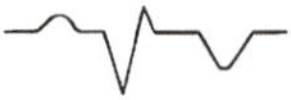 |
| **Stadium III** (Endstadium) | Pathologische Q-Zacken, ST-Hebung nicht mehr nachweisbar, T-Wellen positiv, R-Zacke nimmt wieder an Höhe zu. | 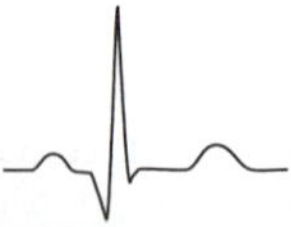 |

Abb. 7.03 Infarkttypische Veränderungen im EKG [A 300]

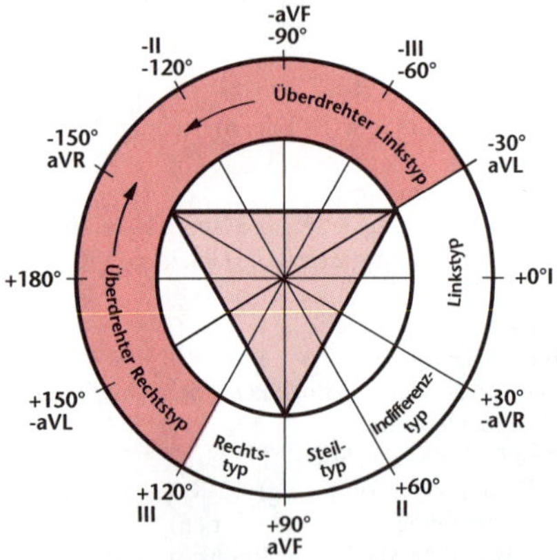


Abb. 7.04 Cabrera-Kreis [A 300]

**Tab. 7.07 Lokalisation eines Infarktareals im 12-Kanal-EKG**

| Lokalisation | I | II | III | aVR | aVL | aVF | $V_1$ | $V_2$ | $V_3$ | $V_4$ | $V_5$ | $V_6$ |
|---|---|---|---|---|---|---|---|---|---|---|---|---|
| Großer Vorderwandinfarkt | ++ | ++ | -- | | ++ | -- | ++ | ++ | ++ | ++ | ++ | ++ |
| Anteroseptaler Infarkt | ++ | | - | | ++ | - | ++ | ++ | ++ | ++ | | |
| Apikaler Vorderwandinfarkt | ++ | | ++ | | ++ | ++ | | ++ | ++ | ++ | ++ | |
| Anterolateraler Infarkt | ++ | ++ | -- | | ++ | -- | | ++ | ++ | ++ | ++ | ++ |
| Posterolateraler Infarkt | ++ | | ++ | | ++ | ++ | - | - | | | ++ | ++ |
| Posterobasaler Infarkt | | | ++ | | | ++ | - | -- | -- | -- | | |
| Diaphragmaler Infarkt | -- | ++ | ++ | | -- | ++ | | - | - | - | | |
| Großer Hinterwandinfarkt | -- | ++ | ++ | | -- | ++ | - | -- | -- | -- | | |

direkte Infarktzeichen indirekte Infarktzeichen
++ = häufig betroffen -- = häufig betroffen
+ = manchmal betroffen - = manchmal betroffen

- venösen Zugang legen: Offenhalten mit NaCl 0,9% oder Ringer-Lösung
- 2–3 Hübe Nitrolingual®-Spray s.l. (Achtung: $RR_{SYST} > 100$ mmHg), evtl. nach 5–10 Min. wiederholen, falls keine Besserung, dabei ständige RR-Kontrolle.

## Erweiterte Maßnahmen

- Zum Einsatz von Medikamenten:
  - keine i.m. Injektionen → KI für evtl. Lysetherapie
  - Actilyse® (rtPA) ist das Mittel der ersten Wahl zur Thrombolyse: frühe Reperfusion, bessere Ventrikelfunktion, niedrigere Mortalität
  - eine suffiziente Analgesie verhindert die Ausschüttung von körpereigenen Katecholaminen, die Rhythmusstörungen begünstigen können
  - Nitrate und Morphin haben vorlastsenkenden Effekt und entlasten so das Herz → myokardialer $O_2$-Verbrauch ↓
  - Aspisol® verhindert die Bildung von Appositionsthromben → wirkt Vergrößerung des Infarktareals entgegen
- Analgesie und Senkung der Vorlast: 5–10 mg Morphin i.v.
- Sedierung: 5–10 mg Diazepam-Lipuro® i.v.
- Thrombozytenaggregationshemmung: 1/2–1 Stechamp. Aspisol® i.v. (250–500 mg ASS)

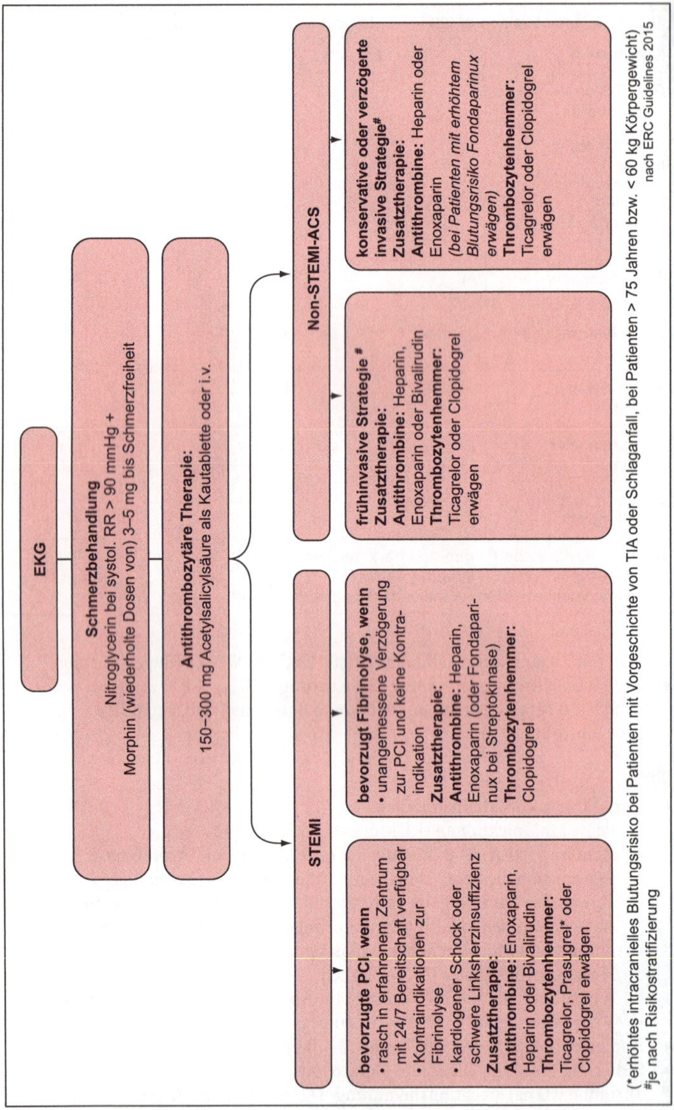


Behandlungsalgorithmus ACS nach ERC

- evtl. Antikoagulation: 5.000–10.000 IE Liquemin® N i.v.
- Vorlastsenkung: 1–4 mg/h Nitrolingual® (Amp.) über Perfusor (50 mg/50 ml)
- Herzfrequenzsenkung: β-Blocker, 1 mg/Min. Beloc® i.v. bis zur Maximaldosis von 20 mg (nicht bei Bradykardien, Hinterwandinfarkt, rechtsventrikulärem Infarkt) → Zielfrequenz 60/Min.
- bei ventrikulärer Tachykardie: 300 mg Cordarex® in 100 ml Glukose 5% als Kurzinfusion
- bei Erfolglosigkeit und/oder Pulslosigkeit: Kardioversion (▶ Kap. 4.4.7), mit 100 J beginnen, langsam Energie erhöhen
- bei kardiogenem Schock: Kombination von 3–10 µg/kg KG/Min. Dopamin Giulini® und Dobutrex® über Perfusor
- evtl. Lysetherapie: initial 15 mg Actilyse® (rtPA) als Bolus i.v., dann 90 mg innerhalb von 90 Min. oder Metalyse® (Tenecteplase).

**Tipps & Tricks**

Rechtsventrikulärer Infarkt: ST-Streckenhebung in II, III, aVF, $V_{2r}$, $V_{3r}$, $V_{4r}$ (rechtspräkordiale Ableitungen). Folgende Besonderheiten beim kardiogenen Schock sind zu beachten:

- keine Vorlastsenkung → keine Nitrate, kein Morphin, kein Lasix® → Fentanyl, ASS unbedenklich
- 150–250 ml Ringer-Lösung i.v. als Bolus, evtl. wiederholen
- Dopamin- bzw. Dobutrex®-Gabe über Perfusor.

### Transport

! Immer mit NA, in Klinik mit internistischer Aufnahme und Intensivstation. Voranmeldung und Sonderrechte.

- Während des Transports: ständige Reanimationsbereitschaft. Kontinuierliches Monitoring (EKG, $SpO_2$, RR, P).

**Tipps & Tricks**

- Immer an Komplikationen während des Infarktgeschehens denken, z. B. in 90% Rhythmusstörungen → ständige Reanimationsbereitschaft.
- Immer eine ruhige Umgebung schaffen → evtl. Umherstehende aus dem Raum schicken.

7

## 7.3 Akute Herzinsuffizienz

Störung der Herzfunktion: Das vom Organismus benötigte Herzzeitvolumen kann nicht mehr gefördert werden. Man unterscheidet akute Links- und Rechtsherzinsuffizienz, z. B. bei Lungenembolie (▶ Kap. 8.4).

### Ursachen

- Hypertensive Krise
- Myokardinfarkt, schwere kardiale Ischämie
- Herzrhythmusstörungen, z. B. Tachyarrhythmia absoluta bei Vorhofflimmern

- Herzklappenfehler
- Myokarditis
- Hyperhydratation (bei Pat. mit kompensierter Herzinsuffizienz).

## Sehen, Fühlen, Riechen

- Unruhe, Kaltschweißigkeit
- starke Dyspnoe, Tachypnoe, Orthopnoe
- evtl. Zyanose
- evtl. Bewusstseinsstörungen
- bei Lungenödem evtl. schaumig roter Auswurf (Hämoptyse)
- nächtliche Hustenattacken.

## Untersuchen

- Auskultation: feuchte Rasselgeräusche, evtl. exspiratorischer Stridor („Asthma cardiale")
- evtl. RR ↓, Puls ↑, $SpO_2$ ↓
- EKG: evtl. Zeichen eines Myokardinfarkts, Herzrhythmusstörungen.

## Basismaßnahmen

- Pat. beruhigen
- Lagerung: Oberkörper erhöht, Beine tief („Herzbettlagerung") (▶ Abb. 4.29)
- Basismonitoring (RR, P, EKG, $SpO_2$).
- ! NA nachfordern
- $O_2$-Gabe: 6–8 l/Min. über Gesichtsmaske
- venösen Zugang legen: Offenhalten mit Ringer-Lösung oder NaCl 0,9%
- Vorlastsenkung: falls $RR_{SYST}$ > 100 mmHg, 2–3 Hübe Nitrolingual®-Spray sublingual
- evtl. unblutiger Aderlass (▶ Abb. 4.30).

## Erweiterte Maßnahmen

- Zum Einsatz von Medikamenten:
  - Morphin besitzt neben analgetischer eine gewünschte vorlastsenkende Eigenschaft
  - bei Nitro-Gabe immer auf ausreichenden $RR_{SYST}$ (> 100 mmHg) achten
  - additive Wirkung von mehreren vorlastsenkenden Medikamenten, z. B. Morphin, Lasix® und Nitrolingual®, beachten
- zur Steigerung der Diurese und Vorlastsenkung: 20–40 mg Lasix® i.v.
- Analgesie: 5–10 mg Morphin i.v.
- evtl. Sedierung: 5–10 mg Diazepam-Lipuro® i.v.
- bei kardiogenem Schock: 3–10 µg/kg KG/Min. Dopamin Giulini® als Infusion und 3–10 µg/kg KG/Min. Dobutrex®
- evtl. transurethralen Blasenkatheter legen, zur Bilanzierung und zum Überprüfen, ob Lasix®-Therapie anspricht
- Behandlung der Herzrhythmusstörungen.

7

**Indikation zur Intubation und Beatmung**
- Respiratorische Insuffizienz: $SpO_2 \leq 75\%$
- Umschlagen einer Tachypnoe in eine Bradypnoe
- massives Lungenödem.

Narkose
- Einleitung: 0,2–0,3 mg/kg KG Hypnomidate® i.v. (weniger kreislaufdepressiv!)
- Sedierung: 5–10 mg Diazepam-Lipuro® i.v.
- Analgesie: 0,05–0,1 mg Fentanyl® i.v.
- kontrollierte Beatmung:
  - normales I : E = 1 : 1,7–2, bei exspiratorischer Spastik 1 : 2–3
  - normale AF: 10–12/Min.
    normales AZV: 10 ml/kg KG
  - $FiO_2$: 1,0
  - PEEP 5 $cmH_2O$.

## Transport
- Leichte Fälle: in Klinik mit internistischer Abteilung. Sonderrechte und Voranmeldung in den seltensten Fällen erforderlich.
- Schwere Fälle, intubierter Pat.: in Klinik mit internistischer Intensivstation. Sonderrechte und Voranmeldung erforderlich!
- Während des Transports: kontinuierliches Monitoring (RR, P, EKG, $SpO_2$, evtl. $EtCO_2$).

**Tipps & Tricks**
- Häufig sog. Globalinsuffizienz (kombinierte Rechts- und Linksherzinsuffizienz). Symptome: Halsvenenstauung, Ödeme (initial am Fußrücken, dann generalisiert).
- Nur minimale Flüssigkeitsmengen infundieren.
- Wegen der exspiratorischen Spastik häufige Verwechslung mit Asthma bronchiale (▶ Kap. 8.2).

# 7.4 Herzrhythmusstörungen

Eine richtige Interpretation des präklinischen Notfall-EKG ist Basis einer effizienten Therapie. Für eine orientierende Diagnostik ist in vielen Fällen ein 6-Kanal-EKG (I, II, III, aVR, aVL, aVF) ausreichend. Zur genaueren Differenzierung sollte aber ein 12-Kanal-EKG abgeleitet werden. Ableitungen < 6 Kanäle sind nur zum Monitoring unauffälliger Pat. geeignet, eine weiter gehende Interpretation ist hierbei nicht möglich.

**Interpretation des Notfall-EKG**
- Rhythmus: rhythmisch oder arrhythmisch (Abstand der R-Zacken)
- Frequenz (Erwachsene):
  - < 60/Min.: Bradykardie
  - > 100/Min.: Tachykardie
  - 60–100/Min.: normofrequent

7

- P-Welle:
  - P-Welle vor jedem QRS-Komplex?
  - Folgt jeder P-Welle ein QRS-Komplex?
  - Sind alle P-Wellen in Form und Größe gleich?
- PQ-Zeit:
  - < 0,2 Sek.: normal
  - > 0,2 Sek.: AV-Block I. Grades
  - zunehmende PQ-Zeit, dann Ausfall einer Überleitung (QRS-Komplex fehlt) → AV. Block II. Grades Typ I (Wenckebach)
- Breite des QRS-Komplexes:
  - ≤ 0,12 Sek.: normal
  - > 0,12 Sek.: verlängert bei Linksschenkelblock, Rechtsschenkelblock, ventrikulärer Tachykardie
- Veränderungen der ST-Strecke (liegt normalerweise auf dem Niveau der isoelektrischen Linie)
  - ST-Streckensenkung: Links- oder Rechtsherzhypertrophie, Digitaliseinwirkung
  - ST-Streckenhebung: Myokardinfarkt, Perikarditis
- Veränderungen der T-Welle
  - überhöhte T-Welle: Hyperkaliämie, Initialstadium des Myokardinfarkts
  - flache T-Welle: Hypokaliämie (zusätzlich Verlängerung der QT-Zeit), Myokarditis, KHK
  - präterminal negative T-Welle: Linksherzhypertrophie, KHK, Digitalis, Perikarditis
  - terminal negative T-Welle: Ischämie bei KHK, Perikarditis, Myokarditis.

**Tab. 7.08 DD Herzhythmusstörungen**

| Rhythmus | QRS-Komplex schmal (≤ 0,12 Sek.) | QRS-Komplex breit (> 0,12 Sek.) |
|---|---|---|
| Regelmäßig | - Sinusbradykardie<br>- AV-Knotenrhythmus<br>- AV-Block II. Typ I/II<br>- AV-Block III.<br>+ Sinustachykardie<br>+ AV-Knoten-Reentry-Tachykardie<br>+ (Ektope) atriale Tachykardie<br>+ Vorhofflattern mit regelmäßiger Überleitung | - AV-Block III.° mit Ersatzrhythmus<br>- Idioventrikulärer Rhythmus<br>+ Ventrikuläre Tachykardie<br>+ Kammerflattern<br>+ Supraventrikuläre Tachykardie mit abberierender Leitung |
| Unregelmäßig | - Bradyarrhythmia absoluta<br>- Sinusbradykardie mit SVES<br>+ Sinustachykardie mit SVES<br>+ Tachyarrhythmia absoluta<br>+ Vorhofflattern mit unregelmäßiger Überleitung | + Vorhofflimmern mit aberrierender Leitung |
| - bradykarde Rhythmusstörung<br>+ tachykarde Rhythmusstörung | | |

7

## EKG – Pathologische Befunde

### Veränderungen der P-Welle

*Normal* < *0,20 mV*, ≤ 0,11 s.

- **abgeflachtes P** in II bei Linkstyp: kein Krankheitswert. *DD*: Vagotonie, Hypothyreose, Kardiomyopathie
- ❶ **biphasisches P ohne Verbreiterung:** meist physiologisch; evtl. Läsion der linksatrialen Leitungsbahn, Vorhofinfarkt, ektopes Reizbildungszentrum

❶ 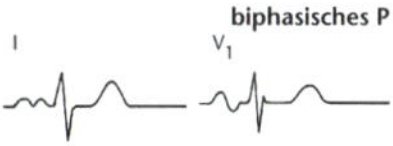


- ❶ **biphasisches P > 0,11 s** in I, II, $V_5$ und $V_6$ (P mitrale): Mitralstenose, konstriktive Perikarditis
- ❷ **überhöhtes, spitzes P** in II, III und aVF: P pulmonale bei Überlastung des rechten Vorhofs

❷ 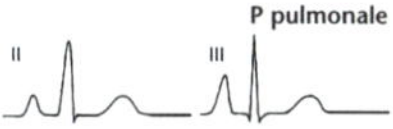


- **verbreitertes, überhöhtes P:** P cardiale bei Überlastung beider Vorhöfe
- **negatives P:** ektoper Vorhofrhythmus, Leitungsstörung. Bei Linkstyp in III ohne Krankheitswert
- ❸ **wechselndes P:** wandernder Vorhof-Schrittmacher, Extrasystolen, Rhythmusstörungen

❸ 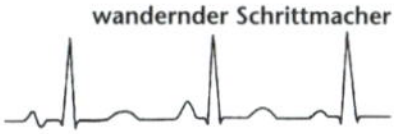


- ❹ **kein P** abgrenzbar, RR-Abstand wechselnd (Zirkeltest): abs. Arrhythmie (Vorhofflimmern), AV-Rhythmus.

❹ 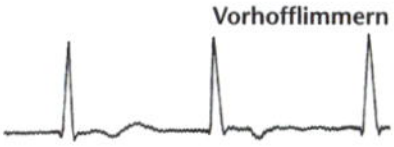


### Veränderungen der PQ-Dauer

Die PQ-Dauer entspricht der AV-Überleitungszeit. Die normale PQ-Dauer ist frequenzabhängig: Obergrenze bei 50/Min. 0,21 s, bei 60/Min. 0,2 s., 70/Min. 0,19 s, 120/Min. 0,14 Sek.

- ❶ **verkürzte PQ-Zeit** (< 0,12 s)
  - *normale P-Welle:* bei Tachykardie, WPW-Syndrom
  - *verformte P-Welle:* atriale Reizbildungs- oder Reizleitungsstörung

❶ 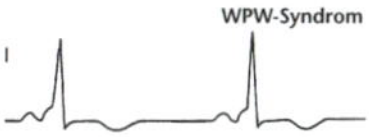

- ❷ **verlängerte PQ-Zeit**
  - *normale P-Welle*: AV-Block I.°
  - *verformte P-Welle*: Vagotonie; infektiös-toxische, degenerative und traumatische Herzerkrankungen, supraventrikuläre Extrasystolen

❷
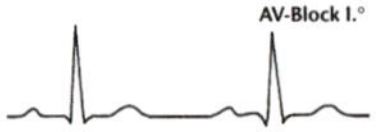


- ❸ **zunehmende PQ-Zeit**, Ausfall eines QRS-Komplexes: Wenckebach-Periodik bei AV-Block II.°

❸
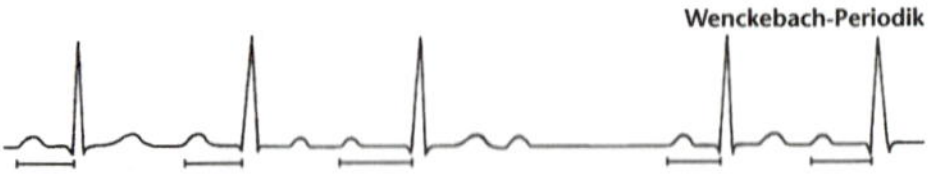


- ❹ **normale PQ-Zeit** mit Kammersystolenausfall (kein QRS-Komplex nach P) AV-Block II.° Typ II (Mobitz II).

❹
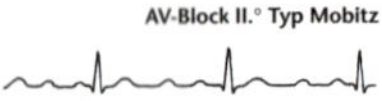


## Veränderungen der Q-Zacke

≤ 0,03 s in $V_4$–$V_6$ normal, in $V_1$-$V_2$ immer pathologisch.

- ❺ **verbreiterte, plumpe Q-Zacken** bei Infarkt: > 25% der Amplitude der R-Zacke, > 0,04 s
- **kleine Q-Zacken** in $V_2$–$V_4$: bei linksanteriorem Hemiblock
- **fehlende Q-Zacke** in I, aVL, $V_4$–$V_6$, bes. bei Linkstyp: Nekrosen im Kammerseptum, Linksschenkelblock, WPWSyndrom.
- **tiefe Q-Zacke** in $V_5$ und $V_6$: Linksherzhypertrophie.

❺
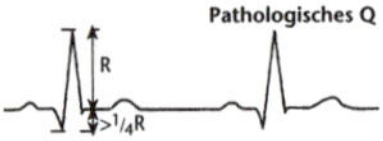


7

## Veränderungen des QRS-Komplexes

- ❶ **Linksherzhypertrophie**
  - überdrehter Linkstyp
  - hohes R in I (> 2 mV), in aVL (> 1,1 mV) und in $V_{5/6}$ (> 2,6 mV)
  - tiefes S in III, aVR und $V_1$-$V_3$
  - tiefes, breites Q in $V_{5/6}$
  - präterminal neg. T in $V_{5/6}$
  - R in $V_5$ + S in $V_1$ > 3,5 mV *(Sokolow-Index)*
  - P sinistrocardiale

❶
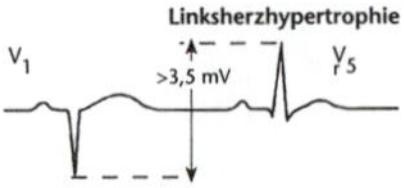

- ❷ **Rechtsherzhypertrophie**
  - Rechtstyp
  - R in $V_1 > 0{,}7$ mV
  - S in $V_1 < 0{,}03$ mV, R in $V_{5/6}$ klein
  - S in $V_{5/6}$ tief
  - Rechtsschenkelblock
  - präterminal neg. T in $V_{1/2}$
  - R in $V_1$ + S in $V_5 > 1{,}05$ mV
  - P dextrocardiale.

❷ 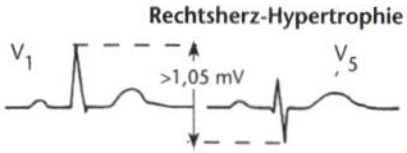


**QRS verbreitert (> 0,12 s)**

- ❸ **Linksschenkelblock** (LSB)
  - *inkomplett:* QRS-Zeit ≤ 0,12 s
  - *komplett:* QRS-Zeit > 0,12 s, deformierter QRS-Komplex in I, II, aVL, $V_{5/6}$, ST-Senkung mit präterminal neg. T in I, II, aVL, $V_5$ und $V_6$. Achtung: Endstreckenbeurteilung und Infarktdiagnose kaum möglich!
  - linksanteriorer *Hemiblock (LAHB):* überdrehter Linkstyp, S-Zacken in $V_2$–$V_6$, kleine Q-Zacken, in $V_2$–$V_4$, evtl. ST-Senkung in $V_{5/6}$
  - linksposteriorer *Hemiblock (LPHB):* überdrehter Rechtstyp, selten

❸ 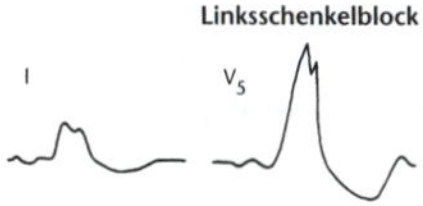


- ❹ **Rechtsschenkelblock (RSB)**
  - *inkomplett:* QRS-Zeit < 0,12 s, doppelgipfliges R (RSR'-Form) in $V_1$ und aVR
  - *komplett:* QRS > 0,12 s, QR-Zeit > 0,08 s (oberer Umschlagspunkt), M-förmig deformierter QRS-Komplex v.a. in $V_1$ und aVR

❹ 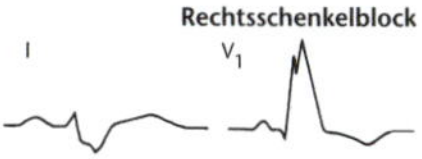


- **linksant. Hemiblock + Rechtsschenkelblock:** überdrehter Linkstyp + Zeichen des RSB. Häufigster bifaszikulärer Block
- **QRS-Knotung** ( „unglatte" Kammerkomplexe) ohne Verlängerung: intraventrikuläre Erregungsausbreitungsstörung ohne typisches Schenkelblockmuster

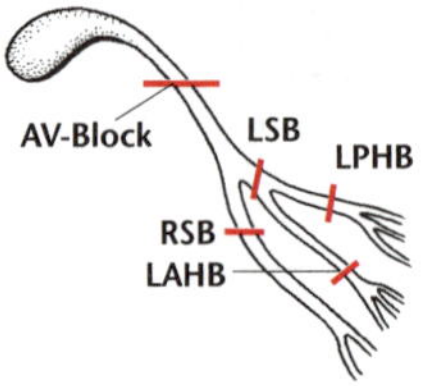


- ❶ **SIQIII-Typ:** z.B. Lungenembolie, akutes Cor pulmonale.

❶
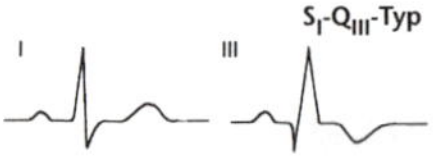


## Erregungsrückbildungsstörungen

- ST-Streckensenkung:
  - *aszendierend:* unspezifisch ❷
  - *konvexbogig: z. B. bei Linkshypertrophie in I, aVL, $V_{5/6}$;* bei Rechtshypertrophie in III, aVR, $V_{1/2}$; bei Linksschenkelblock zusätzlich QRS-Verbreiterung und T-Negativierung

❷
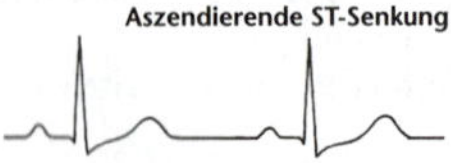


  - *muldenförmig:* z. B. Digitaliswirkung ❸, zusätzlich QT-Verkürzung, PQ verlängert, präterminal negatives T, evtl. kleine U-Welle,

❸
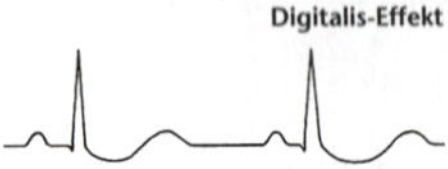


  - *deszendierend* ❹, z. B. Koronarinsuffizienz
- **ST-Streckenhebung:** nicht pathol. Hebungen in $V_2$–$V_4$ bei vagotonen Jugendlichen möglich! Myokardinfarkt (▶ Kap. 7.2.2)

❹
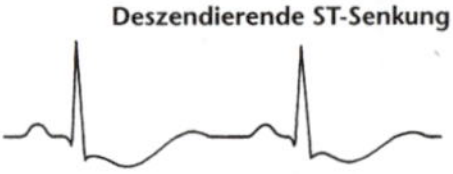


  - *Herzwandaneurysma:* monatelange Persistenz des II. Infarktstadiums ❺

❺
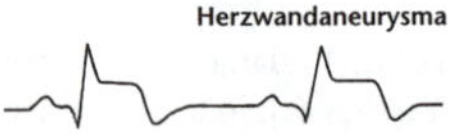


❻
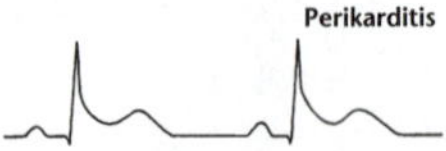

- *Lungenembolie* (▶ Kap. 8.4): $S_IQ_{III}$-Typ, inkompletter RSB, S bis $V_6$
- *Perikarditis:* konvexbogige ST-Hebung in allen Ableitungen, Fehlen infarkttypischer Veränderungen wie R-Verlust, pathol. Q; bei Perikarderguss Niedervoltage (❼) möglich.

❼
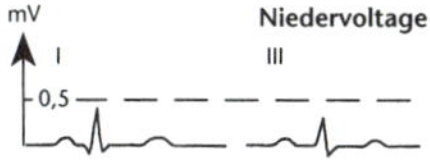


### Veränderungen der T-Welle

Normal negativ in aVR und $V_1$, bis etwa zum 30. Lj. auch in $V_2$.

- **„hohes" T**: Vagotonie → Sinusbradykardie, abgeflachte, mäßig verbreiterte P-Welle, aszendierende, leicht gehobene ST-Strecke; hohe, spitze T-Wellen v.a. linkspräkordial und in den Extremitätenableitungen; AV-Block I.°; I. Phase des Herzinfarktes („Erstickungs-T"), Hyperkaliämie (QT-Verkürzung; spitze, hohe T-Welle)
- **T-Abflachung**: Hypokaliämie (QT-Verlängerung, U-Welle, in schweren Fällen Verschmelzung von T- und U-Welle), Myokarditis, KHK, beginnende Linksherzhypertrophie
- **präterminal neg. T**: normal in III, bei Jugendl. auch in $V_3$ und $V_4$. Pathol.: Linksherzhypertrophie, KHK, Digitalis, Perikarditis
- **terminal neg. T**: sog. Außenschicht-Ischämie (nichttransmuraler Infarkt), Peri-, Myokarditis, Intoxikation, rheumatische oder neoplastische Infiltration.

### U-Welle

Der T-Welle folgende Potenzialschwankung.

- **hohe U-Welle**: Vagotonie, Bradykardie, „Sportlerherz", Hypokaliämie, Hyperthyreose, ZNS-Erkrankungen
- **negative, biphasische U-Welle**: stets pathologisch; bei Linksherzhypertrophie (bes. in I, $V_4$–$V_6$), Rechtsbelastung (bes. in II, III, $V_1$, $V_2$), KHK (oft gleichzeitig ST-Streckensenkung), nach Herzinfarkt, Lungenembolie, Schenkelblock, Extrasystolie.

## 7.4.1 Basismaßnahmen

7

- Wird ein kardialer Notfall gemeldet, grundsätzlich mitnehmen:
  - Notfallkoffer
  - EKG/Defibrillator
  - Beatmungsgerät mit Inhalationseinheit
  - Pulsoximeter
- Pat. beruhigen
- Lagerung: Oberkörper hochlagern, bei Bewusstlosigkeit stabile Seitenlage
- $O_2$-Gabe: 4–6 l/Min. über Nasensonde oder Gesichtsmaske
- RR und P engmaschig kontrollieren (kardiogener Schock?)
- EKG und Pulsoximeter anlegen
- Diagnostik der Rhythmusstörung, Anamnese erheben
- venösen Zugang legen: Offenhalten mit Ringer-Lösung oder NaCl 0,9%
- evtl. erweiterte EKG-Diagnostik mittels 12-Kanal-Ableitung nach Abschluss aller Basismaßnahmen.

Rhythmusstörungen werden präklinisch nur dann behandelt, wenn der Pat. symptomatisch ist: kardiogener Schock, Pulslosigkeit, Schwindel, Benommenheit, Bewusstlosigkeit, Synkope, kardiale Ischämie, Lungenödem, Myokardinfarkt, Angina Pectoris. Therapie nur unter permanenter EKG-Kontrolle durch NA!

## 7.4.2 Tachykarde Herzrhythmusstörungen

### Prinzipien der Notfalltherapie von Tachykardien

! Präklinisch werden lediglich hämodynamisch instabile Tachykardien therapiert.
! Antiarrythmikagabe grundsätzlich nur durch NA.

- Substanzen müssen hochwirksam sein
- einfaches Therapiekonzept, das dennoch die verschiedenen Pathomechanismen berücksichtigt
- Möglichkeit der Fehlinterpretation des EKG sollte im Therapiekonzept enthalten sein
- DD supraventrikulär- ventrikulär ist mittels Oberflächen-EKG nicht immer möglich
- Isoptin® i.v. bei Kammertachykardien kann zu ausgeprägter Hypotension mit Degeneration der Kammertachykardie in Kammerflimmern führen
- bei V.a. WPW-Syndrom kein Isoptin®, Adrekar®, Digitalis!
- Gilurytmal® unterbricht monomorphe Kammertachykardien zu 60–90%, auch bei supraventrikulären Tachykardien und beim WPW mit Vorhofflimmern
- da sowohl elektrische Degeneration als auch hämodynamische Dekompensation jederzeit möglich ist, Voraussetzungen für eine unmittelbare externe Elektrotherapie bereithalten.

Pragmatische Differenzierungskriterien: hämodynamisch stabil – hämodynamisch instabil, breite – schmale Kammerkomplexe; genaue Diagnose tachykarder Herzrhythmusstörungen im Einzelfall schwierig, bedarf Erfahrung, bei breiten Kammerkomplexen liegen in ca. 85% ventrikuläre Rhythmusstörungen vor.

### Vorgehen bei hämodynamisch stabilen Tachykardien

- Domäne der medikamentösen antiarrythmischen Therapie
- Vorgehen nach Stufenplan (angelehnt an Jung, Lüderitz [1998]: Empfehlungen für die präklinische Notfallmedizin, Akuttherapie tachykarder Rhythmusstörungen).

! Adrekar® nicht bei Asthma bronchiale: Es wirkt bronchospastisch.
! Cave bei der Kombination von Isoptin® und β-Blockern: Gefahr ausgeprägter Bradykardien bis hin zur Asystolie: mind. 30 Min. Abstand zwischen den Gaben! Bradykardien auch bei Patienten mit oraler β-Blocker-Dauermedikation unter parenteraler Applikation von Isoptin® beschrieben.

### Vorgehen bei hämodynamisch instabilen Tachykardien

Klinische Symptome (in ursächlichem Zusammenhang mit der Tachykardie und dem instabilem Zustand des Pat. stehend): Angina Pectoris, Dyspnoe, eingeschränktes Bewusstsein, Schock, Stauungslunge, dekomp. Herzinsuffizienz, Herzinfarkt.

- Sofortige Kardioversion (▶ Kap. 4.4.7) angezeigt, evtl. nach kurzem Antiarrythmikaversuch

- Anhalt für die Energieauswahl zur synchronisierten Kardioversion bzw. Defibrillation: paroxysmale supraventrikuläre Tachykardien und Vorhofflattern: 50.100 Joule, monomorphe Kammertachykardien: 100 Joule, polymorphe Kammertachykardien, wie Kammerflimmern: 200–300–360 Joule
- bei Bedarf Prämedikation z. B. mit Diazepam-Lipuro® 5–10 mg, Fentanyl® 0,05–0,1 mg
- bereitstehen müssen: Pulsoximeter, Absaugpumpe, i.v. Zugang, Infusionsbesteck.

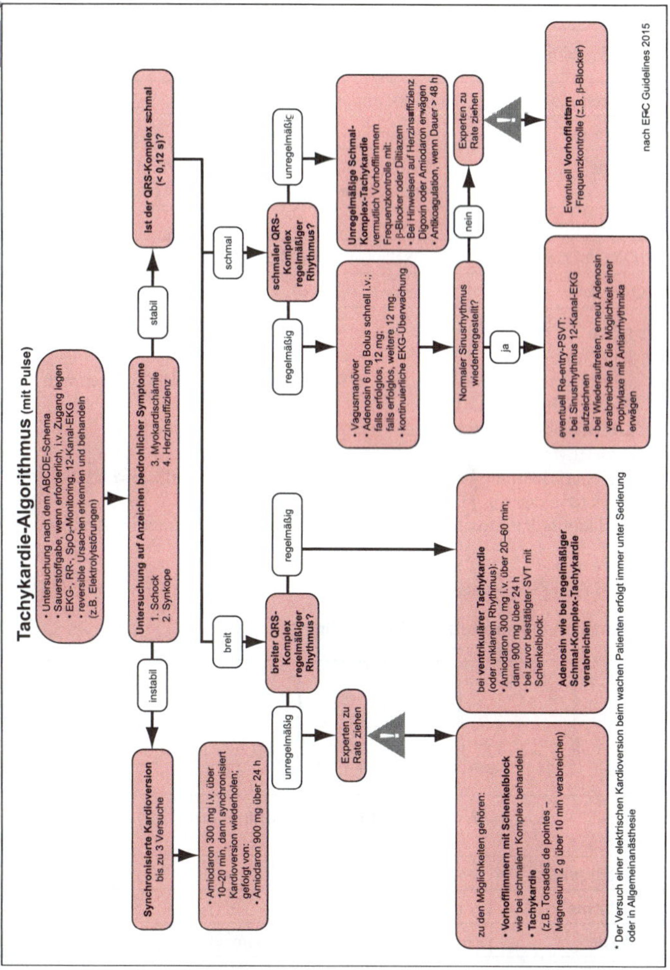

## DD-supraventrikuläre tachykarde Herzrhythmusstörungen

### Sinustachykardie

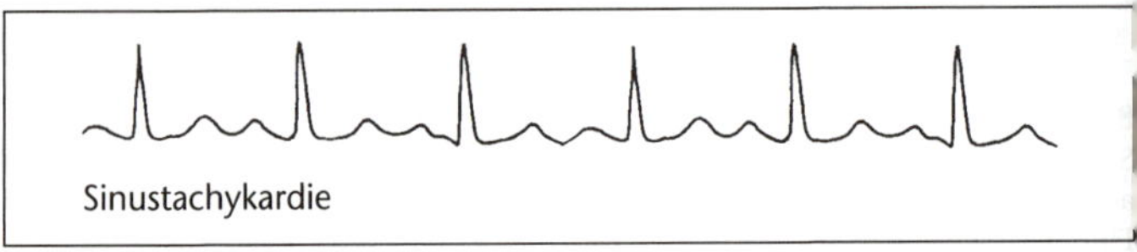


Abb. 7.05 Sinustachykardie

| | |
|---|---|
| **Herzfrequenz** | > 100/Min. |
| **Rhythmus** | regelmäßig |
| **P-Welle** | positive P-Welle in II, III, aVF, evtl. in der T-Welle des vorangegangenen Komplexes verborgen |
| **QRS-Komplex** | schmal |
| **P/QRS-Beziehung** | P-Welle vor jedem QRS-Komplex |
| **PQ-Zeit** | normal (< 0,2 Sek.) |

Ursachen
- Sauerstoffmangel
- Schock verschiedener Ursachen, z. B. kardiogener Schock, Volumenmangel
- Fieber, Schmerzzustände
- Koffein- oder Nikotingenuss
- Hyperthyreose
- Begleiterscheinung bei Erkrankungen, wie z. B. Herzinsuffizienz, Lungenembolie, Myokarditis, Myokardinfarkt, KHK
- Medikamentenintoxikation, z. B. α- oder β-Sympathomimetika, Atropin.

Therapie s. o.
- Wenn möglich, kausal!

### Tachyarrhythmia absoluta bei Vorhofflimmern

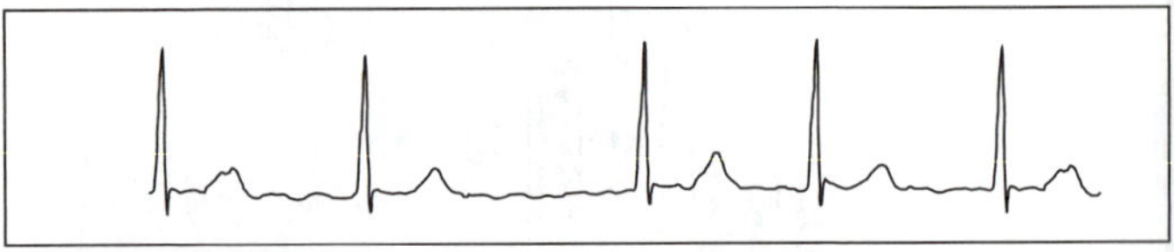

Abb. 7.06 Tachyarrhythmia absoluta bei Vorhofflimmern

| | |
|---|---|
| **Herzfrequenz** | > 100/Min. |
| **Rhythmus** | unregelmäßig |
| **P-Welle** | keine P-Welle sichtbar, unregelmäßige Flimmerwellen |

| | |
|---|---|
| **QRS-Komplex** | schmal |
| **P/QRS-Beziehung** | unregelmäßige, von Vorhofimpulsen unabhängige ventrikuläre Erregung |
| **PQ-Zeit** | keine messbar |

### Bedeutung

Supraventrikuläre Arrhythmieform, die anfallsweise (paroxysmal) oder chronisch auftritt. Ausschlaggebend für die Diagnose ist der unregelmäßige RR-Abstand. Durch die lange Refraktärzeit des AV-Knotens wird nur ein kleiner Teil der Vorhoferregungen auf die Ventrikel übergeleitet → unregelmäßiger Kammerrhythmus.

### Ursachen

- Arterielle Hypertonie
- rheumatische Herzerkrankung, Mitralklappenfehler
- koronare Herzkrankheit.

### Therapie s. o.

! Bei symptomatischem TAA NA erforderlich.

## AV-Knoten-(Reentry)-Tachykardie

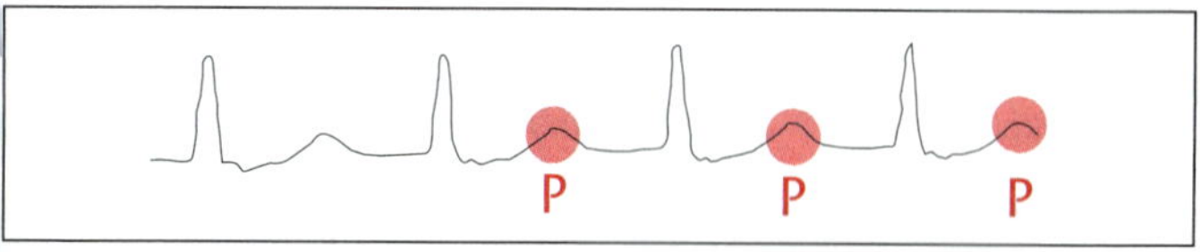


Abb. 7.07 AV-Knoten-(Reentry)-Tachykardie

| | |
|---|---|
| **Herzfrequenz** | meist zwischen 160 und 220/Min. |
| **Rhythmus** | regelmäßig |
| **P-Welle** | negativ oder gar nicht sichtbar, evtl. negativ in der ST-Strecke |
| **QRS-Komplex** | schmal |
| **P/QRS-Beziehung** | P-Welle evtl. negativ oder im QRS-Komplex verborgen |
| **PQ-Zeit** | wenn P-Welle negativ: normal, ansonsten nicht messbar |

### Bedeutung

Regelmäßig, plötzlich beginnende und endende Tachykardie. Häufigkeit 60–70% aller suprarentrikalären Tachykardien. 70% der Pat. sind Frauen (Altershöhepunkt 30.-40. Lj.).

### Ursachen

- Duale AV-Leitungseigenschaften

### Therapie s. o.

! Bei symptomatischem Patienten NA erforderlich.

## Vorhoftachykardie

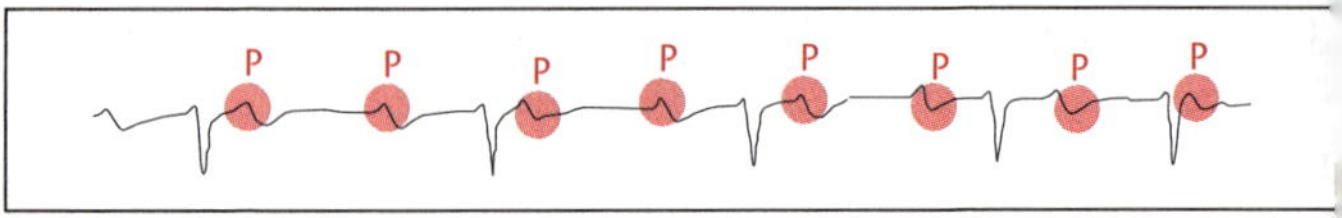


Abb. 7.08 Atriale Tachykardie mit 2 : 1 Block

| | |
|---|---|
| **Herzfrequenz** | 160–220/Min. |
| **Rhythmus** | regelmäßig |
| **P-Welle** | P-Wellen in Abhängigkeit von der Lokalisation des Fokus |
| **QRS-Komplex** | normal |
| **P/QRS-Beziehung** | evtl. höhergradige Blockierung, z. B. 2 : 1, 3 : 1, 4 : 1-Block |
| **PQ-Zeit** | häufig normal |

### Bedeutung

Ausbildung eines ektopen Fokus im Vorhof mit sehr hoher Entladungsfrequenz. Durch die hohe Depolarisationsfrequenz befindet sich der AV-Knoten in einer Phase der relativen Refraktarität, was eine erhöhte PQ-Zeit oder eine regelmäßige Blockierung zur Folge hat.

### Ursachen

- Herzerkrankungen, z. B. Myokardinfarkt, Myokarditis, dilatative Kardiomyopathie, Cor pulmonale
- herzgesunde Patienten (selten)
- Medikamentenintoxikation, z. B. Digitalis.

### Therapie s. o.

! Bei symptomatischem Pat. NA erforderlich

## Supraventrikuläre Extrasystolie

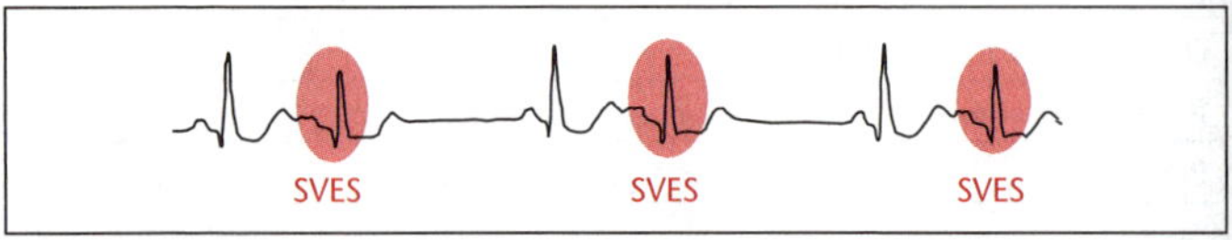


Abb. 7.09 Supraventrikuläre Extrasystolie als Bigeminus

| | |
|---|---|
| **Herzfrequenz** | normal, zwischen 60–100/Min. |
| **Rhythmus** | bei Auftreten der SVES unregelmäßig |
| **P-Welle** | vor den SVES leicht deformiert oder normal |
| **QRS-Komplex** | normal |
| **P/QRS-Beziehung** | P-Welle vor jedem QRS-Komplex |
| **PQ-Zeit** | normal |

### Bedeutung

Supraventrikuläre Extrasystolen (SVES) entstehen oberhalb des His-Bündels. SVES haben selten eine hämodynamische Auswirkung, wie z. B. vermindertes HZV, sie führen zwar zu einer vorzeitigen, aber durchaus effektiven Herzkontraktion.

### Ursachen

- Körperliche oder emotionale Belastung
- Koffein- oder Nikotinabusus.

### Therapie

- NA i. d. R. nicht erforderlich
- keine weitere spezifische Therapie notwendig, ggf. 5 mg Beloc® i.v.

## Vorhofflattern

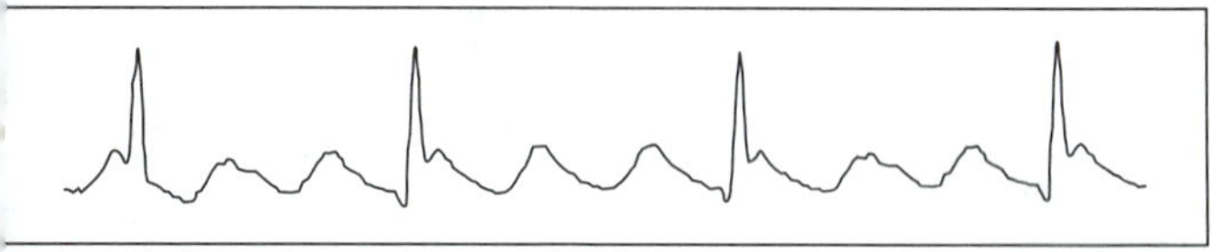

Abb. 7.10 Vorhofflattern

| | |
|---|---|
| **Herzfrequenz** | Vorhoffrequenz zwischen 250 und 350/Min., Kammerfrequenz normalerweise zwischen 120 und 180/Min. |
| **Rhythmus** | regelmäßig |
| **P-Welle** | keine; bei rechtsatrialem Vorhofflattern auffälliges Sägezahnmuster der Flatterwellen besonders gut in II, III, aVF sichtbar |
| **QRS-Komplex** | normal |
| **P/QRS-Beziehung** | je nach Kammerfrequenz zwei oder mehr Flatterwellen vor jedem QRS-Komplex |
| **PQ-Zeit** | keine |

### Bedeutung

Hohe Depolarisationsfrequenz der Vorhöfe zwischen 250 und 350/Min. Es sind keine P-Wellen abgrenzbar, dafür sind typische *Sägezahnkonfigurationen* (gleichförmige Flatterwellen) sichtbar. Ein Überleitungsverhältnis von 1 : 1 ist sehr selten, häufig ist eine Überleitungsblockierung ≥ 2 : 1 vorhanden.

### Ursachen

- Organische Herzerkrankungen
- Hyperthyreose
- Medikamentenintoxikation, z. B. Digitalis (selten!).

### Therapie s. o.

! Bei symptomatischen Pat. NA erforderlich.

- Bei Versagen der medikamentösen Therapie: Narkoseeinleitung und Kardioversion, beginnend mit 50–100 J.

## DD-ventrikuläre tachykarde Herzrhythmusstörungen

### Ventrikuläre Tachykardie

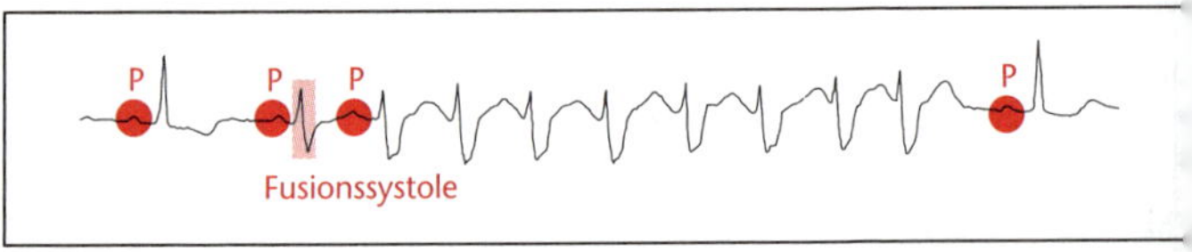


Abb. 7.11 Nicht anhaltende Kammertachykardie. Zu Beginn der Tachykardie Fusionssystole

| | |
|---|---|
| **Herzfrequenz** | zwischen 140 und 200/Min. |
| **Rhythmus** | regelmäßig |
| **P-Welle** | keine |
| **QRS-Komplex** | breit (> 0,12 Sek.) und deformiert |
| **P/QRS-Beziehung** | keine |
| **PQ-Zeit** | keine |

**Bedeutung**

Schnelle, meist regelmäßige Erregungsbildung in einem Fokus (monotope ventrikuläre Tachykardie) oder mehreren Foki (polytope ventrikuläre Tachykardie). Die QRS-Komplexe sind breit (> 0,12 Sek.) und schenkelblockartig deformiert.

**Ursachen**

- Organische Herzerkrankung, z. B. Myokardinfarkt, ischämische oder dilatative Kardiomyopathie, Herzklappenfehler
- angeborene Veränderungen der QT-Zeit (Long-QT-Syndrom)
- metabolisch bedingte Verlängerung der QT-Zeit, z. B. Hypoxie, Azidose, Hypokaliämie
- medikamentöse Verlängerung der Repolarisation (T-Welle), z. B. durch Chinidin, Procainamid, Phenothiazine, trizyklische Antidepressiva
- erhöhter Sympathikotonus bei Herzgesunden (sehr selten!).

7

**Therapie s. o.**

! NA immer erforderlich.

- Bei Erfolglosigkeit der medikamentösen Therapie: Narkoseeinleitung und anschließende Kardioversion, beginnend mit 100–200 J
- bei Pulslosigkeit: sofortige Reanimation und Defibrillation (▶ Kap. 6.2).

### Torsade de pointes

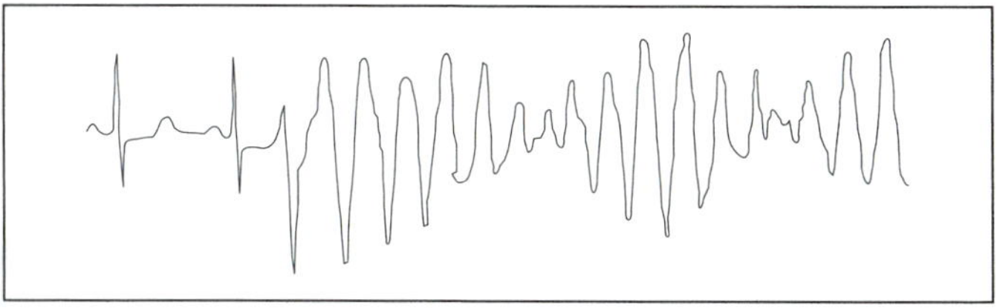

Abb. 7.12 Torsade-de-pointes-Tachykardie

| | |
|---|---|
| **Herzfrequenz** | 150–200/Min. |
| **Rhythmus** | regelmäßig |
| **P-Welle** | keine |
| **QRS-Komplex** | breit (> 0,12 Sek.) und deformiert, schraubenartiges An- und Abschwellen der QRS-Amplitude |
| **P/QRS-Beziehung** | keine |
| **PQ-Zeit** | keine |

#### Bedeutung

Ventrikuläre Tachykardie, ausgelöst durch einen Einfall einer VES in die T-Welle (R-auf-T-Phänomen). Periodisches An- und Abschwellen der Amplitude ist Anzeichen einer kontinuierlichen Rotation der QRS-Achsen. Übergang ins Kammerflimmern leicht möglich.

#### Ursachen

- R-auf-T-Phänomen
- organische Herzerkrankungen, z. B. Myokarditiden, Mitralklappenprolaps, KHK
- Long-QT-Syndrom
- Hypokaliämie
- Medikamente, die eine Verlängerung der Repolarisation (T-Welle) bewirken.



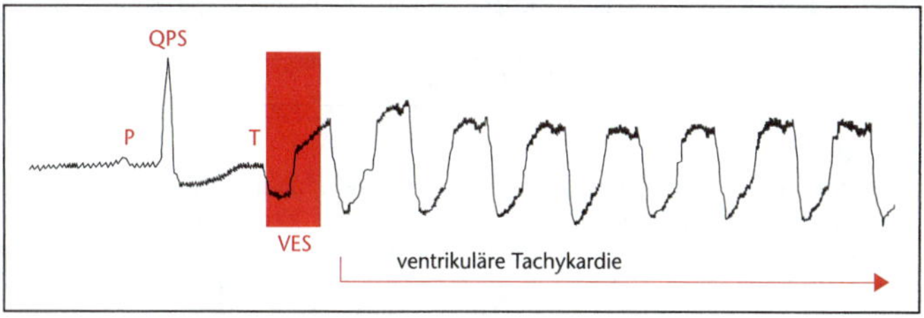


Abb. 7.13 R-auf-T-Phänomen

### Therapie

! NA immer erforderlich.

- Bei Pulslosigkeit: Sofortige Reanimation und Defibrillation (▶ Kap. 6.2)
- 2 g Magnorbin® i.v., 1 mg/kg KG Xylocain® i.v. ggf. Cordarex®
- bei Versagen der medikamentösen Therapie: Narkoseeinleitung und Kardioversion, beginnend mit 200 J.

## Ventrikuläre Extrasystolie

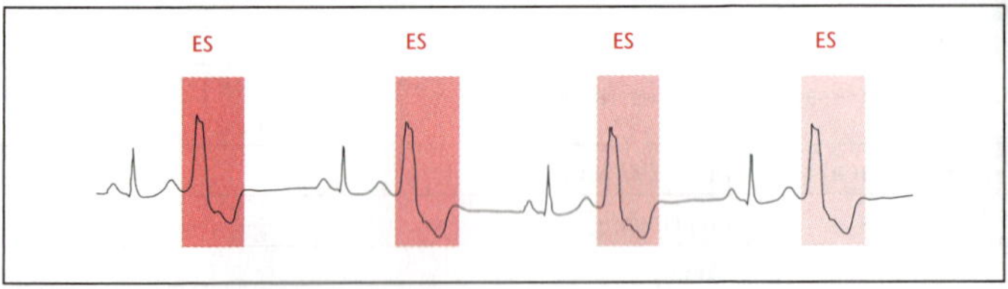


Abb. 7.14 Bigeminiforme monomorphe ventrikuläre Extrasystolie

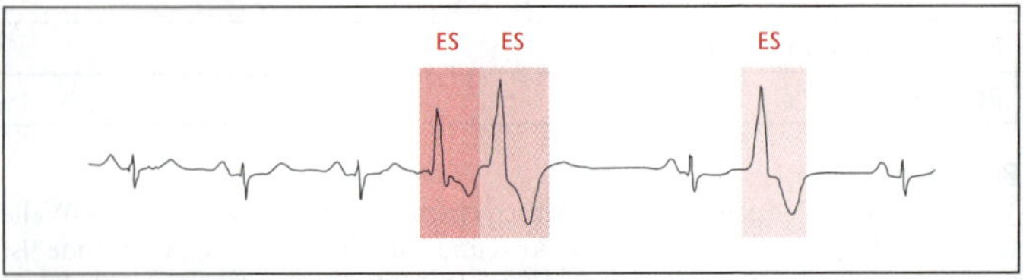


Abb. 7.15 Polymorphe ventrikuläre Extrasystolen

| | |
|---|---|
| **Herzfrequenz** | normalerweise zwischen 60 und 100/Min. |
| **Rhythmus** | unregelmäßig |
| **P-Welle** | vor jedem normalen QRS-Komplex, fehlt vor der ventrikulären Extrasystole |
| **QRS-Komplex** | QRS- Komplex ist breit (> 0,12 Sek.) und schenkelblockartige deformiert, evtl. folgt nach der VES eine kompensatorische Pause |
| **P/QRS-Beziehung** | P-Welle vor jedem normalen QRS-Komplex, P-Welle fehlt vor jeder VES |
| **PQ-Zeit** | wenn P vorhanden, normal |

### Bedeutung

Entstehungsort im oder unterhalb des His-Bündels, häufig in den Gebieten des Tawara-Purkinje-System oder im Ventrikelmyokard. Ventrikuläre Extrasystolen (VES), die den gleichen Ursprung haben, heißen monotope VES, solche, die aus verschiedenen Gebieten stammen, polytope VES. Der QRS-Komplex ist breit (> 0,12 Sek.) und schenkelblockartig deformiert. Wiedereintrittsmechanismen der Erregung kommen bei Bigeminus, Couplets oder Salven vor. Besonders gefährlich sind VES, die sehr früh, in die vulnerable Phase der Erregungsrückbildung (aufsteigender Teil der T-Welle) einfallen: „R-auf-T-Phänomen mit Gefahr tachykarder Rhythmusstörungen, z. B. ventrikuläre Tachykardie, Kammerflimmern."

**Ursachen**

- Organische Herzerkrankungen, z. B. Myokardinfarkt, KHK, dilatative oder hypertrophe Kardiomyopathie, Mitralklappenprolaps, Cor pulmonale
- psychovegetative Einflüsse
- körperliche Belastung
- Koffein- oder Nikotingenuss
- Elektrolytstörungen, z. B. Hypokaliämie
- Medikamente, z. B. Digitalis, Sympathomimetika, Katecholamine, Antiarrhythmika, trizyklische Antidepressiva.

**Therapie**

! NA nur bei symptomatischen VES erforderlich.
- 150–300 mg Cordarex®als Kurzinfusion i.v., evtl. bis zu 50 mg Gilurytmal® langsam unter EKG-Monitoring i.v.

## 7.4.3 Bradykarde Herzrhythmusstörungen

Bei allen Blockbilder und idioventrikulärem Rhythmus keine Medikamente verabreichen, die die AV-Überleitungszeit verlängern können, wie z. B. Digitalis, β-Blocker, Ca-Antagonisten, Lidocain.

**Sinusbradykardie**

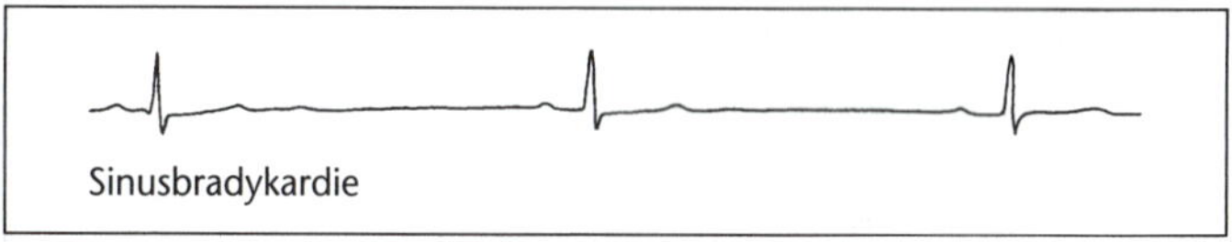


Abb. 7.17 Sinusbradykardie

| | |
|---|---|
| **Herzfrequenz** | < 60/Min. |
| **Rhythmus** | regelmäßig |
| **P-Welle** | positive P-Welle in II, III, aVF |
| **QRS-Komplex** | normal |
| **P/QRS-Beziehung** | P-Welle vor jedem QRS-Komplex |
| **PQ-Zeit** | < 0,2 Sek. |

**Bedeutung**

Verlangsamung der normalen Sinusknotenfunktion bei erhöhtem Vagotonus (Stimulation des Parasympathikus).

**Ursachen**

- Physiologische Vagotonie, z. B. bei Sportlern
- Stimulation des Vagus, z. B. bei Intubation, Erbrechen, Karotissinusmassage, Bulbusdruck

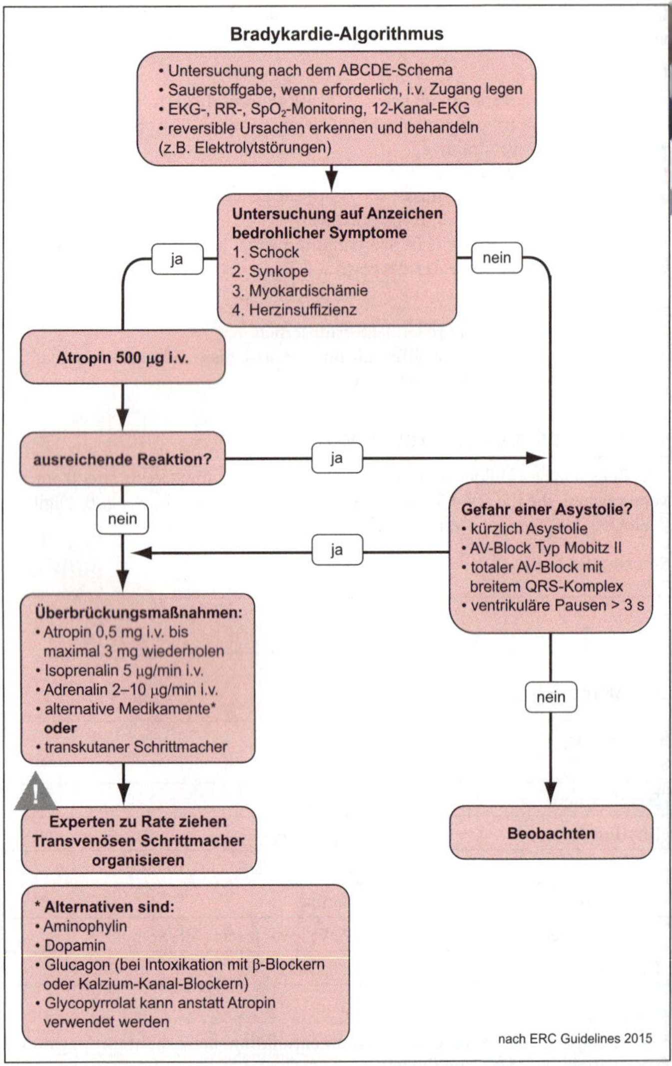


Abb. 7.16 Algorithmus zur Therapie bradykarder Herzrhythmusstörungen nach ERC

- Myokardinfarkt, z. B. Hinterwandinfarkt
- erhöhter Hirndruck
- Hypothyreose
- Medikamentenintoxikation, z. B. β-Blocker, Digitalis, Ca-Antagonisten, Antiarrhythmika.

### Therapie

! NA ist nur bei Zeichen einer kardialen Dekompensation erforderlich.
- 0,5–1 mg Atropin i.v., bei Erfolglosigkeit transkutane Schrittmachertherapie im Demand-Modus.

## Bradyarrhythmia absoluta bei Vorhofflimmern

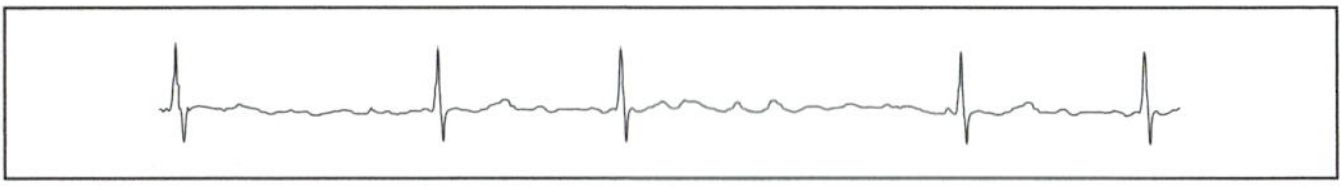

Abb. 7.18 Bradyarrhythmia absoluta bei Vorhofflimmern

| | |
|---|---|
| **Herzfrequenz** | Vorhoffrequenz 350–600/Min., Ventrikelfrequenz häufig < 60/Min. |
| **Rhythmus** | unregelmäßig |
| **P-Welle** | keine P-Welle sichtbar, unregelmäßige Flimmerwellen |
| **QRS-Komplex** | normal |
| **P/QRS-Beziehung** | unregelmäßige, von Vorhofimpulsen unabhängige, ventrikuläre Erregung |
| **PQ-Zeit** | keine messbar |

### Bedeutung

Supraventrikuläre Arrhythmieform, die anfallsweise (paroxysmal) oder chronisch auftritt. Ausschlaggebend für die Diagnose sind die Flimmerwellen. Durch die lange Refraktärzeit des AV-Knoten wird nur ein kleiner Teil der Vorhoferregungen auf die Ventrikel übergeleitet → unregelmäßiger Kammerrhythmus.

### Ursachen

- Rheumatische Herzerkrankung, Mitralklappenfehler
- koronare Herzkrankheit
- arterielle Hypertonie.

### Therapie

- Basismaßnahmen bei kardialen Notfällen (▶ Kap. 7.4.1).

! NA erforderlich.
- Bei Bradykardie: 0,5–1 mg Atropin i.v.

### AV-junktionaler Rhythmus

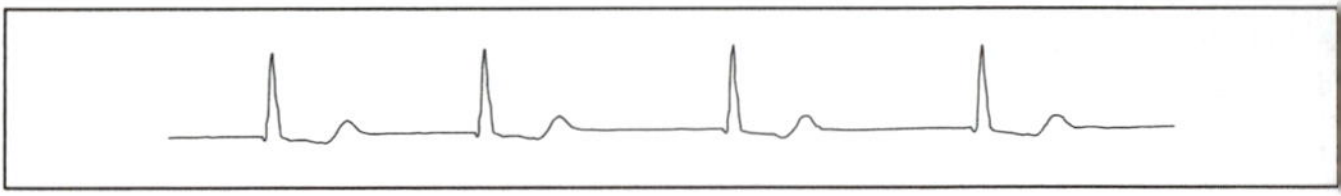

Abb. 7.19 AV-junktionaler Rhythmus

| | |
|---|---|
| **Herzfrequenz** | zwischen 40 und 60/Min. |
| **Rhythmus** | regelmäßig |
| **P-Welle** | negativ oder gar nicht sichtbar |
| **QRS-Komplex** | normal |
| **P/QRS-Beziehung** | P-Welle erscheint negativ oder im QRS-Komplex verborgen |
| **PQ-Zeit** | wenn P-Welle negativ: normal, ansonsten nicht messbar |

**Bedeutung**

Sinkt die Frequenz des Sinusknoten unter die Depolarisationsfrequenz des AV-Knotens, übernimmt dieser die Reizbildung. Der QRS-Komplex ist normal konfiguriert, die Erregung zu den Vorhöfen verläuft jedoch retrograd → negative bzw. verborgene P-Welle.

**Ursachen**

- Erhöhter Vagotonus, z. B. bei jungen Menschen, Sportlern
- Sinusknotendysfunktion
- Myokardinfarkt, z. B. Hinterwandinfarkt
- Medikamentenintoxikation, z. B. Digitalis.

**Therapie**

! NA nur bei Zeichen kardialer Dekompensation erforderlich.
- Bei Bradykardie: 0,5–1 mg Atropin i.v., wenn kein Erfolg, dann 0,5–1 mg Alupent® i.v.

### AV-Block I. Grades

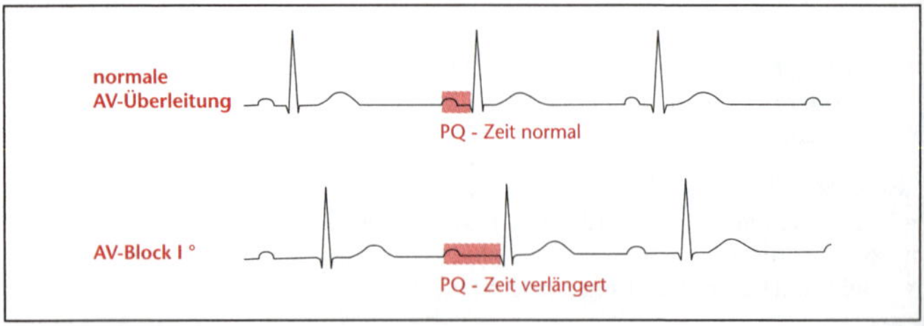


Abb. 7.20 AV-Block I. Grades

| | |
|---|---|
| **Herzfrequenz** | normal |
| **Rhythmus** | regelmäßig |
| **P-Welle** | vorhanden |
| **QRS-Komplex** | normal |
| **P/QRS-Beziehung** | P-Welle vor jedem QRS-Komplex |
| **PQ-Zeit** | verlängert (> 0,2 Sek.) |

**Bedeutung**
Überleitung jeder Vorhoferregung auf die Ventrikel bei herabgesetzter AV-Überleitungsgeschwindigkeit (> 0,2 Sek.).

**Ursachen**
- Erhöhter Vagotonus, z. B. bei jungen Sportlern
- degenerative Erkrankung des AV-Überleitungssystems, z. B. bei alten Menschen
- Myokarditis, Herzmuskelschädigung, Koronarinsuffizienz
- Medikamentenintoxikation, z. B. Digitalis, β-Blocker, Ca-Antagonisten.

**Therapie**
- Basismaßnahmen bei kardialen Notfällen (▶ Kap. 7.4.1)
- NA i. d. R. nicht erforderlich
- bei Bradykardie: 0,5–1 mg Atropin i.v., wenn kein Erfolg, dann 0,5–1 mg Alupent® i.v.

### AV-Block II. Grades Typ I (Wenckebach)

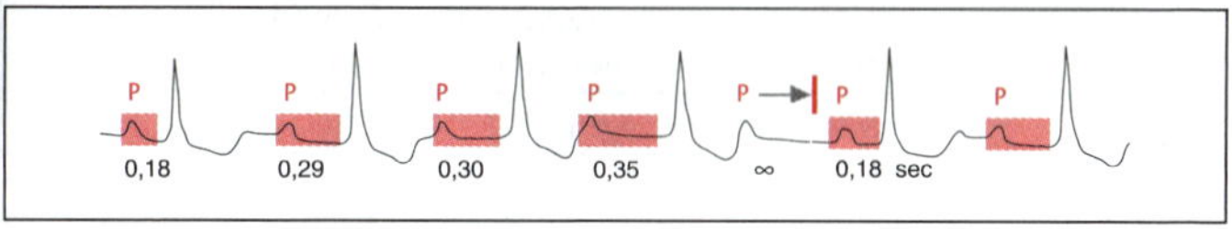


Abb. 7.21 AV-Block II. Grades Typ I

| | |
|---|---|
| **Herzfrequenz** | normal |
| **Rhythmus** | unregelmäßig |
| **P-Welle** | Eine vor jedem QRS-Komplex, bis auf den periodischen Ausfall einer Kammererregung |
| **QRS-Komplex** | periodischer Ausfall eines QRS-Komplexes |
| **P/QRS-Beziehung** | P-Welle vor jedem QRS-Komplex, so lange, bis Ausfall einer einzigen Überleitung |
| **PQ-Zeit** | zunehmende Verlängerung, bis schließlich eine Vorhoferregung nicht mehr übergeleitet wird |

**Bedeutung**
Periodische Zunahme der AV-Überleitungszeit, bis eine Vorhoferregung auf nicht erregbares Gewebe trifft.

### Ursachen
- Myokardinfarkt, KHK
- Herzmuskelschädigung
- Medikamentenintoxikation, z. B. Digitalis, β-Blocker, Ca-Antagonisten.

### Therapie
! NA bei Zeichen kardialer Dekompensation.
- 0,5–1 mg Atropin i.v., wenn kein Erfolg, dann 0,5–1 mg Alupent® i.v.
- transkutaner Schrittmacher im Demand-Modus bei Versagen der medikamentösen Therapie.

## AV-Block II. Grades Typ II (Mobitz)

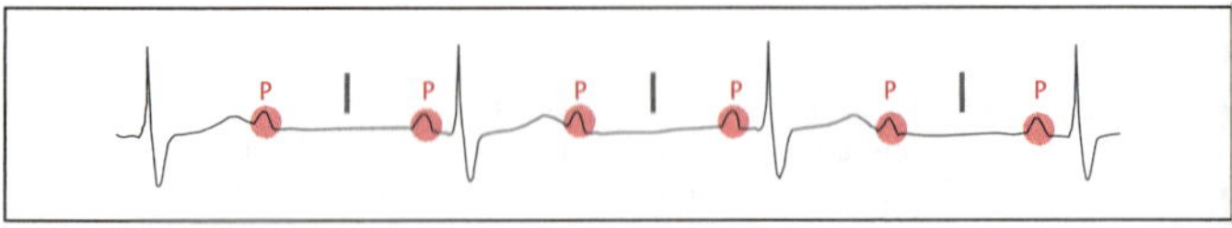


Abb. 7.22 AV-Block II. Grades Typ II mit einem 2 : 1-Blockierungsverhältnis

| | |
|---|---|
| **Herzfrequenz** | Vorhoffrequenz zwischen 60 und 100/Min., Kammerfrequenz langsamer |
| **Rhythmus** | regelmäßig |
| **P-Welle** | 2 oder mehr für jeden QRS-Komplex |
| **QRS-Komplex** | normal, evtl. verbreitert |
| **P-QRS-Beziehung** | 2 oder mehr nicht weitergeleitete Vorhoferregungen erscheinen als P-Welle ohne nachfolgenden QRS-Komplex |
| **PQ-Zeit** | Normal oder verzögert |

### Bedeutung
7
Eine oder mehrere Vorhoferregungen werden nicht über den AV-Knoten zur Kammer geleitet. Im EKG ist ein fixiertes Blockierungsverhältnis sichtbar: Werden von 2 Vorhoferregungen nur eine übergeleitet, so spricht man von einem 2 : 1-Block, bei 3 Erregungen und nur einer Überleitung von einem 3 : 1-Block. Schon bei einem 2 : 1-Block besteht eine erhebliche Gefährdung durch zerebrale Minderdurchblutung und Herzinsuffizienz. Häufig tritt ein intermittierender AV-Block III. Grades auf → Gefahr einer kardialen Synkope.

### Ursachen
- Myokardinfarkt (Ausdruck einer Septumbeteiligung)
- degenerative Erkrankung des Reizleitungssystems
- Medikamentenintoxikation, z. B. Digitalis, β-Blocker, Ca-Antagonisten.

### Therapie
! NA nachfordern, da jederzeit Übergang in AV-Block III.° bzw. Morgagni-Adams-Stokes-Anfall möglich.
- 0,5–1 mg Atropin i.v., wenn kein Erfolg dann 0,5–1 mg Alupent® i.v.

- transkutaner Schrittmacher im Demand-Modus bei Versagen der medikamentösen Therapie.

## AV-Block III. Grades (totaler AV-Block)

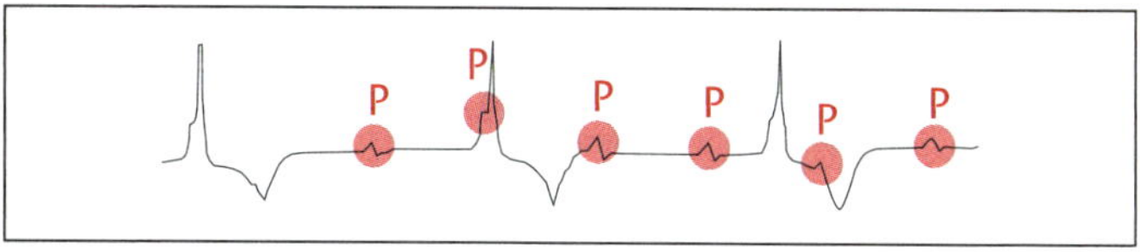


Abb. 7.23 AV-Block III. Grades

| | |
|---|---|
| **Herzfrequenz** | Vorhoffrequenz zwischen 60 und 100/Min., Kammerfrequenz häufig weniger als 60/Min. |
| **Rhythmus** | regelmäßig |
| **P-Welle** | erscheint regelmäßig |
| **QRS-Komplex** | normal, evtl. verbreitert (> 0,12 Sek.) |
| **P/QRS-Beziehung** | Vorhoferregung und QRS-Komplexe zeitlich unabhängig voneinander |
| **PQ-Zeit** | inkonstant |

### Bedeutung

Es liegt eine totale Unterbrechung mit kompletter Dissoziation von Vorhof- und Kammeraktion vor. Es besteht ein Kammerersatzrhythmus mit Frequenzen < 60/Min. Je tiefer der Ersatzrhythmus lokalisiert ist, desto niedriger ist seine Frequenz, desto breiter sind die QRS-Komplexe und desto instabiler ist der Rhythmus.

### Ursachen

- Myokardinfarkt (Ausdruck einer Septumbeteiligung)
- organische Herzerkrankung, z. B. Myokarditis, Herzvitien, Koronarinsuffizienz
- Medikamentenintoxikation, z. B. Digitalis, β-Blocker, Ca-Antagonisten.

### Therapie

! NA nachfordern, da der Patient hochgradig gefährdet ist, einen Morgagni-Adams-Stokes-Anfall zu bekommen.
- Bei kardialer Synkope mit Asystolie: sofortige Reanimation (▶ Kap. 6.2), evtl. präkordialer Faustschlag
- 0,5–1 mg Atropin i.v., wenn kein Erfolg, 0,5–1 mg Alupent® i.v.
- transkutaner Schrittmacher im Demand-Modus bei Versagen der medikamentösen Therapie.

## Idioventrikulärer Rhythmus

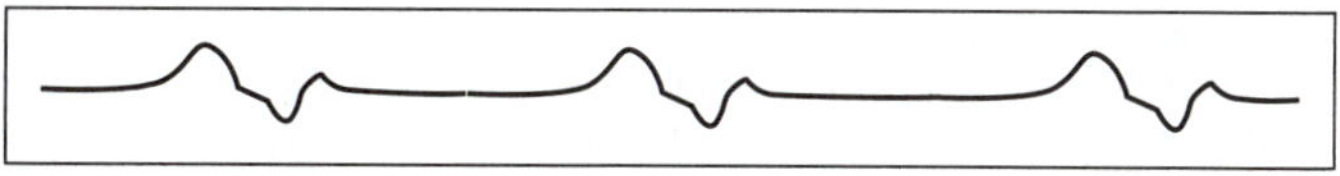

Abb. 7.24 Idioventrikulärer Rhythmus

| | |
|---|---|
| **Herzfrequenz** | 20–40/Min. |
| **Rhythmus** | häufig regelmäßig |
| **P-Welle** | keine |
| **QRS-Komplex** | stark verbreitert (> 0,12 Sek.) und deformiert |
| **P/QRS-Beziehung** | keine |
| **PQ-Zeit** | keine |

**Bedeutung**

Kammerersatzrhythmus mit geringer Frequenz.

**Ursachen**

- Myokardinfarkt
- Medikamentenintoxikation, z. B. Digitalis.

**Therapie**

- Basismaßnahmen bei kardialen Notfällen (▸ Kap. 7.4.1).

! NA immer nachfordern.

- Bei kardialer Synkope mit Pulslosigkeit: sofortige Reanimation (▸ Kap. 6.2), evtl. präkordialer Faustschlag
- 0,5–1 mg Atropin i.v.
- transkutaner Schrittmacher im Demand-Modus bei Versagen der medikamentösen Therapie.

## 7.4.4 Schrittmacherfehlfunktionen

In der Bundesrepublik Deutschland leben ca. 250.000 Menschen mit implantiertem Herzschrittmacher.

**Mögliche Ursachen einer Schrittmacherstörung**

- **Oversensing:** Muskelpotenziale können vom Schrittmacher als Herzaktion interpretiert werden, z. B. bei zu hoher Eingangsempfindlichkeit
- **Exitblock:** fehlende Reizbeantwortung des Myokards auf Schrittmacherimpulse, z. B. bei Elektrodendislokation, Batterieerschöpfung, Sondenbruch
- **schrittmacherinduzierte Re-entry-Tachykardie:** durch retrograde Kammer-Vorhofleitung. Keine Defibrillations- oder Kardioversionsversuche → Schrittmacher durch Auflegen eines starken Magneten auf festfrequenten Betrieb umschalten
- **elektromagnetische Störfelder:** z. B. durch elektrische Haushaltsgeräte, Mobiltelefone, Diebstahlsicherungen.

### Sehen, Fühlen, Riechen

- Sichtbare Operationsnarbe von 5–8 cm unterhalb der re. oder li. Klavikula
- tastbares Schrittmacheraggregat
- Zeichen einer kardialen Symptomatik: Morgagni-Adams-Stokes-Anfall, pektanginöse Beschwerden, evtl. Halsvenenstauung.

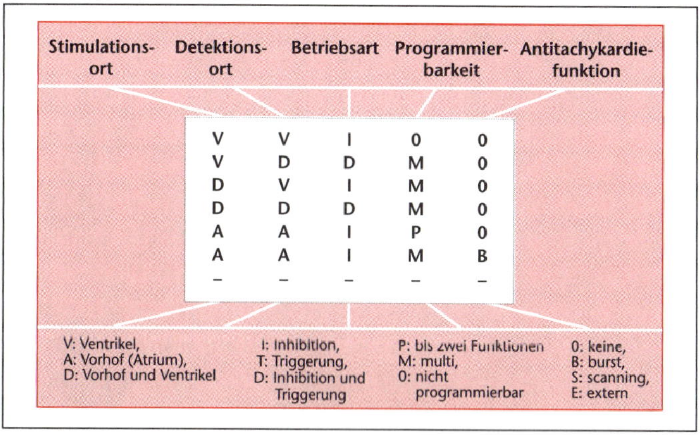


Abb. 7.25 Schrittmachercode [A 300]

## Untersuchen

- EKG: typische Schrittmacher-Spikes. Liegt die spontane Herzaktivität über der am Schrittmacher programmierten Demand-Frequenz, ist keine Aussage über eine Schrittmacherfunktion möglich
- evtl. RR ↓, P ↑ oder ↓.

## Basismaßnahmen

- Pat. beruhigen
- Lagerung: Oberkörper hoch, bei Bewusstlosigkeit stabile Seitenlage
- Basismonitoring (RR, P, EKG, $SpO_2$)
- $O_2$-Gabe: 4–6 l/Min.
- ! NA ist bei allen Schrittmacherfehlfunktionen erforderlich.
- Venösen Zugang legen, Offenhalten mit Ringer-Lösung oder NaCl 0,9%
- Schrittmacher-Pass nicht vergessen.

## Erweiterte Maßnahmen

- Magnettest: Durch Auflegen eines Magneten auf das Schrittmacheraggregat (Ausnahme Fa. Siemens-Pacesetter) wird der Schrittmacher auf Asynchron-Betrieb gestellt. → Stimulation unabhängig von den Herzeigenaktionen des Pat. Bei Batterie- oder Totalausfall sind keine Spikes im EKG erkennbar
- bei Bradykardie: 0,5–1 mg Atropin i.v. oder 0,5–1 mg Alupent® i.v.
- bei tachykarden Rhythmusstörungen (▶ Kap. 7.4.2)
- bei Versagen der medikamentösen Therapie: transkutane Schrittmachertherapie im Demand-Modus (▶ Kap. 6.6). Achtung: Spikes des Patientenschrittmachers können den transkutanen Schrittmacher im Demand-Modus unterdrücken → Komplikationen bis hin zur Asystolie. Magnet auflegen und Demand-Frequenz oberhalb der Festfrequenz einstellen.

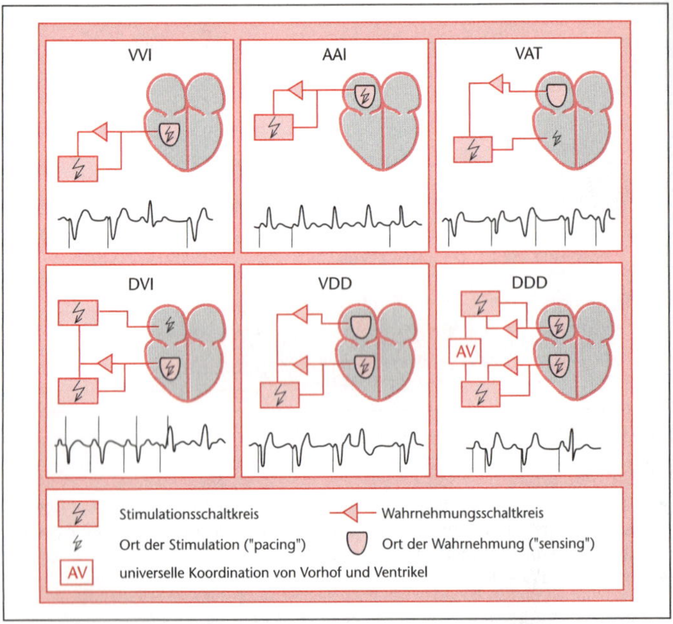


Abb. 7.26 Schrittmacher-Betriebsarten [A 300]

## Transport

- Möglichst in die implantierende Klinik, sonst in Klinik mit kardiologischer Abteilung. Sonderrechte und Voranmeldung nach Bedarf
- Während des Transports: kontinuierliches Monitoring (RR, P, EKG, $SpO_2$).

### Tipps & Tricks

- Schrittmacher-Ausweis ist wichtig für eine einwandfreie Überprüfung des Aggregats.
- Bei Defibrillation ist ein Abweichen der Defi-Paddle vom vermuteten Elektrodenverlauf erforderlich (Schädigung des Endokards durch hohe Defibrillationsströme).
- Leichenschau bei Schrittmacherträgern: kein „Null-Linien"-EKG möglich, da postmortale Schrittmacherimpulse geringe Depolarisationen des Herzmuskels auslösen. → Vor Todesfeststellung mindestens ein sicheres Todeszeichen abwarten, z. B. Leichenflecken (▶ Kap. 1.5.2).

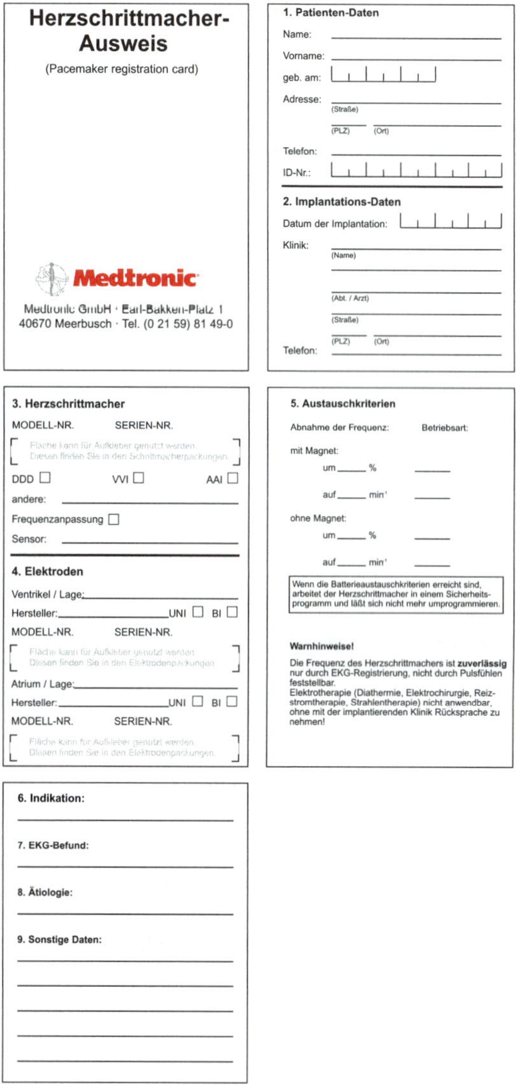

**Herzschrittmacher-Ausweis**

(Pacemaker registration card)

Medtronic

Medtronic GmbH · Earl-Bakken-Platz 1
40670 Meerbusch · Tel. (0 21 59) 81 49-0

**1. Patienten-Daten**

Name: ______

Vorname: ______

geb. am: ______

Adresse: ______ (Straße)

______ (PLZ) ______ (Ort)

Telefon: ______

ID-Nr.: ______

**2. Implantations-Daten**

Datum der Implantation: ______

Klinik: ______ (Name)

______ (Abt. / Arzt)

______ (Straße)

______ (PLZ) ______ (Ort)

Telefon: ______

**3. Herzschrittmacher**

MODELL-NR. SERIEN-NR.

Fläche kann für Aufkleber genutzt werden. Diesen finden Sie in den Schrittmacherpackungen.

DDD ☐ VVI ☐ AAI ☐

andere: ______

Frequenzanpassung ☐

Sensor: ______

**4. Elektroden**

Ventrikel / Lage: ______

Hersteller: ______ UNI ☐ BI ☐

MODELL-NR. SERIEN-NR.

Fläche kann für Aufkleber genutzt werden. Diesen finden Sie in den Elektrodenpackungen.

Atrium / Lage: ______

Hersteller: ______ UNI ☐ BI ☐

MODELL-NR. SERIEN-NR.

Fläche kann für Aufkleber genutzt werden. Diesen finden Sie in den Elektrodenpackungen.

**5. Austauschkriterien**

Abnahme der Frequenz: Betriebsart:

mit Magnet:

um ____ % ______

auf ____ min$^{-1}$ ______

ohne Magnet:

um ____ % ______

auf ____ min$^{-1}$ ______

Wenn die Batterieaustauschkriterien erreicht sind, arbeitet der Herzschrittmacher in einem Sicherheitsprogramm und läßt sich nicht mehr umprogrammieren.

**Warnhinweise!**

Die Frequenz des Herzschrittmachers ist **zuverlässig** nur durch EKG-Registrierung, nicht durch Pulsfühlen feststellbar.
Elektrotherapie (Diathermie, Elektrochirurgie, Reizstromtherapie, Strahlentherapie) nicht anwendbar, ohne mit der implantierenden Klinik Rücksprache zu nehmen!

**6. Indikation:** ______

**7. EKG-Befund:** ______

**8. Ätiologie:** ______

**9. Sonstige Daten:** ______

Abb. 7.27 Schrittmacher-Pass [V 170-1]

## 7.4.5 Der Patient mit implantiertem Defibrillator (AICD)

Ein AICD (Automatic implantable Cardioverter/Defibrillator) ist ein implantiertes Aggregat, welches über uni- oder bipolare intrakardiale Elektroden oder epikardiale Patches kontinuierlich ein EKG registriert und je nach eingestellten Parametern eine ventrikuläre Rhythmusstörung (ventrikuläre Tachkardie oder Kammerflimmern) durch antitachykardes Pacing (ATP) oder Schockabgabe terminiert. Die Rhythmusanalyse erfolgt nach mehrstufigen Kriterien, wie z. B. SVT-Diskriminierung, Morphologiediskriminierung, Intervallstabilität, Sudden-Onset und Template-Vergleich (Vergleich zuvor abgespeicherter Rhythmusereignisse). Alle AICD-Aggregate werden mit programmierbaren Schrittmacherfunktionen (z. B. DDD-R-Schrittmacher) und/oder Antibradykardie-Stimulation ausgeliefert. Implantationsort ist häufig unterhalb des linken Schlüsselbeins. Ältere Aggregate wurden häufig abdominell und mit epikardialen Patches implantiert.

### Begriffsdefinitionen

- Adäquate Schockabgabe: AICD-Auslösung nach Erkennen einer ventrikulären Rhythmusstörung
- inadäquate Schockabgabe: AICD-Auslösung ohne vorangegangene ventrikuläre Rhythmusstörung
- Electrical storm, ventricular storm, cluster shocks: Variable Beschreibung der wiederholten adäquaten AICD-Auslösung (> 2 Schocks in 15 Min., > 4 Schocks pro Stunde, > 7 Schocks in 24 h) → hoher unabhängiger Prädiktor für drohenden arrhythmogenen Tod
- Ghost shock: vom Pat. subjektiv wahrgenommenes (häufig nächtlich) Entladungsgefühl, welches beim ängstlich überlagerten AICD-Pat. vorkommen kann.

### AICD-Komplikationen

- **Inadäquate Therapieabgabe** (Schock oder ATP):
  - supraventrikuläre Rhythmusstörungen (Vorhofflimmern, Vorhofflattern, [paroxysmale] SVT)
  - AICD-Proarrhythmien (Rhythmusstörungen ausgelöst durch Niedrigenergie-Schockabgaben/ATP, z. B. Degeneration einer Tachykardie in Kammerflimmern)
  - Defekt an ICD und/oder Elektroden (Dislokation, Isolationsdefekt, Elektrodenbruch)
  - externe Interferenz, z. B. starke magnetische Felder (Kernspintomografie, Elektrokauter, Lithotripsie)
- **Ineffektive Therapie**: Erhöhung der Defibrillationsschwelle.

7

### Ursachen

- Neu aufgetretene oder Verschlechterung einer linksventrikulären Dysfunktion
- akute myokardiale Ischämie
- Hypokaliämie
- Hypomagnesiämie
- Hyperthyreoidismus
- Medikamenteneinflüsse:
  - proarrhythmische Effekte von Antiarrhythmika, z. B. Sotalol
  - Änderung der antiarrhythmischen Medikation
  - mangelnde Patientencompliance.

### Indikation zur Deaktivierung des AICD

! Deaktivierung nur durch, oder nach Rücksprache mit einem Kardiologen,
- Kreislaufstillstand, kardiopulmonale Reanimation
- rezidivierende inadäquate Schockabgaben
- AICD-Fehlfunktion.

## Basismaßnahmen

! NA nachfordern.
- Pat. beruhigen (Schockabgaben sind bei AICD-Trägern häufig mit sehr großer Angst verbunden)
- Lagerung: Oberkörper hochlagern
- Basismonitoring (RR, P, EKG, $SpO_2$) → kontinuierliches EKG-Monitoring, QRS-Ton anstellen
- $O_2$-Gabe: 6 l/Min. über Nasensonde oder Gesichtsmaske
- 12-Kanal-EKG → nach Schockabgabe kann es zu vorübergehenden (< 15–30 Min.) ST-Streckenveränderungen kommen.

## Erweiterte Maßnahmen

- Evtuell AICD mit starkem Ringmagneten deaktivieren (s. o.) und den Pat. über externe Patches defibrillieren
  - Ringmagnet über der linken oberen Begrenzung des Aggregats auflegen
  - z. B. CPI® Ventak: Nach 30 Sek. wird aus dem R-Zacken-synchronen Ton ein konstanter, hochfrequenter Ton – Magnet entfernen
  - Defi-Patches in a.-p.-Position anlegen um sofortige Defibrillation zu gewährleisten
- bei ventrikulärem Electrical Storm: 300 mg Cordarex® in 250 ml Glucose 5% als Kurzinfusion über 30 Min., evtl. 150 mg Cordarex® als Bolus vorweggeben
- evtl. Sedierung: 5–10 mg Diazepam-Lipuro® oder 2–3 mg Dormicum® i.v.

**Tipps & Tricks**

- Nicht bei jeder AICD-Auslösung muss zwangsläufig eine ventrikuläre Rhythmusstörung vorliegen; auch an tachykarde supraventrikuläre Rhythmusstörungen mit aberrierender Leitung denken, z. B. AV-Knoten-Reentry-Tachykardie, intermittierendes Vorhofflimmern, Vorhofflattern mit schneller Überleitung.
- Gelegentliche Schockabgaben zeigen eine stabile rhythmogene Situation und funktionierendes Aggregat.
- Es ist ungefährlich, den Pat. während einer AICD-Entladung zu berühren, evtl. kann ein leichtes, harmloses Kribbeln gefühlt werden.
- Nicht abwarten, bis das AICD-Aggregat bei ventrikulären Tachykardien oder Kammerflimmern einen Schock abgibt, sondern den Leitlinien entsprechend reanimieren und/oder defibrillieren (▶ Kap. 6.2).
- Bei epikardialen Patches kann eine höhere Energie zur Defibrillation notwendig sein → anterior-posteriore Defibrillation vorziehen.
- Unbedingt Schrittmacher/AICD-Ausweis in die behandelnde Klinik mitnehmen.

### 7.4.6 Der Patient mit Event-Recorder

Event-Rekorder (Loop-Recorder) sind kleine Aufzeichnungsgeräte, die das Oberflächen-EKG automatisch oder durch den Pat. initiiert aufzeichnen. Gold-Standard für die Diagnose von Patienten mit vorübergehenden kardialen Symptomen, die auf Herzrhythmusstörungen hindeuten könnten.

- Externe Geräte, z. B. Reynolds Cardio-Call®: leichtes (88 g) vom Patienten am Gürtel tragbares Gerät, welches über handelsübliche Klebeelektroden ein Oberflächen-EKG nach Aktivierung aufzeichnen kann (20 Min. bei 1-Kanal-, 10 Min. bei 2-Kanal-Betrieb). Ein thorakale Ableitung ist über geräteseitige Metall-Elektroden möglich.
- implantierbarer Ereignisrekorder (ILR), z. B. Medtronic Reveal® Plus: in Lokalanästhesie wird in einer kleinen subkutanen Tasche das Gerät (61 × 19 × 8 mm) implantiert. Speichert Events automatisch je nach Programmierung (Tachykardie, Bradykardie, Pause) und durch Auflage des Aktivierungsgeräts, welches vom Pat. immer mitzuführen ist. Das Gerät speichert auch die Zeit vor dem Ereignis/Aktivierung (je nach Programmierung bis zu 40 Min., Standard 6–10 Min.) Speicherkapazität: bis zu 42 Min.

**Indikationen**

- Unklare Synkopen
- prä-Synkopen
- episodisch auftretende Schwindelanfälle
- unklare Herzpalpitationen
- Krampfanfälle unklarer Genese.

**Tipps & Tricks**

- Transport in Klinik mit der Möglichkeit zur Auswertung des verwendeten Gerätes → kardiologische Abteilung.

## 7.5 Neurokardiogene Synkope, orthostatische Dysregulation

- **Neurokardiogene (vasovagale) Synkope**: verminderter venöser Rückfluss → HZV ↓ → reflektorische Sympathikusaktivierung → kardiale Hyperkontraktilität → Parasympathikusaktivierung → Vasodilatation, Bradykardie → kurzzeitige Synkope. Ursachen: z. B. emotionaler Stress, Schmerzen, Angst, Vagusreizung
- **orthostatische Synkope**: Versagen des vasokonstriktorischen Reflexes im Bereich der Beinvenen durch längeres Stehen.

### Sehen, Fühlen, Riechen

- Schwindel, „Schwarzwerden vor den Augen", besonders beim Aufstehen, Bücken
- evtl. neurokardiogene Synkope: kurzfristiger Bewusstseinsverlust infolge verminderter zerebraler Durchblutung
- Leistungs- und Antriebsschwäche, Müdigkeit
- Übelkeit, Erbrechen
- blasse, fahle Haut, evtl. Schweißausbruch

- kalte Hände, Füße (Zeichen der verminderten peripheren Durchblutung)
- evtl. kardiale Symptome: Herzklopfen, Herzschmerzen.

### Untersuchen

- RR < 100/60 mmHg
- HF ↔ bis ↓.

### Basismaßnahmen

- Lagerung: Beine erhöht lagern
- $O_2$-Gabe: 6–8 l/Min.
- Basismonitoring (RR, P, EKG, $SpO_2$)
- venösen Zugang legen: Wenn kardiale Ursachen ausgeschlossen werden können, initial 10 ml/kg KG Ringer-Lösung oder NaCl 0,9% i.v.

### Erweiterte Maßnahmen

- Zum Einsatz von Medikamenten:
  - Medikamente, z. B. Atropin, sind in den seltensten Fällen notwendig
- bei Bradykardie: 0,05–0,1 mg Atropin i.v., oder bei RR ↓ 1/2–1 Amp. Akrinor® langsam über 1–2 Min. i.v.

### Transport

- Auch bei Besserung der Symptome nach Volumengabe: Hochlagerung der Beine. Bei chronischer Hypotonie oder neurokardiogener Synkope sollte ein Transport auf Grund der schwierigen DD zu kardialen Synkopen (▶ Kap. 7.6) immer erfolgen
- in Klinik mit internistischer Abteilung. Keine Sonderrechte oder Voranmeldung erforderlich
- während des Transports: kontinuierliches Monitoring (RR und P alle 5–10 Min).

**Tipps & Tricks**

- Bei neurokardiogener Synkope erübrigt sich meist eine Therapie, da die wichtigste Maßnahme, nämlich der Übergang in die Horizontallage, während der Synkope spontan erfolgt. → Zusätzliches Hochlagern der Beine.
- Bei sehr dünnen Patientinnen evtl. an Anorexia nervosa denken. → Transport mit dem Ziel einer (meist) ersten psychologischen oder ärztlichen Betreuung.

## 7.6 Morgagni-Adams-Stokes-Anfall, kardiale Synkope

Durch akute Herzrhythmusstörung bedingte zerebrale Durchblutungsstörung mit nachfolgender Bewusstlosigkeit. Bei frühzeitiger Beendigung der Rhythmusstörung oder Einspringen eines Ersatzrhythmus, z. B. zwischen Beginn des totalen AV-Blocks und Einsetzen eines Kammerersatzrhythmus, kehrt das Bewusstsein meist innerhalb von 10–60 Sek. wieder.

| Tab. 7.09 DD Ursachen der kardialen Synkope | |
|---|---|
| **Asystolische Synkope** | • Sinusarrest<br>• AV-Block III: Grades<br>• Karotissinus-Syndrom |
| **Bradykarde Synkope** | • AV-Block II. Grades Typ II (2 : 1-, 3 : 1- oder 4 : 1-Block) bei Sinusbradykardie |
| **Tachykarde Synkope** | • Kammerflattern oder -flimmern<br>• Seltene Ursache: Vorhofflimmern mit Tachyarrhythmie, Vorhofflattern oder Vorhoftachykardie mit 1 : 1-Überleitung auf die Kammern<br>• Paroxysmale ventrikuläre Tachykardie |

Jeder Anfall kann tödlich enden!

Je nach Dauer der Asystolie zeigen sich folgende Symptome:

- 3–5 Sek.: Blässe, Schwindel, Schwarzwerden vor Augen
- 10–15 Sek.: Bewusstseinsverlust
- 20–30 Sek.: Krampfanfall
- 30–60 Sek.: Atemstillstand, Schnappatmung
- > 3 Min.: irreversible hypoxische Hirnschäden, Tod.

## Sehen, Fühlen, Riechen

- Schwarzwerden vor den Augen
- kurzzeitiger Bewusstseinsverlust
- evtl. Harn- oder Stuhlinkontinenz (kein Zungenbiss, DD Krampfanfall)
- meist sturzbedingte Verletzung
- *Fremdanamnese*: evtl. Pulslosigkeit, Atemstillstand, zerebraler Krampfanfall ohne typische Prodomi
- *Anamnese*: bek. Myokardischämie, AV-Blockierungen, wiederholte Synkopen unklarer Genese, Kardiomyopathie, Digitalis-Medikation (z. B. Lanitop®, Digimerck®).

## Untersuchen

- EKG: Rhythmusstörung, evtl. AV-Blockierung II. Grades Typ II oder III. Grades, evtl. beobachtete kurzzeitige Asystolie, evtl. Bradykardie
- während der kardialen Synkope weite Pupillen.

7

## Basismaßnahmen

! Ständige Reanimationsbereitschaft.

! NA nachfordern.

- Lagerung: Bewusstseinsklare Pat. mit erhöhtem Oberkörper lagern. Bei Kreislaufstillstand Rückenlage mit erhöhten Beinen
- bei beobachtetem Kreislaufstillstand sofortiger präkordialer Faustschlag, dann Reanimation (▶ Kap. 6)
- EKG anlegen und interpretieren (AV-Block III. Grades?). Nach Abschluss der weiteren Basismaßnahmen evtl. 12-Kanal-EKG ableiten (Myokardinfarkt?)
- $O_2$-Gabe: 4–6 l/Min. über Maske
- venösen Zugang legen: Offenhalten mit Ringer-Lösung i.v.
- Basismonitoring (RR, P, $SpO_2$)

- bei gesichertem AV-Block III. Grades: Schrittmacherelektroden vorbereiten bzw. anlegen, bei starken Bradykardien (< 40/Min.) evtl. 0,5–1 mg Atropin i.v. im Rahmen der Notkompetenz
- bei pulsloser ventrikulärer Tachykardie: sofortige Kardioversion mit 200, 200, 360 J (▶ Kap. 4.4.7).

### Erweiterte Maßnahmen

- Zum Einsatz von Medikamenten:
  - sofortiges Absetzen von Medikamenten, die die AV-Überleitungszeit verlängern, z. B. Digitalis, β-Blocker, Ca-Antagonisten, Antiarrhythmika, Lidocain
  - Alupent® ist auf Grund seiner langen Wirkdauer schlecht steuerbar
- bei Synkope: 0,5–1 mg Alupent® i.v., bei Versagen sofortige transkutane Schrittmachertherapie (▶ Kap. 4.4.8) im Demand-Modus durchführen
- bei Schwindel, Angina Pectoris, RR ↓, starker Bradykardie (< 40/Min.): 0,5–1–2 mg Atropin i.v., wenn kein Erfolg, 0,5–1 mg Alupent® i.v., bei Versagen der medikamentösen Therapie transkutane Schrittmachertherapie (▶ Kap. 4.4.8) im Demand-Modus durchführen
- bei fehlender Möglichkeit zur Schrittmacherbehandlung: 20 mg Alupent® in 500 ml Ringer-Lösung, dann 10–20 μg/Min.
- bei AV-Block II. Grades Typ II, AV-Block III. Grades sofortiger Einsatz von nicht-invasiven, transkutanen Schrittmachern im Demand-Modus
- bei wiederholten kardialen Synkopen: Narkoseeinleitung, Intubation und Beatmung.

### Transport

! Immer in NA-Begleitung in Klinik mit internistischer Intensivstation. Sonderrechte und Voranmeldung! Information an die aufnehmende Klinik über Schrittmachertherapie (Bereitstellung eines klinikinternen Geräts).

- Während des Transports: kontinuierliches Monitoring (RR und P alle 5 Min., EKG, $SpO_2$).

**Tipps & Tricks**

- Häufig kommt es kurz hintereinander zu Rezidiven → Reanimationsbereitschaft.
- Unterhalb einer Frequenz von 30/Min. reicht das HZV nicht aus, um eine ausreichende Organperfusion aufrecht zu halten. Bei vorgeschädigtem Myokard ist diese kritische Herzfrequenz zu höheren Werten verschoben.

## 7.7 Hypertensive Krise/hypertensiver Notfall

Hypertensive Krise: Anstieg des Blutdrucks auf Werte > 180/120 mmHg, meist bei bekannter Hypertonie. Keine Zeichen der hochdruckbedingten Endorganschädigung.

Hypertensiver Notfall: zusätzliche Organschädigung, z. B. Lungenödem, Angina pectoris, akuter Myokardinfarkt, Aortendissektion, Insult, intrazerebrale Blutung.

## Häufige Ursachen

- Essentielle Hypertonie (90% d.F.): Als begünstigende Faktoren gelten Adipositas, salzreiche Ernährung, Veranlagung
- renale Hypertonie: durch Nierenarterienverschluss, Nierentumoren
- endokrine Hypertonie: durch katecholaminproduzierende Tumoren der Nebenniere (Phäochromozytom), Cushing-Syndrom, Hyperthyreose
- Schwangerschaft (Gestose, HELLP-Syndrom).

**Tab. 7.10 DD Klassifikation der Hypertonie**

| | Systolischer Druck | Diastolischer Druck |
|---|---|---|
| **Normwert** | < 130 mmHg | < 85 mmHg |
| **Grenzwerthypertonie** | 130–139 mmHg | 85– 89 mmHg |
| **Milde Hypertonie** | 140–159 mmHg | 90– 99 mmHg |
| **Mittelschwere Hypertonie** | 160–179 mmHg | 100–109 mmHg |
| **Schwere Hypertonie** | 180–209 mmHg | 110–119 mmHg |
| **Sehr schwere Hypertonie** | ≥ 210 mmHg | ≥ 120 mmHg |

## Sehen, Fühlen, Riechen

- Kopfschmerzen, Schwindel, Sehstörungen („Flimmern vor den Augen“)
- Übelkeit, Erbrechen
- Bewusstseinsstörungen, neurologische Ausfälle (Paresen, Sprachstörungen), fokale oder generalisierte Krampfanfälle
- bei akutem Linksherzversagen: Dyspnoe, evtl. Zyanose
- evtl. Angina-pectoris-Anfall mit retrosternalen Schmerzen
- Nasenbluten (▶ Kap. 18.2)
- *Anamnese*: bek. arterielle Hypertonie → Einnahme von Antihypertensiva, z. B. β-Blocker, Diuretika, Ca-Antagonisten, ACE-Hemmer. Eventuell Schwangerschaft → Präeklampsie (▶ Kap. 15.2.3).

## Untersuchen

- RR > 180/120 mmHg, HF normal bis erhöht
- Auskultation: bei Linksherzversagen → Lungenödem mit feuchten Rasselgeräuschen.

## Basismaßnahmen

- Pat. beruhigen.

! NA nachfordern.

- Lagerung: Oberkörper erhöht, bei Bewusstlosigkeit stabile Seitenlage, bei Lungenödem sitzende Lagerung: Oberkörper hoch, Beine von der Trage hängen lassen
- Basismonitoring (RR, P, EKG, $SpO_2$), bei kardialen Symptomen, z. B. retrosternalem Schmerz, Lungenödem, frühzeitig an ein 12-Kanal-EKG denken
- $O_2$-Gabe: 4–6 l/Min., bei Lungenödem 6–8 l/Min. über Gesichtsmaske mit Reservoir

7

- venöser Zugang vor Blutdrucksenkung! Offenhalten mit Ringer-Lösung i.v.
- bei kardialen Ursachen: 2–3 Hübe Nitrolingual®-Spray s.l. (Nitrate sind für die Akuttherapie von Hochdruckkrisen nicht zugelassen!).

### Erweiterte Maßnahmen

- Zum Einsatz von Medikamenten:
  - häufig zu massive Blutdrucksenkung! Angestrebt werden sollte eine milde Hypertonie (160/100 mmHg) oder max. Senkung um 25% des Ausgangsdrucks. Beispiel: Ausgangsdruck $RR_{SYST}$ 210 mmHg, idealer $RR_{SYST}$ 180 mmHg
  - zu schnelle Gabe von Catapresan® verursacht initialen Blutdruckanstieg
  - Ebrantil® i.v. wirkt erst nach 5–15 Min.
  - bei Pat. mit zerebrovaskulären Erkrankungen kann eine zu massive Blutdrucksenkung zu Synkopen bis hin zu Krampfanfällen führen (Verschiebung der zerebralen Autoregulation). → Erst venösen Zugang legen, dann Antihypertonika geben!
- bei Unwirksamkeit von Nitraten 12,5–25 mg Ebrantil® i.v.
- bei Lungenödem: 20–40 mg Lasix® i.v. u. 2–3 Hübe Nitrolingual®-Spray s.l.
- bei Tachykardie: 5 mg Beloc® i.v.
- evtl. Sedierung: 2,5–5 mg Diazepam-Lipuro® i.v.

### Transport

! Immer in NA-Begleitung.

- Leichte Fälle, gut therapierbare Pat.: in Klinik mit internistischer Abteilung. Keine Sonderrechte oder Voranmeldung erforderlich
- schwere Fälle, therapierefraktäre Pat., neurologische Ausfallserscheinungen: in Klinik mit internistischer oder neurologischer Intensivstation
- während des Transports: kontinuierliches Monitoring (RR und Puls alle 5 Min., EKG, $SpO_2$).

## 7.8 Akutes Aortensyndrom

Dem akuten Aortensyndrom werden verschiedene Erkrankungen der intrathorakalen Aorta zugeordnet. Differenzialdiagnostisch ist bei einem akuten Thoraxschmerz das akute Aortensyndrom nach dem akuten Koronarsyndrom und vor der Lungenembolie eine der häufigsten akut lebensbedrohenden Erkrankung. Bei Personen um das 50 Lj. überwiegen die Aortendissektion und das intramurale Hämatom (IMH), während das penetrierende Aortenulkus (PAU) meist jenseits des 70. Lj. auftritt. Eine Differenzialdiagnose ist im Rettungsdienst praktisch nicht zu führen. Prävalenz 0,5–4 Fälle/100.000 Einwohner. Inzidenz 3 Fälle/100.000 Einwohner/Jahr. Todesfälle aufgrund einer Aortendissketion 4,5 Fälle/100.000 Einwohner/Jahr. Todesfälle aufgrund einer Aortenruptur 3,6 Fälle/100.000 Einwohner/Jahr.

**Aortendissektion**: Häufigste und prognostisch ungünstigste Variante des akuten Aortensyndroms bedingt durch eine Längsspaltung des Gefäßes mit Bildung eines falschen Lumens in der mittleren Wandschicht. Die Einrissstelle der Intima mit Durchtritt von Blut in die Aortenmedia (Entry) als Ursprungsort der Dissektion liegt meist in der Aorta ascendens (Typ A der Stanford-Klassifikation) und führt ohne sofortige Operation fast stets zur tödlichen Ruptur. Seltener sind Dissektionen

ohne Beteiligung der Aorta ascendens (Typ B) (Entry distal des Abganges der linken A. subclavia). In der Akutphase der Typ-B-Dissektion entwickeln sich bei effektiver medikamentöser Blutdrucksenkung häufig keine schwerwiegende Komplikationen, wie z. B. Aortenruptur, Perikardtamponade, schwere Aortenklappeninsuffizienz (Zerstörung des Klappenhalteapparates im Bereich der Aortenwurzel), Verschluss von Seitenästen der Aorta mit Infarkten oder Ischämie von Myokard, Hirn, Rückenmark, Mesenterium, Nieren oder Extremitäten. Letalität: 80% innerhalb der ersten 14 Tage nach Einsetzen der Symptomatik (ohne Therapie).
**Intramurales Hämatom (IMH)**: Durch akute Blutung aus rupturierten Vasa vasorum der Aortenmedia. Es zeigt keine Kommunikation mit dem wahren Lumen und kann sich über die gesamte Aorta erstrecken. Plötzlicher Beginn, heftigste Schmerzen („Apoplexie der Aorta“). Typische Komplikation: Aortenruptur (meist bei Lokalisation in der Aorta ascendens [Typ A]).
**Penetrierendes Aortenulkus (PAU)**: Plaqueruptur bei ausgeprägter Aortensklerose. Bei Arrosion von Vasa vasorum der Aortenmedia durch das zentrale Ulkus des Aortenplaques kann es zur schmerzhaften intramuralen Blutung kommen. Im Gegensatz zur IMH meist lokalisiert und selten zur Dissektion führend. Eine akute Symptomatik kann fehlen und nicht selten führt eine Bagatelltrauma zur letalen Aortenruptur. Prognostisch besonders ungünstig
**Aneurysma**: Ein Aneurysma verum ist eine Erweiterung aller Wandschichten der Aorta, die meist durch Aortensklerose bedingt ist. Symptome entstehen chronisch hauptsächlich durch Organkompression, wie z. B. Dysphagie, Lähmung des N. recurrens, obere Einflussstauung und akut meist durch gedeckte Perforation, selten durch akute Zunahme des Aortendurchmessers ohne Wandruptur. Aneurysma verum kann zur Entwicklung klassischer Dissektionen und IMH führen.

## Sehen, Fühlen, Riechen

- Reißender Schmerzcharakter, plötzlich beginnend (erreicht innerhalb von Sekunden bis Minuten seine maximale Intensität)
- zwei- oder mehrgipfliger Verlauf mit Verlagerung der Schmerzsymptomatik bei Propagation des Dissektates in der Aorta („wandernder Schmerz“)
- pulsierende Schmerzsymptomatik
- retrosternales Druckgefühl, evtl. in den Rücken ausstrahlend.

## Untersuchen

- Nach Ruptur: RR ⇊, P ⇈ (schwere Schocksymptomatik)
- evtl. Seitendifferenz $RR_{SYST}$ > 20 mmHg.

## Basismaßnahmen

! NA nachfordern. Bei weiteren Transportstrecken an einen RTH-Transport denken und frühzeitig alarmieren.
- Lagerung: leicht erhöhter Oberkörper, bei Schocksymptomatik mit angehobenen Beinen
- Pat. beruhigen
- $O_2$-Gabe: 6–8 l/Min. über Gesichtsmaske
- Basismonitoring (RR [initial beidseits], dann alle 2–5 Min., P, $SpO_2$, 12-Kanal-EKG)
- mehrere großlumige venöse Zugänge, Volumengabe anhand der Vitalparameter angepasst bis zu 40 ml/kg KG Ringer-Lösung als Druckinfusion

### Erweiterte Maßnahmen

- Analgesie: 5–10 mg Morphin i.v.
- Sedierung: 5–10 mg Diazepam-Lipuro® i.v.
- Senkung des Blutdrucks auf Werte $RR_{SYST}$ 100–120 mmHg: 5–10 mg Beloc® titrierend i.v. (1. Wahl). Bei Kontraindikationen gegenüber β-Blockern Gabe von Ca-Antagonisten, z. B. 5–10 mg Bayotensin®/Adalat® p.o., 5 mg Isoptin® i.v., ggf. Vasodilatantien, z. B. Nitrolingual® oder 12,5–25 mg Ebrantil® i.v. bei unzureichendem Effekt
- bei schwerer Schocksymptomatik oder respiratorischer Insuffizienz Intubation und Beatmung.

### Transport

! NA immer erforderlich

- Schonend, aber zügig transportieren (RTH-Transport)
- bei unklaren Befunden: aufnehmendes Zentrum sollte über CT- oder MR-Diagnostik verfügen, ggf. kardiologische Abteilung mit Möglichkeit zur transösophagealen Echokardiographie. Möglichkeit der Intensivbehandlung.
- bei Aortenrupturen: nächstgelegene Gefäß- oder Allgemeinchirurgie anfahren. Voranmeldung und Sonderrechte! Bei schwerer Schocksymptomatik: Kreuzblutabnahme und die Serum-/EDTA-Entnahme-Röhrchen in die Klinik vorbringen lassen
- während des Transports: kontinuierliches Monitoring (RR, P alle 2–5 Min. messen, $SpO_2$, EKG, beim intubierten Pat. evtl. auch $EtCO_2$).

**Tipps & Tricks**

- Auch an untypische Schmerzen denken!
- Insgesamt schwierige DD des akuten Aortensyndroms zum akuten Myokardinfarkt.
- Bei Aortenruptur entscheiden die schnelle Diagnose, Voranmeldung und schnellstmöglicher Transport über das Überleben des Pat. Keine unnötige Diagnostik am Einsatzort.

## 7.9 Akuter arterieller Verschluss

Akuter Verschluss einer Arterie, der durch Kollateralkreisläufe nicht oder nur unzureichend ausgeglichen werden kann. Folge ist eine mehr oder weniger ausgeprägte Ischämie des betroffenen Gewebes bis hin zur Nekrose.
In 10% der Fälle entstammen die Embolien aus atherosklerotischen Plaques der Bauchaorta oder der A. iliaca. In 20% der Fälle entstehen die Stenosen durch Thrombosen. Gefäßchirurgischer Notfall mit einer Letalität von 12–45%.

### Sehen, Fühlen, Riechen

**Die 6 Ps beim arteriellen Verschluss (nach Pratt)**

- Pain (Schmerz): plötzlicher, starker Schmerz
- Paleness (Blässe): zunächst blass marmorierte, später meist scharf begrenzte bläuliche Haut bei vollständigem Verschluss

- Paresthesia (Missempfindung): Taubheitsgefühl, Verminderung der Sensibilität, Kältegefühl
- Pulselessness (Pulslosigkeit): kein Puls distal der Verschlussstelle tastbar
- Paralysis (Bewegungsstörung)
- Prostration (Schock): Tritt besonders im Rahmen eines relativen Volumenmangels bei weit proximal gelegenen Verschlüssen, z. B. Aorta, Beckenstrombahn, auf.

## Untersuchen

Bei Schocksymptomatik: RR ↓, Puls ↑.

## Basismaßnahmen

- Lagerung: betroffene Extremität tieflagern (erhöhter Perfusionsdruck), leicht erhöhter Oberkörper
- Ruhigstellung der Extremität, Watteverpackung (Wärmeerhalt)
- Basismonitoring (RR, P, EKG, $SpO_2$)
- venösen Zugang legen: Nie an der betroffenen Extremität punktieren. Offenhalten mit Ringer-Lösung i.v.

## Erweiterte Maßnahmen

- Zum Einsatz von Medikamenten:
  - keine i.m. oder i.a. Injektionen → KI für evtl. Lysetherapie
  - kein Heparin bei V.a. intrazerebrale Prozesse, traumatisches Ereignis
- Analgesie: 5–10 mg Morphin i.v. 0,05–0,15 mg Fentanyl i.v.
- evtl. Sedierung: 5–10 mg Diazepam-Lipuro® i.v.
- Antikoagulation: 5.000–10.000 IE Liquemin® N i.v. (Verhinderung von Appositionsthromben).

! Bei kompletter Ischämie entwickelt sich unbehandelt innerhalb von 6–12 h ein *Tourniquet-Syndrom* mit nachfolgender metabolischer Azidose, Hyperkaliämie, Myoglobinurie aus → vitale Bedrohung durch Nierenversagen und hypovolämischen Schock.

## Transport

! NA nur bei Schocksymptomatik oder starken Schmerzen erforderlich.

- Unverzüglich in Klinik mit Gefäßchirurgie oder Allgemeinchirurgie. 6 h-Frist unbedingt einhalten, sonst droht Amputation
- während des Transports: Monitoring (nach Bedarf EKG, RR, P, bei Schocksymptomatik alle 2–5 Min.).

### Tipps & Tricks

- Der Pulsstatus kann, bei mangelnder Erfahrung oder schwierigen Verhältnissen, auch mittels Pulsoximeter ermittelt werden.
- DD Thrombose (langsamer Beginn, bekannte arterielle Verschlusskrankheit) im Gegensatz zum arteriellen Verschluss (plötzlicher Beginn, evtl. kardiale Vorerkrankungen).

## 7.10 Akuter venöser Verschluss

Verschluss von Beinvenen, seltener Arm- oder Körpervenen (z. B. V. subclavia) mit venöser Abflussbehinderung und nachfolgender Gefahr einer Lungenembolie durch Losreißen des Thrombus (▶ Kap. 8.4).

### Häufige Ursachen

- Störung des Blutflusses: lange Bettlägerigkeit, lange Flug- oder Busreisen („Economy-zialdiagnose-Syndrom"), Myokardinfarkt, Herzinsuffizienz, Adipositas
- Störung der Gefäßwand: Trauma, Venenpunktion, Operationen
- Störung der Blutzusammensetzung: AT-III-Mangel, Thrombophilie, Lebererkrankungen, forcierte Diurese mit Exsikkose, Ovulationshemmer (Pille).

### Sehen, Fühlen, Riechen

- Schwere- und Spannungsgefühl oder Muskelschmerzen in der betroffenen Extremität
- Zerreißungsschmerz beim Gehen
- erhöhte Hauttemperatur
- Schwellung, erhöhte Konsistenz der Muskulatur
- glänzende, zyanotische Haut
- Schüttelfrost, innere Unruhe.

### Untersuchen

- Subfebrile Temperaturen (< 38,0 °C)
- HF ↑.

### Basismaßnahmen

- Pat. darf unter keinen Umständen laufen oder eine Kraftanstrengung vollbringen, z. B.: Pressen beim Stuhlgang → Gefahr der Lungenembolie (▶ Kap. 8.4) durch Losreißen des Thrombus → Schaufeltrage zum Transport im Haus verwenden!
- Lagerung: Hochlagerung der betroffenen Extremität (↑ venöser Abfluss)
- keine Wärmezufuhr
- Basismonitoring (RR, P, EKG, evtl. $SpO_2$)
- venösen Zugang legen (nie an der betroffenen Extremität!): Offenhalten mit Ringer-Lösung i.v.

### Erweiterte Maßnahmen

- Zum Einsatz von Medikamenten:
  - keine i.m. oder i.a. Injektionen (KI für evtl. Lysetherapie)
  - kein Heparin bei V.a. Hirnembolie, traumatisches Ereignis, wie Z.n. Fraktur
- Analgesie: 5–10 mg Morphin i.v.
- evtl. Sedierung: 5–10 mg Diazepam-Lipuro® i.v.
- Antikoagulation: 5.000–10.000 IE Liquemin® N i.v.

## Transport

- In den seltensten Fällen, z. B. schwere Schmerzzustände, Lungenembolie, NA erforderlich.
- In Klinik mit Internistischer Abteilung, Gefäß- oder Allgemeinchirurgie. Selten Sonderrechte erforderlich.
- Während des Transports: Monitoring nach Bedarf (RR, P, EKG, evtl. $SpO_2$).

# 8 Lunge

*Frank Flake und Boris Hoffmann*

# 8.1 Leitsymptome und ihre Differenzialdiagnose

Symptome, die im Zusammenhang mit der Atmung stehen, werden vom Betroffenen und dem Umfeld als sehr bedrohlich erlebt. Der Pat. ist aufgeregt und unruhig. Deshalb ist das erste Gebot: Ruhe ausstrahlen und vermitteln. Eine Möglichkeit hierbei ist z. B., anfallende Aktivitäten und Aufgaben aufzuteilen: Ein Helfer widmet sich dem Pat., während der zweite Maßnahmen einleitet.

**Tab. 8.01**

| Leitsymptome | Differenzialdiagnose |
|---|---|
| **Atemnot (Dyspnoe)** | Kardiale Ursachen, z. B. Angina pectoris, Myokardinfarkt, Lungenödem, Links- oder Rechtsherzinsuffizienz, Klappenvitien, Herzrhythmusstörungen<br>Pulmonale Ursachen, z. B. Asthma bronchiale, COLD, Emphysem, Pneumonie, Bronchitis, Pneumo- oder Hämatothorax, Lungenembolie, Lungeninfarkt, Lungenfibrose, Bronchialkarzinom, Fremdkörperaspiration<br>Andere Ursachen, z. B. Hyperventilation, medikamentös-toxisch, Adipositas, Aszites, Anämie |
| **Stridor, Giemen** | Durch Verengung der Atemwege<br>**Inspiratorisch**: Struma, Stimmbandlähmung, Erkrankung von Kehlkopf und Trachea, Linksherzinsuffizienz;<br>**Exspiratorisch**: bronchiale Obstruktion, z. B. Asthma bronchiale<br>**In- und exspiratorisch**: Trachealobstruktion, Fremdkörperaspiration, schwere Atemwegsobstruktion |
| **Rasseln, Brodeln** | Lungenödem, Flüssigkeitsaspiration, Pneumonie, Bronchitis |
| **Hämoptyse/ Hämoptoe** | Tumor (Bronchial-Ca), Tbc, Bronchitis, Pneumonie, Herzinsuff., Lungenabszess, Bronchiektasie, Lungeninfarkt, Lungenembolie, Stauungslunge, Blutungen im HNO-Bereich |

## 8.1.1 Atemnot (Dyspnoe)

Mit subjektiver Atemnot einhergehende erschwerte und beschleunigte Atemtätigkeit.

### Zwei Fragen stehen zunächst im Mittelpunkt

1. Ist die Situation lebensbedrohlich?
Alarmzeichen: Zunehmende Atemnot, blaues Hautkolorit, Bewusstseinsstörung bis hin zum Bewusstseinsverlust, Bradykardie → NA nachfordern.
2. Gibt es Hinweise auf die Ursache der Atemnot?
Anamnese erheben:

- Beschwerden bekannt (z. B. Asthma bronchiale, Linksherzinsuffizienz) oder erstmalig aufgetreten?
- In welcher Situation sind die Beschwerden aufgetreten, z. B. körperliche Anstrengung (Asthma bronchiale), in den frühen Morgenstunden („Asthma cardiale"), nach dem Aufstehen (Lungenembolie)?

- Nimmt der Pat. Medikamente ein?

! Oft grenzt ein weiteres Begleitsymptom die Vielfalt der DD schon erheblich ein.

**Tab. 8.02 Leitsymptom Atemnot**

| Begleitsymptom | Patient | Verdachtsdiagnose |
|---|---|---|
| Exspiratorischer Stridor | Giemen, Brummen bei der Ausatmung | Asthma bronchiale, Asthma cardiale, COLD |
| Akute atemabhängige thorakale Schmerzen | Todesangst, Unruhe, Tachykardie | Lungenembolie |
| Rassel- und Brodelgeräusche | Aufrechte Körperhaltung | Lungenödem |
| Tachypnoe | Kribbeln in Händen, Füßen, Mund; Herzrasen | Hyperventilationssyndrom |
| Halsvenenstauung | Engegefühl in der Brust, thorakale Schmerzen | Lungenembolie, Cor pulmonale |

## 8.1.2 Stridor

Pfeifendes Atemgeräusch. Entsteht durch Verengung der Atemwege. Oftmals einhergehend mit starker Atemnot. Meist schon auf Distanz gut hörbar.
**Inspiratorischer** Stridor: nur in der Einatemphase zu hören → Erkrankungen von Kehlkopf und Trachea, Struma.
**Exspiratorischer** Stridor: nur in der Ausatemphase zu hören → bronchiale Obstruktion (z. B. Asthma bronchiale), Linksherzinsuffizienz.
**Inspiratorischer und exspiratorischer** Stridor: Trachealobstruktion, Fremdkörperaspiration.

**[?] Zwei Fragen stehen zunächst im Mittelpunkt**

1. Ist die Situation lebensbedrohlich?

Alarmzeichen: zunehmende Dyspnoe, blaues Hautkolorit, aspirierter Fremdkörper, inverse Atmung, bronchiale Obstruktion (z. B. nach Insektenstich), Bewusstseinsstörung, Bradykardie → NA nachfordern.

2. Gibt es Hinweise auf die Ursache des Stridors?

Anamnese erheben:

- Chronische Erkrankung als Grundleiden (z. B. Asthma bronchiale) oder erstmalig aufgetreten?

**Tab. 8.03 Leitsymptom Stridor/Giemen**

| Begleitsymptom | Patient | Verdachtsdiagnose |
|---|---|---|
| Orthopnoe (aufrechte Körperhaltung) | Erstickungsangst, Unruhe, Hustenreiz, exspiratorischer Stridor | Asthma bronchiale/cardiale |
| inverse Atmung | Todesangst, akut einsetzende Atemnot, Unfähigkeit zu sprechen | Akute Atemwegsverlegung |

- In welcher Situation sind die Beschwerden aufgetreten, z. B. beim Eisessen, Trinken (Insektenstich), nach Spielen mit Gegenständen oder Essen (Fremdkörperaspiration), morgens/nachts im Bett („Asthma cardiale")
- Nimmt der Pat. entsprechende Medikamente ein?

## 8.1.3 Rasselgeräusche (RG)

Je nach Qualität unterscheidet man trockene und feuchte RG:
**Trockene** RG (Giemen, Brummen): Meist sowohl während der Inspiration als auch während der Exspiration als Pfeifen oder tieffrequentes Brummen zu hören. Legt man beide Hände auf den Thorax, ist meist ein Schwirren zu verspüren.
**Feuchte** RG (Brodeln): meist Hinweis auf Flüssigkeitsansammlung in den Bronchien oder Alveolen.

- **Grobblasige feuchte** RG: bei Schleim oder Sekret in den Bronchien, z. B. bei Lungenödem, Bronchiektasien
- **Feinblasige feuchte** RG: bei Flüssigkeit in Bronchiolen oder Alveolen, z. B. bei Herzinsuffizienz, Pneumonie, Bronchopneumonie.

**?! Zwei Fragen stehen zunächst im Mittelpunkt**
1. Ist die Situation lebensbedrohlich?
Alarmzeichen: akute Atemnot, Zyanose, Bewusstseinsstörung bis hin zum Bewusstseinsverlust, Bradykardie, SpO2 ↓, Lungenödem → NA nachfordern.
2. Gibt es Hinweise auf die Ursache der RG?
Anamnese erheben:

- Chronische Erkrankung (Linksherzinsuffizienz, COLD) oder erstmalig aufgetreten?
- Sind die Beschwerden nach starken Thoraxschmerzen aufgetreten, z. B. Myokardinfarkt?
- In welcher Situation sind die Beschwerden aufgetreten, z. B. morgens im Bett („Asthma cardiale"), Arbeitsunfall, Rauchgasintoxikation (toxisches Lungenödem)?
- Nimmt der Pat. entsprechende Medikamente ein?

**Tab. 8.04 Leitsymptom Rasselgeräusche**

| Begleitsymptom | Patient | Verdachtsdiagnose |
|---|---|---|
| Orthopnoe | Zyanose, Kaltschweißigkeit, Unruhe, Angst | Lungenödem |
| Dyspnoe | Fieber, Husten | Pneumonie, Bronchitis |

8

## 8.1.4 Bluthusten (Hämoptoe, Hämoptyse)

Hämoptoe: Abhusten größerer Blutmengen, meist durch Gefäßarrosion oder -ruptur, z. B. bei Tumor.
Hämoptyse: Abhusten von blutigem, rostfarbenem Sputum oder geringen Blutmengen aus Rachen, Bronchien oder Lunge, v. a. bei Linksherzinsuffizienz, Infektionen.

Häufig mit Hustenreiz verbunden. Durch die Vermischung mit Luft ist das Blut/Sputum meist schaumig und hellrot, bei Bronchiektasie auch übel riechend.

! Rot-bräunlicher bis schwarzer kaffeesatzartiger, evtl. geronnener Auswurf, der säuerlich riecht, spricht eher für Bluterbrechen (Hämatemesis), Quelle: oberer Gastrointestinaltrakt (▸ Kap. 10.2).

### Zwei Fragen stehen zunächst im Mittelpunkt

1. Ist die Situation lebensbedrohlich?

Alarmzeichen: Zusätzlich Atemnot, Zyanose, $SpO_2$ ↓, Halsvenenstauung (z. B. bei Lungenembolie) →NA nachfordern.

2. Gibt es Hinweise auf die Ursache des Bluthustens?

Anamnese erheben:

- (Chronische) Erkrankung (Tbc, Bronchitis, Bronchiektasien, Tumorleiden im Respirationstrakt) oder erstmalig aufgetreten (evtl. Pneumonie)?
- In welcher Situation sind die Beschwerden aufgetreten? z. B. nach dem Aufstehen, nach einer langen Reise (Lungenembolie), nach Trauma (Bronchuseinriss)
- Nimmt der Pat. Medikamente ein?
- Zustand nach längerer Bettlägerigkeit, Thrombose, evtl. kurz zurückliegende Operation, jetzt akute Dyspnoe? → V. a. Lungenembolie.

**Tab. 8.05 Leitsymptom Hämoptyse**

| Begleitsymptom | Patient | Verdachtsdiagnose |
|---|---|---|
| Dyspnoe | Erstickungsangst, Unruhe, Halsvenenstauung, Thoraxschmerz | Lungenembolie |
| Fieber | Thoraxschmerz, Schüttelfrost | Pneumonie |
| Trockene RG | Husten, Fieber | Bronchitis |

## 8.2 Asthma bronchiale und COPD

Anfallsweise auftretende, ganz oder teilweise reversible Atemwegsobstruktion unterschiedlicher Intensität. Erschwert ist besonders die Ausatmung. Durch Kontraktion der Bronchialmuskulatur, Schleimhautschwellung (Ödem) und Produktion von zähem Schleim (Dyskrinie) kommt es zur Bronchialeinengung und Atemnot.

**Exogen-allergisches** Asthma: allergische Sofortreaktion, z. B. gegen Hausstaubmilben, Blütenpollen, Tierhaare. Häufig in Zusammenhang mit Heuschnupfen oder atopischem Ekzem (Neurodermitis). Meist Kinder und Jugendliche betroffen.

**Nicht-allergisches** Asthma: durch (Virus-) Infekte, körperliche Belastung (Anstrengungsasthma, insbes. bei Kindern), Klimareize (kalte Luft), psych. Faktoren, pseudoallergische Reaktion, Medikamente.

**Status asthmaticus:** Asthmaanfall, der trotz adäquater Behandlung länger als 6–12 h anhält. Akut lebensbedrohlich.

**COPD (Chronic obstructive pulmonar disease)**: Zusammenfassung für chronische obstruktive Bronchitis, obstruktives Lungenemphysem, Asthma bronchiale.

## Sehen, Fühlen, Riechen

- Unruhe, Angst (Erstickungsangst, Todesangst)
- Schweißausbruch
- Giemen, Brummen, Pfeifen
- anfallsweise Atemnot, Hustenreiz (evtl. mit Auswurf von zähem glasigem Schleim), verlängerte Exspiration mit Stridor, Tachypnoe
- typische Körperhaltung: aufrecht sitzend, die Arme vor dem Körper aufgestützt zum Einsatz der Atemhilfsmuskulatur (Orthopnoe)
- evtl. Zyanose
- evtl. Halsvenenstauung (Rechtsherzbelastung).

## Untersuchen

- Auskultation: Giemen, Stridor, evtl. vermindertes Atemgeräusch („silent chest")
- Tachykardie
- $SpO_2$ ↓, evtl. $EtCO_2$ ↑.

**Akuter Asthma-Anfall – Zeichen einer Verschlechterung**

- Silent chest
- Erschöpfung
- Bradykardie
- Bewusstseinseintrübung
- Pulsus paradoxus (fühlbarer Abfall des systolischen Blutdrucks während der Inspiration um mehr als 10 mmHg)
- EKG-Veränderungen (Rechtsherzbelastungszeichen): $S_IQ_{III}$-Typ, $S_IS_{II}S_{III}$-Typ
- zentrale Zyanose (blaue Zunge)
- Hyperkapnie.

## Basismaßnahmen

- Ruhe ausstrahlen, Pat. beruhigen
- Einsatz der Atemhilfsmuskulatur ermöglichen → Aufstützen der Arme, aufrecht sitzend
- bei Bewusstlosigkeit stabile Seitenlage
- $O_2$-Gabe: 4–6 l/Min. über Nasenbrille
- Wärmeerhalt: Pat. zudecken
- Basismonitoring (RR, P, EKG, $SpO_2$)
- Aerosol-Gabe: 2–4 Hübe Berotec® bzw. 2–4 Hübe Sultanol® oder besser Verneblung von 2,5 mg Sultanol (▶ Abb. 8.01), bei älteren Pat. besser 2–3 Hübe Berodual®
- venösen Zugang anlegen: Offenhalten mit Ringer-Lösung oder NaCl 0,9%.

! NA nachfordern.

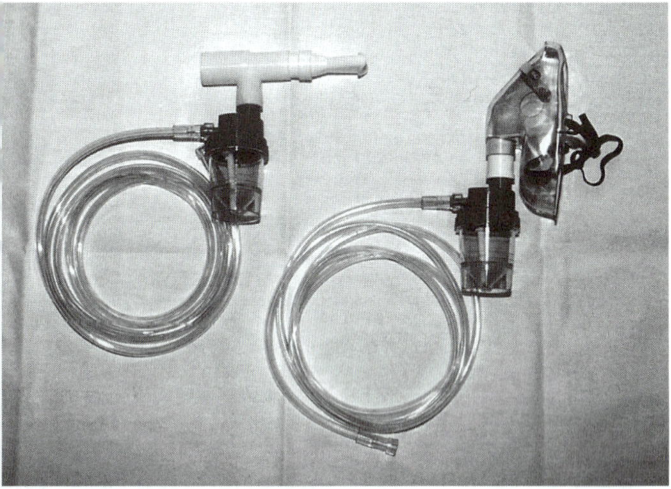

Abb. 8.01 Sultanol-Vernebler [M140]

## Erweiterte Maßnahmen

- Zum Einsatz von Medikamenten:
  - inhalative Glukokortikoide, z. B. Pulmicort®, zeigen im Notfall entgegen früherer Meinung Wirkung, welche jedoch erst nach ca. 3 Stunden einsetzt (Potenzierung der $\beta_2$-Agonisten-Effekte [Upregulation])
  - niemals β-Blocker, Acetylsalicylsäure → Verstärkung des Asthmaanfalls
  - zur Sedierung keine Benzodiazepine geben → verstärken Atemdepression → Atosil®
  - Achtung: Vorsichtige Dosierung von Euphyllin® → verstärkt Tachykardie → Gefahr von Kammerflimmern. Insgesamt hat Theophyllin eine niedrige therapeutische Breite.

! Wenn Pat. unter Theophyllin-Dauermedikation steht (Tagesdosis max. 400–800 mg Theophyllin):
  - initial: 1–2 mg/kg KG Euphyllin® (Theophyllin) über 20 Min. i.v. (Erhaltungsdosis)
  - bei V. a. Theophyllinintoxikation: wegen Gefahr von Kammerflimmern keine präklinische Gabe von Euphyllin®.

- Bronchodilatation: 3–5 mg/kg KG Euphyllin® über 20 Min. i.v. unter EKG-Monitoring
- Kortikoide: 50–250 mg Solu-Decortin® H i.v.
- evtl. $\beta_2$-Sympathomimetika: 1 Amp. = 0,09 mg Bronchospasmin® langsam i.v.
- evtl. 0,1 mg Suprarenin® i.v. oder 0,3 mg endobronchial (verdünnt mit 7 ml NaCl, titrierte Gabe)
- evtl. Sedierung: ½–1 Amp. = 25–50 mg Atosil® i.v. (nicht atemdepressiv).

**Indikationen zur Intubation und Beatmung**

- zunehmende Atemerschöpfung
- Atemfrequenz > 35/Min.
- zunehmende Bewusstseinseintrübung
- Hyperkapnie
- $SpO_2 \leq 70\%$ unter $O_2$-Therapie
- Status asthmaticus
- Herz-Kreislauf-Stillstand (▶ Kap. 6).

Narkose

- Einleitung: bis 2,5 mg/kg KG Ketanest® S i.v. (Bronchodilatation) oder 0,2–0,3 mg/kg KG Hypnomidate® i.v.
- evtl. Relaxierung: 1 mg/kg KG Lysthenon® i.v.
- kontrollierte Beatmung:
  - I : E = 1 : 2–3–4 (Aufbau eines Auto-PEEP als Hinweis auf zu kurze Exspirationsdauer)
  - niedrige AF: 8–10/Min (bei hohem Auto-PEEP eher niedriger)
  - normales AZV: 4–7 ml/kg KG
  - $FiO_2$: 1,0.

! Keine PEEP-Beatmung → erhöht zusätzlich intrathorakalen Druck.

## Transport

! Keine Eigentherapie vom RD-Personal ohne anschließende ärztl. Versorgung

- leichtere Fälle: Übergabe an ärztlichen Notdienst
- leichte bis mittelschwere Fälle: in Klinik mit internistischer Abteilung, evtl. mit Sonderrechten
- schwere Fälle, evtl. intubierter Pat.: in Klinik mit internistischer Intensivstation; mit Sonderrechten und Voranmeldung
- während des Transports: kontinuierliches Monitoring (RR, P, $SpO_2$, EKG), Pat. weiterhin beruhigen.

**Tipps & Tricks**

- Andere Ursachen der Atemnot nicht ausschließen, nicht zu früh mit der Diagnose festlegen: Auch an kardiale Ursachen denken (z. B. „Asthma cardiale“, Lungenödem).
- Ungeduld und Hektik führen zu unnötiger Eskalation der Situation.
- Die Tachykardie ist zum einen Symptom des $O_2$-Mangels, zum anderen NW der eingesetzten Medikamente. Nicht mit β-Blockern behandeln → Verschlimmerung des Anfalls. Normalisierung zumeist mit Besserung der Obstruktion und damit der $O_2$-Versorgung.
- Die frühere Befürchtung, Sauerstoff führe zur Hyperkapnie, sind unbegründet. Sauerstoff bewirkt Stabilisierung der Hypoxie, Verminderung des funktionellen Totraums und psychische Stabilisierung (Linderung der Erstickungsangst).

# 8.3 Lungenödem

## 8.3.1 Kardiales Lungenödem

Flüssigkeitsaustritt aus den Lungenkapillaren in den Zwischenzellraum (interstitielles Lungenödem) oder später in die Lungenbläschen (alveoläres Lungenödem) infolge dekompensierter Linksherzinsuffizienz mit Rückwärtsversagen („backward failure") (▶ Kap. 7.3).

### Mögliche Ursachen

- Hypertonie/hypertensive Krise
- Myokardinfarkt
- Herzrhythmusstörungen
- überhöhte Volumenzufuhr bei chronischer Linksherzinsuffizienz
- Klappenfehler (relevantes Aorten-/Mitralvitium)
- Kardiomyopathie, Myokarditis.

### Sehen, Fühlen, Riechen

- Unruhe, Kaltschweißigkeit, Angst
- hochgradige Atemnot
- Husten, evtl. spastische Atmung, evtl. schaumig-roter Auswurf
- typische Körperhaltung: aufrecht sitzend
- meist ohne Stethoskop hörbare Rassel- und Brodelgeräusche
- evtl. Zyanose, Blässe.

### Untersuchen

- Auskultation:
  - initial, bzw. bei interstitiellem Lungenödem: Giemen, Spastik, exspiratorischer Stridor
  - später, bzw. bei alveolärem Lungenödem: fein- bis mittelblasige Rasselgeräusche basal bis generalisiert.
- Eventuell RR ↓ , HF ↑
- $SpO_2$ ↓.

### Basismaßnahmen

- Pat. beruhigen
- Oberkörper hochlagern, Beine tief (▶ Abb. 4.29)
- venösen Zugang legen: sehr langsam laufende Ringer-Lösung i.v.
- unblutiger Aderlass mittels Blutdruckmanschetten (▶ Abb. 4.30)
- $O_2$-Gabe 10 l/Min. über Gesichtsmaske
- Basismonitoring (RR, P, EKG, 12-Kanal-EKG, $SpO_2$)
- Falls $RR_{SYST}$ > 100 mmHg, 2 Hübe Nitrolingual®-Spray s.l., ggf. in Abständen von 5 Min. max. 4-mal wiederholen.

! NA nachfordern.

## Erweiterte Maßnahmen

- Zum Einsatz von Medikamenten:
  - bei alten Pat. initial nur 20–40 mg Lasix® i.v., sonst zu starkes Absenken des HZV → Kollapsneigung
  - vor jeder Nitro-Gabe: $RR_{SYST}$ > 100 mmHg
  - eine effektive Schmerz- und Angsbekämpfung ist essenziell. Mittel der Wahl: Morphin
- Diurese und Vorlastsenkung: 40–80 mg Lasix® i.v.
- 2,5–5 mg Morphin i.v. (Vorlastsenkung, Sedierung)
- evtl. 1 Kps. à 10 mg Adalat® s.l. bei Hypertonie, bei Unwirksamkeit 25 mg Ebrantil® i.v. (Nachlastsenkung)
- evtl. Behandlung von Herzrhythmusstörungen (▶ Kap. 7.4.2)
- evtl. Katecholamintherapie: 5–8 µg/kg KG/Min. Dopamin Giulini® als Infusion i.v., evtl. zusätzlich 2–15 µg/kg KG/Min. Dobutrex®
- evtl. transurethralen Katheter zur Kontrolle der Diurese.

## CPAP-Beatmung

Die CPAP-Beatmung (Continuous Positive Airway Pressure) ist eine rein spontane Ventilationsform mit einem kontinuierlichen positiven Beatmungsdruck, bei der der Patient keine Unterstützung durch das Beatmungsgerät erhält.

### Voraussetzung

Wacher, kooperativer Patient mit ausreichender Spontanatmung.

### Vorteile

- Verbesserung der Oxygenierung → $paO_2$ ↑
- Erhöhung der funktionellen Residualkapazität → Gasaustauschfläche ↑
- endexspiratorische Kollapsneigung ↓
- Wiedereröffnung und Offenhalten atelektatischer Lungenareale („aleveolar recruitment“)
- intrapulmonaler Rechts-Links-Shunt ↓ → Ventilations-/Perfusionsverhältnis ↑ und Atemarbeit ↓
- beim kardialen Lungenödem: Weniger Intubationen notwendig. Die Überlebenswahrscheinlichkeit des Patienten wird erhöht.

**Indikation zur Intubation und Beatmung**

- Stark erniedrigter $SpO_2 \leq 70\%$
- zunehmende Zyanose bei (ineffektiver) Tachypnoe (AF > 35/Min.)
- Umschlagen von Hypertonus in Hypotonus
- Umschlagen von Tachykardie in Bradykardie
- Reanimation.

Narkose

- Einleitung: 0,2–0,3 mg/kg KG Hypnomidate® i.v. (wenig kreislaufdepressiv)
- evtl. Relaxierung: 0,06–0,1 mg/kg KG Norcuron® i.v.

- kontrollierte Beatmung:
  - I : E = 1 : 1–1,5
  - erniedrigte AF: 8–10/Min.
  - normales bis erhöhtes AZV: 10–15 ml/kg KG
  - $FiO_2$: 1,0
  - PEEP 5–10 $cmH_2O$ (je nach Kreislaufsituation).

### Transport

- Leichte, mittelschwere Fälle, nicht intubierter Pat.: sitzend mit erhöhtem Oberkörper und hängenden Beinen, in Klinik mit internistischer Abteilung, evtl. mit Sonderrechten
- schwere Fälle, evtl. intubierter Pat.: Anmeldung auf einer internistischen Intensivstation notwendig. Sonderrechte
- $O_2$-Gabe auch bei normoxischen $SpO_2$-Werten bis zum Eintreffen in der Klinik beibehalten
- während des Transports: kontinuierliches Monitoring (RR, P, $SpO_2$, EKG), Pat. weiterhin beruhigen.

**Tipps & Tricks**

- Obwohl selten, auch an andere Ursachen denken: Hypalbuminämie, neurogenes Lungenödem, Höhenlungenödem, Inhalation/Injektion toxischer Substanzen (z. B. Barbiturate), Brandgase (▶ Kap. 8.3.2).
- Mit Nasensonden ist der $O_2$-Verbrauch groß → Reservoir-Maske oder Demand-Ventil mit Maske benutzen (▶ Kap. 4.4.10).

## 8.3.2 Toxisches Lungenödem

Schädigung der Alveolarmembran und der pulmonalen Kapillarwände durch toxische Substanzen mit der Folge eines Flüssigkeitsaustritts in den interstitiellen Raum und die Alveolen. Mögliche Ursachen:

- Gift- und Reizgase, z. B. Brandgase, Kampfstoffe
- Alkylphoshate, z. B. E 605 forte®
- Herointoxikation, Barbiturate
- Magensaftaspiration (Mendelson-Syndrom)

! Bei Urämie Mischform: toxische Ursache und Abfall des kolloidosmotischen Drucks.

### Sehen, Fühlen Riechen (▶ Kap. 8.3.1)

### Untersuchen (▶ Kap. 8.3.1)

### Basismaßnahmen (▶ Kap. 8.3.1)

### Erweiterte Maßnahmen

- Zum Einsatz von Medikamenten:
  - die Wirkung inhalativer Glukokortikoide (Junik®-Spray) ist umstritten

- evtl. Sedierung: 5–10 mg Diazepam-Lipuro® i.v. (Achtung: Atemdepression)
- evtl. Analgesie: 5–10 mg Morphin i.v.
- 20–60 mg Lasix® i.v.
- Kortikoidtherapie: Initial 4–5 Hübe Junik®-Dosieraerosol, alle 2 h weitere 4 Hübe
- evtl. bei Bronchialobstruktion: 23 Hübe Berotec®-Dosieraerosol.

**Indikation zur Intubation und Beatmung**
- Stark erniedrigter $SpO_2$ 70%
- zunehmende Zyanose bei Tachypnoe
- Umschlagen von Hypertonus in Hypotonus
- Umschlagen von Tachykardie in Bradykardie
- v.a. Rauchgasinhalation in Verbindung mit ausgedehnten Verbrennungen
- Reanimation
- prophylaktische Frühintubation bei Rauchgasinhalation.

Narkose
- Einleitung: 0,2–0,3 mg/kg KG Hypnomidate® i.v. (wenig kreislaufdepressiv), bei Verbrennungen auch 0,5–1,0 mg/kg KG Ketanest® S i.v.
- evtl. Relaxierung: 0,06–0,1 mg/kg KG Norcuron® i.v.
- kontrollierte Beatmung:
  - I : E = 1 : 1–1,5
  - erniedrigte AF: 8–10/Min.
  - normales bis erhöhtes AZV: 10–15 ml/kg KG
  - $FiO_2$: 1,0
  - PEEP 5–10 $cmH_2O$ (je nach Kreislaufsituation).

## Transport
- Leichte, mittelschwere Fälle, nicht intubierter Pat.: sitzend mit erhöhtem Oberkörper und hängenden Beinen, in Klinik mit internistischer Abteilung, evtl. mit Sonderrechten fahren
- schwere Fälle, evtl. intubierter Pat.: Anmeldung auf einer internistischen Intensivstation notwendig.
- zusätzliches Verbrennungstrauma: Frühzeitig an Transport in Verbrennungszentrum (▶ Kap. 19.1) denken, evtl. mit RTH
- $O_2$-Gabe auch bei normoxischen $SpO_2$-Werten bis zum Eintreffen in der Klinik beibehalten
- während des Transports: kontinuierliches Monitoring (RR, P, $SpO_2$, EKG), Pat. weiterhin beruhigen.

8

**Tipps & Tricks**
- DD kardiales Lungenödem kann oftmals nur aus der Eigen- und Fremdanamnese, z. B. Brand, Arbeitsunfall, Suizidversuch, gestellt werden.
- Da sich ein toxisches Lungenödem innerhalb eines großen Zeitraums (24–36 h) entwickeln kann, ist bei V. a. Reizgasintoxikation immer eine stationäre Aufnahme angezeigt, evtl. Transportverweigerung ausreichend dokumentieren.

- Besonders bei zusätzlichen Verbrennungen ist eine frühzeitige Intubation angezeigt (▶ Kap. 19.1).

## 8.4 Lungenembolie

Vollständige oder Teilunterbrechung der arteriellen Lungenstrombahn durch Thromben, zu 90% aus Bein- oder Beckenvenen.
Folgen: Druckanstieg im kleinen Kreislauf (pulmonalarterieller Druck ↑) mit nachfolgender akuter Rechtsherzbelastung, Hypoxämie.
Prädisponierende Faktoren: venöse Stase (Bettlägerigkeit, lange Reisen [„Economy-Class-Syndrom"], Gliedmaßenimmobilisation, Herzinsuffizienz), postoperativer Zustand (insb. Operationen am Hüft oder Kniegelenk), Trauma, Adipositas, Varikosis, Schwangerschaft und Geburt, orale Antikonzeptiva in Kombination mit Nikotin, Diuretikamedikation, Varizen, angeborene Gerinnungsdefekte (APC-Resistenz, Protein-C- oder -S-Mangel, AT-III-Mangel, Antiphospholipid-Antikörper, Homocysteinämie), bösartige Erkrankungen.
Das Überleben des Pat. hängt maßgeblich von der schnellen Diagnosestellung und der Einleitung therapeutischer Maßnahmen ab. Circa 10% aller Pat. mit akuter Lungenembolie versterben in den ersten 60 Min. Ein letaler Ausgang ist in der Regel Folge eines irreversiblen Rechtsherzversagens.

**Tab. 8.06 Schweregradeinteilung der Lungenembolie (modifiziert nach Grosser)**

| | Schweregrad I | Schweregrad II | Schweregrad III | Schweregrad IV |
|---|---|---|---|---|
| **Klinik** | Kurzfristige Symptomatik, Dyspnoe, thorakaler Schmerz, evtl. Hämoptyse, Pleuraerguss, Schwindel | Anhaltende Symptomatik, akut auftretende Dyspnoe, Tachypnoe, thorakaler Schmerz, Tachykardie | Ausgeprägte Symptomatik, akute schwere Dyspnoe, Tachypnoe, Tachykardie, thorakaler Schmerz, Zyanose, Unruhe, Synkope | Zusätzlich zu III: ausgeprägte Schocksymptomatik, evtl. Herz-Kreislauf-Stillstand |
| **RR** | Normal | Normal oder erniedrigt | Erniedrigt | Stark erniedrigt |
| **$PaO_2$ (mmHg)** | Normal | ca. 80 | < 70 | < 60 |
| **Gefäßverschluss** | Periphere Äste | Segmentarterien | Ein Pulmonalarterienast oder mehrere Lappenarterien | Ein Pulmonalarterienast und mehrere Lappenarterien (Pulmonalarterienstamm) |

## Sehen, Fühlen, Riechen

- Variable Thoraxschmerzen (evtl. inspirationsabhängig)
- Schweißausbruch
- Dyspnoe, Husten (evtl. blutig)
- evtl. Zyanose
- Halsvenenstauung
- plötzliche Bewusstlosigkeit bis Kreislaufstillstand.

## Untersuchen

- Tachykardie, Hypotonie (bis hin zum Schock)
- $SpO_2$ ↓
- evtl. Zeichen der Rechtsherzbelastung im EKG:
  - $S_IQ_{III}$ Typ („McGinn-White-Syndrom"): tiefes S in Abl. I, tiefes Q in Abl. III (19% d.F.)
  - $S_IS_{II}S_{III}$ (Sagittal-Typ) (3% d.F.)
  - Rechtstyp
  - neg. T-Wellen in $V_1$ bis $V_4$ (23% d. F.).

## Basismaßnahmen

- Pat. beruhigen, ihn dazu auffordern, sich möglichst nicht zu bewegen
- Oberkörper hochlagern, bei Schock Flachlagerung (Herzentlastung), bei Bewusstlosigkeit stabile Seitenlage.

! NA nachfordern.

- Basismonitoring (RR, P, EKG, $SpO_2$)
- $O_2$-Gabe 8–10 l/Min. über Reservoirmaske
- venösen Zugang anlegen: Offenhalten mit Ringer-Lösung oder NaCl 0,9%
- falls $RR_{SYST}$ > 100 mmHg, 2–3 Hübe Nitro-Spray s.l.
- evtl. Reanimation (▶ Kap. 6).

## Erweiterte Maßnahmen

- Zum Einsatz von Medikamenten:
  - Liquemin® frühzeitig einsetzen → Verhindern von Apositionsthromben
  - bei Hypotonie Dobutrex® → führt nicht zu einer Erhöhung des Pulmonalarteriendrucks (bei $RR_{SYST}$ < 80 mmHg nie alleine geben)
  - auch unter Reanimationsbedingungen an eine Lysetherapie denken (Fragmentierung des Thrombus). Langzeitlysen über 24 h mit Streptokinase oder Urokinase haben aufgrund der geforderten raschen Entlastung des rechten Ventrikels keinen Stellenwert mehr
  - zur Analgesie möglichst Morphin einsetzen → Senkung des Pulmonalarteriendrucks
- Analgesie: 5–10 mg Morphin Merck® i.v.
- Sedierung: 5 mg Diazepam-Lipuro® i.v.
- evtl. Antikoagulation: 5.000–10.000 I.E. Liquemin® i.v.
- ausgeprägte Hypotonie: 6–12 µg/kg KG/Min. Dobutrex® i.v.
- Schock: Eventuell 2–6 µg/kg KG/Min. Dopamin Giulini® i.v.

- evtl. präklinische Lysetherapie: 10 mg Actilyse® als Bolus (über 12 Min.) i.v., dann 90 mg über 2 h. Metalyse® hat aktuell keine Zulassung für die Lungenembolie dürfte jedoch in gleicher Weise geeignet sein (1 Bolus gewichtsadaptiert i.v.).

**Indikation zur Intubation und Beatmung**

! Sollte bei V. a. Lungenembolie großzügig gestellt werden.
- Stark erniedrigter $SpO_2 \leq 75\%$
- zunehmende Zyanose bei (ineffektiver) Tachypnoe
- Reanimation.

Narkose
- Einleitung: 0,2–0,3 mg/kg KG Hypnomidate® i.v. (wenig kreislaufdepressiv)
- evtl. Rclaxierung: 0,060,1 mg/kg KG Norcuron® i.v.
- kontrollierte Beatmung:
  - I : E = 1 : 1–1,5
  - normale AF: 10–12/Min.
  - normales bis erhöhtes AZV: 10–15 ml/kg KG
  - $FiO_2$: 1,0.

! Kein PEEP (Erhöhung der Rechtsherzbelastung).

## Transport

- Lagerung: Oberkörper hoch
- evtl. unter Reanimationsbedingungen und laufender Lysetherapie
- immer Anmeldung auf einer internistischen, evtl. herzchirurgischen (operative Embolektomie) Abteilung mit Voranmeldung
- Fahrt mit Sonderrechten
- während des Transports: kontinuierliches Monitoring (RR, P, $SpO_2$, EKG), Pat. weiterhin beruhigen.

**Tipps & Tricks**
- Andere Ursachen nicht ausschließen: Myokardinfarkt, Lungenödem, Asthma bronchiale, Pneumothorax, Pneumonie.

# 8.5 Hyperventilationssyndrom

Durch Steigerung der Atemtätigkeit (Atemfrequenz) hervorgerufene vermehrte $CO_2$-Abatmung mit nachfolgender respiratorischer Alkalose.
Absinken des freien $Ca^{2+}$ → erhöhte Krampfbereitschaft.



## Sehen, Fühlen, Riechen

! Häufig jüngere Frauen betreffend
- Atemnot, starker Erregungszustand, Angstzustände
- Erstickungsgefühl bei schneller Atmung
- Kribbeln in Händen, Füßen und am Mund
- tonische Muskelkontraktion, z. B. mit Karpfenmaul (rund geöffneter Mund in Inspirationsstellung), Pfötchenstellung der Hände

- Gefühl des Herzrasens → immer EKG schreiben und interpretieren
- Blässe
- Schwitzen.

### Untersuchen

- (Sinus-)Tachykardie
- RR normal.

### Basismaßnahmen

- Lagerung: Oberkörper hochlagern
- Pat. beruhigen: Gespräch suchen, Kontakt herstellen
- Pat. zum ruhigen und gleichmäßigen Atmen auffordern
- $CO_2$-Rückatmung mit Plastiktüte oder Hyperventilationsmaske. Nur konsequentes Rückatmen beseitigt die Hyperventilation
- Basismonitoring (RR, P, EKG, $SpO_2$)

! Nur in schweren Fällen (tetanischer Anfall) NA erforderlich.

### Erweiterte Maßnahmen

- Zum Einsatz von Medikamenten:
  - nur in schweren Fällen erforderlich
  - Achtung: keine präklinische Gabe von Kalzium, da Mangel nur relativ
- evtl. leichte Sedierung: 2,5–5 mg Diazepam-Lipuro® i.v./p.o., 1 mg Tavor® expedit p.o.

### Transport

- Meist keine Einweisung erforderlich, evtl. Hausarzt oder ärztlichen Notdienst verständigen
- falls Transport nötig: in Klinik mit internistischer Abteilung. Keine Sonderrechte (verstärkt Aufregung des Pat.)
- während des Transports: RR, P, $SpO_2$ alle 10 Min. messen, Pat. weiter beruhigen, einfühlsam sein.

**Tipps & Tricks**

- Bei Hyperventilationstetanie tritt keine Zyanose auf (kein $O_2$-Mangel)
- Hyperventilation kann auch organische Ursachen haben, z. B. Angina Pectoris, Schmerzen, Fieber.

8

## 8.6 Cor pulmonale

Akute oder chronische Druckbelastung des rechten Herzens auf Grund einer Druckerhöhung im Lungenkreislauf (pulmonale Hypertonie). Spätfolgen: Rechtsherzhypertrophie → Rechtsherzdilatation.

Die häufigsten Lungenerkrankungen, die zum Cor pulmonale führen können, sind Lungenembolie (akut), chronische Bronchitis, Lungenfibrose, chronische Pneumonie (chronisch).

## Sehen, Fühlen, Riechen

- Atemnot, Engegefühl in der Brust, evtl. inspirationsabhängig
- Tachypnoe
- Zyanose
- Halsvenenstauung (Zeichen der Rechtsherzinsuffizienz)
- Beinödeme.

## Untersuchen

- $SpO_2$ ↓
- Tachykardie
- EKG-Veränderungen:
  - $S_IQ_{III}$-Typ (deutliches S in Abl. I und tiefe Q-Zacke in III)
  - ST-Streckenhebung mit neg. T in Abl. III
  - P pulmonale: erhöhte P-Welle
  - kompletter oder inkompletter Rechtsschenkelblock.

## Basismaßnahmen

! Ursachen erkennen und Maßnahme einleiten, z. B. Pleurapunktion beim Spannungspneumothorax
- Lagerung: Oberkörper hochlagern, Beine herabhängen lassen. Bei Bewusstlosigkeit stabile Seitenlage
- Pat. beruhigen
- Basismonitoring (RR, P, EKG, $SpO_2$)
- $O_2$-Gabe 6–8 l/Min.
- Venösen Zugang anlegen: Offenhalten mit Ringer-Lösung oder NaCl 0,9%
- Evtl. unblutiger Aderlass (Vorlastsenkung) (▶ Kap. 4.3.3)
- Vasodilatation: Falls $RR_{SYST}$ > 100 mmHg, 2–3 Hübe Nitrolingual®-Spray s.l. → Vorlastsenkung.

! NA nachfordern.

## Erweiterte Maßnahmen

- Zum Einsatz von Medikamenten:
  - Dopamin ist kontraindiziert, da es zu einer weiteren Erhöhung des Pulmonalarteriendrucks führt
- 20–40 mg Lasix® i.v.
- evtl. Katecholamine: 6–12 µg/kg KG/Min. Dobutrex® i.v.
- evtl. kontinuierliche Vorlastsenkung: 0,3–3 mg/kg KG/Min. Nitrolingual® i.v. über Perfusor.

**Indikation zur Intubation und Beatmung**

- stark erniedrigter $SpO_2 \leq 75\%$
- zunehmende Zyanose bei (ineffektiver) Tachypnoe
- Reanimation.

Narkose

- Einleitung: 0,2–0,3 mg/kg KG Hypnomidate® i.v. (weniger kreislaufdepressiv)
- evtl. Relaxierung: 0,06–0,1 mg/kg KG Norcuron® i.v.

- kontrollierte Beatmung:
  - I : E = 1 : 1–1,5
  - normale AF: 10–12/Min.
  - normales bis erhöhtes AZV: 10–15 ml/kg KG
  - $FiO_2$: 1.0.

! Kein PEEP (Erhöhung der Rechtsherzbelastung).

### Transport

- In Klinik mit internistischer Intensivabteilung, Voranmeldung.
- Fahrt immer mit Sonderrechten.
- Während des Transports: kontinuierliches Monitoring (RR, P, $SpO_2$, EKG), Pat. weiterhin beruhigen.
- Unblutigen Aderlass und Nitro-Spray frühzeitig einsetzen.

## 8.7 Fremdkörperaspiration

Teilweiser oder kompletter Verschluss der oberen Luftwege durch flüssige oder feste Fremdkörper. Häufig während des Essens durch mangelndes Kauen, zu große Speisestücke, Alkohol (fehlende Koordination und Schutzreflexe). Fremdkörperlokalisation meist im Meso- oder Hypopharynx. Bei Aspiration von festem Material kommt es zur mechanischen Obstruktion mit Reflexbronchospasmus, Atelektasenbildung und Hypoxämie. Werden pathogene Keime, z. B. Magensaft aspiriert, kann sich eine bakterielle Pneumonie entwickeln.

### Sehen, Fühlen, Riechen

- Akut einsetzende Atemnot: Sprechen und Atmen unmöglich
- inverse Atmung: Vorwölbung des Abdomens bei Inspiration
- Zyanose
- typische Anamnese: z. B. „gerade gegessen“, „mit Murmeln gespielt“
- evtl. Kreislaufstillstand durch Vagusreizung oder Hypoxie („Bolustod“).

### Untersuchen

- $SpO_2$ ↓
- Tachykardie.

### Basismaßnahmen

- Ansprechbaren Pat. zum Husten auffordern
- Schläge auf den Rücken, zwischen die Schulterblätter
- evtl. Heimlich-Manöver (▶ Abb. 4.24). Eine nicht korrekte Durchführung des Heimlich-Handgriffs kann zu schwerwiegenden Komplikationen wie Milz- und Leberverletzungen, Magenruptur, Rippenfrakturen, Magenruptur, Lungenkontusionen oder Thrombosen der Aorta führen
- Basismonitoring (RR, P, EKG, $SpO_2$)
- Indikation, einen NA anzufordern, je nach Situation:
  - NA erforderlich: festsitzender Fremdkörper, unklare Situation, Atemstillstand, Reanimation

- NA nicht zwingend erforderlich: Fremdkörper konnte entfernt werden, Zyanose zurückgegangen, Atemnot überwunden.

## Erweiterte Maßnahmen

Grundsatz:

- Liegt Fremdkörper hinter den Stimmritzen, Intubation/Koniotomie anstreben: Tubus sehr tief (beim Erwachsenen > 26 cm) einführen, um Bolus in den re. Hauptbronchus zu schieben. Danach Tubus auf normale Intubationstiefe (Erw. 21–23 cm) zurückziehen.
- Falls Basismaßnahmen erfolglos:
  - Lagerung: Kopftieflage
  - Einstellung des Pharynx/Larynx mit Laryngoskop
  - Entfernen des Fremdkörpers mit Magill-Zange
  - evtl. Notkoniotomie (▶ Abb. 4.59)
  - evtl. Reanimation (▶ Kap. 6).

## Transport

- Wird grundsätzlich (besonders bei Kindern) empfohlen: in Klinik mit internistischer Abteilung (Bronchoskopie)
- nach Heimlich-Manöver immer Transport in Klinik (Sekundärverletzungen)
- Fremdkörper asservieren und in die Klinik mitnehmen
- während des Transports: kontinuierliches Monitoring (RR, P, $SpO_2$).

**Tipps & Tricks**

- Hergang und Diagnose sind i. d. R. eindeutig
- Kombination von Heimlich-Manöver und Schlägen auf den Rücken sinnvoll
- Achtung: Heimlich-Manöver beim Bewusstlosen birgt die Gefahr einer Aspiration von Magensaft.

# 9 Schock

*Frank Flake, Boris Hoffmann und Klaus Runggaldier*

Multifaktorielle Störung der Kreislauffunktion mit lebensbedrohlicher Minderdurchblutung (Hypoperfusion) der Organe und nachfolgender hypoxisch-metabolischer Schädigung der Zellfunktion. Es entsteht ein Missverhältnis zwischen körpereigenem Sauerstoffbedarf und verfügbarem Sauerstoffangebot.
Jeder Schock bedeutet höchste Lebensgefahr und ist eine NA-Indikation.

### Kreislaufzentralisation

Umverteilung des reduzierten HZV zu Gunsten der Versorgung von Herz und Gehirn und auf Kosten von Muskulatur, Splanchnikusgebiet, Nieren und Haut. Durch absoluten oder relativen Mangel an Blutvolumen sinkt das HMV → Minderperfusion der kapillären Strombahn: $O_2$-Bedarf wird nicht mehr gedeckt (Gewebshypoxie) → sympathikoadrenerge Kompensationsmechanismen (Freisetzung von Noradrenalin und Adrenalin):

- Vasokonstriktion → Abschaltung peripherer Gebiete und Umverteilung des Blutes
- Steigerung der Herzfrequenz zur Konstanthaltung des HZV, um Vorzugsgebiete, wie z. B. Herz und Gehirn, noch ausreichend zu versorgen.

### Kreislaufdezentralisation

Werden diese Kompensationsmöglichkeiten überfordert, z. B. durch weiteren Blutverlust, geht der Schock nach einiger Zeit in die Dezentralisationsphase über:

- Reflektorische Vasokonstriktion weicht einer metabolischen Vasodilatation bei geschlossenen Venolen (Vasomotion) → Anstieg des hydrostatischen Drucks in den Kapillaren und Erhöhung der Permeabilität der Gefäße:
  - Flüssigkeitsaustritt und Abnahme des intravasalen Volumens
  - Venöser Rückstrom ↓
  - HF ↑, RR ↓
- Niedrige Strömungsgeschwindigkeit → sinkende Kapillardurchblutung → Gewebshypoxie ↑ → anaerober Stoffwechsel → **Azidose**.

### Verbrauchskoagulopathie, disseminierte intravasale Gerinnung (DIC)

Generalisierte intravaskuläre Gerinnungsaktivierung mit Verbrauch von Gerinnungsfaktoren und Thrombozyten → hämorrhagische Diathese.

### Multiorganversagen

Hauptsächlich an folgenden Organen manifestiert:

- *Niere:* Minderdurchblutung der Nierenrinde → Oligurie, Anurie → akutes Nierenversagen (Schockniere)
- *Herz:* Minderdurchblutung der Herzkranzgefäße → Herzinsuffizienz
- *Lunge:* Gewebshypoxie, Gewebsazidose → Schädigung der alveolokapillären Membran → Permeabilitätsstörungen → interstitielles/intraalveoläres Lungenödem → Ausbildung hyaliner Membranen, Thromben, unzureichende Bildung von Surfactant (Antiatelektasefaktor) mit Ausbildung von Mikroatelektasen, Lungenödem → ARDS (adult respiratory distress syndrome; Schocklunge) → hohe Letalität.
- *Leber:* Minderdurchblutung der Leber → verminderte Leberfunktion (Schockleber)
- *Gastrointestinaltrakt:* fokale Ischämie → Permeabilität der Intestinalgefäße → Exsudation eiweißreicher Flüssigkeit in das Darmlumen → Bakterienübertritt in die intestinalen Lymphbahnen → Bakteriämie → septischer Schock.

### Circulus vitiosus des Schocks

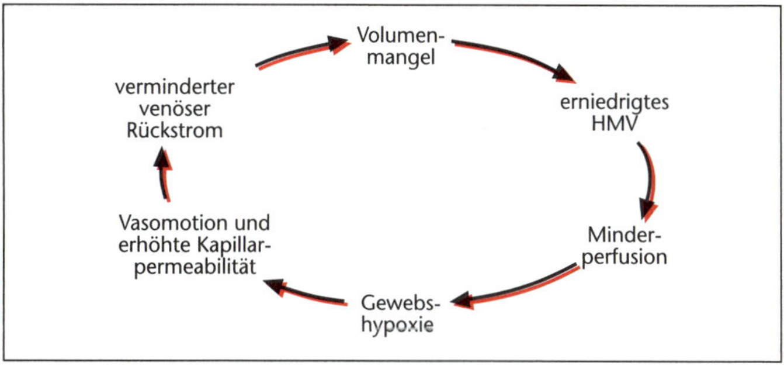


Abb. 9.01 Circulus vitiosus des Schocks

! Wenn dieser Circulus vitiosus nicht frühestmöglich therapeutisch unterbrochen wird, kommt es zu irreversiblen Zellnekrosen.

## Sehen, Fühlen, Riechen

- Blässe, Kaltschweißigkeit
- Verwirrtheit
- evtl. kollabierte Halsvenen
- veränderte Bewusstseinslage: Unruhe, Angst, Apathie, Somnolenz, Koma.

! Ausnahme: Frühphase des septischen Schocks (hyperdyname Form): rosiges Aussehen, trockene und warme Haut, Hyperventilation, Fieber, Schüttelfrost.

## Untersuchen

- Hypotonie: $RR_{SYST}$ < 90 mmHg (bei zuvor bestehender Hypertonie evtl. „normaler“ RR)
- Tachykardie > 100/Min.
- flacher, kaum tastbarer Puls (an A. radialis oft nicht mehr palpabel)
- Tachypnoe
- weite, kaum reagierende Pupillen.

## Basismaßnahmen

! Schnelle Behandlung ist entscheidend für die Prognose.

- Lagerung: Flachlagerung, Beine hoch (Achtung: niemals bei kardiogenem Schock), bei Bewusstlosigkeit stabile Seitenlage
- Pat. beruhigen, das Gefühl vermitteln, dass geholfen wird
- Wärmeerhalt: Pat. mit Decken zudecken, evtl. Rettungsdecke „Gold/Silber“ benutzen.

! NA nachfordern.

- $O_2$-Gabe: 6–8 l/Min. über Gesichtsmaske
- Basismonitoring (RR, P, EKG, $SpO_2$)
- venösen Zugang legen: 2–3 großlumige venöse Zugänge, großzügige Flüssigkeitszufuhr bei absolutem Volumenmangel, z. B. 20–40 ml/kg KG Ringer-Lösung (Ausnahme: kardiogener Schock. Hier Infusion nur zum Offenhalten des Zugangs und Einspülen der Medikamente).

### Erweiterte Maßnahmen

- Kolloidale Volumenersatzmittel: z. B. 20 ml/kg KG Plasmasteril® i.v.
- bei schwierigen Venenverhältnissen evtl. Anlage eines ZVK (▶ Kap. 4.4.5)
- Sedierung: z. B. 5–10 mg Diazepam-Lipuro® i.v.
- evtl. Analgesie: 0,05–0,1 mg Fentanyl®-Janssen i.v.
- evtl. Narkoseeinleitung und Beatmung.

## 9.1 Schockmechanismen

- Einteilung der Schockursachen nach der Klassifikation von Weil und Shubin:
- Hypvolämischer Schock
- Kardiogener Schock
- Obstruktiver Schock: intrakardiale Ursache: Perikardtamponade, Myxom, konstriktive Perikarditis; extrakardiale Ursachen: Lungenembolie, Spannungspneumothorax, Vena-cava-Kompressionssyndrom
- Distributiver Schock: z. B. septischer Schock, anaphylaktischer Schock, neurogener Schock, endokriner Schock

**Tab. 9.01 Wegweiser zur Schockursache (modifiziert nach Schubert)**

| | | |
|---|---|---|
| **V. a. hypovolämen Schock** | = | Hinweise auf Volumenverlust, z. B. Trauma, Verbrennung, Blutung, Operation, Flüssigkeitsverluste<br>+<br>„Leere", kollabierte Venen |
| **V. a. kardiogenen Schock** | = | Bekannte Herzerkrankung, Herzrhythmusstörung, Thoraxschmerz, akuter Infarkt, Herztamponade als Hinweise auf kardiale Erkrankung<br>+<br>„Gefüllte", gestaute Halsvenen |
| **V. a. septischen Schock** | = | Fieber, hochrote Haut, bakterieller Infekt als Hinweise auf Sepsis<br>+<br>Keine Hinweise auf Volumenverlust oder kardiale Erkrankung |
| **V. a. anaphylaktischen Schock** | = | Hinweise auf Überempfindlichkeitsreaktion, z. B. Kontrastmittelgabe, Arzneimittelinjektion, Infusion, Insektenstich, allergische Hauterscheinungen |
| **V. a. neurogenen Schock** | = | Hinweise auf akute Störung des ZNS, z. B. Schädel-Hirn-Trauma, intrazerebrale Blutung, Sonnenstich |

## 9.2 Hypovolämer Schock/ Volumenmangelschock



Häufigste Schockursache. Durch absolute Verminderung der zirkulierenden Blutmenge entstehende Kreislaufinsuffizienz. Nicht nur an sichtbare, sondern auch an innere (versteckte) Blutungen denken, z. B. bei Fraktur, Bauchtrauma, gastrointestinale Blutung.

## Ursachen

- Blutverluste (hämorrhagischer Schock), z. B. innere und äußere Blutungen
- Plasma- bzw. Flüssigkeitsverluste (hypovolämischer Schock), z. B. durch Verbrennungen, Durchfälle, Erbrechen.

## Sehen, Fühlen, Riechen

- Unruhe, Blässe, Kaltschweißigkeit, im fortgeschrittenen Stadium Zyanose
- Bewusstseinsstörung bis Bewusstlosigkeit
- evtl. schnelle, flache Atmung
- Puls kaum tastbar
- Halsvenen kollabiert (nicht sichtbar), verminderte Venenfüllung (Punktion erschwert), Nagelbettprobe verlangsamt (> 2 Sek.)
- evtl. sichtbare Quellen für starken Flüssigkeits- bzw. Blutverlust
- Oligurie.

## Untersuchen

- Zunehmende Tachykardie
- RR ↓, RR-Amplitude vermindert, z. B. 90/70 mmHg.

## Basismaßnahmen

- Kausal vorgehen, z. B. Blutung stillen mittels Druckverband (▶ Kap. 4.4.21)
- Lagerung: Flachlagerung, Beine hoch, bei Bewusstlosigkeit: stabile Seitenlage.
- Pat. beruhigen.

! NA nachfordern.

- Vor Wärmeverlust schützen
- $O_2$-Gabe 6–8 l/Min. über Gesichtsmaske
- Basismonitoring (RR, P, EKG, $SpO_2$)
- venösen Zugang legen (2–3 großlumige): 20–40 ml/kg KG Ringer-Lösung als Druckinfusion i.v.

## Erweiterte Maßnahmen

- Zum Einsatz von Medikamenten:
  - Dextrane verbessern die Mikrozirkulation und besitzen erwünschte antithrombotische Eigenschaften
- rasche Volumentherapie → evtl. Gabe von kolloidalen Volumenersatzmitteln, z. B. 30 ml/kg KG Plasmasteril® i.v.
- großzügige Indikation zur Intubation und Beatmung
- Analgesie: z. B. 5–10 mg Morphin i.v. (Achtung: Bei instabiler Kreislaufsituation vorsichtig geben)
- Sedierung: z. B. 5–10 mg Diazepam-Lipuro® i.v.

## Transport

- In Klinik mit internistischer oder chirurgischer Intensivstation
- evtl. Sonderrechte
- Voranmeldung.

**Tipps & Tricks**

- Pulsoximetrie mit peripheren Sensoren (z. B. Fingersensor) in Phase der Zentralisation nicht möglich → zentralen Messort, wie Stirn, Ohrläppchen oder Nasenflügel, wählen.
- Wenn nach schneller Infusion von 1.000 ml Vollelektrolytlösung und 500 ml kolloidalem Volumenersatzmittel keine signifikante Verbesserung der Kreislaufsituation erfolgt → schneller Transport in Klinik („load & go").
- Bei schweren Penetrationsverletzungen und stumpfem Bauchtrauma schnellstmöglicher Transport in die Klinik.

**Tab. 9.02 Differenzialdiagnose**

| Volumenmangelschock | | Kardiogener Schock |
|---|---|---|
| • Verminderung der zirkulierenden Blutmenge<br>• Blut-, Plasma-, Elektrolyt- und Wasserverluste, z. B. durch Verletzung, Blutung, Verbrennung, Erbrechen, Durchfall | **Ursache** | • Kreislaufinsuffizienz durch Pumpversagen des Herzens, z. B. durch Hypertonus, Herz- oder Koronarinsuffizienz, Myokardinfarkt, Herzrhythmusstörungen |
| • Blässe<br>• Kaltschweißige Haut<br>• Zentralisation<br>• „Fehlende Venenfüllung" | **Klinisches Bild** | • Blässe bis Zyanose<br>• Evtl. kaltschweißige Haut<br>• Häufig sitzende Haltung<br>• (Todes-)Angst, Atemnot<br>• evtl. Thoraxschmerz<br>• Gestaute Halsvenen |
| • RR ↓<br>• Puls ↑<br>• ZVD ↓ (kollabierte Halsvenen) | **Einfache Kreislaufgrößen** | • RR ↓<br>• Puls ↑, evtl. arrhythmisch<br>• Evtl. Pulsdefizit<br>• ZVD ↑ (Halsvenenstauung) |
| • Sinustachykardie | **EKG** | • Evtl. Rhythmusstörungen<br>• Evtl. Myokardinfarktzeichen<br>• Häufig absolute Tachyarryhthmie |

# 9.3 Kardiogener Schock

Akute Kreislaufinsuffizienz durch myokardiales Pumpversagen.

## Ursachen

- Akuter Myokardinfarkt (wenn mehr als 40% des Herzmuskelgewebes des li. Ventrikels „ausfallen", kardiogener Schock mit Letalität von 90%)
- dekompensierte Herzinsuffizienz, Kardiomyopathie
- Tachy- und bradykarde Herzrhythmusstörungen, z. B. ventrikuläre Tachykardie
- Herzklappenfehler

- Myokarditis
- Überdosierung herzkraftsenkender Medikamente, z. B. β-Blocker.

## Sehen, Fühlen, Riechen

- Blässe, Kaltschweißigkeit
- Atemnot, evtl. Zyanose
- Bewusstseinsstörung bis hin zur Bewusstlosigkeit
- bei insuffizienter Pumpleistung des rechten Herzens gestaute Halsvenen
- evtl. Ödeme, vor allem in den Beinen
- evtl. Lungenödem
- evtl. Tachykardie, Bradykardie, Arrhythmie, Puls kaum tastbar (zentralisiert)
- Nagelbettprobe verlangsamt (> 2 Sek.).

## Untersuchen

- RR ↓, bis nicht mehr messbar
- EKG: evtl. Hinweis auf ursächliche Herzerkrankung, z. B. Myokardinfarkt, Herzrhythmusstörung
- Auskultation: feuchte Rasselgeräusche über den basalen Lungenabschnitten.

## Basismaßnahmen

- Lagerung: erhöhter Oberkörper (30–45°), evtl. Beine tief („Herzbettlagerung")
- Pat. beruhigen.

! NA nachfordern.

- $O_2$-Gabe: 6–8 l/Min. über Gesichtsmaske
- unblutiger Aderlass (▶ Abb. 4.30)
- Basismonitoring (RR, P, EKG, $SpO_2$)
- venösen Zugang legen: Offenhalten mit Ringer-Lösung oder NaCl 0,9% i.v., sehr langsam laufen lassen.

## Erweiterte Maßnahmen

- Zum Einsatz von Medikamenten
  - Achtung: Bei Hypertonikern Einsatz von Nitraten nur dann, wenn der Normalblutdruck nicht deutlich unterschritten ist, da mit einem weiteren Blutdruckabfall gerechnet werden muss: zunächst Katecholamine geben
  - Bei $RR_{SYST}$ < 90 mmHg im Rahmen der Behandlung mit Katecholaminen Dobutrex® nicht allein einsetzen (Gefahr eines weiteren Blutdruckabfalls) → Kombination mit Dopamin
- kausale Therapie, Ursache, z. B. Rhythmusstörung behandeln, Lungenembolie: Fibrinolyse
- Herzentlastung, Vasodilatation, Senkung des Füllungsdrucks: 1–2 Hübe Nitrolingual®-S Spray s.l., 20–40 mg Lasix® i.v., evtl. zusätzlich 0,03–0,18 mg/kg KG/h Nitrolingual® über Perfusor
- Herzkraftsteigerung, periphere Gefäßverengung, Steigerung der Nierendurchblutung: 2–15 μg/kg KG/Min. Dopamin Giulini®, 2–15 μg/kg KG/Min. Dobutrex® über Perfusor
- Sedierung: z. B. 5–10 mg Diazepam-Lipuro® i.v.
- Analgesie: z. B. 5–10 mg Morphin i.v. oder 0,05–0,1 mg Fentanyl®-Janssen i.v. (Achtung: Atemdepression).

! Großzügige Indikation zu Intubation und Beatmung.

### Transport
- In Klinik mit internistischer Intensivstation
- evtl. Sonderrechte
- Voranmeldung.

## 9.4 Anaphylaktischer Schock

Akut lebensbedrohliche Antigen-Antikörper-Reaktion des Organismus mit Freisetzung von Histamin, Serotonin und Bradykinin. Kreislaufinsuffizienz durch histaminbedingte Weitstellung der peripheren Gefäße, erhöhte kapillarpermeabilität, verminderter venöser Rückstrom, Bronchospasmus.

Von allen Schockarten der akuteste, da er innerhalb von Minuten zum Tode führen kann.

### Ursachen
- Allergische Reaktion auf Medikamente
  - Antibiotika, z. B. Tetrazykline, Penicilline, Cephalosporine
  - jodhaltige Röntgenkontrastmittel
  - i.v. gegebene Vitamine, z. B. Konakion® MM (Vitamin $K_1$)
  - Lokalanästhetika, z. B. Procain
  - kolloidale Volumenersatzmittel, z. B. Hydroxyaetylstärke (HAES)
  - Blutprodukte, z. B. Albuminlösungen
  - Konservierungsmittel in Medikamenten, z. B. Parabene, Na-Sulfit
- allergische Reaktion auf Fremdeiweiße und Polysaccharide
  - Insekten- und Schlangengifte
  - Allergene bei Hyposensibilisierungen
  - Organextrakte.

**Tab. 9.03 Stadien der anaphylaktischen Reaktion (modifiziert nach Tryba)**

| Stadium | Allgemeinreaktion | Klinische Symptomatik |
|---|---|---|
| 0 | Keine (nur lokale) Reaktion | Haut- oder Schleimhautreaktion, lokal begrenzt (z. B. lokales Erythem, lokale Urtikaria) |
| I | Leicht | Disseminierte Haut- oder Schleimhautreaktion, Flush, generalisierte Urtikaria, Ödem, Pruritus, Konjunktivitis, Unruhe, Verwirrtheit, Kopfschmerzen |
| II | Ausgeprägt | Kreislaufdysregulation, Luftnot, gastrointestinale Symptome (Stuhl- und Harndrang, Übelkeit, Erbrechen), RR ↓, Tachykardie, leichte Atemnot, beginnender Bronchospasmus |
| III | Bedrohlich | Schocksymptomatik, Bronchospasmus mit Dyspnoe bis zur akuten respiratorischen Insuffizienz, Bewusstseinstrübung bis zur Bewusstlosigkeit |
| IV | Vitales Organversagen | Atemstillstand, Herz-Kreislauf-Stillstand |

## Sehen, Fühlen, Riechen

- Unruhe, Juckreiz, Schwindel, Schüttelfrost, Angst, Übelkeit (bis zum Erbrechen), Durchfall
- Hautreaktionen (Ödeme, Quaddeln, Flush)
- Dyspnoe mit Bronchospasmus
- Larynxödem
- evtl. Krampfanfall
- Bewusstseinsverlust
- Kreislaufstillstand.

## Untersuchen

- Anamnese: bekannte Allergie
- RR ↓, HF ↑
- EKG: Sinustachykardie
- Auskultation: o.B., im Gegensatz zum kardiogenen Schock; evtl. Bronchospasmus.

## Basismaßnahmen

- Gegebenenfalls Vorgehen nach ERC Algorithmus Anaphylaxie (▸ Abb. 9.02)
- Weitere Allergenzufuhr stoppen, z. B. Infusion
- Lagerung: Oberkörperhochlagerung (30–45°)
- Pat. beruhigen.

! NA nachfordern.

- Vor Wärmeverlust schützen
- $O_2$-Gabe: 10–15 l/Min. über Gesichtsmaske
- Basismonitoring (RR, P, EKG, $SpO_2$)
- venösen Zugang legen (2–3 großlumige): 20–40 ml/kg KG Ringer-Lösung als Druckinfusion i.v.
- Kühlung von Schwellungen, z. B. bei Insektenstichen
- evtl. Beatmung (▸ Kap. 4.4.10) oder kardiopulmonale Reanimation (▸ Kap. 6).

## Erweiterte Maßnahmen

- Zum Einsatz von Medikamenten:
  - bei anaphylaktischem Schock, Stadium III/IV sofortige Adrenalin-Gabe (nicht lange mit Antihistaminika, z. B. Tavegil®, herumprobieren)
  - zunächst Adrenalin, dann Glukokortikoide applizieren: Diese wirken erst nach 20–30 Min., Latenz muss mit Adrenalin überbrückt werden
  - kein Volumenersatz mit kolloidalen Lösungen, wie z. B. HAES → können als zusätzliches Allergen wirken
  - Achtung: vorsichtige Dosierung von Euphyllin® → Verstärkung der Tachykardie → Gefahr von Kammerflimmern
- rasche Volumensubstitution: 20 ml/kg KG Ringer-Lösung als Druckinfusion i.v., Erw. 2.000 ml/30 Min.
- Stadien I und II
  - Glukokortikoide: 250–500 mg Solu-Decortin® H i.v.
  - Histaminantagonisten: 0,1–0,2 mg/kg KG Fenistil® i.v. oder 4 mg Tavegil® i.v.
  - evtl. $\beta_2$-Mimetika inhalativ, z. B. Sultanol®

- Stadium III
  - α-Sympathomimetika → 0,05–0,1 mg Suprarenin® fraktioniert i.v. → evtl. Dosierung steigern
  - Glukokortikoide: 250–500 mg Solu-Decortin® H i.v.
- Stadium IV
  - unverzügliche Reanimation nach BLS- oder ACLS-Richtlinien (▶ Kap. 6.2, ▶ Kap. 6.4)
- bei Bronchospasmus: $\beta_2$-Mimetika inhalativ

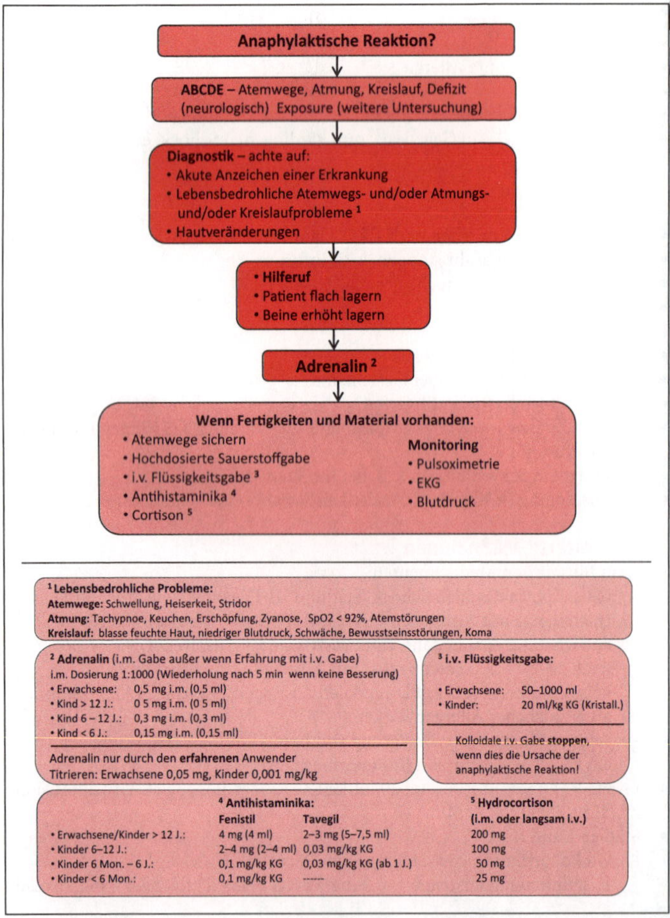


Abb. 9.02 ERC Algorithmus Anaphylaxie

- bei fortbestehender Schocksymptomatik: 5–10 µg/kg KG/Min. Dopamin Giulini® über Perfusor
- bei ausgeprägtem Larynxödem → Intubation oder Koniotomie (▶ Kap. 4.4.11, ▶ Kap. 4.4.13).

**Indikation zur Intubation und Beatmung**
- Zeichen der Einengung der oberen Luftwege (inspiratorischer Stridor vorhanden?)
- Atemstillstand
- kardiopulmonale Reanimation.

Narkose
- Einleitung: 0,2–0,3 mg/kg KG Hypnomidate® i.v.
- evtl. Relaxierung: 1 mg/kg KG Lysthenon® i.v., Achtung: Histaminfreisetzung
- kontrollierte Beatmung:
  - I : E = 1 : 1,7–2, bei Bronchospasmus I : E = 1 : 2–3
  - niedrige AF: 8–10/Min.
  - normales AZV: 10 ml/kg KG
  - $FiO_2$: 1,0

Bei Brochospasmus keine PEEP-Beatmung → Erhöhung des intrathorakalen Drucks durch „air trapping" (▶ Kap. 8.2).

## Transport
- In Klinik mit internistischer Intensivstation
- evtl. Sonderrechte
- Voranmeldung.

# 9.5 Septischer Schock

Kreislaufinsuffizienz, verursacht durch Freisetzung bakterieller Gifte (Endotoxine) bei schweren Infektionen mit gramnegativen Erregern, z. B. Coli-Bakterien, Salmonellen, Proteus; bei grampositiven Erregern mildere Verläufe. Die Endotoxine führen zu einer Gefäßerweiterung und damit zu einer Erniedrigung des peripheren Widerstandes mit Blutdruckabfall. Frühzeitige intravasale Gerinnung, dadurch Mikrozirkulationsstörungen und irreversible Organschäden. Letalität 30–50%.

Risikofaktoren: Diabetes mellitus, große operative Eingriffe, Kachexie, Verbrennungen, Agranulozytose, Leukämie, Malignome, Behandlung mit Glukokortikoiden und Zytostatika.

## Ursachen
- Harnwegs- oder Gallenwegsinfektionen
- Septischer Abort
- Katheterinfektion, z. B. Venenverweilkanülen, ZVK
- Tracheostoma.

## Sehen, Fühlen, Riechen

! Bei der Trias Hyperventilation, Tachykardie und hyperdynamer Kreislaufsituation sollte immer an Sepsis gedacht werden und die Therapie eingeleitet werden, bis andere Ursachen ausgeschlossen werden.

- Hyperdynames Stadium
  - Hyperventilation, Tachypnoe
  - Tachykardie
  - überwärmte, gerötete, trockene Haut
  - Schüttelfrost
- Hypodynames Stadium
  - kalte, zyanotische, evtl. marmorierte Haut
  - Bewusstsein meist eingeschränkt, häufig Verwirrtheit, evtl. Koma
  - Oligurie.

## Untersuchen

- Hyperdynames Stadium
  - Tachykardie
  - RR ↓, vor allem auch der diastolische Druck (z. B. 90/40 mmHg)
  - Fieber
- Hypodynames Stadium
  - Körpertemperatur < 38 °C
  - RR ↓, HF ↑.

## Basismaßnahmen

- Lagerung: Oberkörperhochlagerung (30–45°)
- Pat. beruhigen.

! NA nachfordern.

- Vor Wärmeverlust schützen
- $O_2$-Gabe: 6–8 l/Min. über Gesichtsmaske
- Basismonitoring (RR, P, EKG, $SpO_2$)
- venösen Zugang legen (2–3 großlumige): 20–40 ml/kg KG Ringer-Lösung als Druckinfusion i.v.

## Erweiterte Maßnahmen

- Zum Einsatz von Medikamenten:
  - keine Glukokortikoide beim septischen Schock (kontraindiziert und wirkungslos)
  - keine präklinische Antibiotikatherapie
  - nach ausreichender Volumentherapie Katecholamine über Spritzenpumpe oder Perfusor verabreichen
- massive Volumentherapie: z. B. 20 ml/kg KG Plasmasteril® i.v.
- Herzkraftsteigerung, periphere Gefäßverengung, Steigerung der Nierendurchblutung: 2–15 µg/kg KG/Min. Dopamin Giulini®, 2–15 µ g/kg KG/Min. Dobutrex® über Perfusor
- bei therapieresistenter Hypotonie: 10 µg/Min. Arterenol® über einen Perfusor
- Analgesie: z. B. 5–10 mg Morphin i.v. oder 0,05–0,1 mg Fentanyl®-Janssen i.v. (Achtung: Atem- und Kreislaufdepression).

### Transport

- In Klinik mit chirurgischer Versorgung und Intensivstation
- immer mit Sonderrechten
- Voranmeldung.

**Tipps & Tricks**

- Der septische Schock ist im RD ein sehr seltenes Krankheitsbild.
- In der Klinik wird zur Behandlung des septischen Schocks eine operative Sanierung der Sepsisherde und/oder eine Antibiotika-Therapie durchgeführt.

## 9.6 Neurogener Schock

Extrem seltene Schockform! Störung des ZNS führt zu peripherer Gefäßerweiterung, damit relativem Volumenmangel. DD neurokardiogene (vasovagale) Synkope, orthostatischer Kollaps (▶ Kap. 7.5).

### Ursachen

- Schädel-Hirn-Trauma
- erhöhter intrakranieller Druck
- Sonnenstich
- starke Schmerzen.

### Sehen, Fühlen, Riechen

- Unruhe, Verwirrtheit (zerebrale Dysfunktion)
- Blässe, Kaltschweißigkeit
- Bewusstseinsstörungen bis Bewusstlosigkeit, Synkope
- oft verminderte Venenfüllung.

### Untersuchen

- RR ↓
- Tachykardie (aber auch normaler Puls oder Bradykardie möglich)
- fadenförmiger Puls.

### Basismaßnahmen

- Lagerung: Oberkörperhochlagerung (30–45°)
- Pat. beruhigen.
- ! NA nachfordern.
- Vor Wärmeverlust schützen
- $O_2$-Gabe: 6–8 l/Min. über Gesichtsmaske
- Basismonitoring (RR, P, EKG, $SpO_2$)
- venösen Zugang legen (2–3 großlumige): 20–40 ml/kg KG Ringer-Lösung als Druckinfusion i.v.

### Erweiterte Maßnahmen
- Massive Volumentherapie bis zu 20 ml/kg KG kolloidale Volumenersatzmittel, z. B. Plasmasteril® i.v.
- Antihypotonika: z. B. 0,5–2 ml Akrinor® i.v.
- Katecholamine: z. B. 5–10 µg/kg KG/Min. Dopamin Giulini®, bei Versagen zusätzlich 10 µg/Min. Suprarenin® über Perfusor.

### Transport
- In Zentrum mit neurochirurgischer Versorgung, frühzeitig an RTH denken
- Voranmeldung.

Bei rechtzeitiger Diagnose und Therapie mit Volumenersatzmitteln und vasoaktiven Substanzen ist der Schockzustand leicht zu durchbrechen.

## 9.7 Spinaler Schock

Sympathikusblockade auf Grund einer akuten Querschnittslähmung oberhalb Th 4 führt in der betroffenen Region zur Vasodilatation der Gefäße. Folge ist ein relativer Volumenmangel mit nachfolgender Schocksymptomatik.

### Ursachen
Verletzung des Rückenmarkes (akute Querschnittssymptomatik).

### Sehen, Fühlen, Riechen
- Unruhe
- Bewusstseinsstörungen bis Bewusstlosigkeit, Synkope
- evtl. typische Unfallsituation.

### Untersuchen
- RR ↓
- Tachykardie (aber auch normaler Puls bzw. Bradykardie möglich)
- Inspektion: evtl. unkontrollierter Abgang von Kot und Urin, Inspektion des Rückens durch Lagerung auf Schaufeltrage (Ansicht von unten) → evtl. sichtbare Deformierungen, Wunden
- Palpation: Sensibilitätsstörungen in Armen und Beinen → Keine Schmerzangabe beim Kneifen des Pat. in der betroffenen Region, evtl. Kribbeln in den Armen oder Beinen.

### Basismaßnahmen
- Lagerung: Flachlagerung, Beine hoch, bei Bewusstlosigkeit stabile Seitenlage (Achtung: Trauma des Pat. beachten) → für Immobilisation sorgen
- Pat. beruhigen
- ! NA nachfordern
- vor Wärmeverlust schützen
- $O_2$-Gabe: 6–8 l/Min. über Gesichtsmaske
- Basismonitoring (RR, P, EKG, $SpO_2$)
- venösen Zugang legen (2–3 großlumige): 20–40 ml/kg KG Ringer-Lösung als Druckinfusion i.v.

## Erweiterte Maßnahmen

Periphere Vasokonstriktion, Steigerung der Herzkraft durch Einsatz von α-Sympathomimetika → 0,5–2 ml Akrinor® i.v. oder 5–10 mg Effortil® i.v.

Zusätzlicher Volumenbedarf durch Trauma (retroperitoneales Hämatom).

# 10 Gastrointestinaltrakt

*Frank Flake und Boris Hoffmann*

10

# 10.1 Leitsymptome und ihre Differenzialdiagnose

**Tab. 10.01**

| Leitsymptome | Differenzialdiagnose |
|---|---|
| **Akute Bauchschmerzen, Peritonismus** | Magen-Darm-Infekte (Gastroenteritis), akute Gastritis, Ileus, Appendizitis, Leistenbruch, Pankreatitis, Ulcus ventriculi/duodeni, Divertikulitis, Gallenkolik bei Gallensteinen (Cholelithiasis), akute Cholezystitis, Nierenkolik, Mesenterialinfarkt, Nieren- oder Milzinfarkt, Pyelonephritis, Myokardinfarkt, rupturiertes Aortenaneurysma, chronisch entzündliche Darmerkrankungen, Reizdarmsyndrom, diabetische Ketoazidose (diabetische Pseudoperitonitis), gynäkologische Ursachen (Adnexitis, Extrauteringravidität, stielgedrehte oder ruptuierte Ovarialzyste), Intoxikationen |
| **Übelkeit und Erbrechen** | Akute Gastritis, akute Gastroenteritis, Ileus, Ulcus ventriculi/duodeni, Myokardinfarkt, Intoxikationen (Zytostatika, Eisen, Kalium, Opiate, Alkohol, Antibiotika), Schock, Schwangerschaft, diabetische Ketoazidose, Nahrungsmittelvergiftung, Ösophagusvarizenblutung, ZNS-Ursachen (erhöhter Hirndruck, Migräne, Morbus Ménière). metabolisch-endokrine Ursachen (Urämie, Morbus Addison/Addison-Krise, Hyperkalzämie, Hyponatriämie) |
| **Diarrhoe** | Gastroenteritis, Salmonellose, Intoxikationen (Herzglykoside, Pilze, Schwermetalle), Nahrungsmittelallergie/-unverträglichkeit, Medikamente (Magnesium, Laxanzien, Colchicin, Digitalis), chronisch entzündliche Darmerkrankungen, vegetative Störungen (Angst, Nervosität) |
| **Blutabgang (oral, rektal)** | Ösophagusvarizenblutung, Ulkusblutung, Divertikelblutung, Karzinom, Hämorrhoiden, chronisch entzündliche Darmerkrankungen, ischämische Kolitis, Infektionen |

## 10.1.1 Akute Abdominalschmerzen

Symptom für eine Vielzahl möglicher Erkrankungen. Hervorgerufen meist durch Reizung des Peritoneums (Bauchfell).
Bauchorgane sind mit dem Bauchfell überzogen: Bei Störungen der Bauchorgane (Entzündung, Perforation) ist zunächst das sie bedeckende Blatt (viszerales Peritoneum) betroffen. Vagusvermittelt kommt es zunächst zu Symptomen wie diffuse Schmerzen, Übelkeit. Wenn die Störung auch das parietale Blatt, das die Bauch- und Beckenhöhle auskleidet, erreicht hat, werden Schmerzen lokalisierbar (z. B. Appendizitis); es kommt zu Abwehrspannung, Klopfschmerz, Loslassschmerz und Erschütterungsschmerz (Peritonismus).

- Ursachen müssen sich keinesfalls nur im Abdomen befinden
- genaue Diagnose am Notfallort kaum möglich
- Ursache kann präklinisch meist nicht behandelt werden
- die anstehenden Maßnahmen sind symptomatisch
- Transportfähigkeit herstellen
- schonenden Transport des Pat. durchführen.

**Akutes Abdomen**

Def.: Alle akuten „Baucherkrankungen" mit plötzlich einsetzendem, lebensbedrohlichem Zustand → Heftige lokale und systemische Reaktionen mit der Dringlichkeit diagnostischen und therapeutischen Handelns.

Typische Symptome:

- **Peritonismus:** starke Schmerzen, Loslassschmerz, abdominelle Abwehrspannung, Klopfschmerz, Erschütterungsschmerz
- Veränderungen der Darmperistaltik mit Störung der Darmentleerung
- Erbrechen
- evtl. Schockzeichen.

! Auch undramatisch anmutende Beschwerden können lebensbedrohlich sein, z. B. Appendizitis bei alten Menschen oder bei Diabetikern (erhöhte Perforationsgefahr).

**Peritonitis**

Lokale oder diffuse Entzündung des Peritoneums. Hervorgerufen durch physikalisch-chemische Noxen, z. B. Trauma, Blut, Galle, Harn, Verdauungsenzyme, Zysteninhalt, Mikroorganismen und deren Toxine. Klinische Zeichen: Übelkeit, Erbrechen, dumpf-drückender, nicht lokalisierbarer Schmerz, paralytischer Ileus, Peritonismus (s. o.).

Unbehandelt hohe Letalität von ca. 40–60%.

### [?] Zwei Fragen stehen zunächst im Mittelpunkt

1. Ist die Situation lebensbedrohlich?
Alarmzeichen: RR ↓, P ↑, Kaltschweißigkeit, Bewusstseinsstörung, z. B. als Hinweis auf Schock → NA nachfordern.
2. Gibt es Hinweise auf die Ursache der Bauchschmerzen?
Anamnese erheben

- In welcher Situation ist die Beschwerde aufgetreten? z. B. kurz nach dem Essen (Nahrungsmittelallergie/Intoxikation) oder in nüchternem Zustand
- Sind Vorerkrankungen bekannt? z. B. Diabetes mellitus, Ulkusleiden, Angina Pectoris oder Herzinfarkt, Nierensteine, Gallensteine; besteht eine Schwangerschaft? Letzte Menstruation?
- Auffälligkeiten beim Stuhlgang? bzgl. Häufigkeit, Farbe, Konsistenz
- Angaben zum Erbrechen? vor oder nach dem Essen, Farbe des Erbrochenen, Häufigkeit
- Nimmt der Pat. Medikamente oder Genussmittel ein? z. B. Antazida, nicht-steroidale Antiphlogistika, z. B. Acetylsalicylsäure, Diclofenac; Nikotin, Alkohol.

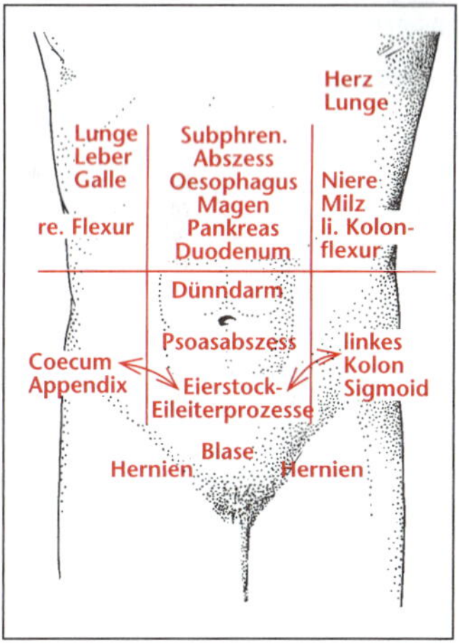


Abb. 10.01 Schmerzlokalisation [L 157]

| Tab. 10.02 | |
|---|---|
| **Rechter Unterbauch** | Appendizitis, Adnexitis, Tubargravidität, Ureterstein, Ileitis regionalis, Meckel Divertikel, Invagination, inkarzerierte Hernie, Gallenblasen- oder Magenperforation, Nierenarterienembolie, Aortenaneurysma |
| **Rechter Oberbauch** | Akutes Koronarsyndrom, Magen- oder Duodenalulkusperforation, symptomatische Cholelithiasis, Cholezystitis, Gallenblasenempyem, Gallenblasenperforation, Leberruptur, Pankreatitis, Nierenbeckenstein, Pyelitis, Kolontumor, Stauungsleber, Pleuritis |
| **Linker Unterbauch** | Adnexitis, Tubargravidität, inkarzerierte Hernie, Sigmadivertikulitis, Rektumtumor, Uretersteine, Pyelitis, Nierenbeckensteine, Nierenarterienembolie, Aortenaneurysma, Milzruptur, Milzinfarkt, Pyelonephritis, Kolonkarzinom, Pankreatitis, Appendizitis bei Situs inversus (sehr selten) |
| **Linker Oberbauch** | Akutes Koronarsyndrom, Pleuritis, ischämische Colitis |
| **Mittelbauch** | Pankreatitis, Hiatushernie, Magen- und Duodenalulkusperforation, Aneurysmaruptur, mechanischer Ileus, inkarzerierte Nabelhernie |

**Tab. 10.03 Leitsymptom akute Abdominalschmerzen**

| Begleitsymptom | Patient | Verdachtsdiagnose |
|---|---|---|
| Todesangst | Schmerzlokalisation eher im Oberbauch, Kaltschweißigkeit, Übelkeit, Erbrechen | Akutes Koronar-Syndrom |
| Krampfartige, stechende Schmerzen | Bekannte Gallen- oder Nierensteine | Nierenkolik, Gallenkolik |
| BZ > 400 mg/dl | Kaltschweißig, vermehrte Exsikkose, Azidosegeruch | Diabetische Ketoazidose (Pseudoperitonitis) |
| Nervosität, Stress in der Anamnese, Behandlung mit nicht-steroidalen Antiphlogistika | Epigastrische Schmerzen, evtl. Teerstuhl | Ulkus |
| Wandernder Schmerz → Loslassschmerz im rechten Unterbauch (evtl. kontralateral) bei der Palpation | Fieber, Inappetenz | Appendizitis |
| Rückenschmerzen | | Aortenaneurysma, Pankreatitis |
| Vaginale Blutungen | Nach längerem Ausbleiben der Regel, kaltschweißig, RR ↓, Puls ↑ | Schwangerschaftskomplikationen, spontaner Fruchtabgang, evtl. extrauterine Gravidität |
| Fehlende Darmgeräusche | Obstipation, aufgetriebenes Abdomen, häufig Schluckauf | Paralytischer Ileus |

## 10.1.2 Übelkeit und Erbrechen

Unspezifisches Symptom, das sowohl bei leichten als auch bei schwerwiegenden Erkrankungen auftreten kann („verdorbener Magen", akutes Koronar-Syndrom, gastrointestinale Krankheitsbilder, neurologische Erkrankungen, als Medikamentennebenwirkung, usw.).

- Beim akuten Abdomen sind Übelkeit und Erbrechen meist Begleitsymptom
- Bei bewusstseinsgetrübten Pat. muss die Aspiration von Erbrochenem verhindert werden.

### Zwei Fragen stehen zunächst im Mittelpunkt

1. Ist die Situation lebensbedrohlich?

! Alarmzeichen: Exsikkose insbes. bei alten Menschen, Säuglingen und Kleinkindern, Blut (gastrointestinale [GI-] Blutung) und Stuhlbeimengungen (hoher Dünndarmileus), starke Schmerzen, Kreislaufdepression: RR ↓, P ↑, Kaltschweißigkeit → NA nachfordern.

- Neurologische Alarmzeichen: Schwindel, Kopfschmerzen, Bewusstseinstrübung, Bewusstlosigkeit.

2. Gibt es Hinweise auf die Ursache der Übelkeit, des Erbrechens?

Anamnese erheben

- In welcher Situation ist die Beschwerde aufgetreten? z. B. kurz nach dem Essen, durch körperliche Anstrengung
- Hat der Pat. zusätzlich Schmerzen? z. B. retrosternaler Schmerz
- Nimmt der Pat. Medikamente ein? z. B. neues Medikament, das kurz zuvor verschrieben wurde (z. B. Antibiotikum) → Beipackzettel lesen.

**Tab. 10.04 Leitsymptome Übelkeit und Erbrechen**

| Begleitsymptom | Patient | Verdachtsdiagnose |
|---|---|---|
| Retrosternaler Schmerz | Kaltschweißig, Todesangst | Akutes Koronar-Syndrom |
| RR > 230/120 mmHg | Schwindel, starke Kopfschmerzen, Übelkeit, Sehstörung | Hypertensive Krise/ Hypertensiver Notfall |
| Schwindel | Tinnitus, Hörminderung | Morbus Menière (▸ Kap. 18.4) |
| Fehlende Darmgeräusche | Obstipation, aufgetriebenes Abdomen, häufig Singultus | Paralytischer Ileus |
| Bluterbrechen | Alkoholabusus, Blut frisch oder geronnen (ausgeflockt), schwallartiges Erbrechen | Ulkus, Ösophagusvarizenblutung, GI-Blutung |
| BZ > 400 mg/dl | Bek. Diabetes mellitus, vermehrte Harnausscheidung, Azidosegeruch | Diabetische Ketoazidose |
| Quaddelbildung, Juckreiz, evtl. RR ↓, Puls ↑ | Müdigkeit, Unruhe | Anaphylaxie, Medikamentennebenwirkung |

## 10.1.3 Diarrhoe

Mehr als drei flüssige Stühle pro Tag, flüssige Konsistenz (> 75% Wasser) und erhöhte Gesamtmenge (> 250 ml/d).
Akute Durchfälle haben meist infektiöse Ursachen und können bis zu 30 Stuhlentleerungen pro Tag nach sich ziehen. Erreger sind meist Salmonellen, E. coli, Staphylokokken, bei Kindern oft Viren.
Chronische Durchfälle entstehen häufig durch entzündliche Darmerkrankungen: z. B. M. Crohn, Colitis ulcerosa.
Akute Diarrhoen führen nur in sehr schweren Fällen zur Alarmierung des RD, z. B. bei starker Dehydratation.

**Zwei Fragen stehen zunächst im Mittelpunkt**

1. Ist die Situation lebensbedrohlich?

Alarmzeichen: Exsikkose insbesondere bei Kindern und alten Menschen, z. B. stehende Hautfalten, trockene Haut. RR ↓, P ↑.

2. Gibt es Hinweise auf die Ursache der Diarrhoe?

Anamnese erheben:

- Ist die Diarrhoe akut aufgetreten oder besteht sie chronisch, evtl. mit blutigen oder schleimigen Beimengungen?
- In welcher Situation ist die Beschwerde aufgetreten? z. B. kurz nach dem Essen (verdorbene Lebensmittel, z. B. Frischeiprodukte, Geflügel) → Inkubationszeit beachten, Speisen erfragen
- Sind noch andere Bekannte oder Familienmitglieder betroffen? z. B. bei Infektion, Salmonellose
- Nimmt der Pat. Medikamente ein? z. B. Antibiotika, Laxantien.

**Tab. 10.05 Leitsymptom Diarrhoe**

| Begleitsymptom | Patient | Verdachtsdiagnose |
|---|---|---|
| Abrupter Beginn | Selten febril, häufig kombiniert mit Erbrechen | Virale Enteritis |
| Häufiges Erbrechen | Faulig riechender, grünlicher Stuhl, Blutbeimengung möglich | Salmonellose |
| Quaddelbildung, Fieber, evtl. RR ↓, P ↑ | Medikamenteneinnahme | Anaphylaktische Reaktion |
| Tremor, Stress, Ärger | Angst, Nervosität | Vegetative Störung |

## 10.1.4 Blutabgang

- Oraler Blutabgang (Hämatemesis): Erbrechen von Blut, das (bei Kontakt mit der Magensäure) evtl. kaffeesatzartig verändert ist. DD Bluthusten (Hämoptoe): schaumiger Auswurf, evtl. feuchte Rasselgeräusche auskultierbar
- Rektaler Blutabgang
  - **Teerstuhl** (Meläna): schwarze, glänzende, klebrige Stühle. Blutungsquelle fast immer im oberen GIT. Akute Blutung kann 5–10 h zurückliegen. Bei träger Darmpassage kann Blutungsquelle auch im Dünn- oder Dickdarmbereich liegen.

- **Blutauflagerungen** auf dem Stuhl: Blutungsquelle meist Rektum (Karzinom, Polyp) oder Analkanal (Blut meist hellrot, evtl. noch nicht geronnen)
- **Blutstuhl** (Hämatochezie): starke Blutung aus dem Anus typisch für untere GI-Blutung, kann aber auch bei massiver oberer GI-Blutung auftreten, evtl. spritzend, hellrot bei akuter Hämorrhoidalblutung.

**Blutungsquellen**
- **Obere** Blutung (Ursprungsort: Ösophagus, Magen, Duodenum)
  - Ulzera in Magen, unterem Ösophagus
  - Varizen in Ösophagus und Magenfundus
  - Mallory-Weiss-Syndrom (Schleimhauteinrisse im Ösophagus-Kardia-Bereich bei heftigem Erbrechen)
  - Magenkarzinom
- **Untere** Blutung (Ursprungsort: Duodenum, Dickdarm, Rektum, Anus)
  - Meckel Divertikel
  - Aus dem Dickdarm, z. B. Colitis ulcerosa, M. Crohn, Polypen, Divertikulose, Karzinom
  - Aus dem Rektum, z. B. Hämorrhoiden, Proktitis, Karzinome, Trauma.

## ?! Zwei Fragen stehen zunächst im Mittelpunkt

1. Ist die Situation lebensbedrohlich?

Alarmzeichen: Schocksymptomatik: RR ↓, P ↑, Bewusstseinseintrübung → Aspirationsgefahr (bei Ösophagusvarizenblutung) → NA nachfordern

2. Gibt es Hinweise auf die Ursache der GI-Blutung?

Anamnese erheben:
- Sind chronische Erkrankungen bekannt? z. B. Ösophagusvarizen, Hämorrhoiden, M. Crohn, Karzinom, Ulkusleiden
- wann ist die Blutung erstmalig aufgetreten? Gab es ein schmerzfreies Intervall? (Mesenterialinfarkt, perforierte Appendix)
- nimmt der Pat. Medikamente ein? z. B. Antikoagulanzien, Antirheumatika, Antibiotika.

**Tab. 10.06 Leitsymptom oraler Blutabgang**

| Begleitsymptom | Patient | Verdachtsdiagnose |
|---|---|---|
| Bek. Alkoholabusus, Leberzirrhose, Pfortaderhochdruck | Blut frisch oder geronnen (ausgeflockt), schwallartiges Erbrechen, evtl. RR ↓, Puls ↑ | Ösophagusvarizenblutung |
| Erst Übelkeit, dann anhaltendes starkes Erbrechen, dann Blutbeimengung | | Mallory-Weiss-Syndrom |

| Tab. 10.07 Leitsymptom rektaler Blutabgang | | |
|---|---|---|
| **Begleitsymptom** | **Patient** | **Verdachtsdiagnose** |
| Bek. Hämorrhoidalleiden | Sichtbare Hämorrhoiden, evtl. spritzende Blutung | Hämorrhoidalblutung |
| Bek. Colitis ulcerosa | Krampfartige Abdominalschmerzen (Tenesmen), evtl. subfebrile Temperaturen | Kolitisblutung |

## 10.2 Gastrointestinale Blutungen

Blutungen aus dem Gastrointestinaltrakt (GIT), die präklinisch meist nicht genau zu lokalisieren sind. Art und Menge des abgesetzten Blutes geben jedoch Hinweise.

Mögliche Ursachen:

- Im oberen GIT: Magenerosionen, Ösophagusvarizen (▶ Kap. 10.2.1), Ulcus ventriculi, Ulcus duodeni
- Im unteren GIT: Hämorrhoiden, Kolonkarzinom, entzündliche Darmerkrankungen
- **Gefahren**: Blutverlust → Schock, Verschlucken oder Erbrechen von Blut → Aspiration.

| Tab. 10.08 | |
|---|---|
| **Blutungsquelle** | **Aussehen** |
| **Ösophagus, Magen** | Rotes, evtl. kaffeesatzartiges Blut (fehlt bei massiver Blutung), Teerstuhl |
| **Dünndarm** | Teerstuhl |
| **Kolon** | Rote Blutbeimengungen im Stuhl |
| **Proximales Rektum** | Homogene Blutauflagerung auf dem Stuhl |
| **Anus, distales Rektum** | Streifenartige, hellrote Blutauflagerung auf dem Stuhl. |

**Achtung**

Bei Blutungen im GIT muss das Blut (zunächst) gar nicht nach außen gelangen, z. B. bei Hämorrhoidalblutung. → Kein Ausschlusskriterium. Aus einer anfangs „harmlosen Blutung“ kann sich schnell eine lebensbedrohliche Situation entwickeln. → NA-Indikation nicht zu gering einschätzen.

### Sehen, Fühlen, Riechen

- Bluterbrechen (schwallartig, kaffeesatzartig, hellrotes frisches Blut), Teerstuhl oder anale Blutung
- Peritonitiszeichen: Bauchschmerzen, Übelkeit, Peritonismus (▶ Kap. 10.1.1)
- Schwindel, evtl. Erschöpfung, evtl. kaltschweißiges, blasses Hautkolorit als vegetative Zeichen

- evtl. Atemnot
- evtl. Bewusstseinsstörungen bis hin zur Bewusstlosigkeit.

## Untersuchen

- Anamnese: bekanntes Ulkusleiden, Medikation mit nicht-steroidalen Antiphlogistika, Marcumar®
- evtl. RR ↓, P ↑ kaum tastbar
- Auskultation von Lunge und Abdomen mit der Frage nach Aspiration und Darmgeräuschen.

## Basismaßnahmen

- Ruhe ausstrahlen
- Lagerung: Oberkörper erhöht, bei Schocksymptomatik → Schocklage, bei Bewusstlosigkeit → stabile Seitenlage
- Basismonitoring (RR, P, EKG, $SpO_2$)
- $O_2$-Gabe 6–8 l/Min. über Nasensonde, bei Erbrechen keine Gesichtsmaske → Gefahr der Aspiration bei eingetrübtem Pat.

! Bei massiver Blutung oder Schocksymptomatik (RR ↓, P ↑) NA nachfordern.

- Venösen Zugang legen: 500–1.000 ml NaCl 0,9% oder Ringer-Lösung infundieren, bei Schocksymptomatik: 20–40 ml/kg KG Ringer-Lösung i.v., evtl. zusätzlich 500–1.500 ml HAES® 6% i.v.

## Erweiterte Maßnahmen

- Magensonde legen, regelmäßig absaugen → Abschätzen der Blutmenge, Verringerung der Aspirationsgefahr
- Zum Einsatz von Medikamenten
  - Achtung: keine Gabe von ASS (z. B. Aspirin®) → Verstärkung der Blutung
  - Sedierung nur, wenn unbedingt erforderlich → Erhöhung der Aspirationsgefahr und der Atemdepression
- Eventuell Analgesie: 0,05–0,1 mg Fentanyl®-Janssen i.v.

**Indikation zur Intubation und Beatmung**

Intubation selten notwendig, je nach Dramatik der Situation

- Bewusstseinstrübung, Bewusstlosigkeit
- ausgeprägte Schocksymptomatik: RR ↓, P ↑
- starkes Erbrechen mit hoher Aspirationsgefahr.

Narkose

- Bei gastrointestinalen Blutungen Rapid sequence induction (RSI) (erhöhte Aspirationsgefahr)
- Einleitung: 0,2–0,3 mg/kg KG Hypnomidate® i.v.
- Sedierung: 5–10 mg Diazepam Lipuro® i.v.
- evtl. Relaxierung: 1 mg/kg KG Lysthenon® i.v.
- Kontrollierte Beatmung:
  - normale AF: 10–12/Min.
  - normales AZV: 10 ml/kg KG
  - $FiO_2$: 0,5
  - kein PEEP erforderlich.

### Transport

! Jeder Pat. mit V.a. gastrointestinale Blutung bedarf einer stationären Behandlung → NA immer erforderlich.
- Sonderrechte selten erforderlich; nur bei Intubation, Schock, evtl. Voranmeldung
- in Klinik mit Möglichkeit zur Endoskopie
- keine Zeit mit unnötiger Diagnostik verschwenden
- während des Transports: kontinuierliches Monitoring (RR, P, $SpO_2$, EKG, evtl. $EtCO_2$).

20–30% der Pat. bluten aus zwei oder mehreren Läsionen, deshalb oft dramatischer Verlauf.

## 10.2.1 Ösophagusvarizenblutung

Blutende Krampfadern im unteren Drittel des Ösophagus, unterschiedliche Blutungsstärke. Entstehen meist auf dem Boden einer Leberzirrhose, z. B. bei Alkoholkranken. Durch Stauung im Pfortaderkreislauf bilden sich Kollateralkreisläufe.

Perakutes Krankheitsbild mit absolut lebensbedrohlichem Verlauf (Blutverlust).

Blut ist ein sehr starkes Emetikum, wird es geschluckt, fördert es den Brechreiz → Gefahr der Aspiration, bes. bei bewusstseinsgetrübten Pat.

### Sehen, Fühlen, Riechen

- Erbrechen von kaffeesatzartigem, braunem Blut (Oxidation des Blutes durch Magensäure), evtl. im Schwall
- Schwindel, Erschöpfung, Übelkeit, Kaltschweißigkeit als vegetative Symptome
- Schmerzen im Übergangsbereich Thorax-Abdomen
- evtl. Ikterus (Gelbsucht)
- evtl. Leberhautzeichen, z. B. Gefäßspinnen am Oberkörper (Spider naevi), Palmarerythem, Lackzunge
- evtl. Bewusstseinstrübung bis hin zur Bewusstlosigkeit
- evtl. Atemnot
- evtl. Zyanose.

### Untersuchen

- Anamnese: Alkoholabusus, Pfortaderhochdruck, bek. Leberzirrhose
- RR ↓, P ↑ kaum tastbar (fadenförmig), evtl. $SpO_2$ ↓
- Auskultation, mit der Frage nach Aspiration.

### Basismaßnahmen

- Ruhe ausstrahlen
- Schocklagerung (▶ Kap. 4.3.3)
- Bei Bewusstlosigkeit stabile Seitenlage
- Basismonitoring (RR, P, EKG, $SpO_2$)
- $O_2$-Gabe 6–8 l/Min. über Nasensonde, Achtung: niemals über Gesichtsmaske → Gefahr des Erbrechens in die Maske und Aspiration
- venösen Zugang legen: mindestens 2–3 großlumige Kanülen (1,7–2,0 mm), und 20–40 ml/kg KG NaCl 0,9% oder Ringer-Lösung infundieren

- bei ausgeprägter Schocksymptomatik: 500–1.000 ml HAES-steril® 6% zusätzlich infundieren.

! NA nachfordern.

## Erweiterte Maßnahmen

- Zum Einsatz von Medikamenten
  - Achtung: Sedierung nur bei vorhandener oder angestrebter Intubation → Verstärkung von Aspirationsgefahr und Atemdepression
  - keine Katecholamin-Gabe im hämorrhagischen Schock
- ZVK nur, wenn kein peripher-venöser Zugang gefunden wird → zu geringes Lumen
- Magensonde legen, regelmäßig absaugen → Abschätzen der Blutmenge, Verringerung der Aspirationsgefahr
- evtl. Ösophaguskompressionssonde legen, z. B. Sengstaken-Blakemore-Sonde, Linton-Nachlas-Sonde (▶ Kap. 4.4.18) bei Fundus- und Ösophagusvarizen
- evtl. Analgesie: 0,1–0,2 mg Fentanyl i.v., vorsichtige Dosierung auf Grund bestehender Hypovolämie → RR-Abfall
- Indikation zur Intubation und Beatmung (▶ Kap. 4.4.11).

## Transport

! Immer mit NA in Klinik mit Endoskopie. Voranmeldung.

- Keine Zeit mit unnötiger Diagnostik verschwenden
- während des Transports: kontinuierliches Monitoring (RR, P, $SpO_2$, EKG, Et-$CO_2$).

**Tipps & Tricks**

- Bei Intubationsschwierigkeiten direkt in den Ösophagus intubieren, dann Mund- und Rachenraum absaugen und anschließend endotracheal intubieren; über den Ösophagustubus kann eine Magensonde, Kompressionssonde eingeführt werden.
- Ösophaguskompressionssonden (▶ Kap. 4.4.18) nur bei lebensbedrohlichen Blutungen mit ausgeprägter Schocksymptomatik präklinisch einsetzen.

### 10.2.2 Akute anale Blutungen

Blutungen aus dem Analbereich sind meist nicht lebensbedrohlich, aber sehr unangenehm für den Pat. Schamgefühl berücksichtigen und von rektalen Untersuchungen absehen.
**Häufige Ursachen** sind Hämorrhoiden, Rektumkarzinom, Divertikelblutungen.
**Seltener** sind Anal-/Rektumprolaps, Analfissur (schmerzhafter längsverlaufender Einriss der Analhaut), Analfisteln.

## Sehen, Fühlen, Riechen

- Blutungen aus dem Analbereich
- Schmerzen, vor allem bei und nach der Defäkation (Fissur)
- evtl. Schleimabgang
- Nässen und Brennen.

### Untersuchen

! Schamgefühl des Pat. beachten.

- Inspektion: evtl. sichtbare Fissur am Schließmuskel, herausragende Rektum- oder Darmteile (Anal-/Rektumprolaps).

### Basismaßnahmen

- Ruhe und Verständnis ausstrahlen
- leine unnötigen Untersuchungen
- Lagerung: auf einer Seite mit erhöhtem Oberkörper (nach Wunsch des Pat.)
- Wundversorgung: sterile Kompressen vor den Analbereich legen. Achtung: Keine Tamponaden in den After einführen → evtl. Verstärkung der Blutung
- Basismonitoring (RR, P, EKG, $SpO_2$)
- evtl. $O_2$-Gabe 2–4 l/Min.
- evtl. venösen Zugang legen: Offenhalten mit NaCl 0,9% oder Ringer-Lösung.

### Erweiterte Maßnahmen

- Spezifische Therapie nicht erforderlich
- bei starker Blutung und ausgeprägter Schocksymptomatik: 2 großlumige Zugänge legen, initial 20–40 ml/kg KG NaCl 0,9% oder Ringer-Lösung infundieren, evtl. 500 ml HAES-steril® 6% i.v.

### Transport

- Pat. nie zu Hause lassen → Blutungsquelle oft nicht bekannt
- NA selten erforderlich
- ohne Sonderrechte in Klinik mit chirurgischer oder internistischer Abteilung
- Voranmeldung nicht erforderlich.

**Tipps & Tricks**

- Abschätzen der verlorenen Blutmenge ist sehr schwierig. Es kann sich immer auch zusätzlich eine Blutung nach innen verbergen.
- Meist befindet sich Blut in der Toilette → Nachsehen und Menge abschätzen, evtl. Probe mitnehmen.

## 10.3 Ileus

Störung der Darmpassage durch Lähmung oder Verschluss. Gefahr: Septische und volumenmangelbedingte Komplikationen (Schock), evtl. akutes Nierenversagen. Man unterscheidet zwei Formen:

- **Mechanischer** Ileus: Verschluss des Darmlumens durch Strangulation eines Darmabschnitts infolge von Verwachsungen (Briden), Hernien, Kotballen (bei mangelnder Flüssigkeitszufuhr), Tumoren, Polypen usw. (Störung der Durchblutung → Gefahr von Nekrosen). Starker Flüssigkeitsverlust in das Darmlumen und die ödematöse Darmwand → hypovolämie, Schock
- **Paralytischer** Ileus (Lähmung der Darmmotorik):
  - meist entzündlich bedingt, z. B. infolge Pankreatitis, Appendizitis, Cholezystitis
  - vaskulär bei Mesenterialinfarkt

- reflektorisch, z. B. bei Gallen- oder Nierenkolik, nach (abdomineller) OP, Blutung.

! Der mechanische Ileus geht mit zunehmender Dauer in einen paralytischen über.

## Sehen, Fühlen, Riechen

- Peritonismus
- bei mechanischem Ileus:
  - Stärkste kolikartige Schmerzen
  - Stuhlverhalt
  - Übelkeit
  - Erbrechen, evtl. Koterbrechen (Miserere)
  - evtl. äußerlich erkennbare versteifte Darmwindungen
  - evtl. massiv geblähtes Abdomen
- bei paralytischem Ileus:
  - stark aufgetriebenes druckempfindliches Abdomen
  - Erbrechen
  - starker Flüssigkeitsverlust → Exsikkose
  - evtl. Schocksymptomatik: RR ↓, P ↑, blasse, kaltschweißige Haut
  - Haltung des Pat.: gekrümmt, Beine häufig angezogen.

## Untersuchen

- Mechanischer Ileus:
  - Auskultation: evtl. metallisch klingende Darmgeräusche, Hyperperistaltik
- paralytischer Ileus:
  - Auskultation: „Totenstille" (fehlende Darmgeräusche).

## Basismaßnahmen

- Lagerung mit leicht erhöhtem Oberkörper und angewinkelten Beinen → Knierolle (▶ Kap. 4.3.3), evtl. Trage in Schocklage bringen.
- Basismonitoring (RR, P, EKG, $SpO_2$)
- $O_2$-Gabe 6–8 l/Min.
- venösen Zugang legen: Offenhalten mit NaCl 0,9% oder Ringer-Lösung.

! Bei Schocksymptomatik: NA nachfordern, zweiten Zugang legen und 1.500–2.000 ml Vollelektrolytlösung infundieren.

## Erweiterte Maßnahmen

- Kurzwirksame Analgetika nach Bedarf vor sicherer Diagnosestellung → Verschleierung des Krankheitsbildes
- evtl. 500–1.000 ml HAES-steril® 6% i.v.
- evtl. Magensonde legen und Mageninhalt absaugen
- evtl. Spasmolytika: 20–40 mg Buscopan® i.v.
- evtl. Sedierung: 5–10 mg Diazepam Lipuro® i.v.

## Transport

- Ohne Sonderrechte in Klinik mit chirurgischer Aufnahme
- bei Schocksymptomatik mit Sonderrechten und NA-Begleitung Voranmeldung erforderlich
- während des Transports: kontinuierliches Monitoring (RR, Puls, EKG, $SpO_2$).

10

# 10.4 Akute Appendizitis

Akute Entzündung des Appendix vermiformis (Wurmfortsatz).
Meist durch Darmkeime ausgelöst, durch Verschluss mit Kotsteinen oder Verwachsungen. Gefahr der Perforation insbes. bei Kleinkindern und Pat. > 60 Lj. Häufigste DD bei Frauen: Adnexitis.

## Sehen, Fühlen, Riechen

- Appetitlosigkeit
- Übelkeit
- Erbrechen
- Haltung des Pat.: oft gekrümmt mit angezogenen Knien
- bei Kindern: oft (hohes) Fieber und Diarrhoe.

## Untersuchen

- Anamnese: Beginn mit Übelkeit und Erbrechen, diffuse Schmerzen im Oberbauch, die in den rechten Unterbauch wandern, Erschütterungsschmerz, Schmerz bei Hüftbewegung
- evtl. Fieber: meist subfebril bis ca. 39 °C, temp.-Differenz rektal-axillär > 0.8 °C
- evtl. Tachykardie
- Palpation: evtl. bretthartе Bauchdecke, lokaler Klopfschmerz, kontralateraler Loslassschmerz, reflektorische Abwehrspannung im re. Unterbauch
- Druckschmerzpunkte:
  - McBurney-Punkt: genau zwischen Nabel und Spina iliaca anterior superior (vorderer oberer Darmbeinstachel)
  - Lanz-Punkt: Übergang rechtes mittleres Drittel zwischen beiden vorderen oberen Darmbeinstacheln.
  - Blumberg-Zeichen (kontralateraler Loslassschmerz): Eindrücken der Bauchdecke auf der Gegenseite und plötzliches Loslassen erzeugt Schmerzen an der rechten Seite
  - Rovsing-Zeichen: kontinuierliches Drücken der linken Seite von unten nach oben („Ausstreichen des Dickdarmes“), verursacht durch Druckerhöhung im Zökum rechtsseitige Schmerzen
  - Psoasdehnungsschmerz: schnelles Strecken des zuvor gebeugten rechten Hüftgelenkes erzeugt Schmerzen durch Kontraktion des M. psoas, besonders bei retrozökaler Lage des Appendix
  - rektaler Druckschmerz: Schmerzen durch rektale Palpation in Richtung Appendix.

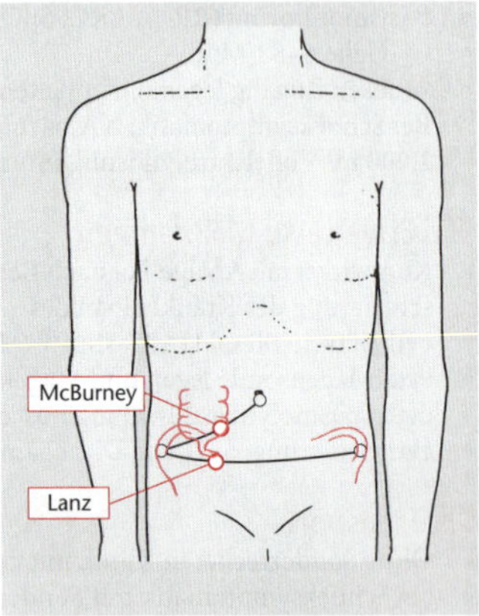


Abb. 10.02 Druckpunkte bei Appendizitis [L 157]

### Basismaßnahmen

- Lagerung mit erhöhtem Oberkörper und leicht angezogenen Beinen → Knierolle (▶ Kap. 4.3.3)
- Basismonitoring (RR, P, EKG, $SpO_2$)
- $O_2$-Gabe 4–6 l/Min.
- venösen Zugang legen: Offenhalten mit NaCl 0,9% oder Ringer-Lösung.
- ! Eventuell NA nachfordern.

### Erweiterte Maßnahmen

- Zum Einsatz von Medikamenten
  - kurzwirksame Analgetika nach Bedarf
- evtl. Analgesie: ½–1 Amp. Dipidolor® i.v. oder 0,05–0,1 mg Fentanyl® i.v.
- evtl. Sedierung: 5–10 mg Diazepam-Lipuro® i.v.

### Transport

- In Klinik mit chirurgischer Abteilung, Sonderrechte meist nicht erforderlich.
- ! In schweren Fällen (stärkste Schmerzen, P ↑, RR ↓, Peritonitis) Voranmeldung → immer mit NA.
- Während des Transports: kontinuierliches Monitoring (RR, P, EKG, $SpO_2$).

**Tipps & Tricks**

- Appetitlosigkeit und Schmerzverlagerung sind die typischen Leitsymptome zu Beginn.
- Achtung: Atypische Lokalisation der Appendix, z. B. während der Schwangerschaft, bis vor den Bauchnabel.

## 10.5 Gallenkolik

Durch Steine, die die Gallenwege verschließen, wird der Galleabfluss in das Duodenum behindert: Galle staut sich auf, die Gallenblase kontrahiert sich gegen einen Widerstand. Durch Reizung des Peritoneums entsteht das typische klinische Bild (s. u.).
Auftreten oft nachts durch erhöhten Vagotonus und nach opulenten, fettreichen Mahlzeiten durch den vermehrten Gallefluss.

### Sehen, Fühlen, Riechen

- Akuter wellen- oder wehenartiger Schmerz im re. und mittleren Oberbauch, evtl. Ausstrahlung in re. Brustseite, Schulter oder Rücken
- Haltung des Pat.: typischerweise gekrümmt und mit angezogenen Knien
- Übelkeit, Erbrechen als vegetative Begleitsymptome
- evtl. Tachykardie
- Fieber
- evtl. Schüttelfrost
- evtl. Ikterus.

10

### Untersuchen

- Anamnese: bekannte Gallensteine, evtl. heller Stuhl, dunkler Urin; Auslöser: fettreiche Mahlzeiten?
- Palpation: Druck- und Klopfschmerz im re. Oberbauch → Gallenblase oft tastbar, evtl. gespannte Bauchdecke.

### Basismaßnahmen

- Lagerung mit leicht erhöhtem Oberköper und angewinkelten Beinen → Knierolle
- Basismonitoring (RR, P, EKG, $SpO_2$)
- $O_2$-Gabe 4–6 l/Min.
- venösen Zugang legen: Offenhalten mit NaCl 0,9% oder Ringer-Lösung.

! Bei starken Schmerzen NA nachfordern.

### Erweiterte Maßnahmen

- Zum Einsatz von Medikamenten
  - Verschleierung des Krankheitsbildes
  - Achtung: Morphinderivate wirken spasmogen → Zunahme der Kolikbeschwerden, Ausnahme: Dolantin®
- Spasmolytikum: 20–40 mg Buscopan® langsam i.v.
- evtl. Analgesie: 25–100 mg Dolantin® langsam i.v. (vagolytisch) oder Novalgin® 1–2 g langsam i.v. oder als Kurzinfusion
- evtl. Sedierung: 5–10 mg Diazepam-Lipuro® i.v.

### Transport

- In Klinik mit chirurgischer Abteilung bzw. Möglichkeit der Endoskopie, Sonderrechte meist nicht erforderlich.

! In schweren Fällen (stärkste Schmerzen, P ↑, RR ↓): Voranmeldung.

- Während des Transports: kontinuierliches Monitoring (RR, P, EKG, $SpO_2$).

## 10.6 Hohlorganperforation

Betroffen sind alle Wandschichten des Magens/Duodenum mit Eröffnung und Austritt von saurem Mageninhalt in den Bauchraum, meist als Ulkusperforation, seltener bei Magenkarzinom, infolge Verätzung oder medizinischer Eingriffe, z. B. nach Ösophagogastroduodenoskopie.
Die akute Perforation erfordert häufig eine sofortige Operation.

### Sehen, Fühlen, Riechen

- Erbrechen von kaffeesatzartigem, braunem Blut sowie Teerstuhl als Hinweis auf Ulkusblutung
- starke Schmerzen im Epigastrium, die sich schnell in den rechten Unterbauch (DD Appendizitis) oder in beide Schultern ausbreiten. Bretttharter Bauch, plötzliches Auftreten
- typische Haltung des Pat.: sehr ruhig liegend und bemüht, jegliche Bewegung zu vermeiden
- Übelkeit, Erbrechen als vegetative Begleitsymptome

- evtl. Tachykardie, RR ↓
- Fieber.

### Untersuchen

- Anamnese: bekanntes Ulkusleiden, Gastritis, vorangegangener Eingriff, Medikamente
- Palpation: Druckschmerz im Oberbauch, brettharter Bauch.

### Basismaßnahmen

- Lagerung mit leicht erhöhtem Oberköper und angewinkelten Beinen → Knierolle
- Basismonitoring (RR, P, EKG, $SpO_2$)
- evtl. $O_2$-Gabe 4–6 l/Min.
- venösen Zugang legen: Offenhalten mit NaCl 0,9% oder Ringer-Lösung.

! Bei starken Schmerzen NA nachfordern (Analgesie).

### Erweiterte Maßnahmen

- Zum Einsatz von Medikamenten
  - kurzwirksame Analgetika nach Bedarf
- evtl. Analgesie: 0,1–0,2 mg Fentanyl-Janssen® (kurze HWZ).

### Transport

- In Klinik mit chirurgischer Abteilung, Sonderrechte meist nicht erforderlich.

! In schweren Fällen (stärkste Schmerzen, P ↑, RR ↓) Voranmeldung → immer mit NA.

- Während des Transports: kontinuierliches Monitoring (RR, P, EKG, $SpO_2$).

## 10.7 Akute Pankreatitis

Entzündung der Bauchspeicheldrüse mit schweren septischen Begleitkomplikationen bis hin zum Multiorganversagen. Ursachen: Gallenwegserkrankungen (Eindringen von Galle ins Pankreassystem) (55%), Alkoholabusus (35%), Infektionen, Medikamente (z. B. Furosemid, Glukokortikoide) (2%), postoperativ nach chirurg. Baucheingriffen, genetisch (hereditäre Pankreatitis). Gefahr von Sepsis und Schock.

Lebensbedrohliches Krankheitsbild mit einer Letalität von 15–20%.

### Sehen, Fühlen, Riechen

- Zügig einsetzende stärkste Schmerzen im Oberbauch, oft in der Tiefe lokalisiert und in den Rücken ausstrahlend → evtl. gürtelförmige Schmerzausbreitung, oft nach Alkoholgenuss oder fettem Essen
- Übelkeit, Erbrechen, Appetitlosigkeit
- evtl. Fieber
- evtl. Gesichtsrötung (Flush)
- evtl. Ikterus
- selten bläuliche Flecken um den Bauchnabel (Cullen-Zeichen) oder im Flankenbereich (Grey-Turner-Zeichen) → prognostisch ungünstig

10

### Untersuchen

- Auskultation: verminderte Darmgeräusche (paralytischer [Sub]ileus)
- Eventuell Schocksymptomatik (RR ↓, P ↑, kaltschweißige Haut)
- Palpation: druckschmerzhaftes Abdomen, elastische, aber leicht gespannte Bauchdecke („Gummibauch").

### Basismaßnahmen

- Lagerung mit leicht erhöhtem Oberkörper und angewinkelten Beinen → Knierolle, evtl. Trage in Schocklage bringen.
- Basismonitoring (RR, P, EKG, $SpO_2$)
- $O_2$-Gabe 6–8 l/Min.
- venösen Zugang legen: 1.000–1.500 ml NaCl 0,9% oder Ringer-Lösung i.v.
- ! Schocksymptomatik: NA nachfordern, zweiten Zugang legen und 20–40 ml/kg KG Ringer-Lösung infundieren.

### Erweiterte Maßnahmen

- Zum Einsatz von Medikamenten
  - Achtung: Kein Morphin oder Morphin-Derivate verwenden → Gefahr des Papillenspasmus
- bei schwerer Schocksymptomatik: evtl. 500–1.000 ml HAES-steril® 6% i.v.
- Analgesie: 100 mg Tramal® i.v. oder bei stärksten Schmerzen 0,3 mg Temgesic® i.v. oder 30 mg Fortral® i.v.
- evtl. Sedierung: 5–10 mg Diazepam-Lipuro® i.v.

### Transport

- In Klinik mit chirurgischer und endoskopischer Abteilung. Eventuell Voranmeldung erforderlich
- während des Transports: kontinuierliches Monitoring (RR, P, EKG, $SpO_2$).

**Tipps & Tricks**

- Symptomatik kann auch im Zusammenhang mit anderen Krankheitsbildern stehen, z. B. Myokardinfarkt, Ulkusleiden, Aortenaneurysma.
- Bedrohlichkeit des Krankheitsbildes wird oft unterschätzt → auf ausreichende Volumensubstitution achten.

## 10.8 Mesenterialinfarkt

Durchblutungsstörungen der Mesenterialarterien oder Mesenterialvenen, in 90% der Fälle durch Verschluss der A. mesenterica superior infolge Arteriosklerose, seltener Thrombose der Mesenterialvenen. Bei Herzinsuffizienz, Herzrhythmusstörungen (Vorhofflimmern), Schock, Sepsis.
Es kommt zur Mangelversorgung der Darmwand und zur Nekrose. Die Darmschleimhaut reagiert auf $O_2$-Mangel mit Gewebsuntergang und Blutungen in den Darm.
Lebensbedrohliches Krankheitsbild mit einer hohen Letalität (nach 12 h Ischämie ca. 30%, nach 24 h > 80%) auf Grund meist zu später Diagnosestellung.

## Sehen, Fühlen, Riechen

- Initial heftiger Abdominalschmerz (für ca. 6–8 h), später nachlassende Schmerzen („fauler Friede")
- Spätphase (> 12 h): paralytischer Ileus, aufgetriebener Bauch, bretttharte Bauchdecke, blutige Diarrhoe (Einblutung in die nekrotische Darmwand)
- Angst: Zustand wird vom Pat. als lebensbedrohlich empfunden
- evtl. Schocksymptomatik: RR ↓, P ↑, Kaltschweißigkeit
- evtl. Tachypnoe.

## Untersuchen

- Anamnese: bekannte Arteriosklerose, KHK, Herzrhythmusstörungen
- Palpation: erst unauffälliges Abdomen, später Abwehrspannung, Erschütterungsschmerz
- Auskultation: Zeichen des paralytischen Ileus (▶ Kap. 10.3) („Totenstille").

## Basismaßnahmen

! Lebensbedrohliches Krankheitsbild mit Transportpriorität → keine unnötige Diagnostik oder Therapie am Notfallort.

- Lagerung mit leicht erhöhtem Oberkörper und angewinkelten Beinen → Knierolle (▶ Kap. 4.3.3), evtl. Trage in Schocklage bringen
- Basismonitoring (RR, P, EKG, $SpO_2$)
- $O_2$ Gabe 6–8 l/Min.
- venösen Zugang legen: Offenhalten mit NaCl 0,9% oder Ringer-Lösung.

! Bei Schocksymptomatik NA nachfordern, zweiten Zugang legen und 20–40 ml/kg KG Ringer-Lösung infundieren.

## Erweiterte Maßnahmen

- Eventuell Magensonde legen und Mageninhalt absaugen
- zum Einsatz von Medikamenten
  - möglichst keine hochpotenten Analgetika vor sicherer Diagnose → Verschleierung des Krankheitsbildes
- evtl. 500–1.000 ml HAES-steril® 6% i.v.
- evtl. Analgesie: 100 mg Tramal® i.v., 50–100 mg Dolantin® i.v.
- evtl. Sedierung: 5–10 mg Diazepam-Lipuro® i.v.

## Transport

- Mit NA und Sonderrechten in Klinik mit chirurgischer Aufnahme
- Voranmeldung erforderlich
- während des Transports: kontinuierliches Monitoring (RR, P, EKG, $SpO_2$).

# 11 Intoxikation

*Frank Flake und Boris Hoffmann*

11

## 11.1 Häufige Intoxikationen

Die meisten Intoxikationen entstehen in der BRD durch Medikamente. Die „Hitliste" wird angeführt durch Medikamente mit Wirkung auf das Nervensystem. Ebenfalls unter die ersten 10 fallen Lebensmittelvergiftungen, Reinigungsmittel und Tabak. Die meisten Todesfälle entstehen durch Psychoanaleptika, Insektizide und Antidiabetika.

- **Arzneimittel**: Paracetamol, Ibuprofen, Diphenhydramin, Zopiclon, Zolpidem, Diazepam, Doxepin, Lorazepam, Acetylsalicylsäure, Gammahydroxybuttersäure („Liquid Ecstasy"), Ketamin
- **Chemikalien**: Entkalker, Geschirrspülmittel, Silicagel, Pflanzenschutzmittel (Dimethoat), Frostschutzmittel, Allzweckreiniger, Kohleanzünder
- **Drogen und andere Rauschmittel**: Heroin, Methadon, Morphium, Opiodide, Cannabis, LSD, Ecstasy, A2 (Benzylpiperazin [BZP]), Crack, Pflanzenbestandteile, z. B. Engelstrompete, psychoaktive Pilze (Zauberpilze, Magic mushroom), Gammabutyrolacton (GBL; Graffitireiniger)
- **Gase und inhalative Drogen**: Butangas, Lachgas, lack- und Lösungsmittel, Poppers (Amylnitrit oder Butylnitrit)
- **Pflanzen**:
  - Zimmerpflanzen: Birkenfeige, Affenbrotbaum, Dieffenbachie, Fensterblatt, Weihnachtsstern
  - Freilandpflanzen: Liguster, Eibe, Heckenkirsche, Eberesche, Lampionblume

## 11.2 Verhalten bei V. a. Intoxikation

Jährlich ereignen sich mehr als 100.000 Vergiftungsnotfälle in der Bundesrepublik Deutschland. Im Erwachsenenalter stehen an erster Stelle Vergiftungen in suizidaler Absicht, an zweiter Stelle Drogenintoxikationen. Circa 1–2% der Vergiftungspat. versterben.

Schweregrad und Verlauf der Intoxikation hängen ab von:

- Giftart, Giftmenge
- Vergiftungsweg (inhalatorisch, oral, dermal, intravenös)
- Dauer der Gifteinwirkung
- Resorptionsgeschwindigkeit
- patientenabhängige Giftsensibilität.

! Im Notfall fragen: Was? Wann? Wie viel? Wie?

Beim Vorliegen einer akuten exogenen Intoxikation sind Maßnahmen der sog. **„5-Finger-Regel"** für die Prognose des Pat. entscheidend.

### Eigenschutz/Absicherung

#### Elementarhilfe

! NA nachfordern.

- Diagnostischer Blick (Bewusstsein, Atmung, Puls)
- Basismaßnahmen:
  - Lagerung: bei Bewusstlosigkeit stabile Seitenlage, bei toxischem Lungenödem Oberkörperhochlagerung
  - Pat. beruhigen

  - Basismonitoring (RR, P, EKG, $SpO_2$)
  - Basischeck (▶ Kap. 4.1.3) zum Ausschluss sekundärer Verletzungen
  - $O_2$-Gabe: 4–6 l/Min. über Nasensonde
  - venösen Zugang legen: Offenhalten mit Ringer-Lösung oder NaCl 0,9%
- erweiterte Maßnahmen (Medikamente, EKG, Defibrillation, Intubation).

**Entgiftung**
- Bei oraler Giftaufnahme Erbrechen auslösen (Achtung: nur bei uneingeschränkt bewusstseinsklarem Pat.!). Kontraindikation: Bewusstseinsstörung, Vergiftung mit Säuren und Laugen (zweiter Ösophaguskontakt bei Erbrechen), Schaumbildnern (Aspiration von Schaum), Atem- oder Kreislaufinsuffizienz, Krampfanfall, organische Lösungsmittel
  - Ipecacuanha-Sirup (Orpec®): bei Kindern und Erwachsenen anzuwenden, führt aber erst nach einiger Zeit (bis zu 30 Min.) zum Erbrechen. Erwachsene 30 ml Orpec®, Kinder bis 1½ J. 10 ml Orpec®, 1½–5 J. 15 ml Orpec®, anschließend mehrere Gläser Wasser (ca. 10 ml/kg KG) trinken lassen. Achtung: keine Gabe bei Säuglingen < 9 Mon. Bleibt nach zweimaliger Gabe Erbrechen aus, muss eine Magenspülung erfolgen
  - Achtung: induziertes Erbrechen durch Reizung der Rachenhinterwand oder Kochsalzlösung nicht mehr üblich!
- Magenspülung (▶ Kap. 4.4.16) bei Bewusstseinsstörung nur nach vorheriger Intubation zum sicheren Aspirationsschutz. Kontraindikation: Säure- oder Laugenverätzung (Gefahr der Perforation des Ösophagus durch den Magenschlauch)
- medizinische Kohle: Kohle absorbiert universell oral aufgenommene Gifte, Ausnahme: Alkohol, Schwermetalle, anorganische Säuren, aliphatische Kohlenwasserstoffe, Laugen. Dosierung: 0,5–1 g/kg KG Kohle pulvis® in Flüssigkeit auflösen
- Natriumsulfat (Glaubersalz): Abführmaßnahme im Rahmen einer Intoxikation, bes. in Kombination mit medizinischer Kohle. Initial 50–100 ml einer 20%igen Lösung (20 g Natriumsulfat in 100 ml Wasser) p.o. oder über Magensonde
- bei dermaler Giftaufnahme
  - Eigenschutz: Doppeltes Paar Handschuhe anziehen
  - kontaminierte Kleidung entfernen, in Plastikbeutel und nicht in den RTW legen!
  - Haut mit klarem Leitungswasser mind. 10–20 Min. abspülen.

**Antidot**

Medikamente, die
- den Giftstoff chemisch bzw. physikalisch inaktivieren oder
- die Giftwirkung am Rezeptor bzw. im Gewebe aufheben.

**Asservierung**
- Asservierung von Material zur toxikologischen Analyse: Giftreste mit in die Klinik nehmen (z. B. Wasserglas mit aufgelösten Tablettenresten, Umverpackung der Medikamente, Speisereste bei Lebensmittelvergiftung, evtl. Probe entnehmen), Erbrochenes, Urin, Stuhl.

- **Was?** Handelsname, Wirkstoffname, z. B. Lanitop® (β-Methyldigoxin)
- **Wie viel?** Genaue Gewichtsangabe, Tablettenmenge (bei bewusstlosen oder unkooperativen Pat. anhand der herumliegenden Tablettenumverpackung, leeren Blisterverpackungen abschätzen)
- **Wann?** Genauer Zeitpunkt der Giftaufnahme.

### Transport

! Immer in NA-Begleitung.
- In Klinik mit internistischer Intensivstation. Voranmeldung erforderlich (bei der Voranmeldung durch die RLSt die „W-Daten" [Asservierung] übermitteln)
- während des Transports: kontinuierliches Monitoring (RR, EKG, $SpO_2$, evtl. $EtCO_2$).

## 11.3 Leitsymptome und ihre Differenzialdiagnose

| Tab. 11.01 Leitsymptome bei Vergiftungen | |
|---|---|
| **Hautfarbe** | |
| „Schieferblau" | • Methämoglobinämie<br>• Opiate |
| Ikterus | • Knollenblätterpilz (Spätsymptom)<br>• Arsen |
| Erythem | • Kohlenmonoxid |
| Blasenbildung | • Barbiturate |
| Ätzspuren | • Säuren und Laugen |
| Hellrot/rosa | • Zyanid<br>• CO |
| Injektionsspuren (auch atypische Lokalisationen), Phlebitis | • Drogenintoxikation, insbes. Opiate |
| **Foetor** | |
| Alkoholgeruch | • Alkohol<br>• Phenol<br>• Chloralhydrat |
| Acetongeruch | • Aceton<br>• Salicylate<br>• Paraldehyd<br>• ketoazidotisches Coma diabeticum |
| Bittermandelgeruch | • Zyanide<br>• Nitrobenzol |
| Knoblauchgeruch | • Alkylphosphate<br>• Arsen, Phosphor |

| Tab. 11.01 Leitsymptome bei Vergiftungen *(Forts.)* | |
|---|---|
| Geruch nach faulen Eiern | • Acetylcystein<br>• Disulfiram |
| Geruch nach faulem Heu | • Phosgen |
| **Weitere Leitsymptome** | |
| Doppelbilder | • Methylalkohol<br>• Botulinus-Toxin |
| Tremor, psychische Störungen | • Drogen- und Medikamentenintoxikationen, Entzug |
| Brechdurchfall | • Paracetamol<br>• Tetrachlorkohlenstoff<br>• Knollenblätterpilz |
| Lungenödem | • Reizgase, auch aggressive Reinigungsmittel, z. B. Toilettenreiniger |
| Verfärbung von Speichel und Mundhöhle | • Pestizide |

| | | Benzodiazepine | Barbiturate | Diphenhydramin | Neuroleptika | Antidepressiva | Salicylate | Paracetamol | β-Blocker | Digitalis | Clonidin | Theophyllin | Phencyclidin | Äthylalkohol | Opiate | Amphetamin | Kokain | Nikotin | Halluzinogene | Methylalkohol | Alkylphosphate | Säuren und Laugen | Thallium | Halogenierte KW | Benzin | Aromate | Org. Lösungsmittel | CO | $CO_2$ | Cyanid | Quecksilber | Blei | Arsen | Strychnin | Botulinus-Toxin | Atropin | Pilze |
|---|---|---|---|---|---|---|---|---|---|---|---|---|---|---|---|---|---|---|---|---|---|---|---|---|---|---|---|---|---|---|---|---|---|---|---|---|---|
| Nervensystem | Psychomotorische Erregung | (x) | | | | x | x | | (x) | (x) | (x) | (x) | x | | (x) | x | x | x | x | | x | | | x | x | x | x | x | | | (x) | | x | | x | x | |
| | Epileptische Anfälle | | | | (x) | x | | | | | | | x | x | x | x | x | x | x | x | x | | x | | x | x | x | x | x | | x | | (x) | | x | | |
| | Hyperreflexie | | (x) | | x | x | | | | | | | (x) | | | | | | (x) | | x | | | | | | x | | | | | | x | | | | |
| | Hypo-/Areflexie | x | x | | | | | | | | | | (x) | x | x | | | | | | | | | | (x) | | x | x | | | (x) | | | | | | |
| | Bewusstseinstrübung | x | x | (x) | x | x | (x) | | (x) | | (x) | | | x | x | | (x) | x | | x | x | | (x) | x | (x) | x | x | x | x | | (x) | | | | x | (x) | |
| | Koma | x | x | (x) | x | x | | | | | | | | x | x | | (x) | x | | x | x | | | x | | x | x | x | x | | (x) | | | | (x) | | |
| | Atemlähmung | x | x | (x) | x | x | | | | | | | (x) | x | x | | (x) | x | x | x | x | | | | x | x | x | | x | | | | x | x | x | x | |
| | Hypothermie | | x | | (x) | x | | | | | x | | | x | x | | | | | | | | | | | | | | | | x | | | | | | |
| | Hyperthermie | | | x | x | x | x | | | | | | x | | | x | x | | x | | | | | | | | x | | | | | | | | | | |
| | Muskelschwäche | x | | | | | | | (x) | | | | | | | | | x | | x | | | x | | | | x | | | | | | | x | | | |
| | Polyneuropathie | | | | | | | | | | | | | x | x | | | | | | | | x | x | x | x | | | | x | x | x | | | | | |
| GIT | Übelkeit, Erbrechen | | x | | | | | x | x | | x | | x | | x | x | | x | x | x | x | x | x | x | x | | x | x | | | x | x | x | | x | | x |
| | Durchfall | | | | | | | | | | | (x) | | | | | | x | | | x | | | x | x | x | | | | x | | x | | | | x | |

| | GIT | | | | Lunge | | | Herz/Kreislauf | | | | | | Augen | | |
|---|---|---|---|---|---|---|---|---|---|---|---|---|---|---|---|---|
| | Speichelfluss | Mundtrockenheit | Abdominalschmerz | Ikterus | Bronchokonstriktion | Lungenödem | Dyspnoe | Hypotonie | Hypertonie | Bradykardie | Tachykardie | VES | AV-Block | Miosis | Mydriasis | Sehstörung |
| **Benzodiazepine** | | | | | | | | (x) | | | | | | | (x) | |
| **Barbiturate** | | | | | | x | | x | | x | | x | x | x | | |
| **Diphenhydramin** | | x | | | | | | | | | x | | | | x | x |
| **Neuroleptika** | | x | | | | | | x | | (x) | x | x | (x) | | x | |
| **Antidepressiva** | | x | | | | | | x | | x | x | x | x | | x | |
| **Salicylate** | | | x | | | x | x | | | | | | | | | |
| **Paracetamol** | | | x | x | (x) | | | | | | | x | | | | |
| **β-Blocker** | | x | | | x | | | x | | x | | | x | | x | |
| **Digitalis** | | | | | | | x | | | x | x | x | x | | | x |
| **Clonidin** | | x | | | | | | x | | (x) | | | | x | | |
| **Theophyllin** | | | | | | | | x | | | x | | | | | |
| **Phencyclidin** | | | | | | | | | x | | x | (x) | (x) | | x | |
| **Äthylalkohol** | | | | | | | x | | | | x | | | | x | |
| **Opiate** | | | | | | x | (x) | x | | x | (x) | (x) | (x) | x | | x |
| **Amphetamin** | | x | | | | | | | x | | x | | | | x | |
| **Kokain** | | | | | | | | | x | | x | | | | x | |
| **Nikotin** | | | x | | | | | | x | x | x | | | x | | x |
| **Halluzinogene** | | | | | | | | x | x | x | x | | | (x) | (x) | |
| **Methylalkohol** | | | x | | | | | | | x | x | | | | | x |
| **Alkylphosphate** | x | | x | x | x | (x) | x | | | x | x | x | x | x | | |
| **Säuren und Laugen** | x | | x | | | | | | | | x | | | | | |
| **Thallium** | | | x | | | | x | | (x) | | x | | | | x | (x) |
| **Halogenierte KW** | | | x | x | | | | | | | x | | | | | x |
| **Benzin** | | | | | | x | | | | | | | | | | |
| **Aromate** | | | | | | | | | | | | | | | | x |
| **Org. Lösungsmittel** | | | | | | | x | | | | x | x | | | | x |
| **CO** | | | | | | | x | | x | | x | | | | x | |
| **$CO_2$** | | | | | | | x | | | | | | | | | |
| **Cyanid** | x | | | | | | | | | | x | | | | | |
| **Quecksilber** | x | | x | | | | | (x) | (x) | x | | | | | | |
| **Blei** | | | x | x | | | | | | | | | | | | x |
| **Arsen** | | | | | | | | | x | | x | | | | x | |
| **Strychnin** | | x | | | | | | | | | | | | | x | (x) |
| **Botulinus-Toxin** | | x | | | | | | | | | | | | | x | x |
| **Atropin** | (x) | | | (x) | | | | | | (x) | x | | | | x | |
| **Pilze** | | | | | | | | | | | | | | | | |

# 11.4 Spezielles Management

## 11.4.1 Alkoholintoxikation

Häufigste Drogenintoxikation im RD.



### Sehen, Fühlen, Riechen

Tab. 11.02

| Stadium | Klinisches Bild |
|---|---|
| I | Exzitatorisches Stadium (1–2 Promille): Aggressivität, Enthemmung, Gleichgewichtsstörungen, torkelnder Gang, lallende Sprache |
| II | Hypnotisches Stadium (< 2–2,5 Promille): Bewusstseinseintrübung, Tachykardie, vermindertes Schmerzempfinden, schlaffer Muskeltonus |
| III | Narkotisches Stadium (> 2,5–4 Promille): Bewusstlosigkeit, aufgehobenes Schmerzempfinden, träge weite Pupillen, Tachykardie, evtl. RR ↓, evtl. Hypothermie, Hypoglykämie, unwillkürlicher Stuhl- und Harnabgang |
| IV | Asphyktisches Stadium (> 4 Promille): tiefes Koma, keine Reflexe vorhanden, Cheyne-Stokes-Atmung → Tod durch Atemstillstand und Kreislaufversagen |

! Trotz Foetor alcoholicus stets auch an andere Ursachen oder Intoxikationen denken, die zur Bewusstlosigkeit geführt haben könnten.

### Untersuchen

- RR ↓, P ↑
- Hypothermie
- Ateminsuffizienz: Bradypnoe, Cheyne-Stokes-Atmung.

### Basismaßnahmen

! NA bei Bewusstlosigkeit oder starker Exzitation nachfordern.
- Basismaßnahmen bei Intoxikationen (▶ Kap. 11.2)
- evtl. Schutz vor weiterer Auskühlung → Pat. mit Rettungsdecke zudecken
- BZ stixen.

### Erweiterte Maßnahmen

- Magenspülung bis 45 Min. nach Alkoholaufnahme sinnvoll, bei großen Mengen auch noch später (Achtung: Kein Erbrechen induzieren → Aspirationsgefahr)
- bei starker Hypoglykämie: 20–50 ml Glukose 40% langsam i.v.
- bei starker Exzitation: 2,5–5 mg Diazepam-Lipuro® i.v. (Achtung: im Zusammenhang mit Alkohol mögliche Atemdepression bis hin zur Apnoe) oder 5–10 mg Haldol® i.v.
- evtl. 2 mg i.v. Anticholium® (Physostigmin)
- bei tiefer Bewusstlosigkeit oder Ateminsuffizienz: Intubation und Beatmung
- bei Bradypnoe oder Cheyne-Stokes-Atmung: assistierte Beutelbeatmung durchführen, evtl. Guedel-Tubus einlegen.

## Transport

! Bewusstlose stets in NA-Begleitung.
- Bei Bewusstlosigkeit stabile Seitenlage, sonst Oberkörperhochlagerung
- leichte Intoxikationen: in eine Klinik mit internistischer Aufnahme. Sonderrechte und Voranmeldung selten erforderlich
- schwere Intoxikationen, evtl. intubierter Pat.: in Klinik mit internistischer Intensivstation. Voranmeldung erforderlich
- während des Transports: kontinuierliches Monitoring (RR, EKG, $SpO_2$, evtl. $EtCO_2$).



**Tipps & Tricks**
- Alkohol ist ein gutes Analgetikum. Oft ist es besser, den Pat. sehr laut anzusprechen, als einen Schmerzreiz zu setzen, um den Bewusstseinszustand zu überprüfen.
- Hinter jeder vermeintlichen Alkoholintoxikation können andere oder zusätzliche Ursachen der Bewusstlosigkeit stecken, z. B. SHT, intrakranielles Hämatom, Coma diabeticum, Hypoglykämisches Koma → nicht vorschnell urteilen.
- Immer an eine kombinierte Intoxikation denken, z. B. mit anderen Drogen, Schlafmitteln.
- Schutzreflexe sind bei schwerer Alkoholintoxikation unzureichend → stabile Seitenlage in Absaugbereitschaft, Intubation durch den NA.

## 11.4.2 Rauschmittelintoxikation

### Heroin-/Opiatintoxikation

Neben der intravenösen Gabe („fixing“) kann Heroin auch intranasal appliziert („geschnupft“) werden („snorting“). Heroinintoxikationen sind meist Folge akzidenteller Überdosierungen: Der Reinheitsgrad des „Straßenheroins“ schwankt zwischen 5 und 90%. Daneben kommen auch suizidale Vergiftungen („Goldener Schuss“) vor. Mit letalen Verläufen ist ab Heroin-Dosen von 50 mg zu rechnen.

**Toxikologisch bedeutsame Opiate**
- Codein: z. B. in Hustensäften/-tabletten (Codicaps®, Codipront®, Tricodein®, Tussipect®)
- Fentanyl: z. B. Fentanyl-Janssen®, α-Methyl-Fentanyl („China-White“)
- Pethidin: z. B. Meperidin®, Dolantin®
- Methadon: z. B. L-Polamidon®.

## Sehen, Fühlen, Riechen

- Typische Fixerumgebung, umherliegendes Spritzbesteck, Fundort (z. B. „Milieu“, Bahnhofstoilette)
- Bewusstseinseintrübung bis Bewusstlosigkeit
- Bradypnoe bis Atemstillstand
- Übelkeit, Erbrechen
- häufig Hypothermie
- anfängliche Euphorie, später innere Unruhe

- RR-Schwankungen
- Tremor.

## Untersuchen

- Stecknadelkopfgroße Pupillen (Miosis)
- multiple Venenpunktionsstellen an den Unterarmen („Fixerstraße"), aber auch an Beinen, unter der Zunge, Leistenbeuge; evtl. Spritzenabszesse
- $SpO_2$ ↓
- Anamnese: Umherstehende, Angehörige, Bekannte befragen.



## Basismaßnahmen

- Basismaßnahmen bei Intoxikationen (▶ Kap. 11.2)
- BZ stixen
- Schutz vor weiterer Auskühlung → Pat. mit Rettungsdecke zudecken.

## Erweiterte Maßnahmen

- Zum Einsatz von Medikamenten
  - Das Antidot Narcanti® hat eine wesentlich kürzere Wirkdauer (15–90 Min.) als Heroin oder andere Opiate (Ausnahme: Fentanyl®) → scheinbar therapierte Pat. müssen auf jeden Fall in Klinik aufgenommen werden → nach Wirkverlust des Narcanti® kann es zur Opiat-Addition mit Todesfolge kommen
  - Narcanti® birgt immer die Gefahr, den Abhängigen in eine Entzugssymptomatik mit u. U. stark aggressivem Verhalten zu bringen
- Antidot: 0,4–2 mg Narcanti® fraktioniert i.v., Pat. möglichst nicht „ganz wach" werden lassen → Transportverweigerung
- bei psychotischen Zuständen, Krampfanfall: 5–10 mg Diazepam-Lipuro® i.v.
- bei toxischem Lungenödem: Frühzeitige Intubation und Beatmung.

## Transport

- Pat. mit Heroin- oder Opiatintoxikation immer transportieren.

! Immer in NA-Begleitung.

- In eine Klinik mit internistischer Aufnahme bzw. Intensivstation. Voranmeldung nach Bedarf
- während des Transportes: kontinuierliches Monitoring (RR, P, EKG, $SpO_2$, evtl. $EtCO_2$).

**Tipps & Tricks**

- Gut überlegen, ob es sinnvoll ist, einen asymptomatischen Drogenabhängigen (ohne Ateminsuffizienz, Lungenödem) zu antagonisieren und ihn somit zu erneuter Drogenbeschaffung (Kriminalität, Prostitution) aufzufordern.
- Niemals blind in die Taschen eines Drogenabhängigen greifen, z. B. zwecks Suche nach Personalausweis → Gefahr der Nadelstichverletzung.

### Kokain-Intoxikation

Pflanzenalkaloid aus den Blättern des südamerikanischen Kokastrauches. Neben lokalanästhetischen Eigenschaften führt es zu peripheren und zentralnervösen Effekten: Freisetzung von Neurotransmittern (wie Dopamin, Noradrenalin) bei gleichzeitiger Hemmung der Rückaufnahme. In der Drogenszene wird Kokain als Salz (Hydrochlorid, Sulfat) oder als freie Base („Crack“) angeboten. Während Kokainsalze rasch über die Schleimhäute von Nase, Magen-Darm-Trakt oder Genitale aufgenommen werden, wird das wasserunlösliche und hitzestabile „Crack“ fast ausschließlich geraucht. Die häufigste Applikationsform ist das „Kokainschnupfen“, seltener wird Kokain auch i.v. gespritzt.

## Sehen, Fühlen, Riechen

- Unruhe, Exzitation, Überheblichkeit, Aggression, Depression, evtl. mit Suizidalität
- Logorrhoe
- Kopfschmerzen
- Halluzinationen
- Krampfanfall
- Koordinationsstörungen
- Hyperthermie
- Ateminsuffizienz
- Mydriasis
- Blässe.

## Untersuchen

- Temperatur ↑
- Tachykardie, RR ↑
- EKG: Koronarspasmen mit lebensbedrohlichen Rhythmusstörungen und kardialer Ischämie bis hin zum Myokardinfarkt
- Auskultation: evtl. Brodeln über der Lunge.

## Basismaßnahmen

- Basismaßnahmen bei Intoxikationen (▶ Kap. 11.2)
- bei pektanginösen Beschwerden: falls $RR_{SYST}$ > 100 mmHg 2–3 Hübe Nitrolingual®-Spray s.l.

## Erweiterte Maßnahmen

- Bei psychotischen Zuständen, Krampfanfall: 5–10 mg Diazepam-Lipuro® i.v.
- bei Lungenödem forcierte Diurese anstreben: 40–60 mg Lasix® i.v. (evtl. vorher transurethralen Blasenkatheter legen)
- bei schwerem toxischem Lungenödem und respiratorischer Insuffizienz frühzeitige Intubation und Beatmung. Achtung: erhöhte Empfindlichkeit für depolarisierende Relaxantien.

## Transport

! Immer in NA-Begleitung

- in Klinik mit internistischer Intensivstation. Voranmeldung nach Bedarf
- während des Transports: kontinuierliches Monitoring (RR, P, EKG, $SpO_2$, evtl. $EtCO_2$).

Niemals blind in die Taschen eines Drogenabhängigen greifen, z. B. auf der Suche nach einem Personalausweis → Gefahr der Nadelstichverletzung.

11

### Ecstasy(XTC)-Intoxikation

Designer-Drogen auf der Basis von Amphetaminen. Besonders in der „Techno"-Szene weit verbreitet, zunehmend aber auf dem Weg zur „Volks-Droge". „Streckung" der Amphetamine mit Ketamin (z. B. Ketanest®) wird „Special K" genannt. Akute Hauptgefahr bei Ecstasy-Konsum durch viel Bewegung (z. B. Tanzen) und gleichzeitig herabgesetztes Durstempfinden: kardiale Komplikationen und Überhitzung.

- MDA (Methylendioxyamphetamin): Synonym z. B. Love drug
- MDMA (Methylendioxymethamphetamin): Synonyma z. B. Ecstacy, XTC, Vitamin E, Adam
- MDE (Methylendioxy-N-ethylamphetamin): Synonym z. B. Eve.

#### Sehen, Fühlen, Riechen

- Übelkeit, Erbrechen
- Verschlechterung von Hör- und Sehvermögen
- reduziertes Schmerzempfinden
- Mydriasis, Nystagmus
- evtl. Hyperventilation
- erhöhter Muskeltonus
- evtl. Krampfanfälle.

#### Untersuchen

- Temperatur ↑
- Tachykardie, RR ↑, evtl. RR ↓.

#### Basismaßnahmen

Basismaßnahmen bei Intoxikationen (▶ Kap. 11.2).

#### Erweiterte Maßnahmen

- Achtung: Kein Erbrechen induzieren wegen möglicher Krampfanfälle und ZNS-Depression
- bei psychotischen Zuständen: 5–10 mg Diazepam-Lipuro® i.v.
- bei ausgeprägter Hyperthermie Kältepackungen anwenden
- bei Tachykardie und Hypertonus: vorsichtige Gabe von 2,5–5 mg Beloc® i.v.

#### Transport

! Immer in NA-Begleitung.

- In Klinik mit internistischer Intensivstation. Sonderrechte und Voranmeldung nach Bedarf
- während des Transports: kontinuierliches Monitoring (RR, P, EKG, $SpO_2$, evtl. $EtCO_2$).

Ecstasy-Tabletten sind selten reine Amphetamine, immer an Mischintoxikation denken, evtl. Vergleichstablette (falls vorhanden) zur toxikologischen Untersuchung mitnehmen.

## 11.4.3 Benzodiazepin-Intoxikation

Eine der häufigsten Medikamentenvergiftungen (35–50% aller Vergiftungen). Neben der weiten Verbreitung als „Schlaf- und Beruhigungsmittel" und damit verbundener Verschreibung an psychotische (erhöht suizidgefährdete) Pat. werden sie als „Ersatzdroge“ von Heroinabhängigen genommen (insbes. Diazepam und Flunitrazepam). Große therapeutische Breite, tödliche Intoxikationen sind selten, kommen aber bei Einnahme sehr hoher Dosen, nach i.v. Applikation (bes. Flunitrazepam bei Drogenabhänigen) und im Rahmen von Mischintoxikationen vor.



**Tab. 11.03 Benzodiazepine**

| Freiname | Handelsname z. B. | HWZ in h | potentiell tox. Spiegel in µg/l | Besonderes |
|---|---|---|---|---|
| Bromazepam | Lexotanil® | 20 | > 0,3 | Uncharakteristische EKG-Veränderungen |
| Chlordiazepoxid | Librium® | 26 | > 3,5 | Führt selten zu tiefem Schlaf |
| Clobazam | Frisium® | 18 | ? | |
| Clonazepam | Rivotril® | 32–38 | > 0,1 | Bei Kleinkindern vermehrte Speichel- und Bronchialsekretion |
| Diazepam | Valium® | 28(8–72) | > 1,5 | Ataxie, Dysarthrie, Müdigkeit, Koma, RR ↓, temp. ↓, Atemmuskulatur früh relaxiert |
| Dikaliumdiazepat | Tranxilium® | 24 | ? | Pat. bis zu hohen Dosen ansprechbar |
| Flunitrazepam | Rohypnol® | 19(-33) | > 0,02 | Atemdepression u. RR-Abfall bereits bei geringer Überdosierung, z. B. 10 Tabl. à 2 mg, Potenzierung der Wirkung mit Alkohol |
| Lorazepam | Tavor® | 13 | > 0,3 | |
| Nitrazepam | Mogadan® | 4–9(–24) | > 0,2 | Bewusstlosigkeit ab 150 mg Letaldosis ca. 50–500 mg/kg |
| Oxazepam | Adumbran® Praxiten® | 8–12 | > 5 | Nach hohen Dosen RR-Abfall u. Zyanose, in der Aufwachphase Erregungszustände |
| Triazolam | Halcion® | 3(4–8) | ? | Koordinationsstörungen, selten Kopfschmerzen, Geschmacksstörung Niedergeschlagenheit. |

## Sehen, Fühlen, Riechen

- Somnolenz, selten bis zum Koma
- Ateminsuffizienz
- Nystagmus
- Ataxie
- Sprachstörungen
- Muskelschwäche
- Übelkeit, Erbrechen.

### Untersuchen
RR ↓.

### Basismaßnahmen
Basismaßnahmen bei Intoxikationen (▶ Kap. 11.2).

### Erweiterte Maßnahmen
- Zum Einsatz von Medikamenten
  - das Antidot Anexate® hat eine kürzere HWZ (50 Min.) als die meisten Benzodiazepine, damit verbundene Wiederkehr von Intoxikationserscheinungen → kontinuierliche Überwachung des Pat. in der Klinik nötig. Nur bei schwerer Symptomatik einsetzen
- Antidot: Initial 0,2 mg Anexate® als Bolus i.v., dann 0,1 mg/Min. Anexate® i.v. bis Pat. wach wird (bis zu 1 mg Gesamtdosis)
- evtl. Magenspülung, danach 1 g/kg KG Kohle Pulvis® p.o.
- bei starker Hypotonie: 20–40 ml/kg KG Ringer-Lösung i.v.
- bei tiefer Bewusstlosigkeit evtl. Intubation und Beatmung.

### Transport
! Immer in NA-Begleitung.
- In Klinik mit internistischer Intensivstation. Voranmeldung
- während des Transports: kontinuierliches Monitoring (RR, P, EKG, $SpO_2$, evtl. $EtCO_2$).

## 11.4.4 Intoxikation mit trizyklischen Antidepressiva

Häufig verschriebene Medikamente zur Therapie depressiver Zustände: hochpotente psychotrope Substanzen, die einer nicht unproblematischen Patientengruppe verschrieben werden. Deshalb sind Suizidversuche mit trizyklischen Antidepressiva (TZA) häufig und zunehmend (8–15% aller Vergiftungen).
Pharmakologisch hemmen TZA die Wiederaufnahme der Neurotransmitter Noradrenalin und Serotonin im ZNS, zusätzlich weisen sie eine unterschiedlich hohe Affinität zu verschiedenen zentralen und peripheren Rezeptoren, die gehemmt werden, auf: Acetylcholin-Rezeptoren, Histamin- und Noradrenalin-Rezeptoren. Hierdurch lassen sich vielfach die NW erklären.

### Sehen, Fühlen, Riechen
- Angst, Aggression, Halluzinationen, Bewegungsdrang
- Somnolenz bis hin zum Koma, Stupor
- Sehstörungen, Mydriasis
- tonisch-klonischer Krampfanfall
- Fieber, Hautrötung, Mundtrockenheit.

### Untersuchen
- RR ↓ (selten Hypertension), Tachykardie
- EKG: Sinustachykardie, Vorhofflimmern, supraventrikuläre Tachykardie, AV-Blockierungen, Kammertachykardie, Kammerflattern und -flimmern, QRS-Verbreiterung, QT-Verlängerung

Tab. 11.04

| Substanz | Handelsname | Bioverfügbarkeit [%] | HWZ [h] | Sedierung/anticholinerge Wirkung/ Hypotonie |
|---|---|---|---|---|
| Amitriptyllin | Saroten®, Novoprotect® | 30–60 | 10–30 | + + +/+ + + +/+ + + |
| Clomipramin | Anafranil®, Hydiphen® | 50 | 20–26 | + +/+ + +/+ + + |
| Imipramin | Tofranil®, Pryleugan® | 22–77 | 20–30 | + +/+ + +/+ +(+) |
| Doxepin | Aponal®, Sinquan® | 25 | 17 | + + +(+)/+ + +/+ + + |
| Nortriptyllin | Nortrilen® | 50 | 15–56 | +/+ +/+ |
| Maprotilin | Ludiomil®, Deprilept®, Maprolu® | 70 | 27–58 | + +/+ +/+ +(+) |
| + gering, ++ mäßig, +++ stark, ++++ sehr stark | | | | |

- Auskultation: evtl. Rasselgeräusche („fluid lung"), fehlende Darmgeräusche (paralytischer Ileus).

## Basismaßnahmen

- Basismaßnahmen bei Intoxikationen (▶ Kap. 11.2)
- Temperatur messen.

## Erweiterte Maßnahmen

- Zum Einsatz von Medikamenten:
  - kein spezifisches Antidot vorhanden → symptomatische Therapie
  - Katecholamine und Volumengabe ist Therapie der Wahl bei signifikanter Hypotension. Nur Dopamindosen > 5 µg/kg KG/Min. i.v. scheinen effektiv zu sein
  - bei Rhythmusstörungen erst Versuch mit Physostigmin (Anticholium®). Achtung: keine β-Rezeptorenblocker (Verschlechterung der Herzfunktion)
- Magenspülung (bis zu 4 h nach oraler Giftaufnahme indiziert), danach 1 mg/kg KG Kohle pulvis® p.o.
- Hypotension:
  - bei $RR_{SYST}$ < 90 mmHg zunächst ausreichende Volumenzufuhr (Achtung: Gefahr eines Lungenödem steigt jedoch bei einem ZVD > 12 cm$H_2O$ stark an)
  - Katecholamine: 5–15 µg/kg KG/Min. Dopamin-Giulini® i.v., bis zu 30 µg/kg KG/Min. Arterenol® i.v.
- Rhythmusstörungen:
  - Sinustachykardie: 2 mg Anticholium® i.v. (0,03 mg/kg KG), Nachinjektion nach frühestens 30 Min.
  - Bradyarrhythmie: Versuch mit Alupent®, evtl. transkutaner nicht-invasiver Schrittmacher im Demand-Modus
  - Kammerflimmern: Reanimation nach ACLS-Richtlinien (▶ Kap. 6.4)
- zerebraler Krampfanfall: 5–10 mg Diazepam-Lipuro® i.v. oder 1–2 mg Rivotril® i.v.

- Ateminsuffizienz: Intubation und Beatmung. Narkoseeinleitung mit 0,2–0,3 mg/kg KG Hypnomidate® i.v. (Achtung: kein Ketanest® → Verstärkung der Tachykardie; kein Trapanal® → Verstärkung der Hypotension).

### Transport

! Immer in NA-Begleitung.
- In Klinik mit internistischer Intensivstation
- während des Transports: kontinuierliches Monitoring (RR, P, EKG, $SpO_2$).



## 11.4.5 Diphenhydramin-Intoxikation

In zahlreichen rezeptfrei erhältlichen Schlafmitteln teils als Zusatzstoff, teils als Monosubstanz enthalten. Pharmakologisch zur Gruppe der Antihistaminika zählend. Wegen fehlender Verschreibungspflicht steigende Tendenz der Vergiftungsfälle. Bedrohliche Symptome sind bei Erwachsenen möglich ab ca. 20–40 mg/kg KG, bei Kindern jedoch schon ab 10 mg/kg KG.

**Handelsnamen**
Zum Beispiel Benadryl N®, Dormutil®, Emesan®, Hevert Dorm®, Logomed®, Lupovalin®, Moradorm®, nervo OPT N®, Sedopretten®.

### Sehen, Fühlen, Riechen

- Unruhe, Verwirrtheit, Somnolenz
- Fieber, Mundtrockenheit
- Mydriasis
- bei schweren Intoxikationen: tonisch-klonische Krämpfe, Koma, Atemlähmung.

### Untersuchen

- Tachykardie
- Temperatur ↑
- RR ↑ oder ↓.

### Basismaßnahmen

Basismaßnahmen bei Intoxikationen (▶ Kap. 11.2).

### Erweiterte Maßnahmen

- Zum Einsatz von Medikamenten
  - Anticholium® nicht routinemäßig, sondern nur bei folgenden Indikationen anwenden: schwere Halluzinationen, hämodynamisch wirksame supraventrikuläre Tachykardien (Achtung: Auslösung von Herzrhythmusstörungen)
- Antidot: 2 mg Anticholium® langsam i.v., 1–2-malige Wiederholung möglich
- evtl. Magenspülung und medizinische Kohle
- bei zerebralem Krampfanfall: z. B. 5–10 mg Diazepam-Lipuro® i.v. oder 1–2 mg Rivotril® i.v.
- bei tiefer Bewusstlosigkeit Intubation und Beatmung.

## Transport

! Immer in NA-Begleitung.
- In Klinik mit internistischer Intensivstation. Voranmeldung
- während des Transports: kontinuierliches Monitoring (RR, Puls, EKG, $SpO_2$, evtl. $EtCO_2$).

Sehr selten Rhabdomyolyse (Degeneration der quer gestreiften Muskulatur) → akute Lebensgefahr.



## 11.4.6 Intoxikation mit β-Blockern

Verhindern die Katecholaminwirkung an β-Rezeptoren. In hohen Dosen Membranstabilisierung. Hohe Letalität.

**Tab. 11.05 β-Blocker**

| Freiname | Handelsname, z. B. | HWZ | Wirkdauer |
|---|---|---|---|
| Oxprenolol | Trasicor® | 1–2 h | 8–15 h |
| Metoprolol | Beloc® | 3–4 h | 3–6 h |
| Pindolol | Visken® | 3–4 h | 8–15 h |
| Propranolol | Dociton® | 3–6 h | < 24 h |
| Acebutolol | Tredalat® | 3–4 h | 10 h |
| Celiprolol | Selectol® | 4–5 h | 15–24 h |
| Atenolol | Tenormin® | 6–10 h | > 24 h |
| Carvedilol | Dilatrend® | 6–7 h | 15–24 h |
| Sotalol | Sotalex® | 7–25 h | 20–40 h |
| Bisoprolol | Concor® | 8–11 h | > 24 h |
| Betaxolol | Kerlone® | 16–22 h | 20–40 h |
| Nadolol | Solgol® | 14–24 h | 20–40 h |

## Sehen, Fühlen, Riechen

- Bewusstlosigkeit, Krämpfe
- Mydriasis
- evtl. Kreislaufstillstand
- evtl. Asthma-Anfall.

## Untersuchen

- RR ↓, stärkste Bradykardie (< 30/Min.)
- EKG: Sinusbradykardie, evtl. AV-Blockierung
- Auskultation: evtl. Stridor.

## Basismaßnahmen

- Basismaßnahmen bei Intoxikationen (▶ Kap. 11.2)
- BZ stixen (Bei Kindern oft Hypoglykämien).

11

## Erweiterte Maßnahmen

- Zum Einsatz von Medikamenten
  - bei schweren Intoxikationen können extrem hohe Katecholamindosen zur kompetetiven Antagonisierung am β-Rezeptor notwendig werden
  - Antidot: 0,1–0,2 mg/kg KG Glucagon Lilly® als Bolus i.v., anschließend ⅓–½ der Bolusmenge pro h (kurze Wirkdauer, HWZ 3–5 Min)
- Magenspülung, 0,5–1 mg Atropin Braun® i.v. (Vagolyse), danach 1 g/kg KG Kohle Pulvis® p.o.
- 5–10 µg/kg KG/Min. Dopamin Giulini® oder 0,01–0,4 µg/kg KG/Min. Suprarenin® als Infusion, bei kardioselektiven β-Blockern kann die Gabe von 2,5–10 µg/kg KG/Min. Dobutrex® ausreichend sein
- bei extremen Bradykardien Versagen der medikamentösen Therapie: sofortige transkutane Schrittmachertherapie im Demand-Modus
- bei tiefer Bewusstlosigkeit Intubation und Beatmung.

## Transport

! Immer in NA-Begleitung.

- In Klinik mit internistischer Intensivstation. Voranmeldung
- während des Transports: kontinuierliches Monitoring (RR, P, EKG, $SpO_2$, evtl. $EtCO_2$).

## 11.4.7 Digitalis-Intoxikation

Meist akzidentell, z. B. Kumulationsfolge bei Abnahme der Nierenfunktion, durch Einnahme größerer Mengen bei „vordigitalisierten" Pat. (Gefährliche „acute-on-chronic"-Intoxikation, da schnell toxische Konzentrationen erreicht werden und die Pat. meist manifest herzkrank sind).

**Tab. 11.06 Digitalis-Präparate**

| Freiname | Handelsname, z. B. | Wirkungseintritt | Vollwirkung |
|---|---|---|---|
| Digoxin | Lanicor® | 1–3 h | 5–7 h |
| β-Acetyldigoxin | Novodigal® | 1–3 h | 5–7 h |
| β-Methyldigoxin | Lanitop® | 10–30 Min. | 0,5–2 h |
| Digitoxin | Digimerck® | 2–4 h | 7–12 h |

## Sehen, Fühlen, Riechen

- Übelkeit und Erbrechen, Beginn bereits 30 Min. nach Einnahme möglich, evtl. lang anhaltend, Diarrhoe
- Sehstörungen mit Farbsehen, „Flimmern vor den Augen"
- Benommenheit, Halluzinationen
- Kopfschmerzen
- Krampfanfall.

### Untersuchen

- EKG:
  - alle bradykarden und tachykarden Herzrhythmusstörungen bis hin zu Kammerflimmern bzw. Asystolie möglich. Typisch ist der rasche Wechsel verschiedener Rhythmusstörungen, einschließlich Vorhoftachykardien mit Block
  - Zeichen der Digitalismedikation: muldenförmige ST-Streckensenkung, abgeflachte oder negative T-Welle, verkürzte QT-Zeit, Verlängerung der PQ-Zeit, AV-Überleitungsstörungen.



### Basismaßnahmen

Basismaßnahmen bei Intoxikationen (▶ Kap. 11.2).

### Erweiterte Maßnahmen

- Zum Einsatz von Medikamenten
  - Pat. bei bestehender Herzinsuffizienz nicht mit Volumen überlasten → kardiales Lungenödem
- Herzrhythmusstörungen behandeln:
  - Bradykardie: 0,5–1 mg Atropin Braun® i.v.
  - VES: 1 mg/kg KG Xylocain® i.v.
- frühzeitig Erbrechen provozieren oder Magenspülung durchführen, anschließend Gabe von 1 g/kg KG Kohle Pulvis®. Bei Bradykardie vorher 0,5–1 mg Atropin Braun® i.v.
- Antidot: bei schweren Herzrhythmusstörungen oder zu erwartender akut lebensbedrohlicher Vergiftung: 80 mg Digitalis-Antidot BM® binden 1 mg Digitalis. Vorher Allergietestung, da es sich um körperfremde Eiweiße handelt
- bei extremen Bradykardien Versagen der medikamentösen Therapie: sofortige transkutane Schrittmachertherapie im Demand-Modus
- bei tiefer Bewusstlosigkeit evtl. Intubation und Beatmung.

### Transport

! Immer in NA-Begleitung.
- In Klinik mit internistischer Intensivstation. Voranmeldung
- während des Transports: kontinuierliches Monitoring (RR, P, EKG, $SpO_2$, evtl. $EtCO_2$).

## 11.4.8 CO-Intoxikation

Kohlenmonoxid hat eine 250–300-mal höhere Affinität zu Hämoglobin als $O_2$ → Sauerstoff wird aus der Bindung mit dem roten Blutfarbstoff verdrängt. Kohlenmonoxid entsteht bei Autoabgasen und unvollständiger Verbrennung von Kohlenstoff, z. B. bei Schwelbränden. Tödliche Folgen sind schon bei einem CO-Gehalt der Umgebungsluft von 0,2% zu erwarten!

Kohlenmonoxid ist ein farb- und geruchloses, hochentzündliches Gas, das im Luftgemisch hochexplosiv ist. → Grundsätzliche Mitalarmierung oder Nachforderung der Feuerwehr.

- Kein Aufenthalt in CO-verseuchten Räumen ohne schweres Atemschutzgerät
- Scheiben von geschlossenen Räumen (z. B. PKW, Haus) einschlagen und vor Betreten ausreichend lüften lassen
- kein offenes Licht verwenden (Leuchten müssen explosionsgeschützt sein)
- keine Defibrillation.



## Sehen, Fühlen, Riechen

**Tab. 11.07**

| CO-Hb-Gehalt im Blut (%) | Klinisches Bild |
|---|---|
| 10–20 | Kopfschmerzen, Schwindel, Ohrensausen, Sehstörungen, Kurzatmigkeit, Tachykardie |
| 30–60 | Zunehmende ZNS-Symptome: Mattigkeit, dann Euphorie, ab 40% Bewusstlosigkeit, Koma, Krampfanfälle, Hyperventilation bis zur zentralen Atemlähmung, Blutdruckschwankungen bis Kollaps, metabolische Azidose |
| > 70 | Rascher Tod durch zerebrale Anoxie |

**Achtung**
Das „klassische Symptom", die kirschrote Hautfarbe, ist fast nie anzutreffen. 42% d.F. zeigen eine normale Hautfarbe, 40% sind blass-fahl und 18% zyanotisch. Jedoch sind kirschrote *Leichenflecke* für eine CO-Intoxikation typisch.

## Untersuchen

- CO-Gehalt nicht-invasiv mittels Spektralmessung (CO-Hb) nachweisbar
- Achtung: Auf Grund der „Ähnlichkeit" des CO-Hb zum $O_2$-Hb wird dieses vom Pulsoximeter falsch interpretiert → Anzeigewert ≅ 100% bei tatsächlichen $SpO_2$-Werten von meist < 50–60%
- RR ↓, Tachykardie.

## Basismaßnahmen

! Eigenschutz beachten. Rettung aus geschlossenen Räumen nur durch die Feuerwehr mit schwerem Atemschutz.

- Basismaßnahmen bei Intoxikationen (▶ Kap. 11.2)
- $O_2$-Gabe: 10–12 l/Min. über Gesichtsmaske oder Reservoirmaske, besser Demand-Ventil ($FiO_2$.100%)
- bei starker Atemdepression assistierte Beutelbeatmung mit hoher $O_2$-Zufuhr.

## Erweiterte Maßnahmen

- Zum Einsatz von Medikamenten
  - der Einsatz von Glukokortikoiden zur Hirnödempropyhlaxe ist umstritten → Hyperventilation ($EtCO_2$ 25–30 mmHg) scheint effektiver
- sofortige Intubation und Beatmung (Hyperventilation)
- bei Krämpfen: 5–10 mg Diazepam-Lipuro® i.v.

### Transport

! Immer in NA-Begleitung.
- Eventuell RTH: hyperbare $O_2$-Therapie in Überdruckkammer
- in Klinik mit internistischer Intensivstation. Voranmeldung
- während des Transports: kontinuierliches Monitoring (RR, P, EKG, $SpO_2$, evtl. $EtCO_2$).



**Tipps & Tricks**
- Kein falsches Heldentum bei der Rettung des Pat., Eigenschutz beachten.
- Bei Suizidversuchen, z. B. im PKW, an Mischintoxikation denken, z. B. mit Psychopharmaka, Alkohol (Durchsuchung der Räume nach Medikamentenschachteln, Alkohol, Giftflaschen).

## 11.4.9 Alkylphosphat-Intoxikation (z. B. E 605®)

Durch irreversible Acetylcholinesterasehemmung kommt es zu einer endogenen Acetylcholinvergiftung → Übererregung des parasympathischen Nervensystems. Zusätzlich direkte toxische Schädigung von Herz, Gehirn, Niere und Leber. Schon in niedrigen Dosen (z. B. 5 mg/kg KG Parathion) bedrohlich/tödlich, daher konsequentes und rasches Vorgehen für die Prognose entscheidend.

**Handelsnamen (Substanznamen)**
Nitrostigmin® (Parathion), E 605® forte Folidol® M 500 (Parathion), Metasystox® (Oxydemeton-Methyl), Rogor® (Dimethoat), Roxion® (Dimethoat), Dipterex® (Trichlorphon), Dimecron 20® (Phosphamidon).

### Sehen, Fühlen, Riechen

- Verstärkter Speichelfluss, blauer Schaum vor dem Mund (Alkylphosphate sind künstlich angefärbt)
- typische Trias: (Pseudo-) Lungenödem, Miosis, Koma mit Krampfanfall
- Kopfschmerzen, Übelkeit, Erbrechen, Schwindel
- Muskelschwäche, Muskelzuckungen, Tremor
- Sehstörungen
- Ateminsuffizienz
- Bradykardie.

### Basismaßnahmen

! Eigenschutz beachten: Bei Pat. mit V. a. Alkylphosphat-Intoxikation nie ohne Schutzhandschuhe hantieren, keine Mund-zu-Mund-Beatmung, Räume lüften, Kleidung komplett entfernen und in Plastiktüte luftdicht verschließen.
- Basismaßnahmen bei Intoxikationen (▶ Kap. 11.2)
- $O_2$-Gabe: 6–8 l/Min. über Nasensonde
- evtl. Reinigung kontaminierter Haut mit Wasser und Seife
- bei starkem Speichelfluss: vorsichtiges Absaugen des Mund-Rachen-Raumes
- bei starker Atemdepression: assistierte Beutelbeatmung.

### Erweiterte Maßnahmen

- Zum Einsatz von Medikamenten
  - Toxogonin® immer nur nach Atropin geben
  - Toxogonin® zeigt eine sehr gute Reaktivierbarkeit der Acetylcholinesterase bei Vergiftungen mit Parathion (z. B. Nitrostigmin®, E 605® forte) und Phosphamidon (z. B. Dimecron 20®), schlechte Wirkung ist bei Dimethoat (z. B. Roxion®, Rogor®) zu erwarten
  - keine Therapie des „Lungenödems" erforderlich, es handelt sich um eine erhöhte Bronchialsekretion, die nach Atropin-Gabe zurückgeht
  - bei der Gabe von nicht-depolarisierenden Muskelrelaxantien, z. B. Norcuron®, kann es zu Intubationsschwierigkeiten kommen
- Magenspülung (unter Eigenschutz!), anschließend 50–100 ml Natriumsulfatlösung 20% und wiederholt 1 g/kg KG Kohle Pulvis® einbringen
- Antidot: 2–10 mg Atropin Köhler® i.v. (Kinder 0,01–0,02 mg/kg KG), bis die muskarinartige Wirkung (Speichelfluss) verschwindet, dann sofort 4–8 mg/kg KG Toxogonin® i.v., je nach Wirkung evtl. höher dosieren. Bei erneutem Speichelfluss, Miosis, Bradykardie Wiederholung der Atropingabe
- bei Krämpfen: 5–10 mg Diazepam-Lipuro® i.v. oder 1–2 mg Rivotril® i.v.
- bei extremen Bradykardien, Versagen der medikamentösen Therapie: sofortige transkutane Schrittmachertherapie im Demand-Modus
- umgehend Intubation und Beatmung.

### Transport

! Immer in NA-Begleitung.

- In Klinik mit internistischer Intensivstation. Voranmeldung
- während des Transports: kontinuierliches Monitoring (RR, P, EKG, $SpO_2$, evtl. $EtCO_2$).

## 11.5 Weitere spezielle Vergiftungen

### Acetylsalicylsäure (ASS, Aspirin®)

*Akut toxische Einzeldosis 100–150 mg/kg KG*

**Klinisches Bild:** Müdigkeit, Schwindel, Ohrensausen, Erbrechen, Hyperventilation, Zyanose, Lungenödem, Anurie

**Spezielle Therapie:** Magenspülung, medizinische Kohle, evtl. Intubation und Beatmung, bei Hypoglykämie: Glukose 40% i.v. nach Bedarf. Achtung: keine präklinische Azidose-Korrektur.

### Anilin

**Klinisches Bild:** Zyanose, Ateminsuffizienz, Dyspnoe, Schwindel, Delir, pekt-anginöse Beschwerden, Herzrhythmusstörungen, Methämoglobin-Bildung

**Spezielle Therapie:** $O_2$-Gabe 8–10 l/Min. über Gesichtsmaske, evtl. Intubation und Beatmung, Giftentfernung der Haut mit klarem Wasser, Magenspülung, 2–4 mg/kg KG Toluidinblau® i.v.

### Antidiabetika

*Medikamente bei Diabetes mellitus z. B. Insulin, Sulfonylharnstoffe (Euglucon® N)*

**Klinisches Bild:** Kaltschweißigkeit, BZ < 50 mg/dl, bek. Diabetes mellitus Typ II

**Spezielle Therapie:** bei oraler Aufnahme: primäre Giftenfernung, 1 g/kg KG Kohle Pulvis® p.o., initial 25–50 ml Glukose 40% i.v., evtl. 0,5–1 mg Glukagon® i.v.

### Atropin, Scopolamin (z. B. Buscopan®)

*Kommt in folgenden Pflanzen vor: Tollkirsche, Stechapfel, Schwarzes Bilsenkraut, Engelstrompete*

**Klinisches Bild:** Mundtrockenheit, Tachykardie, Rhythmusstörungen, Delir, „Atropin-Fieber", Krämpfe, Bewusstlosigkeit, Mydriasis

**Spezielle Therapie:** Erbrechen auslösen, Magenspülung, bei schwerer zentralnervöser Vergiftung 0,02–0,04 mg/kg KG Anticholium® i.v., bei behandlungsbedürftiger peripherer Symptomatik initial 0,5–1,0 mg Anticholium® i.v., danach 0,02 mg/kg KG Neostigmin® i.v.



### Benzin

**Klinisches Bild:** Benzin-Foetor, Reizerscheinung an den Schleimhäuten (Rötung), Übelkeit, Erbrechen, Kopfschmerzen, Schwindel, Zyanose, chemische Pneumonie, toxisches Lungenödem, Rhythmusstörungen, Krämpfe, Bewusstlosigkeit

**Spezielle Therapie:** gründliches Spülen der Haut mit Wasser, bei großen Mengen provoziertes Erbrechen, $O_2$-Gabe 6–8 l/Min. Achtung: keine Milch.

### $CO_2$-Intoxikation

**Klinisches Bild:** bei 4–6 Vol% in der Atemluft: Kopfschmerzen, Ohrensausen, Schwindel, Blutdruckanstieg, Dyspnoe. 8–10 Vol%: Tachypnoe, Dyspnoe, Tachykardie, Bewusstlosigkeit, Krämpfe, Schock. > 12 Vol%: zentraler Atemstillstand, Tod

**Spezielle Therapie:** Pat. an die frische Luft bringen, $O_2$-Gabe 8–10 l/Min. über Gesichtsmaske, evtl. Intubation und Beatmung.

### Codein

**Klinisches Bild:** Somnolenz, urtikarielle Hautsymptome, Miosis, Erbrechen, Ataxie, Atemdepression

**Spezielle Therapie:** provoziertes Erbrechen, Magenspülung, 1 g/kg KG Kohle Pulvis® p.o., bei manifester Atemdepression 10 µg/kg KG Narcanti® i.v. Achtung: Entzugssymptomatik.

### Cyanide

**Klinisches Bild:** Bittermandelgeruch, Atemnot, Hyperventilation, Somnolenz, tonisch-klonische Krämpfe. Keine typische Zyanose! Bei hohen Konzentrationen Tod innerhalb weniger Minuten.

**Spezielle Therapie:** $O_2$-Gabe 8–10 l/Min. über Gesichtsmaske, evtl. Intubation und Beatmung, evtl. Magenspülung, 1 mg/kg KG Kohle Pulvis® p.o., 3–4 mg/kg KG 4-DMAP® i.v., anschließende sofort 50–100 mg/kg KG Natriumthiosulfat® i.v.

### Laugen

**Klinisches Bild:** Kolliquationsnekrosen, schwer stillbare Blutungen, Reizung der betroffenen Hautgebiete, Erbrechen von Schleimhautfetzen, Stridor, Atemnot

**Spezielle Therapie:** Schockbehandlung, Stenoseprophylaxe mit 1 g SoluDecortin H® i.v. Auslösen von Erbrechen ist kontraindiziert! Flüssigkeitszufuhr p.o. ist wenig sinnvoll, da Nekrosen unmittelbar nach Ingestion entstehen! Bei Stridor Intubation und Beatmung.

### Methanol

Enthalten in selbst gebranntem Schnaps, Lacken, Beizmitteln, seltener in Haushaltsreinigern.

**Klinisches Bild:** nur gering ausgeprägter Rausch, nach 1–40 h: Schwindel, Kopfschmerzen, Schwächegefühl, Erbrechen, Sehstörungen (bis zur Erblindung), Dyspnoe, Zyanose, Krämpfe, Blutdruckabfall

**Spezielle Therapie:** primäre Giftentfernung, 1 g/kg KG Kohle Pulvis® p.o., 50 ml Äthanol 96% verdünnt mit 200 ml NaCl 0,9% i.v. oder 1 ml/kg KG hochprozentigen Alkohol (z. B. 100 ml Weinbrand, Wodka) trinken lassen.

### Neuroleptika

**Klinisches Bild:** Sedation, extrapyramidalmotorische Symptome, Herzrhythmusstörungen, Blutdruckabfall, Schock, Krampfanfälle, Atemdepression

**Spezielle Therapie:** Magenspülung, 1 g/kg KG Kohle Pulvis® p.o., bei extrapyramidalen Symptomen 5–10 mg Akineton® langsam i.v., Antiarrhythmika, Schockbehandlung. Achtung: kein Adrenalin, da es einen Blutdruckabfall auslösen kann.

### Nikotin

**Klinisches Bild:** Übelkeit, Erbrechen, Durchfall, Kopfschmerzen, Schwitzen, Blässe, Miosis, Tachykardie; evtl. Krämpfe, zentrale Atemlähmung

**Menge:** Eine Zigarette ist unbedenklich! Pfeifen-, Zigarren- und Kautabak enthalten mehr Nikotin!

**Spezielle Therapie:** meist keine Therapie nötig, wird oft überschätzt. Ansonsten primäre Giftentfernung. Wenn nach 4 h keine Symptome aufgetreten sind, ist keine Überwachung nötig!

### Paracetamol

**Klinisches Bild:** Übelkeit, Erbrechen, Schweißneigung, Blutgerinnungsstörungen, hämolytische Anämie, Ikterus, hepatische Enzephalopathie, Coma hepaticum.

**Spezielle Therapie** (erst ab 100 mg/kg KG notwendig): Erbrechen auslösen, Magenspülung, medizinische Kohle, 150 mg/kg KG Fluimucil® über 30 Min. i.v., dann 50 ml/kg KG Fluimucil® in 500 ml Glukose 5% über 4 h.

### Pflanzen

- **Blatt-Teile**: sind fast alle atoxisch bzw. bis ca. 10 cm unbedenklich; Eibe s. u.
- **Blumenwasser**: atoxisch
- **Cotoneaster (Zwergmispel)**: wenig toxisch, 30–50 Beeren werden vertragen
- **Efeu**: bis 5 Beeren, wenig toxisch, ggf. primäre Giftentfernung
- **Eibe**: rotes Fruchtfleisch atoxisch (schleimig-süß), Kerne nur bei Zerbeißen, *Blätter sehr toxisch*
- **Goldregen:**
  - *Symptome*: Speichelfluss, Brennen, Pupillenerweiterung, Lähmungen, Krämpfe
  - *Menge*: weniger als eine Schote! (Sieht aus wie Bohnenschote)
  - *Therapie*: primäre Giftentfernung, Kohle und Glaubersalz, ggf. symptomatisch
- **Heckenkirsche**: viele Arten, bis 10 Beeren ungiftig, ggf. primäre Giftentfernung
- **Knollenblätterpilz**:
  - *Symptome*: verzögert, nach ca. 2 d hepatotoxisch (Lebernekrose), nephrotoxisch, ZNS; oft tödliche Vergiftung!

- *Menge*: kleinste Mengen gefährlich
- *Therapie*: primäre Giftentfernung, bei Toxinnachweis evtl. Austauschtransfusion

! Immer Rücksprache mit Giftzentrale.

- **Liguster**: bis 5 Beeren, wenig toxisch, ggf. primäre Giftentfernung
- **Maiglöckchen**: Erbrechen, Durchfall, Schwindel, Rhythmusstörungen
- **Mistel**: bis 5 Beeren, wenig toxisch, ggf. primäre Giftentfernung
- **Pfaffenhütchen**:
  - *Symptome*: ca. 15 h nach Aufnahme Erbrechen, blutiger Durchfall, Kollaps, Krämpfe
  - *Menge*: bereits wenige Früchte toxisch
  - *Therapie*: primär Giftentfernung, intensive Überwachung für 24 h!
- **Seidelbast**:
  - *Symptome*: Erbrechen, Durchfall, nephrotoxisch, Kollaps
  - *Menge*: Symptome evtl. schon bei einer Beere
  - *Therapie*: primär Giftentfernung, symptomatische Therapie
- **Tollkirsche**:
  - *Symptome*: Erregungszustände, Halluzinationen, Durst, Übelkeit, Rhythmusstörungen, Pupillenerweiterung, Bewusstlosigkeit
  - *Menge*: bei > 1 Beere klinische Symptome
  - *Therapie*: Giftentfernung meist zu spät, wenn Symptomatik schon vorhanden ist (Ther. Atropin)
- **Vogelbeere**: relativ atoxisch, bis 50 Beeren, nur Überwachung
- **Wolfsmilch**:
  - *Symptome*: Erbrechen, Durchfall, Krämpfe, bei Hautkontakt Dermatitis und Blasenbildung
  - *Menge*: mäßig giftig, einige Tropfen des Saftes schaden noch nicht
  - *Therapie*: primär Giftentfernung.

### Reinigungsmittel, Waschmittel (Schaumbildner)

**Klinisches Bild:** Bauchschmerzen, Erbrechen, Schaumbildung im Mund-Rachenraum, Geruch nach Spülmittel (meist Zitronengeruch), evtl. Ätzspuren

**Spezielle Therapie:** Kein Erbrechen auslösen (Aspirationsgefahr)! 20–30 ml sab simplex® p.o.

### Reizgase

**Klinisches Bild:** zunächst lokale Reizerscheinungen an Augen, Nase, Rachen, Trachea, später nach symptomfreiem Intervall toxisches Lungenödem.

**Spezielle Therapie:** Haut und Schleimhäute mit Wasser spülen, $O_2$-Gabe 6–8 l/Min. über Gesichtsmaske, evtl. Intubation und Beatmung, initial 5 Hübe Auxiloson®-Dosieraerosol alle 5 Min. wiederholen (umstritten!), 500–1.000 mg Solu-Decortin® H i.v., bei Atemwegsobstruktion: 3–4 mg/kg KG Euphyllin® i.v.

### Salmonellose

Besonders in warmen Jahreszeiten nach Verzehr von z. B. Kartoffelsalat mit Mayonnaise, Speiseeis, Frischeispeisen (z. B. Pudding), Muscheln, Geflügel, Mett. Bei Gemeinschaftsküchen auch Massenanfall an Erkrankten vorkommend.

**Klinisches Bild:** Brechdurchfall, Erbrechen, Abdominalkrämpfe, Fieber, Kopfschmerzen

**Spezielle Therapie:** Asservierung von Speiseresten, Infusion mit Ringer-Lösung oder Glukose 5%, evtl. 1 g/kg KG Kohle Pulvis® p.o.

### Säuren

**Klinisches Bild:** lokale Reizwirkungen und Koagulationsnekrosen an Mund, Rachen, Ösophagus und Magen, Erbrechen, Glottisödem, Azidose

**Spezielle Therapie:** sofortige Verdünnung mit viel Wasser, 5–10 mg Morphin Merck® i.v., bei Glottisödem: 500–1.000 mg Solu-Decortin H® i.v. Achtung: Kein Erbrechen provozieren!

### Schwefelwasserstoff

**Klinisches Bild:** Geruch nach faulen Eiern, Speichelfluss, Husten, Erbrechen, Diarrhoe, Dyspnoe, toxisches Lungenödem, Verwirrtheit, Schwindel, Bewusstlosigkeit, Krämpfe

**Spezielle Therapie:** $O_2$-Gabe 6–8 l/Min. über Gesichtsmaske, Auxiloson®-Spray, evtl. Intubation und Beatmung, 3–4 mg/kg KG 4-DMAP® i.v., in schweren Fällen 50–100 mg/kg KG Natriumthiosulfat® i.v.

### Gering toxische und atoxische Substanzen

- **Beißring**: enthaltene Flüssigkeit ist atoxisch
- **Buntstifte, Filzstifte, Fingerfarben**: atoxisch
- **Düngemittel** (Zierpflanzendünger): wenig toxisch (0,5 g/kg), Achtung: Nitrat bei Sgl., Kaliumgehalt
- **Kohleanzünder**: wenig toxisch, 0,5 g/kg
- **Kosmetika**: Alkoholgehalt, ansonsten weitgehend atoxisch
- **Kreide**: atoxisch
- **Kühlflüssigkeit**: aus Kühlkissen etc. ist atoxisch
- **Lebensmittel-, Ostereierfarben:** atoxisch
- **Puder**: atoxisch, Achtung: Aspiration
- **Quecksilber**: metallisches Quecksilber ist ungiftig, Achtung: chronische Inhalation der Dämpfe, wenn Material z. B. im Kinderzimmer bleibt
- **Streichhölzer und Streichholzschachteln**: alle Bestandteile atoxisch
- **Styropor**: atoxisch, evtl. Ileusgefahr
- **Süßstoff**: wenig toxisch, 20 Tabl. unbedenklich
- **Tinte**: wenig toxisch, 0,5 ml/kg
- **Trocknungsmittel (Kieselgur)**: atoxisch, aber Ileusgefahr durch Quellung
- **Waschmittel**: wenig toxisch
- **WC-Reiniger**: atoxisch nur bei Ingestion kleiner Mengen, hauptsächlich tensidhaltiger Produkte (Laugen, Säuren), Giftberatung
- **Weichspüler**: wie Spülmittel, also relativ harmlos
- **Zigaretten**: unbedenklich wenn ≤ ⅓ Zigarette oder ≤ ½ Kippe (9–12 Mon.), ≤ ½ Zigarette oder ≤ 1 Kippe (1–5 J.), ≤ ¾ Zigarette oder ≤ 2 Kippen (6–12 J.), (Nikotin).

# 11.6 Giftinformationszentralen

**Berlin**
Giftnotruf Berlin
Institut für Toxikologie
Oranienburger Str. 285
13437 Berlin
Tel.: (0 30) 19 240
Fax: (0 30) 306-86-799
E-Mail: mail@giftnotruf.de
http://www.giftnotruf.de

**Bonn**
Nordrhein-Westfalen
Informationszentrale gegen Vergiftungen
Zentrum für Kinderheilkunde
Universitätsklinikum Bonn
Adenauerallee 119
53113 Bonn
Tel.: (02 28) 1 92 40
Fax: (02 28) 287-33 14
E-Mail: gizbn@ukb.uni-bonn.de
http://www.meb.uni-bonn.de/giftzentrale/

**Erfurt**
Giftinformationszentrale der Länder Mecklenburg-Vorpommern, Sachsen, Sachsen-Anhalt und Thüringen
Nordhäuser Straße 74
99089 Erfurt
Tel.: (03 61) 730-730
Fax: (03 61) 730-73 17
E-Mail: ggiz@ggiz-erfurt.de
http://www.ggiz-erfurt.de/

**Freiburg**
Baden-Württemberg
Vergiftungs-Informations-Zentrale
Mathildenstraße 1
79106 Freiburg
Tel.: (07 61) 19 240
Fax: (07 61) 270-44 57
E-Mail: giftinfo@uniklinik-freiburg.de
http://www.giftberatung.de

**Göttingen**
Giftinformationszentrale der Länder Bremen, Hamburg, Niedersachsen und Schleswig-Holstein
Robert-Koch-Str. 40
37075 Göttingen
Tel.: (05 51) 1 92 40
Fax: (05 51) 38 31 881
E-Mail: giznord@giz-nord.de
http://www.giz-nord.de

**Homburg/Saar**
Saarland
Informations- und Behandlungszentrum für Vergiftungen
Klinik für Allgemeine Pädiatrie und Neonatologie
Universitätsklinikum des Saarlandes
Kirrberger Straße
Gebäude 9
66421 Homburg/Saar
Tel.: (0 68 41) 19 240
Fax: (0 68 41) 16-28314
E-Mail: giftberatung@uniklinikum-saarland.de
http://archiv.med-rz.uniklinik-saarland.de/de/einrichtungen/andere/giftzentrale
http://www.med-rz.uni-b.de/med_fak/kinderklinik/Vergiftungszentrale/vergiftungszentrale.html

**Mainz**
Giftinformationszentrale der Länder Rheinland-Pfalz und Hessen
Klinische Toxikologie
II. Medizinische Klinik und Poliklinik der Universität Mainz
Langenbeckstr. 1 (Bau 209 IA)
D-55131 Mainz
Tel.: (0 61 31) 19 240, 232-466 oder 0700-GIFTINFO
Fax: (0 61 31) 232 468
E-Mail: giftinfo@giftinfo.uni-mainz.de
http://www.giftinfo.uni-mainz.de

**München**
Bayern
Toxikologische Abteilung
II. Med. Klinik der Technischen Universität München
Ismaninger Str. 22
81675 München
Tel.: (0 89) 19 240
Fax: (0 89) 41 40-24 67
E-Mail: tox@lrz.tum.de
http://www.toxinfo.org

**Nürnberg**
Bayern
Klinikum Nürnberg Nord
Prof.-Ernst-Nathan-Str. 1
90419 Nürnberg
Tel.: (09 11) 398-24 51 oder -26 65 (Gifttelefon)
Fax: (09 11) 398-21 92
E-Mail: muehlberg@klinikum-nuernberg.de
http://www.giftinformation.de

**Schweiz**
Schweizerisches Toxikologisches Informationszentrum (STIZ)
Freiestrasse 16
CH-8028 Zürich
Tel.: (0041) 01 251 51 51, in der Schweiz 145
Fax: (0041) 01 252 88 33
E-Mail: info@toxi.ch
http://www.toxi.ch/ger/welcome.html

**Österreich**
Vergiftungsinformationszentrale (VIZ)
Gesundheit Österreich GmbH
Stubenring 6
A-1010 Wien
Tel.: (0043) 1-40 643 43
E-Mail: viz@meduniwien.ac.at
http://www.meduniwien.ac.at/viz/

# 12 Neurologische Notfälle

*Frank Flake und Boris Hoffmann*

# 12.1 Leitsymptome und ihre Differenzialdiagnose

**Tab. 12.01**

| Leitsymptome | Differenzialdiagnose |
|---|---|
| **Kopfschmerz (Zephalgie)** | Chron. Kopfschmerzen, Migräne, Trigeminusneuralgie, Meningitis, Enzephalitis, Subarachnoidalblutung, Trauma |
| **Meningismus** | Meningitis, Meningoenzephalitis, Subarachnoidalblutung, reaktiv bei Insolation (Sonnenstich), Z.n. Lumbalpunktion |
| **Rückenschmerzen** | „Hexenschuss" (Lumbago), Bandscheibenvorfall |
| **Schwindel** | Morbus Menière, benigner paroxysmaler Lagerungsschwindel, Hypotonie, Commotio cerebri, ischämischer Insult, Trommelfellperforation, Mittelohrentzündung |



**Tab. 12.02 Neurologische Basisuntersuchung bei bewusstseinsgetrübten Patienten**

| | |
|---|---|
| Pat. ansprechen | • Orientierung? (Name, Geburtsdatum, Ort, Datum)<br>• Sinnvolle Kommunikation?<br>• Aphasie?<br>• Bewusstseinslage: Somnolenz – Sopor – Koma? |
| Spontanmotorik | • Seitengleich – halbseitig abgeschwächt? |
| Abwehr auf Schmerzreize | • Ja – nein?<br>• Gezielt – ungezielt?<br>• Seitengleich – halbseitig – halbseitig gekreuzt?<br>• Streck-/Beugesynergismen?<br>• Tonus? |
| Meningismus | • Nackensteife? Achtung: nach Trauma bei V. a. HWS-Instabilität |
| Pupillenweite | • Lichtreaktion?<br>• Isokorie – Anisokorie? |
| Bulbi | • „Schwimmend"?<br>• Divergent?<br>• Konjugierte Blickwendung?<br>• Spontane vertikale Bulbusbewegungen?<br>• Nystagmus? |
| Okulozephaler Reflex | • Positiv – negativ? |
| Kornealreflex | • Einseitig/beidseitig abgeschwächt oder aufgehoben? |
| Reflexe | • Eigenreflexe seitendifferent, abgeschwächt, gesteigert?<br>• Babinski einseitig/beidseitig?<br>• Bauchhautreflexe seitendifferent? |

## 12.1.1 Kopfschmerzen

Fast jeder leidet ab und an unter Kopfschmerzen, z. T. von Übelkeit und Erbrechen begleitet. Kopfschmerzen werden sehr häufig durch besondere Belastungen wie Stress, Ärger oder Wetterumschlag ausgelöst. Kopfschmerzen werden als pulsierend, dumpf, drückend, bohrend oder hämmernd beschrieben.
Trotzdem immer an ernsthafte Erkrankungen wie Hirnblutung, Ischämie, Entzündung denken, v.a. bei begleitenden neurologischen Ausfällen, Bewusstseinseintrübung oder Meningismus.

**Zwei Fragen stehen zunächst im Mittelpunkt**

1. Ist die Situation lebensbedrohlich?

Bei isolierten Kopfschmerzen ist nicht von Lebensgefahr auszugehen.

2. Gibt es Hinweise auf die Ursache der Kopfschmerzen?

Anamnese erheben:

- Wie wird der Kopfschmerz empfunden?
  - akute Kopfschmerzattacke: beidseitiger Kopfschmerz mit Bewusstseinseintrübung
  - akute rezidivierende Attacken: oft morgens einsetzender klopfender Halbseitenkopfschmerz mit Übelkeit und Erbrechen, Lichtscheu, Geräuschempfindlichkeit
  - Cluster-Kopfschmerz: streng einseitige Kopfschmerzattacken in der Orbitalregion, Tränenfluss, Rötung der Augen. Meist Männer im mittleren Lebensalter betroffen
- Beschwerden bekannt? z. B. Morbus Menière, Hypertonie, zerebrale Durchblutungsstörungen, Herzklappenfehler, Herzrhythmusstörungen, chron. Mittelohrentzündung (hierbei kann Flüssigkeit aus dem Ohr laufen)
- In welcher Situation ist die Beschwerde aufgetreten? z. B. bei Anstrengung (intrakranielle Blutung), aus dem Schlaf heraus (Cluster-Kopfschmerz)
- Wie stark sind die Schmerzen?
  - mäßig: z. B. Hypertonie, Sinusitis
  - stark: z. B. Migräneattacke, Meningitis, Hirndruck
  - sehr stark: z. B. Subarachnoidalblutung, Cluster-Kopfschmerz, Glaukomanfall
- Wo sind die Schmerzen lokalisiert?
  - diffus, okzipital, frontal: z. B. Meningitis, Hypertonus, intrakranielle Blutung, Fieber, Hirndruck
  - halbseitig: fronto-temporal z. B. bei Migräneattacke, zusätzlich orbital bei Cluster-Kopfschmerz
- Nimmt der Pat. Medikamente ein? Migränemedikamente, z. B. Maxalt®, Dihydergot®, Imigran®, evtl. Paspertin®.

## 12.1.2 Meningismus

Auf dem Boden einer Infektion oder Blutung kommt es zur Reizung der Hirnhäute (Meningen). Symptomenkomplex aus Nackensteifigkeit, Kopfschmerzen, positiven Nervendehnungszeichen, z. B. Lasègue, Brudzinski (▶ Abb. 12.02). Abzugrenzen ist die Nackensteifigkeit z. B. von Erkrankungen der HWS.

**Tab. 12.03 Leitsymptom Kopfschmerzen**

| Begleitsymptom | Patient | Verdachtsdiagnose |
|---|---|---|
| Meningismus (▶ Kap. 12.1.2) | Schlagartig einsetzende Kopfschmerzen, Bewusstseinsstörungen, Hypertonus | Subarachnoidalblutung (▶ Kap. 12.4.1) |
| RR ↑ | Flimmern vor den Augen, bek. Hypertonus | Hypertensiver Notfall (▶ Kap. 7.7) |
| Mydriasis | Nebelsehen, Farbringe um Lichtquellen, Augapfel steinhart | Glaukomanfall (▶ Kap. 17.2) |



**[?] Zwei Fragen stehen zunächst im Mittelpunkt**

1. Ist die Situation lebensbedrohlich?
Alarmzeichen: Bewusstseinstrübung, plötzlich einsetzende Kopfschmerzen, evtl. Druckpuls → V. a. Subarachnoidalblutung? → NA nachfordern.
2. Gibt es Hinweise auf die Ursache des Meningismus? Infektionen, z. B. Grippe, schlechte Abwehrlage, z. B. Alkoholiker, Zeckenstich in der Vergangenheit (vor 3–5 Wo.), Schüttelfrost, Rückenschmerzen, Hautveränderungen.
Anamnese erheben:

- Wann ist die Nackensteife aufgetreten? z. B. nach einer Infektion, nach einem Zeckenbiss
- Ist die Nackensteife plötzlich oder langsam verlaufend aufgetreten? plötzlich z. B. bei intrakranieller Blutung (Subarachnoidalblutung), langsam eher bei Infektion
- Sind in letzter Zeit Eingriffe im Bereich der Wirbelsäule erfolgt? z. B. Lumbalpunktion
- Leidet der Pat. öfters an Mittelohrentzündung, Sinusitis? z. B. bei Durchwanderungsmeningitis
- Nimmt der Pat. Medikamente ein? z. B. Antihypertonika.

**Tab. 12.04 Leitsymptom Meningismus**

| Begleitsymptom | Patient | Verdachtsdiagnose |
|---|---|---|
| RR ↑ | Plötzlicher Vernichtungskopfschmerz | Subarachnoidalblutung (▶ Kap. 12.4.1) |
| Hohes Fieber | Übelkeit, Erbrechen, Schmerzausstrahlung in den Rücken | Akute eitrige, bakterielle Meningitis |
| Psychiatrisches Krankheitsbild (z. B. Katatonie, Psychose) | Virus-Infektion, z. B. HIV, „Grippe", Masern, Mumps, Endocarditis, infektiöse Herde, z. B. Schweißdrüsenabszess | Enzephalitis |
| Risus sardonicus („Teufelsgrinsen") | Trismus, generalisierte Muskelkrämpfe, Speichelfluss | Tetanus |

### 12.1.3 Rückenschmerzen

#### Häufigste Ursachen

- 16.–30. Lj.: Diskusprolaps, Lumbago, Trauma, Frakturen, M. Bechterew, Haltungsfehler, Skoliose, M. Scheuermann, Schwangerschaft
- 30.–50. Lj.: Arthrose der kleinen Wirbelgelenke, Diskusprolaps, Lumbago, Metastasen (bei Primärtumor in Lunge, Mamma, Prostata, Schilddrüse, Niere)
- > 50. Lj.: Arthrose der kleinen Wirbelgelenke, Osteoporose, Metastasen; in dieser Altersstufe immer an nicht-vertebragene Ursachen denken.

Bei akuten Rückenschmerzen in Ruhe auch an akut lebensbedrohliche Krankheitsbilder, wie z. B. Aortendissektion, Myokardinfarkt, Lungenembolie denken.

#### Zwei Fragen stehen zunächst im Mittelpunkt

1. Ist die Situation lebensbedrohlich?

Selten, z. B. bei Aortendissektion, Myokardinfarkt, Lungenembolie; dann NA erforderlich!

2. Gibt es Hinweise auf die Ursache der Rückenschmerzen?

Anamnese erheben:

- Wann sind die Rückenschmerzen aufgetreten? Plötzlich, z. B. nach Heben schwerer Lasten oder langsam, z. B. bei degenerativen Veränderungen
- Strahlen die Schmerzen in beide Beine aus? V. a. Kaudasyndrom, Wurzelkompression
- Wie verändert sich der Schmerz bei Bewegung? Zunahme bei mechanischen Ursachen, z. B. Frakturen, Ruheschmerz, z. B. bei Entzündungen, internistischen Erkrankungen.

**Tab. 12.05 Leitsymptom Rückenschmerzen**

| Begleitsymptom | Patient | Verdachtsdiagnose |
|---|---|---|
| Reithosenanästhesie | Paraparese, Blasen- und Mastdarminkontinenz, Erektionsstörungen | Kaudasyndrom |
| Einschießende einseitige Schmerzen | Schonhaltung, Lasègue pos. | Ischialgie |

### 12.1.4 Schwindel

Unterscheidung in systematischen Schwindel (mit Richtungskomponente = vestibuläre Ursache) und unsystematischen Schwindel (nicht-vestibulär).
Schwindel wird oft als sehr unangenehm empfunden. Häufig treten Übelkeit und Erbrechen hinzu.
Der Pat. sollte in eine angenehme Lagerung gebracht werden, Pat. ruhig liegen lassen, Ruhe ausstrahlen.

#### Zwei Fragen stehen zunächst im Mittelpunkt

1. Ist die Situation lebensbedrohlich?

Bei einem isolierten Schwindel mit Übelkeit und Erbrechen liegt prinzipiell keine lebensbedrohliche Situation vor. Achtung: Es könnte sich z. B. aber auch um einen apoplektischen Insult (▶ Kap. 12.3) handeln.

2. Gibt es Hinweise auf die Ursache des Schwindels?
Anamnese erheben:

- Wie wird der Schwindel empfunden?
  - systematischer Schwindel → Drehgefühl in eine Richtung („wie beim Walzertanzen"), Schwankschwindel, Liftgefühl, einseitige Fallneigung
  - unsystematischer Schwindel → Unsicherheitsgefühl, Benommenheitsgefühl, Taumeligkeit, Betrunkenheitsgefühl, Leere im Kopf, Flimmern oder Schwarzwerden vor den Augen, Übelkeit
- Beschwerde bekannt? z. B. bei Morbus Menière, Hypertonie, zerebralen Durchblutungsstörungen, Herzklappenfehler, Herzrhythmusstörungen, chron. Mittelohrentzündung
- In welcher Situation ist die Beschwerde aufgetreten? z. B. bei körperlicher Aktivität (Herzinsuffizienz?), bei Kopfdrehungen (benigner paroxsymaler Lagerungsschwindel?), verschwindet der Schwindel beim Schließen der Augen (okuläre Ursache)
- Nimmt der Pat. Medikamente ein? z. B. Antihypertonika, Antihypotonika; Hinweis auf Fehldosierung?

12

**Tab. 12.06 Leitsymptom Schwindel**

| Begleitsymptom | Patient | Verdachtsdiagnose |
|---|---|---|
| RR ↓ | Schwindel nach Belastung | Hypotonie, orthostatische Dysregulation |
| Ohrgeräusch (Tinnitus) | Drehschwindel, Hörminderung, Übelkeit, Erbrechen | Morbus Menière (▶ Kap. 18.4) |
| Kurzzeitige Bewusstlosigkeit | Retrograde Amnesie, Übelkeit, Erbrechen | Commotio cerebri (▶ Kap. 21.3), SHT, TIA bzw. apoplektischer Insult |
| Hemiplegie, Hemiparese | Bewusstseinstrübung, bek. Arteriosklerose | Apoplektischer Insult (▶ Kap. 12.3) |

# 12.2 Epilepsie/zerebraler Krampfanfall

Durch gesteigerte abnorme Aktivität von zentralen Nervenzellen kommt es zu zerebralen Krampfanfällen. Als Epilepsie wird ein Zustand beschrieben, bei dem wiederholt Anfälle ohne erkennbare Ursache auftreten. Die Abgrenzung symptomatischer und genuiner Anfälle ist präklinisch nur durch eine gründliche Anamnese möglich.

## Ursachen

- Sauerstoffmangel, z. B. auch als frühkindlicher Hirnschaden während der Geburtsphase
- Fieberkrampf bei Säuglingen und Kleinkindern
- Vergiftung
- Hirnerkrankungen (Meningitis, Enzephalitis)
- Schädel-Hirn-Trauma (auch mehrere Jahre zurückliegend)
- Hypoglykämie
- Medikationsfehler bei bek. Epilepsie.

## Sehen, Fühlen, Riechen

Plötzliche, vorübergehende Bewusstseinsstörungen, z. T. mit abnormen motorischen, sensorischen, vegetativen oder psychischen Erscheinungen.

## Untersuchen

- Zu unterscheiden sind
  - **generalisierter**, d. h. den ganzen Körper betreffender Krampfanfall, meist mit Bewusstseinsstörungen
  - **fokaler**, d. h. auf eine Körperregion begrenzter Krampfanfall, mit oder ohne Bewusstseinsstörungen. Die Anfälle können mit motorischen, sensiblen, sensorischen, vegetativen und psychischen Symptomen einhergehen
  - nicht-klassifizierbarer Krampfanfall
- **Prodromi** („Es liegt etwas in der Luft …"): Geruchsempfindung, visuelle Halluzinationen, aufgedrängte Gedanken
- **Grand-mal-Anfall**: Anfallsdauer 2–3 Min., großer generalisierter tonisch-klonischer Anfall, meist mit typischem Ablauf
  - tonische Phase: Bewusstseinsverlust, Hinstürzen, Initialschrei (Kontraktion der quer gestreiften Zwerchfellmuskulatur), Strecktonus der Extremitäten, weite lichtstarre Pupillen, Apnoe mit Zyanose, Dauer bis 30 Sek.
  - klonische Phase: rhythmisches Zucken der Muskulatur, Dauer bis 2 Min., endet mit Muskelerschlaffung, Einnässen möglich
  - postiktale Phase: Bewusstlosigkeit für einige Min., Wieder einsetzen der Atmung, bis zu mehreren Stunden anhaltender Nachschlaf (Terminalschlaf)
  - Komplikationen: Zungen- und Wangenschleimhautbiss (oft wegweisend), bei Stürzen Kopfplatzwunden, Hämatome, Frakturen, Zerrungen, Aspiration
- **Petit-mal-Anfall**: generalisierter Anfall im Kindes- und Jugendalter. Die plötzlich und ohne Aura einsetzende Vigilanzstörung (Absencen) hält durchschnittlich 10 Sekunden an.
- **Status epilepticus**: Krampfaktivität > 30 Min. mit kontinuierlichen oder multiplen Anfällen, ohne dass zwischenzeitlich das Bewusstsein wiedererlangt wird (lebensbedrohlicher Zustand!)
- **Jackson-Anfall**: fokaler Krampfanfall in der Peripherie einer Extremität oder der Gesichtshälfte beginnend, sensibel/motorisch oder sensomotorisch sich auf einer Körperseite ausbreitend, bei erhaltenem Bewusstsein, evtl. sekundär generalisierend
- **psychomotorischer Anfall**: Dämmerattacken/-zustände mit Symptomen in unterschiedlicher Kombination, Schwindel, Geschmacks-, Geruchs-, und Sehsensationen, motorische Automatismen, Trugwahrnehmungen.

Während des Terminalschlafs keine Reize auf den Pat. ausüben, wie z. B. Pupillenuntersuchung, Schmerzreiz setzen, Blaulicht/Martinshorn → kann erneuten Krampfanfall auslösen

## Basismaßnahmen

- Bei Grand-mal-Anfall oder Status epilepticus.

! NA nachfordern.

- Pat. vor Verletzung schützen:
  - gefährliche Gegenstände entfernen, Kopf unterpolstern, Flachlagerung, falls möglich Kopfseitenlagerung, Pat. nicht fest halten

- Beißschutz, z. B. Gummikeil, Guedel-Tuben; nicht gewaltsam einbringen: Meist kommt es schon am Anfang des Krampfanfalls zum sog. Zungenbiss
- nach dem Anfall: Atemwege frei machen und freihalten
- $O_2$-Gabe: 6–8 l/Min. über Gesichtsmaske
- Basismonitoring (RR, P, EKG, $SpO_2$)
- BZ stixen (Ausschluss einer Hypoglykämie)
- venösen Zugang legen, nachdem der Krampf beendet ist: Offenhalten mit Ringer-Lösung oder NaCl 0,9%
- bei anhaltendem oder wieder beginnendem Krampfgeschehen: 10 mg Diazepam Desitin®-Rektiole rektal

- bei Petit-Mal-Anfällen:
  - $O_2$-Gabe: 6–8 l/Min. über Gesichtsmaske
  - Basismonitoring (RR, P, EKG, $SpO_2$)
  - BZ stixen (Ausschluss einer Hypoglykämie)
  - venösen Zugang legen, nachdem der Krampf beendet ist: Offenhalten mit Ringer-Lösung oder NaCl 0,9%.

12

## Erweiterte Maßnahmen

- Zum Einsatz von Medikamenten
  - Rivotril® dem Diazepam vorziehen: Diazepam geht schnell ins Fettgewebe über, Anfälle kehren nach 10–20 Min. zurück; Diazepam hat eine stark sedierende Wirkung, Wachheit (Vigilanz) evtl. für den Neurologen nicht entsprechend beurteilbar
  - Vorsicht bei Relaxantien: Sie kaschieren nur die sichtbaren Auswirkungen des Krampfanfalles, das „elektrische Gewitter" im Gehirn läuft jedoch weiter und kann irreversible Schäden verursachen. Falls Relaxation unumgänglich, auf kurze HWZ achten
  - bei Therapie mit Phenhydan® auf RR-Depression, Bradykardie, AV-Blockierung achten
- Grand-mal-Anfall oder Status epilepiticus
  - Krampfdurchbrechung: 1–2 mg Rivotril® i.v., evtl. mehrfach wiederholen (Tageshöchstdosis 10 mg)
  - falls Erfolg ausbleibt, Narkose mit 3–5 mg/kg KG Trapanal® i.v. einleiten
- Petit-mal-Anfall: selten erweiterte Maßnahmen erforderlich, evtl. 1 mg Rivotril® i.v.

**Indikation zur Intubation und Beatmung**

Status epilepticus

Narkose

- Einleitung: 3–5 mg/kg KG Trapanal® i.v. oder 1–1,5 mg/kg KG Brevimytal® i.v.
- Relaxierung: zur Einleitung 1 mg/kg KG Lysthenon® i.v., zur Aufrechterhaltung 0,06 mg/kg KG Norcuron® i.v.
- kontrollierte Beatmung (Hyperventilation):
  - I : E = 1 : 1–1,5
  - normale AF: 10–12/Min.
  - normales AZV: 10 ml/kg KG
  - $FiO_2$: 1,0.

## Transport

- Bei leichten Fällen, die gut auf Antikonvulsiva ansprechen: in Klinik mit neurologischer Abteilung. Sonderrechte nicht benutzen (kann neuen Anfall auslösen)! Voranmeldung selten erforderlich
- schwere Fälle, Status epilepticus, intubierter Pat.: in Klinik mit internistischer/neurologischer Intensivstation. Voranmeldung erforderlich
- während des Transports: kontinuierliches Monitoring (RR, P, EKG, $SpO_2$, beim intubierten Pat. evtl. $EtCO_2$).

Falls Unsicherheit über Symptomatik herrscht: Umgebung nach Prodromi befragen, wie z. B. optische oder akustische Aura, die vom Pat. noch bewusst geschildert wurde.



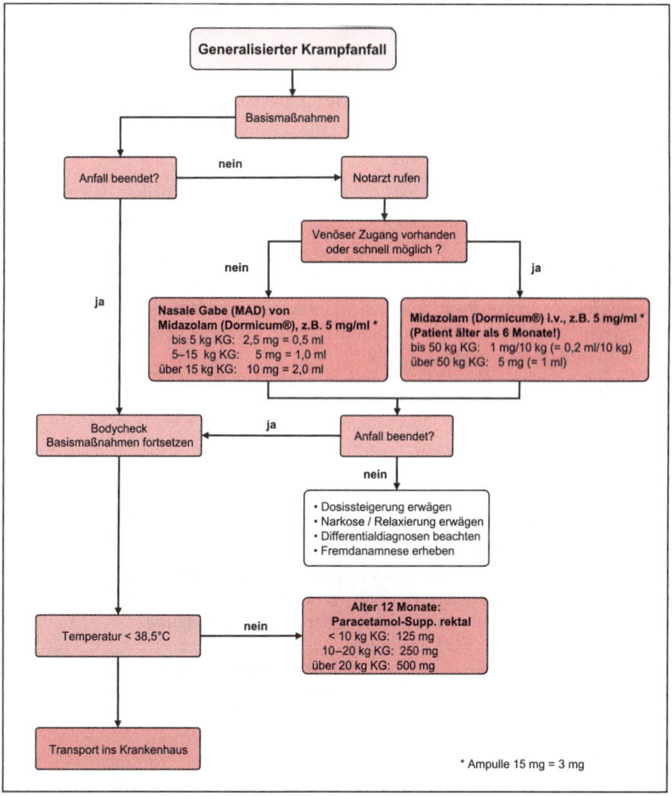


Abb. 12.01 Algorithmus Krampfanfall (Rettungsdienst, Stadt Oldenburg)

## 12.3 Apoplektischer Insult („Schlaganfall")

Zerebrale Ischämie (Unterbrechung des Blutflusses, $O_2$-Unterversorgung im Gehirn): In 85% d.F. durch einen Hirninfarkt (primär ischämischer Insult, zerebrale Ischämie), in 15% d.F. durch intrazerebrale Blutung (primär hämorrhagischer Insult) ausgelöst.

### Ursachen

- **Zerebrale Ischämie** durch:
  - thrombotischen Verschluss: z. B. auf dem Boden einer Arteriosklerose. Risikofaktoren: Hypertonus, Hyperlipidämie, Diabetes mellitus, Nikotin
  - kardiale Embolien, z. B. bei Vorhofflimmern
  - Vaskulitis (Arteriitis cranialis)
  - Hirn- oder Sinusvenenthrombose
- **intrazerebrale Blutung** durch:
  - arterieller Hypertonus (ca. 60% d.F.)
  - nicht-hypertensive Ursachen (40% d.F.): Aneurysma, Angiom, Gerinnungsstörung, Tumorblutung, SHT.

12

#### Unterscheidung

- **TIA** (**t**ransitorisch **i**schämische **A**ttacke): neurologische Ausfälle, die sich innerhalb von 24 h vollständig zurückbilden
- **PRIND** (**p**rolongiertes **r**eversibles **i**schämisches **n**eurologisches **D**efizit): neurologische Ausfälle, die länger als 24 h anhalten, sich aber innerhalb einer Wo. vollständig zurückbilden
- **progressive stroke**: kontinuierliche oder schrittweise Zunahme der neurologischen Ausfälle innerhalb von Stunden oder Tagen, ohne oder mit nur unvollständiger Rückbildung
- **complete Stroke**: plötzliches Auftreten neurologischer Ausfälle, ohne oder mit nur unvollständiger Rückbildung.

### Sehen, Fühlen, Riechen

- Kopfschmerzen
- Übelkeit, Erbrechen
- Schwindel, meist als ungerichteter Schwankschwindel
- Einnässen, Einkoten
- Gefühlsstörungen, Lähmungen von Arm oder Bein, hängender Mundwinkel
- Sprachstörungen: Wortverständnis, Wortproduktion
- Koordinationsstörungen (auch beim Sprechen), Fallneigung
- einseitige Sehstörung bis Erblindung
- Herdblick (Déviation conjuguée): Pat. blickt seinen Ischämieherd an
- Bewusstseinsstörungen bis hin zur Bewusstlosigkeit
- Cheyne-Stokes-Atmung.

### Untersuchen

- Anamnese: bek. Arteriosklerose, bek. Hypertonus, Diabetes mellitus, in letzter Zeit TIA oder PRIND
- RR ↑, oft bei bek. Hypertonus.

## Basismaßnahmen

- Lagerung: Oberkörper erhöht (bis 30°), bei Bewusstlosigkeit stabile Seitenlage
- $O_2$-Gabe: 4–6 l/Min.
- Basismonitoring (RR, P, EKG, $SpO_2$)
- BZ stixen (Ausschluss einer Hypoglykämie)
- venösen Zugang legen: Offenhalten mit Ringer-Lösung oder NaCl 0,9%.
- ! NA nachfordern.

## Erweiterte Maßnahmen

- Zum Einsatz von Medikamenten
  - Achtung: besser Hypertonus als Hypotonus. Nach Möglichkeit Senkung des $RR_{SYST}$ nie < 175 mmHg oder um mehr als 20% des Ausgangsdruckes
  - keine Behandlung mit gerinnungshemmenden Medikamenten, z. B. Aspisol®, Liquemin N® vor CT-Diagnostik
  - Kortikoide: beim akuten Schlaganfall ohne erwiesenen Nutzen
- bei Hypertonus: 5–10 mg Adalat® s.l., 25–50 mg Ebrantil® i.v.
- BZ auf Werte um 150 mg/dl halten
- Behandlung von Herzrhythmusstörungen (▶ Kap. 7.4)
- bei Krampfanfällen: 1 mg Rivotril® oder 5–10 mg Diazepam-Lipuro® i.v.

**Indikation zur Intubation und Beatmung**

- Komatöser Pat.
- Einklemmungszeichen: Pupillendifferenz, Druckpuls
- V. a. Aspiration bei fehlenden Schutzreflexen.

Narkose

- Einleitung: 0,2–0,3 mg/kg KG Hypnomidate® i.v. (Achtung: Kein Ketamin® verwenden → erhöht intrakraniellen Druck)
- Relaxierung: 0,06 mg/kg KG Norcuron® i.v. Bei depolarisierenden Relaxantien, wie z. B. Lysthenon® sollte ein „self-taming" angestrebt werden (Reduzierung der Muskelfaszikulationen): 1 mg/kg KG Lysthenon®, hiervon 1/3vorweggeben und die restliche Menge nach der Narkoseeinleitung injizieren
- kontrollierte Beatmung (Hyperventilation):
  - I : E = 1 : 1–1,5
  - erhöhte AF: 12–15/Min.
  - normales bis erhöhtes AZV: 10–15 ml/kg KG
  - $FiO_2$: 1,0
  - $EtCO_2$: 28–32 mmHg (leichte Hyperventilation → Hirnödemprophylaxe).

## Transport

- Leichte Fälle, ansprechbarer Pat.: in eine Klinik mit internistischer oder neurologischer Abteilung. Sonderrechte und Voranmeldung selten erforderlich.
- Schwere Fälle, komatöser Pat., intubierter Pat.: in Klinik mit internistischer oder neurologischer/neurochirurgischer Intensivstation. Voranmeldung erforderlich.
- Während des Transports: kontinuierliches Monitoring (RR, P, EKG, $SpO_2$, beim intubierten Pat. evtl. $EtCO_2$).

12

**Tipps & Tricks**
- Zwischen 70 und 85% der Pat. mit ischämischem Insult haben in den ersten Tagen einen Hypertonus, der sich dann nach und nach normalisiert. Bei fluktuierender Symptomatik führt akute RR-Senkung zur klinischen Verschlechterung.
- Häufige DD: Hypoglykämie, Hyperventilation, Hysterie, Angst, Depression, Multiple Sklerose.

# 12.4 Intrakranielle Blutungen



## 12.4.1 Subarachnoidalblutung

Die akute Subarachnoidalblutung (SAB) entsteht fast immer durch Ruptur eines sackförmigen Aneurysmas, weniger häufig durch ein arteriovenöses Angiom. Seltenere Ursachen: hämorrhagische Diathesen, Leukämie oder Hirntumoren.

### Sehen, Fühlen, Riechen

! Bei plötzlich eintretendem bohrendem Kopfschmerz mit Nackensteife immer an eine Subarachnoidalblutung denken.
- Kurze oder anhaltende Bewusstlosigkeit
- Erbrechen
- Nackensteifigkeit (▶ Kap. 12.1.2)
- Herdsymptome bei Einbruch des Blutes in die Hirnsubstanz: Halbseitenlähmung, Aphasie, evtl. Augenmuskellähmungen, evtl. fokale oder generalisierte Krampfanfälle.

### Untersuchen

- Arterieller Hypertonus
- evtl. Tachykardie oder Tachyarrhythmie, später Bradykardie oder Bradyarrhythmie
- evtl. EKG-Veränderungen wie bei Ischämie oder Herzinfarkt.

### Basismaßnahmen

! NA nachfordern.
- Lagerung: Oberkörper leicht erhöht (10–15°), bei Bewusstlosigkeit stabile Seitenlage
- $O_2$-Gabe: 4–6 l/Min.
- Basismonitoring (RR, P, EKG, Sp $O_2$)
- venösen Zugang legen: Offenhalten mit Ringer-Lösung oder NaCl 0,9%.

### Erweiterte Maßnahmen

- Zum Einsatz von Medikamenten
  - bei Grad I–III: Keine Sedativa verwenden: Bewusstseinsgrad ist Indikator für weiteres Vorgehen in der Klinik, wenn doch nötig, auf kurze HWZ achten, z. B. Dormicum®

| Tab. 12.07 | | | | |
|---|---|---|---|---|
| **Gradeinteilung nach WFNS** | | | **Gradeinteilung der SAB nach Hunt und Hess (1968)** | |
| Grad | GCS | Hemiparese Aphasie | Grad | Klinische Symptome |
| I | 15 | nein | I | Asymptomatisch, leichte Kopfschmerzen, leichter Meningismus |
| II | 14–13 | nein | II | Starke Kopfschmerzen, Meningismus, keine Fokalneurologie außer Hirnnervenstörungen |
| III | 14–13 | ja | III | Somnolenz, Verwirrtheit, leichte Fokalneurologie |
| IV | 12–7 | ja | IV | Sopor, mäßige bis schwere Hemiparese, vegetative Störungen |
| V | 6–3 | ja | V | Koma, Einklemmungszeichen |

WFNS: World Federation of Neurological Surgeons (Teasdale GM, Drake CG, Hunt W, et al. A universal subarachnoid hemorrhage scale: report of a committee of the World Federation of Neurosurgical Societies. J Neurol Neurosurg Psychiat. 1988;51 : 1457)

  - Achtung: Einsatz von Hypnotika so sparsam wie möglich: Schädelinnendruck ist immer erhöht, Gehirnperfusion kritisch → RR-Abfall durch Hypnotika oder Sedativa verschlechtert Gehirnperfusion weiter
  - bei Hypertonus: vorsichtige RR-Senkung, möglichst nicht < 150 mmHg. Keine Vasodilatatoren, wie z. B. Nitrolingual®, Adalat®, einsetzen: Sie erhöhen zusätzlich Schädelinnendruck
- evtl. Analgesie: z. B. 5 mg Morphin i.v.
- Antiemetika: 10 mg Paspertin® i.v. oder 5–10 mg Psyquil® i.v.

**Indikation zur Intubation und Beatmung**
- Subarachnoidalblutung Grad IV/V
- Einklemmungszeichen: Pupillendifferenz, Druckpuls
- V. a. Aspiration bei fehlenden Schutzreflexen
- Krampfanfall.

Narkose
- Einleitung: 0,2–0,3 mg/kg KG Hypnomidate® i.v. (Achtung: kein Ketanest® verwenden: erhöht intrakraniellen Druck)
- Relaxierung: 0,06–0,1 mg/kg KG Norcuron® i.v. Bei depolarisierenden Relaxantien, wie z. B. Lysthenon® sollte ein „self-taming" angestrebt werden (Reduzierung der Muskelfaszikulationen): 1 mg/kg KG Lysthenon®, hiervon 1/3 vorweggeben und die restliche Menge nach der Narkoseeinleitung injizieren
- kontrollierte Beatmung (Hyperventilation):
  - I : E = 1 : 1–1,7(-2)
  - erhöhte AF: 12–15/Min.
  - normales bis erhöhtes AZV: 10–15 ml/kg KG
  - $FiO_2$: 1,0
  - EtC $O_2$: 30–35 mmHg (leichte Hyperventilation zur Hirnödemprophylaxe).

### Transport

- Schnell aber schonend → entscheidend für die Prognose des Pat.
- WFNS Grad I-III: in neurochirurgische Klinik, falls möglich mit CCT. Sonderrechte nach Bedarf.
- WFNS Grad IV/V: in neurologische/neurochirurgische Schwerpunktklinik, evtl. mit RTH, ITH. Voranmeldung in der Zielklinik.
- Während des Transports: kontinuierliches Monitoring (RR, P, EKG, $SpO_2$, beim intubierten Pat. evtl. $EtCO_2$).

## 12.4.2 Epidurales Hämatom



In 80% der Fälle traumatische Blutung zwischen Schädelkalotte und harter Hirnhaut (Dura mater). Meist arteriellen Ursprungs (wenn venös, aus Knochenbruchspalt). Sturz als häufigste Ursache. Seltener bei Schädelknochentumoren/-metastasen mit Gefäßarrosion. Zerebraler Notfall mit guter Prognose bei rascher operativer Versorgung. Meist jüngere Pat. (20.–45. Lj.). Letalität 30%.

### Sehen, Fühlen, Riechen

! Klassischer klinischer Verlauf
  - initiale Bewusstlosigkeit (bedingt durch Commotio cerebri)
  - freies Intervall: Wiedererlangen des Bewusstseins nach primärer Bewusstlosigkeit → erneute Bewusstseinseintrübung (bedingt durch Hirndrucksteigerung) → symptomfreies Intervall zwischen 1 und 12 h.
- Anamnestisch häufig Sturzereignis oder Schlag auf den Kopf. Bei Eintreffen am Unfallort wacher Pat., evtl. retrograde Amnesie, zunehmende Bewusstseinseintrübung, evtl. mit Entwicklung einer gleichseitig weiten lichtstarren Pupille (Einklemmungszeichen → zerebraler Notfall).

### Untersuchen

- Eventuell Bradykardie
- meist Prell- oder Schürfmarke.

### Basismaßnahmen

! NA nachfordern.
- Lagerung: Oberkörper leicht erhöht (10–15°)
- $O_2$-Gabe: 6–8 l/Min.
- Basismonitoring (RR, P, EKG, $SpO_2$)
- Basischeck: Untersuchung auf äußere Verletzungszeichen (▶ Kap. 4.1.3)
- evtl. Wundversorgung mit festem Kopfwickelverband
- bei Sturzanamnese Stifneck® anlegen (in 5–15% der Fälle begleitende HWS-Verletzung)
- venösen Zugang legen: Offenhalten mit Ringer-Lösung.

### Erweiterte Maßnahmen

- Zum Einsatz von Medikamenten
  - Achtung: besser Hypertonus als Hypotonus. Nach Möglichkeit Senkung des $RR_{SYST}$ nie < 100 mmHg oder um mehr als 20% des Ausgangsdruckes

  - wache oder erweckbare Pat. möglichst nicht sedieren, um richtungsweisende neurologische Verschlechterung nicht zu übersehen; falls doch erforderlich, Dormicum® (kurze HWZ)
- bei Einklemmungszeichen (sekundäre Bewusstseinseintrübung, Pupillendifferenz) → 100–200 ml Mannitol® als Bolus i.v.
- wichtig: Neurologische Beurteilung nach der Glasgow-Koma-Scale alle 5 Min. wiederholen.

**Indikation zur Intubation und Beatmung**
- Koma
- Einklemmungszeichen: Pupillendifferenz
- V. a. Aspiration bei fehlenden Schutzreflexen.

Narkose
- Einleitung: 0,2–0,3 mg/kg KG Hypnomidate® i.v. (Achtung: kein Ketanest® verwenden, es erhöht den intrakraniellen Druck)
- Relaxierung: 0,06–0,1 mg/kg KG Norcuron® i.v. → Bei depolarisierenden Relaxantien wie z. B. Lysthenon® sollte ein „self-taming" angestrebt werden (Reduzierung der Muskelfaszikulationen) → 1 mg/kg KG Lysthenon®, hiervon ⅓ vorweggeben und die restliche Menge nach Narkoseeinleitung injizieren
- kontrollierte Beatmung (Hyperventilation):
  - I : E = 1 : 1–1,7(-2)
  - erhöhte AF: 12–15/Min.
  - normales bis erhöhtes AZV: 10–15 ml/kg KG
  - $FiO_2$: 1,0
  - $EtCO_2$: 30–35 mmHg (leichte Hyperventilation, zur Hirnödemprophylaxe).

## Transport
- Zügig in unfallchirurgische oder neurochirurgische Klinik mit Möglichkeit zu CCT und Schädeleröffnung. Voranmeldung in Zielklinik!
- Während des Transports: kontinuierliches Monitoring (RR, P, EKG, $SpO_2$, beim intubierten Pat. evtl. $EtCO_2$).

**Tipps & Tricks**
- Ein kurzes freies Intervall in den ersten Stunden nach einem SHT spricht eher für ein epidurales Hämatom (arterielle Blutung). Eine stark verspätet neu auftretende Bewusstlosigkeit ist für ein sich langsam entwickelndes subdurales Hämatom kennzeichnend (venöse Blutung).

### 12.4.3 Subdurales Hämatom

Hämatom zwischen harter und weicher Hirnhaut. Entsteht akut im Rahmen eines Traumas. Seltener Spontanruptur einer intrakraniellen Gefäßmalformation, z. B. Angiom oder bei hämorrhagischer Diathese, Antikoagulantien- oder Lysetherapie. Chronisch bei länger zurückliegendem Bagatelltrauma (Alkoholiker).

## Sehen, Fühlen, Riechen

- Akutes subdurales Hämatom (SDH) im Rahmen einer Schädel-Hirn-Verletzung geht immer mit Bewusstseinseintrübung, meistens mit Bewusstlosigkeit einher:
  - beim Eintreffen am Unfallort zeigt Pat. oft schon kontralaterale Halbseiten- oder Herdsymptomatik
  - rasche Entwicklung von Beuge- oder Streckabwehrbewegungen (Synergismen)
  - ipsilaterale Mydriasis
  - Prell- oder Schürfmarke obligat
- chronisches SDH meistens bei älteren Menschen (60.–80. Lj) mit anamnestisch länger zurückliegenden, primär harmlosen Stürzen oder ohne jede Vorgeschichte:
  - zunehmende Kopfschmerzen über Tage
  - zunehmende Hinfälligkeit mit Verwirrtheit, evtl. Blaseninkontinenz
  - evtl. Halbseitenschwäche, Sprachstörung bei erhaltenem Bewusstsein, zumindest aber Erweckbarkeit, „Alterspsychose", Desorientiertheit, Konzentrationsstörungen
  - meist keine äußeren Verletzungszeichen (mehr sichtbar).

## Basismaßnahmen

! NA nachfordern.

- Akutes SDH:
  - Lagerung: Oberkörper leicht erhöht
  - Basismonitoring (RR, P, EKG, $SpO_2$)
  - Stifneck® anlegen (▶ Kap. 4.4.23)
  - Versorgung von Kopfplatzwunden mit festem Kopfwickelverband
  - $O_2$-Gabe 6–8 l/Min. über Gesichtsmaske, keine Nasensonde verwenden: bei Eröffnung der Dura mater mit Liquoraustritt Gefahr, dass Sonde nach intrazerebral gelangt!
  - venösen Zugang legen: Ringer-Lösung langsam i.v. (mind. 100 ml/h).

## Erweiterte Maßnahmen

- Zum Einsatz von Medikamenten
  - Achtung: Hirndurchblutung kritisch, daher rasche RR-Senkung und Hypotonie vermeiden
- bei Einklemmungssymptomatik, falls RR stabil, 250 ml/30 Min. Mannitol® i.v. oder 500 ml/30 Min. Plasmasteril® i.v.
- Intubation bei Glasgow-Coma-Scale ≤ 8 (▶ Kap. 12.4.1, ▶ Kap. 12.4.2).

## Transport

- Zügig in Klinik mit neurochirurgischer Abteilung mit der Möglichkeit zur CCT. Sonderrechte, Voranmeldung in der Zielklinik
- bei größeren Entfernungen zur Zielklinik Transport mit RTH
- während des Transports: kontinuierliches Monitoring (RR, P, EKG, $SpO_2$, beim intubierten Pat. evtl. $EtCO_2$).

### Tipps & Tricks

- Akutes SDH: neurochirurgischer Notfall → schlechte Prognose (Mortalität bis zu 90%), abhängig von rascher Diagnosestellung und Operation

- Ein kurzes freies Intervall in den ersten Stunden nach einem SHT spricht eher für epidurales Hämatom (arterielle Blutung). Eine stark verspätet neu auftretende Bewusstlosigkeit ist für ein sich langsam entwickelndes subdurales Hämatom kennzeichnend (venöse Blutung), Dauer des freien Intervalls von Tagen, Wochen bis zu Monaten!

## 12.5 Hirnhautentzündung (Meningitis)



Entzündung der weichen Hirnhaut (Pia mater) und Spinngewebshaut (Arachnoidea) durch Bakterien, Viren oder Pilze. Während virale und Pilzmeningitiden einen chronischen Verlauf zeigen, ist die bakterielle Meningitis ein schweres akutes und lebensbedrohliches Krankheitsbild.

### Sehen, Fühlen, Riechen

- Kopfschmerzen
- Fieber (39–40 °C)
- Übelkeit, Erbrechen
- Bewusstseinsstörung → Bewusstlosigkeit
- Lichtscheu
- allgemeines Krankheitsgefühl, z. B. Abgeschlagenheit, Schwächegefühl
- Pat. liegt oft nackensteif mit angezogenen Beinen im Bett.

### Untersuchen

- Meningismus
  - Nackensteifigkeit
  - positive Brudzinski-, Kernig-, Lasègue-Zeichen (▶ Abb. 12.02)
- petechiale Hauteinblutungen.

### Basismaßnahmen

- Lagerung: flach lagern, Wunsch des Pat. beachten
- bei Bewusstlosigkeit stabile Seitenlage
- bei Hirndruckzeichen: Oberkörper hochlagern 30–40° → Achtung: nicht in Verbindung mit der stabilen Seitenlage!
- Basismonitoring (RR, P, EKG, $SpO_2$)
- $O_2$-Gabe: 6–8 l/Min.

! Bei Bewusstseinstrübung, Bewusstlosigkeit: NA nachfordern.

- Venösen Zugang legen: Offenhalten mit NaCl 0,9% oder Ringer-Lösung.

### Erweiterte Maßnahmen

- Zum Einsatz von Medikamenten
  - Achtung: keine Gabe von Aspisol® wegen Gefahr einer Blutungsverstärkung bei evtl. vorhandener SAB.
- Bei psychomotorischer Unruhe: 5–10 mg Diazepam-Lipuro® i.v.
- Bei starken Kopfschmerzen: 50–100 mg Tramal® i.v. oder 1.000 mg Novalgin® i.v.
- Bei Übelkeit und Erbrechen: 10 mg Paspertin® i.v. oder 5–10 mg Psyquil® i.v.

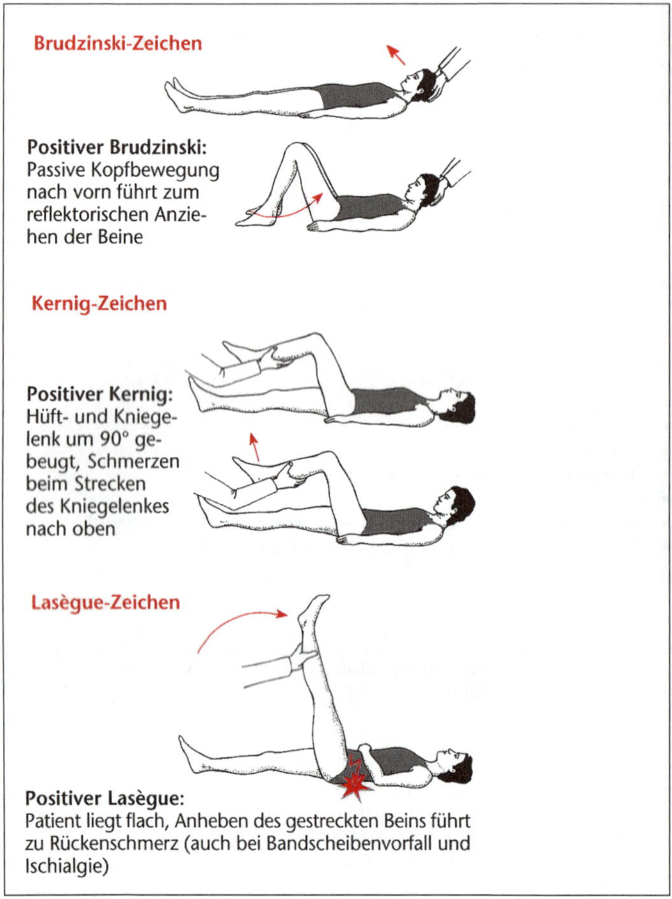


Abb. 12.02 Klinische Meningitiszeichen [L 190]



## Transport

- Bei V. a. Meningitis immer in eine Klinik mit neurologischer/internistischer Abteilung. Sonderrechte und Voranmeldung meist nicht erforderlich
- ! bei Bewusstlosigkeit mit NA, Intubation in Erwägung ziehen, Voranmeldung
- während des Transports: kontinuierliches Monitoring (RR, P, EKG, $SpO_2$, evtl. $EtCO_2$)
- bei Infektionsverdacht unbedingt an Schutzmaßnahmen und Desinfektion denken.

# 12.6 Bandscheibenvorfall (Wurzelkompressionssyndrom)

Durch degenerative Veränderungen im Bereich der Wirbelsäule drängen sich Anteile des Nucleus pulposus (Gallertkern der Bandscheibe) aus dem Faserring der Bandscheibe. Sie wölben diesen gegen den Wirbelkanal oder durchdringen den Faserring und liegen dann als freier Sequester im Wirbelkanal. Dadurch werden u. a. nervale Strukturen komprimiert.
Häufigste Lokalisation: LWS, HWS (dann $L_{4/5}$, $L_5/S_1$ 90%. bzw. $C_{5/6}$ und $C_{6/7}$ 10%.), seltener Brustwirbelsäule (0,2%.).

**Kaudakompression (Kaudasyndrom)**
Cauda equina (Pferdeschweif): auslaufendes Nervenfaserbündel vom 2. LW bis in die untersten Teile des Wirbelkanals.
Notfall mit absoluter OP-Indikation! Medialer Prolaps, der durch die Kompression der Cauda equina zu irreversiblen neurologischen Ausfällen führt.
*Klinisches Bild*: Paraparese, Blasen- und Mastdarminkontinenz, Erektionsstörungen, Reithosenanästhesie (Sensibilitätsstörungen im Anal-Genital-Bereich) (▶ Abb. 12.03).

## Sehen, Fühlen, Riechen

- LWS
  - Rückenschmerzen: lumbal schleichend beginnend oder hochakut („Hexenschuss“)
  - Steif- oder Schiefhaltung bzw. gebeugte Schonhaltung
  - Schmerzausstrahlung meist einseitig ins Bein, oft seitlich entlang der Hosennaht ($L_5$) oder über die Rückseite ($S_1$)
  - gleichzeitig oft Taubheits- oder Kribbelgefühle
  - Paresen: Zehen ($S_1$)- oder Hackengang ($L_5$) einseitig nicht möglich, „Wegknicken“ des Fußes oder gelegentlich des Beins im Kniegelenk
  - evtl. Blasenentleerungsstörungen
- HWS
  - Nackenschmerzen lokal oder ausstrahlend in den Hinterkopf, die Schultern, zwischen die Schulterblätter
  - Steif- oder Schiefhaltung der Halswirbelsäule mit Vermeidung von Bewegungen

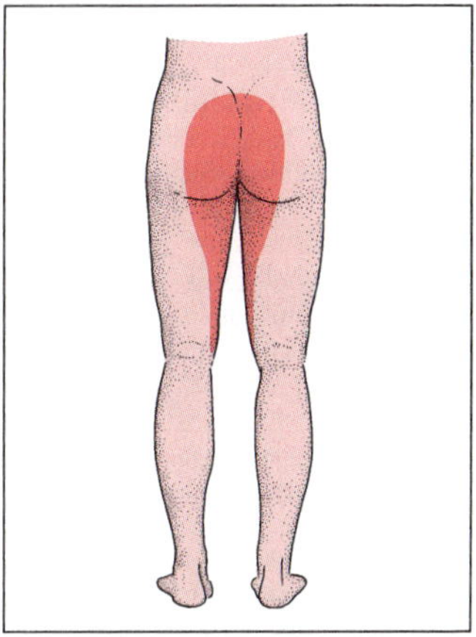

Abb. 12.03 Reithosen-Anästhesie bei Kaudakompression [L 157]

| Tab. 12.08 Symptome bei lumbalem Diskusprolaps | | | | |
|---|---|---|---|---|
| **Bandscheibe** | **Reflexausfall** | **Kennmuskeln** | **Funktionseinschränkung** | |
| **LWK3/4 Wurzel L4** | PSR | M. tibialis anterior, M. quadriceps femoris | Streckung im Kniegelenk und Fußhebung (Dorsalflexion), Fersenstand | 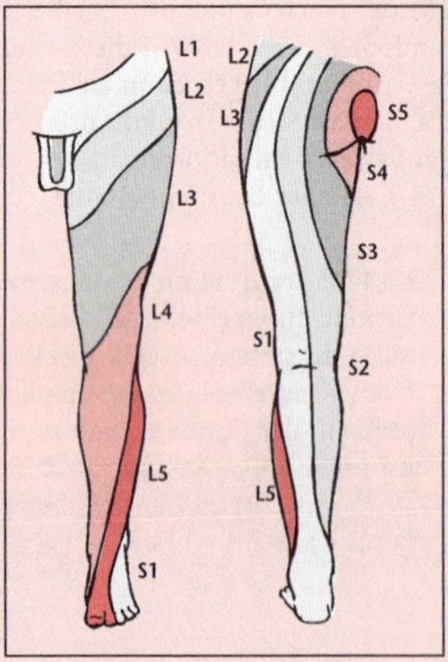 |
| **LWK4/5 Wurzel L5** | TPR | M. extensor hallucis longus, M. extensor digitorum, M. gluteus medius | Großzehenhebung, Hebung des medialen Fußrandes, Fersenstand | |
| **LWK5/ SWK1 Wurzel S1** | ASR | M. triceps surae, M. gluteus maximus | Hebung des lateralen Fußrandes, Zehenstand, Hüftabduktion, Plantarflexion | Abbildung: Dermatome [A 300] |



- Schmerzausstrahlung meist einseitig in den Arm bzw. die Finger: Daumen ($C_6$), Zeige- bis Ringfinger ($C_7$), Ring- und Kleinfinger ($C_8$)
- gleichzeitig oft Taubheits- oder Kribbelgefühle, v.a. der Fingerkuppen
- Paresen: Händedruck einseitig abgeschwächt
- selten Zeichen zervikaler Myelopathie durch chron. Rückenmarkskompression wie spastisch-ataktische Gangstörung.

## Basismaßnahmen

! Pat. immobolisieren
- Lagerung auf Vakuumatratze, Rettung mittels Schaufeltrage (▶ Kap. 4.2.2)
- Bei HWS-Symptomatik Stifneck® anlegen
- Basismonitoring (RR, P)
- Basischeck: Untersuchung auf äußere Verletzungszeichen (▶ Kap. 4.1.3)
- venösen Zugang legen: Offenhalten mit Ringer-Lösung oder NaCl 0,9%.

! Eventuell NA nachfordern.

## Erweiterte Maßnahmen

- Zum Einsatz von Medikamenten
  - vor Gabe von nicht-steroidalen Antiphlogistika Pat. nach Ulkusvorgeschichte, Blutgerinnungsstörung, malignen Grunderkrankungen befragen.
- bei Blasenentleerungsstörung evtl. transurethralen Blasenkatheter legen

- bei starken Schmerzen 50–100 mg Tramal® i.v. oder 0,05–0,1 mg Fentanyl-Janssen® i.v., alternativ 1,5–2 g Novalgin® langsam i.v.
- bei Querschnittssymptomatik: 30 mg/kg KG Urbason® forte i.v.

## Transport

- NA-Begleitung nur bei Querschnittsymptomatik oder starken Schmerzen erforderlich
- in Klinik mit (unfall-)chirurgischer, orthopädischer, evtl. neurochirurgischer Abteilung. Sonderrechte und Voranmeldung selten erforderlich
- während des Transports: Monitoring (RR und P alle 5 Min.).

Blasenentleerungsstörung kann auch schmerzreflektorisch bedingt sein: adäquate Analgesie führt dann oft prompt wieder zu normaler Miktion.

# 13 Psychiatrische Notfälle

*Frank Flake und Boris Hoffmann*

**Psychiatrische Störung**

Akute ernsthafte Störung des Denkens, des Verhaltens, der Stimmung oder der sozialen Beziehungen. Viele Betroffene sind nicht in der Lage, die in dieser Form oftmals einmalige Lebenskrise selbstständig zu bewältigen. Sie benötigen Hilfestellung. Vom Rettungsfachpersonal wird dabei verlangt, eine evtl. Gefahr zu erkennen, abzuwenden und z. T. therapeutisch zu handeln. Dies setzt zum einen Wissen über die einzelnen psychiatrischen Krankheitsbilder voraus, zum anderen eine Grundhaltung, die den Kranken als Menschen akzeptiert.

**Zwei Fragen stehen zunächst im Mittelpunkt**

1. Liegt eine Selbst- oder Fremdgefährdung vor? → evtl. Zwangseinweisung, evtl. Polizei alarmieren.
2. Liegen Diskrepanzen zwischen Patientenangaben und Fremdanamnese vor? Wie verhält sich der Pat.? z. B. unruhig, gereizt, aggressiv, verlangsamt.

Pat. mit psychiatrischen Krankheitsbildern dürfen u. a. wegen der Gefahr eines möglichen Suizidversuchs nicht allein zu Hause belassen werden. Es muss für eine Betreuung durch Angehörige, Freunde, Nachbarn gesorgt werden. Im Zweifelsfall ist eine Einweisung in eine Fachklinik anzustreben.



**Gesprächsintervention bei psychiatrischen Notfallpatienten**

- Für eine ruhige Umgebung sorgen
- Unbeteiligte aus dem Raum schicken, Personen, zu denen der Pat. eine gute, vertraute Beziehung hat, sollten, wenn gewünscht, immer in erreichbarer Nähe bleiben, evtl. vom Kollegen befragen lassen
- direkten Gesprächskontakt herstellen: Pat. freundlich und ruhig, aber bestimmt ansprechen. Auf Beleidigungen oder Beschimpfungen gelassen reagieren
- auf gefährliche Gegenstände, z. B. Messer, Schusswaffen, zerbrochene Flaschen achten → evtl. Polizei anfordern
- nach Symptomen fragen, evtl. Gründe für den psychischen Zustand ermitteln.

## 13.1 Verwirrtheitszustände

Akute Bewusstseinsstörung mit Desorientiertheit und unzusammenhängend und verworren wirkendem Denken. Meist liegt eine internistische oder neurologische Grunderkrankung, z. B. Hypoglykämie, Hypotonie, Fieber oder eine Intoxikation, vor. (Anm.: in dieser weit gefassten Bedeutung kein eigentlicher Fachterminus der heutigen Psychiatrie)

### Sehen, Fühlen, Riechen

- Zeitliche Desorientiertheit (örtlich nur im Delir)
- Umtriebigkeit
- Verkennung der Umgebung: Angehörige, Freunde werden nicht erkannt
- Verminderte Merkfähigkeit, Gedächtnislücken, Konzentrationsschwierigkeiten
- unzusammenhängende Sprache
- Unfähigkeit zu geordnetem Gespräch.

### Basismaßnahmen

- Bedürfnis nach Geborgenheit, Sicherheit, Orientierung durch ruhiges, verständnisvolles Auftreten und Handeln befriedigen; dabei verstärkt nonverbale Kommunikationsformen einsetzen, z. B. ruhige Stimmlage, Berühren, Handhalten
- Wege sicher und barrierefrei gestalten; Blumenkübel, Tische, Stühle beiseite stellen; Stufen, Absätze absichern und beleuchten; Pat. stets im Auge halten
- Lagerung: nach Wunsch des Pat., evtl. Fixation (▶ Kap. 13.8), Achtung: Pat. nicht gegen seinen Willen fest halten → RD hat keine exekutive Gewalt wie die Polizei
- Basismonitoring (RR, P, EKG, $SpO_2$)
- BZ messen (Ausschluss hypoglykämischer Ursachen).

! Wenn Pat. absolut unkooperativ ist, NA/ÄND nachfordern.

- Evtl. venösen Zugang legen: Offenhalten mit NaCl 0,9% oder Ringer-Lösung.

### Erweiterte Maßnahmen

- Zum Einsatz von Medikamenten
  - nicht symptomorientiert, sondern die Ursachen behandeln, z. B. Intoxikation, Entzugsdelir
- evtl. Neuroleptikum: 5–10 mg Haldol® i.v., i.m. (▶ Kap. 22)
- evtl. Sedierung, bei Ausschluss einer Intoxikation (Atemdepression): 5–10 mg Diazepam-Lipuro® i.v.

### Transport

- Keine Sonderrechte einsetzen → äußere Reize können Zustand verstärken
- in leichten Fällen (kooperativer, friedlicher Pat., der sich helfen lassen will) in Klinik mit neurologischer oder psychiatrischer Abteilung
- in schweren Fällen (unkooperativer, sich selbst und andere gefährdender Pat.): Zwangseinweisung, je nach Ausmaß mit Polizei, Arztbegleitung (▶ Kap. 13.7).

**Tipps & Tricks**

- Dämmerzustand: scheinbar geordnetes Verhalten, erst bei genauem Nachfragen Zeichen der Desorientiertheit. Achtung: u. U. Eigen- und Fremdgefährdung.
- DD: Altersdemenz (in der Vorgeschichte Gedächtnisstörungen bereits bekannt), bek. Alkoholabusus, Trauma.

## 13.2 Erregung

Steigerung von Antrieb und Psychomotorik (durch die Psyche bestimmte Körpermotorik). Intensität und Dauer des Erregungszustandes variabel (Minuten, Stunden, Tage). Meist keine Eigenanamnese möglich. Zur Fremdanamnese Angehörige befragen.

### Häufige Ursachen

- Intoxikationen, z. B. Drogen, Alkohol, durch Suizidversuch, akzidentell
- Entzugssyndrom

- hirnorganische Erkrankungen, z. B. SHT, zerebrale Gefäßerkrankungen, Anfallsleiden
- Stoffwechselstörungen, z. B. Hyperthyreose
- akute Belastungsreaktion: Beziehungsprobleme, Probleme im Beruf
- Psychosen vor allem bei jüngeren Patienten
- aggressive Persönlichkeitsstörungen.

## Sehen, Fühlen, Riechen

- Umtriebigkeit, Unruhe: Pat. läuft umher, setzt sich nicht, schreit und spricht ständig
- Aggressivität, Gereiztheit: Pat. schlägt plötzlich um sich, tobt
- Angst und Misstrauen
- Wahnvorstellungen, Halluzinationen
- evtl. Todesangst.

## Basismaßnahmen

! Den erregten Pat. nie alleine lassen.
- Erregung dämpfen durch sicheres Auftreten und ruhige Grundhaltung (Erfolg hierbei meist begrenzt). Achtung: Zu forsches Auftreten kann die Aggressivität steigern
- Lagerung: nach Wunsch des Pat., evtl. Fixation (▶ Kap. 13.8), Achtung: Pat. nicht gegen seinen Willen fest halten → RD hat keine exekutive Gewalt wie die Polizei
- Basismonitoring (RR, P, EKG, $SpO_2$)
- BZ messen → Ausschluss hypoglykämischer Ursachen.

! Eventuell NA rufen.
- Eventuell venösen Zugang legen: Offenhalten mit NaCl 0,9% oder Ringer-Lösung.

## Erweiterte Maßnahmen

- Wenn i.v. Zugang nicht möglich, aber nötig
  - 5–10 mg Haloperidol® i.v., i.m.
- zum Einsatz von Medikamenten:
  - bei allen Erregungszuständen keine Barbiturate einsetzen → gegenteilige Wirkung
  - bei V. a. Drogen- oder Alkoholintoxikation Diazepam-Gabe abwägen → Atemdepression
  - bei Halluzinationen („*Horrortrip*“): 5–10 mg Diazepam-Lipuro® i.v.
- evtl. Neuroleptikum: 5–10 mg Haldol® i.v., i.m.
- evtl. Sedierung: 5–10 mg Diazepam-Lipuro® i.v., i.m.

## Transport

- Bei Intoxikation: in Klinik mit internistischer (Intensiv-)Station. Sonderrechte je nach Schwere
- bei kooperativem, friedlichem Pat.: in Klinik mit psychiatrischer oder neurologischer Abteilung
- Pat. gefährdet sich und andere, ist unkooperativ: evtl. Zwangseinweisung, je nach Ausmaß mit Polizei, Arztbegleitung (▶ Kap. 13.5).

**Tipps & Tricks**
- Ursache: sehr häufig Alkohol-, Medikamenten- oder Drogenintoxikation.
- Achtung: Auch bei kurzfristigem Abklingen ist ein Rezidiv nicht auszuschließen („Ruhe vor dem Sturm").

## 13.3 Depressionen

Affektstörung mit reduzierter Stimmungslage. Der Pat. leidet zudem unter Antriebs-, Denk- und/oder Vitalstörungen. Wechsel von depressiven und manischen Phasen möglich.
Eventuell missglückte Suizidversuche (Suizidhäufigkeit etwa 10%) in der Vorgeschichte → Angst der Angehörigen vor Wiederholung.
**Somatogene** Depression: Hirnfunktionen sind direkt (Tumor, allg. Gefäßsklerose) oder indirekt (toxisch, endokrin) geschädigt
**Neurotische** Depression: beruht auf neurotischer Persönlichkeitsentwicklung, Ursache zumeist ein in der Vergangenheit nicht bewältigter Konflikt, Auslöser meist ein traumatisches Ereignis (Anm.: umstrittener Terminus; Abgrenzbarkeit zur reaktiven Depression u. U. schwierig)
**Reaktive** Depression: belastende äußere Gegebenheit (Verluste, Kränkungen) lösen Erkrankungen aus
**Endogene** Depression: unbekannte Entstehungsursache.

### Sehen, Fühlen, Riechen

- Traurige, niedergeschlagene Grundstimmung des Pat. mit Gleichgültigkeit und Teilnahmslosigkeit („Gefühl der Gefühllosigkeit"), Gefühl der inneren Leere
- Pat. hat das Gefühl, mit sich selbst und seiner Umgebung nicht mehr „klar zu kommen": Einfaches Alltagsgeschehen wird unlösbar („Ich schaffe das alles nicht mehr")
- Schuldgefühle, Pat. sieht seine eigene Person unnütz („Mich liebt keiner.")
- verbale Suizidäußerungen („Morgen bringe ich mich um"; „Ich mache jetzt Schluss"; „Es ist alles sinnlos"; „Es gibt sowieso keine Lösung")
- Todessehnsucht
- Verzweiflung, Niedergeschlagenheit, Angst
- Psychomotorik: verlangsamt bis völlig eingeschränkt.

### Untersuchen

Anamnese: körperliche Symptome, z. B. Schlafstörungen, Inappetenz, Gewichtsverlust, Obstipation, Druck- oder Engegefühl im Kopf-, Hals-, Brustbereich, Menstruationsstörungen, Libidoverlust.

### Basismaßnahmen

**Achtung**
Eigene Fähigkeiten nicht überschätzen: Ein RA ist kein Psychiater. Häufig versucht ein scheinbar „therapierter Pat." einen Suizid, nachdem sich der RD entfernt hat.

13

! Im Vordergrund steht die psychische Betreuung.
! Pat. niemals unbeaufsichtigt zu Hause lassen.
- Pat. aufmerksam beobachten, immer in der Nähe bleiben
- frühzeitig eine vertrauensvolle Beziehung schaffen, Gefühle, Probleme, Ängste und Befürchtungen offen und ehrlich ansprechen
- potentielle Suizidwerkzeuge (Messer, Elektrokabel, Rasierklingen) im Auge behalten, ggf. sicherstellen.

! Grundsätzlich einen Arzt (Hausarzt, ÄND) hinzuziehen.
- Anamnese erheben: bek. Grunderkrankung, Alkohol-, Medikamenten- oder Drogenabusus, Familienanamnese, Persönlichkeits- oder Wesensänderung
- evtl. venösen Zugang legen: Offenhalten mit NaCl 0,9% oder Ringer-Lösung.

### Erweiterte Maßnahmen

Eventuell Sedierung: 5–10 mg Diazepam-Lipuro® i.v., i.m.

### Transport

- Jede Selbstmorddrohung, jeder Hinweis sollte ernst genommen werden → Zwangseinweisung erwägen (▶ Kap. 13.7)
- bei nicht auszuschließender Suizidgefahr Pat. immer transportieren
- in Klinik mit psychiatrischer oder neurologischer Abteilung. Keine Sonderrechte.

Bei allen Maßnahmen Verhältnismäßigkeit der Mittel abwägen („nicht mit Kanonen auf Spatzen schießen").



## 13.4 Angstzustände

Krankhaft gesteigerte Angst mit dem Gefühl des existentiellen Bedrohtseins. Häufig vorkommendes psychopathologisches Erscheinungsbild, z. B. Versagensangst bei einer Prüfung oder im Beruf. Als Neurose: Angst, herzkrank zu sein. Als vegetatives Symptom, z. B. beim Herzinfarkt: Todesangst. Im Rahmen von Intoxikationen.

### Sehen, Fühlen, Riechen

- Innere Unruhe, Erregung, Panik, Todesangst
- Herzklopfen, Engegefühl im Hals
- Dyspnoe
- Schwitzen, Zittern, „Ameisenkribbeln"
- Mundtrockenheit
- Erbrechen, Diarrhö, Harndrang.

### Untersuchen

- Eventuell Tachykardie, RR ↑
- Anamnese: bek. Grunderkrankung, Alkohol-, Medikamenten- oder Drogenabusus, Familienanamnese, Persönlichkeits- oder Wesensänderung.

### Basismaßnahmen

- Verständnis zeigen: auf den Pat. eingehen und ihn beruhigen, Lösungsvorschläge anbieten.

! Eventuell Hausarzt hinzuziehen.

- Bei Herzrasen, pektanginösen Beschwerden → 12-Kanal-EKG ableiten und interpretieren (Myokardinfarkt?)
- evtl. venösen Zugang legen: Offenhalten mit Ringer-Lösung.

### Erweiterte Maßnahmen

- Sedierung: 5–10 mg Diazepam-Lipuro® i.v., i.m.
- bei paranoidem Syndrom: 5–10 mg Haldol® i.v., i.m.

### Transport

! Pat. niemals alleine zu Hause belassen.
- Bei Herzphobie an eine Klinik mit internistischer Abteilung denken (Myokardinfarkt?)
- in Klinik mit psychiatrischer oder neurologischer Abteilung. Keine Sonderrechte.

## 13.5 Suizidalität

13

In Deutschland verstarben im Jahr 2007 9.402 Menschen (74,5% sind Männer) durch Suizid. Die Suizidrate sank seit 1982 (18.711 Fälle) damit sehr stark. Die Häufigkeit von Suizidversuchen liegt um das ca. 10- bis 30-fache höher, als die der vollendeten Suizide. Es muss daher in Deutschland mit bis zu ca. 330.000 Suizidversuchen/Jahr gerechnet werden. Suizidversuche werden häufiger von Frauen mit sog. weichen Methoden, z. B. Intoxikation mit psychotropen Medikamenten, verübt. Männer bevorzugen tendenziell härtere Methoden, wie Erhängen, Erschießen, Sturz aus großer Höhe.

**Tab. 13.01 Vergleichende Zusammenfassung von Suizidversuch und Suizid (modifiziert nach Bronisch 2002)**

| | Suizidversuch | Suizid |
|---|---|---|
| Geschlecht | Häufiger bei Frauen | Häufiger bei Männern |
| Altersgruppe | Meist unter 45 Jahren | Meist über 45 Jahren |
| Personenstand | Höchste Rate bei Geschiedenen und Ledigen | Höchste Rate bei Geschiedenen, Ledigen und Verwitweten |
| Sozialschicht | Höher in Unterschicht | Kein erkennbarer Gradient |
| Stadt/Land | Häufiger in Städten | Häufiger in Städten |
| Erwerbsstatus | Arbeitslosigkeit | Arbeitslosigkeit, Berentung |
| Jahreszeiten | Nicht evident | Gipfel im Frühling |
| Broken Home in Kindheit | Gewöhnlich | Gewöhnlich |
| Körperliche Krankheiten | Nicht sicher nachweisbar | Wahrscheinlich |
| Psychiatrische Diagnosen | Belastungsreaktion, Depression, Alkoholismus | Affektive Erkrankung, Alkoholismus |
| Persönlichkeitstyp | Häufig Persönlichkeitsstörung | Kein spezieller Typ |

## Risikogruppen

- Pat. mit depressiven Erkrankungen: 80% leiden unter suizidalen Tendenzen. Circa 10–15% der Pat. mit depressiver Erkrankung verüben Suizid, häufig mit verordneten psychotropen Medikamenten, z. B. Antidepressiva
- Pat. mit Alkohol-, Medikamenten- oder Drogenabhängigkeit: Ca. 14% der Alkoholkranken versterben durch Suizid. Höchstes Risiko zwischen dem 30.–45. Lj. Ca. 20% der Drogenabhängigen verüben Suizid (Suizidversuche ca. 5- bis 50-fach gegenüber der Allgemeinbevölkerung erhöht)
- alte und vereinsamte Menschen: 2- bis 3-fach erhöhte Suizidrate
- Pat. mit psychotischen Grunderkrankungen: Pat. mit akut, schubförmig oder chronisch verlaufenden schizophrenen Psychosen („Schizophrenie") führen in einem produktivem Wahnerleben abrupte und kaum erwartbare Suizidhandlungen aus
- Pat. mit Suizidversuchen in der Anamnese und Suizidankündigung: Stärkste Prädiktionskraft bei Pat. mit Suizidversuchen in der Vergangenheit. Unbedingt in der Entscheidung zur weiteren Einweisung, ggf. auch Unterbringung berücksichtigen.



## Suizidale Entwicklung

- **Stadium der Erwägung**: Selbstmord wird als mögliche Problemlösung bei nicht beherrschbaren Krisensituationen angesehen. Teilweise Suggestivwirkung durch Presse, Suizid-Chatrooms, Suizide im Familien- und Freundeskreis („Werther-Effekt")
- **Stadium der Ambivalenz**: Lebenserhaltende und selbstdestruktive Tendenzen halten die Waage Hilferufe an die Umwelt, häufige Arztbesuche oder Besuche sozialer Einrichtungen, Reden über und Drohen mit Suizidhandlungen
- **Stadium des Entschlusses**: Konkrete Vorbereitungen für die Suizidhandlung werden getroffen. Häufig besteht keine Öffnung mehr zu Drittpersonen, Pat. wirken häufig ruhig, gefasst und erleichtert.

## Sehen, Fühlen, Riechen

- Angedeuteter oder versuchter Suizid
- aktuelle Symptomatik: Hoffnungslosigkeit, Selbstanklage, Versagensängste, depressive Stimmungslage, ängstliche Agitiertheit, Ruhelosigkeit, Schlaflosigkeit, Gewichtsverlust, verlangsamtes Denken
- von hoher Wichtigkeit für den Rettungsdienst: Hinweise auf das Vorliegen einer aktuellen psychiatrischen Erkrankung, insbesondere psychotische Erkrankungen.

## Basismaßnahmen

- Grundvoraussetzung: Ruhiger Gesprächskontakt sollte im Vordergrund stehen, ggf. Pat. aus einer unsicheren (z. B. drohender Sprung aus dem Fenster) in eine sichere Gesprächsumgebung bringen
- Motivanalyse der Suizidalität, z. B. psychiatrische Erkrankung, Trennung
- distanziert sich der Pat. von Suizidtendenzen?
- Bewertung der Gefährlichkeit des gewählten suizidalen Vorgehens: Unterschied, ob der Pat. gerade 10 Tbl. Paracetamol eingenommen hat oder sich durch Erhängen suizidieren will

- weiteres medizinisches Vorgehen, wie z. B. venöser Zugang, EKG, RR etc. nach Art, bzw. Durchführung des Suizidversuchs
- bei suizidaler Erregung: ggf. 2,5–5 mg Diazepam Lipuro® i.v. oder 2,5–5 mg Haloperidol® i.v.

### Transport

! Eine Einweisung in eine Klinik sollte immer angestrebt werden, da häufig die Beweggründe für eine Suizidhandlung bagatellisiert werden (▶ Kap. 13.7).

- Transport in eine Klinik mit psychiatrischer Abteilung, bei Intoxikationen oder Verletzungen, welche primär behandelt werden müssen in eine Klinik mit internistischer oder chirurgischer Notaufnahme.

**Tipps & Tricks**

- Pat. können unter dem Einfluss psychotroper Substanzen stehen, z. B. Benzodiazepine, Antidepressiva und in ihrer Affektlage gelockert wirken (Achtung: eingeschränktes Realitätsurteil).
- Ob eine ambulante Einleitung der Behandlung bei einem Pat. möglich ist, ist häufig nicht hinreichend am Einsatzort zu klären. Diese Entscheidung sollte nur von einem erfahrenen Arzt getroffen werden. Es ist sicherzustellen, dass der Patient nach dem notärztlichen Kontakt durch Familienangehörige oder Bekannte permanent betreut wird.
- Ernsthafte Suizidalität: Bei psychiatrischer Grunderkrankung, entsprechend „harter“ Suizidmethode, gravierenden Risikofaktoren (Suizidversuche in der Vergangenheit), Pat. legt die Motive des Suizidversuchs nicht offen, ist eine stationär-psychiatrische Einweisung, ggf. im Rahmen einer Zwangseinweisung unumgänglich.
- Bei Hinweisen auf eine Intoxikation dürfen psychotrope Medikamente nur gut begründet und mit großer Vorsicht verabreicht werden.

13

## 13.6 Delir

Akute, körperlich begründbare Psychose infolge einer Störung des zerebralen Stoffwechsels; viele verschiedene Ursachen möglich. Häufig akut innerhalb von 46 Stunden auftretend, jedoch auch chronische Verläufe über Tage und Wochen möglich. Trotz gesunkener Letalität unter Behandlung (ca. 1%) potenziell lebensbedrohlicher Zustand der ein sofortiges Eingreifen notwendig macht.

### Ursachen eines Delirs (nach Freyberger und Schmidt 1999)

- Substanzentzug: Alkohol, Sedativa, Hypnotika
- Intoxikationen: Gifte, Schwermetalle, Arzneimittel
- Trauma: Hirnkontusion, subdurales Hämatom
- zerebrale Tumorerkrankungen
- Infektionen: Zerebral (z. B. Meningitis, Enzephalitis, Lues, HIV), systemisch (z. B. Herzinsuffizienz, Schock)
- vaskulär: zerebral (z. B. Hirninfarkt, Blutung, Vaskulitis), kardial (z. B. Herzinsuffizienz, Schock)

- metabolisch: Hypoxämie, Elektrolytstörungen, Azidose, Alkalose, Nieren- oder Leberinsuffizienz, Hypo- oder Hyperglykämie, postiktale Zustände
- endokrin: Schilddrüsen- oder Nebennierenstörungen
- nutritiv: Thiamin- oder Vitamin-$B_1$-Defizit.

## Alkoholentzugsdelir

Das Alkoholentzugsdelir (Delirium tremens) ist eine potenziell lebensbedrohliche Folge eines Alkoholentzugs bei Patienten mit chronischem Alkoholismus. Letalität unbehandelt 15%, unter optimaler Therapie 2%.

### Schweregradeinteilung

- **Unvollständiges Delir** („Prädelir"): flüchtige, häufig abendliche Halluzinationen oder leichte vegetative Symptomatik mit Tremor, Schwitzen, Schreckhaftigkeit, evtl. Krampanfälle
- **vollständiges Delir** (Delirium tremens): affektive, Bewusstseins- oder Orientierungsstörungen, Übererregbarkeit, halluzinatorische Psychose, vegetative Symptomatik
- **lebensbedrohliches Delir**: Symptomatik wie beim Delirium tremens mit kardialen und pulmonalen Komplikationen und schweren Bewusstseinsstörungen.



### Sehen, Fühlen, Riechen

- Bewusstseinsstörungen, z. B. Bewusstseinseintrübung, Somnolenz, Sopor, Koma
- Beeinträchtigung der kognitiven Funktionen, z. B. Desorientiertheit (zeitlich, örtlich, situativ)
- Denkstörungen, Verwirrtheit
- Halluzinationen, z. B. optische und akustisch
- psychomotorische Unruhe, vegetative Störungen, z. B. Tremor, Hyperhidrosis, Tachykardie
- affektive Störungen, z. B. Angst, Reizbarkeit, Euphorie, Apathie, Ratlosigkeit.

### Basismaßnahmen

- Grundvoraussetzung: ruhiger Gesprächskontakt sollte im Vordergrund stehen
- Basismonitoring (RR, P, EKG, $SpO_2$)
- $O_2$-Gabe 6–8 l/Min. über Nasenbrille oder -maske
- venösen Zugang legen: Offenhalten mit Ringer-Lösung oder NaCl 0,9%.

! NA nachfordern.

### Erweiterte Maßnahmen

! Die Pharmakotherapie sollte sedieren, ohne die vitalen Schutzreflexe zu beeinträchtigen.

- Bei psychomotorischer Unruhe und Agitiertheit: ggf. 2,5–5 mg Diazepam Lipuro® i.v.
- bei halluzinatorischer Komponente: 2,5–5 mg Haloperidol® i.v.

### Transport

- ! Eine Einweisung in eine Klinik sollte immer angestrebt werden, da die möglichen Differenzialdiagnosen eines Delirs vielfältig sein können.
- Transport in eine Klinik mit psychiatrischer oder internistischer Abteilung.

**Tipps & Tricks**

- Die Pharmakotherapie ist syndrombezogen und bedarf einer besonders sorgfältigen Indikationsstellung.
- Die Gabe von Alkohol im Alkoholentzugsdelir hat keinen Effekt und führt zu einer weiteren Zunahme des Blutalkoholspiegels (20–100% der Pat. im Delirium tremens zeigen einen erhöhten Blutalkoholgehalt als Zeichen der erfolgslosen Selbstbehandlung mit Alkohol).

## 13.7 Zwangseinweisungen



Die Hilfen und Schutzmaßnahmen werden durch Gesetzte (Unterbringungsgesetz → PsychKG) in den einzelnen Bundesländern unterschiedlich geregelt. Maßnahmen gegen den Willen des Patienten werden i. d. R. auf Antrag der zuständigen Verwaltungsbehörde (z. B. Ordnungsamt) durch gerichtliche Entscheidung (Vormundschaftsgericht) angeordnet. Für die Notfallsituation, in der eine gerichtliche Entscheidung zumeist nicht rechtzeitig herbeigeführt werden kann, kann die zuständige Verwaltungsbehörde (z. B. Ordnungsbeamter) die betroffene Person vorläufig einweisen. „Vorläufig" bedeutet hierbei, dass der Pat. längstens bis zum Ablauf des folgenden Tages eingewiesen werden kann, spätestens dann muss das Vormundschaftsgericht über die (weitere) Einweisung entscheiden. Im Notfall ist die vorläufige Einweisung jedoch nur dann zulässig, wenn durch ein ärztliches Zeugnis dargelegt wird, dass von dem Pat. infolge seiner psychischen Krankheit oder Behinderung eine gegenwärtige erhebliche Gefahr für sich oder andere ausgeht und diese Gefahr nicht anders als durch Unterbringung abgewendet werden kann.

Eine Zwangseinweisung darf nicht durch Rettungsfachpersonal angeordnet oder ohne rechtmäßige Anordnung durchgeführt werden. Mögliche Strafbarkeit wegen Freiheitsberaubung (§ 239 StGB), Nötigung (§ 240 StGB) oder sogar Körperverletzung (§ 223 StGB).
Die Unterbringung eines Pat. schränkt seine Grundrechte auf körperliche Unversehrtheit und Freiheit der Person (Art. 2 GG), auf Unverletzlichkeit des Briefgeheimnisses sowie des Post- und Fernmeldegeheimnisses (Art. 10 GG) und der Wohnung (Art. 13 GG) ein.

Voraussetzung einer vorläufigen Unterbringung am Beispiel Niedersachsen: Grundlage bildet das Niedersächsische Gesetz über Hilfen und Schutzmaßnahmen für psychisch Kranke (NPsychKG) vom 16.6.1997.

- Eine gerichtliche Entscheidung bzgl. der Unterbringung kann nicht rechtzeitig herbeigeführt werden.

- Vorliegen einer gegenwärtigen erheblichen Gefahr für sich und andere (z. B. geäußerte Suizidgefahr, Gewalttätigkeit; Halluzinationen, die den Patienten zu gefährlichen Handlungen auffordern) infolge psychischer Krankheit oder Behinderung (depressives Syndrom, Psychose). Hinsichtlich der psychischen Störungen reichen bereits Anzeichen für ihr Vorliegen aus.
- Die vom Pat. ausgehende Gefährdung kann auf andere Weise (als durch Zwangseinweisung) nicht abgewendet werden.
- Zeugnis eines Arztes mit Erfahrungen auf dem Gebiet der Psychiatrie, dem ein frühestens am Vortage erhobener Befund zu Grunde liegt.

**Tipps & Tricks**

- Rettungsfachpersonal oder der NA dürfen den Pat. nicht gegen seinen erklärten Willen behandeln oder ihn zwingen, mit in die Klinik zu fahren.
- Aufgrund der oftmals falschen Einschätzung der Gefährdung durch das Rettungsfachpersonal sollte der Pat. grundsätzlich unter Polizeibegleitung transportiert werden.
- Gemäß § 2 Abs. 1 NPsychKG gilt der Grundsatz, dass bei allen Hilfen und Schutzmaßnahmen auf den Zustand der Pat. besondere Rücksicht zu nehmen ist. Seine Würde ist zu achten. Die vorläufig eingewiesene Person ist über die ihr zustehenden Rechtsbefehle zu belehren. Ihr ist außerdem unverzüglich Gelegenheit zu geben, eine Person ihrer Wahl zu benachrichtigen.

13

## 13.8 Fixierung

Einschränkung der körperlichen Bewegungsfreiheit eines Menschen.

! Sie muss das letzte Mittel sein, das man einsetzt, um einen Menschen ruhig zu stellen.

### Voraussetzung zur Fixierung

- Einwilligung des Pat., gesetzlichen Vertreters
- Notwehr (§ 32 StGB) bei Angriff eines Pat. gegen Ärzte, Rettungsfachpersonal, Angehörige
- Notstand (§ 34 StGB) bei ausreichend wahrscheinlicher Fremd- oder Eigengefährdung
- Zwangsmaßnahme (PsychKG)
- Anordnung durch einen Arzt, Achtung: Bei unmittelbarer Gefahr darf auch ohne Anordnung fixiert werden.

Jede Fixierung verletzt fundamentale Rechte wie Freizügigkeit und Menschenwürde und sollte nur nach strengen Maßstäben eingesetzt werden.

### Durchführung

- Fixierung und Begleitung des Transports möglichst durch die Polizei
- Pat. zusammen mit mehreren Einsatzkräften auf die Trage bringen und an den Extremitäten und/oder Bauch mittels Gurten fixieren

- durch sicheres, bestimmtes Auftreten Unruhe und Angst mindern
- sich immer in der Nähe des Fixierten aufhalten, sowie permanente Sichtkontrolle einhalten
- Dokumentation der Fixierung auf dem Einsatzprotokoll mit folgendem Inhalt:
  - Name des Fixierten, des anordnenden Arztes
  - Grund der Fixierung
  - Art der Fixierung
  - Namen der Fixierenden
  - Maßnahmen während der Fixierung
  - Beobachtungen während der Fixierung.

**Tipps & Tricks**

- Bei für das Rettungsfachpersonal erkennbarer unrechtmäßiger Fixierungsanordnung → nicht fixieren. Auch sie könnten dann straf- und zivilrechtlich belangt werden → Handlungsweise begründen.
- Nicht mit der Möglichkeit der Fixierung drohen. Der Pat. könnte dies als „Machtprobe" verstehen und entsprechend aggressiv reagieren.

# 14 Pädiatrie

*Boris Hoffmann, Frank Flake und Christiane von Rothkirch*

# 14.1 Untersuchung

## 14.1.1 Kommunikation mit Kind und Eltern

### Umgang mit den Kindern

- Kranke Kinder erwarten Hoffnung und Sicherheit zunächst von ihren Eltern und nahen Bezugspersonen: Das kranke Kind braucht seine Eltern.
  - Möglichst ruhige, freundliche Atmosphäre (schaffen): keine Hektik, langsame Zuwendung, ruhige Stimme. Kleine Kinder mit Schnullern, Spielzeug, kleinen Spielchen in Anamnese und Untersuchung einbeziehen, z. B. Pupillenleuchte „an- und auspusten"
  - freundlich mit den anwesenden Eltern umgehen: „Wer sich mit Mami gut versteht, kann nicht der Schlimmste sein."
  - ehrliche Kommunikation beherzigen; Kinder niemals anlügen oder Versprechungen geben, die nicht zu halten sind („Das tut gar nicht weh"). Vor schmerzhaften oder unangenehmen Untersuchungen stets ankündigen, was passieren wird und vorschlagen, wie das Kind ggf. mithelfen kann (Kinder verzeihen keine Lügen)
  - Protest akzeptieren: das Kind zeigt Angst und Aggression, z. B. durch Schreien, Weinen, Trotz, Zorn. Nicht „dagegenhalten" wollen
- beim Eintreffen am Notfallort sind Kinder meist sehr ängstlich. Sie haben
  - Angst, verletzt zu werden
  - Angst vor der Trennung von den Eltern oder von der bekannten Umgebung
  - Angst vor dem Unbekannten, z. B. Krankenhaus, Ärzte
- (auch) Kinder haben ein Recht zu erfahren, was mit Ihnen geschieht: immer die Untersuchungs- oder Behandlungsschritte altersentsprechend erläutern, z. B. beim Blutdruckmessen: „Das ist wie das Aufpusten von Deinen Schwimmärmeln"
- „fremde Wörter" vermeiden wie z. B. Schienbein, Milz. Besser Begriffe verwenden wie Bäuchlein, Arm
- Schmerzen ernst nehmen, niemals versuchen zu bagatellisieren, „ein Indianer kennt keinen Schmerz", „große Jungs/Mädchen weinen nicht".

### Umgang mit den Eltern

- Eine Behandlung des Kindes setzt auch eine „Behandlung" der Eltern voraus → aufgeregte Eltern niemals sich selbst überlassen
- Vertrauen schaffen: Fragen, Ängste ernst nehmen
- Eltern reagieren unter Stress oft emotionaler als unter Normalbedingungen
- in der Diskussion immer sachlich bleiben. Verständlich erklären
- in Begleitung eines Elternteils sind Kleinkinder und Schulkinder meist wesentlich ruhiger und kooperativer. Beim Transport bewusstloser oder vitalgefährdeter Kinder möglichst auf eine Begleitung verzichten.

## 14.1.2 (Fremd-)Anamnese

- Alter, Geburtsdatum, Geschlecht
- krankheitsbezogene Anamnese: Hauptbeschwerden, weitere Krankheitszeichen, z. B. Diarrhö, Erbrechen. Seit wann? Verschlechterung plötzlich, langsam?

- Vorerkrankungen, z. B. Diabetes mellitus, Asthma bronchiale
- Medikamenteneinnahme
- bisher durchgemachte (Kinder-)Krankheiten, z. B. Mumps, Masern, Röteln, Windpocken
- Impfungen
- Allergien, z. B. gegen Medikamente, Pflanzen, Insekten, Lebensmittel
- Urinausscheidung: Menge, Häufigkeit und Farbe
- Stuhlgang: Verstopfung, Durchfall, Farbe.

### 14.1.3 Körperliche Untersuchung

**Alarmzeichen eines schlechten AZ beim Kind**
- Marmorierte oder blassgraue Haut, Munddreieck beachten; Schockzeichen, Sepsis, Auskühlung, Anämie, Hypoxämie, Hypoglykämie
- Zyanose (peripher oder zentral; ▶ Kap. 7.1.2)
- starrer Blick, seltener Lidschlag, halonierte Augen, z. B. bei Exsikkose
- wach erscheinendes, aber sich nicht wehrendes Kind, z. B. bei Exsikkose
- Schonhaltung des Kopfes, Lichtscheu, erhöhtes Berührungsempfinden, z. B. bei Meningitis
- anhaltend hohe Atemfrequenz, Nasenflügeln z. B. bei Pneumonie, angestrengte Atmung mit jugulären/supraklavikulären/interkostalen Einziehungen z. B. bei Krupp-Syndrom, obstruktiven Atemwegserkrankungen
- Auskühlung.



**Grundsätze und Tipps**
- Für Wärme sorgen (insbesondere bei Säuglingen): Kind stets gut einpacken; warme Instrumente (Stethoskop möglichst mit Gummiring, in den Handflächen vorwärmen), mit warmen Händen untersuchen
- einfache Untersuchungen an sich selbst oder dem Teddy vormachen
- bei Kleinkindern sind Schmerzangaben mit Vorsicht zu genießen. Oft werden Schmerzen aus anderen Körperregionen projiziert, z. B. vom Ohr auf den Bauch
- Kinder letztlich komplett ausziehen bzw. von den Eltern ausziehen lassen. Dabei geschickt vorgehen, Ausziehen ängstigt Kinder, zumal viele Eltern in der Aufregung hektisch an den Kleidern ziehen → erneutes Weinen, Schreien. Zum Beispiel zunächst das leicht bekleidete Kind auf dem Schoß der Mutter auskultieren. Nicht alle Kleidungsstücke auf einmal ausziehen: verhindert zudem Auskühlung des Kindes
- stets Fieber messen, rektale Messung ist oft mit Gegenwehr verbunden, axilläre Messung ist zu ungenau → professionelles Infrarot-Ohrthermometer oder Schläfen-Thermometer (z. B. Philips Sensor Touch®) verwenden
- Besonderheiten einzelner Altersstufen:
  - Im ersten Lebensjahr: warmer (!) Untersuchungsplatz. Ab 6–9 Mon. am besten Untersuchung auf dem Schoß oder über der Schulter der Mutter oder des Vaters. Untersuchung auf dem Schoß bis zum 4. Lj

- 1–3 J. alte Kinder: Kind spielerisch einbeziehen: z. B. Untersuchungsschritte an einem Teddy demonstrieren oder auch an sich selbst, z. B. Auskultation. Untersuchungen erklären → Kinder sind oft überraschend verständig, Loben
- 3–6 J. alte Kinder: Komplimente, Erzählen lassen. Alles erklären, auch wenn nicht alles verstanden wird. Keine falschen Versprechungen machen
- > 7 J.: Weitgehend wie beim Erwachsenen, Untersuchung meist in guter Kooperation möglich.

**Minimalprogramm durch Rettungsfachpersonal**
- Blutdruck, Puls- und Atemfrequenz messen (Normwerte, ▶ Kap. 4.1)
- Pulsoximetrie: $SpO_2$-Normbereich 95–100%
- Fieber messen: normal bis 37,5 °C. Subfebril: bis 38,0 °C. Fieber: bis 40 °C. Hyperpyrexie: > 41,0 °C
- evtl. EKG.

### Haut
- Farbe: rosig, blass, blass-grau (insbes. bei Säuglingen), zyanotisch, ikterisch oder karotinbeladen („Karottennase"), marmoriert
- Turgor: ausreichend oder reduziert, beim Hautfaltentest stehen bleibende Hautfalten (besonders gut beurteilbar über den Wadenmuskeln und der Bauchhaut). Stets Schleimhäute und Windel mitbeurteilen (beides trocken bei Exsikkose).

14

! Unterscheidung zwischen karotinbeladener und ikterischer Haut: Karotinpigmentation ist i. d. R. in der Handinnenfläche und auf den Sohlen und um die Nase herum ausgeprägt und spart die Konjunktiven aus.

! Periphere und zentrale Zyanose oder blassgraues Kolorit: beim Säugling i.F. einer Auskühlung, sonst Alarmsignal, z. B. für $O_2$-Mangel, Sepsis.

### Augen
„Augen lassen tief blicken" – Untersuchung gibt mit einfachen Mitteln Hinweis auf Allgemeinzustand (insbes. beim kranken Säugling)
- Augenkontakt: wird normalerweise vom Kind erwidert; schlechtes Zeichen: Kind „starrt" oder „schwimmt weg", seltener Lidschlag
- eingesunkene, halonierte Augen, z. B. bei Exsikkose
- Lichtscheu, z. B. bei Meningitis (unzuverlässiges Zeichen)
- reichlich Tränen sprechen gegen Exsikkose
- Konjunktivitis: häufig bei viralen Infekten
- Pupillen, vgl. Erwachsene.

### Kopf und Hals
- Niveau und Spannung der Fontanellen (meist bis zum 6. Monat beurteilbar): erhöht bei Hirndruck, z. B. Meningitis, erniedrigt z. B. bei Exsikkose. (▶ Abb. 14.01).

! Fontanellenspannung kann am besten am ruhig sitzenden Kind beurteilt werden: schreiende Kinder haben gespannte Fontanellen, leichte Pulsationen sind normal.

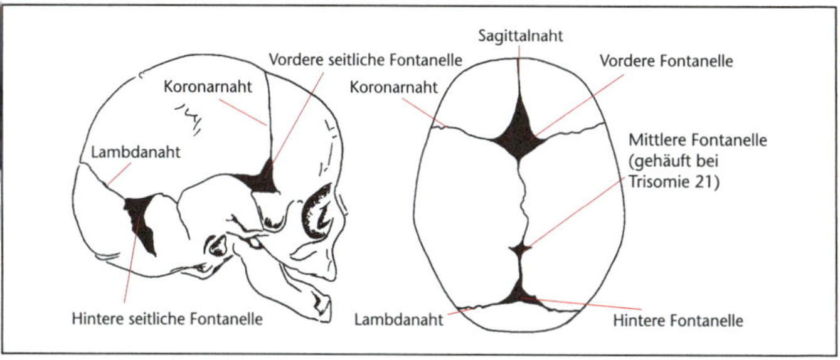


Abb. 14.01 Fontanellen [L 157]

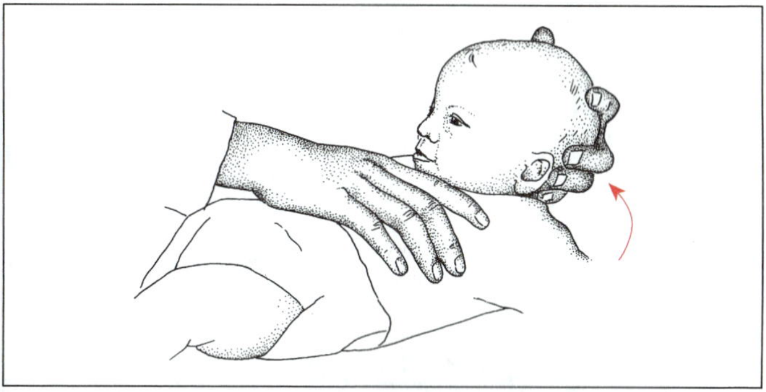

Abb. 14.02 Meningismus (Prüfung beim Säugling) [L 157].

- Prüfung auf Meningismus (je kleiner das Kind, desto unzuverlässiger): bei jedem fieberndem Kind und bei allen unklaren neurologischen Zeichen oder Kopfschmerzen.
  - Nackensteifigkeit: Schmerzen beim passiven Anheben des Kopfes in Rückenlage (▶ Abb. 14.02)
  - „Kniekuss": Beim älteren Kind aktiv (Kind soll seine Knie küssen), beim kleineren Kind passiv (Kind wird in den Kniekehlen und im Nacken gefasst und passiv gebeugt, bis die Stirn die Knie berühren). Schmerzschrei des Säuglings als möglicher Hinweis auf Meningismus.

! Meningismus ist bis zum Beweis des Gegenteils (Lumbalpunktion in der Klinik) verdächtig auf Meningitis oder Enzephalitis; alle anderen Ursachen (z. B. Subarachnoidalblutung, Hirntumoren, andere schwere Infektionskrankheiten) sind selten.

**Thorax/Lungen**

Möglichst auskultieren, solange das Kind noch geduldig ist. Hat man die „günstige Phase" verpasst, den kurzen Moment der tiefen Inspiration zwischen den Schreiattacken nutzen.

! Orientierende Auskultation ist auch durch ein angezogenes Hemd möglich, man umgeht auf diese Weise evtl. Weinen oder Schreien.

- Atemfrequenz: Normwerte: Alter (Wachzustand/Schlaf)
- Einziehungen als Hinweis auf Dyspnoe: supraklavikulär, interkostal, unter dem Rippenbogen, epigastrische Einziehungen (insbes. bei Säuglingen schwer zu beurteilen, Bauchatmer).
- Auskultation (für Nicht-Pädiater schwer beurteilbar)
  - Atemgeräusche: bronchiales AG, lauter als beim Erwachsenen, Ausatmung länger
  - häufig fortgeleitete, feuchte RG: entstehen beim verschleimten Kind in den oberen Luftwegen. Auf Seitenunterschiede achten. Kind abhusten lassen; evtl. Stethoskop vor den Mund des Kindes halten, macht Differenzierung von intrathorakal entstehenden Geräuschen möglich.

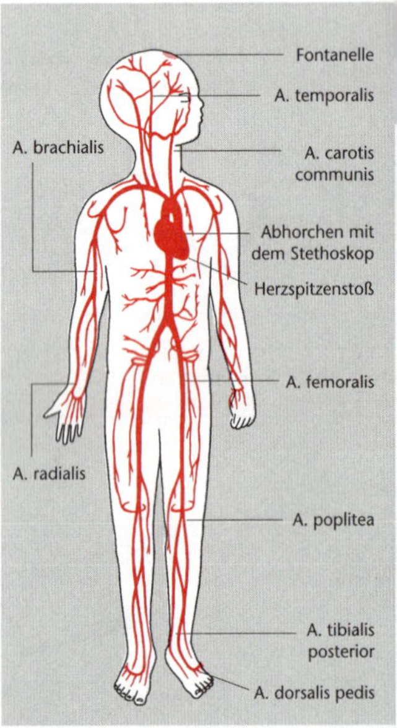


Abb. 14.03 Pulstastpunkte [L190]

**Pathologische Auskultationsbefunde**

- Verlängerte Exspiration bei obstruktiver Bronchitis oder Asthma bronchiale
- Stridor:
  - inspiratorisches, supraglottisch entstehendes Atemgeräusch bei Obstruktion der oberen Luftwege (Krupp-Syndrom, Epiglottitis)
  - exspiratorisches, infraglottisch entstehendes Atemgeräusch bei Obstruktion der unteren Luftwege (Asthma bronchiale, obstruktive Bronchitits, Fremdkörperaspiration)
- lokal oder einseitig verschärftes Atemgeräusch bei Pneumonie, auch bei Fremdkörper
- trockene RG (z. B. exspiratorisches Giemen, Brummen) bei Obstruktionen der unteren Luftwege (obstruktive Bronchitis, Asthma bronchiale).

### Herz

! Primär kardiale Probleme sind beim Kind selten, immer an mögl. Hypoxie denken.

- Ausgeprägte atemabhängige Sinusarrhythmien sind normal
- einzelne Extrasystolen (bis 5/Minute) sind meist supraventrikulären Ursprungs und nicht gefährlich
- nicht oder nur abgeschwächt tastbare Femoralispulse als Hinweis auf Aortenisthmusstenose.

| Tab. 14.01 Normwerte der Atemfrequenz: Alter (Wachzustand/Schlaf) (/Min.) | |
|---|---|
| NG | (50–60/40–50) |
| 6.–12. Mon. | (30–50/22–31) |
| 1.–2. Lj. | (30–40/17–23) |
| 2.–4. Lj. | (23–42/16–25) |
| 4.–6. Lj. | (19–36/14–23) |
| 6.–8. Lj. | (15–30/13–23) |
| 8.–10. Lj. | (15–31/14–23) |
| 10.–12. Lj. | (15–28/13–19) |
| 12.–14. Lj. | (18–26/15–18) |

**Abdomen**

! Die Beurteilung des Bauches ist bei Säuglingen und Kleinkindern nicht einfach: oft angespannt durch Schreien, Strampeln, Abwehrbewegungen.

- Bei älteren Kindern Arme ausgestreckt neben den Bauch legen
- Inspektion: Hinweis auf Hernie, gebläht ausladend
- Palpation: Abwehrspannung? Säugling so lagern, dass der Bauch möglichst entspannt ist: Beine im Hüftgelenk beugen, Kind ablenken, unbedingt mit warmen Händen untersuchen. Wenn das Kind schreit, die Phase des Luftholens zur Palpation nutzen
- Auskultation: plätschernde Darmgeräusche als möglicher Hinweis auf eine beginnende Gastroenteritis.



# 14.2 Respiratorische Notfälle

## 14.2.1 Erkennen von Atemnot

Die meisten Formen respiratorischer Insuffizienz im Kindesalter sind von Dyspnoe oder Zyanose begleitet.

! Bei Dyspnoe oder Zyanose im Kindesalter ist grundsätzlich ein NA erforderlich.

- Tachypnoe: schnelle oder gesteigerte Atemfrequenz durch Stimulation des Atemzentrums bei erhöhtem $O_2$-Bedarf und erniedrigtem $O_2$-Angebot oder bei körperlicher oder psychischer Erregung. Bei Neugeborenen Atemfrequenz > 60/Min., bei Säuglingen > 40/Min.
- Dyspnoe: erschwerte Atmung oder Luftnot trotz erhöhter Atemfrequenz, häufig verbunden mit Tachypnoe
- Orthopnoe: höchstgradige, nur in aufrechter Haltung und unter Einsatz der Atemhilfsmuskulatur einigermaßen kompensierbare Dyspnoe
- Zyanose: bläuliche Verfärbung der Haut und der Schleimhäute infolge eines erhöhten Anteils an desoxygeniertem Hämoglobin (> 5 g/100 ml) äußerlich sichtbar, bei Anämie eher blasses Hautkolorit

- blasse Haut: Hypoxie bei peripherer Vasokonstriktion. Ursache: primäre Hypoventilation, z. B. bei Intoxikationen, Krampfanfall
- Apnoe: Atempause von länger als 20 Sek. oder Atemstillstand.

**Zeichen eines drohenden Atemstillstands**
- Zunehmende Bewusstseinseintrübung
- sinkende Atemfrequenz und nachlassende Atemanstrengung
- sinkende Pulsfrequenz.

### Zeichen der Dyspnoe
- Beim Säugling: Tachypnoe (> 40/Min.), Nasenflügeln, Stöhnen, thorakale, juguläre oder epigastrische Einziehungen, „Schaukelatmung" (Abdomen wölbt sich vor, gleichzeitig zieht sich der Thorax zusammen)
- beim älteren Kind und Säugling zusätzlich sichtbare Benutzung der Atemhilfsmuskulatur, Orthopnoe.

### Ursachen
- Entzündlich:
  - Pneumonie
  - bakterielle Tracheitis, Epiglottitis
  - Asthma bronchiale (obstruktive Bronchitis), Bronchiolitis
  - Krupp-Syndrom
- allergisch
- traumatisch:
  - Fremdkörperaspiration
  - traumatische tracheale oder laryngeale Läsion
  - chemische Verätzung oder Verbrühung.

14

**Vereinfachte Differenzialdiagnose bei Dyspnoe**
- Dyspnoe mit Fieber:
  - meist hohes Fieber (> 39–40 °C): Pneumonie, Epiglottitis
  - meist mäßiges Fieber (< 38,5 °C): obstruktive Bronchitis, Pseudokrupp
- Dyspnoe mit inspiratorischem Stridor (Obstruktion der oberen Luftwege): Epiglottitis, Pseudokrupp
- Dyspnoe mit Giemen und exspiratorischem Stridor (Obstruktion der unteren Luftwege): Asthma bronchiale, obstruktive Bronchitis.

## 14.2.2 Krupp-Syndrom (Laryngotracheobronchitis)

Symptomenkomplex mit leichtem Fieber, Infekten der oberen Luftwege bis hin zur Obstruktion mit Atemnot. Betroffen meist Kinder zwischen 6. Lebensmonat und 3. Lj., vorwiegend während der Herbst- und Wintermonate. Ursache: (Virus-) Infekte (Infektkrupp), unspezifische Faktoren, z. B. sog. Umweltfaktoren wie Wetterwechsel, kaltes Wetter, Umweltverschmutzung (spielen eine kleine, aber nachgewiesene Rolle).

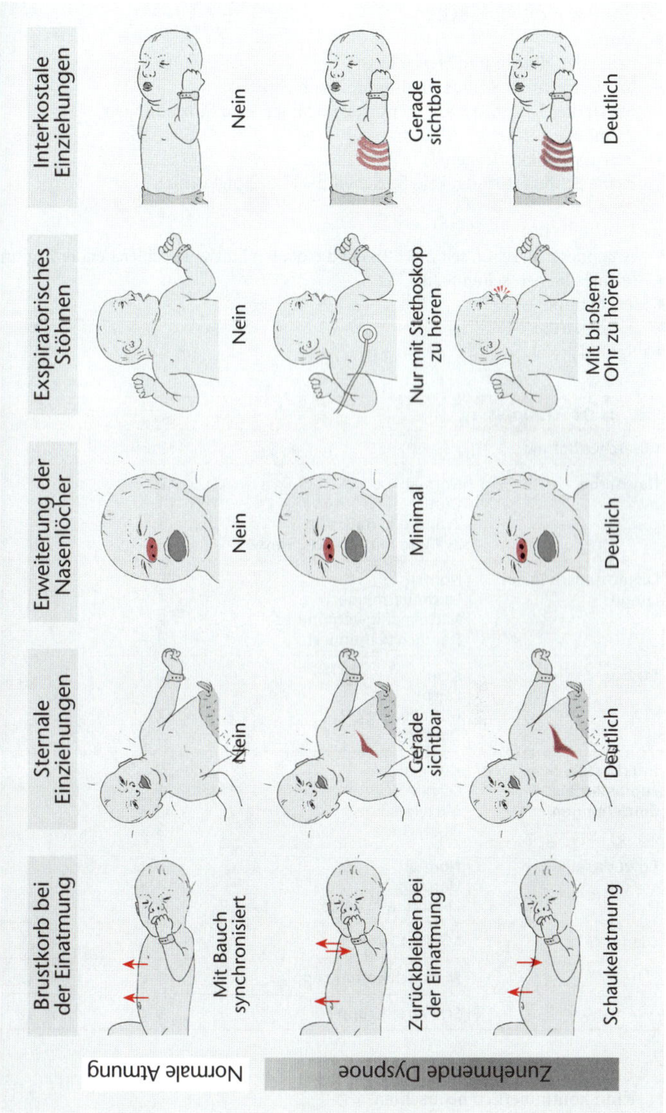


Abb. 14.04 Dyspnoe-Zeichen beim Säugling. [L190]

## Sehen, Fühlen, Riechen

- Unruhe
- bellender Husten und Heiserkeit
- inspiratorischer Stridor (meist auf Distanz hörbar)
- bei starker Dyspnoe evtl. interkostale oder sternale Einziehungen
- Zyanose
- Bewusstseinsstörungen.

! Keine Schluckstörung, kein Speichelfluss (DD Epiglottitis).

## Untersuchen

- Anamnese: oft schon seit 2–3 d Infekt der oberen Luftwege, schleichender Beginn
- leichtes Fieber, selten > 38,5 °C
- Tachypnoe
- Tachykardie
- $SpO_2$ ↓.

**Tab. 14.02 Krupp-Score**

| Klinischer Befund | | Punktzahl |
|---|---|---|
| **Hautfarbe** | Normal<br>Grau<br>Zyanose in Raumluft<br>Zyanose mit 40% $O_2$, Blässe | 0<br>1<br>2<br>3 + |
| **Luftaustausch in der Lunge** | Normal<br>Leicht vermindert<br>Mittelmäßig vermindert<br>Deutlich vermindert | 0<br>1<br>2<br>3 + |
| **Stridor** | Kein<br>Leicht<br>Mittelmäßig<br>Deutlich | 0<br>1<br>2<br>3 + |
| **Interkostale oder suprasternale Einziehungen** | Keine<br>Leichte<br>Mittelmäßige<br>Deutliche | 0<br>1<br>2<br>3 + |
| **Bewusstsein** | Normal<br>Unruhig<br>Lethargie/Apathie | 0<br>1<br>2 + |
| **Diagnose** | Milder Krupp | 0–3 |
| | Mittelschwerer Krupp | 4–8 |
| | Schwerer Krupp | 9–14 |

## Basismaßnahmen

! Kind kontinuierlich beobachten.

! NA nachfordern.

- Absolute Ruhe → sehr aufgeregte Eltern von einem abkömmlichen Kollegen betreuen lassen

- Kind von den Eltern auf den Arm nehmen lassen und beruhigen
- kühle, befeuchtete Luft: im Badezimmer Dusche anstellen oder Raumluftbefeuchter verwenden
- Basismonitoring auf ein Minimum beschränken, da jede Manipulation am Kind die Aufregung verschlimmert, evtl. nur Pulsoximetrie anlegen (Fußsensor verwenden)
- $O_2$-Gabe bei Zyanose oder Unruhe: 4–6 l/Min. über Nasenbrille, bei älteren Kindern über Gesichtsmaske
- auf ausreichende Flüssigkeitszufuhr achten, Kind zum Trinken animieren.

## Erweiterte Maßnahmen

- Bei mildem Krupp-Anfall nur Basismaßnahmen erforderlich, evtl. Rectodelt®-Gabe, Sedierung mit einer Chloralhydrat-Rectiole®
- bei mittelschwerem Krupp-Anfall: initial Rectodelt®-Zäpfchen, evtl. wiederholen (Geduld: Wirkung setzt erst nach 0,5–1–2 h ein)
  - < 10 kg KG: 30 mg Rectodelt®-Zäpfchen
  - > 10 kg KG: 100 mg Rectodelt®-Zäpfchen
- bei schwerem Krupp-Anfall:

! keine Sedierung (Verstärkung der Atemnot)

! keine Injektionen, keine venösen Zugänge (Stressvermeidung)

! keine Untersuchung des Mund-Rachenraums, z. B. mit einem Spatel
  - Cortison-Gabe: 30 oder 100 mg Rectodelt®-Zäpfchen
  - Adrenalin-Inhalation: 3–5 ml Suprarenin® 1 : 1.000 vernebeln
  - evtl. 0,25–0,5 ml microNEFRIN® verdünnt mit 3–4 ml NaCl 0,9% vernebeln (geringere tachykarde Nebenwirkungen als Adrenalin).

**Indikation zur Intubation und Beatmung**

- Stark erniedrigter $SpO_2 \leq 85\%$ unter Sauerstoffgabe
- Bewusstseinseintrübung, Bewusstlosigkeit
- Bradykardie.

Narkose

! Narkoseeinleitung nur in Reanimationsbereitschaft und von erfahrenem NA **vorher** EKG anlegen, Reanimationsmedikamente aufziehen (Atropin, Adrenalin).

- Einleitung: 0,2–0,3 mg/kg KG Hypnomidate® i.v., evtl. Ketanest® (1–2 mg/kg KG i.v. oder 5–6 mg/kg KG i.m.).
- Bei einfachen anatomischen Verhältnissen Intubation ohne Relaxans, sonst 0,06–0,1 mg/kg KG Norcuron® i.v.
- Tubusgröße: (ID mindestens 0,5 mm kleiner als altersentsprechend)
- kontrollierte Beatmung:
  - I : E = 1 : 1
  - erniedrigte altersentsprechende AF (▶ Kap. 4.4.10)
  - normales AZV: 15 ml/kg KG
  - $FiO_2$: 1,0 (bei Säuglingen < 4 Mon. $FiO_2$: 0,5)
  - leichter PEEP: 2–4 $cmH_2O$.

! Bei Verwendung von CPAP-Notfallrespiratoren: Kind spontan atmen lassen (3–4 $cmH_2O$).

14

### Transport

! Immer in NA-Begleitung.
- Ein Elternteil sollte im RTW in die Klinik mitgenommen werden: Beruhigung des Kindes
- in sehr leichten Fällen: Kind durch NA zu Hause belassen, falls kontinuierliche Betreuung gewährleistet ist
- bei mittelschweren oder schweren Fällen: in Klinik mit pädiatrischer Abteilung. Keine Sonderrechte (verstärken die Aufregung), jedoch mit Voranmeldung
- während des Transports: Kind weiter beruhigen, Monitoring auf ein Minimum beschränken, evtl. nur Pulsoximetrie angelegt lassen.

**Tipps & Tricks**
- Krupp-Syndrom verschlechtert sich durch Stress, daher jede unnötige Maßnahme am kleinen Pat. vermeiden.
- Der „echte Krupp“, der im Rahmen einer Diphterie-Erkrankung auftreten kann, ist sehr selten geworden.

## 14.2.3 Epiglottitis

Entzündung des Kehldeckels (Epiglottis) infolge einer Infektion mit Hämophilus influenzae Typ B. Mit erhöhten Temperaturen bis 40 °C, Halsschmerzen, starker Halsschwellung, Obstruktion der oberen Luftwege und vermehrtem Speichelfluss einhergehend. Tritt zumeist bei Kindern zwischen 2 und 5 Lj. auf. Seit Einführung der HIB-Impfung ist die Epiglottitis sehr selten geworden.

14

### Sehen, Fühlen, Riechen

- Hohes Fieber (> 39–40 °C)
- vermehrter Speichelfluss
- Heiserkeit
- Halsschmerzen und Halsschwellung
- bei älteren Kindern: Orthopnoe.

### Untersuchen

Anamnese: keine Hinweise auf Infekt in den letzten Tagen, akuter Verlauf.

### Basismaßnahmen

! Kind kontinuierlich beobachten.

! NA nachfordern.
- Absolute Ruhe → sehr aufgeregte Eltern von einem abkömmlichen Kollegen betreuen lassen
- Basismonitoring auf ein Minimum beschränken, da jede Manipulation am Kind die Aufregung verschlimmert, evtl. nur Pulsoximetrie anlegen (Fußsensor verwenden)
- $O_2$-Gabe bei Zyanose oder Unruhe: 4–6 l/Min. über Nasenbrille, bei älteren Kindern über Gesichtsmaske (Hypoxie fördert Gefahr des reflektorischen Herzstillstandes).

| Tab. 14.03 Differenzierung: Krupp-Syndrom und Epiglottitis | | |
|---|---|---|
| **Symptom** | **Krupp-Syndrom** | **Epiglottitis** |
| Fieber | meist leicht | 39–40 °C |
| Speichelfluss | kaum | sehr stark |
| Schluckstörung | keine | meistens |
| Heiserkeit | ausgeprägt | kaum |
| Halsschwellung | wenig | meist stark |
| Anamnese | oft Infekt | keine Hinweise |
| Husten | ja, bellend | nein |
| Verhalten | unruhig | ruhig |
| Atmung | laut | leise |
| **Risikofaktor** | | |
| Alter | 1.–3. J. | meist 2.–5. Lj. |
| Tageszeit | abends, nachts | ganztags |
| Jahreszeit | Herbst | ganzjährig |
| Prognose | sehr gut | hohe Mortalität |
| Rezidive | häufig | selten |



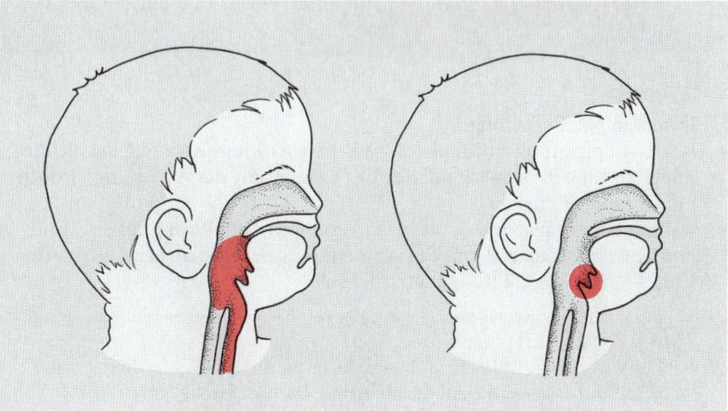

Abb. 14.05 Unterschied zwischen Krupp-Syndrom und Epiglottitis [L 157]

## Erweiterte Maßnahmen

! Bei V. a. Epiglottitis keine Kehlkopf- oder Racheninspektion.
- Prophylaktische Intubation durch NA schon beim geringsten V. a. Epiglottitis empfehlenswert, da Intubation im Notfall nicht möglich sein könnte
- im äußersten Notfall Koniotomie, z. B. mittels Koniotomieset (z. B. Quicktrach®) (▶ Kap. 4.4.13).

**Indikation zur Intubation und Beatmung**
- V. a. Epiglottitis
- stark erniedrigter $SpO_2 \leq 85\%$
- Bewusstseinseintrübung, Bewusstlosigkeit.

Narkose

! Narkoseeinleitung nur in Reanimationsbereitschaft und von erfahrenem NA **vorher** EKG anlegen, Reanimationsmedikamente aufziehen (Atropin, Adrenalin).
- Einleitung: 0,2–0,3 mg/kg KG Hypnomidate® i.v., evtl. Ketanest® (1–2 mg/kg KG i.v. oder 5–6 mg/kg KG i.m.)

! Keine Gabe von Muskelrelaxantien vor erfolgreicher Intubation.
- Tubuswahl (ID mindestens 0,5 mm kleiner als altersentsprechend)
- kontrollierte Beatmung:
  - I : E = 1 : 1
  - erniedrigte altersentsprechende AF (▶ Kap. 4.4.10)
  - normales AZV: 6–8 ml/kg KG
  - $FiO_2$: 1,0 (bei Säuglingen < 4 Mon. $FiO_2$: 0,5)
  - leichter PEEP: 2–4 $cmH_2O$.

! Bei Verwendung von CPAP-Notfallrespiratoren: Kind spontan atmen lassen (3–4 $cmH_2O$).

## Transport

! Immer in NA-Begleitung.
- Bei V. a. Epiglottitis: In Klinik mit pädiatrischer Intensivstation. Bei nichtintubierten Kindern keine Sonderrechte (Verstärkung der Aufregung), jedoch mit Voranmeldung
- während des Transports: Kind weiter beruhigen, Monitoring auf ein Minimum beschränken, evtl. nur Pulsoximetrie angelegt lassen, beim intubierten Kind RR, EKG, evtl. $EtCO_2$ kontrollieren.

**Tipps & Tricks**
- Bei V. a. Epiglottitis nur in Reanimationsbereitschaft Manipulationen im Mund-Rachen-Raum durchführen. Reflektorische Herz- oder Atemstillstände können auch durch harmlose Maßnahmen induziert werden.
- Alle Maßnahmen auf das nötige Minimum beschränken, insbesondere keine Manipulation im Bereich der Mundhöhle → Epiglottis kann schlagartig anschwellen und die Atemwege komplett verlegen.

### 14.2.4 Fremdkörperaspiration

Treten häufig bei Kleinkindern (2–3 Lj.) auf, da sie die Gewohnheit haben, „alles" in den Mund zu stecken, z. B. Plastikspielzeug (Lego-Steine), Erdnüsse, Bonbons. Folge sind meistens Obstruktionen der oberen Luftwege.

#### Sehen, Fühlen, Riechen

- Plötzliche Atemnot
- Husten und Keuchen
- Schluckbeschwerden und Würgen
- Heiserkeit
- Dyspnoe
- Zyanose
- in schweren Fällen: Bewusstlosigkeit, Apnoe.

**Symptome in Bezug auf die Lokalisation des Fremdkörpers**
- Oberhalb der Bifurkation: Atemnot, Bewusstlosigkeit, Apnoe
- unterhalb der Bifurkation: initialer Husten, dann evtl. symptomfreies Intervall.

#### Untersuchen

- Anamnese: Beobachtetes Ereignis? Eventuell bereits länger liegender Fremdkörper: plötzliche Bronchitis, die nach einigen Tagen fieberhaft wurde
- Auskultation: Giemen über der Lunge, evtl. ohne Hilfsmittel zu hören, einseitig abgeschwächte Atemgeräusche.

14

#### Basismaßnahmen

! NA nachfordern.
- Bei Herz-Kreislauf14-Stillstand: Fremdkörper mittels Absaugen (evtl. Suction booster) oder Magill-Zange entfernen → sofortige Reanimation (▶ Kap. 6)
- bei Bewusstlosigkeit: Kind auf den Rücken legen, Kopf zur Seite drehen und versuchen, den Fremdkörper zu entfernen, Achtung: Gefahr des Erbrechens und nochmaliger Aspiration bei zu starker Reizung der Rachenhinterwand.
- grundsätzliches Vorgehen nach ERC Algorithmus „Atemwegsverlegung durch Fremdkörper"
- bei bereits länger liegendem Fremdkörper: Transport, Versuch unterlassen, den Fremdkörper präklinisch zu entfernen
- Basismonitoring (RR, P, $SpO_2$, evtl. EKG)
- $O_2$-Gabe 4–6 l/Min. über Nasenbrille oder Gesichtsmaske
- evtl. venösen Zugang legen: Offenhalten mit 0,9% NaCl oder Ringer-Lösung.

#### Erweiterte Maßnahmen

- Versuch, den Fremdkörper unter laryngoskopischer Sicht zu entfernen, gelingt meist nur bei großen Fremdkörpern vor dem Tracheaeingang → nur vom NA durchzuführen → evtl. Analgosedierung notwendig
- evtl. Sedierung: 1,25–2,5 mg Diazepam-Lipuro® i.v., alternativ Midazolam über MAD (Nasenapplikator)

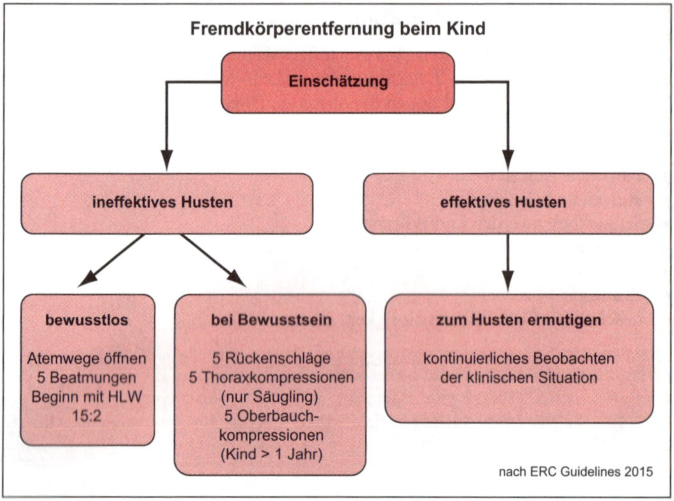


Abb. 14.06 ERC Algorithmus Atemwegsverlegung durch Fremdkörper



### Transport

! Bei nicht entfernbarem Fremdkörper, respiratorischer Insuffizienz immer mit NA, evtl. Sonderrechte und Voranmeldung in Anspruch nehmen.
- In Kinderklinik oder Klinik mit chirurgischer/internistischer Abteilung (Möglichkeit der Bronchoskopie)
- während des Transports: kontinuierliches Monitoring (RR, P, $SpO_2$, evtl. EKG) → ständige Absaugbereitschaft.

! In den meisten Fällen wurde der Fremdkörper bis zum Eintreffen des RD wieder herausgehustet.

### 14.2.5 Asthma bronchiale, obstruktive Bronchitis (▶ Kap. 8.2)

## 14.3 Fieberkrampf

Häufigste Art der Krampfanfälle zwischen 6. Lebensmonat und 6. Lj. Dauern meist ca. 2–15 Min.
Komplizierter Fieberkrampf: Krampfanfall dauert länger als 15 Min., Alter außerhalb der o. g. Grenze oder Fieberkrampf wiederholt sich innerhalb von 24 h.
Präklinische Abgrenzung zur Epilepsie nur schwer möglich, z. B. durch Anamnese, bestehendes Fieber.

## Sehen, Fühlen, Riechen

- Tonisch-klonischer Krampf
- Bewusstseinstrübung, Bewusstlosigkeit
- vermehrter Speichelfluss
- evtl. Zyanose
- Einnässen.

## Untersuchen

- Fieber, oft > 39–40 °C rektal
- Inspektion: oft lateraler Zungenbiss
- Anamnese: Infektion, bestehender grippaler Infekt.

## Basismaßnahmen

! Bei bestehendem Krampf NA nachfordern, Kind vor Verletzungen schützen (Gegenstände wegräumen, Kopf unterpolstern) → nicht gewaltsam fixieren.

- Bei Bewusstlosigkeit in der postiktalen Phase: stabile Seitenlage
- Atemwege frei machen und freihalten → Aspiration verhindern
- $O_2$-Gabe 4–6 l/Min. über Nasenbrille oder Gesichtsmaske
- Basismonitoring (RR, P, EKG, $SpO_2$)
- Fieber rektal messen
- Temperatursenkung: ben-u-ron® Zäpfchen rektal (Säugling 125 mg, Kleinkind 250–500 mg, Schulkind 500–1.000 mg)
- BZ messen → Ausschluss einer Hypoglykämie
- Basischeck → Suche nach sekundären Verletzungen
- Anfallsmuster und Dauer dokumentieren
- evtl. venösen Zugang legen: Offenhalten mit NaCl 0,9% oder Ringer-Lösung (siehe auch ▶ 12.2).

14

## Erweiterte Maßnahmen

- Vorgehen und Medikamentengabe nach Algorithmus Generalisierter Krampfanfall (Beispiel: Stadt Oldenburg) auch durch Rettungsassistenten (▶ Abb. 12.01).
- Alternativ kann auch nach folgendem Schema vorgegangen werden:
- Wenn Krampfanfall länger als 2 Min. andauert, Diazepam Desitin rectal tube®
  - bei Säuglingen: 5 mg rektal
  - bei Kindern > 3 J.: 10 mg rektal
- bei längerem Krampf oder fehlender Reaktion auf rektale Diazepam-Gabe:
  - 0,25–1 mg Rivotril® i.v. oder
  - 0,1–0,3 mg/kg KG Diazepam-Lipuro® sehr langsam i.v. (Gefahr des Atemstillstandes)
- bei erfolgloser Therapie mit Antikonvulsiva 1–3 mg/kg KG Trapanal® i.v.

## Transport

! Mit NA und einem Elternteil in Kinderklinik.

- Bei bestehendem Krampf: Voranmeldung
- während des Transports: kontinuierliches Monitoring (RR, P, $SpO_2$, evtl. EKG)
- i. d. R. reicht die nasale Midazolam-Gabe nach o. g. Algorithmus aus.

Beim Fieberkrampf müssen schwerwiegende Krankheiten wie Meningitis oder Enzephalitis ausgeschlossen werden. Deshalb auf jeden Fall Einweisung in ein Krankenhaus.

## 14.4 Exsikkose/Dehydratation

Flüssigkeits- und Elektrolytverluste, häufig durch Diarrhö oder Erbrechen.

### Ursachen des Flüssigkeitsverlustes

- Atemwege: Tachypnoe
- Magen-Darm-Trakt: Erbrechen oder Durchfall, Darmverschluss- oder Darmlähmung (Flüssigkeitsverluste in den Darm oder in die Peritonealhöhle stehen dem Kreislauf nicht mehr zur Verfügung), zu geringe Flüssigkeitszufuhr, Gastroenteritis
- Harnwege: z. B. bei Polyurie, bei fehlendem antidiuretischem Hormon (ADH) oder anderen Erkrankungen der Nieren.

### Sehen, Fühlen, Riechen

- Leichte Exsikkose (bis 5% Gewichtsverlust): leicht trockene Schleimhäute, meistens Durst, RR und Puls ↔, leichte Unruhe
- mittelschwere Exsikkose (bis 10% Gewichtsverlust): trockene Schleimhäute, bei Säuglingen meist Apathie, bei Kleinkind schrilles Schreien, evtl. RR ↓ , Puls ↑
- schwere Exsikkose (> 10% Gewichtsverlust): zusätzlich zunehmende Schockzeichen, meistens Apathie bis Bewusstlosigkeit, stehende Hautfalten, eingesunkene Fontanelle, halonierte Augen, respiratorische Insuffizienz, Oligurie bis Anurie, marmorierte Haut.

### Untersuchen

- Anamnese: anhaltendes Erbrechen oder Durchfall in den letzten Tagen, bekannter Diabetes mellitus
- RR ↓, Puls ↑
- bei schwerer metabolischer Azidose beschleunigte und vertiefte Atmung.

### Basismaßnahmen

! NA nachfordern.
- Flachlagerung
- Ruhe ausstrahlen
- Basismonitoring (RR, P, EKG, $SpO_2$)
- $O_2$-Gabe 4–6 l/Min. über Inhalationsmaske oder Nasenbrille
- leichte Exsikkose: Flüssigkeitszufuhr durch Trinken, z. B. Oralpädon® 240, Elotrans®
- mittelschwere Exsikkose: 20–30 ml/kg KG Ringer-Lösung i.v.
- schwere Exsikkose: 30 ml/kg KG Ringer-Lösung i.v.

## Erweiterte Maßnahmen

Eventuell Sedierung: 1–2 mg Diazepam-Lipuro® i.v., alternativ Midazolam nasal, z. B. über MAD (Nasenapplikator).

## Transport

! Bei mittel- bis schwergradiger Dehydratation immer mit NA und einem Elternteil in Kinderklinik.

- Bei schwergradiger Dehydratation Voranmeldung
- während des Transports: Flüssigkeitszufuhr fortsetzen, kontinuierliches Monitoring (RR, P, evtl. EKG und $SpO_2$).

Auch an verminderte Flüssigkeitszufuhr durch Flüssigkeitsentzug oder Vernachlässigung denken.

# 14.5 Neugeborenenmanagement

| Tab. 14.04 | |
|---|---|
| Neugeborenes | Kind von der Geburt bis zum 28. Lebenstag |
| Reifes Neugeborenes | Zwischen der 37. und 42. Schwangerschaftswoche geborenes Kind |
| Frühgeborenes | Vor der 37. Schwangerschaftswoche geborenes Kind |
| Übertragenes Neugeborenes | Nach der 42. Schwangerschaftswoche geborenes Kind |
| Eutrophes Neugeborenes | Neugeborenes mit Geburtsgewicht zwischen der 10. und 90. Perzentile |
| Hypertrophes oder makrosomes Neugeborenes (Riesenkind) | Übergewichtiges Neugeborenes mit Geburtsgewicht über der 90. Perzentile |
| Hypothrophes oder dystrophes Neugeborenes | Untergewichtig oder small for gestational age (SGA). Neugeborenes mit Geburtsgewicht unter der 3. Perzentile |

## 14.5.1 Reifezeichen des Neugeborenen

### Bestimmung der Reifezeichen

Bei unklarer Schwangerschaftsdauer, Findlingen oder inadäquatem Gewicht eines Neugeborenen ist es wichtig, das Gestationsalter so früh wie möglich zu ermitteln.

### Durchführung

**Hautdurchsichtigkeit:** Inspektion von Rumpf oder Körper
**Ohrform und -festigkeit:** Inspektion der Ohrfaltung und Abtasten der Ohrmuschel und des Knorpels.
**Fußsohlenfurchung:** Beurteilung der Furchen nach Streckung der Sohlenhaut von den Zehen bis zur Ferse. Nur große Falten werden registriert. Die Furchen werden mit steigendem Gestationsalter deutlicher sichtbar.

14

| Tab. 14.05 | | | | |
|---|---|---|---|---|
| Merkmal | 1 | 2 | 3 | 4 |
| Hautdurchsichtigkeit | Zahlreiche Venen, Zuflüsse und Venolen sichtbar, besonders am Bauch | Weniger große Blutgefäße am Bauch deutlich sichtbar | Weniger große Blutgefäße undeutlich sichtbar | Keine Blutgefäße erkennbar |
| Ohren | Flache, weiche Ohren mit geringgradiger Einrollung eines Teils des Ohrmuschelrandes | Dünner Knorpel am Ohrmuschelrand tastbar, weiche, flache Ohrmuschel | Abgeschlossene Einrollung des vollständigen oberen Ohrmuschelrandes mit festen Knorpeln | Vollständige feste Knorpel und steife Ohren |
| Fußsohlenfurchung | Keine Furchen | Nur im vorderen Drittel Sohlenfurche | Einige Furchen über ⅔ der vorderen Sohle | Gesamte Sohle mit Furchen bedeckt |
| Brustdrüsengröße (Durchmesser) | < 5 mm | 5–10 mm | > 10 mm | |
| Brustwarzen | Mamille kaum erkennbar, kein Warzenhof | Mamille gut erkennbar, Warzenhof vorhanden, nicht erhaben | Mamille gut erkennbar, Rand des Warzenhofes über Hautniveau | |
| Fingernägel Daumen | Fingerkuppen noch nicht erreicht | Fingerkuppen erreicht | Fingerkuppen erreicht bzw. überragt; distaler Nagelrand deutlich ausgebildet | |
| Kopfhaar | Zart, wollen, flaumig; einzelne Haare nicht zu unterscheiden | Kräftig, seidig, jedes einzelne Haar erkennbar | | |

**Brustdrüsengröße:** Anheben des Drüsenkörpers zwischen Daumen und Zeigefinger.
**Brustwarze:** Inspektion.
**Fingernägel:** Inspektion und Palpation der Fingerspitzen. Mit steigendem Gestationsalter werden die Fingernägel länger.
**Kopfhaar:** Inspektion und Palpation. Mit steigendem Gestationsalter werden die Haare kräftiger, seidiger und die einzelnen Haare voneinander unterscheidbar.

### Berechnung des Gestationsalters

7 Merkmale untersuchen. Einzelne Punktwerte addieren.
Bsp.: Gesamtpunktzahl von 11 ≅ Gestationsalter von 31 Wo.

Tab. 14.06

| Pkt. | Gestationsalter | Pkt. | Gestationsalter |
|---|---|---|---|
| 7 | 27 + 2 | 16 | 35 + 5 |
| 8 | 28 + 2 | 17 | 36 + 4 |
| 9 | 29 + 1 | 18 | 37 + 4 |
| 10 | 30 + 1 | 19 | 39 + 3 |
| 11 | 31 | 20 | 39 + 3 |
| 12 | 31 | 21 | 40 + 2 |
| 13 | 31 + 6 | 22 | 41 + 2 |
| 14 | 33 + 6 | 23 | 42 + 1 |
| 15 | 34 + 5 | | |

## 14.5.2 APGAR-Score

Nach Virginia Apgar (1952). Dient der allgemeinen Beurteilung eines Neugeborenen direkt nach der Geburt. Dokumentation nach 1, 5, und 10 Min. Liegt der APGAR-Wert nach 10 Min. noch unter 5, alle 5 Min. weiter dokumentieren, bis normaler Zustand erreicht ist.

Tab. 14.07

| | 0 | 1 | 2 |
|---|---|---|---|
| Aussehen und Hautfarbe | Blass/blau | Zyanotisch | Überall rosig |
| Puls oder Herzfrequenz | Keine | < 100 | > 100 |
| Grimassen oder Reflexe beim Absaugen | Keine | Verziehen des Gesichtes | Husten, Niesen oder Schreien |
| Aktivität/Muskeltonus | Schlaff | Träge Flexion | Aktive Bewegung |
| Respiration oder Atmung | Keine | Unregelmäßig oder Schnappatmung | Gut, Schreien |

### Ermittlung des APGAR-Score

- 7–10 normal
- 4–6 mäßige Asphyxie
- 0–3 schwere Asphyxie.

14

## 14.5.3 Versorgung des Neugeborenen

### Basismaßnahmen

! Die Erstversorgung besteht zunächst aus Abtrocknen, Wärmeerhalt, Absaugen, Freimachen der Atemwege sowie der Beurteilung der Hautfarbe. Grundsätzliches Vorgehen regelt der ERC Algorithmus „Lebensrettende Maßnahmen bei Neugeborenen".

- Bei leichter Asphyxie: evtl. Sauerstoffzufuhr oder Maskenbeatmung
- bei selten auftretender schwerer Asphyxie: Intubation und Beatmung, noch seltener Herzmassage und Medikamentengabe.

### Erweiterte Maßnahmen

- Bei Bradykardie (< 80/Min.) und Schock trotz adäquater Beatmung mit 100% $O_2$ und Herzmassage
  - 0,01–0,03 mg/kg KG (0,1–0,3 ml/kg KG) Suprarenin® 1 : 10.000 verdünnte Lösung i.v. oder i.o.; Gabe kann alle 3–5 Min. wiederholt werden (▶ Kap. 6)
- Volumengabe bei Blutverlust, blassem Kind trotz guter Oxygenierung, schwachem Puls mit guter Herzfrequenz, schlechter Erholung trotz guter effektiver Reanimation: 10 ml/kg KG NaCl 0,9% oder Ringer-Lösung, evtl. Plasmasteril® über 5–10 Min. i.v. oder i.o.
- evtl. 0,1 mg/kg KG Narcanti® i.v, i.o. bei Atemdepression nach mütterlicher Sedierung
- Achtung: keine Opiate vor der Abnabelung.



## 14.5.4 Mekoniumaspiration

Reife oder übertragene Föten, die in utero Stress oder Asphyxie erleiden, entleeren Mekonium vorzeitig. Wenn mit Mekonium versetztes Fruchtwasser bei der Geburt mit den ersten Atemzügen eingeatmet wird (2 ml ausreichend), spricht man von Mekoniumaspiration. Letalität 40%.

**Mekonium:** in der Fetalperiode im Darm gebildeter Darminhalt des Neugeborenen. Schwarz-braun-grüne zähklebrige Masse, die physiologischerweise erstmals 12–24 h nach der Geburt entleert wird.

### Sehen, Fühlen, Riechen

- Häufig reife oder übertragene Neugeborene, sehr selten Frühgeborene
- gelb-grünlich mekoniumverfärbte Haut, Nabelschnur und Finger- und Fußnägel
- Stöhnatmung, Tachypnoe, interkostale Einziehungen
- Zyanose.

### Untersuchen

- Inspektion: mekoniumgefärbtes Fruchtwasser, bei trachealer Untersuchung sind Mekoniumstücke sichtbar, Kehlkopf ist mekoniumverfärbt
- Auskultation: RG.

### Basismaßnahmen

! Prävention – unmittelbar nachdem der Kopf geboren ist, vor dem ersten Atemzug Mund und Nase absaugen.

- Nach der Geburt: Atemwege frei machen und Trachea inspizieren. Ist Mekonium zu sehen, Intubation und gründliches Absaugen, um weiteres Eindringen von Mekonium in die Alveolen verhindern
- bei gesicherter Mekoniumaspiration: Intubation und gründliches Absaugen über den Tubus, Instillation von 2 ml warmer 0,9%iger NaCl-Lösung, nochmaliges Absaugen
- $O_2$-Gabe: 2–4 l/Min.
- Basismonitoring (RR, P, EKG, $SpO_2$)
- venösen oder intraossären Zugang (▶ Kap. 4.4.6) legen: Offenhalten mit NaCl 0,9% oder Ringer-Lösung.

### Transport

! Mit NA in Kinderklinik mit Neugeborenen-Intensivstation, Voranmeldung.
- Während des Transports: kontinuierliches Monitoring (RR, P, EKG, $SpO_2$, evtl. $EtCO_2$).

## 14.6 Kindesmisshandlung (battered child syndrome)

Körperliche Gewaltanwendung, seelische Schädigung, sexueller Missbrauch eines Kindes. Kann zu Entwicklungshemmungen, Verletzungen oder zum Tode führen. Kindesmisshandlung ist ein typisches Wiederholungsdelikt. Verhältnis Jungen zu Mädchen 7 : 6.
Häufigkeit (laut Bundeskriminalamt):
- 4.500 Kinder pro Jahr mit schwerer körperlicher Misshandlung
- 13.000 Kinder pro Jahr, die sexuell missbraucht werden
- 200 Kinder sterben jährlich an den Folgen von Missbrauch.

! Die Dunkelziffer liegt ca. 10–20-mal höher.

Kindesmisshandlung tritt nicht nur in sozial schwachen Familien auf, sondern ist in allen Schichten zu finden.

### 14.6.1 Körperliche Misshandlung

Traumatisierung der Weichteile, des Skeletts, ZNS, innerer Organe oder Zähne durch direkte Gewalteinwirkung.

#### Typische Verletzungen

- Haut:
  - Hämatome: multipel, unterschiedliches Alter, striemenförmig, Griffmarken an Hals oder Schultern
  - Wunden: Schürfwunden (frisch oder verschorft), Schwellungen
  - Brandwunden, z. B. durch Ausdrücken von Zigaretten (kleine Verbrennungen mit einem Durchmesser < 5 mm). „Stocking burns", durch Eintauchen der Hand oder der Füße in heißes Wasser (charakteristische „Plantsch-Marken" bei Festhalten des Kindes mit Abwehrbewegungen)
- Skelett: multiple Frakturen, Schädelfrakturen

- ZNS:
  - Zeichen stumpfer Gewalteinwirkung gegen den Kopf: z. B. Kopfplatzwunde, Hämatome
  - „Shaken baby syndrome“: heftiges Schütteln des Säuglings führt zur Subarachnoidalblutung und erhöhtem Hirndruck
- innere Organe: intraabdominelle Blutungen
- Genitalien: Rötungen, Schwellungen, Blutungen, Einrisse an Penis oder Scheideneingang, Zerreißung des Anus, intravaginale oder anale Fremdkörper, evtl. frische Spermaspuren im Anal-Genital-Bereich.

### Alterstypische Verletzungen

- Bis 2. Lj.: Hämatome, V. a. Kopfverletzungen
- 3.–12. Lj.: Beine, Rücken, Gesäß, Genitale
- 12.–17. Lj.: Kopf, Hals, Gesicht, Schultern.

**Tab. 14.08 Alter von Hämatomen abschätzen**

| Farbe | Alter |
|---|---|
| Rot, rötlich-blau | < 24 h |
| Purpur, dunkel, dunkelblau | 1–4 d |
| Grünlich, gelbgrünlich | 5–7 d |
| Gelblich, bräunlich | 7–10 d |
| Verschwinden der Verfärbung | 1–3 Wo. |

14

### Auffälligkeiten bei den Eltern

- RD wird oft mit zeitlicher Verzögerung alarmiert: „Er ist vor 3 h vom Wickeltisch gefallen, aber wir haben unseren Kinderarzt nicht erreicht.“
- bizarre Erklärungen für den Unfallhergang: „gegen die Tür gelaufen“, „vom Wickeltisch gefallen“, „hat am Herd gespielt“, Prügelei mit anderen Kindern
- bei **SID** (▶ Kap. 14.7.1) immer an Misshandlung denken
- Alkohol- und Drogenabhängigkeit
- verwahrloste Wohnung.

### Auffälligkeiten beim Kind

- Meist keine Abwehr gegen eine Untersuchung
- extrem ängstlich, macht ungefragt kaum Mitteilungen
- Entwicklungsverzögerung, Unterernährung
- Zeichen körperlicher Verwahrlosung, mangelnder Hygiene.

## 14.6.2 Emotionale Misshandlung

Abweisende, ablehnende oder ignorierende Verhaltensweisen der Eltern, die zur Isolation des Kindes führen. Häufig verzögerte Sprachentwicklung.

Im RD kaum zu diagnostizieren. Gehört in die Hände von erfahrenen Kinder- und Jugendtherapeuten/Psychiatern.

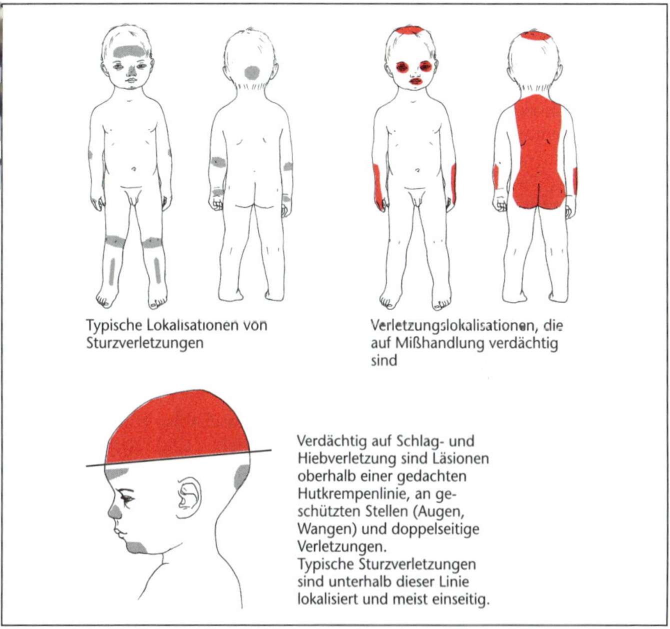


Abb. 14.07 Hinweise auf Misshandlungsverletzungen [L190]

## 14.6.3 Sexueller Missbrauch

Ausbeutung der Abhängigkeit eines Kindes durch sexuelle Handlungen Erwachsener oder Jugendlicher zur sexuellen Befriedigung des Missbrauchenden.

! In 80% der Fälle spielt sich der Missbrauch innerhalb der Familie ab und beginnt oft schon vor dem 3. Lj. Seltener ist es der „Fremde von der Straße".

- Jede Handlung zur sexuellen Stimulation des Kindes
- Absicht, das Kind zur eigenen sexuellen Erregung zu benutzen
- Geschlechtsverkehr.

### Auffälligkeiten beim Kind

- Verhaltensauffälligkeiten
- sexualisiertes Verhalten
- Angst, Abwehr bei körperlicher Untersuchung
- Einnässen, Bauchschmerzen, psychosomatische Erkrankungen.

## 14.6.4 Maßnahmen bei Kindesmisshandlung

- Rettungsfachpersonal
  - Basismaßnahmen anhand der Verletzungsmuster.

! Eventuell NA nachfordern

  - bei V. a. auf Kindesmisshandlung Kind immer in der Kinderklinik oder beim Kinderarzt vorstellen. Verdachtsmomente nicht in Anwesenheit der Eltern besprechen, evtl. Arzt bitten, in einen Nebenraum mitzukommen (kein Bruch der Schweigepflicht)
  - keine direkten Vorwürfe an die Eltern richten
  - keine emotionalen Reaktionen, die sachgerechte Versorgung des Kindes steht im Vordergrund
- NA
  - Kindesmisshandlung unterliegt nicht der Pflichtstrafanzeige
  - in schweren Fällen oder bei Hinweisen auf Wiederholung ist eine Strafanzeige unumgänglich (Bruch der Schweigepflicht durch gerechtfertigten Notstand nach §34 StGB). Dies gilt besonders, wenn deutlich wird, dass in letzter Zeit häufiger Ärzte gewechselt, bzw. der ÄND (anonym, wechselt häufig) konsultiert wurde.
  - vorher immer überlegen, ob nicht mildere Mittel möglich sind: Kinder werden durch die Strafanzeige oft doppelt bestraft, die Eltern sind nicht mehr kooperativ
  - Jugendamt, Fürsorge, Familientherapeuten einschalten. Für das Jugendamt besteht keine Pflicht zum Strafantrag. Wichtig sind intensive Gespräche mit Eltern, Großeltern.



## 14.7 Plötzlicher Kindstod (SID), ALTE (Near-SIDS)

### 14.7.1 SID (sudden infant death, plötzlicher Kindstod, „Krippentod")

Plötzlicher Tod eines Säuglings, der der Anamnese zufolge unerwartet eintrat. Nach heutiger Definition handelt es sich um eine Ausschlussdiagnose. Die Untersuchung sollte die Durchführung einer vollständigen Obduktion, die Überprüfung der Todesumstände sowie die Durchsicht der Krankengeschichte beinhalten. Todeseintritt fast ausschließlich im Schlaf, oft begleitet von banalen Atemwegsinfekten. In Deutschland hat die Zahl der plötzlichen Kindstodfälle seit 1991 kontinuierlich abgenommen. Im Jahr 2005 wurden 298 Fälle bekannt (0,43 Fälle pro 1.000 Lebendgeburten) 1990 waren es noch 1,42 Fälle pro 1.000 Lebendgeburten. Der Rückgang wird auf in den letzten Jahren durchgeführte intensive Aufklärungskampagnen zurückgeführt. SIDS ist häufigste Ursache der postneonatalen Säuglingssterblichkeit (7. Lebenstag bis Ende des 1. Lj.). Häufigkeitsmaximum: 2.–4. Lebensmonat. Ätiologie unklar, bisher lediglich Risikofaktoren bekannt.

#### Risikofaktoren

- Hochrisikogruppe (max. 20% aller SID-Fälle): Frühgeburt mit Geburtsgewicht < 1.500 g. Kinder drogenabhängiger Mütter, Kinder mit einem ALTE (apparent life-threatening event, ▶ Kap. 14.7.2) nachfolgende Geschwister
- Bauchlage, besonders auf zu weicher Unterlage
- Rauchen der Mutter oder in der Umgebung des Kindes
- Nichtstillen oder rasches Abstillen

- Jungen sind häufiger betroffen als Mädchen
- Überwärmung durch dicke Kleidung oder zu hohe Raumtemperatur.
- ! Aktuell wird eine multifaktorielle Kombination aus endogen-genetischen Faktoren (z. B. Serotoninmangel) und exogenem Trigger (z. B. den genannten Risikofaktoren) in einer kritischen Entwicklungsphase (1. Lebensjahr) vermutet.

### Maßnahmen beim SID

- ! Falls nicht schon geschehen, NA nachfordern, besonders bei Hinweisen vor Ort, wie „mein Kind ist blau angelaufen", „es war ganz blass und schrie gar nicht mehr".
- Eltern beruhigen, erklären, dass alles für ihr Kind getan wird
- Allgemeine Reanimationsmaßnahmen nach PALS-Richtlinien (▶ Kap. 6.3), außer bei Kindern mit sicheren Todeszeichen (Leichenflecken, Totenstarre) → Reanimation aus Sicht der Eltern eher belastend, Eltern während der Reanimation nicht ausgrenzen
- Leichenschau durch den NA:
  - sorgfältige äußere Untersuchung des entkleideten Kindes → gibt es Hinweise auf Gewalteinwirkung: Hämatome unterschiedlichen Alters, Wunden, Verbrennungen, Zeichen der Verwahrlosung, Unterernährung?
  - wenn möglich, rektale Temperaturmessung
- Ausfüllen der Todesbescheinigung durch den Arzt, dabei:
  - Todesart: „nicht aufgeklärt/ungeklärt" ankreuzen oder handschriftlich vermerken, evtl. „Obduktion erforderlich/wird angestrebt" ankreuzen
  - Todesursache: „vermutlich SID" angeben
- Spuren der Reanimation beseitigen, evtl. venöse Zugänge, Tubus, EKG-Elektroden entfernen, Kind anziehen und für das Abschiednehmen der Familie vorbereiten, z. B. in das Bettchen oder der Mutter/dem Vater in den Arm legen
- Polizei hinzuziehen.

### Polizeiliche Ermittlungen

In den meisten Bundesländern ist die Benachrichtigung der zuständigen Polizeidienststelle/Kriminalpolizei bei jeder nicht geklärten Todesart erforderlich. Ergebnisse der polizeilichen Ermittlungen werden unverzüglich der Staatsanwaltschaft zugeleitet.

### Obduktion

Auf Grund der polizeilichen Ermittlungen erfolgt die Entscheidung der Staatsanwaltschaft, ob eine gerichtliche Obduktion in einem rechtsmedizinischen Institut durchgeführt werden soll. Eine Kostenübernahme ist durch den Staat gesichert. Wird keine gerichtliche Obduktion angeordnet (bzw. wurden keine polizeilichen Ermittlungen eingeleitet), können die Eltern eine Obduktion in Auftrag geben. Da die Kosten einer „freiwilligen Obduktion" regional verschieden sind (ca. 500–1.000 Euro + Überführung), ist eine vorherige Klärung im zuständigen Institut für Rechtsmedizin zu empfehlen.

### Umgang mit den Eltern und Geschwistern

- ! Verdächtigung der Eltern vermeiden, psychosoziale Betreuung der Familie bereits in der Akutsituation wichtig. Indikation: akute Belastungsreaktion

- den Tod in klaren und eindeutigen Worten mitteilen („Ihr Kind ist tot", aber nicht: „Die Reanimation hat nicht angeschlagen")
- ruhig und langsam sprechen und auf Fragen eingehen
- weiteren formalen Ablauf (Benachrichtigung der Polizei) erläutern und auf Obduktion hinweisen, denn nur durch eine Obduktion kann die Diagnose gestellt werden, die die Eltern von Schuldvorwürfen, Verdächtigungen und sozialer Diskriminierung entlasten kann
- möglichst nicht nur bis zum Eintreffen der Polizei, sondern auch während der polizeilichen Ermittlungen bei der Familie bleiben
- Kind nicht vor den Eltern verbergen, sondern Abschied nehmen anbieten, dabei auch Geschwister (jedes Alter) einbeziehen, Zeit lassen
- Zurückhaltung mit Beruhigungsmitteln → Eltern selbst entscheiden lassen
- über den SID aufklären, dabei betonen, dass dieser Tod weder für Eltern noch für Ärzte vorhersehbar ist. Günstig: schriftliches Material (z. B. Erstinfoblatt der GEPS e. V.) weitergeben
- Kontaktkette bilden: Vorschlag an die Hinterbliebenen, z. B. Ehepartner, Verwandte, Freunde, Nachbarn, Seelsorger anzurufen, Betroffene möglichst nicht allein zurücklassen
- auf Selbsthilfeorganisationen hinweisen, Kontaktadressen/Telefonnummern weitergeben
- eigene Betroffenheit und Sprachlosigkeit nicht verbergen, sondern ansprechen: „Es tut mir Leid", „Ich weiß gar nicht, was ich sagen soll"
- unbedingt vermeiden: Sätze wie „Sie sind ja noch so jung, sie können noch weitere Kinder bekommen" oder „Ihre anderen Kinder können Sie doch trösten" oder „es war doch noch ganz klein, besser jetzt als später".



### Problembewältigung für Rettungsfachpersonal

Der Plötzliche Säuglingstod gehört zu den am schwersten zu bewältigenden Notfalleinsätzen.

- Zeit nehmen, um sich über seine Gefühle beim Tod eines Babys klar zu werden
- Gespräch im Team oder zu einzelnen Kollegen suchen – sofort, aber auch Tage oder Wochen später
- Kollegen, die offensichtlich stark betroffen sind, ansprechen, evtl. für Ablösung sorgen
- Professionelle Berater ansprechen, z. B. Notfallseelsorger, Psychologen, CISD
- Erneut Kontakt zur betroffenen Familie aufnehmen, auch Tage oder Wochen später.

### Kontakte und Informationen

- Gemeinsame Elterninitiative Plötzlicher Säuglingstod (GEPS) e. V., Bundesgeschäftsstelle, Simone Beardi, Fallingbosteler Straße 20, 30625 Hannover, Tel.: 0511/8 38 62 02, Web: www.geps.de.

## 14.7.2 ALTE (apparent life-threatening event)

Synonym: ALE (anscheinend lebensbedrohliches Ereignis), früher Near-SIDS. Akuter Zustand mit Apnoe, Zyanose/Blässe, verändertem Muskeltonus, Erstickungsgeräusche, Röcheln. Altersgipfel: 2.–3. Lebensmonat, Häufigkeit im Säuglingsalter nicht zuverlässig bekannt. Nach einem ALTE ist das SID-Risiko deutlich erhöht. In 50–70% der Fälle ist der Nachweis einer Grunderkrankung möglich: Funktionsstörung der Atemwege, des Herzens, des ZNS, des Stoffwechsels.

### Risikofaktoren

- < 6. Lebensmonat
- Frühgeborene
- RSV-Infektionen
- Kinder, die während des Fütterns häufig husten
- Jungen häufiger betr. als Mädchen
- vorangegangene ALTE (Wiederholungsrisiko > 30%).

### Maßnahmen

- Viele dieser Säuglinge sind durch frühzeitiges Eingreifen (Berührung, Beatmung) zu retten → evtl. Reanimation nach ERC-Richtlinien (▶ Kap. 6.3).
- ! Falls nicht schon geschehen, NA nachfordern, besonders bei Hinweisen wie „mein Kind ist blau angelaufen“, „es war ganz blass und schrie gar nicht mehr“.
- Eltern beruhigen, erklären, dass alles für ihr Kind getan wird
- Atemwege frei machen/freihalten
- Basismonitoring (RR, P, EKG, $SpO_2$), Erwachsenen-Clip über die Handinnenflächen/Handrücken legen
- venösen Zugang legen, evtl. intraossärer Zugang: Offenhalten mit Ringer-Lösung
- körperliche Untersuchung sowie neurologischer Befund
- gründliche Anamnese erheben: Wer hat das Ereignis beobachtet? Möglichst detaillierte Beschreibung des Zustandes des Kindes vor und während des Ereignisses erfragen (u. a. Dauer des Ereignisses, Geräusche, Hautfarbe, Muskeltonus, vorausgegangene ähnliche Ereignisse)
- stationäre Aufnahme in einer Kinderklinik mit pädiatrischer Intensivstation obligat nach Reanimation, klinischen Auffälligkeiten, Alter < 1 Monat, vorangegangenem ALTE in der Anamnese
- weiteres obligates Vorgehen in der Klinik: Laboruntersuchungen, BGA und Urin, apparative Diagnostik: Langzeit-Kardiorespirographie, EKG, Schädelsonografie
- Heimmonitoring indiziert bei: unklarer Ursache des ALTE, Zustand nach Reanimation, Geschwistern mit SIDS, symptomatischen Frühgeborenen, Kindern mit COPD und Atemregulationsstörungen, Kindern mit Heimbeatmung.
- ! Heimmonitoring verhindert nicht das Auftreten eines SIDS.

### Wichtige Differenzialdiagnosen

- Gastrointestinale Ursachen (z. B. Reflux)
- respiratorische Ursachen (z. B. Pneumonie, Aspiration)
- Ursachen im Bereich des ZNS (z. B. Krampfanfall, Meningitis)
- kardiologische Ursachen (z. B. Arhythmie, Vitium)
- Stoffwechselstörungen (z. B. Elektrolytstörungen, Hypoglykämie)
- Kindesmisshandlung (▶ Kap. 14.6)
- bei mehr als 50% ist die Ursache nicht zu ermitteln.

# 15 Notfälle in Gynäkologie/ Geburtshilfe

*Frank Flake und Boris Hoffmann*

# 15.1 Gynäkologische Notfälle

## 15.1.1 Genitale Blutungen

Gynäkologische Blutungen können nach intraabdominell verlaufen und führen dann meist zum Bild des akuten Abdomens (▶ Kap. 10.1.1), oder sie treten als genitale Blutungen in Erscheinung, mit Uterus, Portio und Vagina als mögliche Blutungsquellen. Je nach Stärke werden unterschieden

- Schmierblutungen (z. B. bei Endometriose oder Extrauteringravidität)
- schwache Blutung (z. B. bei Zyklusstörungen, Genitalpolypen, Spirale)
- starke Blutungen (z. B. bei Abort, Placenta praevia, Meno-/Metrorrhagien, Uterus myomatosus, postpartal, postoperativ, als Kohabitationsverletzung, als Pfählungsverletzung).

### Sehen, Fühlen, Riechen

- Unruhe
- Angst
- Kaltschweißigkeit
- evtl. Dyspnoe, Tachypnoe
- evtl. Bauchschmerzen unterschiedlichen Charakters.

### Untersuchen

- Gynäkologische Anamnese aufnehmen
  - häufig regelabhängige vaginale Blutungen in der Vergangenheit
  - Regelanamnese: regelmäßig, unregelmäßig
  - letzte Regel, Schwangerschaftszeichen: Zunahme des Bauchumfanges, positiver Schwangerschaftstest
  - Kontrazeption: Intrauterinpessar (IUP), „Pille"
  - Menopause
  - Geschlechtsverkehr oder gyn. Untersuchung in den vorangegangenen Stunden, Unfall, Vergewaltigung
- Farbe der Blutung
- keine vaginale Untersuchung durchführen → Gefahr, dass sich Blutung verstärkt
- evtl. auf Grund des Blutverlustes: RR ↓, P ↑.

### Basismaßnahmen

- Lagerung: Fritsch-Lagerung (▶ Kap. 4.3.3)
- Pat. beruhigen
- $O_2$-Gabe: 6–8 l/Min. über Nasenbrille oder Maske
- Basismonitoring (RR, P, EKG, $SpO_2$).

! Eventuell NA nachfordern.

- Venösen Zugang legen: je nach Symptomatik 500–1.000 ml Ringer-Lösung i.v., bei massiver Blutung evtl. 500–1.000 ml HAES-steril® 6% i.v.

### Erweiterte Maßnahmen

- Eventuell Sedierung: 2,5–5 mg Diazepam-Lipuro® i.v. (plazentagängig)
- evtl. Wehenhemmung: 1–2 ml Partusisten® i.v. (nach 1 : 4 Verdünnung mit 4 ml Glucose 5%) mit anschließender kontinuierlicher i.v. Wehenhemmung oder initial 4–5 Hübe Berotec® Dosieraerosol. Achtung: kann die Blutung verstärken.

15

**Transport**

- In Klinik mit gynäkologischer oder chirurgischer Abteilung
- während des Transports: kontinuierliches Monitoring (RR, P, EKG, $SpO_2$).

**Tipps & Tricks**

- Jede Blutung nach der Menopause muss gynäkologisch abgeklärt werden (Karzinom?).
- Bei Fremdkörper- bzw. Pfählungsverletzungen Fremdkörper nicht entfernen.

## 15.1.2 Straftaten gegen die sexuelle Selbstbestimmung

Fast immer sind Frauen und Mädchen die Opfer sexueller Gewalt. In den meisten Fällen besteht schon vorher ein Kontakt zwischen Täter und Opfer, z. B. vorheriges Kennenlernen in der Diskothek, Bekanntenkreis, (ehemalige) Partner, Verwandte.

Juristisch werden Straftaten gegen die sexuelle Selbstbestimmung nach §§ 174–184 StGB verfolgt. Hiernach ist der erzwungene Beischlaf vollendet, wenn der Penis in den Scheidenvorhof eingedrungen ist, eine Ejakulation muss hierbei nicht erfolgen. Bei einem nicht erfolgten Eindringen liegt jedoch eine strafbare Handlung im Sinne einer sexuellen Nötigung (§ 178 StGB) oder versuchten Notzucht vor.

**Vorgehen**

- Die Patientin steht in einer psychischen Ausnahmesituation. Ruhige Atmosphäre schaffen → Umherstehende aus dem Raum oder Fahrzeug schicken
- eine Person nach Wunsch der Patientin sollte anwesend sein
- wenn möglich, Gespräch von einem weiblichen Team-Mitglied führen lassen
- der Betroffenen zur möglichst frühzeitigen Anzeige raten, um baldige polizeiliche Fahndung nach dem Täter zu ermöglichen. Jedoch nicht drängen
- nicht gegen den Willen der Patientin die Polizei anfordern. Ist die Polizei schon am Einsatzort, dürfen ohne Erlaubnis der Patientin keine Äußerungen zum Tathergang, zu Verletzungen und Täter gemacht werden (Schweigepflicht)
- in vielen Großstädten ist eine Beratung durch eine psychologisch geschulte Polizeibeamtin ohne Anzeige möglich, Patientin darüber informieren
- häufig ist die Patientin noch völlig fassungslos von der Tat, sodass ihr Verhalten z. T. recht beherrscht und von scheinbarer Unbeteiligtheit sein kann → keine Mutmaßungen über ein tatsächliches Notzuchtdelikt oder eine Erfindung äußern
- Untersuchungen und Asservierungen von Beweismaterial durch Rettungsfachpersonal haben keine juristische Beweiskraft → Patientin sollte sich nicht duschen, Kleidung nicht wechseln → evtl. frische Kleidung und Waschzeug mit in die Klinik nehmen (lassen)
- Transport möglichst zu einem Gynäkologen, dem die Patientin vertraut, oder in eine gynäkologische Abteilung.

## 15.1.3 Extrauterine Gravidität

Schwangerschaft außerhalb der Gebärmutter. Inzidenz ca. 1 auf 100 Geburten. In 99% nistet sich die Eizelle innerhalb der Tube ein. Gefahr von Tubarabort oder Tubarruptur (▶ Abb. 15.01).

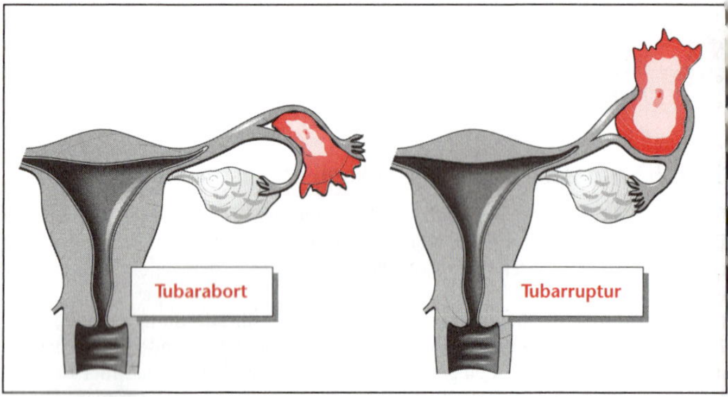


Abb. 15.01 Tubarabort und Tubarruptur [L 157]

**Ursachen**

- Frühere Aborte/EUG
- Hormonbehandlung, z. B. bei Sterilitätsbehandlung
- Störung der Durchgängigkeit der Tube, z. B. Verwachsungen, Adnexitis
- IUP Trägerinnen (ca. 8–10-faches Risiko).

15

### Sehen, Fühlen, Riechen

- Unruhe
- Angst
- Kaltschweißigkeit
- Symptomatik je nach Schwere und Lokalisation
- Schmerzen im Unterbauch, z. T. einseitig und schubweise, durch Beteiligung des N. phrenicus bis in die Schulter ziehend
- evtl. plötzlicher, stärkster Zerreißungsschmerz
- schlechter Allgemeinzustand, im weiteren Verlauf Zeichen eines Volumenmangelschocks.

### Untersuchen

- Bei Tubarruptur: Zeichen eines akuten Abdomens (▶ Kap. 10.1.1)
- evtl. vaginale Blutung
- nach Ruptur: P ↑, RR ↓.

### Basismaßnahmen

- Lagerung: Oberkörperhochlagerung, Bei Schock: Schocklage
- Pat. beruhigen
- $O_2$-Gabe: 6–8 l/Min. über Nasenbrille oder -maske

- Basismonitoring (RR, P, EKG, $SpO_2$)
- evtl. NA nachfordern
- venösen Zugang anlegen: Je nach Symptomatik 500–1.000 ml Ringer-Lösung i.v., bei massiver Blutung evtl. 500–1.000 ml HAES®-steril 6% i.v.
- bei massiver Blutung und Schocksymptomatik steht der Transport im Vordergrund.

### Erweiterte Maßnahmen

- Eventuell Sedierung: 2,5–5 mg Diazepam-Lipuro® i.v.
- evtl. Analgesie: 0,05–0,1 mg Fentanyl® i.v.

### Transport

- In Klinik mit gynäkologischer oder chirurgischer Abteilung
- während des Transports: Kontinuierliches Monitoring (RR, P, EKG, $SpO_2$).

**Tipps & Tricks**
- Achtung: Bei jeder Frau im gebärfähigen Alter mit unklaren Bauchschmerzen immer nach der letzten Menstruation fragen und eine EUG in Betracht ziehen.
- Jede Blutung nach der Menopause muss gynäkologisch abgeklärt werden.

# 15.2 Notfälle in der Schwangerschaft

## 15.2.1 Vorzeitige Wehentätigkeit, drohende Frühgeburt

Eröffnungswehen vor der vollendeten 37. SSW p.m. Eine Frühgeburt, die ohne Wehentätigkeit stattfindet, ist extrem selten, dann meist auf dem Boden einer Zervixinsuffizienz.

Bis zu 10 Wehen am Tag während der Schwangerschaft sind absolut normal.

15

### Sehen, Fühlen, Riechen

- Regelmäßige Wehen vor der vollendeten 37. SSW über das gewohnte Maß hinaus
- Fruchtwasserabgang.

### Untersuchen

- SSW erfragen, evtl. dem Mutterpass entnehmen
- Kurzanamnese, um einen Anhalt über das Stadium zu gewinnen: blutiger Schleim abgegangen (Zeichnen) oder Fruchtwasser im Schwall abgegangen (→ Eröffnungsperiode), Druck nach unten, Pressdrang (→ Pressperiode)
- Inspektion der Vulva: anamnestische Daten bestätigen bzw., falls Pat. keine Aussagen darüber treffen kann, diese Informationen gewinnen; Klaffen von After und Vulva (→ Pressperiode).

### Basismaßnahmen

- Pat. beruhigen
- Lagerung: Linksseitenlage (▶ Kap. 4.3.3), Becken hoch lagern

- Basismonitoring (RR, P, EKG, $SpO_2$).

! NA in der Eröffnungsperiode nachfordern.

- Venösen Zugang legen: Offenhalten mit NaCl 0,9% oder Ringer-Lösung.

### Erweiterte Maßnahmen

- Abhängig vom Stadium
  - in der Eröffnungsperiode: Wehenhemmung (▶ Kap. 15.4.4) und zügiger Transport
  - in der Pressperiode: Geburtshilfe leisten (▶ Kap. 15.3.2).

### Transport

! NA ist immer erforderlich.

- In Linksseitenlage möglichst in Perinatalzentrum, sonst Frauenklinik. Sonderrechte und Voranmeldung
- während des Transports: kontinuierliches Monitoring (RR, P, EKG, $SpO_2$).

Ein Frühgeborenes ist von zahlreichen Gefahren bedroht: Atemnotsyndrom, Hirnblutungen, Infektionen → „intrauterinen Transport" anstreben.

## 15.2.2 Vena-cava-Kompressionssyndrom

Kompression der V. cava inferior (untere Hohlvene) in Rückenlage durch den vergrößerten Uterus. Abflussbehinderung der distalen Gefäßgebiete (Beingefäße, utero-plazentare Gefäße) mit vermindertem venösem Rückfluss zum Herzen. Als Folge des relativen Volumenmangels wird der Fetus mangelhaft mit $O_2$ versorgt.

Es ist nicht nur wichtig, das eingetretene Kompressionssyndrom zu erkennen, sondern auch ihm vorzubeugen.

Zur Prophylaxe eines Vena-cava-Kompressionssyndroms sollte jede Schwangere ab der 2. Schwangerschaftshälfte in Linksseitenlage transportiert werden.

15

### Sehen, Fühlen, Riechen

- Schwangere Pat.
- Übelkeit, Blässe
- Kaltschweißigkeit
- Schwindel, Schwächegefühl
- Zyanose
- Bewusstlosigkeit in Rückenlage.

### Untersuchen

RR ↓, P ↑ → Schocksymptomatik durch relativen Volumenmangel.

### Basismaßnahmen

! NA nachfordern.

- Lagerung: Linksseitenlage (▶ Kap. 4.3.3)
- Pat. beruhigen
- $O_2$-Gabe: 6–8 l/Min. über Nasenbrille oder -maske
- ständige RR- und Pulskontrolle

- Basismonitoring (EKG, $SpO_2$)
- venösen Zugang legen: nach Bedarf 500–1.000 ml Ringer-Lösung i.v.

## Transport

! In Linksseitenlage in eine geburtshilfliche Klinik in NA-Begleitung. Sonderrechte bei trotz adäquater Lagerung fortbestehendem Schock erforderlich. Voranmeldung.

- Während des Transports: kontinuierliches Monitoring (RR, P, EKG, $SpO_2$).

**Tipps & Tricks**

- Massive Volumengabe nach Durchführung der Linksseitenlage selten notwendig.
- Falls Verdachtsdiagnose richtig, zeigt Umlagerung rasch Erfolg.

## 15.2.3 Erkrankungen in der Schwangerschaft

Man unterscheidet verschiedene Erkrankungen während der Schwangerschaft, deren Entstehen häufig noch ungeklärt ist. Die Unterscheidung am Notfallort ist mitunter schwierig und nicht zielführend.

- **SIH (Schwangerschaftsinduzierte Hypertonie):** Anstieg des Blutdruckes > 140/90 mmHg. Meist nach der 20. SSW. Durch den dauerhaft erhöhten Blutdruck besteht große Gefahr für das ungeborene Kind und die Mutter (Ursache für 30% der perinatalen Sterblichkeit)
- **Präeklampsie (früher EPH Gestose)**: hypertensive Erkrankung mit Proteinurie und Ödembildung
- **HELLP-Syndrom (Hämolysis, elevated liver enzymes, low platelet count)**: Schwere Verlaufsform der Präeklampsie, bei isoliertem Auftreten ohne Hypertonie. Neben den Symptomen der Präeklampsie zusätzliche Leberfunktionsstörung mit Veränderung der Leberwerte
- Eklampsie: tonisch-klonische Krämpfe aufgrund vorherrschender Hypertonie oder Präeklampsie.

15

## Sehen, Fühlen, Riechen

### Schwangerschaftsinduzierte Hypertonie

Symptome einer Hypertonie mit

- Kopfschmerzen
- Druckgefühl
- Sehstörungen
- Schwindelgefühl
- Übelkeit.

### Präeklampsie

- **E** = Ödeme: nur generalisierte Ödembildung ist als Risikohinweis zu werten (rapide Gewichtszunahme), periphere Ödeme hingegen nicht
- **P** = Proteinurie: > 0,3 g/l Proteine im 24-h-Urin, schäumender Urin
- **H** = Hypertonie: RR-Anstieg > 140/90 mmHg (Leitsymptom).

Zentrale Symptome: Kopfschmerzen, Ohrensausen, Augenflimmern, Sehstörungen, Somnolenz, Übelkeit, Erbrechen, gesteigerte Reflexe, motorische Unruhe, Oligurie (< 400 ml/Tag).

### HELLP-Syndrom

- Symptome der Präeklampsie
- Schmerzen im rechten Oberbauch, oft ausstrahlend
- erhöhte Leberwerte.

### Eklampsie

Tonisch-klonische Krämpfe ohne bekannte Epilepsie (▶ Kap. 12.2). Müttersterblichkeit bei einem Anfall 5%, bei mehr als fünf Anfällen 38%. Sterblichkeit des Ungeborenen 8–27%.

## Basismaßnahmen

! NA nachfordern.

- Lagerung: Oberkörper hochlagern, evtl. Linksseitenlagerung
- Pat. beruhigen
- $O_2$-Gabe: 6–8 l/Min. über Nasenbrille oder -maske
- Basismonitoring (RR, P, EKG, $SpO_2$)
- venösen Zugang legen: Offenhalten mit Ringer-Lösung oder NaCl 0,9%.

## Erweiterte Maßnahmen

- Zum Einsatz von Medikamenten
  - Blutdruck nicht auf Werte $RR_{SYST}$ < 140 mmHg senken, sonst schlagartige Unterversorgung von Plazenta und Kind. Optimale RR-Senkung: um 10 mmHg/h
  - Flüssigkeitstherapie wegen Gefahr des Lungenödems eher zurückhaltend durchführen
  - Lasix® nur bei drohendem Lungenödem, sonst Hämokonzentration mit Gefahr einer Thromboembolie
- evtl. Sedierung: 5–10 mg Diazepam-Lipuro® i.v. (Achtung: plazentagängig)
- bei schwerer Gestose:
  - 10–20 mg Diazepam-Lipuro® sehr langsam (!) i.v.
  - evtl. Blutdruck senken: 25–50 mg Ebrantil® i.v. oder 6,25–12,5 mg Nepresol® i.v.
  - evtl. Diuretika: 20–40 mg Lasix® i.v.
- bei drohender Eklampsie:
  - initial 2–4 g Magnorbin® (Magnesiumascorbat) langsam i.v. (2–4 Amp. à 5 ml 20%ig), anschließend Dauerinfusion 1 g/h
  - evtl. 10 mg Diazepam-Lipuro® sehr langsam i.v.
- bei eklamptischem Anfall:
  - Atemwege frei machen und freihalten (▶ Kap. 4.4.9)
  - Pat. nicht fest halten, Gegenstände aus dem Weg räumen
  - Atemfrequenz fortlaufend kontrollieren
  - regelmäßige RR- und Pulskontrolle, mind. alle 5 Min.
  - Krampf durchbrechen: 2–4 g Magnorbin® langsam i.v. oder 10–20 mg Diazepam-Lipuro® i.v., evtl. wiederholen.

15

**Indikation zur Intubation und Beatmung**
Nicht beherrschbarer Krampfanfall.

Narkose
- Einleitung: 3–5 mg/kg KG Trapanal® i.v. oder 0,2–0,3 mg/kg KG Hypnomidate® i.v.
- Sedierung: 5–10 mg Diazepam-Lipuro® i.v.
- Analgesie: 0,1–0,2 mg Fentanyl® i.v.
- kontrollierte Beatmung:
  - normales I : E = 1 : 1,7–2
  - normale AF: 10–12/Min.
  - normales AZV: 10 ml/kg KG
  - $FiO_2$: 1,0.

### Transport

! In Linksseitenlage in eine geburtshilfliche Klinik in NA-Begleitung. Voranmeldung.
- Während des Transports: kontinuierliches Monitoring (RR, P, EKG, $SpO_2$, evtl. $EtCO_2$).

Licht- und Lärmreize vermeiden → jede Irritation kann einen erneuten Anfall auslösen. Licht im NAW ausmachen, evtl. Fenster abdecken.

# 15.3 Bevorstehende Geburt

Komplikationen unter der Geburt können plötzlich und unerwartet auftreten. Deshalb Entbindung in der Klinik anstreben.
Befindet sich die Patientin jedoch bereits in der Pressperiode, darf die Entbindung nicht hinausgezögert werden.
Wenn eine Geburt so rasch fortschreitet, dass sie zur Alarmierung des RD führt, kann in aller Regel mit einer zügigen und problemlosen Entbindung gerechnet werden. Eine solche Spontangeburt gelingt i. d. R. ohne größere Anstrengungen des Geburtshelfers.



## 15.3.1 Der Mutterpass

Reisepassformat, Farbe hellblau. Enthält alle wichtigen Daten zum Schwangerschaftsverlauf. Der Mutterpass besteht aus zwei identischen Hälften zur Dokumentation von 2 Schwangerschaftsverläufen (S. 1–16 bzw. 17–32).
Wichtige Seiten:
- Seite **4** (bzw. **20**): **Vorangegangene Schwangerschaften und Entbindungen,** evtl. auch Aborte oder Extrauteringraviditäten, die z. B. Rückschlüsse auf mögliche Komplikationen erlauben. Beispiel: Gravida 2, Para 1, bedeutet bisher 2 Schwangerschaften (jetzige Schwangerschaft ist eingeschlossen) und eine Geburt
- Seite **5/6** (bzw. **21/22**): **Daten zu auffälliger Anamnese, Besonderheiten der jetzigen Schwangerschaft.** Auf Seite 6 (bzw. 22) Angaben zur Terminbestimmung. Schwangerschaftsdauer durchschnittlich 40 Wo. (280 ± 10 d), vom ersten Tag der letzten Menstruationsblutung (LP) gerechnet

- Seite **7–10** (bzw. **23–26**): **Schwangerschaftsverlauf (Gravidogramm).** Unter anderem Angaben über Kindslage, Schwangerschaftswoche und RR der Pat.
- Seite **9** (bzw. **25**): **Lage des Feten und Ultraschalldiagnostik.** Normal: Schädellage (SL) bzw. Kopflage (KL). Fehllagen mit Gefahr von Komplikationen: Beckenendlage (BEL) und Querlage (QL).

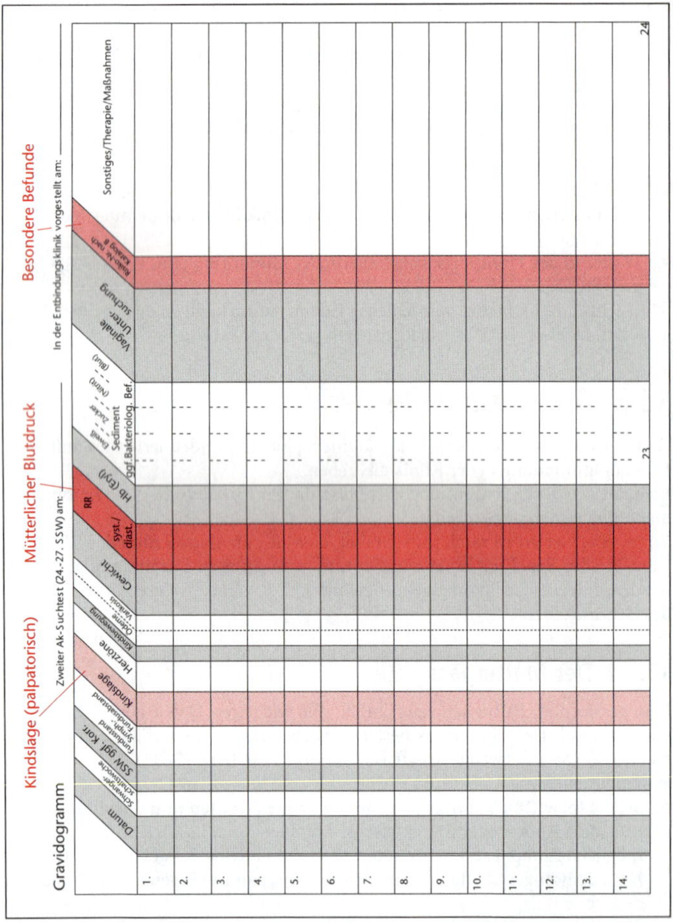


Abb. 15.02 Mutterpass

| Tab. 15.01 Abkürzungen im Mutterpass | |
|---|---|
| **Abkürzung** | **Begriff** |
| BEL | Beckenendlage |
| KL | Kopflage |
| M | Mens |
| QL | Querlage |
| SL | Schädellage |
| Sp | Spontangeburt |
| SSW | Schwangerschaftswoche |
| VE | Vakuumextraktion |

## 15.3.2 Der normale Geburtsablauf

- Frühgeburt: 29. bis Ende 37. SSW, bzw. Gewicht < 2.500 g
- Termingeborenes: 37. bis Ende 42. SSW
- Übertragenes: 42. SSW und mehr.

**Normale Geburt:** *Termingeborenes, aus vorderer Hinterhauptslage, Geburtsdauer (Zeit vom Einsetzen der Wehen bis zur vollständigen „Entwicklung" des Kindes): 12 h bei Erstgebärenden, 8 h bei Mehrgebärenden.*
**Überstürzte Geburt:** *Geburtsdauer < 2 h.*
Die Geburt verläuft in drei Phasen
- Eröffnungsperiode
- Austreibungsperiode
- Nachgeburtsperiode.

### Eröffnungsperiode
Beginnt mit den ersten regelmäßigen Eröffnungswehen (alle 3–6 Min.) oder nach dem Sprung der Fruchtblase. Endet mit der vollständigen Eröffnung des Muttermundes (etwa 10 cm Durchmesser). Dauer: ca. 7–10 h bei Erstgebärenden, ca. 4 h bei Mehrgebärenden. Es besteht noch kein Druck nach unten oder Pressdrang.
Ab dem Zeitpunkt des Blasensprunges befindet sich die Schwangere unter der Geburt, auch wenn noch keine Wehen bestehen. Sie sollte nicht mehr umherlaufen, sich hinlegen (Linksseitenlage) und wenn nötig im Tragestuhl transportiert werden. → Nabelschnurvorfall und Vena-cava-Kompressionssyndrom vorbeugen.

### Sehen, Fühlen, Riechen
- Regelmäßige Wehen mind. alle 10 Min., oft auch alle 3–5 Min.
- Blasensprung mit Fruchtwasserabgang
  - vorzeitiger Blasensprung: vor Beginn der Eröffnungsperiode
  - frühzeitiger Blasensprung: während der Eröffnungsperiode
  - rechtzeitiger Blasensprung: bei vollständig eröffnetem Muttermund
- kein Pressdrang, kein heftiges Atmen, kein Druck nach unten.

15

## Basismaßnahmen

! NA bei bevorstehender Geburt (Wehenabstände < 2–3 Min.) nachfordern.
- Pat. nicht laufen lassen, sondern zur Linksseitenlage auffordern
- Lagerung: Linksseitenlagerung (▶ Kap. 4.3.3), Becken hoch
- Mutterpass einsehen
- Basismonitoring (RR, P, EKG, $SpO_2$)
- $O_2$-Gabe: 6–8 l/Min. über Nasenbrille oder -maske
- venösen Zugang legen: Offenhalten mit Ringer-Lösung oder NaCl 0,9%.

## Transport

! Mit NA bei bevorstehender Geburt.
! Mutterpass nicht vergessen.
- In Linksseitenlage auf der Trage oder sitzend im Tragestuhl
- schonender, aber zügiger Transport in die gewünschte Klinik (meist haben die werdenden Eltern die Zielklinik vorher festgelegt)
- während des Transports: evtl. Kontrolle von RR und P.

**Austreibungsperiode**

Beginnt bei vollständig eröffnetem Muttermund. Endet mit der Geburt des Kindes. Es treten alle 2–3 Min. Presswehen mit einer Dauer von ca. 1 Min. auf. Dauer i. d. R. bei Erstgebärenden 15–30 Min., bei Mehrgebärenden 10–15 Min. Ist der kindliche Kopf in der Vulva zu sehen, keinen Transport mehr durchführen. Es kann aber durchaus schneller gehen → Hebamme oder Geburtshelfer nachfordern.

## Sehen, Fühlen, Riechen

- Unruhe, heftiges Atmen
- Presswehen: Pat. fühlt, dass sie mitpressen muss.

15

## Untersuchen

- Vulva klafft, kindlicher Kopf ist zu erkennen.

! In diesem Moment kann die Geburt nicht mehr verzögert werden. Es gilt, Geburtshilfe zu leisten.

## Maßnahmen

- Fahrt sofort unterbrechen, Wagen aufheizen.

! NA, evtl. Baby-NAW oder Hebamme nachfordern.
- Ruhe ausstrahlen
- Pat. einige Wehen verhecheln lassen, bis Fahrzeug hergerichtet ist
- Geburtsbesteck vorbereiten:
  - mehrere weiche Tücher (zum Trockenreiben des Kindes)
  - mehrere sterile Vorlagen, z. B. Kompresse 20 × 20 cm (für den Dammschutz, evtl. Dammschnitt)
  - sterile Episiotomieschere für den Dammschnitt
  - Orosauger (zum Absaugen des Neugeborenen)
  - 2 sterile Nabelschnurklemmen, alternativ 2 Péan-Klemmen, sterile Nabelschnurschere oder Skalpell (zur Abnabelung)
  - Rettungsdecke „Gold/Silber“ (Wärmeerhalt) → an möglichst warmem, fallgeschütztem Ort ausbreiten („Neugeborenenversorgungsplatz“)

- Baby-Notfallkoffer öffnen
- untere Körperhälfte frei machen (lassen)
- Pat. in Rückenlage bringen, Kopf-Schulter-Partie erhöht lagern (Kissen, gefaltete Vakuummatratze), Beine anziehen
- evtl. Harnblase entleeren lassen
- Reinigung der äußerlichen Genitale zum Anus hin
- Händedesinfektion des Geburtshelfers, sterile OP-Handschuhe anziehen
- sterile Unterlage unter das Becken der Pat. legen (ca. 80 × 120 cm)
- in den Wehenpausen tief in den Bauch atmen lassen
- zum „Mitpressen" anleiten: Wehe richtig kommen lassen, dabei Beine anziehen und Oberschenkel von außen umgreifen lassen, Kopf dabei auf die Brust legen, Pat. muss lang und fest pressen (2–3-mal/Wehe), evtl. Unterstützung durch den „nicht-sterilen" Helfer, z. B. Rücken unterstützen
- beim Austreten des kindlichen Köpfchens („Durchschneiden") Dammschutz durchführen (s. u.), falls der Damm zu reißen droht (straffe Weichteile, Blasserwerden des Dammes), Episiotomie (s. u.)
- wenn der Kopf des Kindes geboren ist und sich mit dem Hinterhaupt zur linken oder rechten Seite gedreht hat, den Kopf mit flachen Händen fassen und bei der nächsten Wehe sanft in Richtung Unterlage führen. Wenn dann die obere (vordere) Schulter unterhalb der Symphyse in der Scheide zu sehen ist, Kopf vorsichtig in Richtung Symphyse anheben. Die hintere Schulter wird entwickelt. Der übrige Körper folgt dann leicht (nicht pressen lassen)
- Zustand des Neugeborenen nach 1, 5 und 10 Min. bestimmen (APGAR-Score)
- das Kind mit einem Orosauger oder einem auf ca. 0,2 bar begrenzten Absauggerät in Mund und Rachen, zuletzt in der Nase, absaugen
- Kind abnabeln: Nach ca. 1,5–2 Min. Die erste sterile Klemme ca. 15–20 cm entfernt vom kindlichen Nabel setzen, die zweite ca. 2–3 cm entfernt. Die Durchtrennung erfolgt zwischen beiden Klemmen mit steriler Schere oder Skalpell
- genaue Uhrzeit notieren (Abnabelungszeit = Geburtszeit)
- bei deprimierten Kindern: Atemreiz durch Abreiben mit weichen Tüchern, besonders am Rücken
- bei Asphyxie (Bradypnoe, Bradykardie, Zyanose): Reanimation nach ERC-Richtlinien (▶ Kap. 6.3).

15

### Dammschutz

Vermeidung eines Zerreißen des Dammes, durch einen zu schnellen Austritt („Durchschneiden") des kindlichen Kopfes aus dem Geburtskanal.
*Durchführung:* Der „sterile" Geburtshelfer steht auf der re. Pat.-Seite. Die li. Hand liegt auf dem Hinterhaupt des Kindes, die Finger halten die Stirn zurück. Die re. Hand wird an den Damm gelegt und führt den Kopf der li. Hand entgegen (kein Kraftaufwand). Gleichzeitig wird Anus und Damm mit einer sterilen Kompresse so abgedeckt, dass der Dammrand noch sichtbar ist (▶ Abb. 15.04).

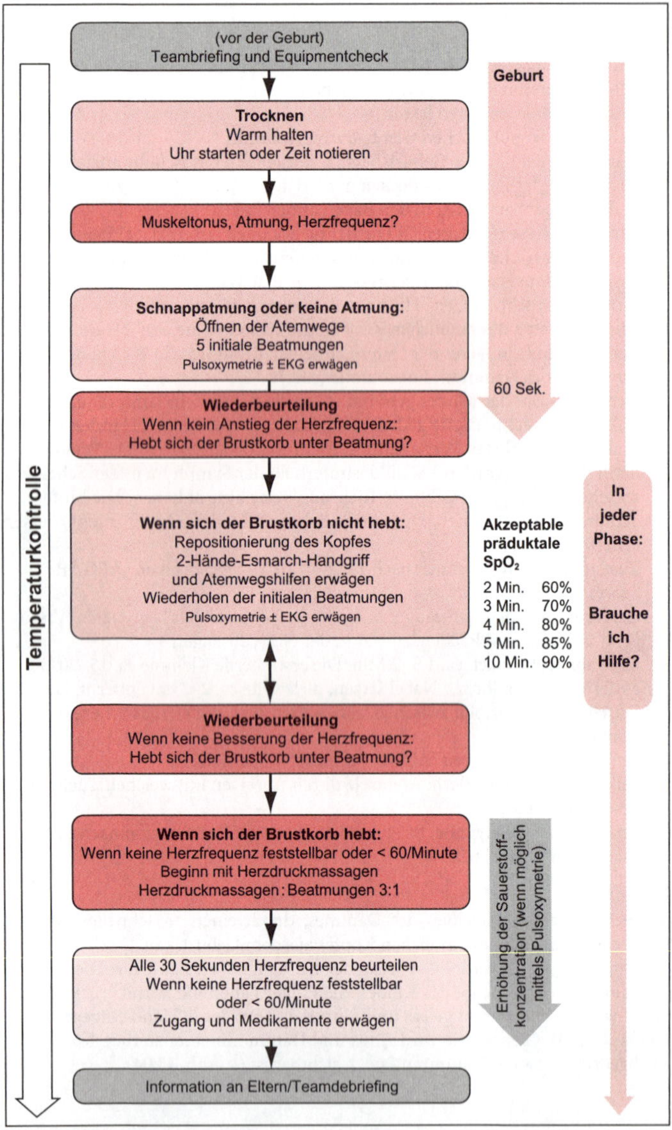


Abb. 15.03 Algorithmus: Reanimation des Neugeborenen (ERC 2015)

15

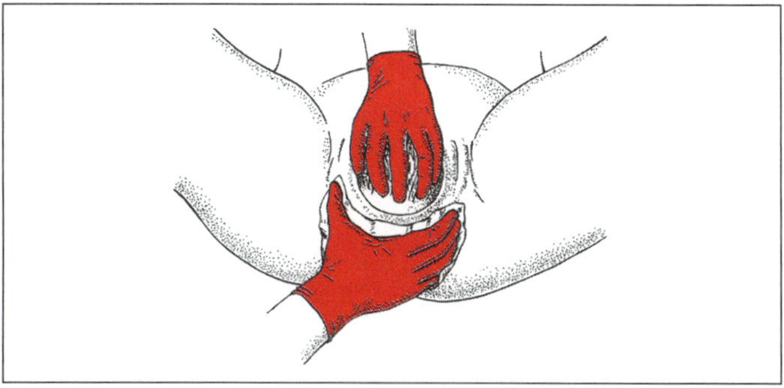

Abb. 15.04 Dammschutz [L 190]

**Dammschnitt (Episiotomie, ▶ Abb. 15.05)**
Indiziert bei drohendem Einriss („Weißwerden") des Dammes.
*Durchführung:* Nach sterilem Abwaschen sollte der Damm mit ca. 15–20 ml Lokalanästhetikum (z. B. Xylocain® 1%) infiltriert werden. Der Schnitt sollte mediolateral oder lateral durchgeführt werden und nach Möglichkeit auf dem Höhepunkt einer Wehe erfolgen (größte Schmerzfreiheit).
Naht durch Gynäkologen im Krankenhaus.



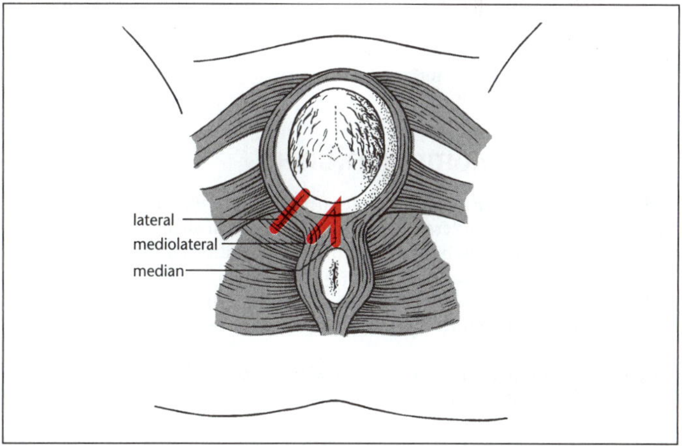


Abb. 15.05 Episiotomie [L 190]

### Transport

- Schonend in Klinik mit gynäkologischer/geburtshilflicher Fachabteilung, evtl. mit dem Baby-NAW
- Sonderrechte selten erforderlich. Nur bei kindlicher Vitalbedrohung, z. B. Bradypnoe, Bradykardie
- Neugeborenes sollte auf der Mutter ruhen → reduziert Schädigung durch Fahrzeugschwingungen.

**Tipps & Tricks**

- Achtung: Bei fehlender Erfahrung von vaginalen Tastuntersuchungen absehen. Kann vaginale Blutung auslösen oder verstärken.
- Nach vorzeitigem Blasensprung darf eine Gebärende nicht mehr laufen (Gefahr des Nabelschnurvorfalles).
- Pressen nur bei vollständig eröffnetem Muttermund.
- Dammschnitt nur mit Episiotomie-Schere.
- Nicht am APGAR-Score „festhangeln“: Ein Herz-/Atemstillstand bedarf der sofortigen Behandlung (▶ Kap. 6.3).
- Abnabelung: Leitstelle zwecks Uhrzeit (= Geburtszeit) anfunken, da dort meistens genaue Funkuhren vorhanden sind.

**Nachgeburtsperiode**

Vom Abnabeln des Kindes bis zur Ausstoßung der Plazenta. Die Plazenta sollte sich innerhalb von ca. 20–30 Min. durch die Nachgeburtswehen gelöst haben. Ein Blutverlust von 200–400 ml ist normal und durchaus nicht besorgniserregend. Zur Beschleunigung der Plazentalösung und damit zur Minimierung des Blutverlustes können 3 IE Syntocinon® (Oxytocin) i.v. gegeben werden.

15

**Tipps & Tricks**

- Achtung: Nie an der Nabelschnur ziehen (Einreißen der Nabelschnur/ Plazenta).
- Die vollständige Plazenta zur Begutachtung durch einen Gynäkologen oder eine Hebamme aufbewahren.

## 15.4 Geburtskomplikationen

Viele zu erwartende Geburtskomplikationen werden frühzeitig vor der Geburt festgestellt und in den Mutterpass eingetragen: Lageanomalien, z. B. Beckenendlage, Querlage; Einstellungsanomalien, z. B. Vorderhauptslage, Stirnlage, Gesichtslage; Placenta praevia, Mehrlinge.
Sie können jedoch auch plötzlich und unerwartet eintreten, z. B. Nabelschnurvorfall, Nabelschnurumschlingung, Plazentalösung, Geburtsstillstand, vorzeitiger Blasensprung.
Aufgrund von Komplikationen, die sich während des Geburtsverlaufes ergeben können, ist eine Entbindung in der Klinik anzustreben.

## 15.4.1 Vorzeitige Plazentalösung

Teilweise oder vollständige Ablösung der normal sitzenden Plazenta von ihrer Haftfläche vor oder unter der Geburt. Meist aber nicht immer in Zusammenhang mit vaginaler Blutung. Häufigkeit: schwere Fälle 0,4%, leichte Fälle 0,8% der normal verlaufenden Geburten. Bevorzugt ältere Schwangere und Mehrgebärende.

! In ländlichen Gegenden nicht lange auf den NA warten, evtl. mit dem RTW in die Klinik fahren und sich unterwegs mit dem NAW/NEF treffen.

### Ursachen

- Ungeklärt: 60%
- Präeklampsie: ca. 30% (▶ Kap. 15.2.3)
- mechanische Ursachen (z. B. Sturz, Stoß oder Tritt in den Unterleib, zu kurze Nabelschnur).

### Sehen, Fühlen, Riechen

- Heftiger, plötzlich auftretender Unterbauchschmerz (Leitsymptom)
- Angst
- Schwindel
- Atemnot
- evtl. Ohnmacht
- vaginale Blutung (75% der Fälle)
- evtl. Schocksymptomatik mit bretthartem Unterbauch → kann fehlen, wenn Blutung ins Plazentabett stattfindet; sog. „stiller Verlauf".

### Basismaßnahmen

! NA nachfordern.

- Lagerung: Schräglage (Kopf tief), evtl. Fritsch-Lagerung (▶ Kap. 4.3.3)
- Pat. beruhigen
- $O_2$-Gabe: 6–8 l/Min. über Nasenbrille oder -maske
- Basismonitoring (RR, P, EKG, $SpO_2$)
- venösen Zugang legen: Ringer-Lösung oder NaCl 0,9% i.v., bei Schocksymptomatik: mehrere großlumige Zugänge mit kolloidalen Infusionslösungen, z. B. 500–1.000 ml Plasmasteril® i.v.

### Erweiterte Maßnahmen

- Eventuell Sedierung: 5–10 mg Diazepam-Lipuro® i.v. (Achtung: Diazepam ist plazentagängig und kann zu einer Atemdepression des Feten führen)
- evtl. Wehenhemmung: 1–2 ml Partusisten® i.v. (nach 1 : 4-Verdünnung mit 4 ml Glucose 5%) mit anschließender kontinuierlicher i.v. Wehenhemmung oder initial 4–5 Hübe Berotec® Dosieraerosol.

### Transport

- In Linksseitenlage.

! Schnellstmöglich geburtshilfliche oder chirurgische Klinik mit NA-Begleitung. Voranmeldung. Sonderrechte benutzen.

- Während des Transports: kontinuierliches Monitoring (RR, P, EKG, $SpO_2$)
- bei lebendem Kind erfolgt in der Klinik sofortige Sectio (Kaiserschnitt).

## 15.4.2 Vorzeitiger Blasensprung

Blasensprung und Fruchtwasserabgang vor Beginn der (Geburts-) Eröffnungswehen. In ca. 5% der Geburten mehr als 12 h, in ca. 12% der Geburten weniger als 12 h vor Beginn der Wehentätigkeit. In ca. 30% der Fälle liegt das Geburtsgewicht der Kinder unter 2.500 g, oder die Schwangerschaft liegt vor der 37. SSW.

### Ursache

- Vorzeitige Wehentätigkeit
- vorzeitige Zervixreifung
- Mehrlingsschwangerschaften
- durch Manipulation, z. B. Amniozentese, Amnioskopie.

### Sehen, Fühlen, Riechen

- Plötzlicher, schwallartiger Abgang von heller Flüssigkeit aus der Scheide
- evtl. beginnende Wehen.

### Basismaßnahmen

- Patientin darf nicht mehr laufen, sie muss sich hinlegen (Gefahr eines Nabelschnurvorfalles)
- Lagerung: evtl. Fritsch-Lagerung (▶ Kap. 4.3.3), Becken hoch.
- ! Bei sehr kurzen Wehenabständen (< 2 Min.) NA nachfordern.
- $O_2$-Gabe: 6–8 l/Min. über Nasenbrille oder -maske
- Basismonitoring (RR, P, EKG, $SpO_2$)
- venösen Zugang legen: Offenhalten mit Ringer-Lösung oder NaCl 0,9%.
- ! Keine weitere spezifische Therapie nötig.

### Transport

15

- In Linksseitenlage
- in geburtshilfliche Klinik. NA-Begleitung nur bei beginnender Geburt notwendig. Sonderrechte nicht erforderlich
- Während des Transports: kontinuierliches Monitoring (RR, P, EKG, $SpO_2$).

**Achtung**
Ab dem Zeitpunkt des Blasensprunges befindet sich die Schwangere unter der Geburt, auch wenn keine Wehen bestehen.

## 15.4.3 Nabelschnurumschlingung

Nabelschnur ist ein- oder mehrmals meist um den Hals des Feten geschlungen. Bei 20% aller Geburten.

### Sehen, Fühlen, Riechen

Nach Entwicklung des Kopfes ist die um den Hals liegende Nabelschnur sichtbar oder tastbar.

### Basismaßnahmen

! NA nachfordern.
- Beckenhochlagerung der Schwangeren mit Kissen oder Decken
- $O_2$-Gabe: 4–6 l/Min. über Nasensonde
- Basismonitoring (RR, P, EKG, $SpO_2$)
- venösen Zugang legen: Offenhalten mit Ringer-Lösung oder NaCl 0,9%
- falls leicht möglich, Nabelschnur über den Kopf des Kindes streifen.

### Erweiterte Maßnahmen

- Bei zu straffem Sitz der Nabelschnur, Nabelschnur mit chirurgischer Schere durchtrennen (zwischen 2 Péan-Klemmen).

! Bei Verletzung der Nabelschnur Gefahr, dass der Fetus verblutet: Klemme erst am fetalen Teil, dann am mütterlichen Teil der Nabelschnur setzen.

### Transport

! Schnellstmöglich in geburtshilfliche Klinik mit NA-Begleitung. Voranmeldung. Sonderrechte benutzen.
- Transport in Linksseitenlage
- während des Transports: kontinuierliches Monitoring (RR, EKG, $SpO_2$).

## 15.4.4 Nabelschnurvorfall

Unmittelbar nach dem Blasensprung legt sich die Nabelschnur in den Geburtskanal vor den vorangehenden Kindsteil. Nabelschnur kann dadurch komprimiert werden. → Gefahr der $O_2$-Unterversorgung des Kindes. In 0,5% aller Geburten.

! Geburtsnotfall mit sehr hoher vitaler Gefährdung des Kindes.

### Sehen, Fühlen, Riechen

Nabelschnur vorgefallen und im Geburtskanal sichtbar.

### Basismaßnahmen

! NA nachfordern.
- Beckenhochlagerung mit Kissen oder Decken
- $O_2$-Gabe: 6–8 l/Min. über Nasenbrille oder -maske
- Basismonitoring (RR, P, EKG, $SpO_2$)
- venösen Zugang legen: Offenhalten mit Ringer-Lösung oder NaCl 0,9%
- Nabelschnur dekomprimieren: Mit sterilen Handschuhen den vorangehenden Teil, meist also der Kopf, nach oben schieben. Hand bis zur Entbindung in der Klinik so belassen.

### Erweiterte Maßnahmen

- Wehenhemmung: 1–2 ml Partusisten® intrapartal i.v. (nach 1 : 4-Verdünnung mit 4 ml Glucose 5%) über 2–3 Min. mit anschließender kontinuierlicher i.v. Wehenhemmung oder initial 4–5 Hübe Berotec® Dosieraerosol.

### Transport

! Schnellstmöglich in geburtshilfliche oder chirurgische Klinik mit NA-Begleitung. Voranmeldung.
- In Linksseitenlage unter fortlaufender Dekompression der Nabelschnur

- während des Transports: kontinuierliches Monitoring (RR, P, EKG, $SpO_2$)
- bei lebendem Kind erfolgt in der Klinik eine sofortige Sectio (Kaiserschnitt).

## 15.4.5 Geburtsstillstand

### In der Eröffnungsperiode

Stillstand über oder im Beckeneingang bei ausreichender Wehentätigkeit deutet stets auf ein Geburtshindernis, z. B.

- gebärunfähige Lage (z. B. Querlage, Schräglage)
- regelwidrige Einstellung oder Haltung (z. B. Beckenanomalie, Vorderhauptslage, hintere Scheitelbeinstellung)
- Hydrocephalus
- seltene Geburtshindernisse: im Becken liegender Tumor, Narben, Strikturen des Muttermundes.

### In der Austreibungsperiode

Ein auffallend langsamer Geburtsverlauf oder gar Geburtsstillstand auf Niveau des Beckenbodens kann folgende Ursachen haben:

- sekundäre Wehenschwäche („Ermüdung" der Uterusmuskulatur)
- Erschöpfung der Mutter
- Regelwidrigkeiten der Kopfeinstellung oder -haltung (z. B. tiefer Querstand)
- Weichteilwiderstände
- Knochenwiderstände (vorspringendes Steißbein, verengter Beckenausgang).

### Basismaßnahmen

! NA nachfordern.

- Lagerung: Oberkörper hoch, Becken unterpolstern
- Patientin beruhigen
- $O_2$-Gabe: 6–8 l/Min. über Nasenbrille oder -maske
- Basismonitoring (RR, P, EKG, $SpO_2$)
- venösen Zugang legen: Offenhalten mit Ringer-Lösung oder NaCl 0,9%.

! Keine weitere spezifische Therapie möglich.

### Transport

! Schnellstmöglich in geburtshilfliche oder chirurgische Klinik mit NA-Begleitung. Voranmeldung.

- In Linksseitenlage
- während des Transports: kontinuierliches Monitoring (RR, P, EKG, $SpO_2$).

! In ländlichen Gegenden nicht lange auf den NA warten, evtl. mit dem RTW in die Klinik fahren und sich unterwegs mit dem NAW/NEF treffen.

## 15.4.6 Fruchtwasserembolie

Einschwemmung von Fruchtwasser in den mütterlichen Kreislauf während oder kurz nach der Geburt.

**Ursache**: Verletzung des mütterlichen Genitaltraktes (hoher Scheidenriss, Uterusruptur), vorzeitige Plazentalösung, schwere Geburt mit vielen Manipulationen, Wehenmittelüberdosierung.

15

**Folgen**: Vasokonstriktion, Verlegung der pulmonalen Strombahn, Schock. Letalität 50%

## Sehen, Fühlen, Riechen

- Schocksymptome ohne erkennbare Ursache ca. 2 Min. bis 4 h nach dem jeweiligen Ereignis
- Dyspnoe
- Zyanose
- Angst, Beklemmungszustände
- Schweißausbrüche, Schwindel, Schwarzwerden vor den Augen
- evtl. Bewusstseinsverlust
- evtl. Rechtsherzinsuffizienz (Halsvenenstauung)
- Anurie.

## Untersuchen

- RR ↓, P ↑
- $SpO_2$ ↓
- EKG: evtl. Zeichen der akuten Rechtsherzbelastung ($S_IQ_{III}$-Syndrom).

## Basismaßnahmen

! NA nachfordern.
- Lagerung: Oberkörper hochlagern, Beine tief
- Pat. beruhigen
- $O_2$-Gabe: 8–10 l/Min., evtl. über Gesichtsmaske mit Reservoir
- Basismonitoring (RR, P, EKG, $SpO_2$)
- venösen Zugang legen: Offenhalten mit Ringer-Lösung oder NaCl 0,9%.

## Erweiterte Maßnahmen

- Sedierung: 5–10 mg Diazepam-Lipuro® i.v.
- Analgesie: 5–10 mg Morphin i.v.
- Schock: evtl. 2–6 µg/kg KG/Min. Dopamin Giulini®
- ausgeprägte Hypotonie, $RR_{SYST}$ > 80 mmHg: 6–12 µg/kg KG/Min. Dobutrex® i.v.
- Kortikoide: bis zu 1.000 mg Solu-Decortin H® i.v.
- evtl. Heparinisierung: 5.000 IE Liquemin N® i.v.

**Indikation zur Intubation und Beatmung**
- Schwerer Schock
- Bewusstlosigkeit
- respiratorische Insuffizienz: $SpO_2 \leq 75\%$.

Narkose
- Einleitung: 0,2–0,3 mg/kg KG Hypnomidate® i.v.
- Sedierung: 5–10 mg Diazepam-Lipuro® i.v.
- Analgesie: 0,1–0,2 mg Fentanyl® i.v.
- evtl. Relaxierung: 1 mg/kg KG Lysthenon® i.v. (zur Einleitung), dann 0,06–0,1 mg/kg KG Norcuron® i.v.

- kontrollierte Beatmung:
  - normales I : E = 1 : 1,7–2
  - normale AF: 10–12/Min.
  - normales AZV: 10 ml/kg KG
  - $FiO_2$: 1,0
  - PEEP: 5 $cmH_2O$.

## Transport

! Immer in NA-Begleitung.

- In Klinik mit internistischer oder chirurgischer Intensivstation. Sonderrechte, Voranmeldung
- während des Transports: kontinuierliches Monitoring (RR, P, EKG, $SpO_2$, evtl. $EtCO_2$).

**Tipps & Tricks**

- Ähnlich wie bei der Lungenembolie (▶ Kap. 8.4) ist die Behandlung der akuten Rechtsherzbelastung am dringlichsten.
- Zurückhaltende Volumensubstitution.

# 16 Urologische Notfälle

*Frank Flake und Boris Hoffmann*

# 16.1 Leitsymptome und ihre Differenzialdiagnose

| Tab. 16.01 | |
|---|---|
| **Leitsymptome** | **Differenzialdiagnose** |
| **Schmerzen** | Nierensteinkolik, akuter Harnverhalt, Hodentorsion, Nebenhodenentzündung, Priapismus, Paraphimose |
| **Anurie** | Akutes Nierenversagen, akuter Harnverhalt, Nierensteinkolik |
| **Hämaturie mit sichtbarem Blutausfluss** | Tumoren, Harnleiterentzündung, Trauma im Bereich des Urogenitalsystems, Infektionskrankheiten, Hypertonie, Medikamentenintoxikation |

## 16.1.1 Schmerzen

Die meisten urologischen Erkrankungen, die eine Alarmierung des RD nach sich ziehen, gehen mit Schmerzen in Unterbauch oder Flanken einher.
Hilfreich im Rahmen der Diagnostik sind Schmerzlokalisation und -charakter. Eine gezielte Therapie ist präklinisch meist nicht möglich.

**Zwei Fragen stehen zunächst im Mittelpunkt**

1. Ist die Situation lebensbedrohlich?

Alarmzeichen: ausgeprägte Schocksymptomatik: RR ↓, P ↑, Kaltschweißigkeit → NA nachfordern.

2. Gibt es Hinweise auf die Ursache der Schmerzen?

Anamnese erheben

- Beschwerde bekannt (z. B. Steinleiden, Tumorleiden) oder erstmalig aufgetreten?
- In welcher Situation ist die Beschwerde aufgetreten? z. B. beim Versuch, Wasser zu lassen (akuter Harnverhalt), plötzlich und stark ausgeprägt (Nierensteinkolik), nach Masturbation (Paraphimose)
- Nimmt der Pat. Medikamente ein? (Intoxikation)
- Besteht Fieber?

16

| Tab. 16.02 Leitsymptom Schmerz | | |
|---|---|---|
| **Art und Lokalisation** | **Patient** | **Verdachtsdiagnose** |
| Flanken- oder Unterbauchschmerz | Anurie, Überwässerungszeichen: Lungenödem | Akutes Nierenversagen |
| Akuter wellen-, wehenartiger stärkster Schmerz (Rücken, Flanke) | Übelkeit, Erbrechen, bek. Steinleiden | Nierensteinkolik |
| Stärkste Unterbauchschmerzen | Quälender Harndrang, evtl. Harntröpfeln, pralle Harnblase | Akuter Harnverhalt |

| Tab. 16.02 Leitsymptom Schmerz *(Forts.)* | | |
|---|---|---|
| **Art und Lokalisation** | **Patient** | **Verdachtsdiagnose** |
| Stärkste Hodenschmerzen | Zunahme bei Anheben des Hodens, evtl. Schocksymptomatik: RR ↓, P ↑, Kaltschweißigkeit | Hodentorsion |
| Langsam zunehmende Schmerzen im Hoden | Nachlassen bei Anheben des Hoden, Fieber, Harnwegsinfekt | Nebenhodenentzündung |
| Schmerzen im Penis | Dauererektion | Priapismus |
| Schmerzen an der Penisspitze | Zurückgestreifte, eingerollte Vorhaut, blaurote Verfärbung der Glans, Präputialödem | Paraphimose |

## 16.1.2 Anurie

Einschränkung der Harnproduktion auf weniger als 5 ml/h (100 ml/d).
Kann durch eine Vielzahl von Erkrankungen bedingt sein. Je nach Niveau der Störung unterteilt man:

| Tab. 16.03 Ursachen für Anurie | | |
|---|---|---|
| **Niveau** | **Störung** | **Erkrankung** |
| **Prärenal (ca. 80 %)** | Reduziertes Flüssigkeitsangebot | z. B. durch Herzinsuffizienz, Herzinfarkt, Schock, Hypotonie, Elektrolytstörungen, Nierenarterienverschluss, Nierenvenenverschluss |
| **Renal** | Beeinträchtigte Filtrationsleistung | z. B. akute tubuläre Nekrose, akute Glomerulonephritis, chronische Niereninsuffizienz, Nebenniereninsuffizienz, Hämolyse, Medikamente |
| **Postrenal** | Abflussbehinderung der ableitenden Harnwege | z. B. Tumor, Nierensteine |

- Im Fall des postrenalen Hindernisses ist die Harnblase oft prall gefüllt → besonders schmerzhaft, bis hin zum Bild des akuten Abdomens (▶ Kap. 10.1.1)
- Besondere Gefahr für Dialysepat. und Pat. unter diuretischer Dauermedikation.

16

### ?! Zwei Fragen stehen zunächst im Mittelpunkt

1. Ist die Situation lebensbedrohlich?
Alarmzeichen: Exsikkose, Krämpfe, Bewusstseinsstörungen → NA nachfordern.
2. Gibt es Hinweise auf die Ursache der Anurie?
Anamnese erheben
- Beschwerde bekannt (z. B. Harnverhalt bereits mehrfach aufgetreten) oder erstmalig aufgetreten?
- In welcher Situation ist die Beschwerde aufgetreten?
- Nimmt der Pat. Medikamente ein? z. B. Diuretika.

| Tab. 16.04 Leitsymptom Anurie | | |
|---|---|---|
| **Begleitsymptom** | **Patient** | **Verdachtsdiagnose** |
| Foetor uraemicus | Somnolent bis komatös | Akutes oder chronisch terminales Nierenversagen |
| Quälender Harndrang, praller „Unterbauchtumor" | Harnträufeln, vegetative Störungen (Übelkeit, Erbrechen) | Akuter oder chronisch terminaler Harnverhalt |
| Reflektorisch gespannte Bauchdecke | Plötzlich einsetzender stärkster wellen-, wehenartiger, ausstrahlender Schmerz | Nierenkolik |

### 16.1.3 Hämaturie

Ausscheiden von Blut oder Blutbestandteilen mit dem Urin, der abhängig von der Menge rot bis braun verfärbt ist.

**Zwei Fragen stehen zunächst im Mittelpunkt**

1. Ist die Situation lebensbedrohlich?

Alarmzeichen: sehr starke Blutung mit Schocksymptomatik: RR ↓, P ↑, Kaltschweißigkeit oder Hypertonus → NA nachfordern.

2. Gibt es Hinweise auf die Ursache der Hämaturie?

Anamnese erheben

- Grunderkrankung bekannt (z. B. Tumorleiden, Harnwegsinfekt, Kolik) oder erstmalig aufgetreten?
- In welcher Situation ist die Beschwerde aufgetreten? z. B. nach starker körperlicher Belastung (Marschhämaturie), nach vorangegangenem Trauma (auch z. B. Katheterisierung)
- Nimmt der Pat. Medikamente ein? z. B. Antikoagulantien

! DD: an Regelblutung denken (2 ml Blut können 500 ml Urin rötlich verfärben!).



| Tab. 16.05 Leitsymptom Hämaturie | | |
|---|---|---|
| **Begleitsymptom** | **Patient** | **Verdachtsdiagnose** |
| Gespannte Bauchdecke | Eventuell Schocksymptomatik: RR ↓, P ↑, Kaltschweißigkeit | Abdominaltrauma |
| Fieber | Schmerzen beim Wasserlassen | Harnwegsinfekt |
| Typischer Kolikschmerz, ausstrahlend in Rücken, seitl. Unterbauch, auch Hoden und Schamlippen | Unruhig, geht umher | Nieren- oder Harnleiterkolik |

## 16.2 Akuter Harnverhalt (Ischurie)

Unfähigkeit, die Harnblase trotz Harndrangs und max. Füllung zu entleeren.

### Ursachen

- Mechanisch: Prostataadenom, Prostatakarzinom, eingeklemmter Harnstein, Peniskarzinom, traumatischer Harnröhrenabriss, Blasentumor
- medikamentös: z. B. Neuroleptika, Analgetika, Spasmolytika
- neurogen: z. B. bei Discusprolaps (L1–L5), Kaudasyndrom (▶ Kap. 12.6).

### Sehen, Fühlen, Riechen

- Unruhe
- quälender Harndrang
- stärkste Unterbauchschmerzen
- blasse, kaltschweißige Haut
- Übelkeit, Erbrechen
- evtl. Harnträufeln (Versagen der Schließmuskulatur, Blase „läuft über").

### Untersuchen

- Anamnese erheben
  - entsprechende Grunderkrankung bekannt?
  - Harnverhalt schon des öfteren aufgetreten?
- Tachykardie
- Harnblase als prall-elastischer „Tumor" über dem Schambein tastbar.

### Basismaßnahmen

! Eventuell NA oder ÄND nachfordern.

- Lagerung: Oberkörper hochlagern, mit angezogen Beinen, Knierolle
- Basismonitoring (RR, P, EKG, $SpO_2$)
- venösen Zugang legen: Offenhalten mit Ringer-Lösung oder NaCl 0,9% (Infusionsmenge gering halten, sonst Verstärkung des Harndrangs).

### Erweiterte Maßnahmen

- Zum Einsatz von Medikamenten
  - keine diuretisch wirksamen Medikamente, z. B. Lasix®, geben, bevor nicht die Ursache des akuten Harnverhalts geklärt ist
- Analgesie: 1,0–1,5 g Novalgin® i.v.
- evtl. Sedierung: 5–10 mg Diazepam-Lipuro® i.v.
- evtl. transurethralen Blasenkatheter legen (▶ Kap. 4.4.19).

! Gelingt das Legen eines Dauerkatheters nicht auf Anhieb, von weiteren Versuchen absehen → Gefahr der Perforation.

### Transport

- In Klinik mit urologischer Abteilung. Sonderrechte und Voranmeldung nicht erforderlich
- während des Transports: kontinuierliches Monitoring (RR, P).

## 16.3 Nieren-/Harnleiterkolik

Symptom einer bestehenden Grunderkrankung. Durch Nierensteine, seltener Blutkoagel, oder Raumforderungen von außen wird der Harnabfluss behindert. Der Harn staut sich oberhalb des Hindernisses an, was zu Druckerhöhung und reaktiver Hyperperistaltik der Harnleiter führt.

### Sehen, Fühlen, Riechen

- Schlagartig einsetzende wellen- oder wehenartige stärkste Schmerzzustände (Frequenz 1–10/Min.), oft in Rücken, Flanke, Unterbauch bis Oberschenkel, Penisspitze bzw. Schamlippen ausstrahlend
- gekrümmte Haltung des Pat. während der Kolik
- Übelkeit, Erbrechen, Schweißausbruch, Unruhe als vegetative Symptome
- Harndrang
- evtl. Oligurie (< 500 ml Urin/d)
- evtl. blutig tingierter Urin (Hämaturie, ▶ Kap. 16.1.3)
- evtl. Fieber.

### Untersuchen

- Anamnese: Steinleiden oft bekannt
- Palpation: lokalisiert reflektorisch gespannte Bauchdecke, Klopfschmerz in der Flanke
- Auskultation: evtl. Darmatonie (reflektorischer Ileus); fehlende oder abgeschwächte Darmgeräusche.

### Basismaßnahmen

- Pat. beruhigen
- Lagerung: Oberkörper hochlagern mit angezogenen Beinen, Knierolle
- Basismonitoring (RR, P, EKG, $SpO_2$).
- ! Hausarzt oder ÄND verständigen → evtl. NA nachfordern.
- Venösen Zugang legen: 500–1.000 ml Ringer-Lösung oder NaCl 0,9% i.v.

### Erweiterte Maßnahmen

16

- Zum Einsatz von Medikamenten
  - Opioide (z. B. Morphin Merck®) sind wegen Kontraktion der glatten Muskulatur kontraindiziert (Ausnahme: Dolantin®)
- Spasmolyse der glatten Muskulatur: z. B., falls RR > 100 mmHg, 2–3 Hübe Nitrolingual®-Spray s.l. oder 20–40 mg Buscopan® i.v., evtl. 40–60 mg Buscopan® als Infusion
- Analgesie: 1–2 g Novalgin® i.v., Achtung: Novalgin® kann kreislaufdepressiv wirken → langsame titrierte Gabe (max. 1 ml/Min.)
- evtl. Sedierung: 5–10 mg Diazepam-Lipuro® oder 5 mg Dormicum® i.v.

### Transport

- Transport nicht immer erforderlich. Je nach Schwere und Weisung des NA oder Hausarztes, Buscopan®-Zäpfchen in Reserve da lassen.
- ! In schweren Fällen evtl. mit NA in Klinik mit urologischer oder internistischer Abteilung.

- Bei Fieber und rezidivierenden Koliken unbedingt transportieren, DD Urosepsis
- während des Transports: kontinuierliches Monitoring (RR, P).

**Tipps & Tricks**
- Viel Bewegung führt in ca. 80% zu spontanem Steinabgang.
- Andere Ursachen mit Bild des akuten Abdomens (▶ Kap. 10.1.1) nicht ausschließen, z. B.
  - Gallenkolik → Schmerzen im Oberbauch, rechte Schulter
  - Appendizitis → Schmerzen im rechten Unterbauch
  - Pankreatitis → Schmerzen im Oberbauch mit gürtelförmiger Ausstrahlung.
- Bei Kindern und alten Menschen DD sehr schwierig.

# 16.4 Akutes Nierenversagen (Anurie, Polyurie)

Reversibler Ausfall der Nierenfunktion. Leitsymptom des ANV ist die Anurie.

**Polyurie: Vermehrte Harnausscheidung > 2 l/d**
**Ursachen**
- Hyperglykämie, Diabetes mellitus und insipidus (▶ Kap. 5.5)
- Schrumpfniere
- Hyperkalzämie
- Alkoholabusus.

**Tab. 16.06 Stadien des akuten Nierenversagens**

| | | |
|---|---|---|
| **1. Schädigungsphase** | Stunden bis Tage | Oligurie bis Normurie bei zunächst noch erhaltener Konzentrationsfähigkeit |
| **2. Oligurie/ Anurie** | Dauer: 7 d bis max. 10 Wo. | Oligurie-/Anurie-Komplikation: Überwässerung (Lungenödem), Hyperkaliämie (Rhythmusstörungen), metabol. Azidose, Medikamentenüberdosierung durch Kumulation, Urämie.<br>Achtung: in 15% von Anfang an normo- oder polyurischer Verlauf mit besserer Prognose. |
| **3. Polyurie** | Dauer: Tage bis Wo. | Rückgang der Urämiesymptome Komplikationen: Dehydration (Tachykardie, Hypotonie, Fieber, Apathie, Krämpfe), $K^+$-, $Na^+$-Verlust. |
| **4. Restitution** | Dauer: bis zu 12 Mon., im Mittel 1–3 Mon. | |

16

## Sehen, Fühlen, Riechen

! Abhängig vom Stadium.

- Tiefe Atmung, evtl. Foetor uraemicus
- Übelkeit, Erbrechen
- Flanken- oder Unterbauchschmerz
- Apathie, evtl. Somnolenz → Koma
- Myoklonien (Muskelkontraktionen)
- evtl. Krämpfe
- Exsikkosezeichen: Durst, Schwäche, verminderter Hauttugor, RR ↓, P ↑.

## Untersuchen

- Anamnese: Anurie
- Inspektion: evtl. Ödeme an Extremitäten: Druckprobe (z. B. mit Finger seitlich des Schienbeins drücken: bleibt Druckdelle bestehen, Flüssigkeit im Gewebe), evtl. gestaute Halsvenen
- EKG-Veränderungen: Hyperkaliämiezeichen und Herzrhythmusstörungen bis hin zu Kammerflimmern oder Asystolie
- Auskultation: Lunge, evtl. feuchte Rasselgeräusche als möglicher Hinweis auf Lungenödem.

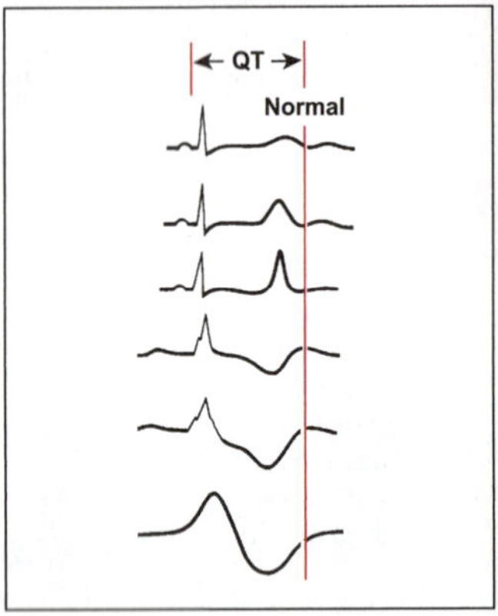


Abb. 16.01 Hyperkaliämiezeichen [A 300]

## Basismaßnahmen

! NA nachfordern.

- Lagerung nach Bewusstseinslage: Schocklage bzw. stabile Seitenlage bei Bewusstlosigkeit
- Basismonitoring (RR, P, EKG, $SpO_2$)
- $O_2$-Gabe: 6–8 l/Min. über Nasensonde
- venösen Zugang legen: 500–1.000 ml Ringer-Lösung oder NaCl 0,9% (Exsikkosebehandlung); bei ausgeprägter Schocksymptomatik (RR ↓, P ↑): 20–40 ml/kg KG Ringer-Lösung i.v.
- evtl. transurethralen Blasenkatheter legen.

16

## Erweiterte Maßnahmen

- Zum Einsatz von Medikamenten
  - keine präklinische Azidosekorrektur → Gefahr der Überkorrektur
  - keine kaliumhaltigen Lösungen verabreichen
- kolikartige Schmerzen: 20 mg Buscopan® i.v.
- Analgesie: 2,5 g Novalgin® oder 100 mg Tramal® i.v.
- Diuresesteigerung: 100–250 mg Lasix® i.v. (zuvor Blasenkatheter legen)
- bei lebensbedrohlichen Hyperkaliämien: unter laufender EKG-Kontrolle 0,5 mg Salbulair® langsam i.v. → senkt rasch und anhaltend Serumkaliumspiegel. Achtung: Nicht bei Dialysepat. anwenden

- Dialyse anstreben bei nicht beherrschbarer Hyperkaliämie, metabolischer Azidose, Überwässerung (Lungenödem), Perikarditis mit Perikarderguss.

### Transport

! Mit NA in Klinik mit internistischer Abteilung (Möglichkeit der Dialyse).
- Intensivmedizinische Aufnahme meist erforderlich
- Sonderrechte nach Zustand des Pat., z. B. Schocksymptomatik
- Voranmeldung erforderlich
- während des Transports: kontinuierliches Monitoring (RR, P, EKG, $SpO_2$).

**Achtung**
Hinter jeder Anurie kann sich ein ANV verbergen. Entsprechend gründlich vorgehen. Endgültige Diagnose kann nur klinisch gestellt werden.

## 16.5 Akutes Skrotum

! DD Hodentorsion – Nebenhodenentzündung oft schwierig, in beiden Fällen zügiger Transport.

### 16.5.1 Hodentorsion

Stieldrehung eines Hodens und des Samenstrangs um seine Längsachse mit Gefäßstrangulation. Betroffen vor allem junge Männer, während oder kurz nach der Pubertät. Wegen Nekrosegefahr am betroffenen Hoden ist schnelles Handeln erforderlich (nach ca. 6 h ist mit dem Untergang des Hodengewebes zu rechnen) → urologischer Notfall.

#### Sehen, Fühlen, Riechen

- Akut einsetzende stärkste Schmerzen, welche bis in die Leiste ziehen, Schmerzzunahme bei Anheben des Hodens
- Übelkeit, Erbrechen
- evtl. Kaltschweißigkeit
- bei Kleinkindern: Bauchschmerzen und Koliken
- kein Fieber.

#### Untersuchen

- Eventuell RR ↓, P ↑ (vasovagale Schocksymptomatik)
- Inspektion: Leicht gerötete, ödematös geschwollene Skrotalhaut, Hoden steht höher
- Palpation: evtl. reflektorisch gespannte Bauchdecke.

#### Basismaßnahmen

! Achtung: Transport hat oberste Priorität. Pat. kann nur in der Klinik geholfen werden.
- Lagerung: Flachlagerung des Pat. (Achtung: keine Unterpolsterung des Hoden → Schmerzverstärkung).

- Basismonitoring (RR, P, EKG, $SpO_2$)
- evtl. $O_2$-Gabe: 6–8 l/Min. über Nasensonde.

! Eventuell NA nachfordern → immer bei Schocksymptomatik (ausreichende Analgesie).

- Venösen Zugang legen: Offenhalten mit Ringer-Lösung oder NaCl 0,9%
- bei starker vasovagaler Reaktion: 20 ml/kg KG Ringer-Lösung infundieren.

### Erweiterte Maßnahmen

- Analgesie: 100 mg Tramal® oder 5–10 mg Morphin i.v.
- evtl. Sedierung: 5–10 mg Diazepam-Lipuro® i.v.

### Transport

- Schnellstmöglich, evtl. mit NA, in Klinik mit urologischer oder chirurgischer Abteilung → Voranmeldung
- während des Transports: kontinuierliches Monitoring (RR, P, EKG, $SpO_2$).

## 16.5.2 Nebenhodenentzündung (Epididymitis)

Akute, schmerzhafte Entzündung des Nebenhodens. Meist durch aufsteigenden Infekt von Harnröhre oder Prostata.

### Sehen, Fühlen, Riechen

- Langsam zunehmende Schmerzen im Hoden, bis in die Leistenregion ziehend
- Fieber
- evtl. Tachykardie (durch starke Schmerzen).

### Untersuchen

- Anamnese: Harnwegsinfekt, vorangegangene instrumentelle Untersuchungen, evtl. blutiger Urin
- Inspektion: zunehmende Schwellung des Nebenhodens und Rötung der Skrotalhaut
- Palpation: beim Anheben der Hoden lassen Schmerzen nach (Prehn-Zeichen), DD Hodentorsion: hier Zunahme der Schmerzen.



### Basismaßnahmen

! Bei allen Maßnahmen: Schamgefühl des Pat. beachten (Umstehende aus Raum/Fahrzeug schicken).

- Lagerung: Flachlagerung des Pat., Unterpolsterung und Hochlagern des Hodens, z. B. mit Mullbinde, Watte
- Basismonitoring (RR, P, EKG, $SpO_2$)
- venösen Zugang legen: Offenhalten mit Ringer-Lösung oder NaCl 0,9%.

### Erweiterte Maßnahmen

- Kühlung mit Eisbeuteln: Einmal-Kühlkompresse in Verbandtuch wickeln und um den Hoden legen (nicht anpressen)
- Analgesie: 1,0–2,0 g Novalgin® i.v. (Analgesie und Fiebersenkung) oder 100 mg Tramal® i.v.
- bei stärksten Schmerzzuständen: 5–10 mg Morphin i.v.
- evtl. Sedierung: 5–10 mg Diazepam-Lipuro® i.v.

### Transport

- Grundsätzlich in Klinik mit urologischer Abteilung
- Sonderrechte nicht erforderlich. Bei stärksten Schmerzzuständen, Diagnoseunsicherheit → Voranmeldung
- während des Transports: kontinuierliches Monitoring (RR, P), Kühlung fortführen.

## 16.6 Priapismus

Schmerzhafte Dauererektion ohne sexuelle Stimulation. Meist auf Grund vermehrter Blutzufuhr (nervale Innervationsstörungen) in die oder verminderten Blutabstroms aus den Corpora cavernosa. Erektion über einen Zeitraum von > 2 h.

### Sehen, Fühlen, Riechen

- Akut auftretende Dauererektion ohne sexuelle Stimulation und Ejakulation
- zunehmende starke Schmerzen im Penis
- evtl. Tachykardie (durch starke Schmerzen).

### Untersuchen

- Anamnese: Harnverhalt, Medikamenten- oder Drogenintoxikation, Stoffwechselerkrankungen, Sexualpraktiken (z. B. Benutzung von Penisringen zur Erektionsverlängerung)
- Inspektion/Palpation: Glans penis und Corpus spongiosum schlaff (keine Beteiligung), Penisverkrümmung nach oben, evtl. blau-violette Verfärbung des Penis.

### Basismaßnahmen

! Bei allen Maßnahmen Schamgefühl des Pat. beachten.
- Flachlagerung des Pat., evtl. Penis unterpolstern (Watte, Mullkompressen)
- Basismonitoring (RR, P, EKG, $SpO_2$)
- $O_2$-Gabe: 6–8 l/Min. über Nasensonde.

! Eventuell NA nachfordern.
- Venösen Zugang legen: Offenhalten mit Ringer-Lösung oder NaCl 0,9%.



### Erweiterte Maßnahmen

- Kühlung der Penisbasis: Einmal-Kühlkompresse in Verbandtuch wickeln und den Penis damit unterpolstern
- Analgesie: 100 mg Tramal® oder 5–10 mg Morphin i.v.
- evtl. Sedierung: 5–10 mg Diazepam-Lipuro® i.v.

### Transport

- Immer in Klinik mit urologischer Fachabteilung
- Behandlungserfolg nur bei Therapiebeginn innerhalb von 24 h → Zeitlimit abschätzen evtl. Voranmeldung
- während des Transports: kontinuierliches Monitoring (RR, P), Kühlung fortführen.

**Tipps & Tricks**

- Meist drängt die Zeit: Aufgrund des Schamgefühls wird oft erst spät RD oder Arzt alarmiert.
- In ca. 50% der Fälle bleibt die Erektionsfähigkeit erhalten. (Abhängig von frühzeitiger Behandlung und vorliegender Grunderkrankung.)

## 16.7 Paraphimose („Spanischer Kragen")

Bei relativer Vorhautenge wird diese beim Zurückstreifen über die Glans penis, vor allem bei der Erektion, zum Schnürring. Der venöse Abstrom wird gedrosselt. Es kommt zu einer schmerzhaften ödematösen Schwellung von Glans und Vorhaut.

### Sehen, Fühlen, Riechen

! Blickdiagnose.
- Schmerzen an der Penisspitze
- zurückgestreifte, eingerollte, ödematös geschwollene Vorhaut
- evtl. blauverfärbte, geschwollene Glans penis.

### Untersuchen

Anamnese: bekannte Phimose (Vorhautenge), Auftreten meist während oder nach Koitus/Masturbation.

### Basismaßnahmen

! Bei allen Maßnahmen Schamgefühl des Pat. beachten.
- Lagerung: Oberkörper hochlagern (möglichst angenehm für den Pat., evtl. Unterpolsterung des Hoden, Penis)
- Basismonitoring (RR, P, EKG, $SpO_2$)
- $O_2$-Gabe: 4–6 l/Min. über Nasensonde.

! Eventuell NA nachfordern.
- Venösen Zugang legen: Offenhalten mit Ringer-Lösung oder NaCl 0,9%.

16

### Erweiterte Maßnahmen

- Analgesie: 5–10 mg Morphin i.v. oder 0,05–0,1 mg Fentanyl® i.v.
- evtl. Repositionsversuch → nur vom erfahrenen Arzt durchzuführen
  - evtl. Infiltrationsanästhesie vor Repositionsversuch mit 10 ml Xylocain® 1%, besser Schleimhautanästhesie, z. B. mit Xylocain®-Gel
  - Reposition: Beidhändig mit dem 2. und 3. Finger die Kranzgrenze des Penis umgreifen und kräftig mit beiden Daumen das Ödem von Glans und Vorhaut ausdrücken, dabei versuchen, die Vorhaut zu reponieren.

### Transport

- Immer in Klinik mit urologischer oder chirurgischer Abteilung
- Sonderrechte und Voranmeldung nicht erforderlich
- während des Transports: kontinuierliches Monitoring (RR, P).

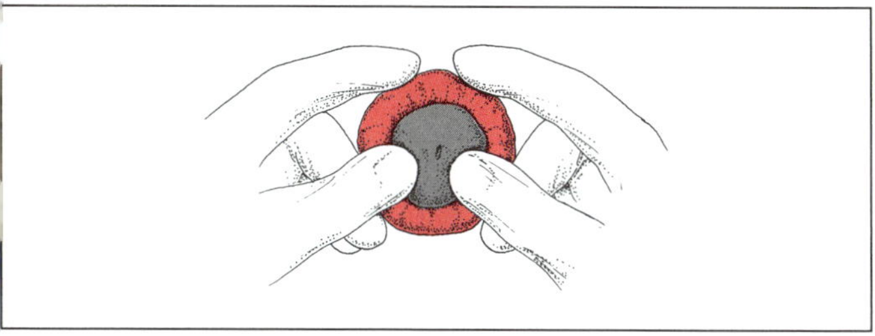

Abb. 16.02 Reposition [L 190]

**Achtung**
Bei unterlassener Behandlung und Fortbestehen der Paraphimose Gefahr einer Glansgangrän.

# 17 Augennotfälle

*Nils Gehring*

# 17.1 Leitsymptome und Differenzialdiagnose

Tab. 17.01

| Leitsymptome | Differenzialdiagnose |
|---|---|
| **Augenrötung** | Fremdkörperverletzung, Prellung, Verätzung, Höhensonne, Konjunktivitis, mechan. Reizung („Zug" bekommen), Schweißen, allergische Reaktionen |
| **Akuter Sehverlust** | Glaukomanfall, Störungen von Netzhautgefäßen (Verschluss, N. opticus, Sehbahn), Netzhautablösung, Symptom chron. Erkrankungen, z. B. Diabetes mellitus, Hypertonus, Arteriosklerose, Hyperlipidämie |
| **Pupillendifferenzen** | SHT |
| **Schmerzen im Auge** | Fremdkörperverletzung, Verätzung, Bulbustrauma, Glaukomanfall |
| **Lichtscheu, Lichtsaum** | Glaukomanfall, Verätzung, Augenmuskelparese, Fremdkörperverletzung |
| **Übelkeit, Erbrechen, Schwindel** | Glaukomanfall, Augenmuskelparese |

## 17.1.1 Augenrötung

Tritt sehr häufig auf, bedarf meist keiner Therapie. Durch evtl. zusätzlichen Juckreiz wird sie vom Pat. als sehr unangenehm empfunden, meist allerdings so „hingenommen".
Erst wenn weitere Beschwerden, wie z. B. Schmerzen beim Glaukomanfall, hinzutreten, sucht der Pat. den Arzt auf oder alarmiert den RD.

**Zwei Fragen stehen zunächst im Mittelpunkt**

1. Ist die Situation bedrohlich für Mensch oder Augenlicht?
Alarmzeichen: starke Schmerzen (evtl. in Kombination mit Übelkeit und Erbrechen), sichtbarer Fremdkörper, der aus dem Auge herausragt, Austritt von Augenanteilen → NA nachfordern.
2. Gibt es Hinweise auf die Ursache der Augenrötung?
Anamnese erheben:

- Besteht eine Allergie? z. B. Heuschnupfen
- Beschwerde bekannt? z. B. schon häufiger nach Autofahrt mit offenem Fenster aufgetreten, chronische Bindehautentzündung oder erstmalig aufgetreten?
- In welcher Situation ist die Beschwerde aufgetreten? z. B. bei Arbeiten mit einem Schweißgerät, im Rahmen eines Unfalles (Fremdkörperverletzung, Prellung), aus „heiterem Himmel" (Konjunktivitis, Glaukomanfall)
- Einseitig oder beidseitig gerötetes Auge (Konjunktivitis oft beidseitig)?

**Tab. 17.02 Leitsymptom Augenrötung**

| Begleitsymptom | Patient | Verdachtsdiagnose |
|---|---|---|
| Juckreiz | Häufiges Reiben in den Augen, Augenbrennen | (Allerg.) Konjunktivitis, Fremdkörper: Insekten, Staub |
| Schmerzen | Tränenfluss, Lidverkrampfung, Berührungsängste, Unruhe | Fremdkörperverletzung, Verätzungen, Glaukomanfall |
| Lichtscheu, Lichtsaum | Unruhe, Tränenfluss, Schmerzen, Lidkrampf | Verätzungen, therm. Verletzung, Fremdkörperverletzung |

## 17.1.2 Akuter Sehverlust

Rasch auftretender Visusverlust oder Gesichtsfeldverlust, einseitig, beidseitig, mit oder ohne Schmerzen. Auftreten häufig durch Anstrengung oder nach Schlaf.
Wird vom Pat. als sehr bedrohlich empfunden → beruhigend einwirken, Ruhe ausstrahlen.
Ursachen liegen im Bereich der Netzhaut (z. B. N. oder Tractus opticus).

**Zwei Fragen stehen zunächst im Mittelpunkt**

1. Ist die Situation bedrohlich für Mensch oder Augenlicht?
Alarmzeichen: starke Augenschmerzen, Pupillendifferenz → Glaukomanfall, raumfordernder Prozess (z. B. SAB).
2. Gibt es Hinweise auf die Ursache des Sehverlustes?
Anamnese erheben:

- Beschwerde bekannt (z. B. Hypertonie) oder erstmalig aufgetreten?
- In welcher Situation ist die Beschwerde aufgetreten? z. B. nach Anstrengung, Schlaf, langsame Steigerung des Sehverlustes (z. B. SAB), oder plötzlich aufgetreten? z. B. Glaukomanfall, Netzhautablösung
- Nimmt der Pat. Medikamente ein?

**Tab. 17.03 Leitsymptom akuter Sehverlust**

| Begleitsymptom | Patient | Verdachtsdiagnose |
|---|---|---|
| Schmerzen im Auge | Weite Pupille, Übelkeit, Schwindel, Erbrechen, harter Augapfel | Akuter Glaukomanfall |
| Erhöhte RR Werte > 200 mmHg | Kopfschmerzen, Müdigkeit, Bewusstseinstrübung | Hypertensive Krise, SAB |

## 17.1.3 Pupillendifferenz

Leitsymptom des Schädel-Hirn-Traumas. Fällt meist erst im Rahmen einer genauen Untersuchung auf. Alarmierung des RD meist nicht auf Grund der Pupillendifferenz. Kommt auch physiologisch vor, z. B. Adie-Syndrom, Amaurosis, Linsenimplantation.
Genaue Abklärung nötig.

**[?] Zwei Fragen stehen zunächst im Mittelpunkt**

1. Ist die Situation bedrohlich für Mensch oder Augenlicht?

Alarmzeichen: Bewusstseinsstörungen, Kopfverletzungen mit oder ohne Bulbusbeteiligung → NA nachfordern.

2. Gibt es Hinweise auf die Ursache der Pupillendifferenz?

Anamnese erheben

- Phänomen bekannt? z. B. chronisches Augenleiden, vorangegangene Augenerkrankung, z. B. Glaukomanfall, oder erstmalig aufgetreten, z. B. Unfall, Verletzungsfolge, SHT, Bulbustrauma
- In welcher Situation aufgetreten? z. B. nach Anstrengung, nach dem Schlafen
- Akuter Visusverlust?
- Nimmt der Pat. Augenmedikamente ein? z. B. Atropin.

**Tab. 17.04 Leitsymptom Pupillendifferenz**

| Begleitsymptom | Patient | Verdachtsdiagnose |
|---|---|---|
| Sichtbare Kopfverletzungen oder Mehrfachverletzung | Blutungen, Schmerzen, Übelkeit, Erbrechen, Hirndruckzeichen, Bewusstseinsstörungen | Schädel-Hirn-Trauma |
| Fremdkörper im Auge, Austritt von Augenanteilen | Schmerzen, Augenrötung, starker Tränenfluss, Lichtsaum | Bulbustrauma |
| Akuter Beschwerdeeintritt | Schmerzen, Lichtsaum, Schwindel, Lichtscheu | Glaukomanfall, akuter Visusverlust |

## 17.1.4 Schmerzen

Werden unterschiedlich stark empfunden. Jegliche Schmerzäußerung muss daher ernst genommen werden. Im Bereich der Augen werden Schmerzen oft als besonders bedrohlich und unerträglich empfunden und können von Panikreaktionen begleitet sein.

**[?] Zwei Fragen stehen zunächst im Mittelpunkt**

1. Ist die Situation bedrohlich für Mensch oder Augenlicht?

Alarmzeichen: sichtbare Verletzungszeichen, stärkste Schmerzen, Visuseinschränkung → NA nachfordern.

2. Gibt es Hinweise auf die Ursache der Schmerzen?

Anamnese erheben:

- Beschwerde bekannt? z. B. chron. Augenleiden, oder erstmalig und akut aufgetreten?
- Akuter Visusverlust?
- In welcher Situation ist die Beschwerde aufgetreten? z. B. nach Unfallereignis, seit längerer Zeit mit steigender Schmerzintensität
- Nimmt der Pat. Medikamente ein?

| Tab. 17.05 Leitsymptom Schmerzen | | |
|---|---|---|
| **Begleitsymptom** | **Patient** | **Verdachtsdiagnose** |
| Starker Tränenfluss | Lichtscheu, Sehverschlechterung, Unruhe | Augenverätzung |
| Akuter Visusverlust | Rötung, Sehverschlechterung, trockenes Auge | Glaukomanfall |
| Entrundung der Pupille | Blutunterlaufene Bindehaut, Sehverlust, Tränenfluss, Austritt von gallertartiger Masse aus dem Auge | Bulbustrauma, Fremdkörperverletzung |

## 17.1.5 Lichtscheu, Lichtsaum

Unangenehme Empfindungen im Auge bei Lichteinfall.
Diagnostische Möglichkeiten auf Grund der Beschwerde deutlich eingeschränkt. Obwohl für den Pat. sehr unangenehm, kann nicht auf helle Umgebung oder direkte Beleuchtung des Auges verzichtet werden.

**Zwei Fragen stehen zunächst im Mittelpunkt**

1. Ist die Situation bedrohlich für Mensch oder Augenlicht?
Alarmzeichen: evtl. sichtbare Verletzungen, starke Schmerzen → NA nachfordern.
2. Gibt es Hinweise auf die Ursache des Lichtsaumes/der Lichtscheu?
Anamnese erheben:

- Beschwerde bekannt oder erstmalig aufgetreten?
- In welcher Situation ist die Beschwerde aufgetreten? z. B. nach Arbeiten mit einem Schweißbrenner ohne Sichtschutz, zusammen mit starken, einseitigen Kopfschmerzen (Migräne?)
- Sind Doppelbilder aufgetreten? z. B. Augenmuskelparese

! Lichtscheu kann auch im Rahmen von z. B. Masern, Meningitis, Enzephalitis auftreten → den ganzen Pat. betrachten.

| Tab. 17.06 Leitsymptom Lichtscheu/Lichtsaum | | |
|---|---|---|
| **Begleitsymptom** | **Patient** | **Verdachtsdiagnose** |
| Milchig-trübe Hornhaut | Stärkste Schmerzen, rotes Auge, Übelkeit, Erbrechen, Bradykardie, Schwitzen | Glaukomanfall |
| Lidkrampf | Sehverschlechterung, Tränenfluss, Augenschmerzen, starke Unruhe | Keratitis (Hornhautentzündung) |
| Doppelbilder | Orientierungsschwierigkeiten, Schwindel, Kopfschmerzen, rasche Ermüdbarkeit, Verschwommensehen | Augenmuskelparese |

## 17.1.6 Übelkeit, Erbrechen, Schwindel

Sehr häufig kommt es im Rahmen von Augenerkrankungen zu vegetativen Symptomen. Die sichere Zuordnung spielt hierbei eine große Rolle. Unspezifische Symptome (▶ Kap. 10, ▶ Kap. 12, ▶ Kap. 13, ▶ Kap. 21).

### Zwei Fragen stehen zunächst im Mittelpunkt

1. Ist die Situation bedrohlich für Mensch oder Augenlicht?
Alarmzeichen: sichtbare Verletzungen, starke Schmerzen → NA nachfordern.
2. Gibt es Hinweise auf die Ursache von Übelkeit, Erbrechen, Schwindel?
Anamnese erheben:

- Bessern sich die Symptome bei Schließen der Augen? z. B. Morbus Menière (▶ Kap. 18.4)
- Beschwerde bekannt? z. B. Migräneanfälle, chronische Augenleiden, oder erstmalig aufgetreten?
- Sind Doppelbilder aufgetreten? z. B. Augenmuskelparese
- Liegen Symptome anderer Krankheitsbilder vor? z. B. Fieber, kolikartige Schmerzen, Bauchdeckenbeschaffenheit
- Nimmt der Pat. Medikamente ein? Nebenwirkungen?

**Tab. 17.07 Leitsymptome Übelkeit, Erbrechen, Schwindel**

| Begleitsymptom | Patient | Verdachtsdiagnose |
|---|---|---|
| Doppelbilder | Orientierungsschwierigkeiten, Kopfschmerzen, rasche Ermüdbarkeit, Verschwommensehen | Augenmuskelparese |
| Milchig-trübe Hornhaut | Heftige Augenschmerzen, rotes Auge, Bradykardie, Schwitzen, Lichtsaum, Lichtscheu | Glaukomanfall |

## 17.2 Akuter Glaukomanfall (Glaucoma acutum)

Plötzliche Augeninnendruckerhöhung auf Werte zwischen 50–80 mmHg (Normalwert: 20 mmHg) durch Verlegung des Kammerwasserabflusses. Massive Sehverschlechterung. Fast immer einseitig.

### Ursachen

Zum Beispiel chronisches Engwinkelglaukom, Augenverletzungen, Entzündungen, Gefäßerkrankungen der Netzhaut.

### Sehen, Fühlen, Riechen

- Anfallsartige Attacken von Sehverschlechterung
- heftigste Augenschmerzen, Kopfschmerzen
- rotes Auge mit milchig-trüber Hornhaut
- Erscheinen von Farbringen um Lichtquellen
- Übelkeit und Erbrechen
- evtl. Lidödem.

### Untersuchen

- Palpation: steinharter Bulbus
- Pupillenkontrolle: mittelweite, träge reagierende, evtl. entrundete Pupille
- Tachykardie, evtl. Bradykardie.

### Basismaßnahmen

- Beruhigung
- Lagerung: Oberkörper erhöht
- Basismonitoring (RR, P, evtl. EKG und $SpO_2$)
- $O_2$-Gabe 6–8 l/Min.
- venösen Zugang legen: Offenhalten mit Ringer-Lösung oder NaCl 0,9%
- evtl. Alkoholika, z. B. 1–2 Gläser Weinbrand p.o.

### Erweiterte Maßnahmen

- Parasympathomimetika zur Pupillenverengung → besserer Kammerwasserabfluss, z. B. 1 Tr. 1-prozentige Pilocarpin®-Augentropfen in 10 Min.-Abstand ins Auge tropfen
- evtl. Sedierung: 5–10 mg Diazepam-Lipuro®
- Analgesie: 5–10 mg Morphin → verengt zusätzlich die Pupillen.

### Transport

- In Krankenhaus mit ophthalmologischer Abteilung
- Patientenraum nach Möglichkeit hell erleuchten (Pupillenverengung)
- während des Transports: Beruhigung des Pat., kontinuierliches Monitoring (RR, P, EKG, $SpO_2$).

**Achtung**
Oft ist der Allgemeinzustand schlecht und die Sehverschlechterung bleibt unbemerkt → Fehldiagnose: akutes Abdomen, zerebraler Insult, Hirntumor.

## 17.3 Verätzungen

Verätzungen im Haushalt sind häufig, vor allem bei Kindern. Die Schwere der Verätzung hängt ab von: Substanz (Säure oder Lauge), Konzentration, pH-Wert der Lösung und Einwirkzeit. Hier setzt die 1. Maßnahme an:

Erste Maßnahme: sofortiges Spülen des Auges!

### Sehen, Fühlen, Riechen

- Akute Sehverschlechterung
- starke Augenschmerzen
- starker Tränenfluss
- Lichtscheu
- Lidkrampf
- starke Unruhe
- Abwehrhaltung.

### Untersuchen

! Langwierige Maßnahmen zur Versorgung des Pat. stehen im Vordergrund und dürfen durch Anamneseerhebung nicht unterbrochen werden.

- Anamnese: z. B. Unfallhergang, welche Chemikalien werden verwendet und kommen in Frage → dokumentieren

- Inspektion der Umgebung, z. B. Säurereste → Arbeitsplatz, Kleidung, Inspektion des Auges mittels Tupfer, Watteträger oder Lidhaken.

## Basismaßnahmen

- Augenspülung mit mind. 2 l fließendem Wasser, Ringer-Lösung, NaCl 0,9% oder Aqua dest., besser Spüllösungen, z. B. Isogutt®, Tima oculav® verwenden

**Augenspülung**
Absolute Kontraindikation: Verätzungen mit Kalk → Gefahr von weiteren Verätzungen oder Temperaturanstiegen bis 100 °C. In diesem Fall nur mit Watteträgern und Speiseöl oder Paraffinöl reinigen.
Möglichst bei allen Spülungen: Augenspülflasche verwenden (▶ Abb. 17.01)

! Während ein Helfer spült, muss der zweite Helfer mit der weiteren Versorgung fortfahren.

- Handschuhe anziehen
- Kopf des Pat. zur Seite des verletzten Auges wenden
- Lider des betroffenen Auges mit zwei Fingern einer Hand öffnen
- Flüssigkeit aus ca. 10 cm Höhe in den inneren Augenwinkel gießen, mindestens 15 Min.
- bei Verwendung einer Augenspülflasche: Flasche auf das betroffene Auge aufsetzen und Flüssigkeit mit leichtem Druck einspülen
- während des Spülvorganges Pat. auffordern, seine Augen in alle Richtungen zu bewegen.

- sichtbare Schadstoffteilchen abtupfen
- Pat. beruhigen
- evtl. nicht lösliche feste Partikel mit Tupfer aus dem Bindehautsack entfernen
- Basismonitoring (RR, P, evtl. EKG und $SpO_2$)
- venösen Zugang legen: Offenhalten mit Ringer-Lösung oder NaCl 0,9%.

## Erweiterte Maßnahmen

- Beide Augen steril abdecken
- Analgesie: 2–5 mg Morphin i.v.
- evtl. Sedierung: 2–5 mg Diazepam-Lipuro® i.v.
- bei Lidkrampf Lokalanästhetikum, z. B. Konjuncain EDO®, in das Auge einträufeln.

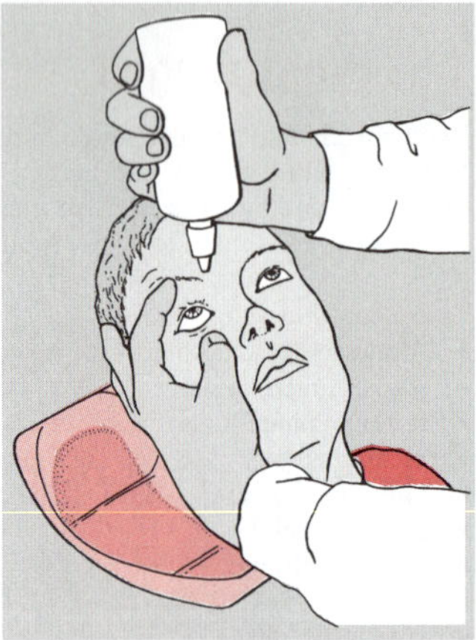

Abb. 17.01 Augenspülung [L 157]

### Transport

- Vor Transport ausreichend Spülen, evtl. während des Transports fortführen
- In Klinik mit augenheilkundlicher Abteilung transportieren, in leichteren Fällen zum niedergelassenen Augenarzt. Achtung: Ausmaß wird primär eher unterschätzt
- bei Sehverlust oder stärksten Schmerzen Sonderrechte und Voranmeldung.
- während des Transports: kontinuierliches Monitoring (RR, P, evtl. EKG, evtl. $SpO_2$).

Bei Lidkrampf keine gewaltsame Öffnung des Auges erzwingen, die schädliche Substanz würde noch mehr ins Auge gerieben.

## 17.4 Perforierende Verletzungen

Eindringen größerer oder kleinerer Fremdkörper in den Augapfel. z. B. Glassplitter, Eisenspäne.

! Häufigste Erblindungsursache. Meist bei der Arbeit, bei Verkehrsunfällen, Sport und Spiel.

### Sehen, Fühlen, Riechen

- Akuter Sehverlust
- starker Tränenfluss
- evtl. sichtbarer Fremdkörper im Auge
- evtl. Schmerzen im betroffenen Auge
- blutunterlaufene Bindehaut oder Augapfel
- evtl. sichtbare Wundöffnung
- Austritt von gallertartiger Substanz aus dem Augapfel
- evtl. Entrundung der Pupille.

### Untersuchen

- Auge unter heller Lichtquelle nach Fremdkörper absuchen, → Achtung: vorsichtige Inspektion → Gefahr des Lidkrampfes
- evtl. Tachykardie.

### Basismaßnahmen

! Fremdkörper nicht entfernen.
- Pat. beruhigen
- kleine, nicht in Augapfel eingedrungene Fremdkörper herausspülen (▸ Kap. 17.3)
- große, aus dem Augapfel herausragende Fremdkörper fixieren: 2 Mullbinden seitlich des Fremdkörpers legen und mit Pflasterstreifen fixieren, das andere Auge abdecken und ruhig stellen
- keine Augentropfen oder Salben verwenden, dies führt zur Verschlechterung
- Basismonitoring (RR, P, EKG, $SpO_2$).

! NA nachfordern.
- Venösen Zugang legen: Offenhalten mit Ringer-Lösung oder NaCl 0,9%.

## Erweiterte Maßnahmen

- Eventuell Analgesie: 2–5 mg Morphin i.v.
- evtl. Sedierung: 5 mg Diazepam-Lipuro® i.v.

## Transport

- Bei jeglicher mechanischer Augenverletzung an eine Perforation denken, deshalb immer Transport → Gefahr des Verlustes von Auge oder Augenlicht.

! Transport hat Priorität; mit NA in Klinik mit Augenabteilung.

- Bei sichtbaren Perforationen Sonderrechte anwenden, Voranmeldung
- während des Transports: kontinuierliches Monitoring (RR, P, EKG, $SpO_2$).

Fehlender Schmerz schließt eine Perforation nicht aus.

# 18 HNO-Notfälle

*Frank Flake und Boris Hoffmann*

# 18.1 Leitsymptome und ihre Differenzialdiagnose

**Tab. 18.01**

| Leitsymptome | Differenzialdiagnose |
|---|---|
| **Nasenbluten** | Trauma: Fraktur von Schädelbasis und Nasenbein; trockenes Raumklima, Infekt, Hypertonie, hypertensive Krise, Arteriosklerose, Gerinnungsstörungen, Spontanruptur eines Gefäßes, Fremdkörper, Leukämie, gerinnungshemmende Medikamente, z. B. Marcumar® |
| **Liquorrhoe** | Schädelbasisfraktur, Hirndruck |
| **Hörminderung/ Hörverlust** | Hörsturz, Morbus Menière, Durchblutungsstörungen, Gehörgangverlegung, z. B. Ohrenschmalz, Infektion, Knalltrauma, Fremdkörper, Trommelfellruptur |

## 18.1.1 Nasenbluten (Epistaxis) ▸ Kap. 18.2

## 18.1.2 Liquorrhoe

Austreten von Hirnwasser aus Nase oder Ohren.
Setzt fast immer ein Trauma (meist SHT) voraus. Durch die entstehende Verbindung zwischen Liquorraum und Außenwelt zusätzlich Infektionsgefahr.
Offene Wunden abdecken, schnellstmöglich Vitalfunktionen sichern (▸ Kap. 21.3).

**Zwei Fragen stehen zunächst im Mittelpunkt**

1. Ist die Situation lebensbedrohlich?

Alarmzeichen: Bewusstseinsstörung bis hin zur Bewusstlosigkeit, Hirndruck → finale Zeichen: Druckpuls, Bradykardie, Pupillendifferenz → NA nachfordern (▸ Kap. 21.3).

2. Gibt es Hinweise auf die Ursache der Liquorrhoe?

Anamnese erheben:
- Zurückliegendes Trauma?
- Zustand nach Schädel-OP?

**Tab. 18.02 Leitsymptom Liquorrhoe**

| Begleitsymptom | Patient | Verdachtsdiagnose |
|---|---|---|
| Druckpuls, Bradykardie, Pupillendifferenz | Bewusstseinsstörung | SHT |

Abgrenzung zum Nasenschleim, wie er z. B. beim Schnupfen auftritt, mittels Glukosestick: Nasenschleim enthält keine Glukose, Liquor enthält Glukose. Bei Mischung von Liquor und Blut kann ein Tupfertest hilfreich sein (▸ Abb. 21.03).

### 18.1.3 Hörminderung, Hörverlust

Die Fahndung nach der Ursache steht im Vordergrund, um abzuklären, ob eine Einweisung in eine geeignete Klinik notwendig ist oder ob der Pat. an den Hausarzt oder Notdienst verwiesen werden kann. Bei Hörminderungen im Kindesalter ist die Ursache sehr oft ein Fremdkörper.

**Eine Frage steht dabei im Mittelpunkt**

1. Gibt es Hinweise auf die Ursache der Hörverminderung oder des Hörverlustes?

Anamnese erheben:

- Beschwerde bekannt (Morbus Menière) oder erstmalig aufgetreten (z. B. Hörsturz)?
- In welcher Situation ist die Beschwerde aufgetreten? z. B. bei körperlicher Anstrengung (Tachykardie → Durchblutungsstörungen), nach dem Baden (Gehörgangsverlegung), ließen die Schmerzen schlagartig nach? (typisch für Perforation)
- Gibt es Hinweise auf eine Infektion? z. B. Mittelohrentzündung.

**Tab. 18.03 Leitsymptom Hörverminderung, Hörverlust**

| Begleitsymptom | Patient | Verdachtsdiagnose |
|---|---|---|
| Schwindel | Übelkeit, Erbrechen | Morbus Menière, Hörsturz |
| Eitriger Ausfluss | Ohrenschmerzen, Ohrensausen | Infektion: z. B. Mittelohrentzündung |
| Stechender Ohrenschmerz | Vorangegangenes Trauma, z. B. Schlag auf das Ohr | Knall- oder Lärmtrauma, Trommelfellruptur |

## 18.2 Nasenbluten (Epistaxis)

Akut auftretende Blutung aus den Gefäßen der Nasenschleimhaut, v.a. im Bereich des Locus Kiesselbach.

- Lokale Ursache
  - Verletzung, Infektion
- systemische Ursache
  - arterieller Hypertonus
  - Arteriosklerose
  - Blutgerinnungsstörungen, z. B. Leukämie
  - gerinnungshemmende Medikamente, z. B. Marcumar®
- ohne erkennbare Ursache
  - in der Pubertät.

Der Pat. empfindet das Nasenbluten als unangenehm und, wenn er den RD alarmiert, u. U. sogar als lebensbedrohlich. Es ist schwierig, die verlorene Blutmenge abzuschätzen. (Wird häufig überschätzt). Erster Grundsatz: Ruhe ausstrahlen und Ursache der Blutung ergründen.

! Ergründen, ob Blutungsquelle wirklich die Nase ist. Alternative: Rachenraum, Ösophagus.

**Tab. 18.04 Leitsymptom Nasenbluten**

| Begleitsymptom | Patient | Verdachtsdiagnose |
|---|---|---|
| RR ↑ | Abgeschlagenheit, evtl. Schwindel, evtl. Kopfschmerzen, bek. art. Hypertonus | Hypertensive Krise/ Notfall |
| Rhinitis | Grippale Symptomatik (Fieber, Kopf- u. Gliederschmerzen, Abgeschlagenheit) | Infekt |

## Sehen, Fühlen, Riechen

- Blutung aus der Nase (oft wird z. B. ein Handtuch vor die Nase gehalten, um die Blutung zu stillen)
- typische Körperhaltung: aufrecht sitzend, um das Blut ablaufen zu lassen
- evtl. Bewusstseinstrübung (abhängig vom Ausmaß der Blutung).

## Untersuchen

- Anamnese: Vorausgegangenes traumatisches Ereignis? z. B. Sturz, Schlägerei, erstmaliges Ereignis? z. B. Hypertonie, hypertensiver Notfall, Infekt, nimmt der Pat. entsprechende Medikamente ein? z. B. Antihypertensiva
- evtl. Schocksymptomatik: RR ↓, P ↑ flach, kaum tastbar, evtl. $SpO_2$ ↓; zunehmende Schocksymptomatik als Hinweis auf Verschlechterung
- evtl. Hypertonie.

## Basismaßnahmen

- Ruhe ausstrahlen
- Pat., wenn möglich, vorn übergebeugt hinsetzen, damit das Blut ablaufen kann und nicht aspiriert wird (Blut nicht herunterschlucken, sondern ausspucken lassen → Blut ist ein starkes Emetikum)
- bei Bewusstlosigkeit stabile Seitenlage
- bei leichteren Blutungen: Nasenflügel 5–10 Min. zusammendrücken
- kalten Umschlag in den Nacken durch (reflektorische Gefäßkontraktion evtl. Sistieren der Blutung)
- Basismonitoring (RR, P, EKG, $SpO_2$)

! Bei ausgeprägter Schocksymptomatik NA anfordern

- venösen Zugang legen: initial 20–40 ml/kg KG NaCl 0,9% oder Ringer-Lösung infundieren → Volumenersatz immer nach Blutdruckwerten.

## Erweiterte Maßnahmen

- Eventuell Tamponade (mit dafür vorgesehenen Systemen) einlegen, z. B. RapidRhino (Fa. ArthroCare ENT)
- evtl. Watte oder Tupfer mit Suprarenin® 1 : 10.000 tränken und mit Pinzette Nasenlöcher tamponieren → nach ca. 1 Min. wechseln
- bei Hypertonie:
  - 10 mg Adalat® p.o. (Kapsel anstechen und in den Mundraum ausdrücken und schlucken lassen)
- nur bei sehr unruhigen Patienten sehr vorsichtige Sedierung: z. B. 2,5–5 mg Diazepam-Lipuro® i.v.
- bei Schocksymptomatik: evtl. Volumenersatz mit Plasmaexpander, z. B. 500–1.000 ml HAES-steril® 6% i.v.

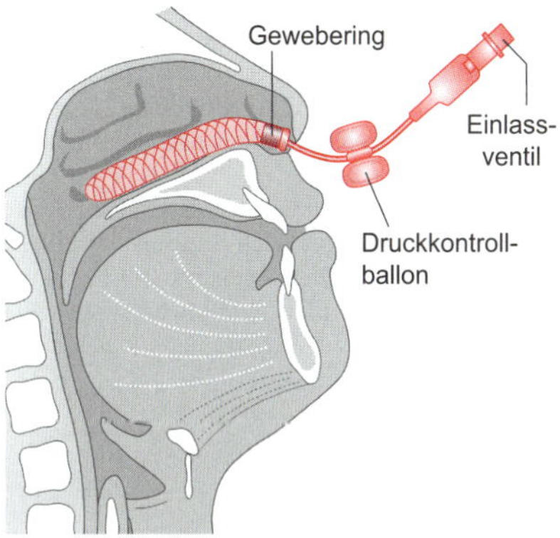


Abb. 18.01 RapidRhino [L157]

**Indikation zur Intubation und Beatmung**

- Schwere Schocksymptomatik
- schwere nicht lokalisierbare Blutung im Rachenraum mit Aspirationsgefahr
- Achtung: Intubation evtl. erschwert durch Ansammlung von Blut im Mund-Rachenraum → nur von erfahrenem NA durchzuführen.

Narkose

! Erhöhte Aspirationsgefahr → Rapid sequence induction (RSI) (▶ Kap. 4.4.11).

- Einleitung: 0,2–0,3 mg/kg KG Hypnomidate® i.v. (wenig kreislaufdepressiv)
- Sedierung: 10 mg Diazepam-Lipuro® i.v.
- evtl. Analgesie: 0,1–0,2 mg Fentanyl® i.v.
- evtl. Relaxierung: 1 mg/kg KG Lysthenon® i.v. (zur Einleitung), dann 0,06–0,1 mg/kg KG Norcuron® i.v.
- kontrollierte Beatmung:
  - I : E = 1 : 1,7
  - normale AF: 10–12 Min.
  - normales AZV: 10 ml/kg KG
  - $FiO_2$: 1,0.

### Transport

- Nicht immer nötig: bei leichten Blutungen oder Sistieren der Blutung nach konservativer Therapie Hausarzt oder ÄND anfordern
- bei unklarer Genese in Klinik mit HNO-Abteilung
- bei V. a. Hypertonie immer in Klinik mit internistischer Abteilung
- Lagerung: mit erhöhtem Oberkörper.

! Sonderrechte: nur in schweren Fällen (intubierter Pat., Schocksymptomatik) notwendig, dann immer mit NA. Je nach Blutungsursache Anmeldung auf einer chirurgisch- oder internistischen Intensivstation notwendig.

- Während des Transports: kontinuierliches Monitoring (RR, P, EKG, $SpO_2$, evtl. $EtCO_2$).

**Tipps & Tricks**

- Immer an sog. Pseudonasenbluten denken. Blutungsquelle liegt hierbei im Rachenraum oder evtl. im Ösophagus → Kontrolle evtl. mit Lichtquelle.
- Achtung: Bei Liquorrhoe kann primär Blutung auftreten und sekundär seröse Flüssigkeit.
- Immer auskultieren, um Aspiration auszuschließen.
- Bei schwerem Nasenbluten ohne traumatische Ursache wahrscheinlich arterieller Hypertonus.

## 18.3 Akuter Hörverlust

Verschlechterung des Hörvermögens bis zum kompletten Hörverlust. Je nach Ursache kann das Hörvermögen akut oder über Stunden bis Tage schwinden. In der Regel keine lebensbedrohliche Situation.

### Ursachen

- Nicht-traumatisch:
  - Verstopfung durch gelblich-braune Masse (Cerumen) → abgeschilferte Zellen (häufigste Ursache)
  - akuter Tubenkatarrh, durch Schleimhautschwellung ist das Tubenostium verlegt
  - akute Mittelohrentzündung (Otitis media)
  - Hörsturz
  - Einnahme von ototoxischen Medikamenten, z. B. Aminoglykoside (Gentamicin), Schleifendiuretika, Zytostatika, Tuberkulostatika
  - Morbus Menière
  - Zoster oticus (Reaktivierung des Varicella-Zoster-Virus)
- traumatisch:
  - Trommelfellperforation, meist durch Schlag auf das Ohr
  - Knall- oder Lärmtrauma
  - Fremdkörper, vor allem im Kindesalter.

## Sehen, Fühlen, Riechen

### Zeruminalpropf

- Plötzlicher Druck im Ohr mit Hörminderung (oft nach Baden oder Duschen)
- selten Schmerzen
- Inspektion/Ohrspiegelung: gelblich-braune Masse.

### Akuter Tubenkatarrh

- Druck, evtl. auch Stechen im Ohr
- Schwerhörigkeit
- Knacken beim Schlucken
- Autophonie (Dröhnen der eigenen Laute)
- evtl. Ohrgeräusche
- Inspektion/Ohrspiegelung: Trommelfell mit vermehrter Gefäßdurchblutung, evtl. Sekretspiegel hinter dem Trommelfell sichtbar.

### Akute Mittelohrentzündung

- Heftige, pulsierende Ohrenschmerzen
- evtl. Ohrensausen
- Schwerhörigkeit
- allgemeines Krankheitsgefühl mit Fieber und Kopfschmerzen
- Inspektion/Ohrspiegelung: gerötetes, vorgewölbtes Trommelfell, evtl. Spontanperforation mit Eiterentleerung.

### Hörsturz

- Innerhalb von Sek. bis Stunden auftretende Schwerhörigkeit
- evtl. Ohrensausen
- evtl. Schwindel
- evtl. Übelkeit, Erbrechen.

### Ototoxische Medikamente

- Schwerhörigkeit, anfangs oft nur im Hochtonbereich
- evtl. Gleichgewichtsstörungen.

### Morbus Menière ▶ Kap. 18.4

### Zoster oticus

- Erythem oder Bläschen an Ohrmuschel, im Gehörgang und am Trommelfell
- starke Schmerzen
- Schwerhörigkeit bis hin zur Taubheit
- Schwindel, Übelkeit, Erbrechen
- evtl. Spontannystagmus
- evtl. periphere Faszialisparese.

### Trommelfellperforation

- Akuter, stechender Ohrenschmerz
- Schwerhörigkeit
- Inspektion/Ohrspiegelung: sichtbare Trommelfellperforation mit blutigen, nach innen gerollten Rändern.

### Knall- oder Lärmtrauma

- Schwerhörigkeit
- hochfrequentes Ohrensausen
- evtl. heftiger Drehschwindel
- evtl. Spontannystagmus.

### Fremdkörper

- Schwerhörigkeit bis hin zur Taubheit (meist nur in einem Ohr)
- Inspektion/Ohrspiegelung: sichtbarer Fremdkörper.

### Basismaßnahmen

- Pat. angenehm lagern
- evtl. Fremdkörper mit Pinzette entfernen
- Basismonitoring (RR, P).

### Transport

- Nicht immer notwendig, evtl. fährt selbst der Pat. zum HNO-Arzt. Immer indiziert bei Trauma, schwerer Mittelohrentzündung, Zoster oticus, Hörsturz, Morbus Menière, hochfieberhaften Erkrankungen und reduziertem AZ
- bei Unsicherheiten bzgl. der Diagnose Pat. grundsätzlich transportieren
- ansonsten Hausarzt/Notdienst benachrichtigen
- in Klinik mit HNO-Abteilung
- während des Transports: kontinuierliches Monitoring (RR, P).

! Da die Krankheitsbilder nicht lebensbedrohlich sind, steht die Betreuung im Vordergrund. Invasive Maßnahmen sind zumeist nicht notwendig.

## 18.4 Morbus Menière

Erkrankung des Gleichgewichtsorgans. Ursächlich ist eine Dilatation des endolymphatischen Raumes des membranösen Labyrinths. Typische klinische Trias: Schwindel, Tinnitus, Hörstörungen. Meist ist nur ein Ohr betroffen, 15–30% der Pat. erkranken auf beiden Ohren. Altersgipfel zwischen dem 20.–50. Lj. Dauer der Symptome: wenige Minuten bis 24 Stunden.

### Sehen, Fühlen, Riechen

- Akuter, anfallsweise einsetzender Drehschwindel
- Ohrensausen
- evtl. Verstopfungs- oder Druckgefühl im betroffenen Ohr
- Hörstörungen bis hin zum Hörverlust
- evtl. Spontannystagmus
- Übelkeit, Erbrechen.

### Untersuchen

- Anamnese: Pat. befragen (Krankheitsbild meist bekannt)
- positives „Recruitment" (Lautheitsausgleich bei Schwerhörigkeit → im Vergleich zum gesunden Ohr werden Schallreize mit zunehmender Schallverstärkung ebenso laut oder lauter empfunden).

### Basismaßnahmen
- Pat. angenehm lagern
- Basismonitoring (RR, P, EKG, $SpO_2$)
- evtl. $O_2$-Gabe 4–6 l/Min.
- venösen Zugang legen: Offenhalten mit NaCl 0,9% oder Ringer-Lösung → evtl. kolloidale Lösungen, z. B. Plasmasteril® verwenden (durchblutungsfördernd).

### Erweiterte Maßnahmen
- Zum Einsatz von Medikamenten
  - Einsatz von Medikamenten nur in schweren Fällen notwendig
- evtl. Antiemetikum: 10 mg Paspertin® i.v.
- evtl. Sedierung: 5–10 mg Diazepam-Lipuro® i.v.

### Transport
- Bei V. a. oder bekanntem Morbus Menière Pat. immer transportieren
- in Klinik mit HNO-Abteilung. Sonderrechte und Voranmeldung nicht erforderlich
- während des Transports: kontinuierliches Monitoring (RR, P, evtl. EKG, evtl. $SpO_2$).

Der Morbus-Menière-Anfall wird vom Pat. als sehr unangenehm empfunden, ist aber nicht lebensbedrohlich.

## 18.5 Schwellungen im Mund-Rachen-Raum

Meist durch Infekte (viral, bakteriell) hervorgerufene Veränderung, die häufig keiner rettungsdienstlichen oder notärztlichen Therapie bedarf.
Ausgenommen sind anaphylaktische Reaktionen durch Insektenstiche im Mund-Rachen-Raum, Tumore sowie bei Kindern Krupp-Syndrom oder Epiglottitis (▶ Kap. 14.2.2, ▶ Kap. 14.2.3).

### Sehen, Fühlen, Riechen
- Schwellung im Mund-Rachen-Raum
- evtl. geschwollene Drüsen oder regionale Lymphknoten
- Schluckbeschwerden
- evtl. Schmerzen
- evtl. Fieber
- evtl. Atemnot.

### Untersuchen
Mit Mundspatel
- evtl. sichtbare Schwellung und Rötung des Mund-Rachen-Raumes
- evtl. Bläschenbildung an Lippen oder in der Mundhöhle (Herpes simplex labialis)
- Veränderungen der Zungenoberfläche/des Rachenraumes (z. B. weißer Belag, Enanthem).

### Basismaßnahmen

! Keine spezifischen Maßnahmen notwendig
- Pat. angenehm lagern
- evtl. RR und Pulskontrolle.

### Transport

- Meist nicht notwendig, ansonsten in Klinik mit HNO-Abteilung
- Hausarzt oder ÄND nachfordern.

**Tipps & Tricks**
- Schwellungen im Mund-Rachen-Raum auf Grund einer viralen oder bakteriellen Entzündung sind keine Indikationen für den Rettungs- oder Notarztdienst. Alarmierungen kommen aber sehr oft vor, entweder durch falsches Abfragen des Meldebildes oder durch Fehlreaktionen des Pat.
- Beim Belassen des Pat. in der häuslichen Umgebung immer Hausarzt oder ÄND nachfordern.

## 18.6 Notfälle bei Patienten mit Tracheostoma

Alarmierung meist wegen Atemnot, Verlegung des Tracheostomas durch Schleim, Schleimhautödem oder fehlplatzierter Kanüle.

**Kanülenarten**
- **Ungeblockte Kanülen** (Silber, Kunststoffe), z. T. mit herausnehmbarem Innenteil („Seele") für eine erleichterte Reinigung, evtl. mit Sprechventil
- **geblockte Kanülen** bei Langzeitbeatmung und Aspirationsgefahr
- **Silikon-T-Tubes** (Montgomery-Röhrchen) bei Trachealstenose. Diese Kanülen schienen die Trachea, der Schenkel zum Stoma ist mit einem Stöpsel verschlossen und wird nur zur Reinigung geöffnet.

### Sehen, Fühlen, Riechen

- Sichtbares Tracheostoma
- Atemnot
- evtl. inspiratorischer/exspiratorischer Stridor.

### Untersuchen

Anamnese: Beschwerde oftmals bekannt. Eventuell Angehörige befragen.

### Basismaßnahmen

- Lagerung mit erhöhtem Oberkörper
- Basismonitoring (RR, P, $SpO_2$)
- bei allen Reinigungsmaßnahmen möglichst keimarm arbeiten, sterile Handschuhe anziehen, sterilen Absaugkatheter benutzen
- Kanüle und Trachea mit Absaugkatheter reinigen, ggf. Innenteil entfernen
- falls keine Besserung: Kanüle entfernen, nochmals absaugen → Kanüle wieder einsetzen
- falls keine Besserung: Hausarzt oder ÄND nachfordern.

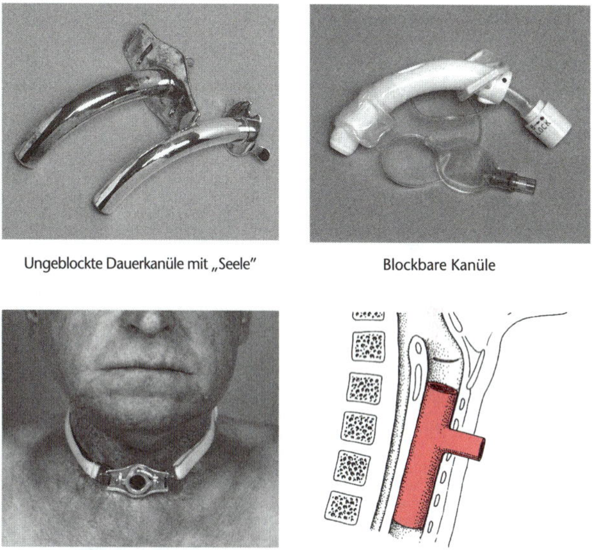

Ungeblockte Dauerkanüle mit „Seele"

Blockbare Kanüle

Tracheostomie-Kanüle in situ

Silikon-T-Tube (Montgomery-Röhrchen)

Abb. 18.02 Kanülenarten bei Tracheostoma [K183, L190]

! Eventuell NA nachfordern.

- $O_2$-Gabe 6–8 l/Min. über das Tracheostoma
- venösen Zugang legen: Offenhalten mit NaCl 0,9% oder Ringer-Lösung.

## Erweiterte Maßnahmen

Wenn über das Tracheostoma keine ausreichende Spontanventilation möglich ist, Intubation über das Stoma, ggf. Kindertubus verwenden → Achtung: Bei Reanimation immer über das Stoma intubieren.

## Transport

- In schweren Fällen, wenn Hausarzt oder ÄND nicht erreichbar, evtl. mit NA in Klinik mit HNO-Abteilung oder in chirurgische Ambulanz
- Sonderrechte und Voranmeldung meist nicht erforderlich
- während des Transports: kontinuierliches Monitoring (RR, P, $SpO_2$, evtl. EKG).
- Pat. nie ohne Absicherung durch Hausarzt, ÄND oder NA zu Hause belassen.

18

# 19 Thermische Notfälle/ Ertrinkungsunfälle

*Frank Flake und Boris Hoffmann*

19

# 19.1 Verbrennungen, Verbrühungen

Schädigung durch Ödembildung (Verlust von Plasma, Elektrolyten und Flüssigkeit), Toxinwirkung (mit Organschäden), sekundäre Infektionen (nicht mehr regenerationsfähige Haut mit Tendenz zur raschen Keimbesiedelung).
In der Bundesrepublik Deutschland ereignen sich jährlich ca. 7.500 Verbrennungsunfälle, davon ca. 1.000 mit Todesfolge. Über lokale Schädigungen hinaus kommt es schnell zu Funktions- und Regulationsstörungen anderer Organe oder Systeme: sog. „Verbrennungskrankheit".

## Ursachen

- Direkte Flammeneinwirkung: abhängig von Temperatur und Einwirkzeit, z. B. bei Explosion wenig Tiefenwirkung
- heiße Masse (Fette, Teer): Speicherwirkung des haftenden Materials führt zu drittgradigen Schäden
- Verbrühungen: oft Kinder, Ödembildung unter Erhalt der Zellstrukturen
- chemische Verletzungen: Säuren oder Laugen
- elektrische Verletzungen: Folge einer direkt durch den Körper ziehenden Stromschleife
- Strahlen: Röntgen, Sonne
- Reibung: Seil.

## Sehen, Fühlen, Riechen

| Tab. 19.01 | Grade der Verbrennung/Verbrühung |
|---|---|
| Grad I | Epidermal: Rötung, Schwellung, Schmerz (heilt ohne Narbenbildung) |
| Grad IIa | Oberflächlich dermal: Rötung, Schwellung, Schmerz, Blasenbildung (heilt ohne Narbenbildung), hyperämischer Wundgrund (Glasspatelprobe positiv) |
| Grad IIb | Tief dermal: Blasenbildung, fetzenförmige Ablösung der Epidermis, feuchter, blasser Wundgrund (Glasspatelprobe negativ) |
| Grad III | Komplett dermal: lederartig, keine Schmerzen (Nadelstichprobe), weiß/bräunliche Wunde (Glasspatelprobe negativ) |
| Grad IV | Subdermal: Verkohlung, Beteiligung von Knochen, Sehnen und Muskeln |

## Basismaßnahmen

! Ausmaß der Verbrennung abschätzen: Neuner-Regel nach Wallace (▶ Abb. 19.01). Bei ausgedehnter Verbrennung von ca. 15% beim Erwachsenen und ca. 10% beim Kind besteht Lebensgefahr (Schock).
- Pat. immer vollständig entkleiden, evtl. festgebrannte Kleidungsstücke belassen
- Erstversorgung der Brandwunde: kaltes sauberes Leitungswasser über die betroffenen Stellen laufen lassen (ca. 15–20 °C über 10–20 Min.). Achtung: Unterkühlung
- Lagerung: Schocklage, bei Bewusstlosigkeit stabile Seitenlage

- Wundversorgung: mit Brandwundenverbandtüchern abdecken, besser Burn Pac®, Water Jel® verwenden (sterile Abdeckung, kontinuierliche Kühlung der verbrannten Flächen bei gleichzeitigem Schutz vor generalisiertem Wärmeverlust). Achtung: Auskühlung bei längeren Transportwegen
- $O_2$-Gabe 8–10 l/Min.
- Basismonitoring (RR, P, EKG, $SpO_2$).

! NA nachfordern ab Verbrennungen 2. Grades > 5%.

- Mindestens 2 großlumige venöse Zugänge legen (G14 oder G16; präklinisch keinen ZVK) initial 20–40 ml/kg KG Ringer-Lösung infundieren oder Therapie nach Parkland:
  - 4 ml × % verbrannte Körperoberfläche × kg KG in 24 h Elektrolytlösung, davon die Hälfte in den ersten 8 h
- Rauchgasinhalation: Initial 4 Hübe Junik®-Spray.

## Erweiterte Maßnahmen

- Zum Einsatz von Medikamenten
  - keine kolloidalen Volumenersatzmittel verwenden (sie entziehen dem Gewebe zusätzlich Flüssigkeit)

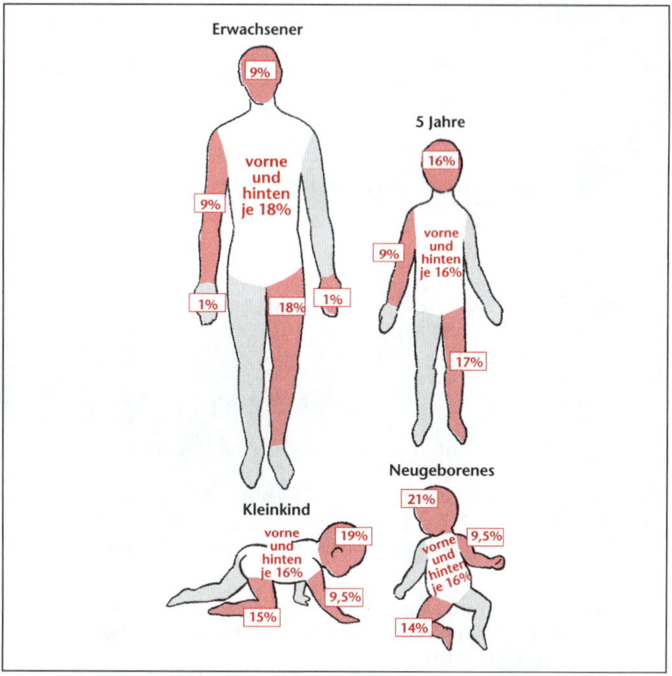


Abb. 19.01 Neuner-Regel nach Wallace [L 157]

19

  - Katecholamine führen zu einer Minderdurchblutung der Haut und damit zu einer Vertiefung der Verbrennung von z. B. II.° in III.°
  - Schmerz und Angst erhöhen die Schockgefahr durch vegetative Dysregulation → frühzeitige Analgosedierung
- Analgesie: 5–10 mg Morphin i.v. oder 0,1–0,2 mg Fentanyl® i.v.
- Sedierung: 5–10 mg Diazepam-Lipuro® i.v.
- evtl. Blasenkatheter für die Urinbilanzierung legen.

**Indikation zur Intubation und Beatmung**
- Ausgedehnte Verbrennungen (> 50% der KOF)
- massive Schmerzen
- schwerer Schock
- Verbrennungen im Gesichtsbereich, Inhalationstrauma (großzügige Indikation wegen möglicher Ödeme der Trachealschleimhaut stellen)
- V. a. CO-Intoxikation.

Narkose
- Einleitung: 0,2–0,3 mg/kg KG Hypnomidate® i.v., oder 1 mg/kg KG Ketanest® i.v.
- evtl. Relaxierung: 0,06–0,1 mg/kg KG Norcuron® i.v. (Achtung: keine depolarisierenden Muskelrelaxantien wie z. B. Lysthenon® → Anstieg des Serumkaliums)
- kontrollierte Beatmung:
  - normales I : E = 1 : 1,7–2
  - normale AF: 10–12/Min.
  - normales AZV: 10 ml/kg KG
  - $FiO_2$: 1,0
  - nei Inhalationstrauma: PEEP 5 $cmH_20$.

## Transport

**Indikation zu sofortiger Verlegung in ein Verbrennungszentrum, Transport mit Hubschrauber:**
- Verbrennungen II.–III. Grades > KOF
- Verbrennungen III. Grades > 10% KOF
- Verbrennungen II.–III. Grades > 10% KOF bei Kindern < 10 Jahren oder Erwachsenen > 50 Jahren
- Verbrennungen II.–III. Grades von Gesicht, Genitalien, Händen, Füßen, Perineum oder größeren Gelenken
- Schädigung der Atemwege (Inhalationstrauma)
- bekannte schwere Vorerkrankungen
- elektrische (▸ Kap. 19.7) oder chemische Noxen.

! Bei großflächigen Verbrennung immer mit NA.
- Leichte, unkomplizierte Verbrennung: in Klinik mit chirurgischer Abteilung. Sonderrechte nach Bedarf
- schwere Verbrennung, Inhalationstrauma, evtl. intubierter Pat.: mit RTH in Verbrennungsklinik. Voranmeldung

- während des Transports: kontinuierliches Monitoring (RR, P, EKG, $SpO_2$, $EtCO_2$)
- Angaben über Unfallhergang, Verletzungszeitpunkt und -ausmaß, evtl. Begleiterkrankungen, Beatmungstherapie bereithalten.

Zentrale Anlaufstelle für die Vermittlung von Betten für Schwerbrandverletzte (in Hamburg): Telefon 040-4 28 51-39 98, Fax 040-4 28 51-42 69, E-Mail: leitstelle@feuerwehr.hamburg.de

**Tipps & Tricks**

- Je geringer die Schmerzangabe bei ausgedehnten Verbrennungen, desto schlechter die Prognose.
- Meistens Kombination von Verbrennung verschiedenen Grades.

19

# 19.2 Hitzeschäden

## 19.2.1 Sonnenstich

Durch direkte Sonnenbestrahlung des unbedeckten Kopfes kommt es zur Reizung der Hirnhäute mit Gefahr eines Hirnödems. Prädisponiert sind Glatzenträger, Kinder ohne Kopfbedeckung.

### Sehen, Fühlen, Riechen

- Heißer, hochroter Kopf
- Kopfschmerzen, Nackenschmerzen
- Übelkeit, Brechreiz
- Schwindel, Unruhe
- normale Körperkerntemperatur.

### Untersuchen

- Palpation: Tachykardie
- bei Hirndruck: Bradykardie, Druckpuls, Bewusstseinsstörungen, evtl. Bewusstlosigkeit, evtl. Krämpfe.

### Basismaßnahmen

- Pat. an kühlen Ort bringen
- Flachlagerung, Kopf anheben. Bei Bewusstlosigkeit stabile Seitenlage
- beengende Kleidung öffnen oder entfernen
- Kopf kühlen (kalte Umschläge), Haut abkühlen (Luft zufächeln, Ventilator)
- Basismonitoring (RR, P, EKG, $SpO_2$)
- BZ stixen
- $O_2$-Gabe: 4–6 l/Min.
- venösen Zugang legen: 500 ml Ringer-Lösung oder NaCl 0,9% i.v.

! Eventuell NA nachfordern.

### Erweiterte Maßnahmen

- Bei Bewusstlosigkeit Intubation, Beatmung, Hyperventilation zur Hirnödemprophylaxe
- evtl. Sedativum/Antikonvulsivum: 5–10 mg Diazepam-Lipuro® i.v.

### Transport

- Leichte Fälle: In Klinik mit neurologischer oder internistischer Abteilung. Keine Sonderrechte erforderlich
- schwere Fälle, evtl. intubierter Pat.: mit NA in Klinik mit internistischer Intensivstation
- während des Transports: kontinuierliches Monitoring (RR, P, EKG, $SpO_2$).

**Tipps und Tricks**

- Achtung: Symptomatik tritt oft mit zeitlicher Verzögerung auf, z. B. nachts.
- DD stets andere Ursachen erwägen, z. B. Apoplex, SAB.

19

### 19.2.2 Hitzschlag

Große Wärmezufuhr von außen bei erschwerter Wärmeabgabe (schwüle Luft, geringe Ventilation). Einhergehend mit Störung der Thermoregulation, extremer Hyperthermie (über 40 °C), ZNS-Beteiligung.
Akut lebensbedrohliche Situation! Tod tritt bei einer Körperkerntemperatur von 43,5 °C ein.
**Klassischer Hitzschlag**: hohes Alter, kardiovaskuläre Vorerkrankungen, Diabetes mellitus, Alkoholismus, diuretische Medikation.
**Anstrengungshitzschlag**: gesunde, aber nicht hitzeakklimatisierte Personen unter körperlicher Belastung, z. B. Sportler, Soldaten.

#### Sehen, Fühlen, Riechen

- Kopfschmerzen, Schwindel, Erbrechen
- Synkope
- Haut: zunächst rot und heiß, später grau
- evtl. zerebrale Krämpfe
- evtl. Bewusstlosigkeit.

#### Untersuchen

- Tachypnoe, Cheyne-Stokes-Atmung
- RR normal, später erniedrigt
- evtl. Schocksymptomatik: RR ↓, P ↑, Kaltschweißigkeit
- Rektaltemperatur > 40 °C.

#### Basismaßnahmen

! NA nachfordern.
- Pat. an kühlen Ort bringen
- Flachlagerung, Kopf hochlagern, bei Bewusstlosigkeit stabile Seitenlage
- Senken der Körpertemperatur: Pat. mit kaltem Wasser besprühen, evtl. in kaltes Wasserbad legen (Achtung: nicht bei Bewusstlosigkeit), Luft zufächeln (Ventilator)
- Basismonitoring (RR, P, EKG, $SpO_2$)
- $O_2$-Gabe: 6–8 l/Min.
- BZ stixen
- venösen Zugang legen: 1.000–2.000 ml Ringer-Lösung infundieren. Bei Schocksymptomatik: 20–40 ml kg/KG Ringer-Lösung i.v., evtl. Plasmaexpander infundieren: 500 ml Plasmasteril® i.v.

#### Erweiterte Maßnahmen

- Eventuell Sedativum/Antikonvulsivum: 5–10 mg Diazepam-Lipuro® i.v.

**Indikation zur Intubation und Beatmung**
- Bewusstlosigkeit
- Schocksymptomatik
- Hirndrucksymptomatik: Druckpuls, Bradykardie, Biot-Atmung.

19

Narkose
- Einleitung: 0,2–0,3 mg/kg KG Hypnomidate® i.v.
- Analogsedierung: 0,1–0,2 mg Fentanyl® i.v. und 10 mg Diazepam-Lipuro® i.v. → Bei nicht ausreichend sedierten/relaxierten Pat. ICP ↑ durch Hustenstöße
- Achtung: Vor Gabe eines depolarisierenden Muskelrelaxans präkurarisieren, z. B. 1–2 mg Norcuron® i.v., sonst ICP ↑
- evtl. Relaxierung: 1 mg/kg KG Lysthenon® i.v. → Bei alleiniger Gabe von depolarisierenden Muskelrelaxantien ungefähr 1/3 der Lysthenon®-Menge vorweggeben („self-taming"), um ICP ↑ durch Muskelfaszikulationen zu vermeiden
- kontrollierte Beatmung:
  - I : E = 1 : 1,7–2
  - normale AF: 10–12/Min. beim Erwachsenen
  - gesteigertes AZV: 15 ml/kg KG → Hyperventilation anstreben → $EtCO_2$ 30–35 mmHg, Hyperkapnie erhöht Blutvolumen im Hirn und damit den ICP, Hypokapnie verstärkt Ischämie
  - $FiO_2$: 1,0
- Achtung: keine PEEP Beatmung → Erhöhung des Hirndrucks.

### Transport
- Unkomplizierte Fälle: in Klinik mit neurologischer oder internistischer Abteilung. Keine Sonderrechte erforderlich
- schwere Fälle, evtl. intubierter Pat.: mit NA in Klinik mit internistischer Intensivstation. Voranmeldung
- während des Transports: kontinuierliches Monitoring (RR, P, EKG, $SpO_2$, $EtCO_2$).

**Tipps und Tricks**
- Ausgeprägte Symptomatik kann zum Multiorganversagen führen.
- Symptomatik oft durch zusätzlichen Alkoholgenuss verschleiert.

## 19.2.3 Hitzekrämpfe

Schmerzhafte Muskelfaszikulationen. Verlust von NaCl-Ionen durch maximale Schweißproduktion, besonders bei schwerer körperlicher Arbeit in heißer Umgebung.

### Sehen, Fühlen, Riechen
- Schwäche, Durst
- Kopfschmerzen
- Übelkeit
- schmerzhafte Muskelfaszikulationen oder Spasmen der Extremitäten, Brust- und Bauchmuskulatur
- Bewusstseinsstörung.

### Untersuchen
Körperkerntemperatur normal.

### Basismaßnahmen
- Pat. an kühlen Ort bringen
- Lagerung: flach, evtl. Beine anheben
- beengende Kleidung öffnen und entfernen
- evtl. Basismonitoring (RR, P, EKG, $SpO_2$)
- $O_2$-Gabe: 4–6 l/Min.
- venösen Zugang legen: 1.000–2.000 ml Ringer-Lösung i.v.

### Erweiterte Maßnahmen
Evtl. Sedierung: 5–10 mg Diazepam-Lipuro®.

### Transport
In leichten Fällen hausärztliche Behandlung, sonst in Klinik mit internistischer Abteilung zur ambulanten Abklärung.

Große Verwechslungsgefahr mit akutem Abdomen!

## 19.2.4 Hitzeohnmacht (Hitzesynkope)
Wärmeeinfluss führt zur Weitstellung peripherer Gefäße und damit zur Umverteilung des Blutes nach peripher.

### Sehen, Fühlen, Riechen
- Übelkeit, Schwindel
- kühle, feuchte Haut
- evtl. Bewusstseinstrübung
- Synkope.

### Untersuchen
- Tachypnoe
- Palpation: evtl. kaum tastbarer tachykarder oder bradykarder Puls
- Kaltschweißigkeit
- evtl. Schocksymptomatik: RR ↓, P ↑.

### Basismaßnahmen
- Pat. an kühlen Ort bringen
- Flachlagerung, evtl. Beine anheben
- für Luftzirkulation sorgen: Luft zufächeln (Ventilator)
- evtl. feuchte Tücher zum Kühlen
- beengende Kleidung öffnen oder entfernen
- orale Flüssigkeitszufuhr
- Basismonitoring (RR, P, EKG, $SpO_2$)
- evtl. $O_2$-Gabe: 4–6 l/Min.
- bei anhaltender Symptomatik venösen Zugang legen: 500–1.000 ml Ringer-Lösung infundieren.

### Erweiterte Maßnahmen
Eventuell Blutdruck steigern: 0,5–1 ml Akrinor® i.v.

### Transport

Selten erforderlich. Hausarztbehandlung, sonst in Klinik mit internistischer Abteilung.

**Tipps & Tricks**

- Andere Ursachen ausschließen, z. B. Hypoglykämie, Apoplex („drop attack“: plötzliches Stürzen ohne Bewusstseinsverlust).
- Achtung: Auf sekundäre Sturzverletzungen achten, z. B. Wunden.

## 19.2.5 Hitzeerschöpfung

Akute Dehydratation bei hohen Umgebungstemperaturen, unzureichenden Kompensationsmechanismen und ungenügender Flüssigkeitssubstitution.
Vorläufer des Hitzschlags (▶ Kap. 19.2.2). Besonders gefährdet sind dehydrierte Menschen und solche unter diuretischer Medikation.

### Sehen, Fühlen, Riechen

- Zentralnervöse Störungen: Verwirrtheit, Erregung, delirante Erscheinungen
- Bewusstseinstrübung, Bewusstlosigkeit
- Schwindel
- Durst
- erst warme, rote, später blasse, evtl. kaltschweißige Haut.

### Untersuchen

- Eventuell Dyspnoe
- in schweren Fällen Schocksymptomatik: RR ↓, P ↑.

### Basismaßnahmen

- Pat. an kühlen Ort bringen
- Lagerung: flach, Beine anheben
- beengende Kleidung öffnen oder entfernen
- evtl. Basismonitoring (RR, P, EKG, $SpO_2$)
- $O_2$-Gabe: 4–6 l/Min.

! In schweren Fällen NA nachfordern.

- Venösen Zugang legen: 500–1.000 ml Ringer-Lösung, evtl. Plasmaexpander: 250–500 ml Plasmasteril® infundieren.

### Erweiterte Maßnahmen

Eventuell Sedierung: 5–10 mg Diazepam-Lipuro® i.v.

## Transport

- In leichten Fällen hausärztliche Behandlung, sonst in Klinik mit internistischer Abteilung
- während des Transports: kontinuierliches Monitoring (RR, P, EKG, $SpO_2$).

**Tipps & Tricks**

- Falls rasch Gegenmaßnahmen ergriffen werden, ist Prognose sehr gut.
- Achtung: oft zusätzlicher Alkoholabusus.

19

## 19.3 Erfrierungen

Lokaler Kälteschaden ohne Absinken der Körperkerntemperatur. Meist lokal begrenzt: Zehen, Finger, Ohren, Nase (Akren). Selten ganze Extremitäten betroffen.

### Sehen, Fühlen, Riechen

**Tab. 19.02**

| | Symptome |
|---|---|
| 1. Grad | Hautschwellung, Vasodilatation, Haut: grau, weiß, gefühllos, brennender Schmerz |
| 2. Grad | Schädigung der Kutis und Subkutis, Blasenbildung |
| 3. Grad | Haut: blass, später blau, Einblutungen, schwarze Nekrosen (arterielle Thrombose) |
| 4. Grad | Gangrän ganzer Extremitäten, irreversible Gewebszerstörung |

### Basismaßnahmen

- Langsames Erwärmen betroffener Körperteile, z. B. im Wasserbad
- Wundversorgung mit sterilen Verbänden
- Basismonitoring (RR, P, evtl. EKG und $SpO_2$)
- venösen Zugang legen: 500 ml vorgewärmte Ringer-Lösung i.v.
- Vasodilatantien, z. B. 2–3 Hübe Nitro-Spray, 5–10 mg Adalat® p.o. (beseitigen arteriellen und venösen Gefäßspasmus).

! Bei großflächigen Erfrierungen oder Hypothermie NA nachfordern.

### Erweiterte Maßnahmen

- Eventuell Sedierung: 5–10 mg Diazepam-Lipuro® i.v.
- evtl. Analgesie : 5–10 mg Morphin i.v.

### Transport

- Bei großflächigen Erfrierungen mit gleichzeitiger Hypothermie in NA-Begleitung zu einer Klinik mit der Möglichkeit einer Dialyse oder Peritoneallavage
- in Klinik mit chirurgischer Abteilung
- während des Transports: kontinuierliches Monitoring (RR, P, EKG, evtl. Temperatur).

**Tipps & Tricks**

- Achtung: Mögliche zusätzliche Unterkühlung immer vorrangig behandeln.
- Kein mechanisches Ein- oder Abreiben → zusätzliche Traumatisierung.

# 19.4 Unterkühlung

Absinken der Körperkerntemperatur < 35 °C rektal. Ab ca. < 30 °C tritt Bewusstlosigkeit ein. Besonders gefährdet sind alte und dünne Menschen, Pat. mit Alkoholabusus, Drogenintoxikation, Obdachlose, Unfallverletzte bei kalter Witterung.
„No one is dead until he is warm and dead.“: Der Tod eines hypothermischen Pat. kann erst nach Wiedererwärmung festgestellt werden.

## Sehen, Fühlen, Riechen

**Tab. 19.03 Gradeinteilung der Unterkühlungen**

| | |
|---|---|
| **1. Grad: 37–34 °C** | Phase der Erregungssteigerung: Pat. bewusstseinsklar, RR ↓, Puls ↓, Kältezittern, Schmerzen, Haut blass und kalt |
| **2. Grad: 34–30 °C** | Phase der Erregungsabnahme: Somnolenz, keine Schmerzen, Muskelstarre, Bradykardie, Arrhythmie, RR ↓, arrhythmische Atmung, < 33 °C Bewusstseinsstörungen |
| **3. Grad: 30–27 °C** | Phase der Lähmung: Koma, kaum tastbarer Puls, absolute Arrhythmie, Atemfrequenz und Atemtiefe nehmen ab, Apnoephasen, keine Reflexe, < 30 °C Bewusstlosigkeit |
| **4. Grad: < 27 °C** | Phase des Scheintodes/Todes: keine Pupillenreaktion, Atem- und Kreislaufstillstand |

## Untersuchen

- Puls ↓
- Hypovolämie durch kälteinduzierte Diurese
- EKG-Veränderungen: verlängertes PR-Intervall, verbreiterte QRS-Komplexe, häufig Kammerflimmern.

## Basismaßnahmen

- Bei kalter Witterung Unfallopfer schnell in den RTW bringen (Verletzungen beachten), evtl. Schaufeltrage benutzen ▶ Vermeiden des „Bergungstodes“
- RTW-Türen während Standzeit geschlossen halten, Innenraumheizung anstellen
- nasse Kleidung entfernen, Extremitäten nicht bewegen, Körper in Decken wickeln, z. B. Goldfolie benutzen
- vorsichtige Wiedererwärmung → Innenraum langsam aufwärmen
- venösen Zugang legen: 1.000–2.000 ml vorgewärmte Ringer-Lösung i.v. (Achtung: Hypervolämie).

! NA nachfordern.

- Basismonitoring (RR, P, EKG, $SpO_2$)
- rektale Temperaturmessung
- $O_2$-Gabe: 6–8 l/Min.
- bei Kreislaufstillstand kardiopulmonale Reanimation (▶ Kap. 6).

! Bei Körperkerntemperatur < 30 °C spricht der Körper nicht auf Katecholamine und Defibrillation an. Reanimationsmaßnahmen ausdauernd durchführen und nicht am Notfallort beenden.

## Erweiterte Maßnahmen

Bei Bewusstlosigkeit frühzeitige Intubation anstreben, sonst stabile Seitenlage.

**Indikation zur Intubation und Beatmung**

- Bewusstlosigkeit
- respiratorische Insuffizienz
- $SpO_2 < 85\%$.

Narkose

- Einleitung: 0,2–0,3 mg/kg KG Hypnomidate® i.v.
- Sedierung: 5–10 mg Diazepam-Lipuro® i.v.
- evtl. Analgesie: 0,1 mg Fentanyl® i.v.
- kontrollierte Beatmung:
  - I : E = 1 : 1,1
  - erniedrigte AF: 6–8 Min.
  - erniedrigtes AZV: 8 ml/kg KG
  - $FiO_2$: 1,0.

## Transport

! Immer mit NA.

- Schnell und schonend in Klinik mit Dialyseabteilung (Straßenverhältnisse beachten) – Voranmeldung
- wenn möglich, in Klinik mit Herz-Lungen-Maschine, Dialyseabteilung wegen besserer Wiedererwärmungsmöglichkeiten
- während des Transports: kontinuierliches Monitoring (RR, P, $SpO_2$, EKG, Temperatur).

**Tipps & Tricks**

- „Bergungstod“ durch Lageänderungen während der Rettung und des Transports → Immobilisation mit Schaufeltrage und Vakuummatratze.
- Achtung: „after drop“: Körperkern gibt nach Kälteexposition vermehrt Wärme an die Schale ab → zentrale Wiedererwärmung anstreben.
- Sensorort des Pulsoximeter zentral wählen (periphere Vasokonstriktion durch Kälteeinfluss).
- Bei Wiedererwärmung hat Reanimation auch nach 30–60 Min. Kreislaufstillstands noch gute Aussichten auf Erfolg.

## 19.5 Beinahe-Ertrinken

Kommt es im Rahmen von Untertauchen in Flüssigkeiten durch Ersticken zum klinischen Tod, spricht man von Ertrinken, kommt es zu einer lebensbedrohlichen Notfallsituation, von Beinahe-Ertrinken („near-wet-drowning").
In ca. 20% **trockenes** Ertrinken durch reflektorischen Laryngospasmus.
**Sekundäres** Ertrinken, z. B. durch Synkope, epileptischen Anfall.

! Unterteilung in Süß-, Salz- oder Brackwasserertrinken spielt präklinisch und auch klinisch keine Rolle mehr.

### Sehen, Fühlen, Riechen

- Erregung
- evtl. Bewusstlosigkeit
- Dyspnoe, evtl. Apnoe
- Zyanose
- evtl. blutiger Schaum aus Mund und Nase.

### Untersuchen

! Anamnese: Hinweise auf Besonderheiten vor dem Ereignis, z. B. Krämpfe, Verweildauer im Wasser.

- Auskultation: Brodel- und Rasselgeräusche.

### Basismaßnahmen

! NA nachfordern.

- Pat. retten (an Eigenschutz denken), dabei an Begleitverletzungen (HWS-Trauma?) denken → Spine-Board einsetzen (▶ Kap. 4.2.2)
- nasse Kleidung entfernen, Hypothermie verhindern (▶ Kap. 19.4)
- Flachlagerung, bei Bewusstlosigkeit stabile Seitenlage
- Atemwege sichern, z. B. Guedel- oder Wendl-Tubus einlegen
- evtl. Reanimation (▶ Kap. 6)
- $O_2$-Gabe: 6–8 l/Min.
- Basismonitoring (RR, P, EKG, $SpO_2$)
- venösen Zugang legen: 500–1.000 ml Ringer-Lösung i.v.

### Erweiterte Maßnahmen

- Eventuell kolloidale Ersatzlösungen, z. B. 1.000–1.500 ml Plasmasteril® i.v.
- evtl. Magensonde legen.

**Indikation zur Intubation und Beatmung**

- Bewusstseinstrübung, Bewusstlosigkeit
- Zeichen einer respiratorischen Insuffizienz, z. B. Zyanose, Rasselgeräusche, Husten
- Reanimation.

Narkose

- Einleitung: 0,2–0,3 mg/kg KG Hypnomidate® i.v.
- Relaxierung: 1 mg/kg KG Lysthenon® i.v. (zur Einleitung), dann 0,06–0,1mg/kg Nocuron® i.v.

19

- kontrollierte Beatmung:
  - I : E = 1 : 1–1,5
  - erhöhte AF: 10–12/Min.
  - normales bis erhöhtes AZV: 10–15 ml/kg KG
  - $FiO_2$: 1,0
  - PEEP: 5–10 $cmH_2O$.

## Transport

- In Klinik mit internistischer Intensivstation – Voranmeldung
- während des Transports: kontinuierliches Monitoring (RR, P, $SpO_2$, EKG, Et-$CO_2$, evtl. Temperatur).

**Tipps & Tricks**

- Die Hypoxietoleranz ist durch die mit dem Beinah-Ertrinken meist einhergehende Unterkühlung erheblich verlängert (protektive Hypothermie): Ausdauernd reanimieren.
- Eventuell nach auslösenden Krankheitsbildern suchen, z. B. epileptischer Anfall, Myokardinfarkt.
- Achtung: Nach einem Ertrinkungsunfall kann sich nach Min. bis Stunden ein Lungenödem bilden (sekundäres Ertrinken) → Pat. nach Beinahe-Ertrinken immer transportieren.
- Achtung: erhöhte Aspirationsgefahr durch große Mengen geschluckten Wassers.
- Nicht versuchen, Wasser aus den Luftwegen zu entfernen, z. B. durch Absaugen.

# 19.6 Tauchunfall

**Barotrauma**: durch plötzliche Druckdifferenz zwischen Umgebung und luftgefüllten Körperhöhlen (Ohr, Nasennebenhöhlen, Lunge) kommt es bei mangelndem Druckausgleich zu Verletzungen (z. B. Trommelfellruptur, Pneumothorax).
**Dekompressionskrankheit (DCS)**: Nach plötzlichem Aufsteigen (Panikaufstieg) oder Missachtung der Austauchpausen perlen die unter Druck in Gewebe und Blut gelösten Gase aus (insbesondere Stickstoff). Dauer bis zum Auftreten der Symptome: Minuten bis Stunden, max. 24 bis in seltenen Fällen 48 Stunden nach Tauchende.
Arterielle Gasembolie (AGE): Übertritt von Gasblasen in die arterielle Strombahn beim Tauchen durch pulmonales Barotrauma oder paradoxe Embolie bei DCS. Dauer bis zum Auftreten der Symptome: Minuten nach dem Tauchgang, teilweise während des Auftauchens.

## Sehen, Fühlen, Riechen

- Barotrauma:
  - Schmerzen: Nasennebenhöhlen, Mittelohr, Kopf
  - Blutungen aus Ohr und Nase
  - Trommelfellperforation mit Schwindel, Übelkeit, Gangstörungen, Gleichgewichtsstörung, Hörstörungen
  - Lunge: Hämoptoe, Atemnot, Brustschmerzen, Pneumothorax, Hämatothorax, Spannungspneumothorax
- Dekompressionskrankheit (DCS) Typ I:
  - Muskel- und Gelenkschmerzen („bends")
  - juckende Hautrötungen („Taucherflöhe") infolge subkutaner Luftblasen
  - Übelkeit, Erbrechen
  - geschwollene, druckschmerzhafte Lymphknoten (selten)
  - Müdigkeit
- Dekompressionskrankheit (DCS) Typ II:
  - Apathie, Bewusstlosigkeit
  - Schwindel, Erbrechen
  - Sensibilitätsstörungen, Paresen, Paraplegie
  - Hör-, Seh-, oder Sprachstörungen
  - akute Dyspnoe („Chokes") mit Brustschmerz, Husten, Erstickungsgefühl
  - Harn- und Stuhlinkontinenz
- arterielle Gasembolie (AGE):
  - Apathie, Bewusstlosigkeit
  - Schwindel, Erbrechen
  - Orientierungslosigkeit, Verwirrtheit
  - Sprach- und/oder Sehstörungen
  - neurologische Störungen: Sensibilitätsstörungen bis hin zur kompletten Lähmung.

## Untersuchen

Barotrauma:

- Auskultation: evtl. einseitig abgeschwächtes Atemgeräusch bei Pneumothorax, Hämatothorax, Spannungspneumothorax
- RR ↓, P ↑ bei Spannungspneumothorax.

19

Dekompressionskrankheit:
- Lungenauskultation: meist o.B.
- RR ↓, P ↑.

## Basismaßnahmen
- Pat. retten, dabei an mögliche Begleitverletzungen denken, bei Rettung aus dem Wasser: Spine-Board einsetzen (▶ Kap. 4.2.2)
- Tauchanzug zum Wärmeerhalt öffnen (bei Trockentauchanzügen ggf. Kopfhaube und Halsmanschette abnehmen oder aufschneiden). Pat. warm zudecken, warme Infusionen anlegen
- Lagerung:
  - Flachlagerung
- Freimachen und Freihalten der Atemwege, z. B. Guedel- oder Wendl-Tubus einlegen.
- ! NA nachfordern
- Nach Möglichkeit 100% $O_2$ → Demand-Ventil verwenden
- Basismonitoring (RR, P, EKG, $SpO_2$)
- venösen Zugang legen: 1.000 ml Ringer-Lösung i.v., dann 500–1.000 ml/h.

## Erweiterte Maßnahmen
- Hypovolämie: kolloidale Ersatzlösungen, z. B. 1.000–1.500 ml Plasmasteril®
- bei Spannungspneumothorax sofortige Entlastungspunktion (▶ Kap. 4.4.14), anschließend Thoraxdrainage legen
- bei Pneumothorax: Transport mit dem RTH angezeigt → um Spannungspneu vorzubeugen, prophylaktisch beidseitig Thoraxdrainagen anlegen
- Thrombozytenaggregationshemmung: 500 mg Aspirin® i.v. (umstritten)
- Sedierung: 5–10 Diazepam-Lipuro® i.v. (verschleiert den neurologischen Status)
- Anlagesie: 2–5 mg Morphin i.v. (sehr selten erforderlich)
- Kortikoidtherapie (umstritten): 100 mg Fortecortin® i.v. oder 250–500 mg Solu-Decortin® H i.v.

**Indikation zur Intubation und Beatmung**
- Bei Dekompressionsunfall großzügige Indikation stellen
- arterielle Gasembolie
- Bewusstseinstrübung, Bewusstlosigkeit
- Zeichen einer respiratorischen Insuffizienz, z. B. Hämato- oder Spannungspneumothorax (vorher drainieren).

Narkose
- Einleitung: 0,2–0,3 mg/KG Hypnomidate®
- Relaxierung: 1 mg/kg KG Lysthenon® i.v. (zur Einleitung), dann 0,06–0,1 mg/kg KG Nocuron® i.v.
- kontrollierte Beatmung:
  - I : E = 1 : 1–1,5
  - erhöhte AF: 10–12/Min.
  - normales bis erhöhtes AZV: 10–15 ml/kg KG
  - $FiO_2$: 1,0
  - PEEP: 5–10 $cmH_2O$ (Achtung: pulmonales Barotrauma).

## Transport

! Immer mit NA.

- **Dekompressionsunfall:** sofortige Alarmierung eines RTH zum Transport in eine Überdruckkammer
- **Barotrauma**: am besten in ein tauchmedizinisches Zentrum, ansonsten in Klinik mit chirurgischer Abteilung. Mit Sonderrechten, Voranmeldung
- während des Transports: kontinuierliches Monitoring (RR, P, $SpO_2$, EKG, $EtCO_2$), bei Hypothermie auch Temperaturmessung.

### Tipps & Tricks

- Im Zweifelsfall: Immer von einem Dekompressionsunfall ausgehen und den Pat. einer Überdruckbehandlung zuführen.
- Achtung: Keine Rekompression im Wasser durchführen und keine Einpersonen-Transportdruckkammern.
- Flughöhe des RTH möglichst niedrig (max. 300 m Flughöhe), um weitere Vergrößerung der Druckdifferenz möglichst gering zu halten.
- Tauchcomputer und Unfallprotokoll (wenn vorhanden) immer zum Therapiezentrum mitnehmen (Vorrang vor pol. Beschlagnahme).
- Falls möglich, Tauchpartner den Transport begleiten lassen, um Informationen über den Hergang zu bekommen.
- Falls Patient bereits durch Tauchpartner normobaren $O_2$ erhält (z. B. Wenoll- oder DAN-System), dieses System weiter nutzen.
- Schonender Transport und Vermeidung von Erschütterungen → führt sonst zur Gasblasenverschleppung.
- Jeder (auch gesunde) verunfallte Taucher ist mit ca. 1.500–2.000 ml hypovolämisch → auf ausreichende Flüssigkeitssubstitution achten.

### Tipps & Tricks

**24-Stunden-Infotelefone über Druckkammereinrichtungen und Info zur Differenzialdiagnose**

- Schifffahrtsmedizinisches Institut der Marine, Kronshagen +49-(0)431-54 09-14 41
- DAN (Divers Alert Network) für Deutschland und Österreich: 0800-326 668 783 (oder 0800 DAN NOTRUF) oder +39-06 421 118 685 (weltweit)
- DAN (Divers Alert Network Europe): +41-333 333 333 (oder 1414 innerhalb der Schweiz)
- VDST-Taucher-Hotline (i. d. R. nur für Mitglieder) +49-(0)180-5 66 05 60.

## 19.7 Elektrounfälle

Übergang von Gleich- oder Wechselstrom auf den Körper über zwei Pole, z. B. Steckdose. In häuslichen Stromnetzen, die mit einem Leiter geerdet sind, genügt das Berühren der nichtgeerdeten Phase, um einen Stromfluss zu erzeugen. Es kann zu Herzrhythmusstörungen, Schädigungen des Nervensystems, der Haut und des Gewebes kommen.

Die Folgen eines elektrischen Unfalls auf den Körper sind abhängig von:

- Stromart (Wechsel-, Gleichstrom)
- Stromstärke, Spannung
- Einwirkdauer
- Stromweg: horizontaler („Hand-zu-Hand“) oder vertikaler („Hand-zu-Fuß“) Stromfluss, Lichtbogen (Blitz, Überlandleitung).

**Eigenschutz**

Faustregel:

In trockener Luft können 1.000 Volt max. 1–2 cm als Lichtbogen überbrücken.

- Niederspannungsunfälle (< 1.000 V):
  - Entfernung der Sicherung, 0-Stellung des FI-Schutzschalter
  - Abschalten des Gerätes, Herausziehen des Netzsteckers
- Hochspannungsunfälle (> 1.000 V):
  - Sicherheitsabstand einhalten (mind. 4 m)
  - Freischalten, gegen Wiedereinschalten sichern, Spannungsfreiheit überprüfen (E-Werk, Bahnbetriebsdienst, Feuerwehr)
  - Absicherung benachbarter Spannungsträger, Sicherheitsabstand einhalten.

### Sehen, Fühlen, Riechen

- Bewusstseinsstörung
- Verbrennungen (Strommarken)
- evtl. tetanische Krämpfe („Pat. klebt an der Steckdose“)
- evtl. neurologische Ausfälle: Kribbeln, Taubheitsgefühl, Paresen.

### Untersuchen

- Atemstillstand
- EKG: Herzrhythmusstörungen, Tachykardie, Asystolie, Kammerflimmern, Atemstillstand.

### Basismaßnahmen

! NA nachfordern.

- Pat. unter Eigenschutz und nach Unterbrechung des Stromkreises retten
- evtl. Reanimation (▶ Kap. 6)
- Lagerung: Oberkörper hoch, bei Bewusstlosigkeit stabile Seitenlage
- venösen Zugang legen: 500–1.000 ml NaCl 0,9% oder Ringer-Lösung i.v.
- Basismonitoring (RR, P, $SpO_2$, EKG, evtl. 12-Kanal-Ableitung)
- $O_2$-Gabe: 4–6 l/Min.

**Tab. 19.04 Einteilung und Symptome der elektrischen Unfälle nach Stromstärkebereich**

| Stromstärkebereich | | Klinisches Bild |
|---|---|---|
| I | Gleichstrom bis etwa 80 mA, Wechselstrom bis 25 mA, Einwirkdauer unbegrenzt | Geringe RR-Erhöhung je nach Stromstärke, leichte Verkrampfung der Atemmuskulatur, keine Herzrhythmusstörungen |
| II | Gleichstrom 80–300 mA, Wechselstrom 25–80 mA, Einwirkdauer unbegrenzt | Herzstillstand während der Körperdurchströmung mit nachfolgenden Rhythmusstörungen wechselnder Dauer und guter Rückbildungsneigung, deutliche RR-Erhöhung, Verkrampfung der Atemmuskulatur |
| III | Gleichstrom 0,3–5 A, Wechselstrom 0,08–5 A, Einwirkdauer > 0,3 Sek. | Herzstillstand mit nachfolgendem Kammerflimmern (bei Gleichstrom Herzstillstand nur bei Längsdurchströmung, z. B. Arm zu Arm) |
| IV | Gleichstrom > 3–8 A, Wechselstrom > 3–8 A | Herzstillstand während der Körperdurchströmung mit nachfolgender, meist lang anhaltender Arrhythmie, deutliche RR-Erhöhung und Atemverkrampfung, Lichtbogen. Bei längerer Einwirkung (> mehrere Sek.) meist Tod durch Verbrennung. |

## Erweiterte Maßnahmen

- Eventuell Versorgung von Verbrennungen (▶ Kap. 19.1)
- Sedierung: 5–10 mg Diazepam-Lipuro® i.v.
- Analgesie: 5–10 mg Morphin i.v.
- evtl. Therapie der Herzrhythmusstörungen (▶ Kap. 7.4)
- Inhalationstrauma: initial 4 Hübe Junik®-Dosier Aerosol, evtl. Narkoseeinleitung und Intubation (▶ Kap. 4.4.11).

## Transport

- Indikation zum sofortigen Transport in ein Verbrennungszentrum (▶ Kap. 19.1): schwere Elektrounfälle (z. B. Hochspannungsunfall, Blitzschlag), schweres Inhalationstrauma → frühzeitig an RTH als Transportmittel denken
- in Krankenhaus mit internistischer Notaufnahme/Intensivstation, evtl. Voranmeldung
- während des Transports: kontinuierliches Monitoring (RR, P, EKG, $SpO_2$).

**Tipps & Tricks**

- Eigenschutz als oberstes Gebot.
- Ausdauernd reanimieren! Der sekundäre Reanimationserfolg ist bei Stromunfällen sehr hoch.
- Auf sekundäre Verletzungen, z. B. durch Sturz von der Leiter achten (▶ Kap. 21.1).
- Bei Z.n. Stromunfall immer transportieren, da Herzrhythmusstörungen auch nach bis zu 48 h auftreten können.

20

# Anästhesie im Rettungsdienst

*Rüdiger Schreiber und Boris Hoffmann*

# 20.1 Sedierung

Angst-, Unruhe-, und Erregungszustände sind bei notfallmedizinischen Einsätzen häufig zu beobachten und erfordern sedierende und anxiolytische Maßnahmen.

- Medikamentöse Sedierungsmaßnahmen oftmals erst am Ende der Behandlungsverfahren
- bereits Erscheinen und Anwesenheit von fachkundigen Personen kann beruhigend wirken, verstärkt durch
  - selbstsicheres Auftreten
  - Anteilnahme am Krankheitsgeschehen
  - angemessene Gesprächsführung über erforderliche Maßnahmen
- die speziellen Maßnahmen, die das Krankheitsbild fordert, haben einen übergeordneten Stellenwert, z. B. Angina Pectoris (▶ Kap. 7.2), Herzinfarkt (▶ Kap. 7.3), Asthma bronchiale (▶ Kap. 8.2), Trauma (▶ Kap. 21). Erlebt der Pat. dadurch wesentliche Linderung, ist meist eine deutliche Beruhigung zu erkennen.

! Besteht jedoch nach Ausschöpfung aller spezifischen Maßnahmen weiterhin ein behandlungswürdiger Angst-, Unruhe- und Erregungszustand, können sedierende Medikamente in den Behandlungsablauf einbezogen werden.

## 20.1.1 Sedativa im RD

**Benzodiazepine**

kurzwirksam: Dormicum® (Midazolam)
langwirksam: Diazepam-Lipuro® (Diazepam), Diazepam Destitin® Rectiole
mittellangwirksam: Tavor®, Tavor® Expidet (Plättchen) (Lorazepam)

- überzeugende sedierende Eigenschaften
- mögliche unerwünschte Wirkungen, insbesondere bei kritisch Kranken und alten Menschen, z. B. Bewusstseinsverlust, Bradypnoe bis Apnoe, ausgeprägte Kreislaufdepression
- Midazolam wegen seiner deutlich kürzeren HWZ dem Diazepam vorziehen
- i.v. Medikation nach der Titrationsmethode:
  - Dormicum® z. B. bei 70 kg KG: initial 1–2 mg, alle 3 Min. 1 mg bis zum gewünschten Wirkungseintritt
  - Diazepam-Lipuro® z. B. bei 70 kg KG: initial 2,5 mg, alle 2 Min. 2,5 mg bis zum gewünschten Wirkeintritt.
  - Tavor® z. B. bei 70 kg KG: initial 1–2 mg i.v., alle 5 Min. bis insgesamt max. 4 mg
- orale Medikation:
  - Tavor® 1,0 Expidet (Plättchen) zergeht augenblicklich im Mund und ist damit eine Alternative zum i.v.-Behandlungsverfahren. Dosierung bei z. B. 70 kg KG 1–2 mg (d. h. 1–2 Plättchen) bis max. 4 mg.

**Chloralhydrat-Rectiole® (Chloralhydrat)**

Notwendigkeit zur medikamentösen Sedierung von Säuglingen und Kindern im RD äußerst selten. Zunächst Behandlung des eigentlichen Krankheitsgeschehens, z. B. akute Luftnot (▶ Kap. 8.1.1)

- „Spielchen" zur Ablenkung, und den Einfluss der Eltern großzügig nutzen
- evtl. bei längeren Sekundärtransporten Säuglinge ab 6 kg KG ½, Kleinkinder ab 12 kg KG 1 Rectiole

**Achtung**
Chloralhydrat kann Herzrhythmusstörungen auslösen.

**Haldol® (Haloperidol)**
Wird der Angst-, Unruhe- oder Erregungszustand durch ein psychiatrisches Krankheitsgeschehen bestimmt, primär Neuroleptika anwenden.
Haldol: stärkste neuroleptische Eigenschaften, geringe Sedierungsanteile, kaum periphere Effekte, große therapeutische Breite
- Mittel der Wahl zur Behandlung akuter Psychosen
- Dosierung äußerst variabel: im Mittel ab 50 kg KG 5–10 mg i.v.
- ! Im Falle komplizierter Umstände mit Fremd- und Selbstgefährdung unbedingt erwägen, psychiatrischen Notdienst oder Polizei einzubeziehen.



# 20.2 Analgesie

Nachdem der Schmerzcharakter zur Diagnosestellung genutzt worden ist, müssen Schmerzen umgehend am Notfallort gelindert bzw. behoben werden. Sonst mögliche zusätzliche Bedrohung der Vitalfunktionen. Spezifische Maßnahmen zur initialen Schmerzbehandlung ergreifen, z. B. Koronartherapie bei Angina-pectoris-Schmerzen, Lagerung bei Abdominalbeschwerden, Schienung von Frakturen.
- Ergänzend oder primär Analgetikum einsetzen. Um auch stärkste Schmerzzustände behandeln zu können, hochwirksame Analgetika mit schnellem Wirkeintritt verwenden, z. B. Fentanyl®, Morphin
- Anzahl der eingesetzten Schmerzmittel begrenzen → erhöht Anwendersicherheit
- titrierte Analgetikaverabreichung am individuellen Schmerzmittelbedarf orientiert
- Sicherung von Atmung (ggf. Intubation) und Kreislauf muss jederzeit gewährleistet sein.

## 20.2.1 Analgetika im RD

**Fentanyl® (Fentanyl)**
1 ml = 0,05 mg = 50 µg
Dosis bei Spontanatmung: 1–2 µg/kg KG i.v.

| | |
|---|---|
| d. h. z. B. bei | 20 kg KG: 20–40 µg = 0,4–0,8 ml |
| | 40 kg KG: 40–80 µg = 0,8–1,6 ml |
| | 60 kg KG: 60–120 µg = 1,2–2,4 ml |
| | 80 kg KG: 80–160 µg = 1,6–3,2 ml i.v. |

- ! Immer mit opiatinduzierter Atemdepression rechnen.
- Atemfrequenz und Pulsoximetrie als Monitorverfahren nutzen
- opiatinduzierte Übelkeit mit 5–10 mg Paspertin® i.v. behandeln.

20

### Morphin

1 ml = 10 mg
Erwachsene: 5–10 mg i.v.
Kinder: 0,05–0,1 mg/kg KG

| 10 mg auf 10 ml verdünnen (!), dann: |
| --- |
| 10 kg KG: (~ 1 Jahr) 0,5–1 mg = 0,5–1 ml |
| 20 kg KG: (~ 5 Jahre) 1–2 mg = 1–2 ml |
| 35 kg KG: (~ 10 Jahre) 1,75–3,5 mg = 1,75–3,5 ml |

### Ketanest® S (Esketamin)

1 ml = 25 mg

| 25 mg auf 10 ml verdünnen (!), dann: |
| --- |
| 20 kg KG: 2,5–5 mg = 1–2 ml |
| 40 kg KG: 5–10 mg = 2–4 ml |
| 60 kg KG: 7,5–15 mg = 3–6 ml |
| 80 kg KG: 10–20 mg = 4–8 ml |

- Psychomimetische Wirkung, Halluzinationen mit 2,5–5 mg Diazepam-Lipuro® i.v. verhindern
- Speichelfluss mit 0,5–1,0 mg Atropin i.v. vorbeugen
- i.m. Applikation nur dann, wenn kein Venenzugang möglich ist; gilt auch für Kinder
- **bevorzugte Anwendung** bei Verbrennungen, polytraumatisierten Pat., zur Reposition von Frakturen.

! Bereits während der technischen Rettung durch niedrige, subanästhetische Dosis effektive Schmerzbehandlung einleiten (0,125–0,25 mg/kg KG Ketanest® i.v. oder 0,25–0,5 mg/kg KG i.m.) → Pat. bleibt kooperativ, evtl. leicht somnolent, geringe Wirkung auf kardiovaskuläres und respiratorisches System.

### Buscopan® (Butylscopolaminiumbromid)

! Bei kolikartigen Schmerzen Analgetikum durch Spasmolytikum ergänzen.

- 1 Amp. = 20 mg Buscopan® langsam i.v., bei Kindern und Jugendlichen 0,3–0,6 mg/kg KG langsam i.v.
- Nebenwirkungen: Tachykardie, Blutdruckabfall (selten).

## 20.3 Narkose

Zustand der zeitlich begrenzten, völlig reversiblen Funktionshemmung des ZNS mit Bewusstlosigkeit und Schmerzlosigkeit. Damit verbunden sind die Ausschaltung der willkürlichen und graduell auch der reflektorischen Muskeltätigkeit, Abnahme des Muskeltonus und Dämpfung von Atmung und Kreislauf.
In der Notfallmedizin wird der Zustand einer Narkose mittels **TIVA** (total intravenöse Anästhesie) durch die Kombination von intravenösem Hypnotikum, Analgetikum und Muskelrelaxans erzielt.

## 20.3.1 Indikationen zur präklinischen Narkoseeinleitung

Eine Narkose ist immer dann notwendig, wenn zur Sicherstellung der Oxygenierung und zur Verhinderung einer Aspiration eine Intubation und Beatmung durchgeführt werden muss.



**Polytrauma (▶ Kap. 21.2)**
Indikation zur Intubation und Beatmung großzügig und frühzeitig stellen. Zusammen mit forcierter Volumentherapie Eckpfeiler der primären Schockbehandlung.

- Verhindert Hypoxämien
- Einsatz hoher Analgesiemengen möglich ohne Gefahr der Hypoxie durch opiatinduzierte Atemdepression
- tatsächliches Verletzungsausmaß und funktionelle Organinsuffizienzen vielfach erst im Krankenhaus im Rahmen der erweiterten Diagnostik (Röntgen, Sonografie, CT, Labor) zu erkennen
- Herzfrequenz und RR erlauben keine verlässliche Aussage über den tatsächlichen Volumenstatus (→ Schockindex ist veraltet).

**Schweres Schädel-Hirn-Trauma (SHT; ▶ Kap. 21.3)**
Die primäre, traumabedingte Hirnschädigung ist irreversibel. Sekundäre Schädigungen durch Hypoxie und Hirnödem sind durch konsequente Frühintubation begrenzbar.

- Kontrollierte Beatmung bei einem initialen $O_2$-Anteil von 100%, Normoventilation
- Aspirationsgefahr durch eingeschränkte oder vollständig aufgehobene Schutzreflexe nur durch Intubation zu kompensieren.

**Thoraxtrauma (▶ Kap. 21.4)**
Indikation zur Frühintubation und Beatmungstherapie → Verhinderung verletzungsbedingter Hypoxiezustände.

- Bei wesentlichen Verletzungen des knöchernen Thorax oder der Thoraxorgane sind unmittelbar die für die Oxygenierung des Gesamtorganismus verantwortlichen Organsysteme betroffen
- Anlage einer Thoraxdrainage.

**Inhalationstrauma (▶ Kap. 19.1)**
Deuten äußere Umstände oder klinisches Bild auf ein schweres Inhalationstrauma hin, Intubation und maschinelle Beatmung zur Sicherstellung einer ausreichenden Oxygenierung als vordringliche Behandlungsmaßnahme.

- Durch Einatmung von Rauch- und Reizgasen entstehen thermische und chemische Schädigungen an Atemwegen und Lunge mit erheblicher Einschränkung der Lungenfunktion und Gefahr der Hypoxie.

**Abdominaltrauma (▶ Kap. 21.5)**
Neben Volumentherapie Intubation und Beatmung zur Sicherung einer ausreichenden Oxygenierung frühzeitig in das Behandlungskonzept mit einbeziehen.

- Lässt das Unfallgeschehen ein schweres Abdominaltrauma vermuten, auch bei scheinbar stabilen Kreislaufverhältnissen immer mit erheblichen Blutverlusten rechnen (Milz- und/oder Leberverletzungen).

### Schwerwiegende Extremitätenverletzungen (▶ Kap. 21.7)

Intubation und Beatmungsbehandlung gewährleisten Oxygenierung und ermöglichen schmerzfreie Lagerungs- und Repositionsmanöver.

- Extremitätenverletzungen mit ausgeprägten Weichteilschäden und/oder Frakturen sind bedrohlich durch Blutverlust und z. T. heftigste Schmerzzustände.

### Großflächige Verbrennungen (▶ Kap. 19.1)

! Bei Verbrennungen im Gesicht können sich nach Schwellungen im Mundbereich ausgeprägte Lippenödeme entwickeln.

- Bei großflächigen Verbrennungen ist Pat. durch ausgedehnte Flüssigkeitsverluste, massive Schmerzen und evtl. Inhalationstrauma vital gefährdet
- pulmonale Insuffizienz und hoher Analgetikabedarf durch Narkose und Beatmungsmaßnahmen, Volumenmangel mit Ringer-Laktat-Infusionen behandeln
- um spätere erhebliche Intubationsschwierigkeiten zu vermeiden, alle Pat. mit umfangreichen Verbrennungen im Gesichts-/Halsbereich frühzeitig intubieren.

### Status epilepticus (▶ Kap. 12.2)

Indikation zur Narkoseeinleitung ist dann gegeben, wenn Status durch die übliche Benzodiazepinmedikation nicht zu durchbrechen ist oder unter der medikamentösen Therapie trotz $O_2$-Insufflation längere Zyanosephasen auftreten.

- Narkoseeinleitung mit 3–7 mg/kg KG Trapanal® i.v. (bei 70 kg KG z. B. 200–500 mg Trapanal®)
- nach Intubation kontrollierte Normoventilation.

### Status asthmaticus (▶ Kap. 8.2)

Erweist sich der Status über einen angemessenen Zeitraum gegenüber der medikamentösen antiasthmatischen Behandlung als therapieresistent, zeigen sich hypoxisch bedingte Bewusstseinseintrübungen, Herzrhythmusstörungen und der klinische Eindruck einer muskulären Erschöpfung, durch Narkoseeinleitung, Intubation und Beatmung ausreichende Oxygenierung sicherstellen.

- Narkoseeinleitung mit 0,5–1,0 mg/kg KG Ketanest® S i.v., hypnotisch und bronchodilatatorisch.

### Lungenödem (▶ Kap. 8.3)

Bei schwerem Lungenödem mit kurzfristig medikamentös nicht zu beherrschender Hypoxie, Herzrhythmusstörungen, Bewusstseinstrübung und totaler muskulärer Erschöpfung frühzeitig Intubation und Beatmungstherapie zur Verbesserung der $O_2$-Versorgung und physischen und psychischen Entlastung des Pat. durchführen.

- Zur Narkoseeinleitung wegen äußerst instabiler Kreislaufverhältnisse Hypnotika in geringer Dosierung verwenden.

### Schock (▶ Kap. 9)

Intubation und Beatmung kompensieren die eingeschränkte Lungenfunktion und sichern die Oxygenierung.

- Im ausgeprägten Schockzustand ist der Pat. durch die kardiozirkulatorische und pulmonale Insuffizienz hochgradig vital gefährdet
- Differenzierte Kreislauftherapie je nach Ursache des Schockgeschehens.

## 20.3.2 Risiken der präklinischen Narkoseeinleitung

Es ist unbestritten, dass ein bereits vital bedrohter Pat. während der präklinischen Narkoseeinleitungsphase zusätzlich erheblich gefährdet werden kann. → Angemessenes Monitoring zwingend notwendig.

! Der anwendende Arzt muss auf Grund seiner anästhesiologischen Kenntnisse und Erfahrungen in der Lage sein, den regelhaften Ablauf und sämtliche Komplikationen fachgerecht zu beherrschen.



### Nebenwirkungen der Narkosemittel

- **Hypnotika**: ausgeprägte Kreislaufdepression, Ateminsuffizienz, Aspirationsgefahr
- **hochpotente Analgetika**: Bradypnoe bis hin zum Atemstillstand
- **Muskelrelaxantien**: absoluter Atemstillstand.

### Risiken der durchgeführten Maßnahmen

- Schwierige Laryngoskopie/misslungenes Intubationsmanöver → verlängerte Apnoephase mit Hypoxiegefahr
- **Fehlintubation** → Apnoesituation bleibt bestehen
- Erbrechen während des Intubationsmanövers → Gefahr einer Aspiration.

# 20.4 Einleitungsphase

**Jeder Pat. in der Notfallmedizin ist als „nicht nüchtern" einzustufen!**
- Immer Blitzeinleitung/Rapid Sequence Induction (RSI). Manuelle Abdichtung der Speiseröhre mittels geübtem Krikoiddruck (Sellick-Handgriff) möglich.
- Großvolumigen Absaugschlauch unter Sog griffbereit haben.

- Sich mit dem Arzt über das Einleitungsverfahren absprechen
- Verfügbarkeit und Funktionsfähigkeit von Intubationsinstrumenten, Beatmungsgerät und Absaugvorrichtung sicherstellen
- i.v.-Zugang sichern
- Infusionsbeginn z. B. mit Ringer-Lösung, paravenöse Lage sicher ausschließen
- zur Präoxygenierung Beatmungsbeutel mit Maske und $O_2$-Zufuhr versehen
- Narkosemedikamente aufziehen und Spritzen beschriften
- EKG, Pulsoximeter, Blutdruckgerät anlegen.

### Narkosebeginn

Präoxygenierung über dichtsitzende Maske: 3 Min. 100% $O_2$ (10 l Flow, Reservoirbeutel).

### ■ Einleitungsmedikamente

! Bei der Medikamentendosierung immer die große individuelle Breite berücksichtigen. Je 1 Medikament aus jeder Gruppe verwenden.

| Tab. 20.01 | | | | | |
|---|---|---|---|---|---|
| 1 | **Anticholinergika** | | **z. B. 70 kg KG** | | **erfahrungsgemäß** |
| | Atropin | 0,01 mg/kg KG | 0,5–1 mg | 1–2 ml | 0,5 mg = 1 ml |
| 2 | **Analgetika** | | | | |
| | Fentanyl® | 5–10 µg/kg KG | 0,35–0,7 mg | 7–14 ml | 0,35 mg = 7 ml |
| | Ketanest® S 5 mg/ml | 0,5–1 mg/kg KG | 35–70 mg | 7–14 ml | 50 mg = 10 ml |
| 3 | **Hypnotika** | | **z. B. 70 kg KG** | | **erfahrungsgemäß** |
| | Etomidate 0,2-prozentige Lsg. Hypnomidate® | 0,15–0,3 mg/kg KG | 10–20 mg | 5–10 ml | 20 mg = 10 ml |
| | Thiopental 2,5-prozentige Lsg. Trapanal® | 3–7 mg/kg KG | 250–500 mg | 10–20 ml | 350 mg = 14 ml |
| | Propofol 1,0-prozentige Lsg. Disoprivan® | 1–2 mg/kg KG | 70–140 mg | 7–14 ml | 100 mg = 10 ml |
| | Midazolam 0,1-prozentige Lsg Dormicum® | 0,1–0,2 mg/kg KG | 7–14 mg | 7–14 ml | 5 mg = 5 ml |
| 4 | **Relaxans** | | | | |
| | Succinylcholin 2,0-prozentige Lsg. Lysthenon® | 1–1,5 mg/kg KG | 70–100 mg | 3,5–5 ml | 100 mg = 5 ml |

**Gabe von Succinylcholin**

! Der Einsatz ist absolut eingeschränkt auf den in der Intubation **erfahrenen** Arzt.

**Pro**: 30–60 Sek. nach der Gabe ist Pat. vollrelaxiert: kein Muskeltonus, kein Husten- und Würgereiz, optimale Intubationsbedingungen.
**Contra**: absoluter Atemstillstand für ca. 5 Min. → Beatmungstechniken müssen beherrscht werden.

! Zur Abschätzung der Intubationsbedingungen nach Analgetika/Hypnotika-Gabe Laryngoskopie durchführen: wenn Stimmritze einsehbar, relaxieren.

- Nach endotrachealer Intubation Tubus sofort blocken
- Tubuslage kontrollieren:
  - Auskultation (Goldstandard)
  - Beobachtung der Thoraxbewegungen
  - Kapnometrie ($CO_2$-Messung)
  - Pulsoximetrie ($O_2$-Messung)
  - Beobachtung der Hautfarbe.

! Die endotracheale Lage des Tubus muss eindeutig sein.

- Beatmungsgerät anschließen, Grundeinstellungen dem Pat. anpassen
- Tubus transportsicher fixieren
- Auskultation nach jeder Manipulation im Kopfbereich/Umlagerung
- Magensonde legen, bei SHT durch den Mund (wegen möglicher Schädelbasisfraktur)
- RR alle 2–5 Min. messen.



### Ausgewählte Intubationsprobleme und Lösungsansätze

! Ventilation geht vor Intubation.

Bei Intubationsproblemen zeitgerecht Verfahren unterbrechen, Trend am Pulsoximeter registrieren, Guedel-Tubus einlegen, unter Krikoiddruck Zwischenbeatmung mit Maske und reinem $O_2$.

**Tab. 20.02**

| Ausgewählte Intubationsprobleme | Lösungsansätze |
|---|---|
| Laryngoskoplampe erlischt während der Laryngoskopie | Mit Pupillenlampe Rachen/Kehlkopfregion ausleuchten lassen |
| Kehlkopfeingang lässt sich nicht einstellen | Kopf sorgfältig erneut lagern (Reklination, Schnüffelstellung), Kopf leicht anheben, Kehlkopf von außen nach dorsal drücken (unter Krikoiddruck) nach li./re. bewegen |
| Zunge lässt sich nicht nach li. wegdrücken | Größeren Laryngoskopspatel verwenden |
| Sekretansammlungen im Rachenraum | Absaugen |
| Stimmbänder und Kehldeckel nicht sichtbar | Laryngoskopspatel zu tief, Spatel langsam zurückziehen, bis Kehldeckel in den Sichtbereich fällt |
| Kehldeckel nicht anzuheben | Laryngoskop mit McCoy-Spatel verwenden |
| Nur hinterer Anteil der Stimmbänder sichtbar | Oxford-Non-Kinking (ONK)-Tubus mit dazugehörigen Führungsstab versehen und Stabspitze in die Stimmritze platzieren, Tubus nachschieben |
| Keine Stimmbänder, nur Kehldeckel sichtbar | „Blindintubation“: ONK-Tubus mit dazugehörigem Führungsstab versehen, überstehenden Stabanteil entsprechend der ONK-Biegung nach ventral vorbiegen, Stabspitze „blind“ unter dem Kehldeckel in die unsichtbare Stimmritze platzieren und Tubus nachschieben |
| Intubation nicht möglich | alternative Oxygenierung über Maskenbeatmung mit Guedeltubus, Larynxmaske, Larynxtubus oder Kombitubus |
| Maskenbeatmung nicht möglich | Larynxmaskenbeatmung oder Kombitubus |
| Intubation, Maskenbeatmung Larynxmaske, Larynxtubus oder Kombitubus nicht möglich | Koniotomie |
| Kehlkopfzertrümmerung | Nottracheotomie |

| Tab. 20.02 *(Forts.)* | |
|---|---|
| **Ausgewählte Intubationsprobleme** | **Lösungsansätze** |
| Keine Beatmungsgeräusche über beiden Lungenflügeln, aber in der Magenregion (Tubus in der Speiseröhre, unerkannt droht Katastrophe) | Tubus belassen und erneute Laryngoskopie/Intubation; bei engen anatomischen Verhältnissen Tubus entfernen und erneuter Intubationsversuch |
| Beatmungsgeräusche nur einseitig (Tubus meistens im re. Hauptbronchus) | Tubustiefe überprüfen, Rückzug, bis Lunge bds. belüftet wird. Insbesondere bei Thoraxtraumen zu tiefe Tubuslage ausschließen, sonst droht Fehldeutung als Hämato-/Hämatopneumothorax mit evtl. Anlage einer Thoraxdrainage |

# 20.5 Aufrechterhaltung der Narkose

Entsprechend der Wirkdauer der verwendeten Medikamente muss zeitgerecht nachinjiziert werden.

**Tab. 20.03**

| | **Wirkdauer** | **Narkoseaufrechterhaltung** | **z. B. 70 kg KG** | |
|---|---|---|---|---|
| Fentanyl® | 20–40 Min. | 1–3 µg/kg KG | 0,07–0,2 mg | 1,4–4,0 ml |
| Ketanest® S 25 mg/ml | 10–15 Min. | 0,25–0,5 mg/kg KG | 17,5–35 mg | 3,5–7,0 ml |
| Thiopental 2,5-prozentige Lsg. Trapanal® | 5–15 Min. | 3–5 mg/kg KG | 200–350 mg | 8–14 ml |
| Propofol 1,0-prozentige Lsg. Disoprivan® | ca. 5 Min. | 0,2–0,5 mg/kg KG | 15–35 mg | 1,5–3,5 ml |
| Midazolam 0,1-prozentige Lsg Dormicum® | 45–90 Min. | 0,05–0,1 mg/kg | 3,5–7 mg | 3,5–7,0 ml |
| Nach Beendigung der Succinylcholinwirkung (ca. 5 Min.), Muskelrelaxierung mit einem „nicht-depolarisierenden" Muskelrelaxans fortführen. | | | | |
| Rocuronium 10 mg/ml Esmeron® | 60 Min. | Initial: 1 mg/kg KG | 70 mg | 7 ml |
| | | Repetitionsdosis: 0,15 mg/kg KG | | |

Bei stabilen Kreislaufverhältnissen und korrekten Intubations-/Beatmungsumständen Narkosemittel in der Aufrechterhaltungsphase großzügig anwenden → Stress vermeiden.

## 20.6 Ausgewählte Narkoseschemata

Fentanyl/Etomidat zur Narkoseeinleitung nahezu universell verwendbar. Dennoch kann man durch den Einsatz bestimmter Analgetika und Hypnotika einigen Krankheits- bzw. Traumageschehen spezieller entsprechen.

! Nach jeweiliger Erfahrung und Einzigartigkeit des Notfallgeschehens Schemata variieren.



**Tab. 20.04 Schwierige Intubationsverhältnisse, Polytrauma, eingeklemmter Pat., Pat. im Schock**

| | | z. B. 70 kg KG | | erfahrungsgemäß |
|---|---|---|---|---|
| Atropin | 0,01 mg/kg KG | 0,5–1 mg | 1–2 ml | 0,5 mg = 1 ml |
| Midazolam 0,1-prozentige Lsg. Dormicum® | 0,1–0,2 mg/kg KG | 7–14 mg | 7–14 ml | 5 mg = 5 ml |
| Ketanest® S 5 mg/ml | 0,5–1,0 mg/kg KG | 35–70 mg | 7–12 ml | 70 mg = 12 ml |
| Nach eindeutig korrekter Intubation: | | | | |
| Rocuronium 10 mg/ml Esmeron® | Initial: 1 mg/kg KG<br>Repetitionsdosis: 0,15 mg/kg KG | | 70 mg | 7 ml |

- Ketanest®S wirkt über Sympathikusaktivierung kreislaufstabilisierend
- Spontanatmung und Schutzreflexe nicht völlig aufgehoben, dies gewährleistet bei Intubationsschwierigkeiten begrenzte Eigenventilation
- In einer Dosierung bis 0,5–1 mg/kg KG als Einleitungsnarkotikum auch für schockierte polytraumatisierte Pat. mit SHT anwendbar, wenn umgehend kontrollierte Normoventilation erfolgt (kein $EtCO_2$- bzw. $pCO_2$-Anstieg, sonst Hirndrucksteigerung!).

**Tab. 20.05 Schädel-Hirn-Trauma (SHT)**

| | | z. B. 70 kg KG | | erfahrungsgemäß |
|---|---|---|---|---|
| Atropin | 0,01 mg/kg KG | 0,5–1 mg | 1–2 ml | 0,5 mg = 1 ml |
| Fentanyl | 5–10 µg/kg KG | 0,35–0,7 mg | 7–14 ml | 0,5 mg = 10 ml |
| Etomidate 0,2-prozentige Lsg. Hypnomidate® | 0,15–0,3 mg/kg KG | 10–20 mg | 5–10 ml | 20 mg = 10 ml |
| Succinylcholin 2,0-prozentige Lsg. Lysthenon® | 1–1,5 mg/kg KG | 70–105 mg | 3,5–5,25 ml | 100 mg = 5 ml |

**Tab. 20.05 Schädel-Hirn-Trauma (SHT)** *(Forts.)*

| | | z. B. 70 kg KG | | erfahrungsgemäß |
|---|---|---|---|---|
| Nach eindeutig korrekter Intubation: | | | | |
| Rocuronium<br>10 mg/ml<br>Esmeron® | Initial: 1 mg/kg KG<br>Repetitionsdosis: 0,15 mg/kg KG | | 70 mg | 7 ml |
| Zur Aufrechterhaltung der Bewusstseinsausschaltung: | | | | |
| Midazolam<br>0,1-prozentige Lsg.<br>Dormicum® | 0,1–0,2 mg/kg KG | 7–14 mg | 7–14 mg | 5 mg = 5 ml |

**Tab. 20.06 Status epilepticus**

| | | z. B. 70 kgKG | | erfahrungsgemäß |
|---|---|---|---|---|
| Atropin | 0,01 mg/kg KG | 0,5–1 mg | 1–2 ml | 0,5 mg = 1 ml |
| Fentanyl | 5–10 µg/kg KG | 0,35–0,7 mg | 7–14 ml | 0,4 mg = 8 ml |
| Thiopental<br>2,5-prozentige Lsg.<br>Trapanal® | 3–7 mg/kg KG | 250–500 mg | 10–20 ml | 350 mg = 14 ml |
| Nach eindeutig korrekter Intubation: | | | | |
| Rocuronium<br>10 mg/ml<br>Esmeron® | Initial: 1 mg/kg KG<br>Repetitionsdosis: 0,15 mg/kg KG | | 70 mg | 7 ml |

! Trapanal® wirkt antikonvulsiv.

**Tab. 20.07 Status asthmaticus**

| | | z. B. 70 kg KG | | erfahrungsgemäß |
|---|---|---|---|---|
| Atropin | 0,01 mg/kg KG | 0,5–1 mg | 1–2 ml | 0,5 mg = 1 ml |
| Midazolam<br>0,1-prozentige Lsg.<br>Dormicum® | 0,1 mg/kg KG | 7 mg | 7 ml | 5 mg = 5 ml |
| Ketanest® S<br>5 mg/ml | 0,5–max.<br>2,5 mg/kg KG | 35–175 mg | 7–35 ml | 70 mg = 12 ml |
| Nach eindeutig korrekter Intubation: | | | | |
| Rocuronium<br>10 mg/ml<br>Esmeron® | Initial: 1 mg/kg KG<br>Repetitionsdosis: 0,15 mg/kg KG | | 70 mg | 7 ml |

! Ketanest® S wirkt auch bronchodilatatorisch.

# 21 Traumatologie

*Frank Flake und Boris Hoffmann*

# 21.1 Ersteinschätzung/ABCDE-Schema

Ziel ist zunächst eine orientierende initiale Beurteilung (Primary Survey) der Vitalfunktionen, erst dann folgt die detaillierte Anamnese und körperliche Untersuchung (Secondary Survey) von Kopf-bis-Fuß traumatologischer Notfallpatienten innerhalb kürzester Zeit.

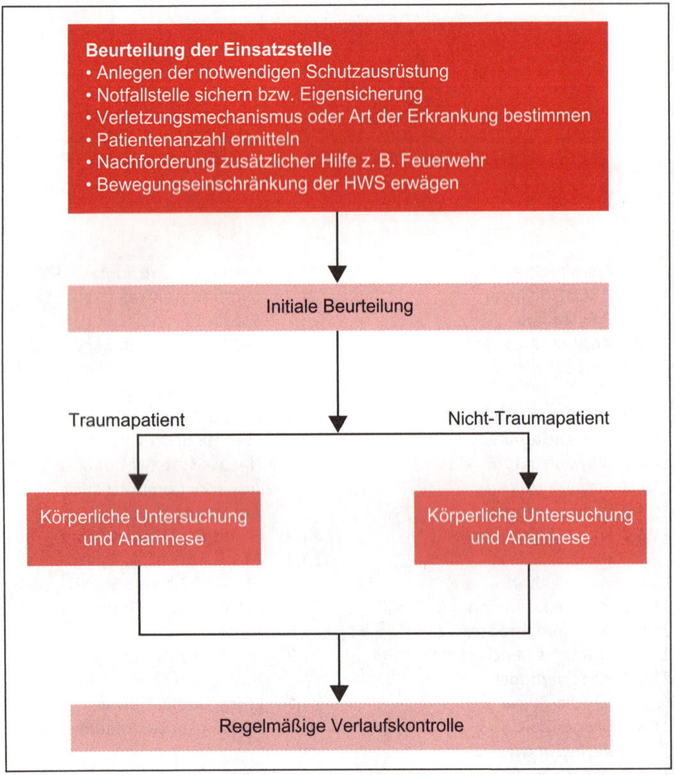


Abb. 21.01 Algorithmus Beurteilung der Einsatzstelle

Folgende Fragen müssen als Erstes geklärt werden:

- Liegt eine akute Vitalgefährdung vor?
- Welche Verletzungen liegen vor?
- Geht von einem dieser beiden Punkte eine potentielle Vitalgefährdung aus?

### Untersuchung des Notfallpatienten

- Vitalgefährdung einschätzen:
  - **Airway**: Atemwege überprüfen: Atemwege frei und sicher, besteht Risiko für eine Verlegung, Obstruktionen?

- **Breathing**: Atmung überprüfen: Atembewegung (ja-nein), Atemfrequenz ausreichend, Atemzugvolumen ausreichend, Dyspnoe, Zyanose, Tachypnoe?
- **Circulation**: Radialispuls tasten, falls nicht tastbar → Karotispuls tasten (einseitig), grobe Information über Regelmäßigkeit und Frequenz gewinnen: Bradykardie, Tachykardie, periphe Perfusion (Druckprobe)
- **Disability**: Neurologie (innerhalb der Traumatologie zu vernachlässigen), Bewusstseinslage überprüfen (erfolgt in der Regel mit der Überprüfung der Atemwege), ggf. im weiteren Verlauf BZ testen
- **Exploitation**: körperliche Untersuchung, Entkleidung.

! Zur ersten Einschätzung der vorliegenden Verletzungen erfolgt eine Kopf-bis-Fuß-Untersuchung.



- Kopf
  - sichtbare Verletzungszeichen: Blutung, Liquoraustritt aus Nase oder Ohr, Prellmarken, Hämatom?
  - Druckschmerz bei Palpation der Schädelkalotte, Stufenbildung?
  - Pupillendifferenz, Pupillenmotorik, Blickdeviation?
- Wirbelsäule (insbes. HWS)
  - vorsichtige (!) Palpation: tastbare Lücke in der Dornfortsatzreihe?
  - Druck- oder Klopfschmerzen?
  - sensible oder motorische neurologische Ausfälle? Reflexe?
  - unwillkürlicher Stuhl- oder Harnabgang?
  - Schluckbeschwerden als möglicher Hinweis auf ein retropharyngeales Hämatom
- Thorax
  - gleichseitige Atemexkursionen, inverse Atmung?
  - sichtbare Verletzungen: Prellmarken, offene Wunden, Stufenbildung der Rippen?
  - Krepitation oder Schmerz bei bimanueller Kompression?
  - Auskultation: seitengleiche AG, ein- oder beidseitige Abschwächung bzw. fehlende AG als möglicher Hinweis auf (Spannungs-) Pneumo-, Hämatothorax (▶ Kap. 21.4)
  - evtl. Perkussion: hypersonorer Klopfschall z. B. bei Pneumothorax
- obere Extremitäten
  - sichtbare Verletzungen: offene Fraktur, Amputationsverletzung, Prellmarken, Hämatome?
  - Fehlstellung?
  - Druckschmerz, Krepitation?
  - Funktionsprüfung bzgl. Kraft und Bewegungsausmaß
  - Pulsstatus: A. radialis seitenvergleichend überprüfen, evtl. kapilläre Füllungszeit bestimmen (normalerweise < 2 Sek.)
  - bei Kribbeln in Armen oder Händen an Wirbelsäulenbeteiligung denken
- Abdomen
  - sichtbare Verletzungen: Prellmarken, Wunden, ausgetretene Darmanteile?
  - Palpation aller vier Quadranten: Abwehrspannung, Druckschmerz?
- Becken
  - sichtbare Verletzungen: Hämatome, sichtbare Deformierung, evtl. Blutaustritt aus der Harnröhre?
  - Palpation: bei bimanueller Kompression beider Darmbeinschaufeln evtl. Hinweis auf Instabilität, Kompressionsschmerz

- untere Extremitäten
  - vgl. obere Extremität
  - Pulsstatus: A. dorsalis pedis und A. tibialis posterior seitenvergleichend überprüfen, evtl. kapilläre Füllungszeit (< 2 Sek.) bestimmen.

## 21.2 Polytrauma

Gleichzeitige Traumatisierung mehrerer Körperregionen oder Organsysteme, wobei wenigstens eine Verletzung oder die Kombination lebensbedrohlich ist (Tscherne).

Beispiel: Ein 20-jähriger Motorradfahrer fährt gegen einen Baum. Befund: geschlossenes SHT III.°, Rippenserienfraktur, zahlreiche Riss-Quetschwunden am linken Unterschenkel. Diagnose: Polytrauma.



**Verletzungsmuster polytraumatisierter Patienten (nach Tscherne und Sturm)**

Polytraumatisierte Pat. weisen zu
- 75% Frakturen
- 67% SHT → 9% der Schädel-Hirn-Traumatisierten mit HWS-Beteiligung
- 37% Abdominaltrauma
- 30% Thoraxtrauma
- 14% Wirbelsäulentrauma auf.

### Verhalten bei Polytraumatisierten

- Eintreffen an der Notfallstelle: Wie ist die Situation vor Ort?
  - Persönliche Schutzausrüstung überprüfen und ggf. anlegen
  - Ersteinschätzung der Unfallstelle auf Gefahren
  - Lagemeldung absetzen
  - technische Rettung erforderlich?
  - evtl. weitere Kräfte nachfordern
  - wie ist der Verletzungsmechanismus (ggf. lassen sich hieraus mögliche Verletzungen erkennen)?
- Primary Survey
  - Arbeitsplatz organisieren
  - akute Vitalbedrohung erkennen und behandeln, z. B. Atemwege freimachen oder freihalten, Reanimation
  - Basismaßnahmen einleiten
- Secondary Survey
  - Kopf-bis-Fuß-Untersuchung
- Behandlung und Immobilisation
  - Entscheidung, ob Transport im Vordergrund steht
  - Transportmittel, Transportziel festlegen
  - weitere Versorgung nach Befund, ggf. während des Transportes
- Transport vorbereiten
  - Lagern des Pat. auf Trage (Spineboard, Vakuummatratze), Transport in den RTW
  - Kontrolle aller Versorgungseinrichtungen

- Transport durchführen
  - kontinuierliches Monitoring (RR, P, $SpO_2$, EKG, evtl. $EtCO_2$)
  - regelmäßige Verlaufskontrolle
  - evtl. Erweiterte Untersuchung (wenn zeitlich möglich)
  - Fortführen der Behandlung
- Übergabe in der Zielklinik
  - Übergabe an den aufnehmenden Arzt.

**Tab. 21.01 Zieldruck für die permissive Hypotension**

| Zieldruck systolisch | Unstillbare Blutung | SHT mit GCS ≤ 8 | Schwangere Frauen | Kinder | Nicht eingestellte Hypertoniker |
|---|---|---|---|---|---|
| 110–120 mmHg | | X | X | | X |
| 80–90 mmHg | X | | | | |
| Altersentsprechender Normdruck<br>Syst. = 80 + (Alter × 2) | | | | X | |
| Für die einzelnen Verletzungen gilt ein entsprechend angepasster Zieldruck. Er ist grundsätzlich zu beachten. | | | | | |



# 21.3 Kopfverletzungen

## 21.3.1 Schädel-Hirn-Trauma (SHT)

Verletzung der Schädelknochen oder des Gehirns durch äußere Gewalteinwirkung auf den Kopf. Gefahr von sekundären Verletzungsfolgen, z. B. intrakranielle Blutungen, Hirnödem, Hirnschwellung. Meist in Kombination mit anderen Verletzungen → ca. 25% aller Pat. mit SHT sind polytraumatisiert.
Im Gegensatz zur **Schädelprellung** geht das SHT mit Bewusstseinsstörung, vegetativer Begleitsymptomatik wie Erbrechen und heftigen Kopfschmerzen einher. Je nachdem, ob eine Verbindung zwischen Liquorraum und Außenwelt besteht, unterscheidet man **offenes** und **gedecktes SHT**. Achtung: Jede Verletzung des knöchernen Schädels mit Wunde ist bei bestehender Bewusstlosigkeit zunächst als offenes SHT einzustufen.
**Schädelbasisfraktur**: Fraktur des knöchernen Schädels im Bereich der Schädelbasis → Austritt von Liquor aus Ohr oder Nase.

### Sehen, Fühlen, Riechen

- Übelkeit, Erbrechen → bei jedem SHT-Pat. erhöhte Aspirationsgefahr
- Atemstörung
- evtl. sichtbare Verletzung der Kopfschwarte, bzw. der knöchernen Schädelkalotte, evtl. Austritt von Hirnmasse
- Kopfschmerzen, Schwindel
- evtl. Krampfanfälle.

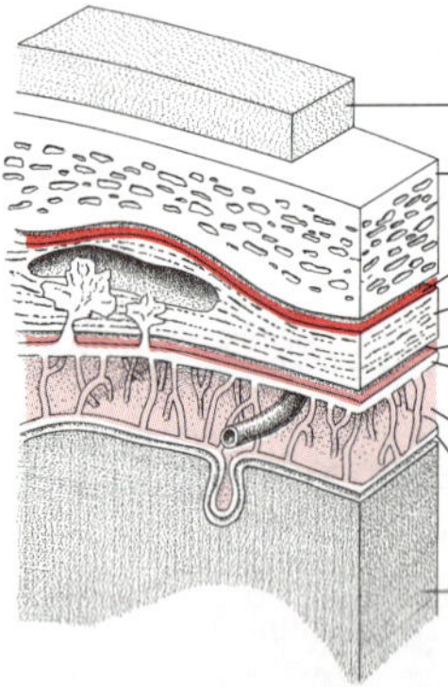


Abb. 21.02 Blutungsräume im Schädel [L 190]

**Tab. 21.02 Einteilung Blutungsräume im Schädel**

| Ort | Symptome |
|---|---|
| Intrazerebral: Blutung in die Hirnsubstanz | • Sekundäre Eintrübung<br>• Evtl. kontralaterale Halbseitensymptomatik |
| Epidural: Blutung zwischen Dura und Schädelkalotte | • Meist initial kurze Bewusstlosigkeit<br>• Symptomfreies Intervall (1–3 h)<br>• Hemiparese |
| Subdural: Blutung zwischen Dura und Arachnoidea | • Meist primär anhaltende Bewusstlosigkeit<br>• Hemiparese<br>• Früh Anisokorie |

**Tab. 21.03 Gradeinteilung des SHT (nach Tönnis, Loew und Hermann)**

| | |
|---|---|
| I.° | Bewusstlosigkeit (nicht Amnesie) < 5 Min., vollständige Rückbildung aller Symptome innerhalb von 5 d |
| II.° | Bewusstlosigkeit zwischen 5 und 30 Min., völlige funktionelle Rückbildung oder Endstadium mit geringen verbleibenden Störungen innerhalb von 30 d |
| III.° | Bewusstlosigkeit > 30 Min., bleibende Defekte mit Funktionsstörungen sind obligatorisch |
| IV.° | Schwere neurologische Defekte machen den Pat. auf Dauer pflegeabhängig und unfähig zur Kontaktaufnahme. |

## Untersuchen

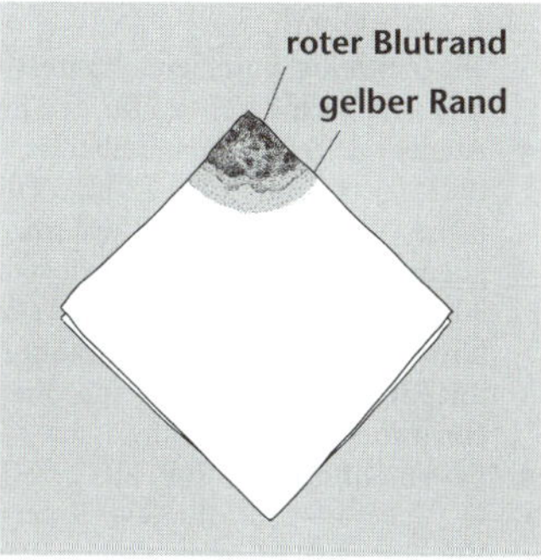


Abb. 21.03 Tupfertest [L 157]

- $SpO_2$ ↓, BZ?
- Eigen- oder Fremdanamnese: Verkehrsunfall, Sturz aus großer Höhe, Gewaltvorgang gegen den Kopf
- Bewusstseinsstörungen bis hin zur Bewusstlosigkeit
  - retrograde bzw. anterograde Amnesie
  - Besonderheiten, z. B. symptomfreies Intervall (V. a. epidurale Blutung), initiale Bewusstlosigkeit, Aufklaren, erneutes Eintrüben, Koma
- Inspektion
  - Pupillenerweiterung meist einseitig (Einklemmung des N. oculomotorius)
  - evtl. Liquor-, Blutaustritt aus Nase, Mund, Ohr → Tupfertest zum Liquornachweis (▶ Abb. 21.03)
- Palpation: evtl. tastbarer Frakturspalt
- Hirndruckzeichen
  - Druckpuls: kräftiger Puls (hohe Blutdruckamplitude) bei deutlicher Bradykardie (Frequenzabfall auf bis zu 20/Min.)
  - Atemstörung: Biot-Atmung: unregelmäßiges Atemzugvolumen und Atemfrequenz mit Apnoephasen
- Beurteilung nach Glasgow-Coma-Scale (▶ Kap. 5.2).

Mittels einer grobmaschigen sterilen Kompresse wird Blut aus der Austrittsstelle aufgesogen. Bildet sich um den Blutfleck ein hellerer Rand, ist ein Liquoraustritt wahrscheinlich.

**Erhöhter intrakranieller Druck**

- Frühzeichen: Schwindel, Übelkeit, Erbrechen
- **„obere Einklemmung“** (Einklemmung des medialen Temporallappens im Tentoriumschlitz):
  - okulomotorische Symptome: primäre Reizmiosis, dann evtl. einseitige Mydriasis mit erloschener Lichtreaktion (innere Okulomotoriuslähmung), später evtl. totale Ophthalmoplegie (Blick nach unten außen)
  - Extremitätenlähmung erst ein- dann beidseitig
- **„mittlere Einklemmung“**: Bewusstseinstrübung bis Koma. Zunächst motorische Unruhe, dann zunehmende Tonuserhöhung der Muskulatur, zunächst Streckstellung der Beine, Beugung der Arme, nachfolgend Streckspasmen aller Extremitäten („Enthirnungsstarre“), vegetative Symptome
- **„untere Einklemmung“** (Einklemmung des Kleinhirns im Foramen magnum): Bradykardie durch Beteiligung vegetativer Zentren, RR-Abfall, Hyperthermie, Atemlähmung.

## Basismaßnahmen

! Die frühzeitig einsetzende aggressive Therapie vermindert Sekundärschäden und ist ausschlaggebend für den Erfolg.
- Atemwege frei machen, freihalten, evtl. Guedel-, besser Wendl-Tubus einlegen.

! Bei langem Transportweg, bzw. falls geeignete Klinik nicht in unmittelbarer Nähe, NA und RTH nachfordern.
- Lagerung: bei Bewusstlosigkeit stabile Seitenlage. Sonst Oberkörper um max. 30° hochlagern. Achtung: keine stabile Seitenlage in Kombination mit Oberkörperhochlagerung → Aspirationsprophylaxe hat oberste Priorität. Bei Pat. mit $RR_{SYST}$ < 80 mmHg keine Oberkörperhochlagerung → zerebrale Minderperfusion wird verstärkt
- Basismonitoring (RR, P, EKG, $SpO_2$)
- $O_2$-Gabe: 10–15 l/Min. über Sauerstoffmaske mit Reservoir
- Venösen Zugang legen: Offenhalten mit NaCl 0,9% oder Ringer-Lösung. Bei Schocksymptomatik: 20–40 ml/kg KG Ringer-Lösung i.v., evtl. Plasmasteril® → Achtung: Zieldruck beim SHT 110–120 mmHg
- Wunden steril abdecken, evtl. Kopfverband anlegen, gut fixieren
- HWS-Stützkragen anlegen, z. B. Stifneck®. Bei entsprechendem Verdacht unnötige Bewegungen vermeiden
- Rettung des Pat. mit Schaufeltrage, Lagerung auf Vakuummatratze.

## Erweiterte Maßnahmen

- Zum Einsatz von Medikamenten:
  - **Glukokortikoide**, z. B. Fortecortin®: beim SHT wirkungslos, wird heutzutage nicht mehr eingesetzt
  - **Barbiturate**, z. B. Trapanal®, umstritten: hirndrucksenkender Effekt nicht erwiesen, bei extremen Hypotonien weiterer RR-Abfall möglich
  - **Xylocain®** (Lidocain): hirndrucksenkend
  - sog. **zerebroprotektive** Medikamente, z. B. Kalzium-Antagonisten, Ketanest® S, sind notfallmedizinisch ohne Relevanz
- Analgesie: 0,1–0,2 mg Fentanyl® i.v.
- Sedierung: 5–10 mg Diazepam-Lipuro® i.v.

**Indikation zur Intubation und Beatmung**
- Jedes SHT ≥ II.°
- Bewusstlosigkeit, auf Grund der Aspirationsgefahr
- GCS ≤ 8
- Begleitverletzungen, die eine Intubation unumgänglich machen, z. B. Thoraxtrauma.

Narkose
- Einleitung: 3–5 mg/kg KG Trapanal® (Achtung: RR ↓) oder 0,2–0,3 mg/kg KG Hypnomidate® i.v. Achtung: Ketanest® S als Medikament 2. Wahl, Pat. muss kontrolliert hyperventiliert werden
- Analogsedierung: 0,1–0,2 mg Fentanyl® und 5–10 mg Diazepam-Lipuro® i.v.

! Bei nicht ausreichend sediertem und relaxiertem Pat. Gefahr des Hustens → ICP ↑.

- Eventuell Relaxierung: 1 mg/kg KG Lysthenon® i.v. → Bei alleiniger Gabe von depolarisierenden Muskelrelaxantien ungefähr ⅓ der Lysthenon®-Menge vorweggeben („self-taming"), um ICP ↑ durch Muskelfaszikulationen zu vermeiden
- kontrollierte Beatmung:
  - I : E = 1 : 1,7–2
  - normale AF: 10–12/Min. beim Erw.
  - gesteigertes AZV: 6–8 ml/kg KG → Hyperventilation vermeiden; Ausnahme: Einklemmungssymptomatik. → $EtCO_2$ 35–45 mmHg, $FiO_2$: 1,0
  - Beatmungsdruck limitieren: 40 mbar

! Hirndruckanstieg als Komplikation, die es zu vermeiden gilt:
  - vor Gabe eines depolarisierenden Muskelrelaxans Pat. präkurarisieren, z. B. 1–2 mg Norcuron® i.v.
  - ausreichende Sedierung
  - keine PEEP-Beatmung.

## Transport

! Immer mit NA in Klinik mit CT und Neurochirurgie. Voranmeldung und Sonderrechte.

- RTH-Transport anstreben
- während des Transports: kontinuierliches Monitoring (P, RR, EKG, $SpO_2$, $EtCO_2$).

**Tipps & Tricks**

- Eine sich entwickelnde Pupillendifferenz ist aussagekräftiger als eine bereits bei Eintreffen am Unfallort bestehende.
- Primär erweiterte Pupille ist, bei meist stehender Blutung aus dem gleichseitigen Gehörgang, oft Ausdruck einer Hirnnervenstörung (N. oculomotorius) im Zusammenhang mit einer Felsenbeinfraktur.
- Akut behandlungsbedürftige, v.a. aber behandelbare operationspflichtige Blutungen im Schädelinneren entwickeln sich meist erst nach 1 h, operationsbedürftige Hirnquetschungen sogar erst nach bis zu 12 h.

## 21.3.2 Gesichtsschädelfrakturen

Fraktur des knöchernen Gesichtsschädels meist im Rahmen eines direkten Traumas, z. B. Verkehrsunfall (Lenkradaufprall), beim Sport oder bei Schlägereien. Selten pathologische Frakturen, z. B. bei Tumoren, Entzündungen.

## Sehen, Fühlen, Riechen

- Blutung im Gesichtsbereich, z. B. Nasenbluten
- Hämatom, Schwellung.

| Tab. 21.04 Gesichtsschädelfrakturen und ihre typischen Zeichen | |
|---|---|
| Jochbeinfraktur | Stufenbildung über dem Jochbein, Abflachung des Jochbeins |
| Nasenbeinfraktur | Deformität, z. B. Schiefstellung oder Abplattung des Nasenbeins, abnorme Beweglichkeit, Nasenbluten |
| Mittelgesichtsfraktur | Behinderung beim Kieferschluss, Stufenbildung, Krepitationen, abnorme Beweglichkeit, evtl. Liquorrhoe |
| Kieferfraktur | Stufenbildung, Kieferöffnungs- bzw. Kieferschlussstörungen |
| Kiefergelenksfraktur | Behinderung bei Kieferöffnung und Kieferschluss, evtl. Kiefersperre, evtl. Blutung aus dem äußeren Gehörgang |

## Untersuchen

- Sichere Frakturzeichen (▶ Kap. 21.7.1)
- Palpation: evtl. Sensibilitätsstörungen, tastbare Stufenbildung, Krepitation
- evtl. Schocksymptomatik: RR ↓, P ↑, Kaltschweißigkeit, blasse, fahle Haut.

## Basismaßnahmen

- Pat. beruhigen und immobilisieren
- Basischeck durchführen
- wegen häufiger Beteiligung der HWS Stifneck® (▶ Kap. 4.4.23) anlegen
- bei massiver Blutung aus der Nase: Bellocq-Tamponade (s. u.)
- Basismonitoring (RR, P, evtl. $SpO_2$, EKG)
- Wunde steril abdecken

! Zur Basisuntersuchung bei unkomplizierter Nasenbeinfraktur NA nicht erforderlich, bei komplizierteren Frakturen mit starken Blutungen nachfordern → Aspirationsgefahr.

- Venösen Zugang legen: 500 ml Ringer-Lösung langsam i.v. Bei schwerer Schocksymptomatik 20–40 ml/kg KG Ringer-Lösung i.v.

## Erweiterte Maßnahmen

- Zum Einsatz von Medikamenten:
  - große verschluckte Blutmengen fördern den Brechreiz. → Immer Antiemetikum, z. B. Paspertin®, geben. Bei Bewusstseinseintrübung und fehlenden Schutzreflexen Intubation wegen hoher Aspirationsgefahr unumgänglich
- Analgesie: 0,05–0,1 mg Fentanyl® i.v.
- evtl. Sedierung: 2,5–5 mg Diazepam-Lipuro® oder 1–2 mg Dormicum® i.v.
- Antiemetikum: 10 mg Paspertin® i.v. oder 1–2 Amp. Vomex® A i.v. als Infusionszusatz
- evtl. Magensonde legen (▶ Kap. 4.4.17)
- evtl. Intubation und Beatmung.

**Indikation zur Intubation und Beatmung**

- Starke, nicht stillbare Blutung im Mund-Rachen-Raum
- Bewusstlosigkeit, Bewusstseinseintrübung, auf Grund der Aspirationsgefahr
- GCS ≤ 8
- Begleitverletzungen, die eine Intubation unumgänglich machen, z. B. SHT.

Narkose

- Einleitung: 0,2–0,3 mg/kg KG Hypnomidate® oder 1–2 mg/kg KG Ketanest® S in Kombination mit 5–10 mg Diazepam-Lipuro® i.v., bzw. 3–4 mg Dormicum® i.v.
- Analgosedierung: 0,1–0,2 mg Fentanyl® und 5–10 mg Diazepam-Lipuro® i.v.
- kontrollierte Beatmung:
  - I : E = 1 : 1,7–2
  - normale AF: 10–12/Min. beim Erw.
  - normales AZV: 8 ml/kg KG
  - $FiO_2$: 1,0
- bei Blut im Hypopharynx bzw. Aspiration PEEP von 5–10 $cmH_2O$ einstellen.

### Transport

! In Klinik mit chirurgischer bzw. kieferchirurgischer Abteilung mit Möglichkeit zum CCT. NA-Begleitung und Voranmeldung.

- Während des Transports: kontinuierliches Monitoring (P, RR, EKG, $SpO_2$, bei intubierten Pat. evtl. $EtCO_2$).

**Tipps & Tricks**

- Bei Gesichtsschädelfrakturen liegen nicht selten gleichzeitig Verletzungen der Schädelkalotte, der Schädelbasis und intrakranielle Blutungen vor.
- Bei polytraumatisierten Pat. sich nicht durch entstellende Gesichtsschädelverletzungen von den vital bedrohlichen Verletzungen (z. B. Hämatothorax, intrakranielle Blutung) ablenken lassen.

## 21.4 Thoraxtrauma

**Vokabular der klinischen Zeichen:**

**Krepitation**

Knisterndes Geräusch oder Gefühl durch Aneinanderreiben der Knochenenden.

**Hautemphysem**

(Luftansammlung im Unterhautzellgewebe)

Unter sog. Schneeballknistern wegdrückbare subkutane Schwellungen.

**Gestörte Atemmechanik**

Ungleiches Heben und Senken der Thoraxhälften.

**Paradoxe Atmung**

Senken des Thorax an der Frakturstelle bei Inspiration, Heben bei Exspiration.

### 21.4.1 Rippenfraktur

Fraktur einzelner oder mehrerer Rippen infolge stumpfen Traumas (z. B. Lenkradaufprall, Sturz) oder offener perforierender Verletzung (z. B. Pfählungsverletzung, Schussverletzung).
Die Rippenfraktur an sich ist harmlos, jedoch besteht die Gefahr der Verletzung von Organen und Gefäßen und damit lebensgefährlicher Komplikationen.
**Einfache Rippenfraktur**: Eine Rippe ist an einer Stelle gebrochen.
**Rippenstückfraktur**: Eine Rippe ist zwei Mal gebrochen, dabei ist das Segment frei beweglich.
**Rippenserienfraktur**: Bruch von mindestens drei nebeneinander liegenden Rippen.



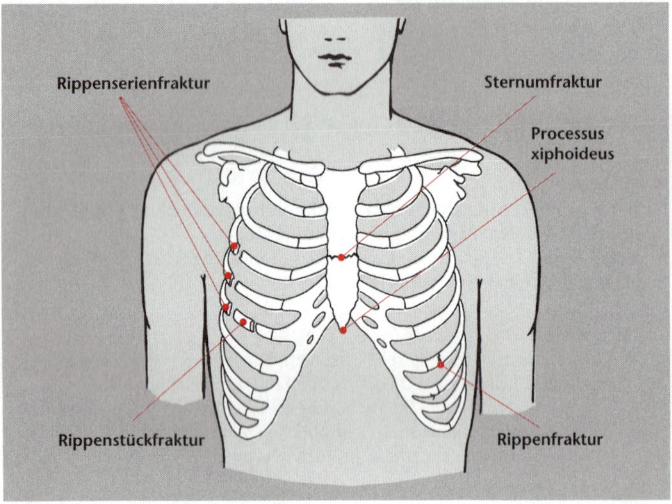


Abb. 21.04 Frakturen des knöchernen Thorax [L 157]

#### Sehen, Fühlen, Riechen

- Schmerzen im Frakturbereich
- Schonatmung, auch beim Husten
- evtl. Dyspnoe, Zyanose, Tachypnoe.

#### Untersuchen

- Eventuell RR ↑, P ↑, $SpO_2$ ↓
- Anamnese: Unfallhergang, z. B. Auto-, Zweirad- oder Sportunfall, evtl. Schlägerei, Misshandlung
- Inspektion: evtl. Hämatom oder Prellmarken im Frakturbereich, evtl. seitendifferente Atemexkursionen, meist bei Rippenstückfraktur paradoxe Atmung
- Palpation: Druckschmerzen, evtl. Krepitationen, evtl. tastbare Stufenbildung, evtl. Hautemphysem

- Auskultation: seitendifferente Atemgeräusche als möglicher Hinweis auf Pneumo- oder Hämatothorax (▶ Kap. 21.4.3, ▶ Kap. 21.4.5).

### Basismaßnahmen

- Lagerung mit erhöhtem Oberkörper nach Wunsch des Pat., evtl. je nach Ausmaß der Begleitverletzungen, z. B. auf der verletzten Seite
- wiederholte Auskultation zum Ausschluss einer Lungenverletzung
- Pat. fortlaufend beobachten, Zeichen möglicher Verschlechterung des Zustands frühzeitig wahrnehmen, z. B. zunehmende Atemnot, Tachykardie, gestaute Halsvenen
- Basismonitoring (RR, P, EKG, $SpO_2$)
- $O_2$-Gabe: 10–15 l/Min. über Sauerstoffmaske mit Reservoir
- evtl. venösen Zugang legen: Bei isolierter Rippenfraktur mit NaCl 0,9% oder Ringer-Lösung offen halten.

! Eventuell NA nachfordern, z. B. bei starken Schmerzen, Verschlechterung des Allgemeinzustands.

21

### Erweiterte Maßnahmen

- Eventuell Analgesie: 0,05–0,1 mg Fentanyl® i.v., bei Knochenschmerz auch periphere Analgetika (ASS)
- evtl. Sedierung: 5 mg Diazepam-Lipuro® i.v.

### Transport

- Bei isolierter Rippenfraktur ohne Verschlechterung der Vitalfunktionen Transport mit NA nicht erforderlich
- ohne Sonderrechte und Voranmeldung in Klinik mit chirurgischer Aufnahme
- Lagerung: Oberkörperhochlagerung (ca. 30°), evtl. auf der verletzten Seite lagern
- während des Transports: kontinuierliches Monitoring (RR, P, $SpO_2$, EKG), Pat. permanent beobachten
- evtl. Auskultation wiederholen.

Nicht von scheinbar harmlosen Verletzungen blenden lassen. → Immer Oberkörper freilegen, genau untersuchen: anschauen, beklopfen, abhören.

## 21.4.2 Sternumfraktur

Fraktur des Brustbeins durch direkte Quetschung (Sicherheitsgurt, Aufprall mit hoher Geschwindigkeit). Meist kombiniert mit anderen Traumen, z. B. Rippenfrakturen. Als Stückfraktur oder Impressionsfraktur. Betroffen ist meist der Processus xiphoideus (▶ Abb. 21.04). Gefahr der Verletzung darunter liegender Organe, z. B. Herz, Lunge, Luft- und Speiseröhre.

### Sehen, Fühlen, Riechen

- Unfallhergang ergründen: z. B. Lenkradaufprall
- retrosternales Druckgefühl
- Schmerzen, evtl. atemabhängig.

### Untersuchen

- Inspektion: evtl. Hämatom im Frakturbereich, Gurtmarken
- Palpation: lokaler Druckschmerz, evtl. tastbare Stufe, evtl. Krepitation.

### Basismaßnahmen

- Lagerung: erhöhter Oberkörper je nach Wunsch des Pat.
- gründlich auskultieren, um evtl. Lungenverletzung auszuschließen
- Pat. immer genau beobachten, um eine Verschlechterung des Zustands frühzeitig wahrzunehmen: z. B. zunehmende Atemnot, Tachykardie, gestaute Halsvenen
- Basismonitoring (RR, P, EKG, $SpO_2$)
- $O_2$-Gabe: 8–10 l/Min. über Sauerstoffmaske mit Reservoir
- evtl. venösen Zugang legen. Bei isolierter Sternumfraktur: Offenhalten mit NaCl 0,9% oder Ringer-Lösung.



! Eventuell NA nachfordern, z. B. bei starken Schmerzen, Dyspnoe.

### Erweiterte Maßnahmen

- Eventuell Analgesie: 0,05–0,1 mg Fentanyl® i.v.
- evtl. Sedierung: 5 mg Diazepam-Lipuro® i.v.

### Transport

- Bei isolierter Sternumfraktur ohne Verschlechterung der Vitalfunktionen Transport mit NA nicht erforderlich
- ohne Sonderrechte und Voranmeldung in Klinik mit chirurgischer Aufnahme
- während des Transports: kontinuierliches Monitoring (RR, P, $SpO_2$, EKG), dabei ständiger Blick zum Pat.
- evtl. Auskultation wiederholen.

## 21.4.3 Pneumothorax

Durch Verletzung der Pleura dringt Luft in den Pleuraspalt ein. Der Unterdruck geht verloren und die betroffene Lungenhälfte kollabiert. Oft Kombination von Hämatothorax und Pneumothorax (Hämatopneumothorax).
Je nach Ursache unterscheidet man:
**Offener Pneumothorax**: Verletzung von außen mit Thoraxwunde (Blutung), ein- und ausströmende Luft.
**Geschlossener Pneumothorax**: Verletzung der Lunge (Pleuraspalt) von innen, z. B. durch frakturierte Rippen oder durch Ruptur von Emphysemblasen (Spontanpneumothorax) (▶ Abb. 21.05).

### Sehen, Fühlen, Riechen

- Akute Atemnot
- Zyanose, Tachypnoe
- starker Husten
- zumeist stechender Schmerz auf der betroffenen Thoraxseite
- evtl. gestaute Halsvenen als Zeichen oberer Einflussstauung
- evtl. Wunde mit ein- und ausströmender Luft: „sucking wound“

- evtl. Bewusstlosigkeit
- evtl. sichtbare Thoraxwunde, gestörte Atemmechanik, evtl. Hautemphysem, evtl. paradoxe Atmung.

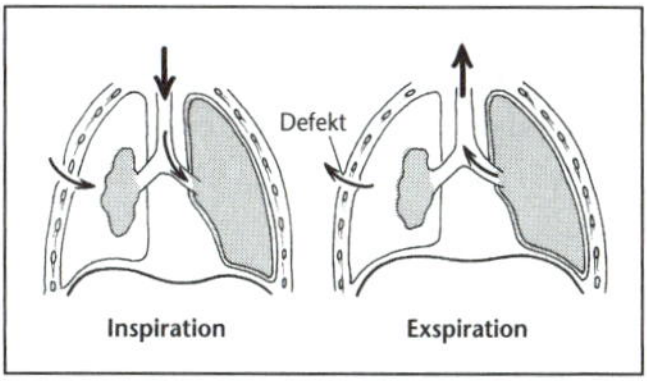


Abb. 21.05 Offener Pneumothorax [L 190]

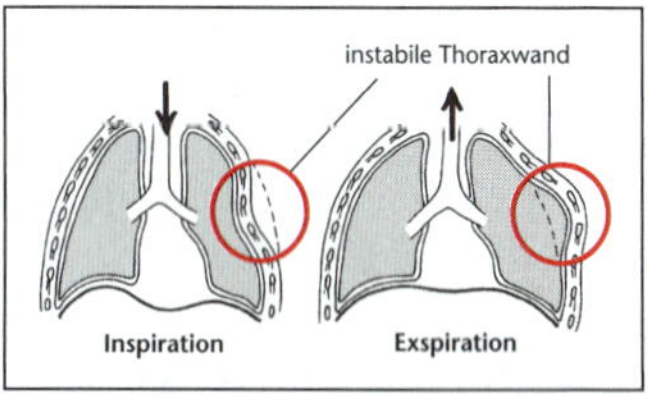


Abb. 21.06 Instabiler Thorax mit paradoxer Atmung [L 190]

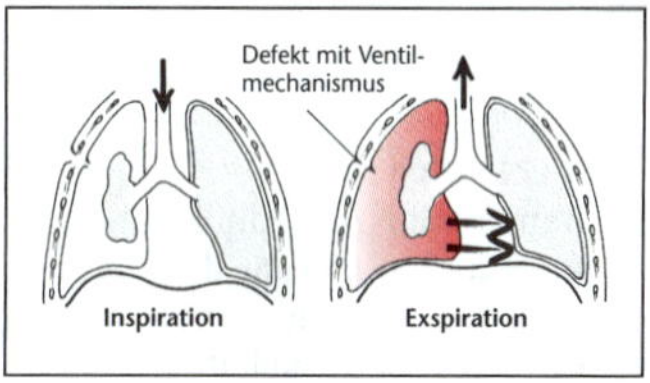


Abb. 21.07 Offener Spannungspneumothorax [L 190]

## Untersuchen

- Eventuell Schocksymptomatik: Puls ↑, RR ↓
- evtl. $SpO_2$ ↓
- Auskultation: abgeschwächtes Atemgeräusch, evtl. brodelnde RG
- Perkussion: hypersonorer Klopfschall
- Palpation: evtl. Krepitation, Stufenbildung, Schneeballknistern als Hinweis auf Hautemphysem.

## Basismaßnahmen

! NA nachfordern.
- Lagerung: erhöhter Oberkörper. Bei Bewusstlosigkeit stabile Seitenlage, möglichst auf verletzter Thoraxseite
- offener Pneumothorax: lockerer keimarmer Verband mit steriler Kompresse, gut fixieren, evtl. vorhandene Fremdkörper in der Wunde belassen, evtl. kürzen
- Basismonitoring (RR, P, EKG, $SpO_2$)
- $O_2$-Gabe: 10–15 l/Min. über Sauerstoffmaske mit Reservoir
- venösen Zugang legen: Offenhalten mit NaCl 0,9% oder Ringer-Lösung, Schocksymptomatik: mind. 2–3 großlumige Zugänge legen und 20–40 ml/kg KG Ringer-Lösung i.v., evtl. 500–1.000 ml Plasmasteril®.

! Achtung: Bei V. a. Thoraxverletzung stets gründlich auskultieren.

## Erweiterte Maßnahmen

- Bei einfachem Pneumothorax (ohne Ventilmechanismus) meist keine Drainage notwendig.

! Bei anstehendem RTH-Transport immer drainieren.

! Vor Intubation immer drainieren.

- Drainage mit Bülau- oder Monaldi-Set durch erfahrenen NA bei Ventilmechanismus:
  - Bülau-Drainage: Inzision und Punktion im 5–6. ICR, vordere Axillarlinie (▸ Kap. 4.4.15)

  - Monaldi-Drainage: Punktion im 2–3. ICR in Medioklavikularlinie mit einer großlumigen Venenverweilkanüle (▶ Kap. 4.4.15)
- Analgesie: 0,1–0,2 mg Fentanyl® i.v.
- Sedierung: 5–10 mg Diazepam-Lipuro® i.v.

**Indikation zur Intubation und Beatmung**
- Stark erniedrigter $SpO_2 \leq 75\%$
- Pat., die eine Drainage benötigen
- Begleitverletzungen, die eine Intubation unumgänglich machen
- offener Pneumothorax.

Narkose
- Einleitung: 0,2–0,3 mg/kg KG Hypnomidate® i.v.
- Analgesie: 0,1–0,2 mg Fentanyl® i.v.
- Sedierung: 5–10 mg Diazepam-Lipuro® i.v.
- evtl. Relaxierung: 1 mg/kg KG Lysthenon® i.v. (zur Einleitung), dann 0,06–0,1 mg/kg KG Norcuron® i.v.
- kontrollierte Beatmung:
  - I : E = 1 : 1,7–2
  - normale AF: 10–12/Min. beim Erw.
  - normales AZV: 8 ml/kg KG
  - $FiO_2$: 1,0
  - bei Intubation keine PEEP-Beatmung → Erhöhung des intrathorakalen Drucks und Gefahr eines Spannungspneumothorax.

## Transport

! Immer mit NA in Klinik mit chirurgischer Intensivstation. Voranmeldung.
- Bei Verschlechterung des Zustands Sonderrechte benutzen
- während des Transports: kontinuierliches Monitoring (P, RR, $SpO_2$, EKG, evtl. $EtCO_2$), Auskultation wiederholen, Beatmungsparameter beobachten: Anstieg des Beatmungsdrucks als möglicher Hinweis auf sich ausbildenden Spannungspneumothorax.

**Tipps & Tricks**
- Jeder traumatische Pneumothorax kann spontan in einen Spannungspneumothorax übergehen, besonders bei maschineller Beatmung. → Drainagepflicht vor Beatmung.
- Bei Kindern und Jugendlichen können auch ohne äußere Verletzungszeichen schwere intrathorakale Verletzungen vorliegen (erhöhte Thoraxelastizität).

## 21.4.4 Spannungspneumothorax

Durch Ventilmechanismus (▶ Abb. 21.07) gelangt bei jeder Inspiration Luft in den Pleuraraum, die bei der Exspiration nicht mehr entweichen kann. Der intrathorakale Druck nimmt zu, das Mediastinum wird zur gesunden Seite verschoben. → Kompression des Herzens und Behinderung des venösen Rückstroms.

## Sehen, Fühlen, Riechen

! Vergleich Pneumothorax
- Obere Einflussstauung: extrem gefüllte Jugularvenen, evtl. punktförmige Blutungen (Petechien)
- zunehmende Atemnot
- Schocksymptomatik: RR ↓, P ↑, Kaltschweißigkeit, fahle Blässe
- evtl. Bewusstlosigkeit.

## Untersuchen

- Puls ↑, RR ↓, $SpO_2$ ↓
- EKG-Veränderungen: evtl. Rhythmusstörungen
- Inspektion: evtl. sichtbare Thoraxwunde, gestörte Atemmechanik, evtl. paradoxe Atmung
- Auskultation: aufgehobenes bzw. abgeschwächtes Atemgeräusch
- Perkussion: hypersonorer Klopfschall
- Palpation: evtl. Krepitation, Stufenbildung, evtl. Schneeballknistern → Hautemphysem.



## Basismaßnahmen

- Entscheidende Maßnahme ist die Entlastungspunktion. Sie sollte angewendet werden, wenn zwei der drei folgenden Kriterien zutreffen:
  - Atemprobleme und Zyanose
  - fehlende Radialispulse (später Schock)
  - Bewusstseinstrübung
- Durchführung Entlastungspunktion mit großlumiger Kanüle (Viggo braun 2,0 mm oder ZVK-Punktionskanüle 2,3 mm) im 2.–3. ICR der betroffenen Seite in der Medioklavikularlinie → Rippenoberrand
- evtl. Reanimation (▶ Kap. 6).

! NA nachfordern.
- Lagerung: erhöhter Oberkörper, wenn möglich auf die verletzte Seite
- bei Bewusstlosigkeit stabile Seitenlage
- Basismonitoring (RR, P, EKG, $SpO_2$)
- $O_2$-Gabe: 10–15 l/Min. über Sauerstoffmaske mit Reservoir
- Wundversorgung: lockeren keimarmen Verband mit steriler Kompresse anlegen, gut fixieren, evtl. vorhandene Fremdkörper in der Wunde belassen, evtl. kürzen
- venösen Zugang legen: Mindestens 2–3 großlumige Zugänge legen und bis zu 20–40 ml/kg KG Ringer-Lösung i.v.

! Druckabfall nicht mit unkontrollierten Volumenmengen behandeln (Rechtsherzbelastung bei Spannungspneumothorax).

! Bei jedem V. a. Thoraxverletzung unbedingt auskultieren.

## Erweiterte Maßnahmen

- Eventuell weitere Drainage anlegen (Entlastungspunktion ermöglicht kein Ablaufen von Flüssigkeit)
- Bülau-Drainage: Inzision und Punktion im 5.–6. ICR (▶ Kap. 4.4.15), vordere Axillarlinie
- Analgesie: 0,1 mg Fentanyl® i.v.
- Sedierung: 5–10 mg Diazepam-Lipuro® i.v.

**Indikation zur Intubation und Beatmung**
- Stark erniedrigter $SpO_2 \leq 75\%$
- Begleitverletzungen, die eine Intubation unumgänglich machen.

Narkose
- Einleitung: 0,2–0,3 mg/kg KG Hypnomidate® i.v.
- Analgesie: 0,1–0,2 mg Fentanyl® i.v.
- Sedierung: 5–10 mg Diazepam-Lipuro® i.v.
- evtl. Relaxierung: 1 mg/kg KG Lysthenon® i.v. (zur Einleitung), dann 0,06–0,1 mg/kg KG Nurcorun® i.v.
- kontrollierte Beatmung:
  - I : E = 1 : 1,7–2
  - normale AF: 10–12/Min. beim Erw.
  - normales AZV: 8 ml/kg KG
  - $FiO_2$: 1,0.

! Keine Beatmung mit PEEP: kann den Zustand des Pat. durch weitere Ausdehnung des intrathorakalen Drucks verschlechtern.



## Transport

! Immer mit NA in Klinik mit chirurgischer Intensivstation. Voranmeldung.
- Während des Transports: kontinuierliches Monitoring (P, RR, $SpO_2$, EKG, evtl. $EtCO_2$), Auskultation wiederholen
- Beatmungsparameter genau verfolgen: Anstieg des Beatmungsdrucks als möglicher Hinweis auf Erhöhung des intrathorakalen Drucks.

**Tipps & Tricks**
- Die alleinige Intubation beim Spannungspneumothorax ohne Drainage zur Entlastung ist ein Kunstfehler.
- Bei Kindern und Jugendlichen durch erhöhte Thoraxelastizität schwerste intrathorakale Verletzungen trotz Fehlen äußerer Traumazeichen möglich
- Beim Spannungspneumothorax steht die sofortige Entlastung, auch durch den RA, im Vordergrund und darf nicht durch andere Maßnahmen verzögert werden.

## 21.4.5 Hämatothorax

Verletzung des Pleuraspalts und der angrenzenden Gefäße (▶ Kap. 21.4.3) mit Einblutungen in den Pleuraraum. Meist Kombination mit Pneumothorax. Isolierter Hämatothorax bei alleiniger Verletzung der parietalen Pleura.

### Sehen, Fühlen, Riechen

- Dyspnoe
- evtl. Tachypnoe, Zyanose, Husten
- starke Schmerzen
- evtl. gefüllte Jugularvenen, punktförmige Blutungen (Petechien) als Zeichen oberer Einflussstauung

- evtl. Wunde mit ein- und ausströmender Luft: „sucking wound“
- evtl. Bewusstlosigkeit
- evtl. sichtbare Thoraxwunde, gestörte Atemmechanik (ungleiches Heben und Senken der Thoraxhälften), evtl. Hautemphysem, evtl. paradoxe Atmung (Senkung des Thorax an der Frakturstelle bei der Inspiration und Heben bei der Exspiration).

## Untersuchen

- $SpO_2$ ↓
- Schocksymptomatik: Puls ↑, RR ↓, Kaltschweißigkeit, Blässe
- abgeschwächtes oder fehlendes Atemgeräusch, brodelnde RG
- gedämpfter Klopfschall
- Palpation: evtl. Krepitation, Stufenbildung, Schneeballknistern → Hautemphysem.

21

## Basismaßnahmen

! NA nachfordern.
- Eventuell Reanimation (▶ Kap. 6.2), gleichzeitig Drainage platzieren
- Lagerung: erhöhter Oberkörper, bei Bewusstlosigkeit stabile Seitenlage, möglichst auf verletzter Thoraxseite
- Wundversorgung: lockerer keimarmer Verband mit steriler Kompresse, gut fixieren, evtl. vorhandene Fremdkörper in der Wunde belassen, evtl. kürzen
- Basismonitoring (RR, P, EKG, $SpO_2$)
- $O_2$-Gabe: 10–15 l/Min. über Sauerstoffmaske mit Reservoir
- venösen Zugang legen: Mindestens 2–3 großlumige Zugänge legen und 20–40 ml/kg KG Ringer-Lösung i.v., evtl. 500–1.000 ml Plasmasteril® i.v.

! Achtung: Bei jedem V. a. Thoraxverletzung auskultieren.

## Erweiterte Maßnahmen

- Falls RTH-Transport ansteht, vorher drainieren
- Bülau-Drainage: Inzision und Punktion im 5.–6. ICR, vordere Axillarlinie, bei Erw. 28 oder 30 Ch. Drainage, bei Kindern 16 oder 18 Ch., den Drain mit Saugsystem oder Urinbeutel (1.000 ml) mit Rücklaufschutz (z. B. Heimlich-Ventil) konnektieren → gesammelte Flüssigkeitsmenge erfassen
- Analgesie: 0,1 mg Fentanyl® i.v.
- Sedierung: 5–10 mg Diazepam-Lipuro® i.v.

**Indikation zur Intubation und Beatmung**
Stark erniedrigter $SpO_2 \leq 75\%$.

Narkose
- Einleitung: 0,2–0,3 mg/kg KG Hypnomidate® i.v.
- Analgesie: 0,1–0,2 mg Fentanyl® i.v.
- Sedierung: 10 mg Diazepam-Lipuro® i.v.
- evtl. Relaxierung: 1 mg/kg KG Lysthenon® i.v. (zur Einleitung), dann 0,06–0,1 mg/kg KG Norcuron® i.v.
- kontrollierte Beatmung:
  - I : E = 1 : 1,7–2
  - normale AF: 10–12/Min. beim Erw.

- normales AZV: 10 ml/kg KG
- $FiO_2$: 1,0.

! Keine Beatmung mit PEEP: kann den Zustand des Pat. durch weiteren Anstieg des intrathorakalen Druckes verschlimmern.

### Transport

! Immer mit NA in Klinik mit chirurgischer Intensivstation.

- Voranmeldung und Sonderrechte in Anspruch nehmen
- während des Transports: kontinuierliches Monitoring (P, RR, $SpO_2$, EKG, evtl. $EtCO_2$), Auskultation wiederholen, Beatmungsparameter beobachten → Anstieg des Beatmungsdrucks als Hinweis auf Erhöhung des intrathorakalen Drucks.

21

**Tipps & Tricks**

- Bei Kindern und Jugendlichen durch erhöhte Thoraxelastizität schwerste intrathorakale Verletzungen trotz Fehlen äußerer Traumazeichen möglich
- Bei allen Pat. mit schweren Thoraxverletzungen Intubation und Beatmung anstreben.

## 21.4.6 Herzbeuteltamponade

Meist durch Trauma (Verletzung am Herzen oder umgebender Strukturen) oder Entzündung des Herzbeutels (Perikarditis) hervorgerufene Ansammlung von Flüssigkeit (zumeist Blut) im Perikard. Behinderung der diastolischen Füllung bis hin zum kardiogenen Schock.

### Sehen, Fühlen, Riechen

- Eventuell gefüllte Jugularvenen, punktförmige Blutungen (Petechien) als Zeichen oberer Einflussstauung
- evtl. Prellmarken oder Wunden im Thoraxbereich, evtl. Schneeballknistern als Hinweis auf ein Lungenemphysem
- Dyspnoe/Tachypnoe mit Zyanose
- evtl. Bewusstlosigkeit.

### Untersuchen

- Eventuell Schocksymptomatik: Puls ↑, RR ↓, Kaltschweißigkeit
- Palpation: evtl. Pulsus paradoxus (inspiratorische Abnahme des RR bis hin zu nicht tastbarem Puls)
- Auskultation: evtl. Pneumothoraxzeichen: abgeschwächtes oder fehlendes Atemgeräusch.

! Immer auskultieren, um Thoraxverletzung auszuschließen.

### Basismaßnahmen

! NA nachfordern.

- Lagerung: flach, evtl. leicht erhöhter Oberkörper, bei Bewusstlosigkeit stabile Seitenlage

- Wundversorgung: lockeren keimarmen Verband mit steriler Kompresse anlegen, gut fixieren, evtl. vorhandene Fremdkörper in der Wunde belassen, evtl. kürzen
- Basismonitoring (RR, P, EKG, $SpO_2$)
- $O_2$-Gabe: 10–15 l/Min. über Sauerstoffmaske mit Reservoir
- venösen Zugang legen: 2–3 großlumige Zugänge und 20–40 ml/kg KG Ringer-Lösung i.v., evtl. 1.000–1.500 ml Plasmasteril® i.v.

## Erweiterte Maßnahmen

- Analgesie: 0,1–0,2 mg Fentanyl® i.v.
- Sedierung: 5–10 mg Diazepam-Lipuro® i.v.
- Katecholamine: Dobutrex®-Perfusor: 250 mg auf 50 ml Glukose 5%, 2,5–12 µg/kg KG/Min., evtl. Kombination mit Dopamin®: 250 mg auf 50 ml NaCl 0,9%, 6–9 µ g/kg KG/Min. i.v.
- als ultima ratio durch erfahrenen NA Perikardpunktion (subxyphoidale Punktion)
- bei zusätzlichem Pneumo- oder Hämatothorax Thoraxdrainage einlegen
  - Bülau-Drainage: Inzision und Punktion im 5.–6. ICR, vordere Axillarlinie (▶ Kap. 4.4.15)
- Monaldi-Drainage: Punktion im 2.–3. ICR, Medioklavikularlinie (am Oberrand des Rippenknochens, um Gefahr der Verletzung von Gefäßen und Nerven zu minimieren).

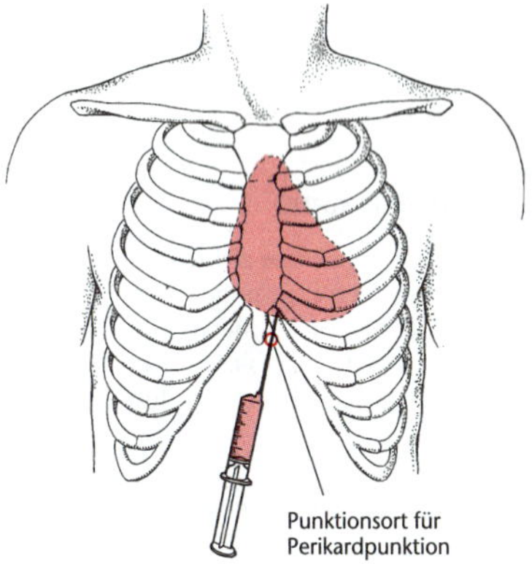


Abb. 21.08 Perikardpunktion [L 190]

Pat. in 45°-Oberkörperhochlagerung bringen, Punktionsort: links paraxyphoidal, Desinfektion der Punktionsstelle. Mit Viggo (18 G) oder, bei korpulenten Pat., langer 18-G-Spinalkanüle mit aufgesetzter 10-ml-Spritze und Drei-Wege-Hahn dicht unter der Thoraxoberfläche in Richtung linke Schulter einstechen. Vorschieben bis zum Perikard unter Aspiration, bis Flüssigkeit aspiriert wird. Entleeren der Flüssigkeit durch mehrmaliges Aspirieren mit Spritze.

! Achtung: Gefahr der Epikard- und Myokardpunktion → Rhythmusstörungen.

**Indikation zur Intubation und Beatmung**
- Bewusstlosigkeit
- stark erniedrigter $SpO_2 \leq 75\%$.

Narkose
- Einleitung: 0,2–0,3 mg/kg KG Hypnomidate® i.v.
- Analgesie: 0,1–0,2 mg Fentanyl® i.v.
- Sedierung: 5–10 mg Diazepam-Lipuro® i.v.
- evtl. Relaxierung: 1 mg/kg KG Lysthenon® i.v. (zur Einleitung), dann 0,06–0,1 mg/kg KG Norcuron® i.v.
- kontrollierte Beatmung:
  - I : E = 1 : 1,7–2
  - normale AF: 10–12/Min. beim Erw.
  - normales AZV: 8 ml/kg KG
  - $FiO_2$: 1,0.

! Keine PEEP-Beatmung → Erhöhung des intrathorakalen Drucks.



### Transport
! Immer mit NA in die nächste Klinik zur sofortigen Intervention.
- Voranmeldung. Sonderrechte in Anspruch nehmen
- während des Transports: kontinuierliches Monitoring (P, RR, EKG, $SpO_2$, $EtCO_2$).

Die Diagnose „Perikardtamponade" ist meist schwer zu stellen, deshalb oft nur symptomatische Behandlung.

# 21.5 Abdominaltrauma

## 21.5.1 Stumpfes Bauchtrauma

Stumpfe Verletzung des Abdomens ohne sichtbare äußere Verletzung, z. B. durch Verkehrs- oder Arbeitsunfall, Verschüttungen und Einklemmungen. Betroffene Organe oder Strukturen: Milz (25%), Leber (15%), Nieren (12%), Retroperitoneum (13%), Magen-Darm-Trakt, Harnblase, Zwerchfell. Die Letalität polytraumatisierter Abdominalverletzter liegt bei ca. 30–40%.

### Sehen, Fühlen, Riechen
- Pat. liegt auf dem Rücken mit angezogenen Beinen und hält sich den Bauch
- klassischer Unfallhergang
- starke Schmerzen im Abdominalbereich
- evtl. Atemnot
- evtl. Bauchdeckenhämatom, Prellmarken, Hämatome, Schürfwunden.

### Untersuchen
- Bei inneren Blutungen ausgeprägte Schocksymptomatik: RR ↓, P ↑, Kaltschweißigkeit
- evtl. $SpO_2$ ↓
- Palpation: bretthharte Bauchdecke → Abwehrspannung
- Auskultation: evtl. spärliche bis aufgehobene Darmgeräusche.

### Basismaßnahmen

! NA nachfordern.

- Venösen Zugang legen: 2–3 großlumige Zugänge und 20–40 ml/kg KG Ringer-Lösung i.v., evtl. 1.000–1.500 ml Plasmasteril® i.v. → Achtung: Zieldruck beim massiven Blutungen 80–90 mmHG (permissive Hypotension)
- zügige, schonende Umlagerung des Pat.: Schaufeltrage und Vakuummatratze
- Lagerung: Oberkörper leicht hochlagern (ca. 15–20°), Beine angezogen, z. B. mit Knierolle, Schocklage, bei Bewusstlosigkeit stabile Seitenlage
- Basismonitoring (RR, P, EKG, $SpO_2$)
- $O_2$-Gabe: 10–15 l/Min. über Sauerstoffmaske mit Reservoir.

### Erweiterte Maßnahmen

! Schneller Transport hat Priorität. Erweiterte Maßnahmen simultan mit Transport einleiten.

- Eventuell Analgesie: 0,1–0,2 mg Fentanyl® i.v. → Achtung: RR-Abfall
- Achtung: Intubation und Beatmung nur bei Bewusstlosigkeit mit Ateminsuffizienz anstreben → verzögert den Transport.

### Transport

! Immer mit NA in die nächste Klinik → Versorgung der inneren Blutungen hat oberste Priorität.

- Sonderrechte und Voranmeldung → Sonografie bereitstellen
- während des Transports: kontinuierliches Monitoring (RR, P, $SpO_2$, EKG).

Schwere intraabdominelle Verletzungen können sich hinter zwar sichtbaren, aber weniger lebensbedrohlichen Traumen verbergen. Häufig symptomfreies Intervall.

## 21.5.2 Perforierendes Bauchtrauma

Perforierende Verletzung des Abdomens mit sichtbarer Wunde, z. B. durch Messerstich-, Schuss- oder Pfählungsverletzung. Betroffene Organe: Dünndarm (30%), Mesenterium (18%), Leber (16%), Kolon (9%). Oft Kombination mehrerer Verletzungen.

### Sehen, Fühlen, Riechen

- Starke Schmerzen im Abdominalbereich
- evtl. sichtbare Blutungen
- evtl. Austritt von Bauchorganen, Hämatome, Wunden
- evtl. Atemnot → Verletzung des Thorax?
- Anamnese: Unfallhergang, z. B. Stich- oder Schusswaffengebrauch
- evtl. sichtbare Fremdkörper.

### Untersuchen

- Ausgeprägte Schocksymptomatik: RR ↓, P ↑, Kaltschweißigkeit
- evtl. $SpO_2$ ↓
- Palpation: bretthарte Bauchdecke → Abwehrspannung
- Auskultation: spärliche bis aufgehobene Darmgeräusche.

### Basismaßnahmen

! Bei Schusswaffengebrauch oder Streitigkeiten an Eigenschutz denken. → Anfahrt zur Notfallstelle nur nach Rücksprache und Freigabe durch die Polizei.

! NA nachfordern.

- Zügige, schonende Umlagerung des Pat, z. B. auf Schaufeltrage und Vakuummatratze
- Lagerung: flach, evtl. angezogene Beine, Schocklage, Knierolle, bei Bewusstlosigkeit stabile Seitenlage
- Wundversorgung: Wunden steril abdecken, Fremdkörper belassen, evtl. fixieren
- bei starken Blutungen: Komprimieren der Wunde; wenn möglich, Druckverband
- Basismonitoring (RR, P, EKG, $SpO_2$)
- $O_2$-Gabe: 10–15 l/Min. über Sauerstoffmaske mit Reservoir
- venösen Zugang legen: 2–3 großlumige Zugänge und 20–40 ml/kg KG Ringer-Lösung i.v., evtl. je nach Ausprägung des Schocks 1.000–1.500 ml Plasmasteril® i.v. → Achtung: Zieldruck beim massiven Blutungen 80–90 mmHG (permissive Hypotension).

### Erweiterte Maßnahmen

! Schneller Transport hat Priorität. Erweiterte Maßnahmen simultan mit Transport einleiten. Intubation und Beatmung nur bei Bewusstlosigkeit mit Ateminsuffizienz anstreben → Transportverzögerung.

- Eventuell Analgesie: 0,1–0,2 mg Fentanyl® i.v. → Achtung: RR-Abfall.

### Transport

! Immer mit NA in die nächste Klinik → Versorgung der inneren Blutungen hat oberste Priorität

- Sonderrechte und Voranmeldung
- während des Transports: kontinuierliches Monitoring (RR, P, $SpO_2$, EKG).

Auch an Verletzung anderer Funktionsbereiche denken, z. B. Thorax, Urogenitaltrakt.

## 21.5.3 Urogenitale Verletzungen

Stumpfe oder spitze Verletzungen des Urogenitalbereichs, z. B. Nierentrauma, Verletzungen der Blase und/oder ableitenden Harnwege, Verletzungen des Uterus oder der äußeren Geschlechtsteile (Penis, Vagina).

**Klinisches Bild, Basismaßnahmen**: ▶ Kap. 21.5.1, ▶ Kap. 21.5.2

### Erweiterte Maßnahmen

- Eventuell Analgesie: 0,1–0,2 mg Fentanyl® i.v.
- evtl. Sedierung: 5–10 mg Diazepam-Lipuro®.

### Transport

- In Klinik mit gynäkologischer oder urologischer Abteilung. Bei starken Blutungen (Schocksymptomatik) nächste chirurgische Klinik anfahren.

! Bei starken Blutungen mit Schocksymptomatik: Transport immer mit NA, Sonderrechten und Voranmeldung.
- Während des Transports: kontinuierliches Monitoring (RR, P, $SpO_2$, EKG).

# 21.6 Wirbelsäulentrauma

## 21.6.1 Schleudertrauma (HWS-Distorsion)

Entsteht vor allem bei Auffahrunfällen durch Schleudern des Kopfes nach ventral, dann nach dorsal. Folgen sind Verstauchungen des Kapsel-Band-Apparates und der Bandscheiben. Bei 20% aller Wirbelsäulenverletzten sind zwei Wirbelsäulenabschnitte betroffen.



### Sehen, Fühlen, Riechen

! Bei Schmerzen im HWS-Bereich immer von einer schwerwiegenden Verletzung ausgehen, z. B. Fraktur.
- Schmerzen im HWS-Bereich (oft erst nach Stunden auftretend)
- evtl. Kopfschmerzen, Tinnitus, Schwindel
- Nackensteifigkeit
- bei Schluckbeschwerden an retropharyngeales Hämatom denken (HWS-Fraktur?).

### Untersuchen

- Anamnese: Unfallhergang, Unfallart → Auffahrunfall?
- Palpation: Druck- und Klopfschmerz über der HWS
- Neurologische Ausfälle: verändertes Berührungsempfinden (Hyper- oder Hypästhesien), verändertes Schmerzempfinden (Hyper- oder Hypalgesien) in Armen oder Händen.

### Basismaßnahmen

! Oberstes Ziel: Immobilisation des Pat.
- Pat. dazu auffordern, sich nicht zu bewegen; wenn nötig, Immobilisation
- keine unnötigen Manipulationen oder Bewegungen an der HWS ausüben, HWS nie auf Extension „ziehen", sondern immer in Neutralposition fixieren
- HWS-Stützkragen anlegen, z. B. Stifneck® (▶ Kap. 4.4.23)
- falls Pat. noch im Kfz sitzt: Rettung mit KED®-System (▶ Kap. 4.4.23), evtl. vorher Fahrzeugdach abtrennen lassen
- Umlagern mit Schaufeltrage auf Vakuummatratze (▶ Kap. 4.4.23) oder Spineboard (▶ Kap. 4.2.2)
- Lagerung: flach, auf Vakuummatratze, Kopf mit Fixiersystem vor lateraler Bewegung sichern, z. B. Bashaw®-Kopffixierungssystem
- Basismonitoring (RR, P, EKG, $SpO_2$)
- $O_2$-Gabe: 8–10 l/Min. über Sauerstoffmaske mit Reservoir
- venösen Zugang legen: Offenhalten mit NaCl 0,9% oder Ringer-Lösung

! NA beim isolierten Schleudertrauma meist nicht erforderlich, bei Schluckbeschwerden (V. a. retropharyngeales Hämatom) oder neurologischen Ausfällen NA jedoch immer nachfordern.

### Erweiterte Maßnahmen

- Zum Einsatz von Medikamenten:
  - beim isolierten Schleudertrauma sind Medikamente meist nicht erforderlich. Bei nicht ausreichender Abgrenzung zur HWS-Fraktur immer Glukokortikoide geben, z. B. 30 mg/kg KG Urbason® (Methylprednisolon) i.v.
- evtl. Analgesie: 0,1–0,15 mg Fentanyl® i.v.
- evtl. Sedierung: 2,5–5 mg Diazepam-Lipuro® i.v.

### Transport

- In Klinik mit CT und Neurochirurgie oder Chirurgie → meist konservative Behandlung der HWS-Distorsion mit Schanz-Krawatte
- Voranmeldung und Sonderrechte nicht erforderlich
- Während des Transports: kontinuierliches Monitoring (RR, P, $SpO_2$, evtl. EKG).



Eine anfänglich „harmlose" HWS-Distorsion kann zum akuten Krankheitsbild (▸ Kap. 21.6.2) werden.

## 21.6.2 Querschnittssyndrom

Schwerste Folge eines Wirbelsäulentraumas. Durch Quetschung, Einblutung kommt es zur Kompression des Rückenmarks (Medulla spinalis). Oft in Kombination mit anderen Verletzungen, z. B. SHT. Entscheidend ist die Höhe der Rückenmarksschädigung. Angegeben wird immer das unterste Dermatom (▸ Abb. 21.09) mit normaler Funktion (Schmerz-, Temperaturempfindung und motorisch annähernd volle Kraft), selbst wenn darunter noch Restfunktion vorhanden ist.

**Dens-axis-Fraktur** („Genickbruch"; Abbrechen des „Zahnes" des 2. Halswirbels) → Eindringen des Dens in das verlängerte Rückenmark (Medulla oblongata) → sofortiger Tod.

**Hoher Querschnitt** (Regionen oberhalb $C_4$) → Zwerchfelllähmung durch Schädigung des N. phrenicus → infauste Prognose.

**Tiefer Querschnitt** (Läsionen unterhalb von $C_5$).

! Lähmungen können aufsteigen.

**Kompletter Querschnitt**: weder motorische noch sensible Funktionen unterhalb der Verletzung. Bei 3% der Pat. spontane Besserung des Befunds innerhalb der ersten 24 h.

**Inkompletter Querschnitt**: Motorische und sensible Funktion unterhalb der Verletzung teilweise erhalten, jedoch neurologische Ausfälle, wie z. B. verändertes Berührungsempfinden (Hyper- oder Hypästhesien), verändertes Schmerzempfinden (Hyper- oder Hypalgesien).

### Sehen, Fühlen, Riechen

- Eventuell Kopfschmerzen
- Nackensteifigkeit
- evtl. unkontrollierter Stuhl- oder Harnabgang

- klassischer Unfallhergang
  - direktes WS-Trauma: Schlag-, Stich-, Schussverletzung im Bereich der WS
  - Badeunfall: Kopfsprung in zu flaches Wasser
  - Arbeits- bzw. Hausunfall: Sturz aus großer Höhe, herabfallende Lasten
  - Verkehrsunfall: extreme Verbiegung der Wirbelsäule
  - SHT: häufig HWS-Beteiligung.

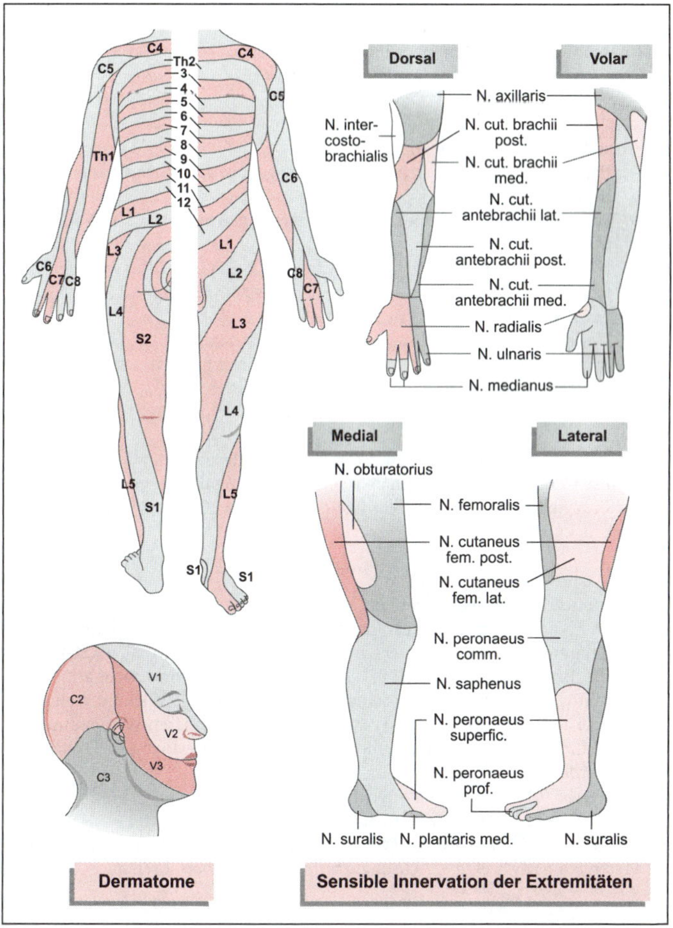


Abb. 21.09 Dermatome [L106]

## Untersuchen

- Eventuell spinaler Schock (▶ Kap. 9.7): Kaltschweißigkeit, P ↑, RR ↓, Atemnot
- evtl. $SpO_2$ ↓
- Inspektion des Rückens durch Lagerung auf Schaufeltrage und Ansicht von unten: evtl. sichtbare Deformierungen, Wunden
- Palpation: Sensibilitätsstörungen in Armen und Beinen → keine Schmerzangabe beim Kneifen des Pat. in der betroffenen Region, evtl. Kribbeln in den Armen/Beinen
- (Druck-) Schmerzen im WS/HWS-Bereich, bei HWS-Frakturen häufig als sog. Schulter-Arm-Syndrom (Schmerzen im Schulter-Rückenbereich, neurologische Ausfälle in Arm oder Fingern)

! Untersuchungsbefund genau dokumentieren.

## Basismaßnahmen

- Absolute Immobilisation anstreben:
  - Pat. dazu auffordern, sich nicht zu bewegen, evtl. sofortige Immobilisation
  - keine unnötigen Manipulationen, Bewegungen an der WS/HWS ausüben
  - HWS-Stützkragen anlegen, z. B. Stifneck® (▶ Kap. 4.4.23)
  - falls Pat. im Kfz sitzt: Rettung mit KED®-System (▶ Kap. 4.2.2), evtl. vorher Fahrzeugdach abtrennen lassen
  - Umlagern mit Schaufeltrage auf Vakuummatratze (▶ Kap. 4.4.23)
  - Lagerung: flach, auf Vakuummatratze, Kopf mit Fixiersystem vor lateraler Bewegung sichern, z. B. Bashaw® Kopffixierset.

! RTH und NA nachfordern.

- Basismonitoring (RR, P, EKG, $SpO_2$)
- $O_2$-Gabe: 8–10 l/Min. über Sauerstoffmaske mit Reservoir
- venösen Zugang legen: Offenhalten mit NaCl 0,9% oder Ringer-Lösung; bei Schocksymptomatik 2–3 großlumige Zugänge und 20–40 ml/kg KG Ringer-Lösung i.v.

## Erweiterte Maßnahmen

- Zum Einsatz von Medikamenten:
  - Der Nutzen von Glukokortikoiden (z. B. Metylprednisolon) beim WS-Trauma mit neurologischer Symptomatik ist unumstritten (NASCIS-Studie, Bracken et al., 1990, 1997). Methylprednisolon wirkt **nicht** antiödematös, sondern fängt über seine 21-Amino-steroidale Wirkung freie Radikale ab und verhindert ein Fortschreiten des sekundären Wirbelsäulentraumas. Interessant dürfte die Einführung von Freedox® (Tirilazad) werden
- Analgesie: 0,1–0,15 mg Fentanyl® i.v.
- Sedierung: 2,5–5 mg Diazepam-Lipuro® i.v.
- hochdosierte Glukokortikoidgabe: 30 mg/kg KG Urbason® i.v. innerhalb der ersten 8 h nach Ereignis. Achtung: Zeitraum nicht überschreiten.

**Indikation zur Intubation und Beatmung**
- Bewusstlosigkeit
- Ateminsuffizienz, z. B. bei hohem Querschnitt
- Begleitverletzungen, die eine Intubation unumgänglich machen.

Narkose
- Einleitung: 0,2–0,3 mg/kg KG Hypnomidate® i.v., evtl. 0,5–1,0 mg/kg KG Ketanest® S i.v.
- Intubation: nasale Intubation vorziehen → reduzierte Bewegung der HWS oder Fixieren des Kopfes durch einen Helfer
- Analgesie: 0,1–0,2 mg Fentanyl® i.v.
- Sedierung: 5–10 mg Diazepam-Lipuro® i.v.
- evtl. Relaxierung: 1 mg/kg KG Lysthenon® i.v. (zur Einleitung), dann 0,06–0,1 mg/kg KG Norcuron® i.v.
- kontrollierte Beatmung:
  - I : E = 1 : 1,7–2
  - normale AF: 10–12/Min. beim Erw.
  - normales AZV: 8 ml/kg KG
  - $FiO_2$: 1,0.

### Transport

! Nach Möglichkeit im RTH in Klinik mit CCT und Neurochirurgie.
- Immobilisation gewährleisten
- bei RTW-Transport: äußerst schonende Fahrweise. Voranmeldung
- während des Transports: kontinuierliches Monitoring (RR, P, EKG, $SpO_2$, evtl. $EtCO_2$).

**Tipps & Tricks**
- RTH frühzeitig, schon bei Verdachtsdiagnose, anfordern → Zeitersparnis, schonender Transport
- Bei bevorstehendem RTH-Transport den Pat. auf der Schaufeltrage liegen lassen und diese erst auf der RTH-Trage entfernen → unnötige Bewegungen vermeiden.

## 21.7 Extremitätentrauma

### 21.7.1 Extremitätenfrakturen

Durch Stoß, Schlag, Aufprall, Fall, Geschoss, Überbelastung hervorgerufener Bruch eines Extremitätenknochens unter Bildung von zwei oder mehreren Bruchstücken.

Man unterscheidet:

**Komplette Fraktur**: vollständige Durchtrennung des Knochens.

**Inkomplette Fraktur**: unvollständige Durchtrennung des Knochens ohne Kontinuitätsunterbrechung.

**Dislozierte Fraktur**: Fehlstellung der Knochenfragmente zueinander.

**Geschlossene Fraktur**: keine nach außen hin sichtbare Verletzung. Kann aber mit erheblicher Schädigung der umgebenden Weichteile (Hämatome, Prellmarke) einhergehen. → Immer hinreichende Überprüfung von **M**otorik, **S**ensibilität und **C**irculation (MSC).

**Offene Fraktur**: Kombination mit einer Verletzungswunde, die im direkten Zusammenhang zur Fraktur steht. → Eine Riss-Quetschwunde über der Fraktur ist keine offene Fraktur.

**Grünholz-Fraktur** bei Kindern: intaktes Periost bei Trennung der knöchernen Anteile.



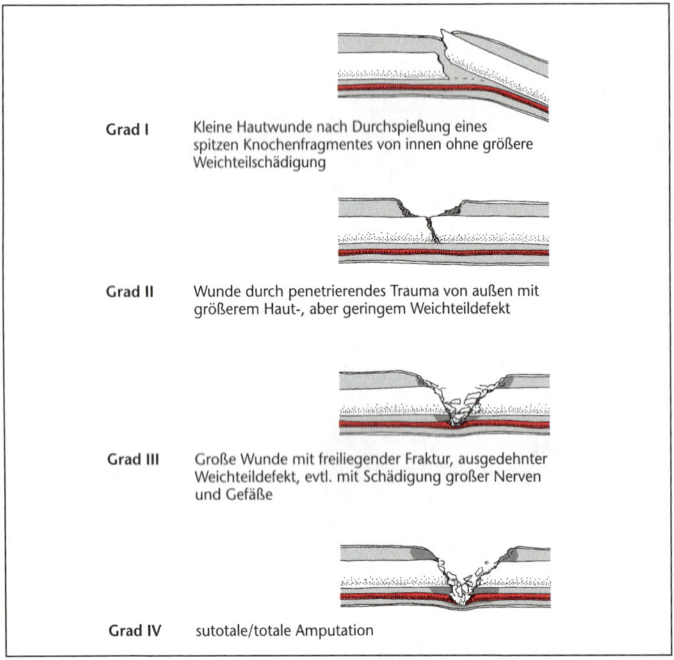


Abb. 21.10 Einteilung offener Frakturen [L 190]

**Tab. 21.05 Gradeinteilung bei offenen Frakturen**

| | |
|---|---|
| **Grad I** | Durchspießung eines spitzen Knochenfragments durch die Haut (Wunde < 5 cm) |
| **Grad II** | Ausgedehnte Weichteilverletzung (> 5 cm) und Gewebekontusion |
| **Grad III** | Ausgedehnte Weichteilzerstörung: tiefe Weichteilquetschung, Verletzung größerer Gefäße, Nerven, Gelenkanteile |
| **Grad IV** | Ausgedehnte Weichteilzerstörung mit totaler bzw. subtotaler Amputation, wobei wichtige Strukturen (Nerven, Gefäße) zerstört sind (→ Ischämie) |

**Oberschenkelhalsfrakturen (OSH)**
Sehr häufig vorkommende Frakturart im Rettungsdienst, besonders ältere Pat. betroffen, durch Sturz oder direktes Trauma auf Oberschenkel oder Hüfte:
- Abduktionsfraktur (selten): kaum klinische Symptome, Einstauchung, evtl. Stauchungs- und Klopfschmerz der Hüfte, keine Beinverkürzung → häufig konservative Therapie
- Adduktionsfraktur: keine Einstauchung, starke Schmerzen, Bewegungseinschränkung, Beinverkürzung mit Außenrotationsfehlstellung → Immer OP- Indikation.



## Sehen, Fühlen, Riechen

**Tab. 21.06 Fraktur erkennen**

| Sichere Frakturzeichen | Unsichere Frakturzeichen |
|---|---|
| Abnorme Beweglichkeit | Schmerz, Kompressionsschmerz |
| Fehlstellung (Dislokation) | Schwellung, Hämatom |
| Sichtbare freie Knochenenden bei offener Fraktur | Gestörte Funktionsfähigkeit/Funktionsausfall |

- Anamnese: Unfallhergang? Eventuell Sturz, Verkehrsunfall.

## Untersuchen
- **M**otorik: Pat. Zehen oder Finger bewegen lassen („Bewegen Sie bitte den großen Zeh des rechten/linken Fußes")
- **S**ensibilität: Pat. gezielt berühren („Wo habe ich Sie angefasst?" ist präziser als „Spüren Sie das?")
- **C**irculation: Seitengleiche Pulse distal der Fraktur vorhanden? evtl. kapilläre Füllungszeit (< 2 Sek.) am Nagelbett überprüfen
  - obere Extremität: A. radialis, evtl. A. brachialis
  - untere Extremität: A. dorsalis pedis, A. tibialis posterior
- Palpation: nur bei unklarer Diagnose vorsichtig durchführen, da jede Bewegung der Frakturzone weitere Weichteilschäden nach sich ziehen kann.

## Basismaßnahmen
! NA bei komplizierten Frakturen, starken Schmerzen oder schweren Begleitverletzungen nachfordern.
- Pat. beruhigen
- offene Frakturen steril abdecken. → Der Verband bleibt bis zur definitiven operativen Versorgung im aseptischen OP-Saal angelegt. Tipp: Um unnötige Kontamination durch Öffnen des Verbands in der Notaufnahme zu vermeiden, Zeichnung oder Polaroid®-Aufnahme der Fraktur anfertigen
- Basismonitoring (RR, P, EKG, $SpO_2$)
- venösen Zugang legen: je nach Ausdehnung der Fraktur und Schocksymptomatik bis zu 20–40 ml/kg KG Ringer-Lösung i.v., evtl. mehrere großlumige Venenverweilkanülen legen.

## Erweiterte Maßnahmen

- Analgesie:
  - 0,125–0,25 mg/kg KG Ketanest® S i.v., 2,5–5 mg Diazepam-Lipuro® i.v. Bei schwer zugänglichen Pat. und (Klein-) Kindern ausnahmsweise auch 1–3 mg/kg KG Ketanest® i.m.
  - Opioide: 0,1–0,15 mg Fentanyl® i.v. oder 50–100 mg Tramal® i.v.
  - bei Fehlen hochpotenter Analgetika evtl. auch 1–2 g Metamizol (Novalgin®) i.v. (Wirkungseintritt erst nach 5–15 Min.)
- evtl. Intubation und Beatmung
- Fixation bzw. Extension nicht dislozierter Frakturen mittels Schienungssystem oder Vakuummatratze.

21

**Reposition dislozierter Frakturen**

- Pat. über das Vorgehen und die Notwendigkeit einer Reposition aufklären (z. B. Verhinderung von Nerven- und Gefäßläsionen)
- Kleidungsstücke über dem Frakturbereich vollständig entfernen
- Analgesie durchführen
- Fixations- oder Extensionsschiene vorbereiten (▶ Kap. 4.4.22)
- anatomische Reposition:
  - ein Helfer fixiert den proximal zur Frakturstelle gelegenen Extremitätenabschnitt
  - am distalen Extremitätenabschnitt wird ein Längszug in Verlängerung der Achse der Extremität aufgebaut
  - Extremitätenabschnitt unterhalb der Fraktur in anatomisch korrekte Lage zum proximalen Abschnitt bringen, evtl. Rotationsfehler ebenfalls unter Zug korrigieren
- Fixation: Fraktur mittels Vakuum- oder Luftkammerschiene über zwei benachbarte Gelenke fixieren. Achtung: Bei Luftkammerschienen darauf achten, sie nicht zu stark aufzupumpen → Kompartmentsyndrom (Störungen der Gefäß- und Nervenversorgung durch Kompression eines Extremitätenabschnitts → Schwellung, Schmerzen, Durchblutungsstörungen, neurologische Ausfälle)
- evtl. Extension mittels KTD®-System: Anlage erst nach primärer Reposition. Verwendung auch im Bereich der oberen Extremität, z. B. Unterarmfraktur, möglich. Kontraindikation: offene Frakturen III. Grades, Kniegelenksbeteiligung, proximale Oberschenkelfrakturen, Sprunggelenksfrakturen
- versorgte Extremität hochlagern
- MSC (Motorik, Sensibilität, Circulation) fortlaufend im Seitenvergleich überprüfen. Bei Minderdurchblutung Extremität tieflagern.

## Transport

- Bereits bei V. a. Fraktur schonend in Klinik mit chirurgischer bzw. unfallchirurgischer Abteilung. Sonderrechte und Voranmeldung nur bei komplizierten Frakturen, evtl. auch in NA-Begleitung
- Lagerung nach Wunsch des Pat., evtl. Oberkörperhochlagerung, versorgte Extremität hochlagern
- während des Transports: kontinuierliches Monitoring (P, RR, EKG, $SpO_2$, $EtCO_2$, MSC).

**Tipps & Tricks**
- Eine primäre Reposition ist die entscheidende Maßnahme zur Verhinderung sekundärer Weichteilschäden wie z. B. Gefäß- und Nervenläsionen.
- Auch offene Frakturen, die als kontaminiert gelten, müssen reponiert werden.
- Ausgetretene Knochenfragmente in NaCl 0,9% asservieren.

## 21.7.2 Spezielle Repositionstechniken

### Oberarmfrakturen
- Technik
  - Längszug in Richtung der Oberarmachse. Oberarm an den Körper anlegen
  - Ellenbogengelenk beugen und Unterarmbeugeseite an den Oberbauch legen
  - frakturierten Arm an den Oberkörper mittels Dreiecktuch fixieren
- Komplikationen: Schädigung des N. radialis (Fallhand) im mittleren Drittel des Oberarmschafts oder des N. ulnaris (Schwurhand).

### Ellenbogenfrakturen
- Technik:
  - Luftkammerschiene durch die Handöffnung auf den eigenen Arm aufkrempeln und die Hand des Pat. greifen („Händeschütteln")
  - die zweite Hand in die Ellenbeuge des Pat. legen
  - unter Zug den Arm im Ellenbogengelenk in eine 90°-Beugestellung bringen → Handfläche des Pat. liegt auf dem Oberbauch auf
  - Luftkammerschiene durch einen Helfer vorsichtig auf den Arm des Pat. aufziehen, aufblasen und mittels Dreiecktuch fixieren
- Komplikationen: Verletzung des N. radialis (Fallhand).

### Unterarmfrakturen
- Technik:
  - Luftkammerschiene durch die Handöffnung auf den eigenen Arm aufkrempeln und die Hand des Pat. greifen („Händeschütteln")
  - die zweite Hand in die Ellenbeuge des Pat. legen
  - unter Zug den Arm im Ellenbogengelenk in eine 90°-Beugestellung bringen → Kleinfinger des Pat. liegen auf dem Oberbauch auf
  - Luftkammerschiene durch einen Helfer vorsichtig auf den Arm des Pat. aufziehen, aufblasen und mittels Dreiecktuch fixieren
- Komplikationen: Kompartmentsyndrom.

### Frakturen von Handgelenk und Hand
- Technik: bei Fraktur der Fingerendglieder nur Extension mit anschließender Fixation mittels Sam-Splint®-Fingerschiene möglich
  - Luftkammerschiene durch die Handöffnung auf den eigenen Arm aufkrempeln und die Hand des Pat. greifen („Händeschütteln")
  - Daumen und Zeigefinger unter Zug halten
  - Luftkammerschiene durch einen Helfer vorsichtig auf den Arm des Pat. aufziehen, aufblasen und mittels Dreiecktuch fixieren

- Komplikationen: posttraumatisches Karpaltunnelsyndrom (Kompression des N. medianus im Karpaltunnel)
- bei Handwurzelknochen- oder Mittelhandfraktur keine Schienung mit Luftkammerschiene erforderlich (verursacht nur Schmerzen).

**Oberschenkelfrakturen**

- Technik: Reposition von Frakturen im Oberschenkelbereich ist auf Grund der stark ausgeprägten Muskulatur meist nur mit zwei Helfern möglich
  - Pat. nach ausreichender Analgesie auf Vakuummatratze lagern (Achtung: Bei Oberschenkelfrakturen sind Luftkammerschienen wegen fehlender Fixierung am Becken ohne Effekt)
  - ein Helfer stabilisiert das Becken. Bei leicht gebeugtem Kniegelenk wird ein kräftiger Längszug und dabei eine Innenrotation ausgeübt (bewirkt nur bei intakten Verhältnissen eine Innenrotation im Hüftgelenk)
  - Anmodellieren und Absaugen der Vakuummatratze besonders im Beckenbereich, evtl. Knierolle oder zusammengelegte Decke zwischen die Beine legen, damit eine anatomisch korrekte Position erreicht wird
- Komplikationen: hämorrhagischer Schock durch Blutverlust (bis zu 3 l) in den Oberschenkel (ausgedehnte Hämatome aus Muskelläsionen und Frakturspalt). → Immer venösen Zugang legen und ausreichende Volumensubstitution vornehmen.

**Kniegelenknahe Oberschenkelfrakturen**

- Technik:
  - Knie um 30° beugen
  - unter Gegenzug eines Helfers am proximalen Oberschenkel das Knie fassen und kräftigen Längszug ausüben
  - nach Wiederherstellung der Oberschenkellänge Fuß durch 2. Helfer fassen und unter kontinuierlichen Zug in Längsachse ablegen
- Fixation:
  - bei fehlender Gelenkbeteiligung Längszug des 2. Helfers aufrechterhalten und KTD®-System (▶ Kap. 4.4.22) anlegen
  - bei Gelenkbeteiligung erfolgt Fixation mittels Vakuummatratze
- Komplikationen: durch Abkippung des Frakturfragments nach dorsal Verletzung der A. poplitea und des N. tibialis möglich.

**Unterschenkelfrakturen**

- Technik: Verwendung des KTD®-Systems (▶ Kap. 4.4.22) anstreben
  - Luftkammerschiene durch die Fersenöffnung auf den eigenen Arm aufkrempeln. Gegenzug am proximalen Oberschenkel durch Helfer. Zug am Fuß in Längsrichtung. Luftkammerschiene durch einen Helfer vorsichtig auf das Bein des Pat. aufziehen und aufblasen
  - alternativ KTD®-System. Vorbereitung: Beckengurt und Fußangel anlegen, Stange abmessen. Gegenzug am proximalen Oberschenkel durch Helfer. Zug am Fuß in Längsrichtung. Stange einhaken und vom Helfer den eigenen Zug übernehmen lassen
- Komplikationen:
  - Kompartmentsyndrom
  - Verletzung des N. peronaeus.

**Sprunggelenksfrakturen (Knöchelfrakturen)**

- Technik: Bei Frakturen im Bereich des Sprunggelenks darf keine dauerhafte Extension, z. B. mittels KTD®-System, aufgebaut werden
  - Luftkammerschiene durch Fersenöffnung auf den eigenen Arm aufkrempeln
  - leichte Beugestellung im Kniegelenk, wobei ein Helfer mit beiden Händen den Schienbeinkopf umfasst
  - mit einer Hand die Ferse fixieren, mit der zweiten Hand den Mittelfuß greifen (mit dem Daumen die Fußsohle und den Langfingern den Fußrücken)
  - unter kontinuierlichem, mäßigem Zug beider Hände zunächst einen Längszug ausüben, und den Fuß dann in seine anatomisch korrekte Position bringen
  - Luftkammerschiene durch einen Helfer vorsichtig auf das Bein des Pat. aufziehen und aufblasen.



### 21.7.3 Amputationsverletzungen

Traumatische Abtrennung von Gliedmaßen oder Körperteilen (z. B. Finger, Unterschenkel, Nase, Penis). Bei totaler Amputation besteht keine direkte Verbindung zum Körper mehr, bei subtotaler Amputation ist eine (kleine) evtl. durchblutete Hautbrücke vorhanden.

Unter keinen Umständen aus einer subtotalen Amputationsverletzung mittels Durchtrennung der Verbindung eine totale Amputation machen. → Selbst kleinste, meist noch durchblutete Hautbrücken können bei der späteren chirurgischen Versorgung sehr wichtig sein.

#### Basismaßnahmen

! NA erforderlich.

- Bei arterieller Blutung:
  - bis die Blutung sistiert, zuführende Arterie abdrücken: A. axillaris in der Achselhöhle, A. brachialis auf der Innenseite des Oberarms in der Lücke unterhalb des Bizeps, A. femoralis in der Leistenbeuge
  - Stumpf hochlagern
  - Kompressionsverband anlegen, evtl. Blutdruckmanschette anlegen und bis kurz über arteriellen Druck aufpumpen
- Wundversorgung: Stumpf steril abdecken und verbinden
- Basischeck durchführen (▶ Kap. 21.1)
- Basismonitoring (RR, P, EKG, $SpO_2$)
- $O_2$-Gabe: 8–10 l/Min. über Sauerstoffmaske mit Reservoir
- venösen Zugang legen: mind. 2 großlumige Zugänge und 20–40 ml/kg KG Ringer-Lösung oder NaCl 0,9% i.v.
- Amputat immer mitnehmen, evtl. zusätzliche Kräfte, wie z. B. Polizei, Feuerwehr, zum Suchen anfordern. Es besteht eine juristische Verpflichtung zur Mitnahme des Amputats
- Amputatversorgung (▶ Abb. 4.70).

#### Erweiterte Maßnahmen

- Bei Schocksymptomatik 500–1.000 ml Plasmasteril® i.v.
- Analgesie: 0,1–0,15 mg Fentanyl® i.v.

- Sedierung: 5–10 mg Diazepam-Lipuro® i.v.
- evtl. Intubation und Beatmung.

### Transport

! Grundsätzlich in NA-Begleitung.
- Frühzeitig die RLSt mit der Suche nach einem geeigneten Replantationszentrum beauftragen → ggf. Alarmierung eines RTH
- bei RTW-Transport schonender und zügiger Transport mit Sonderrechten
- während des Transports: kontinuierliches Monitoring (RR, P, $SpO_2$, EKG).



**Tipps & Tricks**
- Entscheidung über die Retransplantationsfähigkeit eines Amputats sollte immer die Klinik übernehmen.
- Notamputation, z. B. im Fall eingeklemmter Gliedmaßen, ist die absolut letzte Lösung. Technische Rettung hat Vorzug.
- In den Stumpf auch bei starker arterieller Blutung keine Arterienklemmen setzen.

## 21.8 Kleine Traumatologie

Sehr häufig wird der RD zu kleinen, harmlosen Wunden gerufen. Auf Grund stärkerer Blutungen, z. B. bei Kopfplatzwunden, sind die Pat. verängstigt und aufgeregt. Innerhalb von 6 h sollten tiefere oder kontaminierte Wunden einem Chirurgen vorgestellt werden.

### Sehen, Fühlen, Riechen

- Wundarten (▶ Abb. 21.11)
  - **Schürfwunde**: oberflächliche Verletzung der Haut. Keine spezielle Behandlung erforderlich
  - **Schnittwunde**: glatte Wundränder. Je nach Ausdehnung und Tiefe chirurgische Versorgung nötig
  - **Risswunde**: zerfetzte Wundränder. Je nach Ausdehnung und Tiefe chirurgische Versorgung nötig
  - **Bisswunde**: Stich- oder Quetschwunde, meist durch Tiere verursacht. Bedarf stets einer ambulanten Abklärung (Infektions- und Tollwutverdacht)
  - **Platzwunde**: Riss-Quetschwunde über Knochen, z. B. Schädelkalotte („Kopfplatzwunde"). Bedarf meist einer ambulanten Versorgung (Naht).

### Basismaßnahmen

- Pat. beruhigen
- evtl. Impfpass mitnehmen: Impfschutz ausreichend?
- Basischeck durchführen. Bei Kopfplatzwunden besonders auf mögl. Gehirnerschütterung achten (▶ Kap. 21.3.1)
- Basismonitoring (RR, P)
- Wundversorgung
  - Wunde inspizieren: Lage, Art, Tiefe, Ausdehnung (Durchmesser, Länge)
  - nicht direkt in die Wunde fassen, ggf. sterile Handschuhe anziehen

- die Wunde selbst nicht desinfizieren; Blutreste außerhalb der Wunde mit etwas Desinfektionsmittel und einer Kompresse entfernen. Dabei nie in die Wunde, sondern immer von ihr weg wischen
- Wunde mit einer Kompresse steril abdecken und mit einem Fenster- oder Wickelverband versorgen
- Verband bis zur definitiven Versorgung belassen

- in den seltensten Fällen venöser Zugang oder erweiterte Maßnahmen erforderlich.

## Transport

! NA nicht erforderlich.

- Der Pat. kann in den meisten Fällen selbst die chirurgische Ambulanz oder den Hausarzt aufsuchen, z. B. Riss-Quetschwunden an der Hand, unkomplizierte Schnittwunden
- bei V. a. Kopfplatzwunde mit begleitendem Alkoholrausch in Klinik mit chirurgischer Ambulanz (Gefahr, evtl. lebensbedrohliches SHT zu übersehen). Keine Sonderrechte und Voranmeldung erforderlich.



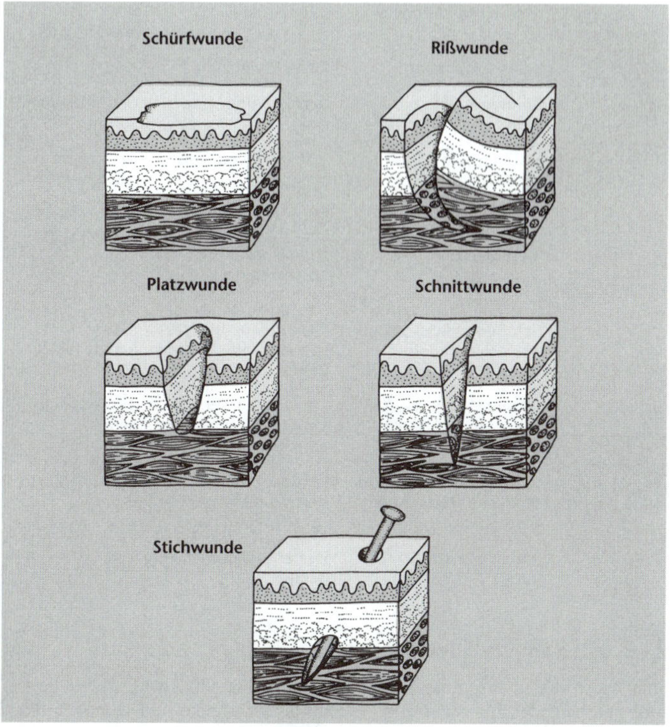


Abb. 21.11 Wundarten [L 157]

# 21.9 Trauma-Scores

Klassifizierung von *Verletzungen oder akut lebensbedrohlichen Zuständen.* Anhand von s. u.mmierten Punktwerten sind damit Aussagen möglich über

- Schweregrad der Verletzung
- Kategorisierung → richtiger Pat. an den richtigen Ort (Krankenhaus)
- Prognose der Überlebenswahrscheinlichkeit
- Vergleichbarkeit klinischer Studien
- Kosten/Nutzen-Analysen → Effizienz der Therapie in Relation zu den Kosten.

## 21.9.1 NACA-Score (National Advisory Committee for Aeronautics)



Zur Beschreibung des **allgemeinen Zustandes**. Am häufigsten genutzter Score. In den NA-Protokollen (DIVI) enthalten.

**Tab. 21.07 NACA-Score**

| Schweregrad | nicht-traumatologisch | traumatologisch | DIVI NA-Protokoll |
|---|---|---|---|
| 0 | Keine Erkrankung | Keine Verletzung | – |
| 1 | Geringe Funktionsstörung | Geringfügige Verletzung | Geringfügige Störung |
| 2 | Mäßig schwere Funktionsstörung | Mäßig schwere Verletzung | Ambulante Abklärung |
| 3 | Schwere, aber nicht bedrohliche Störung einer Vitalfunktion | Schwere, aber nicht bedrohliche Verletzung einer Körperregion | Stationäre Behandlung |
| 4 | Schwere, aber nicht lebensbedrohliche Störung der Vitalfunktion | Schwere, aber allein nicht gefährliche Verletzung mehrerer Körperregionen | Akute Lebensgefahr nicht auszuschließen |
| 5 | Schwere, lebensbedrohliche Störung der Vitalfunktion | Schwere, gefährliche Verletzung einer Körperregion | Akute Lebensgefahr |
| 6 | Schwere, akut lebensbedrohliche Störung der Vitalfunktion | Schwere, gefährliche Verletzungen mehrerer Körperregionen | Reanimation |
| 7 | Primär tödliche Erkrankung | Primär tödliche Verletzung | Tod |

## 21.9.2 ISS (Injury Severity Score)

Standardscore der **morphologischen Verletzungsklassifizierung**. Punktebewertung geht von „leichte Verletzung" (1 Pkt.) bis „schwerste Verletzung" (5 Pkt.). Gesamt-Score liegt zwischen 1 und 75 Punkten.

**Berechnung**: Punktwert der drei am schwersten verletzten Regionen quadrieren und zum Gesamtwert summieren. (Studie belegt engen Zusammenhang zwischen Traumaschwere und Letalitätsrate.)

**Tab. 21.08 ISS**

| Schweregrad | | | | | |
|---|---|---|---|---|---|
| **Region** | **1** | **2** | **3** | **4** | **5** |
| **Allgemein** | Kleinere Weichteilverletzung | Verbrennung von 10–20% KOF, ausgedehnte Weichteilverletzung an 1 oder 2 Extremitäten | 3.gradige Verbrennung von 20–30% KOF, ausgedehnte Weichteilverletzung an > 2 Extremitäten | 2.–3.gradige Verbrennung von 30–50% KOF, ausgedehnte Weichteilverletzung mit bedrohlicher Blutung | 2.–3.gradige Verbrennung > 50% KOF |
| **Kopf/ Hals** | SHT ohne Bewusstseinstrübung, HWS-Schleudertrauma ohne path. Röntgenbefund | SHT mit < 15 Min. Bewusstlosigkeit, ohne retrograde Amnesie, HWS-Schleudertrauma mit röntgenologischen Zeichen | SHT mit Bewusstlosigkeit > 15 Min. ohne Seitenzeichen, retrograder Amnesie bis 3 h, dislozierte Frakturen von Kalotte, Mittelgesicht, Orbita der Nasennebenhöhlen, HWS-Fraktur ohne Rückenmarksverletzung, Zerstörung des Auges, Optikusabriss | SHT mit Bewusstlosigkeit > 15 Min. oder Seitenzeichen, retrograder Amnesie 3–12 h, mehrfache Schädelfrakturen | SHT mit Bewusstlosigkeit > 24 h, retrograder Amnesie > 12 h, intrakranielle Blutung, Hirndruckerhöhung, HWS-Fraktur mit Querschnittssymptomatik |
| **Thorax** | Thoraxprellung | Einfache Rippen-/ Sternumfraktur, Kontusion ohne Atembehinderung | Mehrfache Rippenfrakturen und Lungenkontusion ohne Atembehinderung, Pneumothorax, Hämatothorax, Zwerchfellruptur | Offenes Thoraxtrauma, instabiler Thorax, Pneumomediastinum, Perikardverletzung, Herzkontusion ohne Kreislaufbeeinträchtigung | Thoraxverletzung mit schwerer Atembehinderung, Trachealabriss, Hämomediastinum, Aortenruptur, Myokardruptur, schwere Herzkontusion |

21

| Tab. 21.08 ISS (Forts.) | | | | | |
|---|---|---|---|---|---|
| **Schweregrad** | | | | | |
| **Region** | 1 | 2 | 3 | 4 | 5 |
| **Abdomen** | Bauchwandkontusion | Ausgedehnte Kontusion des Abdomens | Kontusion von Bauchorganen, retroperitoneales Hämatom, extraperitoneale Blasenruptur, Ureter- und Urethraverletzung, BWS- und LWS- Frakturen ohne neurologische Ausfallserscheinungen | Weniger schwere Verletzung von Abdominalorganen (Milz-/Nierenruptur, Pankreasschwanzkontusion) intraperitoneale Blasenruptur, Genitalverletzung, BWS-/LWS-Fraktur mit Querschnittssymptomatik | Ruptur oder Perforation abdomineller Organe außer Milz, Niere, Blase und Pankreasschwanz |
| **Extremitäten** | Verstauchung, Fraktur von Fingern/Zehen | Geschlossene Frakturen von Becken-/Röhrenknochen, Verstauchung großer Gelenke | Dislozierte geschlossene oder einfache offene Röhrenknochenfrakturen, dislozierte Beckenfraktur, mehrfache Hand-/Fußfrakturen, Luxationen großer Gefäße, Verletzung von großen Extremitätennerven/-gefäßen | Mehrfache Röhrenknochenfrakturen, Gliedmaßenamputation | Mehrfache offene Röhrenknochenfrakturen |

**Berechnungsbeispiel**:
Ein 40 J. alter Radfahrer wird von einem Auto erfasst und dabei vom Rad geschleudert. Er trägt als Folge mehrere Verletzungen davon:
- multiple Hautabschürfungen („Allgemein" 1)
- Commotio cerebri mit retrograder Amnesie („Kopf/Hals" 3)
- Thoraxprellung links („Thorax" 1)
- Pneumothorax rechts („Thorax" 3)
- geschlossene Tibia-/Fibulafrakur links („Extremitäten" 2)
- offene Trümmerfraktur Femur rechts („Extremitäten" 5).

Zur Berechnung kommen nur die drei am schwersten (punktzahlhöchsten) verletzten Regionen:

| Tab. 21.09 ISS | | | |
|---|---|---|---|
| **Die 3 schwersten Verletzungen** | **Punkte** | **Berechnung (Punkte × Punkte)** | **Ergebnis** |
| 1. Commotio cerebri | 3 | 3 × 3 | 9 + |
| 2. Pneumothorax | 3 | 3 × 3 | 9 + |
| 3. Trümmerfraktur | 5 | 5 × 5 | 25 = |
| | | **= ISS-Ergebnis** | 43 |

## 21.9.3 RTS (Revised Trauma Score)

Gekürzte Fassung des Trauma Score (TS). Das Rettungsfachpersonal ermittelt beim Eintreffen drei Variablen, die mit einem Koeffizienten multipliziert werden. Der maximal erreichbare Punktwert ist 7,8408 und der minimal erreichbare 0 → Kreislaufstillstand. Je niedriger der Punktwert, desto kritischer der Zustand des Pat.

| Tab. 21.10 RTS | | | |
|---|---|---|---|
| **Variable** | **Punkte** | **X** | **Koeffizient** |
| **A. Atemfrequenz (/Min.)** | | | |
| 10–29 | 4 | X | 0,2908 |
| > 29 | 3 | X | |
| 6–9 | 2 | X | |
| 1–5 | 1 | X | |
| 0 | 0 | X | |
| **B. Systolischer Blutdruck (mmHg)** | | | |
| > 89 | 4 | X | 0,7326 |
| 76–89 | 3 | X | |
| 50–75 | 2 | X | |
| 1–49 | 1 | X | |
| 0 | 0 | X | |
| **C. Glasgow-Coma-Scale** | | | |
| 13–15 | 4 | X | 0,9368 |
| 9–12 | 3 | X | |
| 6–8 | 2 | X | |
| 4–5 | 1 | X | |
| 3 | 0 | X | |
| **Revised Trauma Score** | | = | **Summe A+B+C** |

## 21.9.4 PTS (Pediatric Trauma Score)

Score zur Beurteilung des Schwergrades des traumatisierten Kindes. Entspricht eher einer Checkliste, die einfach abzuarbeiten ist. Bei einem Score von ≤ 8 besteht akute Lebensgefahr, und das Kind ist umgehend in eine Klinik der Maximalversorgung zu transportieren.

**Tab. 21.11 PTS**

| Region | +2 | +1 | −1 |
|---|---|---|---|
| Größe | Kind/Jugendlicher ≥ 20 kg | Kleinkind 11–20 kg | Säugling ≤ 10 kg |
| Atmung | normal | Atemunterstützung: Sauerstoff per Maske oder Sonde | beatmet bzw. intubiert |
| Bewusstsein | bewusstseinsklar | bewusstseinsgetrübt | bewusstlos |
| $RR_{SYST}$ | ≥ 90 mmHg, gut tastbare periphere Pulse | 51–90 mmHg, tastbare Karotis- und Femoralispulse | ≤ 50 mmHg, schlecht tastbare Pulse oder kein Puls |
| Frakturen | keine sichtbaren Frakturen | einfache geschlossene Fraktur | offene, multiple Frakturen |
| Haut | keine Verletzungen | Prellungen, Schürfwunden, Platzwunden ≥ 7 cm | großflächiger Gewebeverlust |

## 21.9.5 MEES (Mainz Emergency Evaluation Score)

Score zur Überprüfung der Ergebnisqualität in der Notfallmedizin, unabhängig vom Notfallgeschehen (Trauma, internistisches Problem etc.). Beurteilung von sieben Vitalparametern des Pat. mit jeweils vier möglichen Punkten bei

- Eintreffen des Notarztes ($MEES_1$) und bei
- Übergabe in der Klinik ($MEES_2$).

Die 4 möglichen Punktebewertungsstufen geben in Bezug auf die ermittelten Parameter folgende Bewertungsstufen:

| | |
|---|---|
| 4 | physiologischer Zustand |
| 3 | gering abweichender Zustand |
| 2 | erheblich abweichender Zustand |
| 1 | lebendbedrohlicher Zustand |

**Tab. 21.12 MEES (modifiziert nach Albrech, Schlechtriemen, Altemeyer)**

| Parameter | Bewertungsstufe | Wertegrenzen Erwachsener/Schulkind | Kleinkind/Säugling/Neugeborenes |
|---|---|---|---|
| GCS (Glasgow- Coma-Scale) | 4<br>3<br>2<br>1 | 15<br>14–12<br>11–8<br>≤ 7 | 15–13<br>12–11<br>10–8<br>≤ 8 |
| Herzfrequenz | 4<br>3<br>2<br>1 | 60–100<br>50–59; 101–130<br>40–49; 131–160<br>≤ 39; ≥ 160 | ≥ 110<br>110–90<br>89–60<br>≤ 60 |

**Tab. 21.12 MEES (modifiziert nach Albrech, Schlechtriemen, Altemeyer)** *(Forts.)*

| Parameter | Bewertungsstufe | Wertegrenzen Erwachsener/Schulkind | Kleinkind/Säugling/ Neugeborenes |
|---|---|---|---|
| Atemfrequenz | 4<br>3<br>2<br>1 | 12–18<br>8–11; 19–24<br>5–7; 25–30<br>≤ 4; ≥ 31 | ungestörte Spontanatmung<br>Nasenflügeln<br>Einziehungen, Stridor<br>Schnappatmung, Apnoe |
| Herzrhythmus | 4<br>3<br>2<br>1 | Sinusrhythmus<br>SVES, $VES_{mono}$<br>AA; $VES_{poly}$<br>VT, VF, Asystolie | Sinusrhythmus<br>SVES, $VES_{mono}$<br>AA; $VES_{poly}$<br>VT, VF, Asystolie |
| Schmerz | 4<br>3<br>2<br>1 | kein Schmerz<br>leichter Schmerz<br>starker Schmerz<br>entfällt | kein Schmerz<br>leichter Schmerz<br>starker Schmerz<br>entfällt |
| Blutdruck | 4<br>3<br>2<br>1 | 120/80–140/90<br><br>100/70–119/79; 141/91–159/94<br>80/60–99/69; 160/95–229/119<br>≤ 79/59; ≥ 230/120 | kräftiger Radialis- bzw. Brachialispuls<br>gerade tastbarer Radialispuls<br>kräftiger Karotis- bzw. Femoralispuls<br>gerade tastbarer oder fehlender Karotis- bzw. Femoralispuls |
| $SpO_2$ | 4<br>3<br>2<br>1 | 100–96<br>95–91<br>90–86<br>≤ 85 | 100–96<br>95–91<br>90–86<br>≤ 85 |

**Auswertung**

Insgesamt sind MEES-Ergebnisse von maximal 28 Punkten und minimal 8 Punkten möglich. Bei der Bewertung wird die Differenz zwischen $MEES_1$ und $MEES_2$ errechnet:

$$\Delta\ MEES = MEES_2 - MEES_1$$

**Tab. 21.13 MEES und Patientenzustand**

| | |
|---|---|
| Δ MEES ≥ +2 | Verbesserung des Patientenzustandes |
| Δ MEES 0 ± 1 | keine nachweisliche Veränderung |
| Δ MEES ≤ -2 | Verschlechterung des Patientenzustandes |

# 21.10 Einsatzindikationen Rettungshubschrauber

Der Einsatz eines Rettungshubschraubers (RTH) bedeutet einen schnellen und sicheren Transport für den Notfallpatienten in eine geeignete Klinik der Maximalversorgung.

## Hauptindikationen



- Pat. hat schwere Verletzungen nach Triage-Kriterien und Verletzungsmechanismen
- bodengebundenes notarztbesetztes Rettungsmittel ist in ausreichender Zeit nicht erreichbar, dies gilt auch für internistische Einsätze
- Transport mit bodengebundenen Rettungsmitteln ist schwierig oder würde eine Krankenhauseinweisung verzögern, z. B. Polytrauma, Akut-PTCA bei akutem Myokardinfarkt.

### Triage-Kriterien beim Trauma-Patienten

- Hoher Trauma-Score
- Glasgow Coma Score < 10
- penetrierendes Trauma im Bereich Kopf, Hals, Thorax, Abdomen oder Becken
- Wirbelsäulenverletzung mit neurologischen Ausfällen
- teilweise oder vollständige Amputation einer Extremität (ausgeschlossen sind Zehen oder Finger)
- Frakturen zwei oder mehrerer langer Röhrenknochen
- schwerwiegende Beckenfraktur
- stumpfe Traumen gegen Kopf und Abdomen
- schwerwiegende Verbrennungen (▶ Kap. 19.1), insb. mit Inhalationstrauma
- schwerwiegende Verätzungen oder Stromunfall
- schweres Trauma von Patienten < 12 J. oder > 55 J.
- Beinahe-Ertrinken mit/ohne Hypothermie (▶ Kap. 19.5)
- erwachsener Patient mit kritischen Vitalparametern: $RR_{SYST}$ < 90 mmHg, Herzfrequenz < 60 oder > 120/Min., Atemfrequenz < 10 oder > 35/Min.

### Verletzungsmechanismen

- Fahrzeugüberschlag mit nicht angeschnallten Insassen
- Fußgängeranfahrunfall mit Fahrzeuggeschwindigkeit > 20 km/h
- Sturz aus großer Höhe > 5 Meter
- Zweiradfahrer verunglückt mit Geschwindigkeiten > 35 km/h

### Weitere Einsatzkriterien

- Rettung aus unwegsamem, schwer erreichbarem Gelände, aber auch Insel- und Bergrettung
- Transport über eine lange Distanz, z. B. auch Patient aus ländlicher Gegend zur Akut-PTCA in Schwerpunktklinik
- benötigte Fahrzeit mit bodengebundenen Rettungsmittel zu einem Trauma-Center > 15 Min. und/oder dauert länger als der Transport mit dem RTH
- Zeit am Einsatzort um Patienten zu retten, z. B. aus Fahrzeugwrack > 20 Min.
- logistische Probleme, z. B. RTW/NAW ist das einzige Fahrzeug im Rettungsdienstbereich.

# 22 Notfallmedikamente

*Frank Flake und Boris Hoffmann*

## Actilyse® (Thrombolytikum)

Ⓐ Actilyse® Ⓒⓗ Actilyse®

### Wirkstoff

rtPA (recombinant tissue plasminogen activator) Alteplase.

### Handelsnamen

Actilyse.

### Darreichungsformen

z. B. Actilyse®, 1 Amp. à 10, 20, 50 mg als Trockensubstanz.

### Wirkmodus

Umwandlung von an Fibrin gebundenes Plasminogen zu Plasmin → Abbau des Fibringerinnsels → Auflösung des Thrombus. Antigene Wirkung nicht zu erwarten.

### Indikationen

- Lungenembolie
- akuter Myokardinfarkt (innerhalb von 12 h nach Symptombeginn).



### Dosierung

- Lungenembolie: Bolus 10 mg in 1–2 Min. i.v., danach 90 mg über 2 h
- Myokardinfarkt: Bolus 15 mg in 1–2 Min., in den ersten 30 Min. 50 mg, danach 35 mg über 60 Min., zusätzlich als Bolus 5.000 IE Liquemin® N i.v., danach 1.000 IE/h
- Dosierung max. 100 mg → sonst erhöhtes zerebrales Blutungsrisiko
- bei Pat. mit einem KG < 65 kg max. 1,5 mg/kg KG.

### Nebenwirkungen

Blutungen, Teerstuhl, Bluterbrechen, Übelkeit, Hämaturie, Nasen- und Zahnfleischbluten, Blutdruckabfall (selten), Blutungen aus Punktionsstellen, Reperfusionsarrhythmien (Zeichen der Reperfusion des infarzierten Gebiets), Gefahr zerebraler Blutungen, Thromboembolie (selten), anaphylaktische Reaktion (selten).

### Kontraindikationen

Hämorrhagische Diathese, kurz zurückliegende schwere Blutungen (z. B. Operation), zerebrale Blutung, Apoplex während der letzten 6 Mon., orale Antikoagulantientherapie (erhöhtes Blutungsrisiko), Ulcus duodeni oder ventriculi während der letzten 3 Mon., schwerer Diabetes mellitus mit Augenhintergrundsveränderungen, schwere Lebererkrankungen.

### Wechselwirkungen

Erhöhte Blutungsgefahr: Antikoagulantien, Thrombozytenaggregationshemmer, nicht-steroidale Antiphlogistika.

**Tipps & Tricks**

- Um Rethrombosierung zu verhindern, immer High-Dose-Heparinisierung anschließen, z. B. 5.000 IE Liquemin® N i.v.
- Nach ca. 90 Min. mit dem Auftreten von Reperfusionsarrhythmien rechnen.

- Z.n. Reanimantion und hohes Alter (> 70 Lj.) gelten heutzutage nicht mehr als KI.
- Möglichst keinen ZVK über V. subclavia oder V. jugularis interna → V. basilica punktieren.
- Bei massiver Lungenembolie (Stadium IV) (▶ Kap. 8.4) ist eine Lysetherapie auch unter Reanimationsbedingungen angezeigt, da dies zu einer Fragmentierung des Embolus führen kann.
- Actilyse® ist im Vergleich zu Streptokinase oder Urokinase ca. 6mal teurer, aber auch nebenwirkungsärmer!

## ■ Adalat® (Antihypertonikum)

Ⓐ Adalat®, Buconif® Ⓒⓗ Adalat®

### Wirkstoff
Nifedipin.

### Handelsnamen
Adalat, Aprical, Cordicant, Corotrend, duranifin, Nifedipat, Nife-Puren, Nifical, Pidilat.



### Darreichungsformen
z. B. Adalat®, 1 Kps. = 5, 10, 20 mg; 1 Inf.-Fl. à 50 ml = 5 mg Nifedipin.

### Wirkmodus
Blockade des $Ca^{2+}$-Einstroms durch langsame Kanäle in glatter Muskulatur und Myokard. Erweiterung der venösen und vor allem der arteriellen Gefäße → Nachlast-Senkung → Vorlast-Senkung → bessere Koronardurchblutung → $O_2$-Angebot ↑↑. Durch geringe negative Inotropie sinkt zusätzlich der myokardiale $O_2$-Verbrauch.
- Wirkungseintritt nach 3–5(–10) Min.
- Wirkdauer 4–6 h
- HWZ 2–6 h.

### Indikationen
- Hypertensive Krise
- Angina Pectoris, Prinzmetal-Angina.

### Dosierung
1 Kps. (10 mg) zerbeißen lassen oder Kapsel aufstechen und in den Mundraum ausdrücken.

### Nebenwirkungen
Reflextachykardie, RR ↓, Übelkeit, Erbrechen, Kopfschmerzen, Schwindel, Flush.

### Kontraindikationen
- Höhergradige Aortenstenose
- schwere Hypotonie, z. B. Schock
- Schwangerschaft.

### Wechselwirkungen

Wirkungsverstärkung bei Kombination mit anderen Antihypertonika, β-Blockern, trizyklischen Antidepressiva.

**Tipps & Tricks**

- Auslösung von retrosternalen Schmerzen durch Tachykardie möglich.
- Anwendung nur bei RR > 100 mmHg und Frequenz < 120/Min.
- Antidot:
  - bei RR-Abfall: Dopamin Giulini®, Dobutamin® (wegen drohender kardialer Überlastung keine Volumengabe), Kalzium, Adrenalin
  - bei bradykarden Herzrhythmusstörungen: Atropin, evtl. transthorakaler Schrittmacher.

## Adrekar® (Antiarrhythmikum)

(A) Krenosin®, Adenoscan®, Adrekar®
(CH) Krenosin®

22

### Wirkstoff

Adenosin.

### Handelsnamen

Adrekar.

### Darreichungsformen

z. B. Adrekar®, 1 Amp. à 2 ml = 6 mg Adenosin.

### Wirkmodus

Antiarrhythmisch durch AV-Knoten-blockierende Eigenschaft, negativ dromotrop. Keine Wirkung auf den Ventrikel.

- Wirkungseintritt nach < 20 Sek.
- Wirkdauer 2–10 Sek.
- HWZ < 10 Sek.

### Indikationen

- Paroxysmale AV-junktionale Tachykardien
- AV-Knoten-Reentry-Tachykardien.

### Dosierung

- Initial: 3 mg sehr schnell i.v. als Bolus injizieren
- bei Nichterfolg: 6 mg i.v., dritte Dosis 9 mg, vierte Dosis 12 mg.

### Nebenwirkungen

Flush, Dyspnoe, Bronchospasmus, Angina, Übelkeit, Schwindel, Schwitzen, Benommenheit, Bradykardie, AV-Block, Asystolie, RR ↓ → Dauer aller Nebenwirkungen auf Grund der geringen HWZ weniger als 1 Min.

### Kontraindikationen

- AV-Block II.° und III.°
- Sick-Sinus-Syndrom
- Vorhofflimmern/-flattern

- obstruktive Lungenerkrankungen, z. B. Asthma bronchiale
- verlängertes QT-Intervall.

### Wechselwirkungen
Wirkungsverstärkung bei Gabe von Dipyridamol, Wirkungsverringerung bei Theophyllin, Interaktion mit β-Blockern und Sympathomimetika.

**Tipps & Tricks**
- Applikation nur unter EKG-Kontrolle und in Reanimationsbereitschaft.
- Über die Anwendung kei Kindern und Kleinkindern liegen noch keine ausreichenden Ergebnisse vor.

## Aggrastat® (Tirofiban)
Ⓐ Ø ⒸⒽ Ø

### Wirkstoff
Tirofiban.

### Handelsnamen
Aggrastat.

### Darreichungsform
Zum Beispiel Aggrastat®, 1 Infusionsbeutel mit 250 ml à 50 µg/ml.

### Wirkmodus
Nicht-peptischer Antagonist des Glykoprotein-(GP)-IIb/IIA-Rezeptors → Bindung von Fibrinogen an den GP-IIb/IIIa-Rezeptor → reversible, dosisabhängige Hemmung der Thrombozytenaggregation.

### Indikationen
- Prävention eines drohenden Myokardinfarkts bei Pat. mit instabiler Angina pectoris oder Nicht-Q-Wellen-Infarkt (Episode von Brustschmerzen in den letzten 12 h, EKG-Veränderungen und/oder erhöhte Myokardenzyme)
- Kombinationstherapie mit unfraktioniertem Heparin und ASS.

### Dosierung
- Infusionsdosis (Erw.): 0,4 µg/kg KG initial für 30 Min., dann 0,1 µg/kg KG/Min., zus. unfraktioniertes Heparin (aPTT ca. 2fach der Norm) und ASS
- schwere Niereninsuff. (Kreatinin-Clearance < 30 ml/Min.): Tirofiban-Dosis um 50% verringern.

### Nebenwirkungen
- Sehr selten: Anaphylaxie, Exanthem, Urtikaria an der Einstichstelle
- Blutungen in 13% d.F., z. B. Hämaturie, Hämatemesis, Hb-Abfall
- Blutungen in die Punktionsstelle nach PCI, besonders wenn ACT > 350 Sek.
- lebensbedrohliche Blutung in 1,9% d.F.

**Tab. 22.01 Dosierungsschema Aggrastat® (Tirofiban)**

| Gewicht | Normale Patienten | | Schwere Niereninsuffizienz | |
|---|---|---|---|---|
| | 30 Min. Initial-infusion (ml/h) | Erhaltungsinfu-sionsrate (ml/h) | 30 Min Initialinfu-sionsrate (ml/h) | Erhaltungsinfu-sionsrate (ml/h) |
| **30–37** | 16 | 4 | 8 | 2 |
| **38–45** | 20 | 5 | 10 | 3 |
| **55–62** | 28 | 7 | 14 | 4 |
| **63–70** | 32 | 8 | 16 | 4 |
| **71–79** | 36 | 9 | 18 | 5 |
| **80–87** | 40 | 10 | 20 | 5 |
| **88–95** | 44 | 11 | 22 | 6 |
| **96–104** | 48 | 12 | 24 | 6 |
| **105–112** | 52 | 13 | 26 | 7 |
| **113–120** | 56 | 14 | 28 | 7 |
| **121–128** | 60 | 15 | 30 | 8 |
| **129–137** | 64 | 16 | 32 | 8 |
| **138–145** | 68 | 17 | 34 | 9 |
| **146–153** | 72 | 18 | 36 | 9 |

22

### Kontraindikationen

- Floride gastrointestinale Blutung, aktive Blutungen
- Apoplex in den letzten 30 d, größere Operationen in den letzten 6 Wochen
- intrakranielle Erkrankungen, z. B. Neoplasma, arteriovenöse Malformation, Aneurysma
- anamnestisch hämorrhagische Diathese, Thrombozytopenie < 100 000/mm³ Thromboplastinzeit > 1,3-fache der Norm, INR > 1,5
- maligner Hypertonus, schwere Leberfunktionsstörung
- Überempfindlichkeit gegenüber Tirofiban
- Schwangerschaft und Stillzeit
- vermutlich erhöhtes Blutungsrisiko (traumatische/prolongierte CPR, Organbiopsie/Lithotripsie in den letzten 2 Wochen, peptisches Ulkus, akute Perikarditis, bek. Vaskulitis, V. a. Aortendissektion, hämorrhagische Retinopathie, okkultes Blut im Stuhl, Makrohämaturie, Thrombolyse-Therapie, gleichzeitige Anwendung von Medikamenten, die das Blutungsrisiko erhöhen, z. B. Cumarin, andere parenterale GP-IIb/IIA-Rezeptorantagonisten, Dextrane).

### Wechselwirkungen

Erhöhtes Blutungsrisiko bei gleichzeitiger Anwendung von Warfarin. Blutungszeitverlängerung bei gleichzeitiger Gabe von Ticlopidin.

**Tipps & Tricks**

- Alleinige Anwendung von Tirofiban ohne unfraktioniertem Heparin wird nicht empfohlen.
- Therapie von Tirofiban kann während der Koronarangiographie fortgesetzt werden, Heparin-Gabe nach einer PTCA stoppen, Schleusen ziehen wenn ACT < 180 Sek.
- Laborkontrolle vor, 26 h nach Therapiebeginn und während Anwendung von Tirofiban (täglich): Hb, Hkt., Thrombozyten, Serum-Kreatinin, Thromboplastinzeit, aPTT evtl. ACT vor geplanter PCI.
- Engmaschige Überwachung auf Anzeichen von Blutungen, z. B. im Bereich von Einstichstellen, Schnitten, Gastro- und Urogenitaltrakt, ZNS, Retroperitoneum.
- Bei wiederholter Gabe von Tirofiban wurden auch bei Pat. ohne vorherige Thrombozytopenie akute und starke Verminderungen der Thrombozytenzahlen beobachtet.
- Sofortiger Stopp der Infusion bei Notwendigkeit einer herzchirurgischen Intervention, IABP. Bei elektiven Eingriffen Infusionsstopp mindestens 4 h vorher.
- Handhabung der IntraVia®-Infusionsbeutel: Die Folienhülle am Schlitz aufreißen, Beutel entnehmen (geringe Trübung normal), durch festes Drücken ist der innere Beutel auf undichte Stellen zu überprüfen, Infusionsbeutel an Öse aufhängen, Plastikschutzkappe (Unterseite des Beutels) entfernen, Infusionsbesteck anbringen. Heparin kann mit Tirofiban durch einen gemeinsamen Schenkel infundiert werden. Achtung: Keine Anwendung in Serienschaltung → Gefahr der Luftembolie.

## ■ Akrinor® (Antihypotonikum)

Ⓐ Akrinor® (CH) Ø

### Wirkstoff

Theoadrenalin, Cafedrin.

### Handelsnamen

Akrinor.

### Darreichungsformen

z. B. Akrinor®, 1 Amp. à 2 ml = 200 mg Cafedrin und 10 mg Theoadrenalin.

### Wirkmodus

Selektive Stimulation der β-Rezeptoren.

### Indikationen

- Primäre und sekundäre Hypotonie
- orthostatische Kreislaufregulationsstörungen
- hypotones Kreislaufversagen.

### Dosierung
- Initial: ½–1 Amp. i.v.
- bei Kindern: 1.–2. Lj. 0,2–0,4 ml i.v., 3.–6. Lj. 0,4–0,6 ml, ab 7. Lj. 0,5–1 ml.

### Nebenwirkungen
Tachykardie, pektanginöse Beschwerden, Herzklopfen, ventrikuläre Rhythmusstörungen.

### Kontraindikationen
Hypertonie, Mitralstenose, Volumenmangel, Engwinkelglaukom, Phäochromozytom, Thyreotoxikose, Prostataadenom mit Restharnbildung.

### Wechselwirkungen
Frequenzsenkung durch β-Blocker, mit Halothan zusammen sind Herzrhythmusstörungen möglich, krisenhafter RR-Anstieg durch MAO-Hemmer.

**Tipps & Tricks**
- Achtung: Bei Asthmatikern Anfallsauslösung durch Sulfit-Überempfindlichkeit möglich.
- Antidot: β-Rezeptorenblocker, evtl. Vasodilatantien, z. B. Nipruss®.



## Alkohol-Konzentrat 95% Braun® (Antidot)
Ⓐ Alkohol „Fresenius"® 50% (CH) Ø

### Wirkstoff
Ethanol.

### Handelsnamen
Alkohol-Konzentrat 95% Braun.

### Darreichungsformen
z. B. Alkohol-Konzentrat 95% Braun®, 1 Amp. à 20 ml.

### Wirkmodus
- Hemmung des Abbaus von Methylalkohol zu Formaldehyd und Ameisensäure
- kompetitive Verdrängung von Methanol und Ethylenglykol an der Alkoholdehydrogenase.

### Indikationen
- Methylalkoholintoxikation
- Intoxikation mit Glykol, z. B. Frostschutzmittel.

### Dosierung
- Initial: 0,6 g/kg KG als 5–10-prozentige Infusionslösung
- Erhaltungsdosis: 0,1 ml/kg KG/h als 5–10-prozentige Infusion.

### Nebenwirkungen
- Hypoglykämie
- bei Kindern: ab 1‰ Krampfanfall möglich.

### Kontraindikationen
Im Notfall keine.

### Wechselwirkungen
Achtung: „Trockene Alkoholiker" können in eine erneute Abhängigkeit gebracht werden!

**Tipps & Tricks**
Ethanol nur als Zusatz zu Glukoseinfusionslösungen geben.

## ■ Alupent® (Sympathomimetikum)
Ⓐ Alupent® ⒸⒽ Ø

### Wirkstoff
Orciprenalin.

### Handelsnamen
Alupent.

### Darreichungsformen
z. B. Alupent®, 1 Amp. à 1 ml = 0,5 mg, Inf.-Lsg.: 1 Amp. à 10 ml = 5 mg Orciprenalin.



### Wirkmodus
β-Sympathomimetikum mit $\beta_1$- und $\beta_2$-Wirkung. Bronchospasmolyse durch Stimulation der β-Rezeptoren. Positiv inotrop, dromotrop und chronotrop.
- Wirkungseintritt sofort
- Wirkdauer 1–2 h
- HWZ 6 h.

### Indikationen
- Sinusbradykardie
- absolute Bradyarrhythmie bei Vorhofflimmern
- AV-Blockierungen
- Antidot bei Intoxikation mit β-Blockern.

### Dosierung
- Initial: 1/2–1 Amp. = 0,25–0,5 mg in 10 ml NaCl 0,9% i.v. (1 : 10-Verdünnung)
- Perfusor: 10–30 µg/Min. i.v.

### Nebenwirkungen
Palpitationen, Unruhe, Angina, Tachykardie, VES, Kammerflimmern, Kopfschmerzen, Tremor, Übelkeit, allergische Hautreaktionen, RR ↓ , Hypokaliämie.

### Kontraindikationen
Tachyarrhythmien, HOCM, schwere Hyperthyreose, Phäochromozytom, frischer Myokardinfarkt.

### Wechselwirkungen
Wirkungsverstärkung: β-Adrenergika, Theophyllin, Kortikosteroide.
Wirkungsabschwächung von Antidiabetika.

**Tipps & Tricks**

- Achtung: Anwendung von Alupent® während der Reanimation ist „out“: durch $\beta_1$-Stimulation kommt es rasch zu Herzaktionen bei fehlender Pumpleistung durch $b_2$-Wirkung → elektromechanische Dissoziation.
- Bei Asthma bronchiale besser $\beta_2$-Sympathomimetikum (z. B. Salbutamol) einsetzen.
- Bei Bradykardie, AV-Blockierungen: Atropin Medikament der 1. Wahl.
- Schlecht steuerbares Medikament wegen langer Wirkdauer.
- E.b. Gabe in 3-facher Dosis möglich.
- Antidot: β-Blocker, z. B. Visken®, Brevibloc® (Achtung: Anfallsauslösung bei Asthmatikern).

## Anexate® (Antidot)

Ⓐ Anexate® Ⓒⓗ Anexate®

22

### Wirkstoff
Flumazenil.

### Handelsnamen
Anexate.

### Darreichungsformen
z. B. Anexate®, 1 Amp. à 5, 10 ml = 0,5 mg, 1 mg Flumazenil.

### Wirkmodus
Kompetitive Hemmung der Benzodiazepinrezeptoren.
- Wirkungseintritt nach 30–60 Sek.
- Wirkdauer < 2 h
- HWZ 50 Min.

### Indikationen
- Aufhebung einer paradoxen Reaktion auf Benzodiazepingabe
- Beendigung der durch Benzodiazepine eingeleiteten Narkose
- Aufhebung der durch Benzodiazepine herbeigeführten Sedierung im Rahmen therapeutischer Maßnahmen.

### Dosierung
- Initial: 0,2 mg innerhalb von 15 Sek. i.v., dann pro Minute jeweils 0,1 mg, bis der gewünschte Bewusstseinsgrad erreicht ist
- übliche Dosis im Bereich von 0,3–0,6 mg
- Gesamtdosis: max. 1 mg.

### Nebenwirkungen
- Bei zu schneller Injektion: Angstgefühle, Herzklopfen und Gefühl von Bedrohung
- Übelkeit, Erbrechen, RR- und Frequenzschwankungen
- bei Benzodiazepinabhängkeit Entzugserscheinungen möglich.

### Kontraindikationen
- Epilepsie, die mit Benzodiazepinen (z. B. Rivotril®) behandelt wird
- relativ: Schwangerschaft, Stillzeit, Kinder < 15 Lj.
- Mischintoxikation mit trizyklischen Antidepressiva → evtl. Auslösung zerebraler Krampfanfälle.

### Wechselwirkungen
Keine bekannt.

**Tipps & Tricks**
- Achtung: wegen wesentlich kürzerer HWZ von Anexate® im Gegensatz zu Benzodiazepinen sorgfältige Nachbeobachtung → Pat. immer in eine Klinik transportieren!
- Anexate® ist sehr teuer! (1 Amp. à 0,5 mg – 19 Euro).

## ■ Anticholium® (Antidot)
Ⓐ Anticholium® Ⓒⓗ Ø

### Wirkstoff
Physostigmin.

### Handelsnamen
Anticholium.

### Darreichungsformen
z. B. Anticholium®, 1 Amp. à 5 ml = 2 mg Physostigmin.

### Wirkmodus
Indirektes, auch zentral wirksames Parasympathomimetikum (reversible Hemmung der Cholinesterase). Verdrängung des Gifts von Rezeptoren → Wiederherstellung der Reizleitung.
- Wirkungseintritt nach 5–15 Min.
- Wirkdauer 20–45 Min.
- HWZ 20–60 Min.

### Indikationen
Antidot bei Intoxikation mit anticholinergen Substanzen: Parasympatholytika, Neuroleptika auf Phenothiazinbasis, Antidepressiva, Antihistaminika, Alkaloide (z. B. Tollkirsche, Stechapfel).

### Dosierung
- Inital 1 Amp. à 2 mg bei 70 kg Pat. langsam i.v. (entspricht 0,03 mg/kg KG)
- Nachinjektion mit 2 mg i.v. frühestens nach 30 Min.
- Dauerinfusion 1–4 mg/h.

### Nebenwirkungen
Allergie, evtl. anaphylaktischer Schock. Bei Überdosierung: Bradykardie, Speichelfluss, Erbrechen, Durchfall, sehr selten generalisierter Krampfanfall, Bronchosekretion, Bronchokonstriktion, zentrale Atemlähmung.

**Kontraindikationen**
(Bei vitaler Bedrohung relativ:) KHK, Asthma (v.a. bei bekannter Sulfitüberempfindlichkeit), mechanischer Ileus, mechanischer Harnverhalt, Diabetes mellitus, Hypotonie, Bradykardie, SHT, Hyperkapnie; Intoxikation mit Barbituraten und Anticholinergika, Carbamatintoxitation.

**Wechselwirkungen**
Aufhebung einer Muskelrelaxation.

**Tipps & Tricks**
- Applikation nur unter EKG- und RR-Kontrolle.
- NW sind durch Atropin in halber Dosierung des Physostigmins aufhebbar, z. B. 1 mg Atropin i.v. bei Gabe von 2 mg Physostigmin.

## Apomorphin® (Emetikum)
Ⓐ Apogo® (CH) Apomorphinium chloratum Streuli®



**Wirkstoff**
Apomorphin.

**Handelsnamen**
Apomorphin.

**Darreichungsformen**
z. B. Apomorphin®, 1 Amp. à 1 ml = 10 mg.

**Wirkmodus**
Reizung der emetischen Triggerzone in der Medulla oblongata → Erbrechen innerhalb weniger Minuten.

**Indikationen**
Auslösen von Erbrechen bei Intoxikation mit Giften, die eine rasche Magenentleerung fordern; nicht Mittel der 1. Wahl.

**Dosierung**
- Mischspritze: 1 Amp. Apomorphin® und 1 Amp. Novadral® (Norfenefrin) à 10 mg i.m.
- Kleinkinder: 0,07–0,1 mg/kg KG Apomorphin® und 0,3 mg/kg KG Novadral® s.c.
- Schulkinder: 0,07–0,1 mg/kg KG Apomorphin® und 0,2 mg/kg KG Novadral® s.c.

**Nebenwirkungen**
Blutdruckabfall, Müdigkeit, Krämpfe, Atemlähmung bei Überdosierung.

**Kontraindikationen**
- Kreislaufinsuffizienz
- Vergiftungen, bei denen Erbrechen kontraindiziert ist (Schaumbildner, Lösungsmittel, ätzende Substanzen).

### Wechselwirkungen
Mit ZNS-dämpfenden Mitteln.

**Tipps & Tricks**
- Apopmorphin®/Novadral®-Spritze: Nicht mehr empfohlen, da besser geeignete Alternativen bestehen (Ipecacuanha-Sirup).
- Bei unstillbarem Erbrechen Narcanti®.

## Arterenol® (Antihypotonikum)
Ⓐ Ø (CH) Ø

### Wirkstoff
Noradrenalin.

### Handelsnamen
Arterenol.

### Darreichungsformen
z. B. Arterenol®, 1 Amp. à 1 ml = 1 mg Noradrenalin (1 : 1.000).



### Wirkmodus
Sympathomimetikum mit Wirkung auf $\beta_1$- und periphere $\alpha$-Rezeptoren.
- Wirkungseintritt sofort
- Wirkdauer 1–2 Min.
- HWZ 2 Min.

### Indikationen
- Schock
- Vergiftungen
- schwere Infektionen
- als vasokonstriktorischer Zusatz zu Lokalanästhetika.

### Dosierung
Durchschnittsdosis 0,1 µg/kg KG/Min. i.v., d. h. bei 60 kg KG 1 ml über 3 h.

### Nebenwirkungen
Angstgefühl, Zittern, Hautblässe, Herzklopfen, pektanginöse Beschwerden, Hyperglykämie, starker RR-Anstieg, ventrikuläre Rhythmusstörungen bis zum Kammerflimmern.

### Kontraindikationen
Tachykardie, Hypertonie, Phäochromozytom, Engwinkelglaukom, Prostataadenom, paroxysmale Tachykardie, Asthma mit Sulfit-Überempfindlichkeit.

### Wechselwirkungen
- Wirkungsverstärkung durch trizyklische Antidepressiva, Atropin, einige Antihistaminika, Theophyllin
- Verstärkung der blutzuckersenkenden Wirkung von Antidiabetika
- $\beta$-Blocker schwächen die Wirkung
- mit Halothan oder Cyclopropan Herzrhythmusstörungen möglich.

**Tipps & Tricks**
- I.v. nur kurzfristig bei nicht behebbarer Schocksymptomatik.
- Kombination mit Dopamin und Dobutrex® möglich.
- Bei paravenöser Injektion Gefahr von Nekrosen → mit NaCl 0,9% umspritzen.
- Bei kardiogenem Schock Verbesserung der Koronarperfusion.
- Antidot: α-Rezeptorenblocker, z. B. 5–10 mg Regitin® über 5 Min. i.v.

## Aspirin® i.v. (Thrombozytenaggregationshemmer)

Ⓐ Aspirin® i.v. (CH) Aspégic®

### Wirkstoff
Acetylsalicylsäure (ASS).

### Handelsnamen
Aspirin i.v.

### Darreichungsformen
z. B. Aspirin® i.v., 1 Inj.-Fl. = 0,5 g ASS in 5 ml Wasser für Injektionszwecke.

### Wirkmodus
Benzoesäurederivat mit analgetischen, antipyretischen und antiphlogistischen Eigenschaften. Thrombozytenaggregationshemmende Wirkung.
- Wirkungseintritt nach 2–3 Min.
- HWZ 8 Min.

### Indikationen
- Akute und chronische Schmerzen (analgetische Wirkung)
- Myokardinfarkt (Thrombozytenaggregationshemmung)
- Fieber (Achtung: nicht bei Kindern und Jugendlichen → Gefahr des Reye-Syndroms)
- rheumatische Erkrankungen.

### Dosierung
- Analgesie: 0,5–1,0 g i.v.
- Thrombozytenaggregationshemmung: 0,25–0,5 g i.v.

### Nebenwirkungen
Bronchokonstriktion, Gefahr der Auslösung von Asthmaanfällen, anaphylaktische Reaktionen, Übelkeit, Erbrechen, Gastritis, Ulzera, Verlängerung der Blutungszeit, Ohrensausen, Benommenheit, Hyperventilation.

### Kontraindikationen
Ulcus duodeni oder ventriculi, Salicylathypersensibilität, Kinder < 12 J. (Auslösung eines Reye-Syndroms), in den letzten 3 Mon. einer Schwangerschaft (Geburtsverzögerung, erhöhte Nachblutungsgefahr, beim Kind Gefahr des vorzeitigen Verschlusses des Ductus Botalli), G-6-PDH-Mangel.

### Wechselwirkungen
Verstärkte Wirkung von Antikoagulantien oder Fibrinolytika, Verstärkung der blutzuckersenkenden Wirkung von Sulfonylharnstoffen, verminderte diuretische

Wirkung von Furosemid, verminderte Wirkung von blutdrucksenkenden Medikamenten.

**Tipps & Tricks**
- In hohen Dosen urikosurische Wirkung.
- Als Standardmedikament beim Myokardinfarkt einsetzen.

## Atosil® (Neuroleptikum)

Ⓐ Phenergan® Ⓒⓗ Ø

### Wirkstoff

Promethazin.

### Handelsnamen

Atosil, Promethazin-neurax.

### Darreichungsformen

z. B. Atosil®, 1 Amp. = 50 mg Promethazin.

### Wirkmodus

Promethazin wirkt antihistaminerg ($H_1$-Blocker), anticholinerg. Es blockiert α-Rezeptoren. Klinisch steht die sedierende, antiallergische und antiemetische Wirkung im Vordergrund.
- HWZ 10–12 h.

### Indikationen

- Unruhezustände, Schlafstörungen, besonders bei Asthma bronchiale
- Gastritis, Ulcus ventriculi oder duodeni
- leichte allergische Reaktionen
- als Antiemetikum bei Strahlentherapie.

### Dosierung

- Initial: ¼–1 Amp. = 12,5–50 mg langsam i.v. oder i.m.
- bei Kindern: 1 mg/kg KG i.v., nicht bei Kindern < 1. Lj.

### Nebenwirkungen

- Tachykardie, Erregungsleitungsstörungen, RR-Schwankungen
- Glaukomauslösung (bei Engwinkelglaukom), Akkomodationsstörungen
- Unruhe, Erregung, Schwindel, Kopfschmerzen
- Funktionsstörungen des Magen-Darm-Trakts
- Miktionsstörungen.

### Kontraindikationen

- Akute Intoxikation mit zentraldämpfender Pharmaka und Alkohol
- akute hypotone (Schock-) Zustände, orthostatische Dysregulation, Koma
- Überempfindlichkeit gegenüber Phenothiazinen.

### Wechselwirkungen

- Wirkungsverstärkung von zentraldämpfenden Pharmaka und Alkohol
- Wirkungsverstärkung von Antihypertensiva, Anticholinergika
- Abschwächung der α-adrenergen Wirkung von Adrenalin.

**Tipps & Tricks**
- Mittel der Wahl zur Sedierung beim Asthma-bronchiale-Anfall.
- Bei Kreislaufdepression: Dopamin Giulini®.
- Bei schwerer anticholinerger Symptomatik als Antidot: 2 mg Promethazin i.v. (Kinder: 0,5–1 mg i.v.).

## Atropinsulfat Braun® 0,5 mg

Ⓐ Atropinum sulfuricum Nycomed®
(CH) Atropinium sulfuricum Streuli®

### Wirkstoff

Atropin.

### Handelsnamen

Atropinsulfat Braun, Atropinsulfat Köhler, Atropinum sulfuricum „Eifelfango".

### Darreichungsformen

z. B. Atropinsulfat Braun®, 1 Amp. à 1 ml = 0,5 mg,
Atropinsulfat-100 mg Köhler®, 1 Amp. à 10 ml = 100 mg.



### Wirkmodus

Rezeptorblockade am postganglionären parasympathischen Neuron: Aufhebung der muskarinartigen Acetylcholinwirkungen.
- Wirkdauer 4 h.

### Indikationen

- Herzfrequenzsteigerung bei
  - Bradykarden Herzrhythmusstörungen
  - Intoxikation mit Parasympathomimetika als Antidot
- Parasympathikolyse vor diagnostischen und therapeutischen Eingriffen, z. B. Intubation, Magenspülung
- Antidot bei Intoxikation mit Alkylphosphaten (E 605® = Parathion, Metasystox®).

### Dosierung

- **Bei Bradykardie**: initial 1–2 Amp. = 0,5–1 mg i.v., evtl. Wiederholung bis 2 mg (bei AV-Block III.° ggf. höhere Dosis)
- **bei Intoxikation mit Alkylphosphaten**: initial 2–4 mg i.v., alle 3–5 Min. wiederholen, bis Rückgang der Bronchialsekretion. 5 Min. nach erster Atropingabe 1 Amp. Toxogonin® (Obidoxim) à 0,25 g i.v.

### Nebenwirkungen

- Glaukomanfall, Mydriasis
- Harnverhalt
- Hautrötung (Flush)
- Verwirrtheit
- selten tachykarde supraventrikuläre und ventrikuläre Herzrhythmusstörungen.

### Kontraindikationen

Im Notfall keine.

### Wechselwirkungen
Gegenseitige Abschwächung der Wirkung auf die Motilität des Magen-Darm-Trakts durch Paspertin® (Metoclopramid).

**Tipps & Tricks**
- Achtung: bei i.v. Gabe Kammerflimmern möglich.
- Initial paradoxe Bradykardie für 1–2 Min. möglich.
- 0,04 mg/kg KG i.v. blockieren die Vagusaktivität am Herzen vollständig (bei 75 kg KG 3 mg i.v.).
- Achtung: im letzten Schwangerschaftsdrittel und bei der Geburt Bradykardie und Tachykardie beim Feten, Neugeborenen.
- Selten „Atropinfieber" (Temperatur > 41 °C) → Kühlung durch nasse Tücher.

## Bayotensin® akut (Antihypertonikum)
Ⓐ Baypress® (CH) Baypress®

### Wirkstoff
Nitrendipin.

### Handelsnamen
Bayotensin akut.

### Darreichungsformen
z. B. Bayotensin® akut, 1 Phiole à 1 ml = 5 mg Nitrendipin.

### Wirkmodus
Hemmung des transmembranären Kalziumioneneinstroms in die glatten Muskelzellen → peripherer Gefäßwiderstand ↓, RR ↓.
- Wirkungseintritt nach 2–3 Min.
- max. Plasmaspiegel nach 30–45 Min.
- HWZ 10,4 h.

### Indikationen
Hypertensive Krise.

### Dosierung
Inhalt einer Phiole (5 mg) in den Mund ausdrücken und schlucken lassen, ggf. nach 30–60 Min. wiederholen.

### Nebenwirkungen
Gesichtsrötung, Wärmegefühl, Kopfschmerzen, Juckreiz, Müdigkeit, Übelkeit, Tachykardie, Herzrasen, pektanginöse Beschwerden.

### Kontraindikationen
- Dekompensierte Herzinsuffizienz
- instabile Angina Pectoris
- Schwangerschaft
- Überempfindlichkeit.

### Wechselwirkungen
- Wirkungsverstärkung durch β-Blocker, Antihypertensiva
- Digoxin-Überdosierung möglich.

**Tipps & Tricks**
- Bei Bradykardien: Atropin oder Alupent®.
- Bei extremer Hypotonie: Dopamin Giulini® oder Arterenol®.
- I.v. Kalziumgabe bei Intoxikation.

## ben-u-ron® (Analgetikum/Antipyretikum)
Ⓐ Mexalen® Supp., ben-u-ron® (CH) Tytenol®, Becetamol®

### Wirkstoff
Paracetamol.

### Handelsnamen
ben-u-ron, Paracetamol-ratiopharm, Paracetamol Stada, Paracetamol von ct, Doloreduct.



### Darreichungsformen
z. B. ben-u-ron®, Tbl., Kps. à 500 mg, Supp. à 125/250/500/1.000 mg, Saft (5 ml = 200 mg Paracetamol).

### Wirkmodus
Überwiegend zentrale Hemmung der Prostaglandinsysthese → antipyretischer Effekt. Keine Hemmung der Thrombozytenaggregation. Zentral und peripher wirkendes Analgetikum ohne Angriff an Opiatrezeptoren. Keine antiphlogistische Wirkung.
- Wirkdauer 4–6 h
- HWZ 1,5–2,5 h

### Indikationen
- Analgetikum: erste Wahl im Säuglings-/Kindesalter sowie in Schwangerschaft und Stillzeit. Mäßige nicht-viszerale Schmerzzustände.
- Antipyretikum: Infektions- und Erkältungskrankheiten.

### Dosierung
- Erwachsene: Einzeldosis 500–1.000 mg alle 6–8 h, Tageshöchstdosis 4 g
- Kinder: Tagesgesamtdosis bis 50 mg/kg KG in 2–3 Einzelgaben, z. B.
  - Säuglinge: 2–3 × 125 mg Supp./d
  - Kleinkinder (1–5 J.): 2–3 × 250 mg Supp./d
  - Schulkinder (6–12 J.): 2–3 × 250–400 mg Supp. oder Tbl./d.

### Nebenwirkungen
Selten Überempfindlichkeitsreaktionen und hämatologische NW, selten GIT-Störungen (Dyspepsie, selten Gastritis oder Ulkus). Hepatotoxisch bei hohen Dosen.

### Kontraindikationen
Schwere Niereninsuffizienz, Leberinsuffizienz, G-6-PDH-Mangel.

### Wechselwirkungen

- Steigerung der Hepatotoxizität durch chronischen Alkoholabusus, Phenobartial, Phenytoin, Carbamazepin, Rifampicin
- Beschleunigung der Resorption durch Metoclopramid
- Verzögerung der Resorption durch Parasympatholytika (Atropin, Propanthelin)
- Verzögerung der Elimination durch Cloramphenicol, Salicylamid
- Wirkungsverstärkung von Antikoagulantien (bei Dauergabe).

## ■ Berotec® 100/200 Dosier-Aerosol (Antiasthmatikum)

Ⓐ Berotec® Ⓒⓗ Berotec®

### Wirkstoff

Fenoterol.

### Handelsnamen

Berotec Dosier-Aerosol.

### Darreichungsformen

z. B. Berotec® 100/200 Dosier-Aerosol, 1 Sprühstoß = 100 μg, 200 μg Fenoterol.



### Wirkmodus

$\beta_2$-Sympathomimetikum → Erschlaffung der glatten Muskulatur in Bronchien, Blutgefäßen. Positiv inotrop und chronotrop.

- Wirkungseintritt nach 2–3 Min.
- Wirkdauer 3–5 h
- HWZ 6–7 h.

### Indikation

Akuter Asthmaanfall.

### Dosierung

1–2 Sprühstöße während der Inspiration, tief einatmen lassen. Maximale Gesamtdosis 4 Hübe.

### Nebenwirkungen

Tachykardie, Herzklopfen, Tremor, Unruhe, Übelkeit, RR-Anstieg oder -Abfall, Schlafstörungen, evtl. Hypokaliämie.

### Kontraindikationen

Tachykardie, frischer Herzinfarkt, ausgeprägte KHK, Arrhythmie, BZ-Entgleisung, schwere Hyperthyreose.

### Wechselwirkungen

- Wirkungsverstärkung durch $\beta_2$-Adrenergika, Theophyllin, Kortikosteroide und Anticholinergika
- Aufhebung der Wirkung durch β-Blocker → Brochokonstriktion.

### Tipps & Tricks

- Relativ gering bronchoselektiv, daher begrenzte Indikation bei schweren Asthmaanfällen.
- Bei > 8 Hub tägl. ist kein zusätzlicher Nutzen zu erwarten.

- Wehenhemmung auf Grund der hohen $\beta_2$-Rezeptorendichte der Uterusmuskulatur im letzten Schwangerschaftsdrittel.

## Bricanyl® 0,5 mg (Antiasthmatikum)

Ⓐ Bricanyl®

**Wirkstoff**
Terbutalin.

**Handelsnamen**
Bricanyl.

**Darreichungsformen**
z. B. Bricanyl® 0,5 mg, 1 Amp. à 1 ml = 0,5 mg Terbutalin.

**Wirkmodus**
Direkt wirkendes β-Sympathomimetikum mit vorwiegender $\beta_2$-Selektivität und geringer Auswirkung auf Herz-Kreislaufparameter.



- Wirkungseintritt s.c. 5 Min., Wirkungsmaximum nach 30 Min.
- Wirkdauer 4–6 h
- HWZ 3–4 h.

**Indikation**
Akuter Asthmaamfall.

**Dosierung**
- Initial: ½ Amp. s.c.
- bei Kindern: 0,05–0,15 mg s.c.

**Nebenwirkungen**
Herzklopfen, feines Fingerzittern, Unruhe, Kopfdruck, Tachykardie.

**Kontraindikationen**
- Akuter Herzinfarkt, Tachyarrhythmien, Schilddrüsenüberfunktion
- Schwangerschaft.

**Wechselwirkungen**
- Verstärkung der antiobstruktiven Wirkung mit anderen Bronchodilatatoren
- evtl. Verminderung der blutzuckersenkenden Wirkung von Antidiabetika bei systemischer Anwendung.

**Tipps & Tricks**
- Achtung: Anwendung von Alupent® während der Reanimation ist „out“: durch $\beta_1$-Stimulation Kombination mit Solu-Decortin® H sinnvoll.
- Antidot: β-Rezeptorenblocker (Achtung: Auslösung eines Bronchospasmus).
- Nur Österreich und Schweiz: 0,5–1 ml Bricanyl® auf 10 ml verdünnen, langsam i.v. injizieren (Wiederholung in einigen Stunden).

## ■ Bronchospasmin® (Antiasthmatikum)

Ⓐ Bronchospasmin®

### Wirkstoff

Reproterol.

### Handelsnamen

Bronchospasmin.

### Darreichungsformen

z. B. Bronchospasmin®, 1 Amp. à 1 ml = 0,09 mg Reproterol.

### Wirkmodus

Überwiegendes $\beta_2$-Sympathomimetikum mit geringer Auswirkung auf Herz-Kreislaufparameter.

- Wirkungseintritt rasch
- Wirkdauer 3–6 h
- HWZ 8 h.



### Indikation

Akuter Asthmaamfall.

### Dosierung

- Initial: 1 Amp. langsam über 1 Min., Wiederholung nach 10 Min. möglich
- bei Kindern: 1,2 µg/kg KG langsam i.v. injizieren (1 Min.) (1 ml Bronchospasmin® mit 14 ml NaCl-Lösung aufziehen → 1 ml = 6 µg Reproterol für je 5 kg KG)
- Dauerinfusion: 1–2 ml Injektionslösung/h.

### Nebenwirkungen

Herzklopfen, Tremor, Unruhe, Kopfdruck, Tachykardie.

### Kontraindikationen

- Akuter Herzinfarkt, Phäochromozytom, Schilddrüsenüberfunktion
- Schwangerschaft.

### Wechselwirkungen

Bei gleichzeitiger Anwendung von anderen β-Sympathomimetika kann es zu einer Verstärkung der NW kommen.

**Tipps & Tricks**

- Kombination mit Solu-Decortin® H sinnvoll.
- Antidot: β-Rezeptorenblocker, selektive $\beta_1$-Blocker, z. B. Atenolol, Metoprolol.

## ■ Buscopan® (Spasmolytikum)

Ⓐ Buscopan® Ⓒⓗ Buscopan®

### Wirkstoff

Butylscopolamin.

### Handelsnamen
Buscopan, Butylscopolamin Rotexmedica, espa butyl.

### Darreichungsformen
z. B. Buscopan®, 1 Amp. à 1 ml = 20 mg; 1 Inj.-Fl. à 10 ml = 200 mg Butylscopolamin.

### Wirkmodus
Periphere anticholinerge Wirkung auf Grund einer Hemmung der ganglionären Übertragung und einer parasympatholytischen Wirkung.

### Indikationen
- Spasmen im Bereich Magen, Darm, Gallenwege
- Spasmen der ableitenden Harnwege (Harnleiterkoliken).

### Dosierung
- Erwachsene: 1–2 Amp. = 20–40 mg langsam i.v.
- Kinder/Säuglinge: 1/4 Amp. = 5 mg langsam i.v.



### Nebenwirkungen
Tachykardie, Mundtrockenheit, Miktionsbeschwerden, Hemmung der Speichel- und Schweißsekretion, selten RR-Abfall.

### Kontraindikationen
- Mechanische Stenosen im Bereich des Magen-Darm-Kanals
- Harnverhalt bei mechanischen Stenosen der Harnwege, z. B. Prostataadenom
- Hypotonie, Tachyarrhythmie
- Engwinkelglaukom.

### Wechselwirkungen
- Gegenseitige Abschwächung der Wirkung auf die Motilität des Magen-Darm-Trakts durch Paspertin® (Metoclopramid)
- Wirkungsverstärkung trizyklischer Antidepressiva
- Antihistaminika, β-Sympathomimetika.

**Tipps & Tricks**
Antidot: 0,5–2,5 mg Prostigmin® (Neostigmin) i.v.

## ■ Calcium Sandoz® 10%/20%
Ⓐ Calcium Sandoz® (CH) Calcium Sandoz®

### Wirkstoff
Calciumgluconat.

### Handelsnamen
Calcium Sandoz, Calcium Braun.

### Darreichungsformen
z. B. Calcium Braun®, 1 Amp. 10% à 10 ml = 2,3 mmol $Ca^{2+}$, 1 Amp. 20% à 10 ml = 4,5 mmol $Ca^{2+}$.

### Indikationen
- Tetanie
- symptomatische Hypokalzämie.

### Dosierung
1 Amp. = 10 ml langsam (10 Min.) i.v., je nach Kalziummangel wiederholt injizieren.

### Nebenwirkungen
- Übelkeit, Erbrechen, Wärmegefühl
- Hypotonie, Herzrhythmusstörungen (bei zu schneller i.v. Injektion).

### Kontraindikationen
- Hyperkalzurie
- Hyperkalzamie
- schwere Niereninsuffizienz
- digitalisierte Pat.

### Wechselwirkungen
- Abschwächung der Wirksamkeit von $Ca^{2+}$-Antagonisten (z. B. Adalat®, Isoptin®)
- Verstärkung der Wirkung von Herzglykosiden.



**Tipps & Tricks**
- Nicht mit Phosphat mischen.
- Versehentliche Gabe bei digitalisierten Pat.: symptomatische Therapie und Gabe von Digitalis-Antidot BM®.

## Catapresan® (Antihypertonikum)
Ⓐ Catapresan® (CH) Catapresan®

### Wirkstoff
Clonidin.

### Handelsnamen
Catapresan, Clonistada.

### Darreichungsformen
z. B. Catapresan®, 1 Amp. à 1 ml = 0,15 mg Clonidin.

### Wirkmodus
Zentrale α-Rezeptorenstimulation → Senkung des Sympathikotonus.
- Wirkungseintritt nach 5–10 Min.
- Wirkdauer 3–6 h.

### Indikation
Hypertonie, außer bei Phäochromozytom.

### Dosierung
- Initial: 1–2 Amp. langsam i.v.
- Perfusor: 3 Amp. auf 50 ml NaCl 0,9% mit 1–5 ml/h = 9–45 μg/h.

### Nebenwirkungen
Initialer RR-Anstieg, Bradykardie, Müdigkeit, Mundtrockenheit, Sedierung.

### Kontraindikationen
- Sick-Sinus-Syndrom
- AV-Block II.° und III.°
- Bradykardie
- Schwangerschaft, Stillzeit
- Depressionen.

### Wechselwirkungen
- Wirkungsverstärkung bei gleichzeitiger Gabe von Diuretika, Vasodilatantien, Alkohol und Hypnotika
- Wirkungsabschwächung bei gleichzeitiger Gabe von trizyklischen Antidepressiva oder Neuroleptika.

**Tipps & Tricks**
- Stimulation der α-Rezeptoren in der Peripherie ist schwächer ausgeprägt → bei i.v. Injektion initialer RR-Anstieg (Vasokonstriktion).
- Bei strenger Indikation auch in der Schwangerschaft erlaubt.
- Antidot: Tolazolin (z. B. Priscol®), als spezifisches Antidot umstritten, bei Bradykardie Atropin i.v., bei RR ↓ Dopamin i.v.

22

## ■ Chloralhydrat-Rectiole® (Antikonvulsivum)
Ⓐ Ø Ⓒⓗ Chloraldurat®

### Wirkstoff
Chloralhydrat.

### Handelsnamen
Chloralhydrat-Rectiole.

### Darreichungsformen
z. B. Chloralhydrat-Rectiole®, 1 Miniklistier à 3 g = 0,6 g Chloralhydrat.

### Wirkmodus
Bromfreies Carbamid mit guter sedierender Eigenschaft.

### Indikationen
- Sedierung
- Fieberkrämpfe, Status epilepticus.

### Dosierung
- Säugling (ab 6 kg KG): 1/2 Rektiole
- Kleinkind (ab 12 kg KG): 1 Rektiole
- Schulkind (ab 24 kg KG): max. 2 Rektiolen.

### Nebenwirkung
Reizung der rektalen Schleimhaut.

**Kontraindikationen**

- Schwere Leberfunktionsstörungen
- Niereninsuffizienz
- schwere Formen der Herzinsuffizienz.

**Wechselwirkungen**

- Gegenseitige Wirkungsverstärkung mit zentraldämpfenden Pharmaka und Alkohol
- verstärkte Antikoagulantienwirkung.

**Tipps & Tricks**
Rektiole gedrückt haltend aus dem After ziehen und anschließend Gesäßbacken für ca. 1 Min. zusammenpressen.

## Cordarex® (Amiodaron)

Ⓐ Sedacoron® Ⓒⓗ Cordarone®

**Wirkstoff**
Amiodaron.

**Handelsnamen**
Cordarex.



**Darreichungsform**
z. B. Cordarex®, 1 Amp. à 3 ml = 150 mgWirkmodus.
Klasse-III-Antiarrhythmikum mit nicht-kompetetiver α- und β-Rezeptorblockade. Selektive Verlängerung des Aktionspotenzials. Ther. Wertigkeit: Vorhof +++, AV-Knoten ++, akz. Bahn +++, Ventrikel +++. Sinusfrequenz ↓, PQ-Zeit ↑, QRS-Dauer ↔ – ↑.

**Indikationen**

- Therapierefraktäre ventrikuläre Tachykardie
- bei therapierefraktärem Kammerflimmern im Rahmen der kardiopulmonalen Reanimation
- bedrohliche, therapierefraktäre supraventrikuläre Tachykardien (Vorhofflimmern und -flattern).

**Dosierung**

- I.v.-Gabe: 1–2 Amp. = 150–300 mg i.v.
- Kurzinfusion: 5 mg/kg KG über 20–120 Min. als Kurzinfusion: 2 Amp. = 300 mg in 250 ml Glukose 5% (1,2 mg/ml)
- anschließend Aufsättigung 10–20 mg/kg KG/d = 600–1.200 mg/d.

**Nebenwirkungen**
Fast nur bei Dauergabe:

- ZNS: Kopfschmerzen, Schlafstörungen, Albträume, Tremor, Ataxie; periphere Neuropathie, Muskelschwäche, Hornhautablagerungen, Optikusneuritis, Photosensibilisierung, Hyperpigmentierung, Erythema nodosum

- Gastrointestinaltrakt: Cholestatische Hepatose, Übelkeit, Erbrechen, Völlegefühl, Obstipation, Transaminasenerhöhung, Hyperthyreose, Arrhythmien, Lungenfibrose, Pleuritis, Bronchiolitis obliterans.

### Kontraindikationen

Bradykardie (< 55/Min.), AV-Block II.° und III.°, Sinusknotensyndrom, Schilddrüsenerkrankung, Lungenerkrankung, Jodallergie, Schwangerschaft, Stillzeit, gleichzeitige Einnahme von MAO-Hemmern, Hypokaliämie, QT-Verlängerung.

### Wechselwirkungen

- Erhöhung von Digoxin-, Chinidin-, Flecainid-Spiegeln
- Wirkverstärkung von Cumarin
- additiver Effekt von β-Blocker und Kalzium-Antagonisten auf Sinus- und AV-Knoten
- erhöhter Ciclosporin-A-Spiegel
- Toxizität von CYP-P450-3A4-metabolisierenden Medikamenten erhöht, z. B. Simvastatin.



**Tipps & Tricks**

- Injektionslösung nur mit Glukose 5% kompatibel.

## Cyanokit® 2,5 g

Ⓐ Cyanokit Ⓒⓗ Cyanokit

### Wirkstoff

Hydroxocobalamin.

### Handelsnamen

Cyanokit 2,5 g®.

### Wirkmodus

Schnell wirksames Antidot, welches aus Cyanidkomplexen das nicht-toxische Cyanocobalamin bildet, bei nicht Intoxikierten: limitiertes Verteilungsvolumen und renale Ausscheidung in unveränderter Form. HWZ 10 h (3–19 h).

### Indikationen

- Intoxikation mit Hydrogen-Cyanid
- Antidot von Produkten die bei Verbrennung Cyanid-Ionen freisetzen
- Intoxikation mit Nitroprussid-Natrium.

### Dosierung

- Initial: 5 g i.v. oder 70 mg/kg KG i.v., evtl. 1–2 mal wiederholen
- zusätzlich bei starker Ausprägung der Intoxikation: gleiche Dosierung über 30 Min. bis 2 h per Infusion.

### Nebenwirkungen

Reversible hellrote bis rosa Färbung der Haut und Schleimhäute, sowie dunkelrote Färbung des Urins.

### Kontraindikationen
Allergie gegen Vitamin $B_{12}$ Ä Risikoabschätzung zu einer lebensgefährlichen Cyanidintoxikation

### Wechselwirkungen
Abschwächung der Wirkung bei gleichzeitiger Gabe mit Natriumthiosulfat.

**Tipps & Tricks**
- Antidot der ersten Wahl bei vermuteten und erwiesenen Cyanidvergiftungen.
- Dosierung Erwachsene und Kinder gleich.
- Teures aber wirkungsvolles Antidot als Trockensubstanz, die 30 Mon. haltbar ist.
- Fertige Infusionslösung ist 4 h haltbar.

## Diazepam-Lipuro® (Sedativum)
Ⓐ Gewalcam®, Valium®, Stesolid® (CH) Valium®, Paceum®



### Wirkstoff
Diazepam.

### Handelsnamen
Diazepam-Lipuro, Diazepam Desitin (auch als Rektiole), Diazepam-ratiopharm, Valium Roche, duradiazepam, Stesolid (auch als Rektiole).

### Darreichungsformen
z. B. Diazepam-Lipuro®, 1 Amp. à 2 ml = 10 mg
z. B. Diazepam Desitin® rectal tube, 1 Supp. = 5 mg bzw. 10 mg.

### Wirkmodus
Hemmung der GABAergen Übertragung. Wirkt dosisabhängig sedierend, angstlösend, muskelrelaxierend und antikonvulsiv.
- Wirkeintritt nach 1–2 Min., max. 10 Min.
- Wirkdauer dosisabhängig, bis zu mehreren Stunden
- HWZ 30–40 h.

### Indikationen
- Erregungs- und Spannungszustände, Angst, Schlafstörungen
- zerebraler Krampfanfall
- Zustände mit erhöhtem Muskeltonus
- Analgosedierung bei beatmeten Pat.

### Dosierung
- Initial: 0,15–0,3 mg/kg KG i.v.
- rektale Applikation:
  - 5 mg, wenn KG < 15 kg
  - 10 mg, wenn KG > 15 kg.

### Nebenwirkungen
Schläfrigkeit, Schwindelgefühl, Atemdepression, hohes Suchtpotential (auch im therapeutischen Rahmen!), Übelkeit, Erbrechen, Schwindelgefühl, geringer RR-Abfall.

### Kontraindikationen
- Überempfindlichkeit gegenüber Benzodiazepinen
- akute Intoxikation mit zentraldämpfenden Substanzen wie Alkohol, Schlafmitteln, Schmerzmitteln, Neuroleptika (Achtung: Atemdepression)
- Einnahme während Schwangerschaft oder Stillzeit nur bei zwingender Indikation
- schwere Leber-, Nierenfunktionsstörungen.

### Wechselwirkungen
- ZNS-Dämpfung wird verstärkt durch Alkohol, Barbiturate, Neuroleptika, Antidepressiva, Antihistaminika
- Wirkungsverstärkung von Muskelrelaxantien, Phenydan® (Phenytoin).

**Tipps & Tricks**
- Venenreizung wird durch Gabe von Diazepam in Sojaöl-Lösung verringert (Diazepam-Lupuro®).
- Achtung: paradoxe Reaktion (Verstärkung des Ausgangszustands) → bei älteren Pat. vorsichtig dosieren.
- Antidot: Anexate® (Flumazenil).



## ■ Digitalis-Antidot BM® (Antidot)
Ⓐ Digitalis-Antidot BM® Ⓒⓗ Ø

### Wirkstoff
Digitalis-Antitoxin.

### Handelsname
Digitalis-Antidot BM.

### Darreichungsform
z. B. Digitalis-Antidot BM®, 1 Inj.-Fl. (Trockensubstanz) mit 80 mg Digitalis-Antitoxin.

### Wirkmodus
Anti-Digoxin-Antikörper binden und inaktivieren im Blut zirkulierendes Digoxin: unwirksame Antikörper-Glykosid-Komplexe. Auch bei Digitoxin-Intoxikation wirksam.

### Indikation
Akut vitalgefährdende Digitalisintoxikation, v.a. bei schweren Herzrhythmusstörungen mit polytopen VES und Kammerflimmern.

### Dosierung
- Bei unbekannter Digitalismenge 6 Inj.-Fl. = 480 mg in je 20 ml NaCl 0,9% auflösen und gemeinsam als Kurzinfusion, z. B. initial 250 ml/h i.v. Bei Sistieren der Rhythmussörungen Infusionsrate reduzieren
- bei bekannter Einnahmemenge: 80 mg Antidigoxin-Fab binden 1 mg Digoxin oder Digoxinderivate bzw. Digitoxin.

### Nebenwirkungen
Allergische Reaktionen.

### Kontraindikation
Allergie gegen Schafglobulin (Vor i.v. Gabe immer Allergietest!).

### Wechselwirkungen
Im Notfall nicht zu berücksichtigen.

**Tipps & Tricks**
- Intrakutaner Allergietest: 0,1 ml injektionsfertiges Digitalis-Antidot BM® mit NaCl 0,9% auf 0,4 ml aufziehen, davon 0,1 ml i.c. in den Unterarm injizieren. Bei Allergie nach ca. 15 Min. Quaddel mit Erythem.
- Konjunktivaler Allergietest: 1 Tr. der für den Intrakutantest vorbereiteten Lösung in den Bindehautsack geben. Kontrolle auf der Gegenseite mit 1 Tr. NaCl 0,9%. Bei Allergie nach ca. 15 Min. Juckreiz, Tränenfluss und Lidödem. Auf Grund der Reizung des Auges sollte nur der intrakutane Test durchgeführt werden.

## ■ Dipidolor® (Analgetikum [BTMVV])
Ⓐ Dipidolor® (CH) Ø

### Wirkstoff
Piritramid.

### Handelsnamen
Dipidolor.

### Darreichungsformen
z. B. Dipidolor®, 1 Amp. à 2 ml = 15 mg Piritramid.

### Wirkmodus
Opioid mit starker analgetischer und sedierender Wirkung, gering emetisch, geringe kreislaufdepressive Effekte. 0,7-fache Wirkung von Morphin.
- Wirkungseintritt nach 5 Min.
- Wirkdauer 4–6 h
- HWZ 6–8 h.

### Indikationen
Starke bis sehr starke akute und chronische Schmerzen.

### Dosierung
- Erwachsene: 7,5–22,5 mg i.v., 10 mg/Min.; 15–30 mg i.m. oder s.c.
- Kinder: 0,05–0,1 mg/kg KG i.v.; 0,05–0,2 mg/kg KG i.m. oder s.c.

### Nebenwirkungen
Atemdepression, Sedierung (stärker als Morphin), Obstipation, Harnverhalt, Hypotonie (zu rasche Injektion), Miosis, Bradykardie, Juckreiz.

### Kontraindikationen
- Schwangerschaft und Stillzeit
- Überempfindlichkeit gegen Piritramid
- erhöhter Hirndruck
- Störung von Atemzentrum und Atemfunktion.

### Wechselwirkungen
Verstärkung des sedierenden und atemdepressorischen Effekts zentral wirksamer Substanzen.

> **Tipps & Tricks**
> - Sehr geringe kardiovaskuläre Nebenwirkungen.
> - Etwa 15 mg Piritramid besitzen die gleiche analgetische Potenz wie 10 mg Morphin.
> - Kaum euphorisierende Wirkung.

## ■ Disoprivan® (Hypnotikum)
Ⓐ Diprivan®, Recofol® (CH) Disoprivan®, Anisiven®

### Wirkstoff
Propofol.

### Handelsnamen
Disoprivan, Klimofol.



### Darreichungsformen
z. B. Disoprivan®, 1 Amp. à 20 ml = 200 mg Propofol.

### Wirkmodus
Rasch metabolisiertes, kurzwirksames Injektionsnarkotikum ohne analgetische Wirkung.
- Wirkungseintritt nach 25–40 Sek.
- Wirkdauer 4–8 Min.
- HWZ 2–3 Min.

### Indikationen
- Narkoseeinleitung
- Sedierung beatmeter Pat.

### Dosierung
- Narkoseeinleitung: 1,5–2,5 mg/kg KG i.v.
- Aufrechterhaltung: 25–50 mg nachinjizieren.

### Nebenwirkungen
Atemdepression bis hin zur Apnoe, RR-Abfall (besonders bei alten Pat., Pat. mit kardiovaskulären Erkrankungen), Injektionsschmerzen.

### Kontraindikationen
- Dekompensierte kardiopulmonale Erkrankungen
- Schwangerschaft, Stillzeit.

### Wechselwirkungen
Verstärkung von Antihypertensiva.

> **Tipps & Tricks**
> - Systolischer und diastolischer Blutdruck fallen um ca. 10–20 mmHg bzw. 5–15 mmHg ab.

- Geeignet im Rahmen der Fentanyl-Anästhesie.
- Nach Therapieende kommt es zu raschem Erwachen und klarem Bewusstsein.
- Propofol bewirkt keine Histaminfreisetzung und keine Senkung des Plasmakortisolspiegels.

## 4-DMAP® (Antidot)

Ⓐ 4-DMAP®

### Wirkstoff

4-Dimethylaminophenol.

### Handelsnamen

4-DMAP.

### Darreichungsformen

z. B. 4-DMAP®, 1 Amp. à 5 ml = 250 mg 4-Dimethylaminophenol.

### Wirkmodus

4-Dimethylaminophenol ist ein Met-Hb-Bildner: Da Cyanid eine größere Affinität zu Met-Hb als zur Cytochromoxidase besitzt, wird dadurch die Cytochromoxidase aus der Cyanidbindung freigesetzt.

### Indikationen

Cyanid-, Blausäure-, Schwefelwasserstoffintoxikation (umstritten).

### Dosierung

- Bei schwerster Intoxikation max. 3–4 mg/kg KG i.v. (bei 70-kg-Pat. 1 Amp. à 250 mg i.v.)
- bei mittelschwerer Intoxikation 1 mg/kg KG i.v.
- anschließend 50–100 mg/kg KG Natriumthiosulfat® i.v. (bei 70-kg-Pat. 3,5–7 Amp. à 1 g i.v.) bei Vergiftungen mit Cyanid, im Fall einer leichten Blausäurevergiftung ist 4-DMAP® alleine ausreichend.

### Nebenwirkungen

- Zyanose infolge MetHb-Bildung, ggf. Hämolyse
- Überempfindlichkeitsreaktionen.

### Kontraindikation

G-6-PDH-Mangel.

### Wechselwirkungen

Keine bekannt.

**Tipps & Tricks**

- Bei Intoxikation immer Eigenschutz beachten! → Keine Mund-zu-Patient-Beatmung, keine Versorgung in geschlossenen Räumen.
- Antidot: 2–4 mg/kg KG Toluidinblau® i.v.

## Dobutrex® (Sympathomimetikum)

Ⓐ Dobutrex®, Inotop® Ⓒⓗ Dobutrex®

### Wirkstoff

Dobutamin.

### Handelsnamen

Dobutrex, Dobutrex liquid.

### Darreichungsformen

z. B. Dobutrex®, 1 Inj.-Fl. (Trockensubstanz) à 250 mg, Dobutrex liquid®, 1 Inj.-Fl. à 20 ml = 250 mg Dobutamin.

### Wirkmodus

Erregung von $\beta_1$-, $\beta_2$- und α-Rezeptoren. Keine Wirkung an dopaminergen Rezeptoren. Zunahme von Kontraktilität, Herzfrequenz und HZV. Periphere Vasodilatation mit Abnahme des peripheren Gefäßwiderstands.

- Wirkungseintritt sofort
- Wirkungsdauer 1–2 Min.
- HWZ 2 Min.



### Indikationen

- Kardiogener Schock
- Herzversagen
- schwere Herzinsuffizienz.

### Dosierung

- Initial: 1–10 µg/kg KG/Min.
- Perfusor: 250 mg auf 50 ml Glukose 5%.

**Tab. 22.02 Dosierungstabelle für Dobutrex® (Dobutamin)**

| | 50 kg KG | | 70 kg KG | | 90 kg KG | |
|---|---|---|---|---|---|---|
| Dosierung | Perfusor (ml/h) | Inf.-Flasche (Trpf./Min.) | Perfusor (ml/h) | Inf.-Flasche (Trpf./Min.) | Perfusor (ml/h) | Inf.-Flasche (Trpf./Min.) |
| Niedrig 2,5 µg/kg KG/Min. | 1,5 | 5 | 2,1 | 7 | 2,7 | 9 |
| Mittel 5 µg/kg KG/Min. | 3,0 | 10 | 4,2 | 14 | 5,4 | 18 |
| Hoch 10 µg/kg KG/Min. | 6,0 | 20 | 8,4 | 28 | 10,8 | 36 |

Perfusor: 250 mg Dobutamin auf 50 ml Lösungsvolumen
Inf.-Flasche: 250 mg Dobutamin auf 500 ml Lösungsvolumen

### Nebenwirkungen
Tachykardie, Arrhythmie, Überleitungsbeschleunigung bei absoluter Arrhythmie, Angina Pectoris, RR-Anstieg, Harndrang.

### Kontraindikationen
- Mechanische Behinderung der ventrikulären Füllung: Perikardtamponade, Pericarditis constrictiva, hypertrophe obstruktive Kardiomyopathie, schwere Aortenstenose
- hypovolämische Zustände ohne ausreichende Substitution
- Gabe von MAO-Hemmstoffen.

### Wechselwirkungen
Erhöhter Insulinbedarf, β-Blocker (Verminderung der positiven Inotropie, periphere Vasokonstriktion), Anstieg des Herzminutenvolumens bei Vasodilatatoren-Gabe.

> **Tipps & Tricks**
> Wegen der kurzen HWZ im Falle einer Überdosierung nur die weitere Dobutamin-Zufuhr stoppen.



## Dolantin® (Analgetikum [BMTVV])
Ⓐ Alodan® (CH) Pethidin Streuli®

### Wirkstoff
Pethidin.

### Handelsnamen
Dolantin.

### Darreichungsformen
z. B. Dolantin®, 1 Amp. à 1, 2 ml = 50, 100 mg Pethidin.

### Wirkmodus
Opioid mit kurzer Wirkdauer. Sedierende und gering spasmogene Wirkung. 0,1-fache Wirkung von Morphin.
- Wirkungseintritt nach 10 Min.
- Wirkdauer 2–4 h
- HWZ 3–5 h.

### Indikationen
Akute sehr schwere Schmerzzustände, z. B. Myokardinfarkt, postoperative Schmerzen.

### Dosierung
Initial: je nach Schmerzintensität 25–100 mg langsam i.v. (0,5–2 ml in 1–2 Min.)

### Nebenwirkungen
Atemdepression, Sedierung, Euphorie, Übelkeit, Erbrechen, Obstipation, Vasodilatation mit Hypotonie und reflektorischer Tachykardie bei zu rascher i.v.-Injektion.

### Kontraindikationen
Überempfindlichkeit gegen Pethidin, Schwangerschaft und Stillzeit.

### Wechselwirkungen
- Zentraldämpfende Pharmaka, z. B. Barbiturate und Alkohol, können die Sedierung und Atemdepression verstärken
- Pentazocinderivate (z. B. Fortral®) und Buprenorphin (Temgesic®) können die Wirkung abschwächen.

**Tipps & Tricks**
- Etwa 100 mg Pethidin besitzen die gleiche analgetische Potenz wie 10 mg Morphin.
- Pethidin ist eines der ältesten synthetischen Opioide und wird weltweit neben Morphin am häufigsten eingesetzt.

## ■ Dopamin Giulini® (Sympathomimetikum)
Ⓐ Dopamin Solvay® (CH) Dopamin Braun



### Wirkstoff
Dopamin.

### Handelsnamen
Dopamin Giulini, Dopamin Fresenius, Dopamin-ratiopharm.

### Darreichungsformen
z. B. Dopamin Giulini®, 1 Amp. à 5, 10 ml = 50, 200 mg, 1 Amp. à 50 ml = 250 oder 500 mg Dopamin.

### Wirkmodus
Erregung von dopaminergen, α- und $\beta_1$-Rezeptoren. Die Wirkungen sind dosisabhängig:
- 1–3 µg/kg KG/Min.: Stimulation der dopaminergen Rezeptoren in Nieren-, Splanchnikus- und Koronargefäßen → Gefäßdurchblutung in diesen Gebieten ↑
- 1–10 µg/kg KG/Min.: Stimulation der $\beta_1$-Rezeptoren: Myokardkontraktilität, Herzfrequenz und HZV ↑. Nierendurchblutung nimmt zu („Nierendosis")
- 5–10 µg/kg KG/Min.: Stimulation der α-Rezeptoren. Peripherer Widerstand ↑, Nierendurchblutung ↓
- Wirkungseintritt sofort
- Wirkdauer 1–2 Min.
- HWZ 2–8 Min.

### Indikationen
- Schockzustände, z. B. bei Herzversagen (kardiogener Schock), hypovolämischer Schock (nach Volumenauffüllung), septischer Schock
- drohendes Nierenversagen
- schwere Hypotension.

### Dosierung

- Steigerung der Nierendurchblutung: 1–3 µg/kg KG/Min.
- kardiogener Schock: 5–10 µg/kg KG/Min.
- septischer Schock: 10–20 µ g/kg KG/Min.

### Nebenwirkungen

Übelkeit, Erbrechen, pektanginöse Beschwerden, Tachykardie, Arrhythmie.

### Kontraindikationen

Tachyarrhythmie, Kammerflimmern, Engwinkelglaukom, Prostataadenom, Schilddrüsenüberfunktion, Phäochromozytom.

### Wechselwirkungen

- Dosisreduktion bei gleichzeitiger Gabe von MAO-Hemmern auf 1/10 der Normaldosis
- Verstärkung von Rhythmusstörungen durch trizyklische Antidepressiva, Anästhetika
- Bradykardie und RR-Abfall bei gleichzeitiger Gabe von Phenhydan® (Phenytoin).



**Tipps & Tricks**

- Achtung: Dopamin immer über Perfusor applizieren (Infusionsbeimischung ebenfalls möglich).
- Wirkungsverlust bei Gabe mit Natriumbikarbonat oder Haloperidol.
- Vor Dopamingabe Ausgleich eines evtl. Volumenmangels.
- Kombination mit Dobutrex® günstig.
- In hoher Dosierung Erhöhung des pulmonalen und des peripheren Widerstandes → Kombination mit Nitropräparaten oder Nifedipin anstreben.
- Bei versehentlicher paravenöser Applikation 5–10 mg Phentolamin 1 : 10 verdünnt s.c. injizieren.
- Überdosierung: Aufgrund der kurzen HWZ reicht i. d. R. das Absetzen der Medikation, evtl. Glyceroltrinitrat (z. B. Nitrolingual®). In schwersten Fällen α- und β-Blocker.

## Dormicum® (Sedativum)

Ⓐ Dormicum® (CH) Dormicum®

### Wirkstoff

Midazolam.

### Handelsnamen

Dormicum.

### Darreichungsformen

z. B. Dormicum® V5, 1 Amp. à 5 ml = 5 mg,
Dormicum® 5/1 ml, 1 Amp à 1 ml = 5 mg,
Dormicum® 15/3 ml, 1 Amp à 3 ml = 15 mg Midazolam.

### Wirkmodus
Hemmung der GABAergen Übertragung. Wirkt dosisabhängig sedierend, angstlösend, muskelrelaxierend und antikonvulsiv.
- Wirkungseintritt ca. 3 Min. nach i.v. Gabe, 10 Min. nach i.m. Injektion
- Wirkdauer 1–2 h
- HWZ 2–3 h.

### Indikationen
- Narkoseeinleitung und -aufrechterhaltung
- Ataraktanalgesie mit Ketanest® (Ketamin)
- Sedierung
- Status epilepticus.

### Dosierung
- Ataraktanalgesie: Prämedikation mit 0,5 mg Atropin i.v.; 0,15–0,2 mg/kg KG Dormicum® und 0,25–0,5 mg/kg KG Ketanest® (Ketamin) i.v.
- Sedierung: 2,5–5 mg i.v.; 0,05–0,1 mg/kg KG i.m.
- Sedierung bei Beatmung: 15 mg auf 50 ml NaCl 0,9% mit 2–15 mg/h = 7–50 ml/h.



### Nebenwirkungen
- Geringer RR-Abfall
- Atemdepression bis hin zum Atemstillstand bei schneller i.v. Gabe
- Zustandsverschlechterung bei endogener Psychose, Schizophrenie.

### Kontraindikationen
- Akute Intoxikation mit Alkohol und Psychopharmaka
- Überempfindlichkeit gegenüber Benzodiazepinen
- Myasthenia gravis
- akutes Engwinkelglaukom.

### Wechselwirkungen
- Verstärkung des sedierenden und atemdepressorischen Effekts in Kombination mit Alkohol, Psychopharmaka, Hypnotika, Opioiden, Antikonvulsiva
- Wirkungsverstärkung von Muskelrelaxantien, Analgetika.

**Tipps & Tricks**
- Achtung: bei älteren Pat und schneller i.v. Gabe evtl. Atemstillstand.
- Doppelte Wirkstärke und kürzere Wirkdauer im Vergleich zu Diazepam.

## ■ Ebrantil® (Antihypertonikum)
Ⓐ Ebrantil® (CH) Ebranti®

### Wirkstoff
Urapidil.

### Handelsnamen
Ebrantil.

### Darreichungsformen
z. B. Ebrantil®, 1 Amp. à 5, 10 ml = 25, 50 mg Urapidil.

### Wirkmodus
Periphere Blockade der $\alpha_1$-Rezeptoren → Weitstellung der Gefäße → Sympathikolyse.
- Wirkungseintritt nach 2–5 Min.
- Wirkdauer 1–3 h
- HWZ 2–4 h.

### Indikation
Hypertonie, hypertensive Krise.

### Dosierung
- Injektion: 10–50 mg langsam i.v. (2 mg/Min.)
- Perfusor: 100 mg = 2 Amp. auf 50 ml NaCl 0,9% mit 2 mg/Min. initial; im Mittel 9 mg/h.

### Nebenwirkungen
- Zu starker RR-Abfall
- Störungen des ZNS: Schwindel, Kopfschmerzen, Unruhe, Schweißausbruch
- Herzklopfen
- selten allergische Reaktionen.



### Wechselwirkungen
Wirkungsverstärkung bei Kombination mit anderen Antihypertonika, Alkohol.

### Kontraindikationen
- Schwangerschaft
- Aortenisthmusstenose
- arteriovenöser Shunt.

**Tipps & Tricks**
- Ansprechbarkeit individuell unterschiedlich.
- Keine Beeinflussung der zerebralen Durchblutung, kein Hirndruckanstieg.
- Bei Überdosierung: Hochlagern der Beine, Volumensubstitution. In schweren Fällen Akrinor®.

## Euphyllin® (Antiasthmatikum)
(A) Euphyllin®, Theospirex®, Respicur® (CH) Euphyllin®

### Wirkstoff
Theophyllin.

### Handelsnamen
Euphyllin, Bronchoparat, Solosin.

### Darreichungsformen
z. B. Euphyllin®, 1 Amp. = 0,24 g bzw. 0,72 g Aminophyllin (entspricht 0,19 g bzw. 0,58 g Theophyllin).

### Wirkmodus

Bronchodilatation, Steigerung der Atemmuskelkontraktilität, Stimulation des Atemzentrums, Drucksenkung im Lungenkreislauf. Positiv inotrop, chronotrop, dromotrop; diuretisch.

- Wirkungseintritt rasch
- Wirkdauer 6–8 h
- HWZ 8 h.

### Indikationen

- Akute Atemnotzustände auf Grund von Atemwegsobstruktionen, z. B. Asthma bronchiale, Status asthmaticus, chronische obstruktive Bronchitis, Lungenemphysem
- Cor pulmonale.

### Dosierung

- Initial: 5–6 mg/kg KG langsam i.v.: über mind. 20 Min. (bei Theophyllingabe in den letzten 12–24 h Dosis halbieren)
- Dauertherapie: 10 mg/kg KG/d.



### Nebenwirkungen

Übelkeit, Erbrechen, Schwindel, Kopfschmerz, Tremor, Tachykardie, Extrasystolie, Blutdruckabfall, Unruhe, Erregung.

### Kontraindikationen

Tachykardie, Extrasystolie, frischer Myokardinfarkt, Epilepsie, schwere Hypertonie.

### Wechselwirkungen

- Wirkungsverstärkung von Sympathomimetika
- β-Blocker heben die Wirkung von Theophyllin auf.

#### Tipps & Tricks

- Ist in der Wirkung $\beta_2$-Sympathomimetika deutlich unterlegen.
- Inkompatibilität mit Glukoselösungen.
- Achtung: keine schnelle i.v. Injektion → Gefahr tachykarder Herzrhythmusstörungen, RR ↓, Krampfanfall.
- Endobronchiale Gabe möglich.
- Rasche Wirkung auch nach oraler Gabe (z. B. 1 Amp. à 0,24 g trinken lassen: Resorption in 10 Min.).
- Antidot: wiederholte Gabe von medizinischer Kohle.

## ■ Fenistil® (Antihistaminikum)

Ⓐ Fenistil® (CH) Fenistil®

### Wirkstoff

Dimetinden.

### Handelsnamen

Fenistil.

### Darreichungsformen
z. B. Fenistil®, 1 Amp. à 4 ml = 4 mg Dimetinden.

### Wirkmodus
Kompetitive Verdrängung von Histamin an $H_1$-Rezeptoren.

### Indikation
Anaphylaxie.

### Dosierung
1 Amp. bis zu 2-mal/d, zur Prämedikation in Kombination mit anderen $H_2$-Rezeptor-Antagonisten.

### Nebenwirkungen
Müdigkeit, Übelkeit, Mundtrockenheit, Beeinträchtigung des Reaktionsvermögens.

### Kontraindikationen
Keine.

### Wechselwirkungen
- Auslösung eines Glaukomanfalls bei gleizeitiger Gabe von trizyklischen Antidepressiva
- Verstärkung des sedierenden Effekts durch Alkohol.

**Tipps & Tricks**
- Mittel der Wahl bei leichten Unverträglichkeitsreaktionen.
- Bei schweren Histaminausschüttungen (Schweregrad > II) unzureichende bis fehlende Wirkung → hier Adrenalin.
- Bei schneller Injektion evtl. RR-Abfall und delirante Zustände → langsam injizieren.

## Fentanyl®-Janssen (Analgetikum [BTMVV])
(A) Fentanyl®, Fentanylix® (CH) Sintenyl®

### Wirkstoff
Fentanyl.

### Handelsnamen
Fentanyl-Janssen.

### Darreichungsformen
z. B. Fentanyl®-Janssen, 1 Amp. à 2, 10 ml = 0,1 mg, 0,5 mg Fentanyl.

### Wirkmodus
Opioid mit stark ausgeprägter analgetischer, sedierender und antitussiver Wirkung. 100-fache Wirkung von Morphin.
- Wirkungseintritt nach 10–20 Sek.
- Wirkdauer 20–30 Min.
- HWZ 1–6 h.

### Indikationen

- Analgesie bei Beatmungspat.
- i.v. und balancierte Anästhesieverfahren.

### Dosierung

Initial: 0,05–0,1 mg langsam i.v., je nach Schmerzintensität.

### Nebenwirkungen

Atemdepression (bis zur Apnoe), RR-Abfall, Bradykardie (bis zur Asystolie), Obstipation, Harnverhalt, Übelkeit, Erbrechen, Miosis, selten: Laryngospasmus, allergische Reaktionen.

### Kontraindikationen

Schwangerschaft und Stillzeit (plazentagängig!), Hypovolämie/Hypotension (Schock).

### Wechselwirkungen

- Verstärkung des sedierenden und atemdepressorischen Effekts zentral wirksamer Substanzen
- Verstärkung der blutdrucksenkenden Wirkung von Antihypertonika
- Verstärkung der bradykarden Wirkung frequenzsenkender Medikamente.



> **Tipps & Tricks**
> - Fentanyl ist eine hochwirksame Substanz: vorsichtige Dosierung unter Berücksichtigung der klinischen Situation (Bradykardie, Hypotonie, Volumenmangel) und der Begleitmedikation.
> - Achtung: besondere Vorsicht bei Hinterwandinfarkten (Gefahr einer Bradykardie).
> - Ausgeprägte atemdepressorische Wirkung: keine Gaben höherer Dosen ohne die Möglichkeit der Intubation und Beatmung.
> - Antidot: Narcanti® → evtl. wiederholte Gabe, da Wirkung von Fentanyl länger anhält als die des Antagonisten.

## ■ Fortecortin® (Kortikoid)

Ⓐ Fortecortin®, Dexabene® (CH) Fortecortin®

### Wirkstoff

Dexamethason.

### Handelsnamen

Fortecortin, Decadron, Dexamed.

### Darreichungsformen

z. B. Fortecortin®, 1 Amp. à 1, 2, 5, 10 ml = 4, 8, 40, 100 mg Dexamethason.

### Wirkmodus

- Antiphlogistische Eigenschaften durch verminderte Synthese von Entzündungsmediatoren
- antiallergisch, antiproliferativ
- mikrozirkulationsfördernd
- HWZ 3–4 h.

### Indikationen
- Hirnödem, ausgelöst z. B. durch SHT, Apoplex, Meningitis
- anaphylaktische Reaktion
- Status asthmaticus
- schwere Infektionskrankheiten.

### Dosierung
- Initial: 40–100 mg i.v.
- bei SHT: 100 mg i.v. als Bolus
- bei anaphylaktischem Schock: nach initialer Adrenalingabe 100 mg i.v., evtl. wiederholen
- bei Status asthmaticus: 8–20 mg i.v., weitere 8 mg alle 4 h.

### Nebenwirkung
Venenreizung (rasche Injektion).

### Kontraindikationen
Im Notfall keine.

### Wechselwirkungen
- Wirkungsverstärkung von Digitalis
- Wirkungsabschwächung von Antidiabetika, Cumarinderivaten
- Verminderung der Steroidwirkung bei zusätzlicher Gabe von Rifampicin, Phenytoin, Barbituraten.



**Tipps & Tricks**
Keine gesicherte Wirkung auf hypoxische Ödeme bei Zustand nach Reanimation.

## ■ Gilurytmal® (Antiarrhythmikum)
Ⓐ Gilurytmal® (CH) Ø

### Wirkstoff
Ajmalin.

### Handelsnamen
Gilurytmal, Tachmalin.

### Darreichungsformen
z. B. Gilurytmal®, 1 Amp. à 2 oder 10 ml = 50 mg Ajmalin.

### Wirkmodus
Blockierung des schnellen $Na^+$-Einstroms im His-Purkinje-System, akzessorischen Bündel, Ventrikel. Negativ inotrope und gering anticholinerge Wirkung.
- Wirkungseintritt nach 1–2 Min.
- Wirkdauer 10–20 Min., HWZ 15 Min.

### Indikationen
- WPW-Syndrom
- SVES

- supraventrikuläre Tachykardie: AV-junktionale Tachykardie, paroxysmales Vorhofflimmern
- ventrikuläre Tachykardien.

**Dosierung**
Initial: 25–50 mg langsam unter EKG-Kontrolle i.v.

**Nebenwirkungen**
Herzinsuffizienz, Bradykardie, Asystolie, AV-Block, Kammerflimmern, Übelkeit, Erbrechen, Durchfall, Wärmegefühl.

**Kontraindikationen**
- Absolute KI: AV-Block II.° und III.°, Bradykardie, schwere Herzinsuffizienz, erhebliche Verbreiterung des QRS-Komplexes bzw. Verlängerung der QT-Zeit, hypertrophe Kardiomyopathie, Myasthenia gravis
- relative KI: AV-Block I.°, Sick-Sinus-Syndrom, inkompletter Schenkelblock, Hypotonie ($RR_{SYST}$ < 90 mmHg), Schwangerschaft/Stillzeit.



**Wechselwirkungen**
Hemmung der AV-Überleitung bei gleizeitiger Gabe von β-Rezeptorenblockern und Kalzium-Antagonisten.

**Tipps & Tricks**
- Nicht mit Furosemid mischen → Ausflockung.
- Ajmalin erhöht die Schrittmacherreizschwelle.

## Glukose 5%–50% Braun® (Infusionslösungen)
Ⓐ Glukose Ⓒⓗ Glukose Braun®

**Wirkstoff**
Glukose.

**Handelsnamen**
Glukose 5%–50%.

**Darreichungsformen**
z. B. Glukose 40%, 1 Amp. à 10 ml = 4 g Glukose.

**Wirkmodus**
- Erhöhung des Blutglukosespiegels
- Wirkungseintritt sofort.

**Indikationen**
Hypoglykämischer Schock.

**Dosierung**
Hypoglykämischer Schock: Dosierung nach Wirkung 1–8 Amp. Glukose 40% langsam i.v.

**Nebenwirkung**
Venenreizung.

### Kontraindikation
Hyperglykämie.

### Wechselwirkungen
Keine.

**Tipps & Tricks**
- Glukose 5% (hypotone Lösung) eignet sich auch zum Volumenersatz bei Hyperglykämie (hypertone Dehydratation).
- Glukose > 10% (hypertone Lösung): Aufgrund der Venenreizung nur unter laufender Infusion oder über ZVK injizieren.

## ■ Haemaccel® 35 (kolloidales Volumenersatzmittel)
Ⓐ Haemaccel®, Gelifundol® (CH) Haemaccel®

### Wirkstoff
Gelatine.

### Handelsnamen
Haemaccel 35, Gelaspon, Gelastypt.

### Darreichungsformen
z. B. Haemaccel® 35, 1 Inf.-Fl. à 500 ml.

### Wirkmodus
Polypetide, die durch Abbau von tierischem Kollagen entstehen, mit Wasserbindungskapazität zur Erhöhung des intravasalen Volumens.

### Indikationen
Volumenmangelschock infolge Blut- bzw. Plasmaverlusts.

### Dosierung
Bei akutem Verlust bis zu 1.500 ml infundieren, je nach klinischem Schweregrad auch mehr. Infusionsgeschwindigkeit je nach Symptomatik ca. 500 ml/h, in Akutsituationen bis zu 500 ml in 5 Min.

### Nebenwirkungen
- Anaphylaktische Reaktion
- Herzinsuffizienz
- Hypervolämie.

### Kontraindikationen
Im Notfall keine.

### Wechselwirkungen
Herzglykoside, z. B. Lanitop®, Digimerck®.

**Tipps & Tricks**
Anaphylaktische Reaktion häufiger als bei Dextranen, Schweregrade geringer.

## ■ HAES-steril® 6% (kolloidales Volumenersatzmittel)

Ⓐ Elohaest®, Hemohes®, Expahes® (CH) HAES-Steril®, Voluven®

**Wirkstoff**

Polyhydroxyäthylstärke.

**Handelsnamen**

HAES-steril 3%/6%/10%, Hemohes 6%/10%, Plasmasteril, Rheohes, Expafusin, Haemofusin, Infukoll 6%/10%, Plasmafusin HES 450, Serag HAES 6%/10%.

**Darreichungsformen**

z. B. HAES-steril® 6%, 1 Inf.-Fl. à 250, 500 ml = 15, 30 g Polyhydroxyäthylstärke + 2,25 g, 4,5 g NaCl; Mol.-Gewicht 200.000, Osmolarität 308 mosm/l.

**Wirkmodus**

Aus Amylopektin verschiedener Getreidesorten hergestelltes Stärkepräparat mit Wasserbindungskapazität zur Erhöhung des intravasalen Volumens. Abbau durch Amylase.



**Indikationen**

- Hypovolämie, Schockzustände
- Blutverdünnung bei Gefäßerkrankungen, z. B. Apoplex.

**Dosierung**

- Initial: entsprechend dem Volumenbedarf max. 33 ml/kg KG/d
- bei Schock bis 20 ml/kg KG/h.

**Nebenwirkungen**

- Anaphylaktische Reaktion
- Linksherzdekompensation bei übermäßiger Zufuhr, Hypervolämie.

**Kontraindikationen**

- Akutes Nierenversagen mit Oligurie oder Anurie
- Hirnblutung
- dekompensierte Herzinsuffizienz.

**Wechselwirkungen**

Beim Mischen mit anderen Arzneimitteln können Inkompatibilitäten auftreten.

**Tipps & Tricks**

- Dosisreduktion bei Niereninsuffizienz.
- Wirkung ähnlich der von Dextranen, jedoch weniger schwere Anaphylaxie.
- Einsatz derzeit sehr umstritten.

## ■ Haldol®-Janssen (Neuroleptikum)

Ⓐ Haldol® (CH) Haldol®

**Wirkstoff**

Haloperidol.

### Handelsnamen

Haldol-Janssen, Sigaperidol, duraperidol, Haloperidol-GRY, Haloperidol-ratiopharm.

### Darreichungsformen

z. B. Haldol®-Janssen, 1 Amp. = 5 mg Haloperiodol.

### Wirkmodus

Butyrophenon-Derivat, sehr stark antipsychotisch, antiemetisch, antidopaminerg.

- Wirkungseintritt rasch
- HWZ 20 h.

### Indikationen

- Akute psychotische Syndrome mit Wahnvorstellungen, Halluzinationen
- katatone Syndrome
- psychomotorische Erregungszustände.

### Dosierung

- Akute psychotische und katatone Syndrome: 5–10 mg langsam i.v.
- psychomotorische Erregungszustände: 5–10 mg langsam i.v.

### Nebenwirkungen

- Hypotonie, orthostatische Dysregulation
- zerebrale Krampfanfälle
- extrapyramidal-motorische Symptome.

### Kontraindikationen

- Strenge Indikationsstellung während Schwangerschaft und Stillzeit
- komatöse Zustände.

### Wechselwirkungen

- Wirkungabschwächung durch Phenhydan® (Phenytoin)
- Wirkungsverstärkung von blutdrucksenkenden Medikamenten
- RR-Abfall durch Suprarenin® (Adrenalin)
- es kann zu einer Verstärkung der Alkoholwirkung und der RR-Senkung kommen.

**Tipps & Tricks**

- „Antipsychotisch" bedeutet nicht die Heilung einer Psychose → bei Suizidgedanken den Pat. nie alleine lassen!
- Haloperidol besitzt nur eine geringe sedierende Wirkung.
- Achtung: gleichzeitige Antikoagulation: verstärkte Blutungsgefahr (keine i.m. Injektion).
- Bei alten Patienten häufig paradoxe Reaktion.

## Hypnomidate® (Hypnotikum)

Ⓐ Hypnomidate®, Etomidat-Lipuro® (CH) Etomidat-Lipuro®

### Wirkstoff
Etomidat.

### Handelsnamen
Hypnomidate, Etomidat-Lipuro.

### Darreichungsformen
z. B. Hypnomidate®, 1 Amp. à 10 ml = 20 mg Etomidat.

### Wirkmodus
Hypnotikum mit stark narkotischer, aber fehlender analgetischer und muskelrelaxierender Wirkung.
- Wirkungseintritt nach 15–20 Sek.
- Wirkungsdauer 3–5 Min.
- HWZ 3–5 h.

22

### Indikation
Narkoseeinleitung, insbesondere bei kardiovaskulären Problempat.

### Dosierung
Einleitungsdosis: 0,15–0,3 mg/kg KG i.v.

### Nebenwirkungen
Schmerzen bei der i.v. Injektion, Myoklonien (Muskelzuckungen) und Dyskinesien. Prophylaxe durch vorherige Gabe von Fentanyl oder Benzodiazepinen, dosisabhängig Atemdepression.

### Kontraindikation
Allergie gegen Etomidat.

### Wechselwirkungen
- Verstärkte RR-Senkung durch Antihypertensiva möglich
- Verstärkung der hypnotischen Wirkung durch Neuoleptika, Opioide, Sedativa, Alkohol.

**Tipps & Tricks**
- Etomidat ist nicht zur Aufrechterhaltung einer Narkose geeignet.
- Etomidat ist das Injektionsnarkotikum mit dem geringsten Einfluss auf das Herz-Kreislauf-System.
- Myoklonien werden durch Vorweggabe von 0,05–0,1 mg Fentanyl i.v. reduziert.
- Apnoe oder Laryngospasmus kommen vergleichsweise selten vor.
- Achtung: Etomidat kann einen Kieferkrampf auslösen, der eine Intubation unmöglich machen würde. → Gabe von Relaxantien.

## ■ Isoket® (Vasodilatator)

Ⓐ Isoket® ⒸⒽ Isoket®, Sorbidilat®

### Wirkstoff

Isosorbiddinitrat (ISDN).

### Handelsnamen

Isoket, Iso Mack, TD Spray Iso Mack.

### Darreichungsformen

z. B. Isoket®-Spray, 1 Hub = 1,25 mg,
Isoket®-Lösung 0,05% pro infusione, 50 ml = 25 mg ISDN.

### Wirkmodus

Relaxation der glatten Muskulatur. Systemische Vasodilatation führt zu einem „venösen Pooling" → Rückstrom zum Herzen ↓ → Herzkammervolumen, Füllungsdrücke und diastolische Wandspannung ↓ → bessere Durchblutung ischämiegefährdeter Wandschichten. Dilatation der großen herznahen Arterien → Nachlastsenkung, Senkung des pulmonalen Auswurfswiderstands.

- Wirkungseintritt nach 1–3 Min.
- Wirkdauer 1–2 h.



### Indikationen

- Angina Pectoris, Myokardinfarkt
- kardiales Lungenödem, akute Linksherzinsuffizienz.

### Dosierung

- S.l.: 2–3 Hübe Spray = 2,5–3,75 mg unter die Zunge sprühen
- I.v.: 1 Amp. à 10 ml = 10 mg in die Infusion (500 ml NaCl 0,9%) geben, mit 2–7 mg/h = 100–350 ml/h
- Perfusor: 1 Amp. à 10 ml = 10 mg auf 50 ml NaCl 0,9% mit 2–7 mg/h = 10–35 ml/h.

### Nebenwirkungen

(Vasogener) Kopfschmerz, RR-Abfall, (reflektorische) Tachykardie, Übelkeit, Hautrötung (Flush).

### Kontraindikationen

- Myokardinfarkt mit niedrigen Füllungsdrücken
- akute hypotone (Schock-)Zustände
- toxisches Lungenödem
- ausgeprägte Hypotonie ($RR_{SYST} \leq 90$ mmHg).

### Wechselwirkungen

Wirkungsverstärkung durch Antihypertensiva, Kalziumanatagonisten, Alkohol, Vasodilatatoren, β-Blocker, trizyklische Antidepressiva.

**Tipps & Tricks**

- Infusionsschläuche aus PVC können zu Wirkstoffverlusten durch Adsorption führen → Schläuche aus Polyethylen oder Polytetrafluorethylen verwenden.

## ■ Isoptin® (Antiarrhythmikum)

Ⓐ Isoptin®, Verapabene® (CH) Flamon®, Isoptin®

### Wirkstoff

Verapamil.

### Handelsnamen

Isoptin, Azupamil, durasoptin, Veramex, Veroptinstada.

### Darreichungsformen

z. B. Isoptin®, 1 Amp. à 2, 20 ml = 5, 50 mg Verapamil.

### Wirkmodus

Blockierung der langsamen $Ca^{2+}$-Kanäle in glatter Muskulatur, Myokard und Erregungsbildungs-/Erregungsleitungssystem → Vasodilatation, negativ chronotrop, dromotrop und inotrop.

- Wirkungseintritt rasch
- HWZ 4–5 h.



### Indikationen

- Paroxysmale supraventrikuläre Tachykardie
- Vorhoftachykardie mit wechselnder Überleitung
- absolute Arrhythmie
- SVES
- arterielle Hypertonie
- KHK, Prinzmetal-Angina.

### Dosierung

- Initial: 5 mg langsam i.v.
- Kinder:
  - Neugeborene: 0,75–1 mg i.v.
  - Säuglinge: 0,75–2 mg i.v.
  - 1–5 J.: 2–3 mg i.v.
  - 6–14 J.: 2,5–5 mg i.v.

### Nebenwirkungen

AV-Block, Bradykardie, Herzinsuffizienz, RR-Abfall, Obstipation, Allergie, Herzklopfen, Flush.

### Kontraindikationen

- Schwere Herzinsuffizienz
- Sinusknotensyndrom, AV-Block II.° und III.°
- Vorhofflattern/-flimmern bei WPW-Syndrom
- akuter Myokardinfarkt mit Komplikationen, z. B. Bradykardie, Hypotonie, Linksherzinsuffizienz
- Schock.

### Wechselwirkungen

- Digoxin (Erhöhung des Glykosidspiegels im Serum)
- Antikoagulantien und Thrombozytenaggregationshemmer (Blutungsgefahr durch Plättchenaggregationshemmung)
- β-Blocker (Wirkungsverstärkung).

**Tipps & Tricks**

- Aufgrund der Nebenwirkungen Verapamil präklinisch nur unter EKG-Kontrolle injizieren.
- Achtung: keine i.v. Kombination mit β-Blockern.
- Nicht in der frühen Schwangerschaft anwenden.
- Geringe Wirkung bei Sinustachykardien.
- Keine Mischung mit alkoholischen Lösungen → Ausfällung.
- Überdosierung: 10–20 ml Calcium 10% i.v., bei Bradykardie Atropin oder Alupent®, evtl. transthorakale Schrittmachertherapie.

## Isotone Kochsalzlösung 0,9% Braun®

Ⓐ atriumchloratum physiologicum
(CH) Isotone Kochsalzlösung 0,9% Braun®

### Wirkstoff
Natriumchlorid.

### Handelsnamen
Isotone Kochsalzlösung 0,9% Braun, Isotone Kochsalzlösung Pfrimmer, Isotonische Natriumchloridlösung Jenapharm.



### Darreichungsformen
z. B. Isotone Kochsalzlösung 0,9% Braun®, 1 Fl. à 250 ml, 500 ml.

### Wirkmodus
Isotone Flüssigkeitssubstitution.

### Indikationen
- Isotone Dehydratation
- hypertone Dehydratation zur Initialtherapie, z. B. Coma diabeticum
- hypotone Dehydratation
- Lösungsmittel für Arzneimittel
- Offenhalten peripher- und zentralvenöser Zugänge.

### Dosierung
Bis 500 ml/h i.v.

### Nebenwirkungen
Venenreizung, akute Herzinsuffizienz, Lungenödem, Hypernatriämie bei Überdosierung.

### Kontraindikationen
- Hypernatriämie
- Hyperhydratationszustände.

### Wechselwirkungen
Keine bekannt.

## Junik® Dosier-Aerosol (Kortikoid)

Ⓐ Ø
(CH) BECeco® Easyhaler (keine Zulassung bei Rauchgasinhalation)

### Wirkstoff
Beclometason.

### Handelsnamen
Junik.

### Darreichungsform
z. B. Junik® Dosier-Aerosol, 5 ml = 100 Einzeldosen (1 Hub = 100 µg Beclometasondipropionat).

### Wirkmodus
Beclometasondipropionat ist ein synthetisches Glukokortikoid. Nach oraler Inhalation hat es einen lokalen entzündungshemmenden Effekt auf die Bronchialschleimhaut. Die Hyperreagibilität des Bronchialsystems auf exogene Reize wird reduziert.

### Indikationen
- Antientzündlich nach Rauchgasexposition durch:
  - Brände und Schwelbrände
  - Unfälle, bei denen giftige Dämpfe und Gase freigesetzt werden, die zu einem schnell auftretenden Lungenödem führen (z. B. Zinknebel, Chlorgas, Ammoniak) oder nach einer Latenzzeit ein Lungenödem auslösen (z. B. durch nitrose Gase, Phosgen, Schwermetall-Dämpfe)
- chronisch obstruktive Lungenerkrankungen, z. B. Asthma bronchiale und chronisch obstruktive Bronchitis.

### Dosierung
Unmittelbar nach Rauchgasexposition: 4 Sprühstöße jeweils in der Inspirationsphase, tief endobronchial sprühen. Nach anschließender ambulanter Aufnahme: ebenfalls 4 Sprühstöße. Nach Ablauf von weiteren 2 h erneut 4 Sprühstöße.

### Nebenwirkungen
- Überempfindlichkeitsreaktionen einschließlich Hautausschlag, Urtikaria, Juckreiz, Erythem und Ödeme von Augen, Gesicht, Lippen und Rachen
- gelegentlich Reizwirkung im Rachenraum und Heiserkeit
- paradoxe Bronchospasmen (in Einzelfällen).

### Kontraindikationen
Beclometason-Überempfindlichkeit.

### Wechselwirkungen
Verstärkung der Wirksamkeit von $\beta_2$-Sympathomimetika.

#### Tipps & Tricks
- Junik® ist nicht zur Behandlung von plötzlich auftretenden Atemnotanfällen (akuter Asthmaanfall oder Status asthmaticus) geeignet.
- Circa 55% des Wirkstoffs setzen sich nach Inhalation in der Lunge, ca. 35% im Mund-Rachenraum ab, 10% bleiben am Inhalationsgerät haften → auf korrekte Inhalationstechnik achten und Junik® Autohaler anstatt Dosieraerosol verwenden.

## ■ Ketanest® S (Hypnotikum)

Ⓐ Ketanest® S Ⓒⓗ Ø

### Wirkstoff

(S)-Ketamin

### Handelsnamen

Ketanest S

### Darreichungsformen

z. B. Ketanest® S, 1 Amp. à 5 ml = 25 mg, 1 Amp. à 2 ml = 50 mg, 1 Inj.-Fl. à 20 ml = 100 mg.

### Wirkmodus

(S)-Ketamin ist ein chirales Cyclohexanonderivat mit starker analgetischer Wirkung. Das gebräuchliche Ketamin enthält (R)- und (S)-Ketamin in einem razemischen Gemisch. (S)-Ketamin ist hauptsächlich für die analgetischen und hypnotischen Wirkungen verantwortlich. Unterbrechung der Assoziationsbahnen → dissoziierte Anästhesie.

- Wirkungseintritt nach 30–60 Sek.
- Wirkdauer 10–15 Min.
- HWZ 1,5–2,5 h

### Indikationen

- Einleitung und Durchführung einer Allgemeinanästhesie, z. B. auch im Status asthmaticus
- Aufrechterhaltung der Narkose
- starke Schmerzzustände, z. B. Frakturen.

### Dosierung

- Narkoseeinleitung: 0,5–1 mg/kg KG i.v. bzw. 2–4 mg/kg KG i.m.
- Status asthmaticus: 0,5–1 mg/kg KG i.v.
- Analgesie: 0,125–0,25 mg/kg KG i.v. bzw. 0,25–0,5 mg/kg KG i.m.

### Nebenwirkungen

Blutdruckanstieg, Tachykardie, Atemdepression (bei zu schneller i.v. Injektion), Alpträume; Hyperreflexie und Laryngospasmus bei Kindern.

### Kontraindikationen

Schlecht eingestellter Bluthochdruck (> 180/100 mmHg in Ruhe), Schwangerschaftshypertonus, Situationen, die einen entspannten Uterus erfordern (z. B. drohende Uterusruptur, Nabelschnurvorfall), Myokardinfarkt, instabile Angina Pectoris, Hirndruck, erhöhter Augeninnendruck.

### Wechselwirkungen

Verstärkung der Wirkung blutdruck- und frequenzsteigender Pharmaka, Wirkung nicht-depolarisierender Muskelrelaxanzien kann sich verlängern.

**Tipps & Tricks**
- Dosierung von Ketanest® S ist ungefähr halb so hoch wie die von Ketanest®.
- Pharmakokinetik von Ketanest® S und Ketanest® sind sehr ähnlich.
- Ketanest® S darf nicht zusammen mit Barbituraten injiziert werden → Ausfällung.

## ■ Kohle-Compretten® (Antidot)

Ⓐ Orpec-Aktiv-Kohle® (CH) Ø

### Wirkstoff
Carbo medicinalis.

### Handelsnamen
Kohle Hevert Tabletten, Kohle Tabletten 250 mg „Kontabletten", Kohle Pulvis Köhler.



### Darreichungsformen
z. B. Kohle-Compretten®, 1 Tbl. = 250 mg Carbo medicinalis.

### Wirkmodus
Adsorption von fettlöslichen und wasserlöslichen Giften durch die feinsten Kapillarmembranen der Kohlekörner (1.500 $m^2$/g Kohle!).

### Indikationen
Intoxikation mit Nahrungsmitteln, Schwermetallen und Arzneimitteln.

### Dosierung
Bei Intoxikation: einmalig 0,5–1 g/kg KG (ca. 30–70 g), oder initial 10 g und alle 4 h erneut 10–20 g p.o. oder Magensonde. Kohle mit ca. 10–30 ml Wasser für 10 g Kohle „aufschwemmen".

### Nebenwirkungen
Keine bekannt.

### Kontraindikationen
Intoxikation mit Säuren und Laugen (keine Bindungseigenschaft durch Kohle).

### Wechselwirkungen
Die Wirkung oral applizierter Medikamente kann vermindert oder aufgehoben werden. Aufklärungspflicht bei der Verwendung oraler Antikonzeptiva („Anti-Baby-Pille"): evtl. kein Empfängnisschutz mehr!

**Tipps & Tricks**
Kohle wird häufig unterdosiert.

## Lasix® (Diuretikum)

Ⓐ Lasix®, Furon® ⒸⒽ Furodrix®, Lasix®

### Wirkstoff

Furosemid.

### Handelsnamen

Lasix, Furosemid stada, Furo-Puren, Fusid, Ödemase, Sigasalur.

### Darreichungsformen

z. B. Lasix®, 1 Amp. à 2, 4, 25 ml = 20, 40, 250 mg Furosemid.

### Wirkmodus

Schleifendiuretikum mit reversibler Hemmung des NaCl-Transports im dicken, aufsteigenden Teil der Henle-Schleife. Frühe Vasodilatation → venöses Pooling (Vorlast ↓), gesteigerte Nierendurchblutung.

- Wirkungseintritt nach 2–5 Min.
- HWZ 1 h.

### Indikationen

- Lungenödem
- Rechtsherzinsuffuzienz
- akute Erhöhung des Pulmonalarteriendrucks
- hypertone Krise
- Hyperkaliämie
- forcierte Diurese, z. B. bei Intoxikation.

22

### Dosierung

- Initial: 20–40 mg i.v., in schweren Fällen bis 1 mg/kg KG
- akutes Lungenödem: 40 mg, evtl. nach 20 Min. wiederholen.

### Nebenwirkungen

Hypokaliämie (Achtung: frischer Herzinfarkt), RR-Abfall, Thromboseneigung, Allergie, BZ-Anstieg, Hyperurikämie, akute Pankreatitis.

### Kontraindikationen

Hypokaliämie, Hyponatriämie, Anurie, Schwangerschaft, Sulfonamidallergie, Blasenentleerungsstörung (Blasenkatheter legen).

### Wechselwirkungen

Wirkungsverstärkung von curareartigen Mitteln, Herzglykosiden, Glukokortikoiden, Antihypertonika, Aminoglykosiden; Antidiabetika (Verminderung der BZ-Senkung), nicht-steroidale Antiphlogistika, Salicylate (Verminderung der Furosemid-Wirkung).

**Tipps & Tricks**

- Legen eines Blasenkatheters in Erwägung ziehen.
- Hohe Dosierung nur bei vitaler Bedrohung, z. B. Lungenödem, Intoxikation.
- Überdosierung: Volumensubstitution, Schocklage.

## Liquemin® N (Antikoagulans)

Ⓐ Heparin Biochemie Ⓒⓗ Heparin-Natrium Braun®

### Wirkstoff

Heparin-Natrium.

### Handelsnamen

Liquemin N, Heparin Injekt, Heparin Natrium Braun, Heparin Natrium Nattermann, Heparin Novo Nordisk i.v., Thrombophob, Calciparin.

### Darreichungsformen

z. B. Liquemin® N, 1 Amp. à 1 ml = 5.000 IE, 7.500 IE, 10.000 IE, 20.000 IE.

### Wirkmodus

Verstärkung der Antithrombin-III-Wirkung um das 7–8-fache. Aufhebung der Thrombinwirkung und Hemmung der Plättchenaggregation.

### Indikationen



- Thromboseprophylaxe
- akuter Myokardinfarkt
- Lungenembolie
- arterielle und venöse Verschlüsse
- Begleitbehandlung bei der Lysetherapie.

### Dosierung

Vollheparinisierung: 5.000 IE i.v. als Bolus, anschließend 1.000–1.500 IE/h.

### Nebenwirkungen

- Blutungsgefahr bei Überdosierung bzw. Begleiterkrankung mit Störung des Gerinnungssystems
- allergische Reaktionen.

### Kontraindikationen

Im Notfall keine.

### Wechselwirkungen

Verstärkte Blutungsgefahr bei Behandlung mit Thrombozytenaggregationshemmern, Dextranen, Fibrinolytika, Cumarin.

**Tipps & Tricks**

- In der Schwangerschaft anwendbar.
- Bei Niereninsuffizienz Dosisreduktion um ca. 25%.
- Antidot: 1.000 IE Protamin Roche® antagonisieren 1.000 IE Heparin. 100%-Dosis wird bei gewünschter Antagonisierung innerhalb weniger Min. gegeben. Soll die Heparinwirkung nach 60 Min. antagonisiert werden, gibt man 50%, nach 120 Min. 25% der Protamindosis.

## Luminal® (Antikonvulsivum)

Ⓐ Ø Ⓒⓗ Luminal®

### Wirkstoff

Phenobarbital.

**Handelsnamen**
Luminal.

**Darreichungsformen**
z. B. Luminal®, 1 Amp. à 1 ml = 200 mg Phenobarbital.

**Wirkmodus**
Antikonvulsive Wirkung durch Membranstabilisierung.

**Indikationen**
- Mittel der 2. Wahl bei Grand-mal-Serie oder Grand-mal-Status, nachdem Rivotril® oder Phenhydan® erfolglos waren
- Narkose.

**Dosierung**
15–20 mg/kg KG langsam über mind. 4 Min. i.v.

**Nebenwirkungen**
- Herzinsuffizienz
- Hautreaktionen
- psychomotorische Anfälle, Absencen.



**Kontraindikationen**
- KHK
- Myasthenia gravis.

**Wechselwirkungen**
- Verstärkung des sedierenden Effekts durch andere zentral wirksame Arzneimittel und Alkohol
- beschleunigter Abbau anderer Antiepileptika, Kontrazeptiva.

**Tipps & Tricks**
- Wichtig: Patientinnen auf eine evtl. Aufhebung der hormonellen Kontrazeption hinweisen!
- Erst Therapie mit Rivotril® versuchen.
- Achtung: Kardiodepression bei hohen Dosen.
- Bei Therapieresistenz des Status epilepticus: Narkoseeinleitung mit 5–7 mg/kg KG Trapanal®, Intubation und kontrollierte Beatmung.

## ■ Lysthenon® (Muskelrelaxans)
Ⓐ Lysthenon® (CH) Lysthenon®, Succinolin®

**Wirkstoff**
Suxamethoniumchlorid.

**Handelsnamen**
Lysthenon, Pantolax 1%/2%, Succicuran 1%.

**Darreichungsformen**
z. B. Lysthenon®, 1 Amp. 1% à 5 ml = 50 mg;
1 Amp. 2% à 5 ml = 100 mg;
1 Amp. 5% à 2 ml = 100 mg Suxamethoniumchlorid.

### Wirkmodus

Succinylcholin besetzt anstelle von Acetylcholin die cholinergen Rezeptoren der motorischen Endplatte. → Initiale Erregung der Muskulatur durch Depolarisation, die durch Verhinderung der Repolarisation aufrecht erhalten wird. → Freigesetztes Acetylcholin trifft auf eine depolarisierte Endplatte und bleibt wirkungslos.

- Wirkungseintritt nach 30–60 Sek.
- Wirkdauer 5–10 Min.
- HWZ ca. 3 Min.

### Indikation

Kurzfristige Muskelerschlaffung zur Intubation.

### Dosierung

Einzeldosis zur Intubation: 1–1,5 mg/kg KG i.v.

### Nebenwirkungen

- Tachykardie, Bradykardie
- Arrhythmie, Kammerflimmern
- Erhöhung des Augeninnendrucks
- maligne Hyperthermie.



### Kontraindikationen

- Zustände, die zu einer Hyperkaliämie führen können, z. B. Polytrauma, Verbrennungen
- perforierende Augenverletzungen
- erhöhter intrakranieller Druck
- maligne Hyperthermie.

### Wechselwirkungen

Verstärkung der neuromuskulären Blockade durch β-Blocker, Lidocain.

**Tipps & Tricks**

- Atropin begrenzt die parasympathomimetischen Effekte (Bradykardie, vermehrter Speichelfluss).
- Muskelkontraktionen durch die Gabe von Lysthenon® werden durch vorherige i.v. Injektion eines nicht-depolarisierenden Relaxans, z. B. Pancuronium Organon®, gemindert: „Präkurarisieren“).
- Möglichst keine Nachinjektionen zur Vermeidung eines „Dual-Blocks“ (Auftreten zusätzlicher depolarisationshemmender Eigenschaften von Succinylcholin).

## ■ Metalyse® (Thrombolytikum)

Ⓐ Metalyse® (CH) Metalyse®

### Wirkstoff

Tenecteplase.

### Handelsnamen

Metalyse

### Darreichungsform
z. B. Metalyse®, 1 Durchstechflasche à 8.000, bzw. 10.000 IE als Trockensubstanz

### Wirkmodus
Tenecteplase ist ein rekombinanter fibrinspezifischer Plasminogen-Aktivator, der durch Modifizierung von natürlichem t-PA an drei Stellen des Moleküls entsteht. Er bindet an das Fibrin eines Thrombus (Blutgerinnsel) und überführt selektiv an den Thrombus gebundenes Plasminogen in Plasmin, welches das Fibringerüst des Thrombus abbaut. Tenecteplase weist eine höhere Fibrinspezifität als natürliches t-PA auf.

### Indikationen
Akuter Myokardinfarkt.

### Dosierung

**Tab. 22.03**

| Körpergewicht (kg) | Dosis (IE) | Dosis (mg) | Volumen (ml) |
|---|---|---|---|
| ≤ 60 | 6.000 | 30 | 6 |
| ≥ 60 bis > 70 | 7.000 | 35 | 7 |
| ≥ 70 bis > 80 | 8.000 | 40 | 8 |
| ≥ 80 bis > 90 | 9.000 | 45 | 9 |
| ≥ 90 | 10.000 | 50 | 10 |

Die erforderliche Dosis sollte als venöser Einmal-Bolus innerhalb von 10 Sekunden intravenös injiziert werden.

### Nebenwirkungen
Blutungen, intrakranielle Blutungen, Auslösung einer Embolie, anaphylaktoide Reaktion, Reperfusionsarrhythmien.

### Kontraindikationen
- Schwerwiegende Blutung (akut oder innerhalb der vergangenen 6 Monate)
- Patienten unter oraler Antikoagulanzienther. (INR > 1,3), z. B. Marcumar®
- jede Erkrankung des zentralen Nervensystems, z. B. Neoplasma, Aneurysma, intrakranielle oder intraspinale Operation in der Anamnese
- bekannte hämorrhagische Diathese
- schwere, nicht kontrollierbare Hypertonie
- in den letzten zwei Monaten
  - große Operation
  - Biopsie eines parenchymatösen Organs
  - schweres Trauma
  - jegliches mit dem akuten Herzinfarkt zusammenhängendes Trauma
- kürzlich erlittene Kopf- oder Schädelverletzungen
- länger andauernde Wiederbelebungsmaßnahmen (> 2 Minuten) in den letzten zwei Wochen
- akute Perikarditis und/oder subakute bakterielle Endokarditis

22

- akute Pankreatitis
- schwere Leberfunktionsstörung einschließlich Leberversagen, Zirrhose, Pfortaderhochdruck (Ösophagusvarizen) und aktiver Hepatitis
- aktive peptische Ulzera
- arterielles Aneurysma und bekannte arteriovenöse Missbildungen
- Überempfindlichkeit gegenüber Tenecteplase.

### Wechselwirkungen

Verstärkung der Blutungsneigung durch Thrombozytenaggregationshemmer, wie z. B. Ticlopidin, Clopidogrel.

**Tipps & Tricks**

- Die Anwendung sollte schon möglichst in der ersten Stunde („Golden hour") nach Symptombeginn einsetzen.
- Ein venöser Zugang sollte vor Anwendung von Metalyse® mit isotonischer Kochsalzlösung gespült werden.
- Metalyse® ist mit Glukose-Lösungen inkompatibel.
- Um die Thrombogenität zu reduzieren sollte immer zusätzlich Aspirin® i.v. und Heparin verabreicht werden.
- ASSENT-2-Studie: Gewichtsadaptiertes Tenecteplase plus 150–325 mg ASS/d plus 4.000/5.000 IE Heparin-Natrium als Bolus, dann 800/1.000 IE/h als Infusion über 48–72 h (≤ 67 kg KG/> 67 kg KG) bis zu einer Ziel-PTT von 50–75 Sek. zeigten gleiche Häufigkeiten von Mortalität, Schlaganfall und kombiniertes Outcome (Tod oder Schlaganfall) bei vorteilhafter Single-Dose-Gabe und deutlich erhöhter Plasma-HWZ.

## ■ Morphin Merck® (Analgetikum [BTMVV])

Ⓐ Vendal® (CH) Morphin-HCl-Sintetica®

### Wirkstoff

Morphin.

### Handelsnamen

MST Mundipharma, Morphin Merck.

### Darreichungsformen

z. B. Morphin Merck®, 1 Amp. à 1 ml = 10, 20 mg Morphin.

### Wirkmodus

Opiat mit starker analgetischer, sedierender und antitussiver Wirkung. Tonuszunahme der glatten Muskulatur.

- Wirkungseintritt nach 1–2 Min.
- Wirkdauer 2–4 h
- HWZ 3 h.

### Indikationen

Stärkste Schmerzzustände, z. B. Myokardinfarkt.

### Dosierung

Initial: 5–10 mg (verdünnt mit Aqua ad inject. 1 : 10) langsam i.v., je nach Schmerzintensität.

### Nebenwirkungen

Sedierung, Somnolenz, selten Erregungszustände, zentrale Atemlähmung (bei zu schneller Injektion), Bradykardie, Übelkeit, Erbrechen, Vasodilatation (venöses Pooling), RR-Abfall.

### Kontraindikationen

Überempfindlichkeit gegenüber Morphinen, Schwangerschaft und Stillzeit, Gallenkoliken, zentrale Atemdepression.

### Wechselwirkungen

Wirkungsverstärkung durch zentraldämpfende Pharmaka und Alkohol.

**Tipps & Tricks**

- Medikament der Wahl bei Myokardinfarkt (Vorlastsenkung → Entlastung des kleinen Kreislaufs).
- Mit steigender Dosierung verstärken sich die Morphin-Wirkungen und Nebenwirkungen „ohne Obergrenze".
- Antidot: Narcanti®.



## ■ Naloxon® Braun (Antidot)

Ⓐ Narcanti® Ⓒⓗ Narcan®

### Wirkstoff

Naloxon.

### Handelsnamen

Naloxon-ratiopharm 0,4 mg/ml.

### Darreichungsformen

z. B. Naloxon Braun®, 1 Amp. à 1 ml = 0,4 mg.

### Wirkmodus

Reiner Opioidanantagonist, der alle Opiatwirkungen aufhebt und im breiten therapeutischen Bereich keine eigene pharmakologische Wirkung besitzt.

- Wirkungseintritt nach 1–2 Min.
- Wirkdauer 15–90 Min. (abhängig von der Konzentration des Opiats)
- HWZ 1–1,5 h.

### Indikationen

- Atemdepression und Dämmerzustände durch Opioide und synthetische Narkotika, z. B. Fentanyl, Methadon, Petazocin, Dextropropoxyphen, Tilidin
- Atemdepression beim Neugeborenen, wenn die Mutter während der Geburt Opioide erhalten hat
- zur DD bei V. a. Opioidintoxikation (z. B. bewusstloser Pat. mit Hinweisen auf eine Opioidabhängigkeit).

### Dosierung

- Bei Opioidüberdosierung nach dem Titrationsverfahren: initial 1–5 Amp. = 0,4–2 mg langsam i.v.: Wiederholung nach 2–3 Min. möglich
- Kinder: 0,01 mg/kg KG langsam i.v., evtl. auch i.m.

### Nebenwirkungen

- Bei Abhängigen akutes Entzugssyndrom
- bei zu schneller Injektion: Übelkeit, Erbrechen, RR ↑; bei mehr als 3 µg/kg KG Naloxon i.v.: Schwitzen, Schwindel, Tremor, Krampfanfall, Asystolie
- vereinzelt allergische Reaktionen.

### Kontraindikationen

Relativ: Schwangerschaft (plazentagängig), vorbestehende Herzerkrankung.

### Wechselwirkungen

Keine bekannt.



**Tipps & Tricks**

- Vermeidung von Übelkeit und Erbrechen: Naloxon Braun® langsam über ca. 30 Sek. i.v. injizieren.
- Achtung: Die Gabe von Naloxon Braun® ersetzt keine Wiederbelebungsmaßnahmen beim Neugeborenen.
- Wegen kurzer HWZ von Naloxon Braun® im Gegensatz zum Opioid: sorgfältige Nachbeobachtung. Pat. immer transportieren!
- Falls nach insgesamt 10 mg Naloxon Braun® keine Reaktion erfolgt, liegt wahrscheinlich keine Opioidintoxikation vor.

## ■ Natriumthiosulfat Köhler® (Antidot)

Ⓐ S-hydril® (CH) Ø

### Wirkstoff

Natriumthiosulfat.

### Handelsnamen

Natriumthiosulfat Köhler 10%/25%.

### Darreichungsformen

z. B. Natriumthiosulfat Köhler®, 1 Amp. 10% à 10 ml = 1 g, 1 Inf.-Fl. 10% à 500 ml = 50 g, 1 Fl. 25% à 100 ml = 25 g Natriumthiosulfat.

### Wirkmodus

Bildet als Schwefeldonator ungiftige Schwefelverbindungen und unterstützt so die körpereigene Entgiftung.

### Indikationen

- I.v.: bei Intoxikation mit Blausäure, Rauchgas, N-Lost und S-Lost (Alkylantien), Stickoxiden, aliphatischen und aromatischen Nitroverbindungen
- P.o.: bei Intoxikation mit Oxidationsmitteln (Kaliumpermanganat, Silbernitrat, Jodverbindungen, Peroxide) und Bromat zur Magenspülung
- bei Intoxikation mit Quecksilbersalzen nach Magenspülung.

### Dosierung

- Bei Cyanidintoxikation: 50–100 mg (max. bis 500 mg)/kg KG i.v.
- bei Alkylantien-Intoxikation: 100–500 mg/kg KG (bei 70 kg–Pat. max. 35 g), Kinder: 50–100 mg/kg KG i.v.
- P.o.: 1%-Lösung zur Magenspülung (bei Quecksilberintoxiktion 250 ml davon nach Magenspülung), 50 g Na-Thiosulfat auf 5 l Wasser für die Magenspülung.

### Nebenwirkungen

- Bei zu schneller i.v. Injektion RR-Abfall möglich
- Brechreiz, Asthmaanfall, Bewusstseinsstörungen, Schock, Diarrhoe.

### Kontraindikation

Relative KI: Asthmatiker mit bekannter Sulfitüberempfindlichkeit.

### Wechselwirkungen

Ausfällung in phosphat-, karbonat-, kalziumhaltigen Medikamenten.

**Tipps & Tricks**

Im Gegensatz zu 4-DMAP auch bei Mischintoxikation mit CO anwendbar.



## Nitrolingual®-Spray, -Amp. (Antianginosum)

Ⓐ Nitro® Ⓒⓗ Nitrolingual®

### Wirkstoff

Glyceroltrinitrat.

### Handelsnamen

Nitrolingual, perlinganit.

### Darreichungsformen

z. B. Nitrolingual®-Spray, 1 Hub = 0,4 mg, 1 Amp. à 5 ml = 5 mg, 1 Amp. konz. à 1, 10 ml = 5, 50 mg Glyceroltrinitrat.

### Wirkmodus

Relaxation glatter Muskulatur an Gefäßen, Bronchiolen, Darm, Gallenwegen und Ureteren. In niedriger Dosis Vasodilatation der venösen Gefäße, in höherer Dosis auch der großen Arterien und epikardialen Gefäße.

- Wirkungseintritt nach 1–2 Min
- Wirkdauer 30–60 Min.
- HWZ 3 Min.

### Indikationen

- Angina Pectoris, Myokardinfarkt
- akute Linksherzinsuffizienz: kardiales Lungenödem, Asthma cardiale
- Senkung des pulmonalarteriellen Drucks bei akuter Rechtsherzbelastung, z. B. Lungenembolie
- spastische Schmerzzustände, z. B. Nieren- oder Gallenkolik.

### Dosierung
- I.v.: 1 Amp. à 5 ml = 5 mg in die Infusion (500 ml Ringer-Laktat oder NaCl 0,9%) geben, mit 1–5 mg/h = 100–500 ml/h laufen lassen
- Perfusor: 1 Amp. konz. à 10 ml = 50 mg auf 50 ml NaCl 0,9% mit 2–5 mg/h = 2–5 ml/h
- P.o.: 1 „Nitrozerbeißkapsel" = 0,8 mg
- S.l.: 1–2 Hübe Spray = 0,8 mg unter die Zunge.

### Nebenwirkungen
(Vasozerebrale) Kopfschmerzen, RR-Abfall, (reflektorische) Tachykardie, Hautrötung (Flush).

### Kontraindikationen
- Akute hypotone (Schock-) Zustände (nicht verabreichen, wenn $RR_{SYST}$ < 90 mmHg, oder $RR_{DIA}$ < 60 mmHg)
- toxisches Lungenödem
- Linksherzinsuffizienz mit niedrigen Füllungsdrücken.



### Wechselwirkungen
Wirkungsverstärkung durch Antihypertensiva, Kalziumantagonisten, Alkohol, Vasodilatatoren und trizyklische Antidepressiva.

**Tipps & Tricks**
- Gabe der unverdünnten i.v. Lösung absolut kontraindiziert → mindestens 1 : 10 mit Infusionslösung verdünnen. Bei zu schneller Infusion Kopfdruckgefühl.
- Auf ausreichenden Blutdruck achten → vor und 2–3 Min. nach der Gabe RR messen!
- Initial mit „Nitrospray" oder Kapsel beginnen, bis Infusion/Perfusor vorbereitet ist.
- Kombination mit Dopamin Giulini® oder Dobutrex® bei Hypotonie/Schock sinnvoll.
- HZV-Abnahme bei älteren Pat. möglich: Bei RR-Abfall Beine hochlagern und Gabe von 100–200 ml Ringer-Lactat oder NaCl 0,9% i.v.
- „Nitrospray" auf/unter die Zunge sprühen, ohne dass der Pat. inhaliert.
- Bei ausgeprägter Hypotonie/Schocksymptomatik infolge Überdosierung Volumensubstitution, evtl. Dopamin Giulini® (Achtung: Adrenalin ist kontraindiziert).

## ■ Norcuron® (Muskelrelaxans)
Ⓐ Norcuron® (CH) Norcuron®

### Wirkstoff
Vecuronium.

### Handelsnamen
Norcuron.

### Darreichungsformen
z. B. Norcuron®, 1 Amp. à 4 mg Trockensubstanz und Lösungsmittel: 1 ml NaCl 0,9% oder Aqua ad inj.

### Wirkmodus
Kompetitive Blockade der Acetylcholinrezeptoren an der motorischen Endplatte.
- Wirkungseintritt nach 1–3 Min.
- Wirkdauer 20–30 Min.
- HWZ ca. 1 h.

### Indikation
Muskelrelaxation zur Intubation und Beatmung.

### Dosierung
- Einzeldosis zum Präkurarisieren: 0,01–0,02 mg/kg KG i.v.
- Intubationsdosis: 0,08–0,1 mg/kg KG i.v.
- Wiederholungsdosis: 0,02–0,05 mg/kg KG i.v.

### Nebenwirkung
Selten Bronchospasmus.

### Kontraindikation
Leberversagen.

### Wechselwirkungen
Verstärkung der neuromuskulären Blockade durch $Ca^{2+}$-Antagonisten, β-Blocker, Schleifendiuretika, Lokalanästhetika (z. B. Lidocain).

> **Tipps & Tricks**
> - Nebenwirkungsärmer als Pancuronium® Organon.
> - Antidot: Gabe von 0,5–5 mg Prostigmin® (Neostigmin) i.v., evtl. zusätzlich 0,5–1 mg Atropin i.v.

## Novalgin® (Analgetikum)
(A) Novalgin®, Inalgon® (CH) Novalgin®, Minalgin®

### Wirkstoff
Metamizol.

### Handelsnamen
Novalgin, Baralgin M, Novaminsulfon.

### Darreichungsformen
z. B. Novalgin®, 1 Amp. à 2,5 ml = 1,25 g Metamizol.

### Wirkmodus
Analgetikum mit starken analgetischen, guten antipyretischen und spasmolytischen Eigenschaften. 1 g Metamizol entspricht der analgetischen Wirkung von 2–4 mg Morphin.
- Wirkungseintritt nach 20–40 Min.
- HWZ 3 h.

### Indikationen

- Akute und chronische Schmerzzustände, besonders mit spastischer Komponente (analgetisch-spasmolytische Wirkung)
- Fieber, das auf andere Maßnahmen nicht anspricht (hervorragende antipyretische Wirkung).

### Dosierung

Initial: 1,0–2,5 g langsam (1 ml/Min.) i.v.

### Nebenwirkungen

Intoleranz mit Fieber und Atemwegsobstruktion, anaphylaktischer Schock, toxischer Schock (zu rasche Injektion, bis zu 1 h später), Agranulozytose mit Fieber, Schüttelfrost, Halsschmerzen, Schluckbeschwerden, nekrotisierende Entzündungen im Bereich der Körpereintrittspforten (Auftreten 1 : 100.000, hohe Letalität), Übelkeit, Erbrechen.

### Kontraindikationen

Überempfindlichkeit gegenüber Metamizol, in den ersten 3 Schwangerschaftsmonaten und in den letzten 6 Wo. (Störung der Hämatopoese, beim Kind vorzeitiger Verschluss des Ductus Botalli möglich).



### Wechselwirkungen

Metamizol und Alkohol können sich gegenseitig in ihrer Wirkung beeinflussen.

#### Tipps & Tricks

- Keine Interaktionen mit Antikoagulantien bekannt.
- Rotfärbung des Urins möglich → kein Krankheitswert.
- Aufgrund der mit einer hohen Letalität behafteten Gefahr der Agranulozytose nur noch zur kurzfristigen Behandlung zugelassen.

## ■ Pancuronium Inresa®

Ⓐ Pavulon® (CH) Pavulon®

### Wirkstoff

Pancuronium.

### Handelsnamen

Pancuronium Inresa®.

### Wirkmodus

Langwirkende, nicht-depolarisierende Muskelrelaxans, besetzt die cholinergen Rezeptoren an der motorischen Endplatte → Unterbrechung der Impulsübertragung von Nerv auf Muskelzelle → Lähmung; PK: HWZ 110–160 Min., Verteilungsvolumen 220–300 ml/kg, max. ausgeprägte Wirkung 46 Min., Wirkungsdauer 28–45 Min. Elimination: in unveränderter Form mit dem Urin, 5–20% über Galle, 10–15% durch Deacetylierung metabolisiert.

### Indikationen

Muskelrelaxierung und Präcurarisierung bei Narkosen

**Dosierung**
- I.v., bei Intubation: 0,08–0,1 mg/kg KG = 6–8 mg initial (80 kg KG) = 3/4–1 Amp. i.v. (8 mg)
- Repetition: 0,04–0,06 mg/kg KG i.v. = 35 mg initial (80 kg KG) = 1 Amp. (4 mg)
- Präcurarisierung:0,01–0,02 mg/kg KG = 0,8–0,6 mg initial (80 kg KG) = 1/4 Amp. (4 mg).

**Nebenwirkungen**
Eventuell P ↑, RR ↑, evtl. Bronchospasmus, bei Myasthenia gravis u. Lambert-Eaton-Syndrom evtl. vollständige Lähmung der Skelettmuskulatur.

**Kontraindikationen**
Künstliche Beatmung nicht möglich, anaphylaktoide Reaktionen auf Pancuronium oder Bromidionen; relativ: anaphylaktoide Reaktionen bei Muskelralaxantien, Erkrankungen des neuromuskulären Systems, Myasthenia gravis, Lambert-Eaton-Syndrom, dauerhafte Therapie mit trizyklischen Antidepressiva, Niereninsuffizienz

**Wechselwirkungen**
- Wirkungsverstärkung bei Gabe von Inhalationsnarkotika, Benzodiazepinen, Antibiotika, Magnesium, Lithium
- Wirkungsabschwächung und evtl. tachykarde Herzrhythmusstörungen bei gleichzeitiger Gabe von Aminophyllin
- Herzrhythmusstörungen bei Halothannarkose und Behandlung mit trizyklischen Antidepressiva
- evtl. erschwerte Antagonisierung bei Nieren- und Leberfunktionsstörungen.

**Tipps & Tricks**
- Lange Anschlagszeit → Pancuronium ist nicht zur Rapid Sequence Induction geeignet.
- Wiederholte Injektion von Pancuronium führt zur Wirkungsverlängerung.
- Nicht mit anderen Arzneimitteln in derselben Spritze mischen.
- Dosisreduktion bei Patienten mit Nierenfunktionsstörungen, Adipositas.
- Antidot: Neostigmin und Atropin.

## ■ Partusisten® (Wehenhemmer)
Ⓐ Ø (CH) Ø

**Wirkstoff**
Fenoterol.

**Handelsnamen**
Partusisten.

**Darreichungsformen**
z. B. Partusisten® Inf.-Lösungskonz., 1 Amp. à 10 ml = 0,5 mg Fenoterol.

### Wirkmodus

- Direkt wirkendes $\beta_2$-Sympathomimetikum. Erst bei höherer Dosierung erfolgt eine Stimulation der β-Rezeptoren. Auf Grund der hohen $\beta_2$-Rezeptorendichte im Uterus kommt es dort zu einer Relaxation
- Wirkungseintritt nach 5–10 Min.

### Indikation

Hemmung vorzeitiger Wehentätigkeit von der 20. bis zum Beginn der 37. SSW.

### Dosierung

Infusion: 460 ml Trägerlösung (Ringer-Lösung) mit 4 Amp. à 0,5 mg (10 ml) → 0,5–3 µg/Min.

### Nebenwirkungen

Herzfrequenz ↑, RR ↓, HZV ↑, Abnahme der Nierendurchblutung.

### Kontraindikationen

Angeborene und erworbene hämodynamisch wirksame Herzfehler sowie Herzmuskelerkrankungen, pulmonale Hypertonie, Pneumonie, schwere Bronchitis, entgleister Diabetes mellitus, Ileussymptomatik, Glaukom, schwere Blutungen, Plazentainsuffizienz, EPH-Gestose.



### Wechselwirkungen

- Atropin führt zu einer starken Steigerung der Herzfrequenz
- auf DHB® wegen Verstärkung des RR-Abfalls verzichten.

> **Tipps & Tricks**
> Wehenhemmung (Tokolyse) nur bei V. a. extrem frühe Geburt, Beckenendlage, Mehrlingsgeburt.

## ■ Paspertin® (Antiemetikum)

Ⓐ Paspertin® (CH) Primperan®, Gastrosil®

### Wirkstoff

Metoclopramid.

### Handelsnamen

Paspertin, Cerucal, duraMCP, Gastrosil Injektionslösung.

### Darreichungsformen

z. B. Paspertin®, 1 Amp. à 2 ml = 10 mg, 1 Amp. à 10 ml = 50 mg Metoclopramid.

### Wirkmodus

Blockierung der Dopaminrezeptoren in der Area postrema. Cholinerger Effekt auf die Magen-Darm-Motilität.

### Indikationen

- Übelkeit, Erbrechen
- Motilitätsstörungen.

### Dosierung

Inital: 1–3 Amp. à 10 mg i.v.

### Nebenwirkungen
Müdigkeit, Dyskinesien, vorwiegend bei Kindern.

### Kontraindikationen
- Bei Sgl. und Kleinkindern bis zum 2. Lj. nicht angezeigt, bei älteren Kindern nur bei strenger Indikationsstellung
- Epilepsie
- mechanischer Darmverschluss.

### Wechselwirkungen
- Neuroleptika: Verstärkung der extrapyramidalen NW
- Wirkungsabschwächung von Anticholinergika.

**Tipps & Tricks**
- Kombination mit Buscopan® und Psyquil® möglich.
- Antidot: bei Dyskinesien 1/2–1 Amp. Akineton® langsam i.v., bei gastrointestinalen NW Atropin oder Buscopan®.



## Phenhydan® (Antikonvulsivum)
Ⓐ Epanutin®, Phenhydan® (CH) Epanutin®

### Wirkstoff
Phenytoin.

### Handelsnamen
Phenhydan, Zentropil, Epanutin.

### Darreichungsformen
z. B. Phenhydan®, 1 Amp. à 5 ml = 250 mg Phenytoin.

### Wirkmodus
Stabilisierender Effekt an der Membran zentraler und peripherer Nerven → Hemmung der Ausbreitung von Anfallspotentialen in der Großhirnrinde.

### Indikationen
- Akuttherapie bei Grand-mal-Status oder bei Grand-mal-Serie
- schwere symptomatische tachykarde Herzrhythmusstörungen.

### Dosierung
250(–500) mg = 1(–2) Amp. i.v.

### Nebenwirkungen
- RR-Abfall bei zu schneller i.v. Injektion
- Asystolie, Kammerflimmern
- VES
- Schwindel, Erbrechen, Doppelbilder, Tremor, Nystagmus.

### Kontraindikationen
- Schwere Herzinsuffizienz
- Bradykardie
- AV-Block I.°–III.°

- Schwangerschaft
- frischer Myokardinfarkt.

**Wechselwirkungen**
- Beschleunigte Elimination bei Alkoholkonsum
- beschleunigter Abbau von Rivotril®, Luminal® und Digitoxin, trizyklischen Antidepressiva.

**Tipps & Tricks**
- Patientinnen auf eine evtl. Aufhebung der hormonellen Kontrazeption hinweisen!
- Erst eine Therapie mit Rivotril® versuchen.
- Dosisreduktion bei Leberinsuffizienz.
- Bei ungenügendem Effekt: Wiederholung der halben Dosis nach frühestens 20 Min. (Achtung: Herzrhythmusstörungen möglich).
- Bei Therapieresistenz des Status epilepticus: Narkoseeinleitung mit 5–7 mg/kg KG Trapanal® i.v., Intubation und kontrollierte Beatmung.



## Rectodelt® (Kortikoid)

Ⓐ Ø Ⓒⓗ Ø

**Wirkstoff**
Prednison.

**Handelsnamen**
Rectodelt, Decortin, Prednison.

**Darreichungsformen**
z. B. Rectodelt®, 1 Supp. = 5, 10, 30 oder 100 mg Prednison.

**Wirkmodus**
Antiphlogistisch durch verminderte Synthese von Entzündungsmediatoren.
- HWZ 3–4 h.

**Indikationen**
- Asthma bronchiale
- allergische Reaktionen
- Pseudokrupp.

**Dosierung**
Initial: 100–200 mg rektal.

**Nebenwirkungen**
Im Notfall nicht zu berücksichtigen.

**Kontraindikationen**
Im Notfall keine.

**Wechselwirkungen**
- Wirkungsverstärkung von Digitalis
- Wirkungsabschwächung von Antidiabetika und Cumarinderivaten

- Verminderung der Steroidwirkung bei zusätzlicher Gabe von Rifampicin, Phenytoin, Barbituraten.

## rheotromb® (Thrombolytikum)

Ⓐ Urokinase Torrek®, Abbokinase® ⒸⒽ Urokinase HS medac®

### Wirkstoff
Urokinase.

### Handelsnamen
Urokinase HS medac, rheotromb

### Darreichungsformen
z. B. rheothromb®, 1 Inj.-Fl. à 500.000 IE als Trockensubstanz.

### Wirkmodus
Fibrinolytikum, das eine direkte Aktivierung von Plasminogen zu Plasmin bewirkt. Körpereigene Substanz ohne antigene Wirkung.

### Indikationen
- Lungenembolie
- Rekanalisierung künstlicher arteriovenöser Shunts.

### Dosierung
- Initialdosis: 500.000 IE innerhalb von 20 Min. infundieren
- Erhaltungsdosis: 100.000 IE/h i.v.: Verdünnung wie Initialdosis, 600.000 IE über 6 h
- Höchstdosis: 4.400 IE/kg KG/h i.v.

### Nebenwirkungen
Unkontrollierbare Blutungen, Auslösung einer Embolie, vereinzelt allergische Reaktionen.

### Kontraindikationen
Bauchaortenaneurysma, Colitis ulcerosa/M. Crohn, Z.n. zerebralem Insult vor 4–6 Wo., 6 d nach Geburt, schwerer Diabetes mellitus mit Augenhintergrundveränderungen, frische OP (bis 6–10 d postop.).

### Wechselwirkungen
Erhöhte Blutungsgefahr bei Einnahme von Antikoagulantien, Thrombozytenaggregationshemmer, nichtsteroidalen Antiphlogistika, Dextranen.

> **Tipps & Tricks**
> Um Rethrombosierung zu verhindern, immer High-Dose-Heparinisierung anschließen, z. B. 5.000 IE Liquemin® N i.v.

## Ringer-Lösung Braun® (Infusionslösung)

Ⓐ Ringer-Lactat

### Wirkstoff
1.000 ml enthalten 8,6 g NaCl = 147 mmol/l; 0,3 g KCl = 4 mmol/l; 0,33 g $CaCl_2$ = 2,5 mmol/l; 155,5 mmol/l $Cl^-$.

### Handelsnamen
Ringer-Lösung pfrimmer, Ringer-Lösung DAB 7 Braun, Ringer-Lösung Köhler.

### Darreichungsformen
z. B. Ringer-Lösung pfrimmer®, 1 Inf.-Fl. à 250, 500, 1.000 ml.

### Wirkmodus
Physiologische (isotone) Ersatzlösung mit schwach ansäuernder Eigenschaft.

### Indikationen
- Extrazellulärer Flüssigkeitsverlust
- initialer Volumenersatz bei polytraumatisierten Pat.
- isotone Dehydratation, hypotone Dehydratation, inital bei hypertoner Dehydratation (z. B. Coma diabeticum)
- Offenhalten peripher- oder zentralvenöser Zugänge
- leichte hypochlorämische Alkalose.

### Dosierung
- Je nach klinischer Symptomatik bis zu mehreren Litern
- schwere Schocksymptomatik: 20–40 ml/kg KG als Druckinfusion i.v.

### Nebenwirkungen
Bei Überdosierung Hypervolämie mit Herzinsuffizienz, Lungenödem.

### Kontraindikationen/Wechselwirkungen
Im Notfall keine. Keine WW bekannt.

## ■ Rivotril® (Antikonvulsivum)
Ⓐ Rivotril® (CH) Rivotril®

### Wirkstoff
Clonazepam.

### Handelsnamen
Rivotril.

### Darreichungsformen
z. B. Rivotril® 1 Amp. = 1 mg Clonazepam.

### Wirkmodus
Benzodiazepin, Abnahme der Erregung vegetativer Neurone im limbischen System durch Verstärkung der hemmenden GABAergen Neurone.

### Indikationen
- Petit-mal-Epilepsie
- Grand-mal-Anfall
- alle Formen des Status epilepticus.

### Dosierung
1 Amp. à 1 mg langsam i.v., bis zu 4-mal wiederholen.

### Nebenwirkungen
Müdigkeit, Verlangsamung, Kopfschmerzen, Artikulationsstörungen, Muskelrelaxation, Amnesie, Gereiztheit, Sedierung, Atemdepression.

### Kontraindikationen
- Myasthenia gravis
- Überempfindlichkeit.

### Wechselwirkungen
Wirkungsverstärkung durch zentraldämpfende Pharmaka und Alkohol.

**Tipps & Tricks**
- 1 mg Clonazepam entspricht der antikonvulsiven Wirkung von 5–10 mg Diazepam.
- Bei Therapieresistenz des Status epilepticus: Narkoseeinleitung mit 5–7 mg/kg KG Trapanal®, Intubation und kontrollierte Beatmung.
- Unter strenger Indikationsstellung Gabe auch in Schwangerschaft möglich, paradoxe Reaktion bei älteren Pat. möglich.
- Antidot: Anexate®.



## sab simplex® (Antidot)
Ⓐ sab simplex® (CH) Lefax®

### Wirkstoff
Simeticon.

### Handelsnamen
sab simplex, Lefax.

### Darreichungsformen
z. B. sab simplex® 1 ml = 25 Tr. = 69,2 mg Simeticon.

### Wirkmodus
Verringerung der Oberflächenspannung von schaumbildenden Substanzen.

### Indikationen
Vergiftungen mit Schaumbildnern (z. B. Pril, Waschpulver, Tenside).

### Dosierung
- Erwachsene: 5 Teel.
- Kinder: 1 Teel.

### Nebenwirkungen
Keine bekannt.

### Kontraindikationen
Keine bekannt.

### Wechselwirkungen
Keine bekannt.

**Tipps & Tricks**
Achtung: Bei Intoxikation mit Schaumbildnern Pat. nicht zum Erbrechen bringen und keine Verdünnung durch Wasser → exzessive Schaumbildung → Gefahr der Atemwegsverlegung/Aspiration!

## Solu-Decortin® H (Kortikoid)

Ⓐ Solu-Decortin® (CH) Solu-Decortin®

### Wirkstoff
Prednisolon.

### Handelsnamen
Solu-Decortin H, Decaprednil, Hefasolon, Predni-Coelin, Ultracorten-H.

### Darreichungsformen
z. B. Solu-Decortin® H, 1 Amp. à 10, 25, 50, 250 mg Trockensubstanz = 7,5 mg, 18,7 mg, 37,4 mg, 186,7 mg Prednisolon.



### Wirkmodus
Kortison mit entzündungshemmender, antiödematöser und membranstabilisierender Wirkung.
- Wirkungseintritt nach 30 Min.
- Wirkdauer 12–36 h
- HWZ 3 h.

### Indikationen
- Anaphylaktischer Schock
- Status asthmaticus
- Reizgasinhalation
- allergische Reaktionen.

### Dosierung
Initial: 50–500 mg i.v.

### Nebenwirkung
Venenreizung (rasche Injektion).

### Kontraindikationen
Im Notfall keine.

### Wechselwirkungen
- Wirkungsverstärkung von Digitalis
- Wirkungsabschwächung von Antidiabetika, Cumarinderivaten
- Verminderung der Steroidwirkung bei zusätzlicher Gabe von Rifampicin, Phenytoin, Barbituraten.

**Tipps & Tricks**
- Keine gesicherte Wirkung auf hypoxiebedingte Ödeme nach Reanimation.
- Gabe beim SHT zur Hirnödemprophylaxe umstritten.
- Anwendung auch in der Schwangerschaft möglich.

## Suprarenin® (Sympathomimetikum)

Ⓐ Suprarenin® Ⓒⓗ Adrenalin Sintetica®

### Wirkstoff

Epinephrin (Adrenalin).

### Handelsnamen

Suprarenin, Adrenalin, Adrenalin Min-I-Jet.

### Darreichungsformen

z. B. Suprarenin®, 1 Amp. à 1 ml = 1 mg, 1 Inj.-Fl. à 25 ml = 25 mg, Adrenalin Min-I-Jet®, 1 Fertigspritze à 10 ml = 1 mg (1 : 10.000).

### Wirkmodus

Dosisabhängige Stimulation von α- und β-Rezeptoren. Bei Dosen von 1–2 μg/Min. kommt es zu einer starken Zunahme der Kontraktilität und der Erregungsleitung. Mittlere Dosen von 1–10 μg/Min. erweitern Splanchnikus- und Muskelgefäße auf Grund der $\beta_2$-Stimulation. Bei sehr hohen Dosen von > 10 μg/Min. überwiegt die α-sympathomimetische Wirkung mit Vasokonstriktion.

- Wirkungseintritt sofort
- Wirkdauer 3–5 Min.
- HWZ 3–10 Min.

### Indikationen

- Reanimation
- anaphylaktischer Schock.

### Dosierung

- Reanimation: initial 0,01 mg/kg KG, Erw. 1 mg als Bolus i.v., e.b. 3-fache Dosis
- anaphylaktischer Schock: initial 0,1 mg i.v. (evtl. wiederholen).

### Nebenwirkungen

Tachykardie, VES, Kammerflimmern. Bei Angina Pectoris → Frequenzanstieg, BZ- und RR-Anstieg, Tremor, Krampfanfälle.

### Kontraindikationen

Im Rahmen der Reanimation keine.

### Wechselwirkungen

Wirkungsabschwächung von Antidiabetika, vermehrte Sympathikusaktivität bei trizyklischen Antidepressiva; β-Blocker (Wirkungsumkehr des Adrenalins mit RR-Abfall), nicht zusammen mit Natriumbikarbonat über einen Zugang (Ausfällung).

### Tipps & Tricks

- E.b. Gabe möglich, Dosis 3fach.
- Im Rahmen der Reanimation ist eine High-Dose-Adrenalin-Therapie mit Dosen > 20 mg nicht mehr indiziert. Alle 3–5 Min. jeweils 1 mg Suprarenin® i.v. oder 2–3 mg Suprarenin® e.b. sind ausreichend.

## Streptase® (Thrombolytikum)

Ⓐ Streptase® Ⓒⓗ Streptase®

**Wirkstoff**
Streptokinase.

**Handelsnamen**
Streptase, Kabikinase, Streptokinase Braun.

**Darreichungsformen**
z. B. Streptase® 1 Fl. = 100.000 IE, 250.000 IE, 750.000 IE, 1,5 Mio. IE als Trockensubstanz.

**Wirkmodus**
Körperfremdes Koenzym aus Kulturen verschiedener Rassen von Streptococcus haemolyticus, welches Plasminogen in Plasmin umwandelt.

**Indikationen**
- Lungenembolie
- akuter Myokardinfarkt.

22

**Dosierung**
- Myokardinfarkt: 1,5 Mio. IE übrt 60 Min. i.v. (Kurzzeitlyse)
- Lungenembolie: Bolus 250.000 IE über 30 Min., danach 100.000 IE/h.

**Nebenwirkungen**
Unkontrollierbare Blutungen, Auslösung einer Embolie, allergische Reaktionen.

**Kontraindikationen**
Bauchaortenaneurysma, Colitis ulcerosa/M. Crohn, 4–6 Wo. nach zerebralem Insult, 6 d nach einer Geburt, schwerer Diabetes mellitus mit Augenhintergrundsveränderungen, schwere Hypertonie, Gerinnungsstörungen, innere Blutungen, Operationen.

**Wechselwirkungen**
Erhöhte Blutungsgefahr: Antikoagulantien, Thrombozytenaggregationshemmer, nicht-steroidale Antiphlogistika, Dextrane.

**Tipps & Tricks**
- Wegen Verhinderung einer Rethrombosierung immer High-Dose-Heparinisierung anschließen.
- Zur Prophylaxe anaphylaktischer Reakionen 250 mg Solu-Decortin® H i.v.

## Sultanol® (Antiasthmatikum)

Ⓐ Sultanol® Ⓒⓗ Ventolin®

**Wirkstoff**
Salbutamol.

**Handelsnamen**
Sultanol.

### Darreichungsformen
z. B. Sultanol® Dosieraerosol, 1 Sprühstoß = 0,1 mg, 1 Amp. pro infusione à 5 mg Salbutamol.

### Wirkmodus
Direkt wirkendes $\beta_2$-Symphatomimetikum. Stimulation der $\beta_1$-Rezeptoren erst bei höherer Dosierung.
- Wirkungseintritt sofort
- Wirkdauer 4–6 h
- HWZ 3–5 h.

### Indikation
Akutes Asthma bronchiale.

### Dosierung
- Initial: 2–3 Sprühstöße inhalativ, 0,2–0,4 mg langsam i.v., Wiederholung frühestens nach 15 Min. möglich
- Perfusor: 1 Amp. Salbutamol-Infusionskonzentrat (5 mg = 5 ml) auf 50 ml NaCl 0,9%: 0,1 mg/ml; 5–25 µg/Min.: Perfusor mit 3–15 ml/h.

### Nebenwirkungen
Tachykardie, pektanginöse Beschwerden, Unruhegefühl, Tremor, RR ↑.

### Kontraindikationen
- Tachykardie, tachykarde Arrhythmie
- akuter Herzinfarkt, schwere KHK
- Phäochromozytom
- Hyperthyreose.

### Wechselwirkungen
- Bei gleichzeitiger Gabe von Euphyllin® kann die antiobstruktive Wirkung verstärkt werden
- β-Blocker können die Wirkung von Sultanol® aufheben.

**Tipps & Tricks**
Therapeutischer Nutzen größer als der von Fenoterol und Theophyllin.

## Syntocinon®
Ⓐ Syntocinon® (CH) Syntocinon®

### Wirkstoff
Oxytocin.

### Handelsnamen
Syntocinon 3/10 IE Injektionslösung, Oxytocin 3/10 IE-Rotexmedica, Oxytocin Noury 3/10 IE Lösung.

### Darreichungsformen
z. B. Syntocinon®, 1 Amp. à 1 ml = 3 oder 10 IE Oxytocin.

22

### Wirkmodus
Auslösung bzw. Verstärkung von Uteruskontraktionen über Membranrezeptoren in den glatten Muskelzellen der Uteruswand (Myometrium).

### Indikationen
- Vorzeitige Einleitung der Geburt
- Einleitung der Geburt nach vorzeitigem Blasensprung.

### Dosierung
- Zur Geburtseinleitung: 1–2 IE/Min. i.v., ggf. Steigerung
- Nachgeburtsperiode: 3–5 IE langsam i.v.

### Nebenwirkungen
- Blutdruckabfall mit reflektorischer Tachykardie (bei schneller Injektion)
- antidiuretischer Effekt
- bei Überdosierung uterine Tetanie.

### Kontraindikationen
- Geburtshindernisse, Querlagen
- vorangegangener Kaiserschnitt oder Operationen am Uterus
- vorzeitige Plazentalösung.



### Wechselwirkungen
- Hypertonie bei gleichzeitiger Gabe eines Vasopressors (z. B. Ephedrin)
- Prostaglandine → Wirkungsverstärkung von Syntocinon®.

**Tipps & Tricks**
Bei Überdosierung: Abstellen der Oxytocin-Infusion, danach Infusion von β-Sympathomimetika oder Kalziumblockern.

## ■ Tavegil® (Antihistaminikum)
Ⓐ Tavegil® Ⓒⓗ Tavegyl®

### Wirkstoff
Clemastin.

### Handelsnamen
Tavegil.

### Darreichungsformen
z. B. Tavegil®, 1 Amp. à 5 ml = 2 mg Clemastin.

### Wirkmodus
$H_1$-Antagonist, gefäßmembranstabilisierend, zentral sedierend.

### Indikationen
Leichte Anaphylaxie.

### Dosierung
Initial: 1–1,5 Amp. = 2–3 mg langsam i.v.

### Nebenwirkungen
Sedierung, Tachykardie, Schwindel, Mundtrockenheit.

### Kontraindikationen
Keine.

### Wechselwirkungen
Wirkungsverstärkung zentral wirkender Medikamente, z. B. Hypnotika, Analgetika, Narkotika, Alkohol.

> **Tipps & Tricks**
> Tavegil® ist juckreizstillend und besitzt bronchodilatatorische Wirkung.

## Temgesic® (Analgetikum)
Ⓐ Temgesic® (CH) Temgesic®

### Wirkstoff
Buprenorphin.

### Handelsnamen
Temgesic.

### Darreichungsformen
z. B. Temgesic®, 1 Amp. à 1 ml = 0,3 mg Buprenorphin.

### Wirkmodus
Partieller Agonist an Opiatrezeptoren. 30–40-fache analgetische Potenz von Morphin.
- Wirkungseintritt nach 15 Min.
- Wirdauer 6–8 h
- HWZ 2–3 h.

### Indikationen
Stärkste akute und chronische Schmerzzustände.

### Dosierung
Initial: 0,15–0,3 mg i.v.

### Nebenwirkungen
Sedierung, Schwindel, Benommenheit, Übelkeit, Erbrechen, Obstipation, Harnverhalt, RR-Abfall, Bradykardie, Atemdepression.

### Kontraindikationen
- Überempfindlichkeit gegen Buprenorphin
- Schwangerschaft und Stillzeit
- eingeschränkte Atemfunktion.

### Wechselwirkungen
- Die Wirkung von zentral dämpfenden bzw. atemdepressiv wirkenden Medikamenten kann verstärkt werden
- mögliche Minderung der Wirkung reiner Opiatagonisten (z. B. Morphin) durch Verdrängung auf Grund der hohen Rezeptoraffinität.

22

**Tipps & Tricks**
- Die maximal zu erwartenden Nebenwirkungen sind geringer ausgeprägt als die von Morphin.
- Antidotbehandlung mit Naloxon zeigt nur geringe Wirkung.

## Toluidinblau® (Antidot)

Ⓐ Ø (CH) Ø

### Wirkstoff
Toloniumchlorid.

### Handelsnamen
Toluidinblau.

### Darreichungsformen
z. B. Toluidinblau®, 1 Amp. à 10 ml = 300 mg Toloniumchlorid.

### Wirkmodus
Redoxfarbstoff, der die Reduktion von Methämoglobin beschleunigt, wodurch der aktive Sauerstofftransport wieder ermöglicht wird.

### Indikationen
- Behandlung der Methämoglobinämie bei Intoxikation durch Nitrate, Nitrite, aromatische Amine
- nach Überdosierung von 4-DMAP® im Rahmen der Antidottherapie nach Cyanidintoxikation.

### Dosierung
Initial 2–4 mg/kg KG langsam i.v., evtl. Wiederholung nach 30 Min.

### Nebenwirkungen
- Erbrechen
- Blaufärbung der Haut.

### Kontraindikationen
Im Notfall keine.

### Wechselwirkungen
Im Notfall keine zu berücksichtigen.

**Tipps & Tricks**
- Eine Blaufärbung der Haut nach der i.v. Injektion von Toluidinblau® (blauer Farbstoff) ist nicht mehr mit einer Zyanose gleichzusetzten.
- Der pulsoximetrische $SpO_2$-Wert hat nach der Gabe von Toluidinblau® keine therapeutische Relevanz meht, da er falsch erniedrigt ist, der tatsächliche Wert also höher liegt.

## Toxogonin® (Antidot)

Ⓐ Toxogonin® Ⓒⓗ Ø

### Wirkstoff

Obidoxim.

### Handelsnamen

Toxogonin.

### Darreichungsformen

z. B. Toxogonin®, 1 Amp. à 1 ml = 0,25 g Obidoxim.

### Wirkmodus

Reaktivator der Cholinesterase.

### Indikationen

- Alkylphosphatintoxikation:
  - sehr gute Wirkung bei Parathion (Nitrostigmin®, E 605® forte), Phosphamidon (Dimecron® 20)
  - gute Wirkung bei Demeton-S-Metylsulfoxid (Metasystox®), Trichlorphon (Diptrex®)
  - schlechte Wirkung bei Dimethoat (Rogor®, Roxion®), Endothion, Formothion, Malathion, Mevinhos.

### Dosierung

Initial: 1 Amp. i.v., 5 Min. nach Gabe von 1 Amp. Atropin = 0,25 g i.v. Kann in Abständen von 2 h 1–2-mal wiederholt werden.

### Nebenwirkungen

Hitze- und Spannungsgefühl im Kopf, Überempfindlichkeitsreaktionen (Kälteempfinden, Übelkeit).

### Kontraindikation

Intoxikation mit Carbamaten (z. B. Temik® 5G).

### Wechselwirkungen

Keine bekannt.

**Tipps & Tricks**

- Achtung: initial 2–5 mg Atropin i.v., alle 3–5 Min. wiederholen, bis Rückgang der Bronchialsekretion, dann Toxogonin® i.v.
- Auf ausreichenden Eigenschutz achten!

## Tramal® (Analgetikum)

Ⓐ Tramal®, Nycodol® Ⓒⓗ Tramadol-Mepha®

### Wirkstoff

Tramadol.

### Handelsnamen

Tramal.

### Darreichungsformen
z. B. Tramal®, 1 Amp. à 1, 2 ml = 50, 100 mg Tramadol.

### Wirkmodus
Partieller Agonist an Opiatrezeptoren mit teilweise antagonistischen Effekten. 0,1–0,2-fache analgetische Potenz von Morphin.
- Wirkungseintritt nach 3–5 Min.
- Wirkdauer 4 h
- HWZ 6–9 h.

### Indikationen
Starke bis sehr starke akute und chronische Schmerzzustände.

### Dosierung
Initial: 50–100 mg langsam i.v. (Achtung: stark brechreizend).

### Nebenwirkungen
Schwindel, Benommenheit, Übelkeit, Erbrechen, Schwitzen, Sedierung, negative Inotropie, Atemdepression (selten).

### Kontraindikationen
Überempfindlichkeit gegen Tramadol, akute Alkohol-, Schlafmittel-, Analgetika-, Psychopharmakaintoxikation.

### Wechselwirkungen
Verstärkung des sedierenden und atemdepressiven Effekts zentral wirkender Substanzen.

**Tipps & Tricks**
- Etwa 50 mg Tramadol entsprechen der analgetischen Potenz von 10 mg Morphin.
- Bei Gabe therapeutischer Dosen kaum Atemdepression oder spastische Obstipation.
- Tramadol kann bei zu rascher Injektion verstärkt Übelkeit und Erbrechen auslösen.

## Trapanal® (Hypnotikum)
Ⓐ Thiopental Tyrol Pharma® (CH) Pentothal®

### Wirkstoff
Thiopental.

### Handelsnamen
Trapanal.

### Darreichungsformen
z. B. Trapanal®, 1 Amp. à 0,5 g Trockensubstanz, 1 Durchstechfl. à 2,5 g Trockensubstanz (Lösungsmittel Aqua dest.), 2,5- od. 5-prozentige Lösung (z. B. 0,5 g Thiopental in 20 ml Lösung).

### Wirkmodus

Thiobarbiturat mit guter narkotischer und antikonvulsiver und nur geringer analgetischer und muskelrelaxierender Wirkung.

- Wirkungseintritt nach 10–20 Sek.
- Wirkungsdauer 5–20 Min.
- HWZ 9–16 h.

### Indikation

Narkoseeinleitung.

### Dosierung

Initial: 5–7 mg/kg KG i.v.

### Nebenwirkungen

Dosisabhängig kardiovaskuläre Depression mit RR ↓, P ↑, Vasodilatation, HZV ↓, myokardialer Sauerstoffverbrauch ↑, VES; Atemdepression bis hin zur Apnoe, Histaminfreisetzung → Husten, Laryngo- und Bronchospasmus.

### Kontraindikationen

Barbituratallergie bei Pat. mit Asthma, dekompensierte Herzinsuffizienz, akuter Myokardinfarkt, schwerer Leberschaden, schwere Hypovolämie oder Schock.



### Wechselwirkungen

Verstärkter Abbau von Kortikosteroiden, Phenytoin, Kontrazeptiva, Cumarin; Wirkungsverlängerung trizyklischer Antidepressiva und Alkohol.

**Tipps & Tricks**

- Intraarterielle Injektion verursacht Gefäßspasmus mit Gefahr der Gangrän der betroffenen Region.
- Paravasale Injektion kann Gewebsnekrosen verursachen.
- Aufgrund der hirndrucksenkenden Wirkung Einleitungsnarkotikum der 1. Wahl beim SHT.
- Aufgrund der antikonvulsiven Wirkung zur Durchbrechung des Status epilepticus geeignet.

## ■ Urbason® (Kortikoid)

Ⓐ Solu-Medrol® (CH) Solu-Medrol®

### Wirkstoff

Methylprednisolon.

### Handelsnamen

Urbason, Medrate.

### Darreichungsformen

z. B. Urbason®, 1 Amp. à 20/40 mg; Urbason® forte à 250 oder 1.000 mg Methylprednisolon.

### Wirkmodus

Nicht fluoriertes Glukokortikoid, beeinflusst dosisabhängig den Stoffwechsel fast aller Gewebe.

### Indikationen
- Status asthmaticus
- Hirnödem
- allergische Reaktion.

### Dosierung
1–2 Amp. (1–2 mg/kg KG) i.v.

### Nebenwirkungen
Bei schneller Injektion: Übelkeit, Hitzegefühl.

### Kontraindikationen
Im Notfall keine.

### Wechselwirkungen
- Glykosidwirkung kann verstärkt werden
- Antidiabetika: blutzuckersenkende Wirkung vermindert.



**Tipps & Tricks**
Die Verabreichung von Urbason® in hoher Dosierung hat beim Wirbelsäulentrauma einen positiven Effekt auf die Heilungschancen.

## ■ Visken® (β-Blocker)
Ⓐ Visken® Ⓒⓗ Visken®

### Wirkstoff
Pindolol.

### Handelsnamen
Visken, durapindol, Pindoreal, Pindaptan.

### Darreichungsformen
z. B. Visken®, 1 Amp. à 2 ml = 0,4 mg Pindolol.

### Wirkmodus
Spezifische kompetitive und reversible Hemmung von β-Rezeptoren.
- Wirkungseintritt rasch
- Wirkdauer 8–15 h
- HWZ 2–5 h.

### Indikationen
- Sinustachykardie
- SVES
- Vorhoftachykardie mit wechselnder Überleitung
- paroxysmale Vorhoftachykardie
- Vorhofflattern/-flimmern
- arterielle Hypertonie.

### Dosierung
Initial: 2 ml = 0,4 mg langsam i.v.

### Nebenwirkungen
Bradykarde Herzrhythmusstörungen, Bronchialobstruktion, Müdigkeit, depressive Verstimmung, Allergie, RR-Abfall, Diarrhoe, Übelkeit, Obstipation.

### Kontraindikationen
Herzinsuffizienz, Sinusknotensyndrom, AV-Block II.° und III.°, Asthma bronchiale, obstruktive Bronchitis.

### Wechselwirkungen
Antidiabetika (Verstärkung der hypoglykämischen Wirkung), Verstärkung des kardiodepressiven Effekts durch Kalziumantagonisten und andere Antiarrhythmika, Verstärkung von Antihypertensiva.

**Tipps & Tricks**
- Antidot bei Bradykardie = Atropin, bei Obstruktion = $\beta_2$-Sympathomimetikum.
- In der Schwangerschaft vorzugsweise $\beta_1$-selektive Blocker einsetzen.



## ■ Volon A solubile® (Kortikoid)
Ⓐ Solu Volon A®, Solubile Ⓒⓗ Kenacort®

### Wirkstoff
Triamcinolon.

### Handelsnamen
Volon A solubile.

### Darreichungsformen
z. B. Volon A®, 1 Amp. à 0,25, 1, 2, 5 ml = 10, 40, 80, 200 mg Triamcinolon.

### Wirkmodus
Antiallergisch, zellmembranstabilisierend, entzündungshemmend.

### Indikationen
- Anaphylaxie, anaphylaktischer Schock
- Status asthmatikus
- SHT.

### Dosierung
Initial: 40–200 mg i.v.

### Nebenwirkungen
Bei schneller Injektion: Übelkeit, Hitzegefühl.

### Kontraindikationen
Keine.

### Wechselwirkungen
Wirkungsverstärkung von Digitalis, Wirkungsabschwächung von Antidiabetika, Cumarinderivaten.

**Tipps & Tricks**
Volon A® ist ein Glukokortikoid mit größter Einsatzmöglichkeit bei der anaphylaktischen Reaktion.

## Vomex® A (Antiemetikum)

(A) Emedyl®, Nausex® (CH) Antemin®

**Wirkstoff**
Dimenhydrinat.

**Handelsnamen**
Vomex A.

**Darreichungsformen**
z. B. Vomex® A, 1 Amp. à 10 ml = 62 mg Dimenhydrinat.

**Wirkmodus**
Selektive Dämpfung der Chemorezeptoren der Area postrema der Medulla oblongata.



**Indikationen**
Übelkeit, Erbrechen.

**Dosierung**
Initial: 1–2 mg/kg KG i.v.

**Nebenwirkungen**
- Müdigkeitserscheinungen
- Delir, euphorische Stimmungslage
- Mundtrockenheit, Sehstörungen.

**Kontraindikationen**
- Akute Vergiftungen
- Epilepsie, Eklampsie
- raumfordernde intrakranielle Prozesse.

**Wechselwirkungen**
Wechselseitige Verstärkung mit zentral wirkenden Arzneimitteln, z. B. Psychopharmaka, Schlafmitteln, Schmerzmitteln.

**Tipps & Tricks**
Eventuell Kombination mit Paspertin®.

## Xomolix® (Neuroleptikum)

(A) Dehydrobenzperidol®

**Wirkstoff**
Droperidol.

**Handelsnamen**
Dehydrobenzperidol.

### Darreichungsformen
z. B. Xomolix®, 1 Amp. à 2, 10 ml = 2,5 mg, 12,5 mg Droperidol.

### Wirkmodus
Butyrophenon-Derivat mit dopaminblockierenden und $\alpha_1$-adrenolytischem Effekt → Sedierung, Zustand psychischer Indifferenz, Reduktion motorischer Unruhe.
- Wirkungseintritt nach 5–7 Min.
- Wirkdauer 2–4 h
- HWZ 2–3 h.

### Indikationen
- Zur Vorbeugung und Behandlandlung von Übelkeit und Erbrechen nach Operationen bei Erwachsenen.

### Dosierung
- Prämedikation: 0,625–1,25 mg i.v.

### Nebenwirkungen
RR-Abfall, reflektorische Tachykardie, paradoxe Reaktionen (z. B. Halluzinationen, Ruhelosigkeit, Angst), Hautrötung, Senkung der Krampfschwelle.



### Kontraindikationen
- Akute Intoxikation mit zentraldämpfenden Pharmaka, Alkohol
- akute hypotone (Schock-) Zustände
- Stammhirnerkrankungen, z. B. Parkinson-Syndrom.

### Wechselwirkungen
- Wirkungsverstärkung von Antihypertonika → starker RR-Abfall
- gegenseitige Wirkungsverstärkung mit zentraldämpfenden Pharmaka und Alkohol.

**Tipps & Tricks**
Bei Kreislaufdepression: Volumengabe, evtl. Dopamin Giulini®.

## ■ Xylocain® (Antiarrhythmikum)
Ⓐ Lidocorit® (CH) Xylocain®

### Wirkstoff
Lidocain.

### Handelsnamen
Xylocain.

### Darreichungsformen
z. B. Xylocain® 2%, 1 Amp. à 5 ml = 100 mg, 20% = 1 Spezialamp. à 5 ml = 1.000 mg pro infusione.

### Wirkmodus

Verlangsamung des Natriumeinstroms an der Zellmembran. Negativ chronotrop, negativ inotrop.

- Wirkungseintritt nach 1–2 Min.
- Wirkungsdauer 15–20 Min.
- HWZ 1,6 h.

### Indikationen

- VES
- Kammertachykardie
- prophylaxe ventrikulärer Extrasystolen, z. B. beim Myokardinfarkt
- Intoxikation mit trizyklischen Antidepressiva (bei Rhythmusstörungen)
- Torsade-de-pointes-Tachykardie
- Status epilepticus.

### Dosierung

Initial: 1 mg/kg KG i.v., Erw. 100 mg als Bolus, e.b. 3-fache Dosis.

### Nebenwirkungen

RR ↓, Verstärkung von Herzrhythmusstörungen, Sinusarrest, AV-Blockierung, Tremor, Verwirrtheit, Krampfanfall, Koma.

### Kontraindikationen

Lokalanästhetikaunverträglichkeit, AV-Block mit VES.

### Wechselwirkungen

Antiarrhythmika (Verstärkung der negativ inotropen Wirkung), Wirkungsverstärkung von Cimetidin, Propranolol.

**Tipps & Tricks**

- Auch in der Schwangerschaft anwendbar.
- Achtung: Nicht vor mechanischer Defibrillation einsetzen (Lidocain hemmt die elektrische Defibrillation).
- E.b. Gabe möglich, Dosis 3fach.

# 23 Praxis des Rettungsdienstes

*Frank Flake und Boris Hoffmann*

## 23.1 Zusammenarbeit mit der Leitstelle

Die Aufgaben der Leitstellen sind in den Rettungsdienstgesetzen der einzelnen Bundesländer geregelt. Meist handelt es sich um kombinierte Feuer- und Rettungsleitstellen. Dies kann jedoch stark variieren.

### Hauptaufgaben

- Entgegennahme und Bearbeitung von Hilfeersuchen
- Alarmierung und Koordination der entsprechenden Einsatzmittel
- lebensrettende Sofortmaßnahmen am Telefon.

### Zu den weiteren Aufgaben zählen

- Dokumentation der Einsätze mittels Einsatzleitrechner
- Nachalarmierung weiterer Einsatzmittel, z. B. NA, Polizei, RTH oder Feuerwehr
- Kommunikation mit den Vergiftungszentralen und Verbrennungszentren
- Voranmeldung von Notfallpat. im Zielkrankenhaus
- Einweisung ortsfremder Einsatzmittel
- Einsatzabwicklung und Koordination von RTH-Einsätzen
- Information von Behörden und Polizei
- Führen eines Bettennachweises der entsprechenden Krankenhäuser im Einsatzbereich der Leitstelle
- Kommunikation mit Nachbarleitstellen
- Koordination des ÄND.



### Leitstellentechnik

Auf ihren Funkkanälen direkt oder per Tonrufeintastung jederzeit ansprechbar. In der Regel steht folgende Technik zur Verfügung:

- BOS-Sprechfunkgeräte im 2- und 4-Meterbandbereich
- Notrufabfrageeinrichtung/Notruf 112 aus den Ortsnetzen im Einsatzbereich
- mehrere Amtsleitungen mit Zielwahlgeber
- FMS (Funkmeldesystem)
- Alarmierungs-PC für die digitale Alarmierung von Digitalmeldungsempfängern
- leistungsfähiger Einsatzleitrechner
- Faxgerät
- Sprachdokumentationsanlage zur lückenlosen Dokumentation aller über Sprechfunk sowie Telefon geführten Gespräche → 24-h-Dokumentation
- Kopfgeschirre.

### Weisungsbefugnis der Leitstelle

Ist dem Rettungsdienstpersonal **in Fragen der Einsatzkoordination weisungsbefugt**. Die Weisungsbefugnis dient ausschließlich dem reibungslosen Einsatzablauf: Die Leitstelle unterrichtet z. B. das Rettungsdienstpersonal über Art der Erkrankung bzw. der Verletzung, geeignete und aufnahmebereite Krankenhäuser. **In medizinischen Fragen** ist sie **nicht weisungsbefugt**. Die Entscheidung liegt beim Rettungsfachpersonal bzw. NA. Das gilt z. B. auch für die Frage, ob die nächste Fachklinik zu weit entfernt ist oder eine NA-Nachforderung zu erfolgen hat.

### Zusammenarbeit zwischen Rettungsdienst und Leitstelle

Um den Einsatzablauf so reibungslos und wenig zeitintensiv wie möglich zu gestalten, sind folgende Punkte zu beachten:

- Auf eine klare und deutliche Aussprache am Funk achten
- schwierige Wörter, z. B. Präparatenamen, immer buchstabieren, um Verwechslungen zu vermeiden
- auch in Stresssituationen einen freundlichen Ton wahren
- frühzeitig ein Bild der Schadenslage am Notfallort geben, damit rechtzeitig weitere Kräfte alarmiert werden können
- Voranmeldungen so früh wie möglich machen. → 2–3 Absagen sind keine Seltenheit und kosten unnötige Zeit
- aus der Wohnung nicht erst zum Fahrzeug laufen, um Kräfte nachzufordern oder eine Voranmeldung abzusetzen. → Vorhandenes Telefon/Handy nutzen
- Handsprechfunkgerät mit zum Einsatzort nehmen
- bei Verkehrsunfällen auslaufende Flüssigkeiten prüfen, z. B. Benzin oder Kühlflüssigkeit. → Eventuell Feuerwehr nachalarmieren, für kleinere Mengen führt Abschleppunternehmen Bindemittel mit sich.

## 23.2 Zusammenarbeit mit Polizei oder Feuerwehr

Bei vielen Einsätzen trifft der RD mit der Feuerwehr oder der Polizei zusammen. Zum besseren Einsatzablauf das Gespräch mit den anderen Diensten suchen, um die eigenen Einsatzmöglichkeiten und Grenzen zu erörtern und die Rettungsarbeiten zu koordinieren.

**Tipps & Tricks**

- Die eigene Rolle beim Einsatzablauf niemals überbewerten, die der Feuerwehr und Polizei nicht unterbewerten.
- „Nichts ist überflüssiger, als durch Kompetenzgerangel wertvolle Zeit zu vergeuden!"

### Aufgaben der einzelnen Fachdienste im RD-Einsatz

#### Polizei

- Absichern der Unfallstelle
- Verkehrsregelung
- Aufnahme der Unfallbeteiligten und Konstruktion des Ereignisses
- Durchführung oder Empfehlung von Alkoholtests
  - Achtung: Das Rettungsdienstpersonal darf keine Mutmaßungen oder Aussagen über einen möglichen Alkoholkonsum des Pat. machen → Schweigepflicht.
- Begleitung von Zwangseinweisungen.

#### Feuerwehr

- Koordination und Durchführung der technischen Rettung

! medizinische Rettung geht vor technischer Rettung/Bergung. → Vorgehen absprechen.

- Einsatzleitung bei Gefahrgutunfällen
- Beseitigung von Umweltgefahren, z. B. ausgelaufenes Öl oder Benzin
- Brandbekämpfung.

## 23.3 Zusammenarbeit an der Großschadensstelle

Einsätze an Großschadenstellen erfordern von allen Beteiligten ein hohes Maß an Teamgeist und Disziplin. Sie bringen alle Beteiligten nicht selten an die Grenzen ihrer psychischen Belastbarkeit.

- **Ersteintreffendes Team** stellt Einsatzleitung, bis Leitender Notarzt (LNA) oder Organisatorischer Einsatzleiter (OrgL RD) eintreffen
- vor dem Einleiten der ersten Maßnahmen am Pat. hat das zuerst eintreffende Team alle Verletzten zu sichten und die genaue Schadenslage zu ermitteln
- detaillierte Schadensmeldung an die Leitstelle geben:
  - genauer Schadensfall
  - Anzahl der Verletzten → Wie viele hiervon sind schwer, mittel oder leicht verletzt, evtl. Verdachtsdiagnosen, z. B. SHT, Verbrennungen
  - Anzahl der eingeklemmten oder verschütteten Pat.
  - Feuerwehr, THW oder schweres Bergungsgerät erforderlich?
  - Anzahl der benötigten RTW, KTW, RTH und NÄ
  - Schnelleinsatzgruppe erforderlich?
- ständigen Funkkontakt (Handfunkgerät) zur Leitstelle halten, Sprechfunkverkehr auf das Nötigste beschränken
- trotz Stresssituation sachlich bleiben. → Andere Einsatzkräfte sind dem gleichen Stress ausgesetzt
- ortsfremde Einsatzkräfte als gleichwertige Partner betrachten. → Pat. steht im Mittelpunkt
- nachfolgende Einsatzkräfte einweisen und Pat. zuweisen. Kein Team sucht sich seinen Pat. selber. → Vermeiden von Fehlkoordination
- nach Eintreffen der Technischen Einsatzleitung **Bildung eines Führungsteams**. Es ist ab sofort weisungsbefugt und besteht aus
  - leitendem Notarzt (LNA)
  - organisatorischem Leiter Rettungsdienst (OrgL RD)
  - Einsatzleiter Feuerwehr
  - Einsatzleiter Polizei
- Kommunikation mit der Leitstelle nur noch von oder über die technische Einsatzleitung
- alle Maßnahmen zur Rettung verschütteter oder eingeklemmter Personen mit dem Einsatzleiter Feuerwehr absprechen
- Patientendaten, Art der Verletzungen, transportierender RTW und Zielklinik werden von der Einsatzleitung dokumentiert

! keinen Pat. ohne vorherige Sichtung und Dokumentation durch den Leitenden Notarzt transportieren.

**Tipps & Tricks**

- Nach Abschluss des Einsatzes in jedem Fall Nachbearbeitung mit den eingesetzten Kräften → nur so können mögliche Fehler in der Zukunft vermieden werden.
- Sensibilität für Auffälligkeiten im Verhalten von Kollegen: Haben sie das Erlebte verarbeitet? Ist Hilfe erforderlich?

## 23.3.1 Verhalten bei Terroranschlägen

Vor allem nach den Terroranschlägen des 11. September 2001 in den USA scheint die Gefahr potentieller Anschläge auch in der Bundesrepublik erhöht. Grund dafür ist die weltpolitische Lage mit ihren Auswirkungen. Ziele von Terroranschlägen können Personen des öffentlichen Interesses, Unternehmen, öffentliche Einrichtungen aber auch Massenveranstaltungen oder -verkehrsmittel sein. Dies macht es notwendig, sich bereits im Vorfeld mit der Thematik auseinander zu setzen und Maßnahmen zur Eindämmung der Gefahrenlage zu treffen.

**Hierbei handelt es sich vor allem um eine Gefährdung durch**

- biologische und chemische Waffen (Kontamination durch Gase, Flüssigkeiten etc.)
- Sprengstoff (Druckwelle und -wirkung)
- nukleare und radiologische Waffen (Kontamination durch Strahlung, Druckwelle etc.)
- Sabotage von Betriebs- und Sicherheitseinrichtungen mit potentieller Gefahr für Mensch und Umwelt.

Besondere Bedeutung bekommt an der Einsatzstelle die Zusammenarbeit mit den anderen Fachdiensten (▶ Kap. 23.2), z. B.:

- Polizei
- Feuerwehr
- THW
- Schnelleinsatzgruppen, Katastrophenschutz
- betriebseigene Rettungskräfte (z. B. Werksfeuerwehr, -schutz)
- Landesinstitutionen (Umweltamt).

Diese bilden aufgrund der Gefahrenlage vor Ort eine Gesamteinsatzleitung. Es sind keine Maßnahmen ohne Lagebesprechung mit diesen Kräften durchzuführen. Als ersteintreffendes Rettungsmittel sind die Grundsätze des Arbeitens an der Großschadensstelle zu beachten (▶ Kap. 23.3). Gegebenenfalls sind folgende Maßnahmen durchzuführen:

- Eigenschutz beachten
- Nachalarmierung Polizei und weitere erforderliche Einsatzkräfte (Notarzt, Gesundheitsbehörden, etc.)
- Erkundung der Lage
- großzügige Absperrung des betroffenen Gebietes
- wenn möglich Unbeteiligte aus dem gefährdeten Gebiet verweisen
- Patienten behandeln und ggf. Transport wenn Einsatzleitung bzw. weitere Rettungsmittel bereits eingetroffen.

## 23.4 Zusammenarbeit mit der Bergwacht

Die Rettung aus den Bergen wird normalerweise von der Bergwacht durchgeführt. Die wenigsten Mitarbeiter des RD werden in ihrer Laufbahn mit der Bergwacht konfrontiert. Unter anderem deshalb sollte man in den Regionen, in denen man mit ihr zu tun haben könnte, genau Bescheid wissen über

- Ausrüstung und Besetzung der Rettungsmittel (technisch, medizinisch, mit NA etc.)
- Art und Weise der Zusammenarbeit in bestimmten Situationen.

Die häufigste **Schnittstelle** ist die Übernahme von Pat. zur medizinischen Weiterversorgung, wenn

- die Bergrettung lediglich für die technische Rettung verantwortlich ist
- mehrere Verletzte gleichzeitig anfallen: Je nach lokaler Organisation können die Schwerstverletzten z. B. direkt per Hubschrauber abtransportiert, Leichtverletzte dem RD übergeben werden.

! Unbedingt die spezifischen Gefahren und Verletzungsmuster kennen, denen ein Verletzter im (Hoch-)Gebirge ausgesetzt ist:
  - Unterkühlung, Erfrierungen
  - respiratorische Probleme, insbes. bei Pat. mit Asthma bronchiale und kardialen Vorerkrankungen
  - höhenbedingtes Lungenödem
  - UV-Schäden an Haut und Augen („Schneeblindheit")
  - Fangstoßtrauma (beim Sturz ins Seil) mit der möglichen Folge der Rippenfrakturen, HWS-Distorsion, im Extremfall Milz- oder Leberläsion.

23

### Kommunikation zwischen RD und Bergwacht

- Organisation der Bergwacht kennen: Wissen, was sie kann, wann und wie sie initiativ wird, wie im Fall der Zusammenarbeit Kompetenzen verteilt werden.
- Kommunikationswege kennen: An wen gibt die Bergwacht Lagemeldungen und Nachforderungen durch? Wer koordiniert bei Großschadensfall welche Aufgaben?
- Über den Funkverkehr Bescheid wissen: Welche Kanäle hat die Bergwacht? Wird der Funkverkehr über die Leitstelle oder direkt abgewickelt?
- Ausstattung kennen.
- Regelmäßige Treffen durchführen, an Übungen der Bergwacht teilnehmen, Kommunikation pflegen.

Der Inhalt dessen, was Bergrettung meint, würde einen Leitfaden sprengen! Verwiesen sei deshalb auf das Lehrbuch der Bergwacht: Freudig/Martin: Bergrettung (1995).

## 23.5 Rettungsdienstliche Fort- und Weiterbildung

Einmal erlangtes Wissen reicht vor allem im Bereich der Medizin nicht aus. Die erworbenen Kenntnisse im Rahmen einer Ausbildung zum RA oder zum Erlangen des Fachkundenachweises „Rettungsmedizin" für Ärzte müssen ständig aufgefrischt werden. Zum Teil hat das Wissen um die ständige Fort- und Weiterbildung Eingang in die Landesrettungsdienstgesetze gefunden: z. B. im Hessischen

Rettungsdienstgesetz 30 h pro Jahr bei den Hilfsorganisationen MHD, JUH, DRK, ASB. Jeder Mitarbeiter ist für die Einhaltung der vorgegebenen Stunden verantwortlich.

Nicht alles, was angeboten wird, ist sinnvoll. Eine genaue Auswahl ist nötig. Es setzen sich zunehmend zertifizierte Kurssysteme durch, nach deren Absolvierung und Bestehen einer Prüfung ein international gültiges Zertifikat ausgestellt wird. Folgende Fort- und Weiterbildungen sollten absolviert werden:

**Tab. 23.01**

| Was | Inhalt | Wo | Wie oft |
|---|---|---|---|
| Intensivmedizinische und anästhesiologische Hospitationen | Überwachen von Pat. und Vitalparametern, Legen peripher-venöser Zugänge, Durchführen von Intubationen unter Narkosebedingungen | Krankenhaus mit entsprechender Fachabteilung | Alle 3 J. |
| Mega-Code-Teamtraining | Training erweiterter Maßnahmen im Rahmen der Reanimation anhand von Algorithmen | Rettungsdienstschule oder -wachen intern | mind. jährlich |
| Trauma-Teamtraining (PHTLS Kurse) | Training erweiterter Maßnahmen im Rahmen der Traumaversorgung anhand von Algorithmen | Rettungsdienstschule | mind. alle 5 Jahre |
| Reanimationstraining (ERC ALS Provider Kurs) | Training erweiterter Maßnahmen im Rahmen der kardiozirkulatorischen Notfälle anhand von Algorithmen | Rettungsdienstschule | mind. alle 5 Jahre |
| EKG-Diagnostik-Seminar | Erlernen der EKG-Diagnostik, Infarkt- und Rhythmusdiagnostik, Interpretation von 12-Kanal-EKGs | Rettungsdienstschule | Alle 2 J. |
| Notfallmedizinische Untersuchung | Erlernen von speziellen Untersuchungstechniken, z. B. IPAPF-Schema | Rettungsdienstschule | Alle 3 J. |
| Organisatorischer Leiter Rettungsdienst | Führen an Großschadensstellen | Rettungsdienstschule | Alle 5 J. |
| Leitstellendisponent | Erlernen von Arbeitsweisen in der Leitstelle | Rettungsdienstschule | Einmalig |
| Lehrrettungsassistent (LRA) | Befähigung zur Ausbildung von Rettungsassistenten | Rettungsdienstschule | Einmalig |
| Basiskrisenintervention | Erlernen der psychologischen Ersten Hilfe | Rettungsdienstschule | Einmalig |

Schließlich sollte man sich darum bemühen, regelmäßig

- Fachbücher und Zeitschriften zu lesen
- Kongresse und Symposien zu besuchen
- innerbetriebliche Fortbildungen zu organisieren.

23

# 24 Gefahrgutunfälle

*Frank Flake und Boris Hoffmann*

„Gefährliche Güter" finden sich in beinahe allen Bereichen des tägl. Lebens. Auf bundesdeutschen Straßen werden jährlich ca. 340 Mio. Tonnen solcher Güter transportiert (Bundesverkehrsministerium 2005).

Der Anteil radioaktiver Stoffe ist vergleichsweise gering: Die ca. 800.000 Sendungen radioaktiver Stoffe pro Jahr sind in erster Linie pharmazeutische Produkte mit nur wenigen Gramm radioaktiven Materials.

▶ Abb. 24.01 gibt einen Überblick über die jeweiligen Anteile gefährlicher Güter auf bundesdeutschen Verkehrswegen.

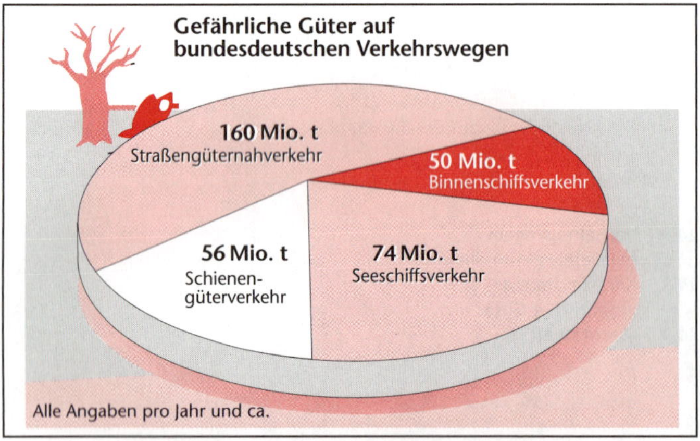


Abb. 24.01 Verteilung gefährlicher Güter []

24

## 24.1 Verhaltensregeln bei Gefahrgutunfällen

Für Einsatzkräfte (Feuerwehr, RD und Polizei) eine enorme Herausforderung! Erkennen der Gefahren und Beurteilen hinsichtlich Gefährlichkeit und Ausmaß stehen vor allen anderen Maßnahmen.

Achtung: Gefahren niemals unterschätzen. Beurteilung ist nur von Fachleuten der Feuerwehr möglich. Sie sind am Einsatzort weisungsbefugt gegenüber RD (▶ Kap. 23.3).

**Für den RD gilt:**
Wer sich ohne genaue Informationen über mögliche oder tatsächlich gegebene Gefahren der Schadensstelle nähert, begibt sich in akute Lebensgefahr!
Jede Maßnahme vor Ort gegen eine mögliche Eigengefährdung abwägen, z. B. Rettung einer Person aus explosionsgefährdetem Gebiet, Betreten der Schadensstelle bei Austreten von Gasen und ständig wechselnder Windrichtung.

- Ständigen Funkkontakt zur Leitstelle halten → Fahrzeug besetzt halten oder explosionsgeschütztes Handfunkgerät (kein Handy!) verwenden
- Anfahrt zur Schadensstelle:
  - wenn als Gefahrgutunfall gemeldet, Windrichtung und Wetterlage bei der Leitstelle erfragen
  - sich immer mit dem Wind der Schadensstelle nähern → Fluchtrichtung immer gegen oder quer zum Wind!
- Parken:
  - in Fluchtrichtung → darauf achten, dass die Fluchtwege der Fahrzeuge immer frei bleiben
  - Sicherheitsabstand von mind. 50 Metern zur Einsatzstelle halten
  - Raum für nachfolgende Einsatzkräfte der Feuerwehr bereithalten
- Verhalten an der Gefahrenstelle:
  - Warntafeln sichten und Gefahrnummer (Kemler-Zahl) sowie U.N.-Stoff nummer notieren (geben erste präzise Informationen über die Art und Gefährlichkeit) → evtl. Fernglas zur Hilfe nehmen
  - auch wenn keine wahrnehmbare Gefahr besteht, z. B. aufgerissene Tanks oder Behälter, Austreten von Flüssigkeiten, Dämpfen oder Gasen, sich nur nach genauer Kenntnis des Stoffs vorsichtig der Schadensstelle nähern (Rücksprache mit der Leitstelle)
  - Funkmeldeempfänger, Handfunkgerät, Mobiltelefon, Hand- oder Taschenlampe, Armbanduhr, Halskette oder Schlüsselbund nicht mit zur Schadensstelle nehmen. Sie können Funken bilden bzw. Funken reißen → Explosionsgefahr!
  - immer Handfunkgerät und evtl. Handlampe in explosionsgeschützter Ausführung mitführen
  - Personenrettung (▶ Kap. 4.2.1) situationsabhängig machen und auf Eigenschutz achten
  - Frachtpapiere und Gefahrzettel sichten, außerdem sachkundige Personen wie z. B. den LKW-Fahrer (wenn möglich) befragen → sicherste Hinweise und präziseste Informationen.

! Nach Sicherstellung der Informationen Schadensstelle sofort verlassen.

- Alle Informationen sorgfältig auswerten und umgehend an die Leitstelle übermitteln. Reihenfolge beachten:
  - kurze, präzise Schadensmeldung
  - Kemler-Zahl und U.N.-Stoffnummer
  - Stoffname(n) → Frachtbrief, buchstabieren und wiederholen lassen
  - Anzahl der Verletzten, Schwere der Verletzungen → weitere Kräfte nachfordern, falls noch nicht geschehen: OrgL RD, LNA
  - Witterungsbedingungen vor Ort, z. B. Nieselregen, schwachwindig
  - vor Ort herrschende Windrichtung mitteilen
  - Schadensstelle großräumig absperren lassen → Aufgabe von Feuerwehr, Polizei (rot-weißes Flatterband)
  - Schaulustige von der Schadensstelle fern halten.

Die Gefahr geruch- und geschmackloser Dämpfe nicht unterschätzen!

## 24.2 Kennzeichnung gefährlicher Güter

▶ Farbtafel am Ende des Buches

Versandstücke und Transportfahrzeuge müssen als gefährliche Güter erkennbar sein. Dies erfolgt europaweit z. B. mit Gefahrzetteln oder orangefarbenen Gefahrsymbolen.

### Versandstücke

Gefährliche Güter sind so zu kennzeichnen, dass sie als solche erkannt werden. Diese Kennzeichnung erfolgt bei Versandstücken mit Gefahrzetteln.

Häufig müssen Versandstücke zusätzlich gekennzeichnet sein, z. B. mit Hinweisen auf die besonderen Gefahren des Transportguts, evtl. auch mit orangefarbenen Symbolen nach der Gefahrstoffverordnung.

Auch Versandstücke im Seeschiffsverkehr, die Meerschadstoffe enthalten, sind auf diese Weise zu kennzeichnen.

Gefahrzettel können zusätzlich eine Aufschrift in Zahlen (oder Buchstaben) tragen, die auf die Gefahrklasse oder bei Explosivstoffen auf die Verträglichkeitsgruppen hinweisen.

### Straßenfahrzeuge

Fahrzeuge, die gefährliche Güter transportieren, sind zusätzlich zu kennzeichnen.

- An Fahrzeugfront und -heck mind. 40 cm × 30 cm große orangefarbene Warntafel

! Oft werden Chemikalien in kleinen Mengen transportiert, die als Kleinmenge nicht extra gekennzeichnet werden müssen. Gefahr durch Zerstörung der Kanister und Vermengung der Stoffe. → Die Reaktion der Chemikalien ist hierbei nie abzuschätzen.

- Beim Transport radioaktiver Stoffe an Front und Heck mit orangefarbenen Warntafeln, zusätzlich am Heck und Außenseite Gefahrzettel
- bei Tankfahrzeugen oder Fahrzeugen mit Aufsetztanks sowie Tankcontainern zwei Kennzeichnungsnummern auf der Warntafel. Zusätzlich am Tank beidseitig (Längsseiten) und Heck Gefahrzettel.



### Unfallmerkblatt

▶ Farbtafel am Ende des Buches

Für das Transportpersonal, aber auch für Rettungskräfte werden bei Gefahrguttransporten Unfallmerkblätter mitgeführt. Sie enthalten neben den Angaben über die Eigenschaften und Gefahren des Transportguts auch Hinweise über allgemeine Notfallmaßnahmen sowie Maßnahmen der Ersten Hilfe, Verhalten bei Leckagen und bei Feuer.

# 24.3 Warntafeln

▶ Farbtafel am Ende des Buches

Je nach Zugehörigkeit genormtes Aussehen. Dadurch erhöht sich der Erkennungswert für Feuerwehr, RD und Polizei. → Sich mit dem Aufbau vertraut machen!

**Neutrale Warntafel**: Untergrund orangefarben, reflektierend, Rand schwarz mit 15 mm Strichbreite, Maße: 40 cm × mind. 30 cm.

| Tab. 24.01 | |
|---|---|
| 2 | Entweichen von Gas durch Druck oder durch chemische Reaktion |
| 3 | Entzündbarkeit von flüssigen Stoffen (Dämpfen) und Gasen oder selbsterhitzungsfähiger flüssiger Stoffe |
| 4 | Entzündbarkeit fester Stoffe oder selbsterhitzungsfähiger fester Stoffe |
| 5 | Oxidierende (brandfördernde) Wirkung |
| 6 | Giftigkeit |
| 7 | Radioaktivität |
| 8 | Ätzwirkung |
| 9 | Gefahr einer spontanen heftigen Reaktion |
| X | Stoff reagiert in gefährlicher Weise mit Wasser |

| Tab. 24.02 Die häufigsten Kemler-Zahl-Kombinationen | |
|---|---|
| 20 | Inertes Gas (träges Gas, das an chemischen Reaktionen gar nicht oder nur unter extremen Bedingungen teilnimmt) |
| 22 | Tiefgekühltes Gas |
| 223 | Tiefgekühltes brennbares Gas |
| 225 | Tiefgekühltes oxidierendes (brandförderndes) Gas |
| 23 | Brennbares Gas |
| 236 | Brennbares giftiges Gas |
| 239 | Brennbares Gas, das spontan zu einer heftigen Reaktion führen kann |
| 25 | Oxidierendes (brandförderndes) Gas |
| 26 | Giftiges Gas |
| 265 | Giftiges oxidierendes (brandförderndes) Gas |
| 266 | Sehr giftiges Gas |
| 268 | Giftiges ätzendes Gas |
| 286 | Ätzendes Gas |

**Tab. 24.02 Die häufigsten Kemler-Zahl-Kombinationen** *(Forts.)*

| | |
|---|---|
| **30** | Entzündbarer flüssiger Stoff (Flammpunkt von 23 °C bis einschließlich 61 °C) oder entzündbarer flüssiger Stoff oder fester Stoff in geschmolzenem Zustand mit einem Flammpunkt über 61 °C, auf oder über seinen Flammpunkt erwärmt, oder selbsterhitzungsfähiger flüssiger Stoff. |
| **323** | Entzündbarer flüssiger Stoff, der mit Wasser reagiert und entzündbare Gase bildet |
| **X323** | Entzündbarer flüssiger Stoff, der mit Wasser gefährlich reagiert und entzündbare Gase bildet |
| **33** | Leicht entzündbarer flüssiger Stoff (Flammpunkt unter 23 °C) |
| **333** | Pyrophorer flüssiger Stoff |
| **X333** | Pyrophorer flüssiger Stoff, der mit Wasser gefährlich reagiert |
| **336** | Leicht entzündbarer, giftiger flüssiger Stoff |
| **338** | Leicht entzündbarer, ätzender flüssiger Stoff |
| **X338** | Leicht entzündbarer, ätzender flüssiger Stoff, der mit Wasser gefährlich reagiert |
| **339** | Leicht entzündbarer flüssiger Stoff, der spontan zu einer heftigen Reaktion führen kann |
| **36** | Entzündbarer flüssiger Stoff (Flammpunkt von 23 °C bis einschl. 61 °C, schwach giftig, oder selbsterhitzungsfähiger flüssiger Stoff, giftig) |
| **362** | Entzündbarer giftiger flüssiger Stoff, der mit Wasser reagiert und entzündbare Gase bildet |
| **X362** | Entzündbarer giftiger flüssiger Stoff, der mit Wasser gefährlich reagiert und entzündbare Gase bildet |
| **38** | Entzündbarer, schwach ätzender flüssiger Stoff (Flammpunkt 23 °C bis einschl. 61 °C) oder selbsterhitzungsfähiger ätzender flüssiger Stoff |
| **382** | Entzündbarer ätzender flüssiger Stoff, der mit Wasser reagiert und entzündbare Gase bildet |
| **X382** | Entzündbarer ätzender flüssiger Stoff, der mit Wasser gefährlich reagiert und entzündbare Gase bildet |
| **39** | Entzündbarer flüssiger Stoff, der spontan zu einer heftigen Reaktion führen kann |
| | |
| **40** | Entzündbarer oder selbsterhitzungsfähiger fester Stoff |
| **423** | Fester Stoff, der mit Wasser reagiert und entzündbare Gase bildet |
| **X423** | Entzündbarer fester Stoff, der mit Wasser gefährlich reagiert und entzündbare Gase bildet |
| **44** | Entzündbarer fester Stoff, der sich bei erhöhter Temperatur in geschmolzenem Zustand befindet |
| **446** | Entzündbarer giftiger fester Stoff, der sich bei erhöhter Temperatur in geschmolzenem Zustand befindet |

24

| Tab. 24.02 Die häufigsten Kemler-Zahl-Kombinationen *(Forts.)* | |
|---|---|
| **46** | Entzündbarer oder selbsterhitzungsfähiger giftiger fester Stoff |
| **462** | Fester giftiger Stoff, der mit Wasser reagiert und entzündbare Gase bildet |
| **48** | Entzündbarer oder selbsterhitzungsfähiger ätzender fester Stoff |
| **482** | Ätzender fester Stoff, der mit Wasser reagiert und entzündbare Gase bildet |
| | |
| **50** | Oxidierender (brandfördernder) Stoff |
| **539** | Entzündbares organisches Peroxid |
| **55** | Stark oxidierender (brandfördernder) Stoff |
| **556** | Stark oxidierender (brandfördernder) giftiger Stoff |
| **558** | Stark oxidierender (brandfördernder) ätzender Stoff |
| **559** | Stark oxidierender (brandfördernder) Stoff, der spontan zu einer heftigen Reaktion führen kann |
| **56** | Oxidierender (brandfördernder) giftiger Stoff |
| **568** | Oxidierender (brandfördernder) giftiger ätzender Stoff |
| **58** | Oxidierender (brandfördernder) ätzender Stoff |
| **59** | Oxidierender (brandfördernder) Stoff, der spontan zu einer heftigen Reaktion führen kann |
| | |
| **60** | Giftiger oder schwach giftiger Stoff |
| **606** | Ansteckungsgefährlicher Stoff |
| **623** | Giftiger flüssiger Stoff, der mit Wasser reagiert und entzündbare Gase bildet |
| **63** | Giftiger entzündbarer Stoff (Flammpunkt von 23 °C bis einschl. 61 °C) |
| **638** | Giftiger ätzender entzündbarer Stoff (Flammpunkt von 23 °C bis einschl. 61 °C) |
| **639** | Giftiger entzündbarer Stoff (Flammpunkt von 23 °C bis einschl. 61 °C), der spontan zu einer heftigen Reaktion führen kann |
| **64** | Giftiger entzündbarer oder selbsterhitzungsfähiger fester Stoff |
| **642** | Giftiger fester Stoff, der mit Wasser reagiert und entzündbare Gase bildet |
| **65** | Giftiger oxidierender (brandfördernder) Stoff |
| **66** | Sehr giftiger Stoff |
| **663** | Sehr giftiger entzündbarer Stoff (Flammpunkt nicht über 61 °C) |
| **664** | Sehr giftiger entzündbarer oder selbsterhitzungsfähiger fester Stoff |
| **665** | Sehr giftiger oxidierender (brandfördernder) Stoff |
| **668** | Sehr giftiger ätzender Stoff |

**Tab. 24.02 Die häufigsten Kemler-Zahl-Kombinationen** *(Forts.)*

| | |
|---|---|
| **669** | Sehr giftiger Stoff, der spontan zu einer heftigen Reaktion führen kann |
| **68** | Giftiger ätzender Stoff |
| **69** | Giftiger oder schwach giftiger Stoff, der spontan zu einer heftigen Reaktion führen kann |
| | |
| **70** | Radioaktiver Stoff |
| **72** | Radioaktives Gas |
| **723** | Radioaktives brennbares Gas |
| **73** | Radioaktiver entzündbarer flüssiger Stoff (Flammpunkt nicht über 61 °C) |
| **74** | Radioaktiver entzündbarer fester Stoff |
| **75** | Radioaktiver oxidierender (brandfördernder) Stoff |
| **76** | Radioaktiver giftiger Stoff |
| **78** | Radioaktiver ätzender Stoff |
| | |
| **80** | Ätzender oder schwach ätzender Stoff |
| **X80** | Ätzender oder schwach ätzender Stoff, der mit Wasser gefährlich reagiert |
| **823** | Ätzender flüssiger Stoff, der mit Wasser reagiert und entzündbare Gase bildet |
| **83** | Ätzender oder schwach ätzender entzündbarer Stoff (Flammpunkt von 23 °C bis 61 °C) |
| **X83** | Ätzender oder schwach ätzender entzündbarer Stoff (Flammpunkt von 23 °C bis einschl. 61 °C), der mit Wasser gefährlich reagiert |
| **836** | Ätzender oder schwach ätzender entzündbarer giftiger Stoff (Flammpunkt von 23 °C bis einschl. 61 °C) |
| **839** | Ätzender oder schwach ätzender entzündbarer Stoff (Flammpunkt von 23 °C bis einschl. 61 °C), der spontan zu einer heftigen Reaktion führen kann |
| **X839** | Ätzender oder schwach ätzender entzündbarer Stoff (Flammpunkt von 23 °C bis einschl. 61 °C), der spontan zu einer heftigen Reaktion führen kann und mit Wasser gefährlich reagiert |
| **84** | Ätzender entzündbarer oder selbsterhitzungsfähiger fester Stoff |
| **842** | Ätzender fester Stoff, der mit Wasser reagiert und entzündbare Gase bildet |
| **85** | Ätzender oder schwach ätzender oxidierender (brandfördernder) Stoff |
| **856** | Ätzender oder schwach ätzender oxidierender (brandfördernder) giftiger Stoff |
| **86** | Ätzender oder schwach ätzender giftiger Stoff |
| **88** | Stark ätzender Stoff |
| **X88** | Stark ätzender Stoff, der mit Wasser gefährlich reagiert |

| Tab. 24.02 Die häufigsten Kemler-Zahl-Kombinationen *(Forts.)* | |
|---|---|
| **883** | Stark ätzender entzündbarer Stoff (Flammpunkt von 23 °C bis einschl. 61 °C) |
| **884** | Stark ätzender entzündbarer oder selbsterhitzungsfähiger fester Stoff |
| **885** | Stark ätzender oxidierender (brandfördernder) Stoff |
| **886** | Stark ätzender giftiger Stoff |
| **X886** | Stark ätzender giftiger Stoff, der mit Wasser gefährlich reagiert |
| **89** | Ätzender oder schwach ätzender Stoff, der spontan zu einer heftigen Reaktion führen kann |
| | |
| **90** | Umweltgefährdender Stoff, verschiedene gefährliche Stoffe |

**Warntafel mit Gefahrzahl und U.N.-Stoffnummer**: Untergrund orangefarben, reflektierend; Rand, Querstrich und Ziffern schwarz, mit 15 mm Strichbreite, Höhe der Ziffern: 10 cm, Maße: 40 cm × mind. 30 cm.

- Ziffern auf der oberen Hälfte der Warntafel, Kennzeichnung der Gefahr: Kemler-Zahl, bestehend aus zwei oder drei Ziffern
- untere Hälfte der Warntafel: vierstellige U.N.-Stoffnummer (vom RD nicht zu identifizieren).

### Kemler-Zahl

Weist auf folgende Gefahren hin:

- Verdopplung einer Ziffer: Zunahme der Gefahr, z. B. 66 → sehr giftig. Falls die Gefahr eines Stoffes ausreichend von einer einzigen Ziffer angezeigt werden kann, wird dieser Ziffer eine 0 angefügt, z. B. 30 → Entzündbarkeit
- vorangestelltes X: Stoff reagiert zusätzlich zu seiner eigentlichen Gefahr noch mit Wasser, z. B. X33. → Achtung: Niemals brennende Stoffe, die ein X vor der Kemler-Zahl haben, mit Wasser löschen! → Lebensgefahr!

# 25 Medikamentenliste

Im Buch werden oft nur die Freinamen (*Generika*) von Therapeutika verwendet. Mit Hilfe dieser Liste ist ein Auffinden des Handelsnamens, oder bei gegebenem Handelsnamen des Freinamens, möglich.

- **Freiname: fette Schrift**
- Handelsname: normale Schrift

# 25.1 Freinamen

**Tab. 25.01 Die 1.500 am häufigsten verordneten Medikamente**

| Freiname | Handelsname | Wirkung |
|---|---|---|
| **Acarbose** | Glucobay | α-Glukosidase-Hemmer, Antidiabetikum |
| **Aceclofenac** | Beofenac | nichtsteroidales Antiphlogistikum |
| **Acetylcystein** | ACC, Acemuc, Acetabs, Azubronchin, Bromuc, Fluimucil, NAC STADA, NAC von ct, NAC-ratiopharm; Mucomyst (A) | Mukolytikum |
| **β-Acetyldigoxin** | β-Acetyldigoxin-ratiopharm, Digostada, Digotab, Stillacor; Lanatilin (A), Cedigocin (CH) | Herzglykosid |
| **Acetylsalicylsäure** | Acesal, Aspirin protect, ASS light, ASS von ct, ASS-Hexal, ASS-ratiopharm, Godamed, HerzASS-ratiopharm, Miniasal; Antidol (A), Acetylo (CH) | nichtsteroidales Analgetikum, Antiphlogistikum, Thrombozytenaggregationshemmer |
| **Aciclovir** | Acic, Acic Hexal, Aciclostad, Aciclovir-ratiopharm, Zovirax | Virustatikum, Dermatikum |
| **Alfuzosin** | Urion, UroXatral | peripherer $\alpha_1$-Blocker, Prostatamittel |
| **Algeldrat** | Antiphosphat | Phosphatbinder |
| **Aliskiren** | Rasilez | Renin-Inhibitor, Antihypertensivum |
| **Allopurinol** | allo von ct, Allobeta, Allopurinol AL, Allopurinol Heumann, Allopurinol-ratiopharm, Remid, Uripurinol, Zyloric; Urosin (A) | Urikostatikum |
| **Aluminium-Magnesium-Silicathydrat** | Gelusil/Lac | Antazidum |
| **Aluminium-Natrium-Carbonat** | Kompensan | Antazidum |
| **Alprazolam** | Tafil, Cassadan Xanor (A), Xanax (CH) | Benzodiazepin, Tranquilizer |

| Tab. 25.01 Die 1.500 am häufigsten verordneten Medikamente *(Forts.)* | | |
|---|---|---|
| **Freiname** | **Handelsname** | **Wirkung** |
| **Amantadin** | Amantadin-ratiopharm, PK-Merz, tregor | Parkinsonmittel, Virustatikum |
| **Ambroxol** | Ambril, Ambrobeta, Ambrohexal, Ambrolös/S, Ambroxol AL, Ambroxol Heumann, Ambroxol-ratiopharm, Ex-pit, frenopect, Lindoxyl, Mucophlogat, Mucosolvan; Mucosolvon (CH) | Sekretolytikum |
| **Aminophyllin** | Aminophyllin OPW | Phosphodiesterase-Hemmer, Broncholytikum |
| **Amiodaron** | Cordarex | Antiarrhythmikum der Klasse III |
| **Amitriptylin** | Amineurin, amitriptylin von ct, Amitriptylin-neuraxpharm, Equilibrin, Novoprotect, Saroten | trizykl. Antidepressivum |
| **Amlodipin** | Norvasc | Kalziumantagonist |
| **Amoxicillin** | Amoxi Lichtenstein, amoxi von ct, Amoxibeta, Amoxicillin AL, Amoxicillin Heumann, Amoxicillin-ratiopharm, Amoxi-Diolan, Amoxihexal, Amoxillat, Amoxi-Wolff, Amoxypen, Infectomox | Breitbandpenicillin |
| **Amphotericin B** | Ampho-Moronal | Antimykotikum |
| **Ampicillin** | Ampicillin-ratiopharm; Penbritin (CH) | Breitbandpenicillin |
| **Aprepitant** | Emend | Antiemetikum |
| **Atenolol** | Atehexal, atenolol von ct, Atenolol-Heumann, Atenolol-ratiopharm, Blocotenol, Tenormin | β-Blocker |
| **Azathioprin** | Imurek | Immunsuppressivum |
| **Azelastin** | Allergodil | $H_1$-Blocker, Antihistaminikum, Antiallergikum |
| **Azithromycin** | Zithromax | Makrolid-Antibiotikum |
| **Baclofen** | Baclofen-ratiopharm, Lioresal | GABA-Agonist, zentral wirkendes Myotonolytikum |
| **Bambuterol** | Bambec | β-Mimetikum, Broncholytikum |
| **Beclometason** | AeroBec, Beclomet Orion, Bronchocort, Sanasthmax, Sanasthmyl, Ventolair | Glukokortikoid, Antiasthmatikum |
| **Benazepril** | Cibacen | ACE-Hemmer |
| **Benzbromaron** | Benzbromaron-ratiopharm; Narcaricin (CH) | Urikosurikum |

| Tab. 25.01 Die 1.500 am häufigsten verordneten Medikamente *(Forts.)* | | |
|---|---|---|
| **Freiname** | **Handelsname** | **Wirkung** |
| **Betahistin** | Aequamen, Betahistin-ratiopharm, Vasomotal | Histaminderivat, Antivertiginosum |
| **Betamethason** | Celestamine N | Glukokortikoid zur system. Anwend. |
| **Betaxolol** | Kerlone; Kerlon (CH) | $\beta_1$-Blocker, Antihypertonikum |
| **Biperiden** | Akineton, Biperiden-neuraxpharm | Anticholinergikum, Parkinsonmittel |
| **Bisoprolol** | Bisobloc, Bisomerck, Bisoprolol STADA, bisoprolol von ct, Bisoprolol-ratiopharm, Biso-Puren, Concor | $\beta_1$-Blocker |
| **Bornaprin** | Sormodren | Anticholinergikum, Parkinsonmittel |
| **Bromazepam** | Bromazanil, Bromazep, durazanil, Gityl, Lexotanil, Normoc | Benzodiazepin, Tranquilizer |
| **Bromhexin** | Bromhexin Berlin-Chemie, Bromhexin Meuselbach, Bromhexin-8-Tr. N | Sekretolytikum |
| **Bromocriptin** | Pravidel | Dopamin-Agonist, Parkinsonmittel, Prolaktinhemmer |
| **Brotizolam** | Lendormin; Lendorm (A) | Benzodiazepin, Hypnotikum |
| **Budesonid** | Budecort, Budes, Budesonid-ratiopharm, Entocort, Pulmicort, Respicort | Glukokortikoid, Antiasthmatikum |
| **Budipin** | Parkinsan | Parkinsonmittel |
| **Buflomedil** | Bufedil, Complamin; Loftyl (A, CH) | Vasodilatator, durchblutungsförderndes Mittel |
| **Bunazosin** | Andante | selektiver $\alpha_1$-Blocker, Antihypertonikum |
| **Buprenorphin** | Temgesic | starkes opioides Analgetikum |
| **Butylscopolaminiumbromid** | BS-ratiopharm, Buscopan | Spasmolytikum |
| **Candesartan** | Atacand, Blopress | Angiotensin-II-Antagonist, Antihypertonikum |
| **Captopril** | ACE-Hemmer-ratiopharm, Acenorm, Adocor, CAPTO-PUREN, capto von ct, Captobeta, Captoflux, Captogamma, Captohexal, Capto-ISIS, Captopril AL, Captopril Heumann, Captopril Pfleger, Captopril STADA, Lopirin, Tensiomin, tensobon, Tensostad | ACE-Hemmer |

| Tab. 25.01 Die 1.500 am häufigsten verordneten Medikamente *(Forts.)* | | |
|---|---|---|
| **Freiname** | **Handelsname** | **Wirkung** |
| **Carbamazepin** | Carbamazepin-ratiopharm, Carbium, Finlepsin, Tegretal, Timonil; Tegretol (A, CH) | Antiepileptikum |
| **Carbimazol** | Carbimazol Henning | Thyreostatikum |
| **Carvedilol** | Dilatrend, Querto | β-Blocker |
| **Cefaclor** | CEC, Cefa Wolff, Cefaclor-ratiopharm, Panoral; Ceclor (A, CH) | orales Cephalosporin |
| **Cefadroxil** | Grüncef | orales Cephalosporin |
| **Cefalexin** | Cephalexin-ratiopharm; Cepexin (A), Ceporex (A, CH) | orales Cephalosporin |
| **Cefixim** | Cephoral, Suprax | orales Cephalosporin |
| **Cefpodoxim** | Orelox, Podomexef | orales Cephalosporin |
| **Ceftibuten** | Keimax | orales Cephalosporin |
| **Cefuroxim** | Elobact, Zinnat | orales Cephalosporin |
| **Celecoxib** | Celebrex | nichtsteroidales Antiphlogistikum |
| **Celiprolol** | Celipro Lich, Selectol | $\beta_1$-Blocker |
| **Certoparin** | Mono-Embolex | niedermolekulares Heparin, Antikoagulans |
| **Cetirizin** | Zyrtec | $H_1$-Blocker, nicht-sedierendes Antihistaminikum, Antiallergikum |
| **Chinin** | Limptar N; Kinidin-Duriles (CH) | peripher wirkendes Muskelrelaxans |
| **Chloralhydrat** | Chloraldurat Pohl; Rectiolen (A), Medianox (CH) | Hypnotikum |
| **Chlordiazepoxid** | Librium, Radepur | Benzodiazepin, Tranquilizer |
| **Chlorprothixen** | Chlorprothixen, Truxal | trizykl. Neuroleptikum |
| **Chlortetracyclin** | Aureomycin | Tetrazyklin zur lokalen Anwend. |
| **Ciclosporin** | Sandimmun | Interleukin-2-Inhibitor, Immunsuppressivum |
| **Cilazapril** | Dynorm | ACE-Hemmer, Antihypertonikum |
| **Cilostazol** | Pletal | Thrombozytenaggregationshemmer |

25

**Tab. 25.01 Die 1.500 am häufigsten verordneten Medikamente** *(Forts.)*

| Freiname | Handelsname | Wirkung |
|---|---|---|
| **Cinnarizin** | Arlevert, Cinnarizin-ratiopharm, cinnarizin von ct; Stutgeron (A, CH) | Kalziumantagonist, Vasodilatator, durchblutungsförderndes Mittel |
| **Ciprofloxacin** | Ciprobay; Ciproxin (A, CH) | Gyrasehemmer |
| **Citalopram** | Cipramil | selektiver Serotonin-Wiederaufnahme-Hemmer, Anitdepressivum |
| **Clarithromycin** | Biaxin HP, Klacid | Makrolid-Antibiotikum |
| **Clemastin** | Tavegil; Tavegyl (A, CH) | $H_1$-Blocker, Antihistaminikum, Antiallergikum |
| **Clenbuterol** | Spiropent | β-Mimetikum, Broncholytikum |
| **Clindamycin** | Clindahexal, Clindastad, Clin-Sanorania, Sobelin; Dalacin (A), Dalacin C (CH) | Lincosamid-Antibiotikum |
| **Clobazam** | Frisium; Urbanyl (CH) | Benzodiazepin, Tranquilizer |
| **Clomethiazol** | Distraneurin | Antikonvulsivum, Hypnotikum |
| **Clomipramin** | Anafranil, Clomipramin-neuraxpharm | trizykl. Antidepressivum |
| **Clonazepam** | Rivotril | Benzodiazepin, Antiepileptikum |
| **Clonidin** | Catapresan, Clonidin-ratiopharm, Haemiton | Antisympathotonikum, Antihypertonikum |
| **Clopidogrel** | Iscover, Plavix | Thrombozytenaggregationshemmer |
| **Cloprednol** | Syntestan | halogeniertes Glukokortikoid zur system. Anwend. |
| **Clozapin** | Elcrit, Leponex | Neuroleptikum |
| **Codein** | Bronchicum Mono Codein, Codeinsaft/-Tr. von ct, Codeinum phosph. Berlin-Chem., Codeinum phosph. Compr., Codicaps, Codicompren, Codipront, Optipect Kodein forte, Tryasol Codein, Tussoret | Antitussivum |
| **Cotrimoxazol (Trimethoprim + Sulfamerazin)** | Berlocombin, Bactoreduct, cotrim forte von ct, Cotrim Hexal, Cotrimoxazol AL, Cotrim-ratiopharm, Cotrimstada, Kepinol, Supracombin, TMS | Folatantagonist + Sulfonamid, Antibiotika-Kombination |
| **Cromoglicinsäure** | Cromohexal, DNCG Mundipharma, DNCG STADA, Flui-DNCG, Intal | Mastzellstabilisator, Antiallergikum zur topischen Anwend. |

**Tab. 25.01 Die 1.500 am häufigsten verordneten Medikamente** *(Forts.)*

| Freiname | Handelsname | Wirkung |
|---|---|---|
| **Dabigatran** | Pradaxa | Antikoagulans |
| **Dalteparin** | Fragmin | niedermolekulares Heparin, Antikoagulans |
| **Desmopressin** | Minirin | antidiuretisches Hormon |
| **Dexamethason** | Dexa-Allvoran, Dexaflam, Fortecortin, Lipotalon; Decadron (A, CH) | Glukokortikoid zur system. Anwend. |
| **Dexketoprofen** | Sympal | nichtsteroidales Antiphlogistikum |
| **Diazepam** | Diazepam Desitin, Diazepam STADA, Diazepam-ratiopharm, Faustan, Tranquase, Valocordin-Diazepam | Benzodiazepin, Tranquilizer |
| **Diclofenac** | Allvoran, Diclac, Diclo KD, diclo von ct, Diclo-Divido, Diclofenac AL, Diclofenac STADA, Diclofenac-ratiopharm, Diclofenbeta, Diclophlogont, DICLO-PUREN, Dolgit-Diclo, duravolten, Effekton, Monoflam, Rewodina, Voltaren | nichtsteroidales Antiphlogistikum |
| **Digitoxin** | Digimerck, Digitoxin AWD | Herzglykosid |
| **Digoxin** | Dilanacin, Lanicor, Novodigal; Lanoxin (CH) | Herzglykosid |
| **Dihydralazin** | Depressan, Nepresol | direkter Vasodilatator, Antihypertonikum |
| **Dihydrocodein (DHC)** | DHC Mundipharma, Paracodin, Remedacen | Antitussivum, starkes opioides Analgetikum |
| **Dihydroergotamin (DHE, DET)** | DET MS, Dihydergot | Sekalealkaloid, Migränemittel, Antihypotonikum |
| **Dikaliumclorazepat** | Tranxilium | Benzodiazepin, Tranquilizer |
| **Diltiazem** | Diltahexal, Diltiazem-ratiopharm, Diltiuc, Dilzem | Kalziumantagonist |
| **Dimenhydrinat** | Vertigo-Vomex S, Vomacur, Vomex A; Emedyl (A), Dramamine (CH) | Antihistaminikum, Antiemetikum + Antivertiginosum |
| **Dimetinden** | Fenistil | $H_1$-Blocker, Antihistaminikum, Antiallergikum |
| **Diphenhydramin** | Emesan; Dibontrin (A), Benadryl (CH) | Antihistaminikum, Antiemetikum |
| **Domperidon** | Domidon, Motilium | Dopaminantagonist, Peristaltikanreger |
| **Doxazosin** | Cardular, Diblocin, Doxacor, Doxazosin AZU, Doxazosin-ratiopharm | $\alpha_1$-Rezeptor-Antagonist, Antihypertonikum |

| Tab. 25.01 Die 1.500 am häufigsten verordneten Medikamente *(Forts.)* | | |
|---|---|---|
| **Freiname** | **Handelsname** | **Wirkung** |
| **Doxepin** | Aponal, Doneurin, Doxepin-Dura, Doxepin-neuraxpharm, Doxepin-ratiopharm, Mareen 50, Sinquan; Sinequan (A) | trizykl. Antidepressivum |
| **Doxycyclin** | Azudoxat, doxy von ct, Doxy Wolff, Doxycyclin Heumann, Doxycyclin STADA, Doxycyclin-ratiopharm, Doxyhexal, Doxymono, Doxy-ratiopharm, Supracyclin | Tetrazyklin |
| **Dronedaron** | Multaq | Antiarrhytmikum |
| **Enalapril** | Benalapril, Pres, Xanef; Renitec (A), Reniten (CH) | ACE-Hemmer, Antihypertonikum |
| **Enoxacin** | Enoxor | Gyrasehemmer |
| **Enoxaparin** | Clexane | niedermolekulares Heparin, Antikoagulans |
| **Epoetin beta** | NeoRecormon | rekombinantes humanes Erythropoietin, Antianämikum |
| **Eprosartan** | Emestar, Teveten | Angiotensin-II-Antagonist, Antihypertonikum |
| **Erythromycin** | Erythromycin-ratiopharm, Erybeta, Eryhexal, Erypo, Erysec, Erythromycin STADA, Erythromycin Wolff, Infectomycin, Monomycin, Paediathrocin, Sanasepton; Ilosone (CH) | Makrolid-Antibiotikum |
| **Famotidin** | Fadul, Pepdul; Pepcidine (A, CH) | $H_2$-Blocker, Ulkustherapeutikum |
| **Felodipin** | Modip, Munobal | Kalziumantagonist |
| **Fenoterol** | Berotec | $\beta_2$-Mimetikum, Broncholytikum |
| **Fentanyl** | Durogesic | starkes opioides Analgetikum, Pflaster |
| **Fexofenadin** | Telfast | $H_1$-Blocker, Antihistaminikum, Antiallergikum |
| **Finasterid** | Proscar | 5-α-Reduktase-Hemmer, Prostatamittel |
| **Flecainid** | Tambocor | Antiarrhythmikum der Klasse Ic |
| **Flucloxacillin** | Staphylex; Sensit 50 (A, CH) | penicillinasefestes Oralpenicillin |
| **Fluconazol** | Diflucan, Fungata | system. Antimykotikum |

| Tab. 25.01 Die 1.500 am häufigsten verordneten Medikamente *(Forts.)* | | |
|---|---|---|
| **Freiname** | **Handelsname** | **Wirkung** |
| **Flucytosin** | Ancotil | i.v.-Antimykotikum |
| **Flunarizin** | Sibelium; Amalium (A) | Kalziumantagonist, Vasodilatator |
| **Flunisolid** | Syntaris | Glukokortikoid |
| **Flunitrazepam** | Fluninoc, Flunitrazepam-neuraxpharm, Flunitrazepam-ratiopharm, Rohypnol | Benzodiazepin, Hypnotikum |
| **Fluocortolon** | Ultralan-oral | Glukokortikoid zur system. Anwend. |
| **Fluoxetin** | Fluctin, Fluoxetin-ratiopharm; Fluctine (A, CH) | selektiver Serotonin-Wiederaufnahme-Hemmer, Anitdepressivum |
| **Flupentixol** | Fluanxol, Fluanxol depot | trizykl. Neuroleptikum |
| **Flupirtin** | Katadolon, Trancopal Dolo | zentral wirksames Analgetikum |
| **Flurazepam** | Dalmadorm, Staurodorm Neu | Benzodiazepin, Hypnotikum |
| **Fluspirilen** | Fluspi, Imap, kivat | Butyrophenon-Neuroleptikum |
| **Fluticason** | atemur, Flutide | Glukokortikoid, Antiasthmatikum |
| **Formoterol** | Foradil, Oxis | langwirksames β-Mimetikum, Broncholytikum |
| **Fosfomycin** | Monuril | Antibiotikum |
| **Fosinopril** | Dynacil, Fosinorm | ACE-Hemmer |
| **Fosaprepitant** | Ivemend | Antiemetikum |
| **Furazolidon** | Nifuran | Chemotherapeutikum |
| **Furosemid** | Diurapid, furo von ct, Furobeta, Furorese, Furosemid AL, Furosemid Heumann, Furosemid-ratiopharm, Lasix, Ödemase | Schleifendiuretikum |
| **Gabapentin** | Neurontin | Antiepileptikum |
| **Gallopamil** | Procorum | Kalziumantagonist |
| **Gentamicin** | Refobacin, Sulmycin; Garamycin (CH) | Aminoglykosid-Antibiotikum |
| **Glibenclamid** | Azuglucon, duraglucon, Euglucon, gliben von ct, Glibenclamid Heumann, Glibenclamid-ratiopharm, Glibenhexal, Glukovital, Maninil | Sulfonylharnstoff, Antidiabetikum |

Tab. 25.01 Die 1.500 am häufigsten verordneten Medikamente *(Forts.)*

| Freiname | Handelsname | Wirkung |
|---|---|---|
| **Glimepirid** | Amaryl | Sulfonylharnstoff, Antidiabetikum |
| **Glucagon** | GlucaGen | Antihypoglykämikum |
| **Glyceroltrinitrat** | Nitrolingual, Nitrangin ISIS, Nitroderm TTS; Nitroglyn (A), Nitrolent (CH), Nitroacut (CH) | Vasodilatator, Koronarmittel |
| **Haloperidol** | Haldol, Haloperidol-neuraxpharm, Haloperidol-ratiopharm | Butyrophenon-Neuroleptikum |
| **Humaninsulin** | Berlinsulin H, H-Tronin, Huminsulin Basal, Huminsulin Normal, Huminsulin Profil, Insulin Actraphane HM, Insulin Actrapid HM, Insulin Protaphan HM, Insuman Basal, Insuman Comb, Insuman Rapid | Insulin-Präparat |
| **Hydrochlorothiazid (HCT)** | Esidrix, HCT von ct, HCT-ISIS | Saluretikum |
| **Hydrocortison** | Hydrocortison Hoechst | Glukokortikoid zur system. Anwend. |
| **Hydrotalcit** | Talcid | Antazidum |
| **Ibuprofen** | Dolgit, DOLO-PUREN, Esprenit, Ibu KD, Ibubeta, Ibuflam Lichtenstein, Ibuhexal, Ibu-lA Pharma, Ibuphlogont, ibuprof von ct, Ibuprofen AL, Ibuprofen Klinge, Ibuprofen STADA, IbuTAD, Imbun, Schmerz-Dolgit, Tempil N, Urem; Brufen (A, CH) | nichtsteroidales Antiphlogistikum |
| **Imipramin** | Imipramin-neuraxpharm, Tofranil | trizykl. Antidepressivum |
| **Indapamid** | Natrilix | Saluretikum, Antihypertonuikum |
| **Indometacin** | Amuno, Indometacin Berlin-Ch., Indomet-ratiopharm, Indo-Phlogont | nichtsteroidales Antiphlogistikum |
| **Insulin lispro** | Humalog, Humalog Mix | Insulin-Analogon |
| **Ipratropiumbromid** | Atrovent | Anticholinergikum, Broncholytikum |
| **Irbesartan** | Aprovel, Karvea | Angiotensin-II-Antagonist, Antihypertonikum |
| **Isosorbiddinitrat (ISDN)** | ISDN STADA, ISDN von ct, ISDN-ratiopharm, Isodinit, Isoket, Isostenase, Jenacard, Nitrosorbon; Vasorbate (A), Cedocard (CH), Isordil (CH) | Vasodilatator, Koronarmittel |

Tab. 25.01 Die 1.500 am häufigsten verordneten Medikamente *(Forts.)*

| Freiname | Handelsname | Wirkung |
|---|---|---|
| **Isosorbidmononitrat (ISMN)** | Coleb, Conpin, Corangin, Corangin Nitro, elantan, IS 5 mono-ratiopharm, ISMN STADA, ISMN von ct, Ismo, Iso Mack, Isomonit, Mono Mack, Monoclair, Monolong, Monostenase, Monobeta | Vasodilatator, Koronarmittel |
| **Isradipin** | Vascal | Kalziumantagonist |
| **Itraconazol** | Sempera, Siros | Antimykotikum zur system. Anwend. |
| **Ivabradin** | Procoralan | If-Kanal-Blocker, Antianginosum |
| **Kaliumiodid** | Jodetten, Jodid, Jodid-ratiopharm, Kaliumiodid BC | Schilddrüsentherapeutikum |
| **Ketoprofen** | Alrheumun, Gabrilen, Spondylon; Profenid (A, CH) | nichtsteroidales Antiphlogistikum |
| **Ketotifen** | Ketof, Zaditen | Antihistaminikum, Antiasthmatikum |
| **Lamivudin** | Epivir | Reverse-Transkriptase-Hemmer, Virustatikum |
| **Lamotrigin** | Lamictal | Antiepileptikum |
| **Lansoprazol** | Agopton, Lanzor | Protonenpumpenhemmer, Ulkustherapeutikum |
| **Levofloxacin** | Tavanic | Gyrasehemmer |
| **Levomepromazin** | Levomepromazin-neuraxpharm, Neurocil; Nozinan (A, CH) | Phenothiazin-Neuroleptikum |
| **Levothyroxin** | Berlthyrox, Eferox, Euthyrox, L-Thyroxin Henning; Thyrex (A), Eltroxin (CH) | Schilddrüsenhormon $T_4$ |
| **Lisurid** | Dopergin | Prolaktinhemmer, Dopaminagonist |
| **Lithium** | Hypnorex, Quilonum; Quilonorm (A, CH) | Antidepressivum |
| **Loperamid** | Imodium, Lopedium, Loperamid Heumann, Loperamid-ratiopharm, Loperhoe | Antidiarrhoikum |
| **Loratadin** | Lisino | $H_1$-Blocker, nicht-sedierendes Antihistaminikum, Antiallergikum |
| **Lorazepam** | Lorazepam-neuraxpharm, Tavor; Temesta (A, CH) | Benzodiazepin, Tranquilizer |

| Tab. 25.01 Die 1.500 am häufigsten verordneten Medikamente *(Forts.)* | | |
|---|---|---|
| **Freiname** | **Handelsname** | **Wirkung** |
| **Lormetazepam** | Noctamid; Loramet (CH) | Benzodiazepin, Hypnotikum |
| **Losartan** | LORZAAR | Angiotensin-II-Antagonist, Antihypertonikum |
| **Lysin-Acetylsalicylat** | Aspirin i.v. | nichtsteroidales Analgetikum, Antiphlogistikum |
| **Magaldrat** | Glysan, Magaldrat-ratiopharm, Marax, Riopan | Antazidum |
| **Maprotilin** | Ludiomil, Maprolu | trizykl. Antidepressivum |
| **Mebendazol** | Surfont, Vermox; Pantelmin (A) | Anthelminthikum |
| **Mebeverin** | Duspatal, Mebemerck | Spasmolytikum |
| **Meloxicam** | Mobec | nichtsteroidales Antiphlogistikum |
| **Melperon** | Eunerpan, Harmosin, Melneurin, Melperon neuraxpharm, Melperon-ratiopharm, Melperon STADA; Buronil (A) | Butyrophenon-Neuroleptikum |
| **Mesalazin** | Claversal, Salofalk | Chemotherapeutikum, Magen-Darm-Mittel |
| **Metamizol** | Analgin, Berlosin, Novalgin, Novaminsulfon Lichtenstein, Novaminsulfon-ratiopharm | nichtsteroidales Analgetikum, Antiphlogistikum, Spasmolytikum |
| **Metformin** | Diabesin, Diabetase, Glucophage, Mediabet, Meglucon, Mescorit, Metforminratiopharm, !METFORMIN BASICS, Siofor | Biguanid, Antidiabetikum |
| **Methionin** | Acimethin | Bakteriostatikum, Harnweginfektionstherapeutikum |
| **Methocarbamol** | DoloVisano, Ortoton | Myotonolytikum, Muskelrelaxans |
| **Methotrexat (MTX)** | Lantarel, Methotrexat medac, MTX Hexal | Antimetabolit, Antirheumatikum |
| **Methylphenidat** | Concerta, Medikinet, Ritalin | Psychostimulans |
| **Methylprednisolon** | Metypred, PREDNI M TABLINEN, Urbason; Medral (CH) | Glukokortikois zur system. Anwend. |
| **Metildigoxin** | Lanitop | Herzglykosid |
| **Metixen** | Tremarit; Tremaril (A) | Anticholinergikum, Parkinsonmittel |

| Tab. 25.01 Die 1.500 am häufigsten verordneten Medikamente *(Forts.)* | | |
|---|---|---|
| **Freiname** | **Handelsname** | **Wirkung** |
| **Metoclopramid (MCP)** | Cerucal, Gastronerton, Gastrosil, MCP von ct, MCP-Hexal, MCP-ISIS, MCP-ratiopharm, Paspertin; Imperan (A), Primperan (CH) | Dopaminantagonist, Antiemetikum, Peristaltikanreger |
| **Metoprolol** | Azumetop, Beloc-Zok, Lopresor, Meprolol, Metobeta, Metohexal, Metoprolol Heumann, Metoprolol STADA, Metoprolol-ratiopharm, Metro Tablinen | $\beta_1$-Blocker |
| **Metronidazol** | Arilin, Clont, Vagimid | (Anaerobier-)Antibiotikum |
| **Mianserin** | Mianeurin | nicht-trizykl. Antidepressivum |
| **Midodrin** | Gutron | α-Sympathomimetikum, Antihypotonikum |
| **Miglitol** | Diastabol | α-Glukosidasehemmer, Antidiabetikum |
| **Mirtazapin** | Remergil | tetrazyklisches Antidepressivum |
| **Mizolastin** | Mizollen, Zolim | $H_1$-Blocker, Antihistaminikum, Antiallergikum |
| **Moclobemid** | Aurorix | MAO-Hemmer, Antidepressivum |
| **Molsidomin** | Corvaton, Molsicor, Molsidomin Heumann, Molsidomin ratiopharm, Molsihexal; Molsidolat (A) | Vasodilatator, Koronarmittel |
| **Montelukast** | Singulair | Leukotrienrezeptor-Antagonist, Antiasthmatikum |
| **Morphin** | Morphin Merck, MST Mundipharma | starkes opioides Analgetikum |
| **Moxifloxacin** | Avalox | Gyrasehemmer |
| **Moxonidin** | Cynt, Physiotens | zentraler $\alpha_2$-Agonist, Antihypertonikum |
| **Nadroparin** | Fraxiparin | niedermolekulares Heparin, Antikoagulans |
| **Naratriptan** | Naramig | Serotonin-Agonist, Migränemittel |
| **Natriumhydrogencarbonat** | Nephrotrans | Bikarbonat, Azidosetherapeutikum |
| **Nebivolol** | Nebilet | β-Blocker |

| Tab. 25.01 Die 1.500 am häufigsten verordneten Medikamente *(Forts.)* | | |
|---|---|---|
| **Freiname** | **Handelsname** | **Wirkung** |
| **Nedocromil** | Irtan | Antiallergikum, Antiasthmatikum |
| **Nifedipin** | Adalat, Aprical, Cordicant, Corinfar, duranifin, nife von ct, Nifeclair, Nifedipat, Nifedipin AL, Nifedipin STADA, Nifedipin-ratiopharm, Nifehexal, Nifical, Pidilat | Kalziumantagonist |
| **Nisoldipin** | Baymycard | Kalziumantagonist |
| **Nitrazepam** | Imeson, Nitrazepam-neuraxpharm, Radedorm; Mogadon (A, CH) | Benzodiazepin, Hypnotikum |
| **Nitrendipin** | Bayotensin, Nitre Puren, Nitregamma, Nitrendepat, Nitrendipin STADA, Nitrendipin-ratiopharm, Nitrepress | Kalziumantagonist, Antihypertonikum |
| **Nitroxolin** | Nilox | Chemotherapeutikum, Harnweginfektionstherapeutikum |
| **Norfenefrin** | Novadral | α-Mimetikum, Vasokonstriktor |
| **Norfloxacin** | BARAZAN, Norfloxacin STADA; Zoroxin (A), Noroxin (CH) | Gyrasehemmer |
| **Nortriptylin** | Nortrilen | Antidepressivum |
| **Noscapin** | Capval; Noscalin (CH) | Antitussivum |
| **Nystatin** | Biofanal, Moronal, Mykundex, Nystaderm, Nystatin Lederle; Mycostatin (A, CH) | Antimykotikum |
| **Ofloxacin** | Tarivid, Uro-Tarivid | Gyrasehemmer |
| **Olanzapin** | Zyprexa | Dopaminantagonist, Neuroleptikum |
| **Omeprazol** | Antra, OMEP, omeprazol von ct, Omeprazol AZU, Omeprazol-ratiopharm | Protonenpumpenhemmer, Ulkustherapeutikum |
| **Ondansetron** | Zofran | $5HT_3$-Antagonist, Antiemetikum |
| **Opipramol** | Insidon | trizykl. Antidepressivum |
| **Oxazepam** | Adumbran, oxa von ct, Oxazepam AL, Oxazepam-ratiopharm, Praxiten, Sigacalm; Adumbran (A), Anxiolit (CH) | Benzodiazepin, Tranquilizer |
| **Oxycodon** | Oxygesic | starkes opioides Analgetikum |

Tab. 25.01 Die 1.500 am häufigsten verordneten Medikamente *(Forts.)*

| Freiname | Handelsname | Wirkung |
|---|---|---|
| **Pantoprazol** | Pantozol, Rifun | Protonenpumpenhemmer, Ulkustherapeutikum |
| **Paracetamol** | ben-u-ron, Captin, Doloreduct, Mono Praecimed, Paracetamol STADA, paracetamol von ct, Paracetamol-ratiopharm; Kratofin simplex (A), Acetalgin (CH), Panadol (CH) | nichtsteroidales Analgetikum, Antipyretikum |
| **Paroxetin** | Seroxat, Tagonis | selektiver Serotonin-Wiederaufnahme-Hemmer, Anitdepressivum |
| **Pentaerythrityl-teranitrat** | Pentalong | Vasodilatator, Koronarmittel |
| **Pentoxifyllin** | Claudicat, PENTO-PUREN, Pentoxifyllin-ratiopharm, Rentylin, Trental | Hämorheologikum, durchblutungsförderndes Mittel |
| **Pentoxyverin** | Sedotussin | Antitussivum |
| **Perazin** | Perazin-neuraxpharm, Taxilan | Phenothiazin-Neuroleptikum |
| **Pergolid** | Parkotil | Parkinsonmittel |
| **Perindopril** | Coversum | ACE-Hemmer |
| **Perphenazin** | Decentan; Trilafon (CH) | Phenothiazin-Neuroleptikum |
| **Phenoxymethylpenicillin** | Arcasin, Infectocillin, Isocillin, Megacillin oral, Penbeta Mega, Penhexal, Penicillat, Penicillin V Heumann, Penicillin V STADA, Penicillin V-ratiopharm, P-Mega-Tablinen | Oralpenicillin |
| **Phenoxymethylpenicillin-Benzathin** | InfectoBicillin | Oralpenicillin |
| **Phenprocoumon** | Falithrom, Marcumar; Marcoumar (A, CH) | Vitamin-K-Antagonist, Antikoagulans |
| **Phenytoin** | Phenhydan, Phenytoin AWD | Antiepileptikum, Antiarrhythmikum |
| **Phytomenadion** | Konakion | Vitamin K, Antihämorrhagikum |
| **Pindolol** | Visken | β-Blocker |
| **Pipamperon** | Dipiperon | Butyrophenon-Neuroleptikum |
| **Pipenzolatbromid** | Ila-Med M | Anticholinergikum, Spasmolytikum |

| Tab. 25.01 Die 1.500 am häufigsten verordneten Medikamente *(Forts.)* | | |
|---|---|---|
| **Freiname** | **Handelsname** | **Wirkung** |
| **Piretanid** | Arelix | Schleifendiuretikum |
| **Prasugrel** | Efient | Thrombozytenaggregationshemmer |
| **Prazepam** | Demetrin | Benzodiazepin, Tranquilizer |
| **Prednisolon** | Decaprednil, Decortin-H, duraprednisolon, Predni H Tablinen, Predni Lichtenstein, Predni POS, Prednihexal, Prednisolon JENAPHARM, Prednisolon-ratiopharm, Solu-Decortin H; Ultracortenol (CH) | Glukokortikoid zur system. Therapie |
| **Prednison** | Decortin, Prednison Dorsch, Rectodelt; Deltacortil (A) | Glukokortikoid zur system. Therapie |
| **Pridinol** | Myoson | zentral wirkendes Myptonolytikum |
| **Primidon** | Mylepsinum; Cyral (A), Mysoline (A, CH) | Antiepileptikum |
| **Proglumetacin** | Protaxon | nichtsteroidales Antiphlogistikum |
| **Promazin** | Protactyl, Sinophenin; Prazine (CH) | Phenothiazin-Neuroleptikum |
| **Promethazin** | Atosil, Promethazin-neuraxpharm, Prothazin; Phenergan (A), Sominex (CH) | Phenothiazin-Neuroleptikum, Antihistaminikum |
| **Propafenon** | Rhytmonorm; Rytmonorma (A) | Antiarrhythmikum der Klasse Ic |
| **Propicillin** | Baycillin | Oralpenicillin |
| **Propiverin** | Mictonorm | Anticholinergikum, Spasmolytikum, Urologikum |
| **Propranolol** | Dociton, Obsidan, Propra-ratiopharm; Inderal (CH) | β-Blocker |
| **Prothipendyl** | Dominal | Phenothiazin-Neuroleptikum |
| **Quinapril** | Accupro | ACE-Hemmer |
| **Rabeprazol** | Pariet | Protonenpumpenhemmer, Ulkustherapeutikum |
| **Ramipril** | Delix, Vesdil | ACE-Hemmer, Antihypertonikum |

| Tab. 25.01 Die 1.500 am häufigsten verordneten Medikamente *(Forts.)* | | |
|---|---|---|
| **Freiname** | **Handelsname** | **Wirkung** |
| **Ranitidin** | Azuranit, Ranibeta, Ranicux, Ranidura T, Ranitic, Ranitidin STADA, Ranitidin von ct, Ranitidin-ratiopharm, Sostril, Zantic | $H_2$-Blocker, Ulkustherapeutikum |
| **Ranolazin** | Ranexa | Antianginosum |
| **Repaglinid** | NovoNorm | Antidiabetikum |
| **Reviparinnatrium** | Clivarin | niedermolekulares Heparin, Antikoagulans |
| **Risperidon** | Risperdal | Neuroleptikum |
| **Rizatriptan** | MAXALT | Serotonin-Agonist, Migränemittel |
| **Roxithromycin** | Roxigrün, Rulid; Rulide (A) | Makrolid-Antbiotikum |
| **Salbutamol** | Apsomol, Broncho Spray, Bronchospray Novo, Loftan, Salbuhexal, Salbulair, Salbutamol STADA, Salbutamol Trom, Salbutamol-ratiopharm, Sultanol, Volmac; Volmax (CH) | β-Mimetikum, Broncholytikum |
| **Salmeterol** | aeromax, Serevent, Viani | langwirksames β-Mimetikum, Broncholytikum |
| **Sitagliptin** | Januvia | Antidiabetikum |
| **Sotalol** | Sotahexal, Sotalex, Sotalol-ratiopharm; Sotacor (A) | β-Blocker, Antiarrhythmikum |
| **Spirapril** | Quadropril | ACE-Hemmer |
| **Spironolacton** | Aldactone, Spiro von ct, Spironolacton-ratiopharm | Aldosteronantagonist, Diuretikum |
| **Stavudin** | Zerit | Reverse-Transkriptase-Hemmer, Virustatikum |
| **Sucralfat** | Ulcogant | Antazidum |
| **Sulfadiazin** | Flammazine | Sulfonamid zur topischen Anwend. |
| **Sulfasalazin** | Azulfidine, Azulfidine RA | Chemotherapeutikum |
| **Sulpirid** | Dogmatil, Meresa, Neogama, sulpirid von ct, Sulpirid-ratiopharm, Vertigo-Neogama | Dopaminantagonist, Neuroleptikum |
| **Sultiam** | Ospolot | Antiepileptikum |
| **Sumatriptan** | Imigran | Serotonin-Agonist, Migränemittel |

| Tab. 25.01 Die 1.500 am häufigsten verordneten Medikamente *(Forts.)* | | |
|---|---|---|
| **Freiname** | **Handelsname** | **Wirkung** |
| **Talinolol** | Cordanum | β-Blocker |
| **Tamsulosin** | Alna, OMNIC | peripherer $\alpha_1$-Blocker, Prostatamittel |
| **Temazepam** | Planum, Remestan, temazep von ct; Levanxol (A), Normison (CH) | Benzodiazepin, Myotonolytikum |
| **Terazosin** | Flotrin | peripherer $\alpha_1$-Blocker, Prostatamittel |
| **Terbinafin** | Lamisil | Antimykotikum |
| **Terbutalin** | Aerodur, Bricanyl | $\beta_2$-Mimetikum, Broncholytikum |
| **Terfenadin** | Terfenadin; Triludan (A) | $H_1$-Blocker, Antihistaminikum, Antiallergikum |
| **Tetrazepam** | Mobiforton, Musaril, Myospasmal, Tethexal, Tetramdura, Tetra-saar, tetrazep von ct, Tetrazepam-ratiopharm | Benzodiazepin, Myotonolytikum |
| **Theophyllin** | Aerobin, Afonilum, Bronchoretard, Euphylong, Pulmidur, Solosin, Theo von ct, Theophyllin STADA, Theophyllin-ratiopharm, Unilair, Uniphyllin; Afonilum (A), Xantirent (CH) | Phosphodiesterase-Hemmer, Broncholytikum |
| **Thiamazol** | Favistan, Methizol, Thiamazol Henning; Tapazole (CH) | Thyreostatikum |
| **Thioridazin** | Melleril, Thioridazin neuraxpharm | Phenothiazin-Neuroleptikum |
| **Tiaprid** | Tiapridex; Delpral (A), Tiapridal (CH) | Antihyperkinetikum |
| **Tiaprofensäure** | Surgam | nichtsteroidales Antiphlogistikum |
| **Ticlopidin** | Tiklyd | Thrombozytenaggregationshemmer |
| **Tilidin** | Tilidalor Hexal, Tilidin-ratiopharm plus | starkes opioides Analgetikum, Morphinantagonist |
| **Tizanidin** | Sirdalud | zentral wirkendes Muskelrelaxans |
| **Tolperison** | Mydocalm, Viveo | Myotonolytikum |
| **Torasemid** | Torem, Unat | Schleifendiuretikum |

| Tab. 25.01 Die 1.500 am häufigsten verordneten Medikamente *(Forts.)* | | |
|---|---|---|
| **Freiname** | **Handelsname** | **Wirkung** |
| **Tramadol** | Amadol TAD, Trama KD, Tramabeta, Tramadol STADA, Tramadolor, Tramadol-ratiopharm, Tramadura, Tramagetic, Tramagit, Tramal, Tramundin | starkes opioides Analgetikum |
| **Triamcinolonacetat** | Volon A, Triam Lichtenstein, Triamhexal; Ledercort (CH) | halogeniertes Glukokortikoid zur system. + lokalen Anwend. |
| **Triazolam** | Halcion | Benzodiazepin, Sedativum |
| **Trihexyphenidyl** | Artane, Parkopan | Parkinsonmittel |
| **Trimethoprim** | TMP-ratiopharm | Folatantagonist, Antibiotikum |
| **Trimipramin** | Stangyl, Trimipramin-neuraxpharm; Surmontil (CH) | trizykl. Antidepressivum |
| **Urapidil** | Ebrantil | $\alpha_1$-Blocker, Antihypertonikum |
| **Valproinsäure** | Convulex, Ergenyl, Orfiril | Antiepileptikum |
| **Valsartan** | Diovan | Angiotensin-II-Antagonist, Antihypertonikum |
| **Venlafaxin** | Trevilor | Serotonin-Wiederaufnahme-Hemmer, Anitdepressivum |
| **Verapamil** | Azupamil, durasoptin, Falicard, Isoptin, vera von ct, Verabeta, Verahexal, Veramex, Verapamil AL, Verapamil-ratiopharm | Kalziumantagonist |
| **Xipamid** | Aquaphor | Thiazid-Diuretikum |
| **Ziconotid** | Prialt | Nicht-Opiod-Analgetikum |
| **Zolmitriptan** | AscoTop | Serotonin-Agonist, Migränemittel |
| **Zolpidem** | Bikalm, Stilnox | Hypnotikum |
| **Zopiclon** | Ximovan | Hypnotikum/Sedativum |
| **Zotepin** | Nipolept | trizykl. Neuroleptikum |
| **Zuclopenthixol** | Ciatyl-Z; Cisordinol (A), Clopixol (CH) | trizykl. Neuroleptikum |

# 25.2 Handelsnamen

Tab. 25.02 Die 1.500 am häufigsten verordneten Medikamente

| Handelsnamen | Freiname | Wirkung |
|---|---|---|
| β-Acetyldigoxin-ratiopharm | **β-Acetyldigoxin** | Herzglykosid |
| Aarane/N | **Reproterol + Cromoglicinsäure** | $β_2$-Mimetikum + Mastzellstabilisator, Antiasthmatikum |
| ACC | **Acetylcystein** | Mukolytikum |
| Accupro | **Quinapril** | ACE-Hemmer |
| Accuzide | **Quinapril + Hydrochlorothiazid** | ACE-Hemmer + Diuretikum, Antihypertonikum |
| ACE-Hemmer-ratiopharm | **Captopril** | ACE-Hemmer |
| ACE-Hemmer-ratiopharm comp | **Captopril + Hydrochlorothiazid** | ACE-Hemmer + Diuretikum, Antihypertonikum |
| Acemuc | **Acetylcystein** | Mukolytikum |
| Acenorm | **Captopril** | ACE-Hemmer |
| Acenorm HCT | **Captopril + Hydrochlorothiazid** | ACE-Hemmer + Diuretikum, Antihypertonikum |
| Acerbon | **Lisinopril** | ACE-Hemmer |
| Acercomp | **Lisinopril + Hydrochlorothiazid** | ACE-Hemmer + Diuretikum, Antihypertonikum |
| Acesal | **Acetylsalicylsäure** | nichtsteroidales Analgetikum, Antiphlogistikum |
| Acetabs | **Acetylcystein** | Mukolytikum |
| Acic Hexal Tbl. | **Aciclovir** | Virustatikum |
| Aciclostad | **Aciclovir** | Virustatikum |
| Aciclovir-ratioph. Tbl./p.i. | **Aciclovir** | Virustatikum |
| Acimethin | **Methionin** | Bakteriostatikum, Harnweginfektionstherapeutikum |
| Adalat | **Nifedipin** | Kalziumantagonist |
| Adocomp | **Captopril + Hydrocloro-thiazid** | ACE-Hemmer + Diuretikum, Antihypertonikum |
| Adocor | **Captopril** | ACE-Hemmer |
| Adumbran | **Oxazepam** | Benzodiazepin, Tranquilizer |
| Aequamen | **Betahistin** | Histaminderivat, Antivertiginosum |

**Tab. 25.02 Die 1.500 am häufigsten verordneten Medikamente** *(Forts.)*

| Handelsnamen | Freiname | Wirkung |
|---|---|---|
| AeroBec | **Beclometason** | Glukokortikoid, Antiasthmatikum |
| Aerobin | **Theophyllin** | Phosphodiesterase-Hemmer, Broncholytikum |
| Aerodur | **Terbutalin** | $\beta_2$-Mimetikum, Broncholytikum |
| aeromax | **Salmeterol** | langwirksames β-Mimetikum, Broncholytikum |
| Afonilum | **Theophyllin** | Phosphodiesterase-Hemmer, Broncholytikum |
| Agopton | **Lansoprazol** | Protonenpumpenhemmer, Ulkustherapeutikum |
| Akineton | **Biperiden** | Anticholinergikum, Parkinsonmittel |
| Aldactone Drag./ Kaps. | **Spironolacton** | Aldosteronantagonist, Diuretikum |
| Allergodil | **Azelastin** | $H_1$-Blocker, Antihistaminikum, Antiallergikum |
| Allergospasmin-Aerosol | **Cromoglicinsäure + Reproterol** | Mastzellstabilisator+ $\beta_2$-Mimetikum, Antiasthmatikum |
| allo von ct | **Allopurinol** | Urikostatikum |
| Allobeta | **Allopurinol** | Urikostatikum |
| Allomaron | **Allopurinol + Benzbromaron** | Urikostatikum + Urikosurikum |
| Allopurinol AL | **Allopurinol** | Urikostatikum |
| Allopurinol Heumann | **Allopurinol** | Urikostatikum |
| Allopurinol-ratiopharm | **Allopurinol** | Urikostatikum |
| Allvoran | **Diclofenac** | nichtsteroidales Antiphlogistikum |
| Alna | **Tamsulosin** | peripherer $\alpha_1$-Blocker, Prostatamittel |
| Amadol TAD | **Tramadol** | starkes opioides Analgetikum |
| Amantadin-ratiopharm | **Amantadin** | Parkinsonmittel, Virustatikum |
| Amaryl | **Glimepirid** | Sulfonylharnstoff, Antidiabetikum |
| Ambril | **Ambroxol** | Sekretolytikum |
| Ambrobeta | **Ambroxol** | Sekretolytikum |

| Tab. 25.02 Die 1.500 am häufigsten verordneten Medikamente *(Forts.)* | | |
|---|---|---|
| **Handelsnamen** | **Freiname** | **Wirkung** |
| Ambrodoxy Hexal | **Doxycyclin + Ambroxol** | Tetrazyklin + Sekretolytikum |
| Ambrohexal | **Ambroxol** | Sekretolytikum |
| Ambrolös/S | **Ambroxol** | Sekretolytikum |
| Ambroxol AL | **Ambroxol** | Sekretolytikum |
| Ambroxol Heumann | **Ambroxol** | Sekretolytikum |
| Ambroxol-ratiopharm | **Ambroxol** | Sekretolytikum |
| Ambroxol comp.-ratiopharm | **Ambroxol + Doxycyclin** | Sekretolytikum + Tetrazyklin |
| Amilorid comp.-ratiopharm | **Amilorid + Hydrochlorothiazid** | Diuretika-Kombination |
| Amineurin | **Amitriptylin** | trizykl. Antidepressivum |
| Aminophyllin OPW | **Aminophyllin** | Phosphodiesterase-Hemmer, Broncholytikum |
| amitriptylin von ct | **Amitriptylin** | trizykl. Antidepressivum |
| Amitriptylin-neuraxpharm | **Amitriptylin** | trizykl. Antidepressivum |
| Amoxi Lichtenstein | **Amoxicillin** | Breitbandpenicillin |
| amoxi von ct | **Amoxicillin** | Breitbandpenicillin |
| Amoxibeta | **Amoxicillin** | Breitbandpenicillin |
| Amoxicillin AL | **Amoxicillin** | Breitbandpenicillin |
| Amoxicillin Heumann | **Amoxicillin** | Breitbandpenicillin |
| Amoxicillin-ratiopharm | **Amoxicillin** | Breitbandpenicillin |
| Amoxi-Diolan | **Amoxicillin** | Breitbandpenicillin |
| Amoxihexal | **Amoxicillin** | Breitbandpenicillin |
| Amoxillat | **Amoxicillin** | Breitbandpenicillin |
| Amoxi-Wolff | **Amoxicillin** | Breitbandpenicillin |
| Amoxypen | **Amoxicillin** | Breitbandpenicillin |
| Ampicillin-ratiopharm | **Ampicillin** | Breitbandpenicillin |
| AMUNO/Retard | **Indometacin** | nichtsteroidales Antiphlogistikum |

**Tab. 25.02 Die 1.500 am häufigsten verordneten Medikamente** *(Forts.)*

| Handelsnamen | Freiname | Wirkung |
|---|---|---|
| Anafranil | **Clomipramin** | trizykl. Antidepressivum |
| Analgin | **Metamizol** | nichtsteroidales Analgetikum, Antiphlogistikum, Spasmolytikum |
| Ancotil | **Flucytosin** | i.v.-Antimykotikum |
| Andante | **Bunazosin** | selektiver $\alpha_1$-Blocker, Antihypertonikum |
| anti-phosphat | **Algeldrat** | Phosphatbinder |
| Antra | **Omeprazol** | Protonenpumpenhemmer, Ulkustherapeutlkum |
| Aponal | **Doxepin** | trizykl. Antidepressivum |
| Aprical | **Nifedipin** | Kalziumantagonist |
| Aprovel | **Irbesartan** | Angiotensin-II-Antagonist, Antihypertonikum |
| Apsomol DA | **Salbutamol** | β-Mimetikum, Broncholytikum |
| Aquaphor | **Xipamid** | Thiazid-Diuretikum |
| Aquaretic | **Amilorid + Hydrochlorothiazid** | Diuretika-Kombination |
| Arcasin | **Phenoxymethylpenicillin** | Oralpenicillin |
| Arelix | **Piretanid** | Schleifendiuretikum |
| Arelix ACE | **Piretanid + Ramipril** | Diuretikum + ACE-Hemmer, Antihypertonikum |
| Arilin | **Metronidazol** | (Anaerobier-)Antibiotikum |
| Arlevert | **Cinnarizin + Dimenhydrinat** | Kalziumantagonist + $H_1$-Antihistaminikum, Antivertiginosum |
| Asasantin | **Dipyridamol + Acetylsalicylsäure** | Thrombozytenaggregationshemmer-Kombination |
| AscoTop | **Zolmitriptan** | Serotonin-Agonist, Migränemittel |
| Aspirin protect | **Acetylsalicylsäure** | Thrombozytenaggregationshemmer |
| Aspisol | **Lysin-Acetylsalicylat** | nichtsteroidales Analgetikum, Antiphlogistikum |
| ASS light | **Acetylsalicylsäure** | Thrombozytenaggregationshemmer |
| ASS von ct | **Acetylsalicylsäure** | nichtsteroidales Analgetikum, Antiphlogistikum, Thrombozytenaggregationshemmer |

| Tab. 25.02 Die 1.500 am häufigsten verordneten Medikamente *(Forts.)* | | |
|---|---|---|
| **Handelsnamen** | **Freiname** | **Wirkung** |
| ASS-Hexal | **Acetylsalicylsäure** | nichtsteroidales Analgetikum, Antiphlogistikum, Thrombozytenaggregationshemmer |
| ASS-ratiopharm | **Acetylsalicylsäure** | nichtsteroidales Analgetikum, Antiphlogistikum, Thrombozytenaggregationshemmer |
| Atehexal | **Atenolol** | β-Blocker |
| atemur | **Fluticason** | Glukokortikoid, Antiasthmatikum |
| atenolol von ct | **Atenolol** | β-Blocker |
| Atenolol-Heumann | **Atenolol** | β-Blocker |
| Atenolol-ratiopharm | **Atenolol** | β-Blocker |
| Atosil | **Promethazin** | Phenothiazin-Neuroleptikum, Antihistaminikum |
| Atrovent | **Ipratropiumbromid** | Anticholinergikum, Broncholytikum |
| Augmentan | **Amoxicillin + Clavulansäure** | Breitbandantibiotikum |
| Aurorix | **Moclobemid** | MAO-Hemmer, Antidepressivum |
| Avalox | **Moxifloxacin** | Gyrasehemmer |
| Avamigran N | **Ergotamin + Propyphenazon** | Sekalealkaloid + Analgetikum, Migränemittel |
| Azubronchin | **Acetylcystein** | Mukolytikum |
| Azudoxat | **Doxycyclin** | Tetrazyklin |
| Azudoxat comp. | **Ambroxol + Doxycyclin** | Sekretolytikum + Tetrazyklin |
| Azuglucon | **Glibenclamid** | Sulfonylharnstoff, Antidiabetikum |
| Azulfidine | **Sulfasalazin** | Chemotherapeutikum |
| Azulfidine RA | **Sulfasalazin** | Chemotherapeutikum |
| Azumetop | **Metoprolol** | $\beta_1$-Blocker |
| Azupamil | **Verapamil** | Kalziumantagonist |
| Azur compositum | **Paracetamol + Codein + Coffein** | Analgetika-Kombination + Analeptikum |
| Azuranit | **Ranitidin** | $H_2$-Blocker, Ulkustherapeutikum |
| Baclofen-ratiopharm | **Baclofen** | GABA-Agonist, zentral wirkendes Myotonolytikum |

25

**Tab. 25.02 Die 1.500 am häufigsten verordneten Medikamente** *(Forts.)*

| Handelsnamen | Freiname | Wirkung |
|---|---|---|
| Bactoreduct | **Trimethoprim + Sulfamethoxazol** | Folatantagonist + Sulfonamid, Antibiotika-Kombination |
| Bambec | **Bambuterol** | β-Mimetikum, Broncholytikum |
| BARAZAN | **Norfloxacin** | Gyrasehemmer |
| Baycillin | **Propicillin** | Oralpenicillin |
| Baymycard | **Nisoldipin** | Kalziumantagonist |
| Bayotensin | **Nitrendipin** | Kalziumantagonist |
| Beclomet Orion | **Beclometason** | Glukokortikoid, Antiasthmatikum |
| Belnif | **Metoprolol + Nifedipin** | $\beta_1$-Blocker + Kalziumantagonist |
| Beloc-Zok | **Metoprolol** | $\beta_1$-Blocker |
| Beloc-Zok comp | **Metoprolol + Hydrochlorothiazid** | $\beta_1$-Blocker + Diuretikum, Antihypertonikum |
| Benalapril | **Enalapril** | ACE-Hemmer, Antihypertonikum |
| ben-u-ron | **Paracetamol** | nichtsteroidales Analgetikum, Antipyretikum |
| Benzbromaron-ratiopharm | **Benzbromaron** | Urikosurikum |
| Beofenac | **Aceclofenac** | nichtsteroidales Antiphlogistikum |
| Berlinsulin H | **Humaninsulin** | intermediärwirksames Insulin |
| Berlocombin | **Trimethoprim + Sulfamerazin** | Folatantagonist + Sulfonamid, Antibiotika-Kombination |
| Berlosin | **Metamizol** | nichtsteroidales Analgetikum, Antiphlogistikum, Spasmolytikum |
| Berlthyrox | **Levothyroxin** | Schilddrüsenhormon $T_4$ |
| Berodual | **Ipratropiumbromid + Fenoterol** | Anticholinergikum + $\beta_2$-Mimetikum, Broncholytikum |
| Berotec | **Fenoterol** | $\beta_2$-Mimetikum, Broncholytikum |
| Betahistin-ratiopharm | **Betahistin** | Histaminderivat, Antivertiginosum |
| Betasemid | **Penbutolol + Furosemid** | β-Blocker + Schleifendiuretikum, Antihypertonikum |
| Biaxin HP | **Clarithromycin** | Makrolid-Antibiotikum |
| Bikalm | **Zolpidem** | Hypnotikum |
| Biofanal Drag. etc. | **Nystatin** | Antimykotikum |

| Tab. 25.02 Die 1.500 am häufigsten verordneten Medikamente *(Forts.)* | | |
|---|---|---|
| **Handelsnamen** | **Freiname** | **Wirkung** |
| Biperiden-neuraxpharm | **Biperiden** | Anticholinergikum, Parkinsonmittel |
| Bisobloc | **Bisoprolol** | $\beta_1$-Blocker |
| Bisomerck | **Bisoprolol** | $\beta_1$-Blocker |
| Bisoprolol STADA | **Bisoprolol** | $\beta_1$-Blocker |
| bisoprolol von ct | **Bisoprolol** | $\beta_1$-Blocker |
| Bisoprolol-ratiopharm | **Bisoprolol** | $\beta_1$-Blocker |
| Biso-Puren | **Bisoprolol** | $\beta_1$-Blocker |
| Blocotenol | **Atenolol** | β-Blocker |
| Blopress | **Candesartan** | Angiotensin-II-Antagonist, Antihypertonikum |
| Bricanyl Aerosol | **Terbutalin** | $\beta_2$-Mimetikum, Broncholytikum |
| Bricanyl/Duriles | **Terbutalin** | $\beta_2$-Mimetikum, Broncholytikum |
| Briserin N | **Clopamid + Reserpin** | Diuretikum + Antisympathotonikum, Antihypertonikum |
| Bromazanil | **Bromazepam** | Benzodiazepin, Tranquilizer |
| Bromazep | **Bromazepam** | Benzodiazepin, Tranquilizer |
| Bromhexin Berlin-Chemie | **Bromhexin** | Sekretolytikum |
| Bromhexin Meuselbach | **Bromhexin** | Sekretolytikum |
| Bromhexin-8-Tr. N | **Bromhexin** | Sekretolytikum |
| Bromuc | **Acetylcystein** | Mukolytikum |
| Bronchicum Mono Codein | **Codein** | Antitussivum |
| Broncho Spray | **Salbutamol** | β-Mimetikum, Broncholytikum |
| Bronchocort/-mite | **Beclometason** | Glukokortikoid, Antiasthmatikum |
| Bronchoretard | **Theophyllin** | Phosphodiesterase-Hemmer, Broncholytikum |
| Bronchospray Novo | **Salbutamol** | β-Mimetikum, Broncholytikum |
| BS-ratiopharm | **Butylscopolaminiumbromid** | Spasmolytikum |
| Budecort | **Budesonid** | Glukokortikoid, Antiasthmatikum |

| Tab. 25.02 Die 1.500 am häufigsten verordneten Medikamente *(Forts.)* | | |
|---|---|---|
| **Handelsnamen** | **Freiname** | **Wirkung** |
| Budes | **Budesonid** | Glukokortikoid, Antiasthmatikum |
| Budesonid-ratiopharm | **Budesonid** | Glukokortikoid, Antiasthmatikum |
| Buscopan | **Butylscopolaminiumbromid** | Spasmolytikum |
| Buscopan plus | **Butylscopolaminiumbromid + Paracetamol** | Spasmolytikum + Analgetikum |
| Bufedil | **Buflomedil** | Vasodilatator, durchblutungsförderndes Mittel |
| Cafergot N | **Coffein + Ergotamin** | Analeptikum + Sekalealkaloid, Migränemittel |
| Capozide | **Captopril + Hydrochlorothiazid** | ACE-Hemmer + Diuretikum, Antihypertonikum |
| Captin | **Paracetamol** | nichtsteroidales Analgetikum, Antipyretikum |
| CAPTO-PUREN | **Captopril** | ACE-Hemmer |
| capto von ct | **Captopril** | ACE-Hemmer |
| Captobeta | **Captopril** | ACE-Hemmer |
| Captoflux | **Captopril** | ACE-Hemmer |
| Captogamma | **Captopril** | ACE-Hemmer |
| Captohexal | **Captopril** | ACE-Hemmer |
| Captohexal comp. | **Captopril + Hydrochlorothiazid** | ACE-Hemmer + Diuretikum, Antihypertonikum |
| Capto-ISIS | **Captopril** | ACE-Hemmer |
| Capto-ISIS plus | **Captopril + Hydrochlorothiazid** | ACE-Hemmer + Diuretikum, Antihypertonikum |
| Captopril AL | **Captopril** | ACE-Hemmer |
| Captopril HCT comp. STADA | **Captopril + Hydrochlorothiazid** | ACE-Hemmer + Diuretikum, Antihypertonikum |
| Captopril Heumann | **Captopril** | ACE-Hemmer |
| Captopril Pfleger | **Captopril** | ACE-Hemmer |
| Captopril STADA | **Captopril** | ACE-Hemmer |
| Capval | **Noscapin** | Antitussivum |
| Carbamazepin-ratiopharm | **Carbamazepin** | Antiepileptikum |

| Tab. 25.02 Die 1.500 am häufigsten verordneten Medikamente *(Forts.)* | | |
|---|---|---|
| **Handelsnamen** | **Freiname** | **Wirkung** |
| Carbimazol Henning | **Carbimazol** | Thyreostatikum |
| Carbium | **Carbamazepin** | Antiepileptikum |
| Cardular | **Doxazosin** | $\alpha_1$-Rezeptor-Antagonist, Antihypertonikum |
| Carnigen | **Oxilofrin** | Sympathomimetikum, Antihypotonikum |
| Catapresan | **Clonidin** | Antisympathotonikum, Antihypertonikum |
| CEC | **Cefaclor** | orales Cephalosporin |
| Cefa Wolff | **Cefaclor** | orales Cephalosporin |
| Cefaclor-ratiopharm | **Cefaclor** | orales Cephalosporin |
| Celebrex | **Celecoxib** | nichtsteroidales Antiphlogistikum |
| Celestamine N | **Betamethason** | Glukokortikoid zur system. Anwend. |
| Celipro Lich | **Celiprolol** | $\beta_1$-Blocker |
| Cephalexin-ratiopharm | **Cefalexin** | orales Cephalosporin |
| Cephoral | **Cefixim** | orales Cephalosporin |
| Cerucal | **Metoclopramid** | Dopaminantagonist, Antiemetikum, Peristaltikanreger |
| Chloraldurat Pohl | **Chloralhydrat** | Hypnotikum |
| Chlorprothixen | **Chlorprothixen** | trizykl. Neuroleptikum |
| Ciatyl-Z | **Zuclopenthixol** | trizykl. Neuroleptikum |
| Cibacen | **Benazepril** | ACE-Hemmer |
| Cibadrex | **Benazepril + Hydrochlorothiazid** | ACE-Hemmer + Diuretikum, Antihypertonikum |
| Cinnarizin-ratiopharm | **Cinnarizin** | Kalziumantagonist, Vasodilatator, durchblutungsförderndes Mittel |
| cinnarizin von ct | **Cinnarizin** | Kalziumantagonist, Vasodilatator, durchblutungsförderndes Mittel |
| Cipramil | **Citalopram** | selektiver Serotonin-Wiederaufnahme-Hemmer, Antidepressivum |
| Ciprobay | **Ciprofloxacin** | Gyrasehemmer |

| Tab. 25.02 Die 1.500 am häufigsten verordneten Medikamente *(Forts.)* | | |
|---|---|---|
| **Handelsnamen** | **Freiname** | **Wirkung** |
| Claudicat | **Pentoxifyllin** | Hämorheologikum, durchblutungsförderndes Mittel |
| Claversal | **Mesalazin** | Chemotherapeutikum, Magen-Darm-Mittel |
| Clexane | **Enoxaparin** | niedermolekulares Heparin, Antikoagulans |
| Clindahexal | **Clindamycin** | Lincosamid-Antibiotikum |
| Clindastad | **Clindamycin** | Lincosamid-Antibiotikum |
| Clin-Sanorania | **Clindamycin** | Lincosamid-Antibiotikum |
| Clivarin | **Reviparinnatrium** | niedermolekulares Heparin, Antikoagulans |
| Cloderm | **Clotrimazol** | Antimykotikum, Dermatikum |
| Clomipramin-neuraxpharm | **Clomipramin** | trizykl. Antidepressivum |
| Clonidin-ratiopharm | **Clonidin** | Antisympathotonikum, Antihypertonikum |
| Clont i.v./-400 | **Metronidazol** | (Anaerobier-)Antibiotikum |
| COAPROVEL | **Irbesartan + Hydrochlorothiazid** | Angiotensin-II-Antagonist + Diuretikum, Antihypertonikum |
| Codeinsaft/-Tr. von ct | **Codein** | Antitussivum |
| Codeinum phosph. Berlin-Chemie | **Codein** | Antitussivum |
| Codeinum phosph. Compr. | **Codein** | Antitussivum |
| Codicaps | **Codein + Chlorphenamin** | Antitussivum + Antihistaminikum |
| Codicaps mono/N | **Codein** | Antitussivum |
| Codicompren | **Codein** | Antitussivum |
| CoDiovan | **Valsartan + Hydrochlorothiazid** | Angiotensin-II-Antagonist + Diuretikum, Antihypertonikum |
| Codipront | **Codein + Phenyltoloxamin** | Antitussivum + Antihistaminikum |
| Codipront mono/retard | **Codein** | Antitussivum |
| Colchicum-Dispert | **Herbstzeitlosesamen-Extrakt** | pflanzl. Gichtmittel |
| Coleb | **Isosorbidmononitrat** | Vasodilatator, Koronarmittel |

| Tab. 25.02 Die 1.500 am häufigsten verordneten Medikamente *(Forts.)* | | |
|---|---|---|
| **Handelsnamen** | **Freiname** | **Wirkung** |
| Combaren | **Diclofenac + Codein** | nichtsteroidales Antiphlogistikum, Analgetika-Kombination |
| Combivir | **Lamivudin + Zidovudin** | Kombination antiretroviraler Virustatika |
| Concor | **Bisoprolol** | $\beta_1$-Blocker |
| Concor plus | **Bisoprolol + Hydrochlorothiazid** | $\beta_1$-Blocker + Diuretikum, Antihypertensivum |
| Conpin | **Isosorbidmononitrat** | Vasodilatator, Koronarmittel |
| Convulex | **Valproinsäure** | Antiepileptikum |
| Corangin | **Isosorbidmononitrat** | Vasodilatator, Koronarmittel |
| Corangin Nitro | **Isosorbidmononitrat** | Vasodilatator, Koronarmittel |
| Cordanum | **Talinolol** | β-Blocker |
| Cordarex | **Amiodaron** | Antiarrhythmikum der Klasse III |
| Cordicant | **Nifedipin** | Kalziumantagonist |
| Cordichin | **Verapamil + Chinidin** | Antiarrhythmika-Kombination |
| CORIC | **Lisinopril** | ACE-Hemmer |
| CORIC plus | **Lisinopril + Hydrochlorothiazid** | ACE-Hemmer + Diuretikum, Antihypertensivum |
| Corinfar | **Nifedipin** | Kalziumantagonist |
| Corvaton | **Molsidomin** | Vasodilatator, Koronarmittel |
| cotrim forte von ct | **Trimethoprim + Sulfamethoxazol** | Folatantagonist + Sulfonamid, Antibiotika-Kombination |
| Cotrim Hexal | **Trimethoprim + Sulfamethoxazol** | Folatantagonist + Sulfonamid, Antibiotika-Kombination |
| Cotrimoxazol AL | **Trimethoprim + Sulfamethoxazol** | Folatantagonist + Sulfonamid, Antibiotika-Kombination |
| Cotrim-ratiopharm | **Trimethoprim + Sulfamethoxazol** | Folatantagonist + Sulfonamid, Antibiotika-Kombination |
| Cotrimstada | **Trimethoprim + Sulfamethoxazol** | Folatantagonist + Sulfonamid, Antibiotika-Kombination |
| Coversum | **Perindopril** | ACE-Hemmer |
| Cromohexal | **Cromoglicinsäure** | Mastzellstabilisator, Antiallergikum, Antiasthmatikum |
| Cynt | **Moxonidin** | zentraler $\alpha_2$-Agonist, Antihypertonikum |
| Dacrin | **Hydrastinin + Oxedrin** | Vasokonstriktor-Kombination |

| Tab. 25.02 Die 1.500 am häufigsten verordneten Medikamente *(Forts.)* | | |
|---|---|---|
| **Handelsnamen** | **Freiname** | **Wirkung** |
| Dalmadorm | **Flurazepam** | Benzodiazepin, Hypnotikum |
| Decaprednil | **Prednisolon** | Glukokortikoid zur system. Therapie |
| Decentan | **Perphenazin** | Phenothiazin-Neuroleptikum |
| Decortin | **Prednison** | Glukokortikoid zur system. Therapie |
| Decortin-H | **Prednisolon** | Glukokortikoid zur system. Therapie |
| dehydro tri mite/-sanol tri | **Triamteren + Bemetizid** | Diuretika-Kombination |
| Delagil | **Phenol-Methanal-Harnstoff-Polykondensat, sulfoniert** | synthet. Gerbstoff, Adstringens, Antipuriginosum |
| Delix | **Ramipril** | ACE-Hemmer, Antihypertonikum |
| Delix plus | **Ramipril + Hydrochlorothiazid** | ACE-Hemmer + Diuretikum, Antihypertonikum |
| Delmuno | **Felodipin + Ramipril** | Kalziumantagonist + ACE-Hemmer, Antihypertonikum |
| Demetrin/Mono Demetrin | **Prazepam** | Benzodiazepin, Tranquilizer |
| Depressan | **Dihydralazin** | direkter Vasodilatator, Antihypertonikum |
| DET MS | **Dihydroergotamin** | Sekalealkaloid, Migränemittel, Antihypotonikum |
| Dexa-Allvoran Amp. | **Dexamethason** | Glukokortikoid zur system. Anwend. |
| Dexaflam Amp./ Tbl. | **Dexamethason** | Glukokortikoid zur system. Anwend. |
| DHC Mundipharma | **Dihydrocodein** | starkes opioides Analgetikum |
| Diabesin | **Metformin** | Biguanid, Antidiabetikum |
| Diabetase | **Metformin** | Biguanid, Antidiabetikum |
| Diastabol | **Miglitol** | α-Glukosidasehemmer, Antidiabetikum |
| Diazepam Desitin Rectiole | **Diazepam** | Benzodiazepin, Tranquilizer |
| Diazepam STADA | **Diazepam** | Benzodiazepin, Tranquilizer |

| Tab. 25.02 Die 1.500 am häufigsten verordneten Medikamente *(Forts.)* | | |
|---|---|---|
| **Handelsnamen** | **Freiname** | **Wirkung** |
| Diazepam-ratiopharm | **Diazepam** | Benzodiazepin, Tranquilizer |
| Diblocin | **Doxazosin** | $\alpha_1$-Rezeptor-Antagonist, Antihypertonikum |
| Diclac | **Diclofenac** | nichtsteroidales Antiphlogistikum |
| Diclo KD | **Diclofenac** | nichtsteroidales Antiphlogistikum |
| diclo von ct | **Diclofenac** | nichtsteroidales Antiphlogistikum |
| Diclo-Divido | **Diclofenac** | nichtsteroidales Antiphlogistikum |
| Diclofenac AL | **Diclofenac** | nichtsteroidales Antiphlogistikum |
| Diclofenac STADA | **Diclofenac** | nichtsteroidales Antiphlogistikum |
| Diclofenac-ratiopharm | **Diclofenac** | nichtsteroidales Antiphlogistikum |
| Diclofenbeta | **Diclofenac** | nichtsteroidales Antiphlogistikum |
| Diclophlogont | **Diclofenac** | nichtsteroidales Antiphlogistikum |
| DICLO-PUREN | **Diclofenac** | nichtsteroidales Antiphlogistikum |
| Diflucan/-Derm | **Fluconazol** | system. Antimykotikum |
| Digimerck | **Digitoxin** | Herzglykosid |
| Digitoxin AWD | **Digitoxin** | Herzglykosid |
| Digostada | **β-Acetyldigoxin** | Herzglykosid |
| Digotab | **β-Acetyldigoxin** | Herzglykosid |
| Dihydergot | **Dihydroergotamin** | Sekalealkaloid, Migränemittel, Antihypotonikum |
| Dilanacin | **Digoxin** | Herzglykosid |
| Dilatrend | **Carvedilol** | β-Blocker |
| Diltahexal | **Diltiazem** | Kalziumantagonist |
| Diltiazem-ratiopharm | **Diltiazem** | Kalziumantagonist |
| Diltiuc | **Diltiazem** | Kalziumantagonist |
| Dilzem | **Diltiazem** | Kalziumantagonist |
| Diovan | **Valsartan** | Angiotensin-II-Antagonist, Antihypertonikum |
| Dipiperon | **Pipamperon** | Butyrophenon-Neuroleptikum |
| Distraneurin | **Clomethiazol** | Antikonvulsivum, Hypnotikum |

Tab. 25.02 Die 1.500 am häufigsten verordneten Medikamente *(Forts.)*

| Handelsnamen | Freiname | Wirkung |
|---|---|---|
| Ditec | **Cromoglicinsäure + Fenoterol** | Mastzellstabilisator + $\beta_2$-Mimetikum, Antiasthmatikum |
| diucomb | **Bemetizid + Triamteren** | Diuretika-Kombination |
| Diurapid | **Furosemid** | Schleifendiuretikum |
| Diuretikum Verla | **Hydrochlorothiazid + Triamteren** | Diuretika-Kombination |
| Diursan | **Amilorid + Hydrochlorothiazid** | Diuretika-Kombination |
| Diutensat | **Triamteren + Hydrochlorothiazid** | Diuretika-Kombination |
| DNCG Mundipharma | **Cromoglicinsäure** | Mastzellstabilisator, Antiallergikum, Antiasthmatikum |
| DNCG STADA | **Cromoglicinsäure** | Mastzellstabilisator, Antiallergikum zur topischen Anwend. |
| Dociton | **Propranolol** | β-Blocker |
| Dogmatil/forte | **Sulpirid** | Dopaminantagonist, Neuroleptikum |
| Dolgit-Diclo | **Diclofenac** | nichtsteroidales Antiphlogistikum |
| Dolgit Drag. | **Ibuprofen** | nichtsteroidales Antiphlogistikum |
| dolomo TN | **ASS + Paracetamol + Coffein bzw. Codein** | Analgetika-Kombination + Analeptikum (Tag-Tbl.) |
| DOLO-PUREN | **Ibuprofen** | nichtsteroidales Antiphlogistikum |
| Doloreduct | **Paracetamol** | nichtsteroidales Analgetikum, Antipyretikum |
| DoloVisano M | **Methocarbamol** | Muskelrelaxans, Myotonolytikum |
| Dolviran N | **ASS + Codein** | Analgetika-Kombination |
| Dominal | **Prothipendyl** | Phenothiazin-Neuroleptikum |
| Doneurin | **Doxepin** | trizykl. Antidepressivum |
| Dopergin | **Lisurid** | Prolaktinhemmer, Dopaminagonist |
| Doxacor | **Doxazosin** | $\alpha_1$-Rezeptor-Antagonist, Antihypertonikum |
| Doxam | **Doxycyclin + Ambroxol** | Tetrazyklin + Sekretolytikum |
| Doxazosin AZU | **Doxazosin** | $\alpha_1$-Rezeptor-Antagonist, Antihypertonikum |

**Tab. 25.02 Die 1.500 am häufigsten verordneten Medikamente** *(Forts.)*

| Handelsnamen | Freiname | Wirkung |
|---|---|---|
| Doxazosin-ratiopharm | **Doxazosin** | $\alpha_1$-Rezeptor-Antagonist, Antihypertonikum |
| Doxepin-Dura | **Doxepin** | trizykl. Antidepressivum |
| Doxepin-neuraxpharm | **Doxepin** | trizykl. Antidepressivum |
| Doxepin-ratiopharm | **Doxepin** | trizykl. Antidepressivum |
| Doximucol | **Doxycyclin + Ambroxol** | Tetrazyklin + Sekretolytikum |
| doxy comp. von ct | **Doxycyclin + Ambroxol** | Tetrazyklin + Sekretolytikum |
| doxy von ct | **Doxycyclin** | Tetrazyklin |
| Doxy Wolff | **Doxycyclin** | Tetrazyklin |
| Doxy Wolff Mucol. | **Doxycyclin + Ambroxol** | Tetrazyklin + Sekretolytikum |
| Doxycyclin Heumann | **Doxycyclin** | Tetrazyklin |
| Doxycyclin STADA | **Doxycyclin** | Tetrazyklin |
| Doxycyclin-ratiopharm | **Doxycyclin** | Tetrazyklin |
| Doxyhexal | **Doxycyclin** | Tetrazyklin |
| Doxymono | **Doxycyclin** | Tetrazyklin |
| Doxy-ratiopharm | **Doxycyclin** | Tetrazyklin |
| Doxysolvat | **Doxycyclin + Ambroxol** | Tetrazyklin + Sekretolytikum |
| duraglucon | **Glibenclamid** | Sulfonylharnstoff, Antidiabetikum |
| duranifin | **Nifedipin** | Kalziumantagonist |
| duraprednisolon | **Prednisolon** | Glukokortikoid zur system. Anwend. |
| durasoptin | **Verapamil** | Kalziumantagonist |
| duravolten | **Diclofenac** | nichtsteroidales Antiphlogistikum |
| durazanil | **Bromazepam** | Benzodiazepin, Tranquilizer |
| Durogesic | **Fentanyl** | starkes opioides Analgetikum, Pflaster |
| Dusodril | **Naftidrofuryl** | Vasodilatator, durchblutungsförderndes Mittel |
| Duspatal | **Mebeverin** | Spasmolytikum |
| Dynacil | **Fosinopril** | ACE-Hemmer |

Tab. 25.02 Die 1.500 am häufigsten verordneten Medikamente *(Forts.)*

| Handelsnamen | Freiname | Wirkung |
| --- | --- | --- |
| Dynorm | **Cilazapril** | ACE-Hemmer, Antihypertonikum |
| Dynorm Plus | **Cilazapril + Hydrochlorothiazid** | ACE-Hemmer + Diuretikum, Antihypertonikum |
| Dytide H | **Triamteren + Hydrochlorothiazid** | Diuretika-Kombination |
| Ebrantil | **Urapidil** | $\alpha_1$-Blocker, Antihypertonikum |
| Eferox | **Levothyroxin** | Schilddrüsenhormon $T_4$ |
| Effekton | **Diclofenac** | nichtsteroidales Antiphlogistikum |
| Effortil plus | **Etilefrin + Dihydroergotamin** | Sympathomimetikum + Sekalealkaloid, Antihypotonikum |
| Effortil/Depot | **Etilefrin** | Sympathomimetikum, Antihypotonikum |
| elantan | **Isosorbidmononitrat** | Vasodilatator, Koronarmittel |
| Elcrit | **Clozapin** | Neuroleptikum |
| Elobact | **Cefuroxim** | orales Cephalosporin |
| Elotrans | **Glucose + NaCl + Natriumcitrat + KCl** | Elektrolyt-Glukose-Kombination, Rehydratationslsg. |
| Emend | **Aprepitant** | Antiemetikum |
| Emesan | **Diphenhydramin** | Antihistaminikum, Antiemetikum |
| Enoxor | **Enoxacin** | Gyrasehemmer |
| Entocort | **Budesonid** | Glukokortikoid, Magen-Darm-Mittel |
| Epivir | **Lamivudin** | Reverse-Transkriptase-Hemmer, Virustatikum |
| Equilibrin | **Amitriptylin** | trizykl. Antidepressivum |
| Ergenyl | **Valproinsäure** | Antiepileptikum |
| Ergo-Lonarid PD | **Dihydroergotamin + Paracetamol** | Sekalealkaloid + Analgetikum, Migränemittel |
| Erythromycin-ratiopharm | **Erythromycin** | Makrolid-Antibiotikum |
| Erybeta | **Erythromycin** | Makrolid-Antibiotikum |
| Eryhexal | **Erythromycin** | Makrolid-Antibiotikum |
| Erypo | **Erythromycin** | Makrolid-Antibiotikum |
| Erysec | **Erythromycin** | Makrolid-Antibiotikum |

Tab. 25.02 Die 1.500 am häufigsten verordneten Medikamente *(Forts.)*

| Handelsnamen | Freiname | Wirkung |
|---|---|---|
| Erythromycin STADA | **Erythromycin** | Makrolid-Antibiotikum |
| Erythromycin Wolff | **Erythromycin** | Makrolid-Antibiotikum |
| Esidrix | **Hydrochlorothiazid** | Saluretikum |
| Esprenit | **Ibuprofen** | nichtsteroidales Antiphlogistikum |
| Euglucon | **Glibenclamid** | Sulfonylharnstoff, Antidiabetikum |
| Eunerpan | **Melperon** | Butyrophenon-Neuroleptikum |
| Euphylong | **Theophyllin** | Phosphodiesterase-Hemmer, Broncholytikum |
| Eusaprim | **Sulfamethoxazol + Trimethoprim** | Folatantagonist + Sulfonamid, Antibiotika-Kombination |
| Euthyrox | **Levothyroxin** | Schilddrüsenhormon $T_4$ |
| Expit | **Ambroxol** | Sekretolytikum |
| Falicard | **Verapamil** | Kalziumanagonist |
| Falithrom | **Phenprocoumon** | Vitamin-K-Antagonist, Antikoagulans |
| Faustan | **Diazepam** | Benzodiazepin, Tranquilizer |
| Favistan | **Thiamazol** | Thyreostatikum |
| Fenistil/-retard | **Dimetinden** | $H_1$-Blocker, Antihistaminikum, Antiallergikum |
| Ferlecit Amp. | **Eisen(III)-gluconat** | Eisensalz zur i.v.-Anwend., Antianämikum |
| Fevarin | **Fluvoxamin** | selektiver Serotonin-Wiederaufnahme-Hemmer, Antidepressivum |
| Finlepsin | **Carbamazepin** | Antiepileptikum |
| Flammazine | **Sulfadiazin** | Sulfonamid, Dermatikum |
| Flotrin | **Terazosin** | peripherer $\alpha_1$-Blocker, Prostatamittel |
| Fluanxol | **Flupentixol** | trizykl. Neuroleptikum |
| Fluanxol depot | **Flupentixol** | trizykl. Neuroleptikum |
| Fluctin | **Fluoxetin** | selektiver Serotonin-Wiederaufnahme-Hemmer, Antidepressivum |
| Flui-DNCG | **Cromoglicinsäure** | Mastzellstabilisator, Antiallergikum, Antiasthmatikum |

25

Tab. 25.02 Die 1.500 am häufigsten verordneten Medikamente *(Forts.)*

| Handelsnamen | Freiname | Wirkung |
|---|---|---|
| Fluimucil | **Acetylcystein** | Mukolytikum |
| Fluninoc | **Flunitrazepam** | Benzodiazepin, Hypnotikum |
| Flunitrazepam-neuraxpharm | **Flunitrazepam** | Benzodiazepin, Hypnotikum |
| Flunitrazepam-ratiopharm | **Flunitrazepam** | Benzodiazepin, Hypnotikum |
| Fluoxetin-ratiopharm | **Fluoxetin** | selektiver Serotonin-Wiederaufnahme-Hemmer, Antidepressivum |
| Fluspi | **Fluspirilen** | Butyrophenon-Neuroleptikum |
| Flutide | **Fluticason** | Glukokortikoid, Antiasthmatikum |
| Foradil | **Formoterol** | langwirksames β-Mimetikum, Broncholytikum |
| Fortecortin | **Dexamethason** | Glukokortikoid zur system. Anwend. |
| Fosinorm | **Fosinopril** | ACE-Hemmer |
| Fragmin | **Dalteparin** | niedermolekulares Heparin, Antikoagulans |
| Fraxiparin | **Nadroparin** | niedermolekulares Heparin, Antikoagulans |
| frenopect | **Ambroxol** | Sekretolytikum |
| Frisium | **Clobazam** | Benzodiazepin, Tranquilizer |
| Fungata | **Fluconazol** | system. Antimykotikum |
| Furadantin | **Nitrofurantoin** | Harnwegs-Antibiotikum |
| furo von ct | **Furosemid** | Schleifendiuretikum |
| Furobeta | **Furosemid** | Schleifendiuretikum |
| Furorese | **Furosemid** | Schleifendiuretikum |
| Furosemid AL | **Furosemid** | Schleifendiuretikum |
| Furosemid Heumann | **Furosemid** | Schleifendiuretikum |
| Furosemid-ratiopharm | **Furosemid** | Schleifendiuretikum |
| Gabrilen | **Ketoprofen** | nichtsteroidales Antiphlogistikum |
| Gastronerton | **Metoclopramid** | Dopaminantagonist, Antiemetikum, Peristaltikanreger |
| Gastrosil | **Metoclopramid** | Dopaminantagonist, Antiemetikum, Peristaltikanreger |

| Tab. 25.02 Die 1.500 am häufigsten verordneten Medikamente *(Forts.)* | | |
|---|---|---|
| **Handelsnamen** | **Freiname** | **Wirkung** |
| Gelonida NA Saft | **Natriumsalicylat + Paracetamol + Codein** | Analgetika-Kombination |
| Gelonida Schmerz | **Paracetamol + Codein** | Analgetika-Kombination |
| Gelusil/Lac | **Al-Mg-Silicathydrat** | Antazidum |
| Gityl | **Bromazepam** | Benzodiazepin, Tranquilizer |
| gliben von ct | **Glibenclamid** | Sulfonylharnstoff, Antidiabetikum |
| Glibenclamid Heumann | **Glibenclamid** | Sulfonylharnstoff, Antidiabetikum |
| Glibenclamid-ratiopharm | **Glibenclamid** | Sulfonylharnstoff, Antidiabetikum |
| Glibenhexal | **Glibenclamid** | Sulfonylharnstoff, Antidiabetikum |
| GlucaGen | **Glucagon** | Antihypoglykämikum |
| Glucobay | **Acarbose** | α-Glukosidase-Hemmer, Antidiabetikum |
| Glucophage | **Metformin** | Biguanid, Antidiabetikum |
| Glukovital | **Glibenclamid** | Sulfonylharnstoff, Antidiabetikum |
| Glysan | **Magaldrat** | Antazidum |
| Godamed | **Acetylsalicylsäure** | nichtsteroidales Analgetikum, Antiphlogistikum, Thrombozytenaggregationshemmer |
| Grüncef | **Cefadroxil** | orales Cephalosporin |
| Gutron | **Midodrin** | α-Sympathomimetikum, Antihypertonikum |
| Haemiton Tbl. | **Clonidin** | Antisymphatotonikum, Antihypertonikum |
| Haldol | **Haloperidol** | Butyrophenon-Neuroleptikum |
| Halcion | **Triazolam** | Benzodiazepin, Sedativum |
| Haloperidol-neuraxpharm | **Haloperidol** | Butyrophenon-Neuroleptikum |
| Haloperidol-ratiopharm | **Haloperidol** | Butyrophenon-Neuroleptikum |
| Harmosin | **Melperon** | Butyrophenon-Neuroleptikum |
| HCT von ct | **Hydrochlorothiazid** | Saluretikum |
| HCT-ISIS | **Hydrochlorothiazid** | Saluretikum |
| HerzASS-ratiopharm | **Acetylsalicylsäure** | Thrombozytenaggregationshemmer |

Tab. 25.02 Die 1.500 am häufigsten verordneten Medikamente *(Forts.)*

| Handelsnamen | Freiname | Wirkung |
|---|---|---|
| Hisfedin | **Terfenadin** | $H_1$-Blocker, Antihistaminikum, Antiallergikum |
| H-Tronin | **Humaninsulin** | kurzwiksames Insulin |
| HUMALOG | **Insulin lispro** | kurzwirksames Insulin-Analogon |
| Humalog Mix | **Insulin lispro** | intermediärwirksames Insulin-Analogon |
| Huminsulin Basal | **Humaninsulin** | intermediärwirksames Insulin |
| Huminsulin Normal | **Humaninsulin** | kurzwirksames Insulin |
| Huminsulin Profil | **Humaninsulin** | intermediärwirksames Insulin |
| Hydrocortison Hoechst Tbl. | **Hydrocortison** | Glukokortikoid zur system. Anwend. |
| Hypnorex | **Lithium** | Antidepressivum |
| Ibu KD | **Ibuprofen** | nichtsteroidales Antiphlogistikum |
| Ibubeta | **Ibuprofen** | nichtsteroidales Antiphlogistikum |
| Ibuflam Lichtenstein | **Ibuprofen** | nichtsteroidales Antiphlogistikum |
| Ibuhexal | **Ibuprofen** | nichtsteroidales Antiphlogistikum |
| Ibu-lA Pharma | **Ibuprofen** | nichtsteroidales Antiphlogistikum |
| Ibuphlogont | **Ibuprofen** | nichtsteroidales Antiphlogistikum |
| ibuprof von ct | **Ibuprofen** | nichtsteroidales Antiphlogistikum |
| Ibuprofen AL | **Ibuprofen** | nichtsteroidales Antiphlogistikum |
| Ibuprofen Klinge | **Ibuprofen** | nichtsteroidales Antiphlogistikum |
| Ibuprofen STADA | **Ibuprofen** | nichtsteroidales Antiphlogistikum |
| IbuTAD | **Ibuprofen** | nichtsteroidales Antiphlogistikum |
| Ila-Med M | **Pipenzolatbromid** | Anticholinergikum, Spasmolytikum |
| Imap | **Fluspirilen** | Butyrophenon-Neuroleptikum |
| Imap 1,5 mg | **Fluspirilen** | Butyrophenon-Neuroleptikum |
| Imbun | **Ibuprofen** | nichtsteroidales Antiphlogistikum |
| Imeson | **Nitrazepam** | Benzodiazepin, Hypnotikum |
| Imigran | **Sumatriptan** | Serotonin-Agonist, Migränemittel |
| Imipramin-neuraxpharm | **Imipramin** | trizykl. Antidepressivum |

| Tab. 25.02 Die 1.500 am häufigsten verordneten Medikamente *(Forts.)* | | |
|---|---|---|
| **Handelsnamen** | **Freiname** | **Wirkung** |
| Imodium | **Loperamid** | Antidiarrhoikum |
| Imurek | **Azathioprin** | Immunsuppressivum |
| Indometacin Berlin-Chemie | **Indometacin** | nichtsteroidales Antiphlogistikum |
| Indomet-ratiopharm | **Indometacin** | nichtsteroidales Antiphlogistikum |
| Indo-Phlogont | **Indometacin** | nichtsteroidales Antiphlogistikum |
| InfectoBicillin | **Phenoxymethylpenicillin-Benzathin** | Oralpenicillin |
| Infectocillin | **Phenoxymethylpenicillin** | Oralpenicillin |
| Infectomox | **Amoxicillin** | Breitbandpenicillin |
| Infectomycin | **Erythromycin** | Makrolid-Antibiotikum |
| Insidon | **Opipramol** | trizykl. Antidepressivum |
| Insulin Actraphane HM | **Humaninsulin** | intermediärwirksames Insulin |
| Insulin Actrapid HM | **Humaninsulin** | kurzwirksames Insulin |
| Insulin Protaphan HM | **Humaninsulin** | intermediärwirksames Insulin |
| Insuman Basal | **Humaninsulin** | intermediärwirksames Insulin |
| Insuman Comb | **Humaninsulin** | intermediärwirksames Insulin |
| Insuman Rapid | **Humaninsulin** | kurzwirksames Insulin |
| Intal | **Cromoglicinsäure** | Mastzellstabilisator, Antiallergikum, Antiasthmatikum |
| Irtan | **Nedocromil** | Antiallergikum, Antiasthmatikum |
| Iscover | **Clopidogrel** | Thrombozytenagregationshemmer |
| ISDN STADA | **Isosorbiddinitrat** | Vasodilatator, Koronarmittel |
| ISDN von ct | **Isosorbiddinitrat** | Vasodilatator, Koronarmittel |
| ISDN-ratiopharm | **Isosorbiddinitrat** | Vasodilatator, Koronarmittel |
| isicom | **Carbidopa + Levodopa** | Decarboxylase-Hemmer + Parkinsonmittel |
| ISMN STADA | **Isosorbidmononitrat** | Vasodilatator, Koronarmittel |
| ISMN von ct | **Isosorbidmononitrat** | Vasodilatator, Koronarmittel |
| Ismo | **Isosorbidmononitrat** | Vasodilatator, Koronarmittel |

| Tab. 25.02 Die 1.500 am häufigsten verordneten Medikamente *(Forts.)* | | |
|---|---|---|
| **Handelsnamen** | **Freiname** | **Wirkung** |
| IS 5 mono-ratiopharm | **Isosorbidmononitrat** | Vasodilatator, Koronarmittel |
| Iso Mack/Retard | **Isosorbidmononitrat** | Vasodilatator, Koronarmittel |
| Isocillin | **Phenoxymethylpenicillin** | Oralpenicillin |
| Isodinit | **Isosorbiddinitrat** | Vasodilatator, Koronarmittel |
| Isoket | **Isosorbiddinitrat** | Vasodilatator, Koronarmittel |
| Isomonit | **Isosorbidmononitrat** | Vasodilatator, Koronarmittel |
| Isoptin | **Verapamil** | Kalziumantagonist |
| Isostenase | **Isosorbiddinitrat** | Vasodilatator, Koronarmittel |
| Ivemend | **Fosaprepitant** | Antiemetikum |
| Januiva | **Sitagliptin** | Antidiabetikum |
| Jenacard | **Isosorbiddinitrat** | Vasodilatator, Koronarmittel |
| Jodthyrox | **Levothyroxin + Kaliumiodid** | Schilddrüsenhormon $T_4$ + Jodid, Schilddrüsentherapeutikum |
| Karvea | **Irbesartan** | Angiotensin-II-Antagonist, Antihypertonikum |
| Karvezide | **Irbesartan + Hydrochlorothiazid** | Angiotensin-II-Antagonist + Diuretikum, Antihypertonikum |
| Katadolon | **Flupirtin** | zentral wirksames Analgetikum |
| Keimax | **Ceftibuten** | orales Cephalosporin |
| Kepinol | **Trimethoprim + Sulfamethoxazol** | Folatantagonist + Sulfonamid, Antibiotika-Kombination |
| Kerlone | **Betaxolol** | $\beta_1$-Blocker, Antihypertonikum |
| kivat | **Fluspirilen** | Butyrophenon-Neuroleptikum |
| Klacid | **Clarithromycin** | Makrolid-Antibiotikum |
| Kompensan Liquid/Tbl. | **Al-Na-Carbonat** | Antazidum |
| Konakion | **Phytomenadion** | Vitamin K, Antihämorrhagikum |
| Lamictal | **Lamotrigin** | Antiepileptikum |
| Lamisil Tbl. | **Terbinafin** | Antimykotikum zur system. Anwend. |
| Lanicor | **Digoxin** | Herzglykosid |
| Lanitop | **Metildigoxin** | Herzglykosid |
| Lantarel | **Methotrexat** | Antimetabolit, Antirheumatikum |

25

| Tab. 25.02 Die 1.500 am häufigsten verordneten Medikamente *(Forts.)* | | |
|---|---|---|
| **Handelsnamen** | **Freiname** | **Wirkung** |
| Lanzor | **Lansoprazol** | Protonenpumpenhemmer, Ulkustherapeutikum |
| Lasix | **Furosemid** | Schleifendiuretikum |
| Lendormin | **Brotizolam** | Benzodiazepin, Hypnotikum |
| Leponex | **Clozapin** | Neuroleptikum |
| Levomepromazin-neuraxpharm | **Levomepromazin** | Phenothiazin-Neuroleptikum |
| Lexotanil | **Bromazepam** | Benzodiazepin, Tranquilizer |
| Limptar N | **Chinin** | peripher wirkendes Muskelrelaxans |
| Lindoxyl | **Ambroxol** | Sekretolytikum |
| Lioresal | **Baclofen** | GABA-Agonist, zentral wirkendes Myotonolytikum |
| Lipotalon Amp. | **Dexamethason** | Glukokortikoid zur system. Anwend. |
| Lisino | **Loratadin** | $H_1$-Blocker, nicht-sedierendes Antihistaminikum, Antiallergikum |
| Liskantin | **Primidon** | Antiepileptikum |
| Loftan | **Salbutamol** | β-Mimetikum, Broncholytikum |
| Lonarid | **Paracetamol + Codein** | Analgetika-Kombination |
| Lopedium | **Loperamid** | Antidiarrhoikum |
| Loperamid von ct | **Loperamid** | Antidiarrhoikum |
| Loperamid Heumann | **Loperamid** | Antidiarrhoikum |
| Loperamid-ratiopharm | **Loperamid** | Antidiarrhoikum |
| Loperhoe | **Loperamid** | Antidiarrhoikum |
| Lopirin | **Captopril** | ACE-Hemmer |
| Lopresor | **Metoprolol** | $\beta_1$-Blocker |
| Lorafem | **Loracarbef** | orales Cephalosporin |
| Lorazepam-neuraxpharm | **Lorazepam** | Benzodiazepin, Tranquilizer |
| LORZAAR | **Losartan** | Angiotensin-II-Antagonist, Antihypertonikum |

| Tab. 25.02 Die 1.500 am häufigsten verordneten Medikamente *(Forts.)* | | |
|---|---|---|
| **Handelsnamen** | **Freiname** | **Wirkung** |
| LORZAAR plus | **Losartan + Hydrochlorothiazid** | Angiotensin-II-Antagonist + Diuretikum, Antihypertonikum |
| L-Thyroxin Henning | **Levothyroxin** | Schilddrüsenhormon $T_4$ |
| Ludiomil | **Maprotilin** | trizykl. Antidepressivum |
| Maalox | **Algeldrat + Mg-Hydroxid** | Antazida-Kombination |
| Maaloxan | **Algeldrat + Mg-Hydroxid** | Antazida-Kombination |
| Madopar | **Benserazid + L-Dopa** | Dopa-Dekarboxylase-Hemmer + Parkinsonmittel |
| Magaldrat-ratiopharm | **Magaldrat** | Antazidum |
| Maninil | **Glibenclamid** | Sulfonylharnstoff, Antidiabetikum |
| Marax | **Magaldrat** | Antazidum |
| Marcumar | **Phenprocoumon** | Vitamin-K-Antagonist, Antikoagulans |
| Mareen 50 | **Doxepin** | trizykl. Antidepressivum |
| MAXALT | **Rizatriptan** | Serotonin-Agonist, Migränemittel |
| MCP von ct | **Metoclopramid** | Dopaminantagonist, Antiemetikum, Peristaltikanreger |
| MCP-Hexal | **Metoclopramid** | Dopaminantagonist, Antiemetikum, Peristaltikanreger |
| MCP-ISIS | **Metoclopramid** | Dopaminantagonist, Antiemetikum, Peristaltikanreger |
| MCP-ratiopharm | **Metoclopramid** | Dopaminantagonist, Antiemetikum, Peristaltikanreger |
| Mebemerck | **Mebeverin** | Spasmolytikum |
| Mediabet | **Metformin** | Biguanid, Antidiabetikum |
| Megacillin oral | **Phenoxymethylpenicillin** | Oralpenicillin |
| Meglucon | **Metformin** | Biguanid, Antidiabetikum |
| Melleril | **Thioridazin** | Phenothiazin-Neuroleptikum |
| Melneurin | **Melperon** | Butyrophenon-Neuroleptikum |
| Melperon neuraxpharm | **Melperon** | Butyrophenon-Neuroleptikum |
| Melperon-ratiopharm | **Melperon** | Butyrophenon-Neuroleptikum |

| Tab. 25.02 Die 1.500 am häufigsten verordneten Medikamente *(Forts.)* | | |
|---|---|---|
| **Handelsnamen** | **Freiname** | **Wirkung** |
| Melperon STADA | **Melperon** | Butyrophenon-Neuroleptikum |
| Meprolol | **Metoprolol** | $\beta_1$-Blocker |
| Meresa/-forte | **Sulpirid** | Dopaminantagonist, Antidepressivum |
| Mescorit | **Metformin** | Biguanid, Antidiabetikum |
| Metformin-ratiopharm | **Metformin** | Biguanid, Antidiabetikum |
| !METFORMIN BASICS | **Metformin** | Biguanid, Antidiabetikum |
| Methotrexat medac | **Methotrexat** | Antimetabolit, Zytostatikum |
| Metobeta | **Metoprolol** | $\beta_1$-Blocker |
| Metohexal | **Metoprolol** | $\beta_1$-Blocker |
| Metohexal comp. | **Metoprolol + Hydrochlorothiazid** | $\beta_1$-Blocker + Diuretikum, Antihypertensivum |
| Metoprolol Heumann | **Metoprolol** | $\beta_1$-Blocker |
| Metoprolol STADA | **Metoprolol** | $\beta_1$-Blocker |
| Metoprolol-ratiopharm | **Metoprolol** | $\beta_1$-Blocker |
| Metoprolol-ratiopharm comp. | **Metoprolol + Hydrochlorothiazid** | $\beta_1$-Blocker + Diuretikum, Antihypertensivum |
| Metro Tablinen | **Metoprolol** | $\beta_1$-Blocker |
| Metypred | **Methylprednisolon** | Glukokortikois zur system. Anwend. |
| Mianeurin | **Mianserin** | nicht trizyklisches Antidepressivum |
| Mictonorm | **Propiverin** | Anticholinergikum, Spasmolytikum, Urologikum |
| Migräne-Kranit N Tbl. | **Propyphenazon + Paracetamol + Codein** | Analgetika-Kombination, Migränemittel |
| Migränerton | **Paracetamol + Metoclopramid** | Analgetikum + Antiemetikum, Migränemittel |
| Migrätan S | **Ergotamin + Porpyphenazon** | Sekalealkaloid + Analgetikum, Migränemittel |
| Miniasal | **Acetylsalicylsäure** | Thrombozytenaggregationshemmer |

25

| Tab. 25.02 Die 1.500 am häufigsten verordneten Medikamente *(Forts.)* | | |
|---|---|---|
| **Handelsnamen** | **Freiname** | **Wirkung** |
| Minirin | **Desmopressin** | antidiuretisches Hormon |
| Mizollen | **Mizolastin** | $H_1$-Blocker, Antihistaminikum, Antiallergikum |
| Mobec | **Meloxicam** | nichtsteroidales Antiphlogistikum |
| Mobiforton | **Tetrazepam** | Benzodiazepin, Myotonolytikum |
| Mobloc | **Felodipin + Metoprolol** | Kalziumantagonist +$\beta_1$-Blocker, Antihypertonikum |
| Modenol | **Butizid + Reserpin** | Saluretikum + Antisympathotonikum, Antihypertonlkum |
| Modip | **Felodipin** | Kalziumantagonist |
| Moduretik | **Hydrochlorothiazid + Amilorid** | Diuretika-Kombination |
| Molsicor | **Molsidomin** | Vasodilatator, Koronarmittel |
| Molsidomin Heumann | **Molsidomin** | Vasodilatator, Koronarmittel |
| Molsidomin ratiopharm | **Molsidomin** | Vasodilatator, Koronarmittel |
| Molsihexal | **Molsidomin** | Vasodilatator, Koronarmittel |
| Mono-Embolex | **Certoparin** | niedermolekulares Heparin, Antikoagulans |
| Mono Mack | **Isosorbidmononitrat** | Vasodilatator, Koronarmittel |
| Mono Praecimed | **Paracetamol** | nichtsteroidales Analgetikum, Antipyretikum |
| Monoclair | **Isosorbidmononitrat** | Vasodilatator, Koronarmittel |
| Monoflam | **Diclofenac** | nichtsteroidales Antiphlogistikum |
| Monolong | **Isosorbidmononitrat** | Vasodilatator, Koronarmittel |
| Monomycin | **Erythromycin** | Makrolid-Antibiotikum |
| Monostenase | **Isosorbidmononitrat** | Vasodilatator, Koronarmittel |
| Monobeta | **Isosorbidmononitrat** | Vasodilatator, Koronarmittel |
| Monuril | **Fosfomycin** | Antibiotikum |
| Morphin Merck/ retard | **Morphin** | starkes opioides Analgetikum |
| Motilium | **Domperidon** | Dopaminantagonist, Peristaltikanreger |
| Movicol Pulver | **Macrogol + versch. Elektrolyte** | Laxantien-Kombination |

| Tab. 25.02 Die 1.500 am häufigsten verordneten Medikamente *(Forts.)* | | |
|---|---|---|
| **Handelsnamen** | **Freiname** | **Wirkung** |
| MST Mundi-pharma | **Morphin** | starkes opioides Analgetikum |
| MTX Hexal | **Methotrexat** | Antimetabolit, Zytostatikum |
| Mucophlogat | **Ambroxol** | Sekretolytikum |
| Mucosolvan | **Ambroxol** | Sekretolytikum |
| Mucotectan | **Ambroxol + Doxycyclin** | Sekretolytikum + Tetrazyklin |
| Multaq | **Dronedaron** | Antiarrhythmikum |
| Munobal | **Felodipin** | Kalziumantagonist |
| Musaril | **Tetrazepam** | Benzodiazepin, Myotonolytikum |
| Mydocalm | **Tolperison** | Myotonolytikum |
| Mylepsinum | **Primidon** | Antiepileptikum |
| Myoson | **Pridinol** | zentral wirkendes Myptonolytikum |
| Myospasmal | **Tetrazepam** | Benzodiazepin, Myotonolytikum |
| NAC STADA | **Acetylcystein** | Mukolytikum |
| NAC von ct | **Acetylcystein** | Mukolytikum |
| Nacom | **Carbidopa + Levodopa** | Decarboxylase-Hemmer + Parkinsonmittel |
| NAC-ratiopharm | **Acetylcystein** | Mukolytikum |
| Naftilong | **Naftidrofuryl** | Vasodilatator, durchblutungsförderndes Mittel |
| Nafti-ratiopharm | **Naftidrofuryl** | Vasodilatator, durchblutungsförderndes Mittel |
| Naramig | **Naratriptan** | Serotonin-Agonist, Migränemittel |
| Natrilix | **Indapamid** | Saluretikum, Antihypertonuikum |
| Nebilet | **Nebivolol** | β-Blocker |
| Nedolon P | **Codein + Paracetamol** | Analgetika-Kombination |
| Neogama | **Sulpirid** | Dopaminantagonist, Antidepressivum |
| NeoRecormon | **Epoetin beta** | rekombinantes humanes Erythropoietin, Antianämikum |
| Neotri | **Xipamid + Triamteren** | Diuretika-Kombination |
| Nephral | **Triamteren + Hydrochlorothiazid** | Diuretika-Kombination |

| Tab. 25.02 Die 1.500 am häufigsten verordneten Medikamente *(Forts.)* | | |
|---|---|---|
| **Handelsnamen** | **Freiname** | **Wirkung** |
| Nephrotrans | **Natriumhydrogencarbonat** | Bikarbonat, Azidosetherapeutikum |
| Nepresol | **Dihydralazin** | direkter Vasodilatator, Antihypertonikum |
| Neuralgin | **ASS + Paracetamol + Coffein** | Analgetika-Kombination + Analeptikum |
| Neurocil | **Levomepromazin** | Phenothiazin-Neuroleptikum |
| Neurontin | **Gabapentin** | Antiepileptikum |
| nife von ct | **Nifedipin** | Kalziumantagonist |
| Nifeclair | **Nifedipin** | Kalziumantagonist |
| Nifedipat | **Nifedipin** | Kalziumantagonist |
| Nifedipin AL | **Nifedipin** | Kalziumantagonist |
| Nifedipin STADA | **Nifedipin** | Kalziumantagonist |
| Nifedipin-ratiopharm | **Nifedipin** | Kalziumantagonist |
| Nifehexal | **Nifedipin** | Kalziumantagonist |
| Nifical | **Nifedipin** | Kalziumantagonist |
| Nif-Ten | **Atenolol + Nifedipin** | β-Blocker + Kalziumantagonist, Antihypertonikum |
| Nifuran | **Furazolidon** | Chemotherapeutikum |
| Nipolept | **Zotepin** | trizykl. Neuroleptikum |
| Nitrangin compositum | **Glyceroltrinitrat + Baldriantinktur** | Vasodilatator + pflanzl. Sedativum, Koronarmittel |
| Nitrangin ISIS | **Glyceroltrinitrat** | Vasodilatator, Koronarmittel |
| Nitrazepam-neuraxpharm | **Nitrazepam** | Benzodiazepin, Hypnotikum |
| Nitre Puren | **Nitrendipin** | Kalziumantagonist, Antihypertonikum |
| Nitregamma | **Nitrendipin** | Kalziumantagonist, Antihypertonikum |
| Nitrendepat | **Nitrendipin** | Kalziumantagonist, Antihypertonikum |
| Nitrendipin STADA | **Nitrendipin** | Kalziumantagonist, Antihypertonikum |
| Oxis | **Formoterol** | langwirksames β-Mimetikum, Broncholytikum |

Tab. 25.02 Die 1.500 am häufigsten verordneten Medikamente (Forts.)

| Handelsnamen | Freiname | Wirkung |
|---|---|---|
| OXYGESIC | **Oxycodon** | starkes opioides Analgetikum |
| Paediathrocin | **Erythromycin** | Makrolid-Antibiotikum |
| Paedisup K/S | **Paracetamol + Doxylamin** | Analgetikum + Sedativum |
| Panoral | **Cefaclor** | orales Cephalosporin |
| Pantozol | **Pantoprazol** | Protonenpumpenhemmer, Ulkustherapeutikum |
| ParacetaCod-ratiopharm | **Paracetamol + Codein** | Analgetika-Kombination |
| Paracetamol comp. STADA | **Paracetamol + Codein** | Analgetika-Kombination |
| Paracetamol STADA | **Paracetamol** | nichtsteroidales Analgetikum, Antipyretikum |
| paracetamol von ct | **Paracetamol** | nichtsteroidales Analgetikum, Antipyretikum |
| Paracetamol-ratiopharm | **Paracetamol** | nichtsteroidales Analgetikum, Antipyretikum |
| Paracodin/retard | **Dihydrocodein** | Antitussivum |
| Pariet | **Rabeprazol** | Protonenpumpenhemmer, Ulkustherapeutikum |
| Parkinsan | **Budipin** | Parkinsonmittel |
| Parkopan | **Trihexyphenidyl** | Parkinsonmittel |
| Parkotil | **Pergolid** | Parkinsonmittel |
| Paspertin | **Metoclopramid** | Dopaminantagonist, Antiemetikum, Peristaltikanreger |
| Penbeta Mega | **Phenoxymethylpenicillin** | Oralpenicillin |
| Penhexal | **Phenoxymethylpenicillin** | Oralpenicillin |
| Penicillat | **Phenoxymethylpenicillin** | Oralpenicillin |
| Penicillin V Heumann | **Phenoxymethylpenicillin** | Oralpenicillin |
| Penicillin V STADA | **Phenoxymethylpenicillin** | Oralpenicillin |
| Penicillin V-ratiopharm | **Phenoxymethylpenicillin** | Oralpenicillin |
| Pentalong | **Pentaerythritylteranitrat** | Vasodilatator, Koronarmittel |
| PENTO-PUREN | **Pentoxifyllin** | Hämorheologikum, durchblutungsförderndes Mittel |

**Tab. 25.02 Die 1.500 am häufigsten verordneten Medikamente** *(Forts.)*

| Handelsnamen | Freiname | Wirkung |
|---|---|---|
| Pentoxifyllin-ratiopharm | **Pentoxifyllin** | Hämorheologikum, durchblutungsförderndes Mittel |
| PEPDUL | **Famotidin** | $H_2$-Blocker, Ulkustherapeutikum |
| Perazin-neuraxpharm | **Perazin** | Phenothiazin-Neuroleptikum |
| Phenhydan | **Phenytoin** | Antiepileptikum |
| Phenytoin AWD | **Phenytoin** | Antiepileptikum, Antiarrhythmikum |
| Pholedrin liquid. Meuselbach | **Pholedrin** | Sympathomimetikum + Vasokonstriktor, Antihypotonikum |
| Pholedrin-longo-ISIS | **Pholedrin** | Sympathomimetikum + Vasokonstriktor, Antihypotonikum |
| Physiotens | **Moxonidin** | zentraler $\alpha_2$-Antagonist, Antihypertonikum |
| Pidilat | **Nifedipin** | Kalziumantagonist |
| PK-Merz | **Amantadin** | Parkinsonmittel, Virustatikum |
| Planum | **Temazepam** | Benzodiazepin, Myotonolytikum |
| Plavix | **Clopidogrel** | Thrombozytenaggregationshemmer |
| Pletal | **Cilostazol** | Thrombozytenaggregationshemmer |
| P-Mega-Tablinen | **Phenoxymethylpenicillin** | Oralpenicillin |
| Podomexef | **Cefpodoxim** | orales Cephalosporin |
| Pradaxa | **Dabigatran** | Antikoagulans |
| Pravidel Tbl. | **Bromocriptin** | Dopamin-Agonist, Parkinsonmittel, Prolaktinhemmer |
| Praxiten | **Oxazepam** | Benzodiazepin, Tranquilizer |
| Predni H Tablinen | **Prednisolon** | Glukokortikoid zur system. Anwend. |
| Predni Lichtenstein Amp. | **Prednisolon** | Glukokortikoid zur system. Anwend. |
| PREDNI M TABLINEN | **Methylprednisolon** | Glukokortikoid zur system. Anwend. |
| Predni POS | **Prednisolon** | Glukokortikoid zur system. Anwend. |
| Prednihexal | **Prednisolon** | Glukokortikoid zur system. Anwend. |

| Tab. 25.02 Die 1.500 am häufigsten verordneten Medikamente *(Forts.)* | | |
|---|---|---|
| **Handelsnamen** | **Freiname** | **Wirkung** |
| Prednisolon JENAPHARM | **Prednisolon** | Glukokortikoid zur system. Anwend. |
| Prednisolon-ratiopharm Tbl. | **Prednisolon** | Glukokortikoid zur system. Anwend. |
| Prednison Dorsch | **Prednison** | Glukokortikoid zur system. Anwend. |
| Pres | **Enalapril** | ACE-Hemmer, Antihypertonikum |
| Pres plus | **Enalapril + Hydrochlorothiazid** | ACE-Hemmer + Diuretikum, Antihypertonikum |
| Prialt | **Ziconotid** | Analgetikum |
| Procoralan | **Ivabradin** | If-Kanal-Blocker, Antianginosum |
| Procorum | **Gallopamil** | Kalziumantagonist |
| Progastrit | **Algeldrat + Mg-Hydroxid + Mg-Trisilikat** | Antazida-Kombination |
| Promethazin-neuraxpharm | **Promethazin** | Phenothiazin-Neuroleptikum, Antihistaminikum |
| Propra-ratiopharm | **Propranolol** | β-Blocker |
| PROSCAR | **Finasterid** | 5-α-Reduktase-Hemmer, Prostatamittel |
| Protactyl | **Promazin** | Phenothiazin-Neuroleptikum |
| Protaxon | **Proglumetacin** | nichtsteroidales Antiphlogistikum |
| Prothazin | **Promethazin** | Phenothiazin-Neuroleptikum, Antihistaminikum |
| Prothyrid | **Liothyronin + Levothyroxin** | Schilddrüsenhormone $T_3$, $T_4$ |
| Pulmicort | **Budesonid** | Glukokortikoid, Antiasthmatikum |
| Pulmidur | **Theophyllin** | Phosphodiesterase-Hemmer, Broncholytikum |
| Quadropril | **Spirapril** | ACE-Hemmer |
| Querto | **Carvedilol** | β-Blocker |
| Quilonum | **Lithium** | Antidepressivum |
| Radedorm | **Nitrazepam** | Benzodiazepin, Hypnotikum |
| Radepur | **Chlordiazepoxid** | Benzodiazepin, Tranquilizer |
| RANI-PUREN | **Ranitidin** | $H_2$-Blocker, Ulkustherapeutikum |

**Tab. 25.02 Die 1.500 am häufigsten verordneten Medikamente** *(Forts.)*

| Handelsnamen | Freiname | Wirkung |
|---|---|---|
| Ranibeta | **Ranitidin** | $H_2$-Blocker, Ulkustherapeutikum |
| Ranicux | **Ranitidin** | $H_2$-Blocker, Ulkustherapeutikum |
| Ranidura T | **Ranitidin** | $H_2$-Blocker, Ulkustherapeutikum |
| Ranitic | **Ranitidin** | $H_2$-Blocker, Ulkustherapeutikum |
| Ranitidin STADA | **Ranitidin** | $H_2$-Blocker, Ulkustherapeutikum |
| Ranitidin von ct | **Ranitidin** | $H_2$-Blocker, Ulkustherapeutikum |
| Ranitidin-ratiopharm | **Ranitidin** | $H_2$-Blocker, Ulkustherapeutikum |
| Rasilez | **Aliskiren** | Renin-Inhibitor, Antihypertensivum |
| Rectodelt | **Prednison** | Glukokortikoid zur system. Anwend. |
| Remedacen | **Dihydrocodein** | Antitussivum |
| Remergil | **Mirtazapin** | tetrazyklisches Antidepressivum |
| Remestan | **Temazepam** | Benzodiazepin, Hypnotikum |
| Remid | **Allopurinol** | Urikostatikum |
| RENACOR | **Enalapril + Hydrochlorothiazid** | ACE-Hemmer + Diuretikum, Antihypertensivum |
| Rentylin | **Pentoxifyllin** | Hämorheologikum, durchblutungsförderndes Mittel |
| Respicort | **Budesonid** | Glukokortikoid, Antiasthmatikum |
| Rewodina | **Diclofenac** | nichtsteroidales Antiphlogistikum |
| Rifun | **Pantoprazol** | Protonenpumpenhemmer, Ulkustherapeutikum |
| Riopan | **Magaldrat** | Antazidum |
| Risperdal | **Risperidon** | Neuroleptikum |
| Ritalin | **Methylphenidat** | Psychostimulans |
| Rivotril | **Clonazepam** | Benzodiazepin, Antiepileptikum |
| Rohypnol | **Flunitrazepam** | Benzodiazepin, Hypnotikum |
| Roxigrün | **Roxithromycin** | Makrolid-Antbiotikum |
| Rulid | **Roxithromycin** | Makrolid-Antbiotikum |
| Rhytmonorm | **Propafenon** | Antiarrhythmikum der Klasse Ic |
| Salbuhexal | **Salbutamol** | β-Mimetikum, Broncholytikum |

| Tab. 25.02 Die 1.500 am häufigsten verordneten Medikamente *(Forts.)* | | |
|---|---|---|
| **Handelsnamen** | **Freiname** | **Wirkung** |
| Salbulair DA | **Salbutamol** | β-Mimetikum, Broncholytikum |
| Salbutamol STADA | **Salbutamol** | β-Mimetikum, Broncholytikum |
| Salbutamol Trom | **Salbutamol** | β-Mimetikum, Broncholytikum |
| Salbutamol-ratiopharm | **Salbutamol** | β-Mimetikum, Broncholytikum |
| Salofalk | **Mesalazin** | Chemotherapeutikum, Magen-Darm-Mittel |
| Sanasepton | **Erythromycin** | Makrolid-Antibiotikum |
| Sanasthmax | **Beclometason** | Glukokortikoid, Antiasthmatikum |
| Sanasthmyl | **Beclometason** | Glukokortikoid, Antiasthmatikum |
| Sandimmun | **Ciclosporin** | Interleukin-2-Inhibitor, Immunsuppressivum |
| Saroten | **Amitriptylin** | trizykl. Antidepressivum |
| Schmerz-Dolgit | **Ibuprofen** | nichtsteroidales Antiphlogistikum |
| Sedotussin | **Pentoxyverin** | Antitussivum |
| Selectol | **Celiprolol** | $\beta_1$-Blocker |
| Sempera | **Itraconazol** | Antimykotikum zur system. Anwend. |
| Serevent | **Salmeterol** | langwirksames β-Mimetikum, Broncholytikum |
| Seroxat | **Paroxetin** | selektiver Serotonin-Wiederaufnahme-Hemmer, Antidepressivum |
| Sibelium | **Flunarizin** | Kalziumantagonist, Vasodilatator |
| Sigacalm | **Oxazepam** | Benzodiazepin, Tranquilizer |
| Sigamuc retard | **Doxycyclin + Ambroxol** | Tetrazyklin + Sekretolytikum |
| Silomat | **Pentoxyverin** | Antitussivum |
| SINGULAIR | **Montelukast** | Leukotrienrezeptor-Antagonist, Antiasthmatikum |
| Sinophenin | **Promazin** | Phenothiazin-Neuroleptikum |
| Sinquan | **Doxepin** | trizykl. Antidepressivum |
| Siofor | **Metformin** | Biguanid, Antidiabetikum |
| Sirdalud | **Tizanidin** | zentral wirkendes Muskelrelaxans |
| Siros | **Itraconazol** | Antimykotikum zur system. Anwend. |

| Tab. 25.02 Die 1.500 am häufigsten verordneten Medikamente *(Forts.)* | | |
|---|---|---|
| **Handelsnamen** | **Freiname** | **Wirkung** |
| Sobelin | **Clindamycin** | Lincosamid-Antibiotikum |
| Solosin | **Theophyllin** | Phosphodiesterase-Hemmer, Broncholytikum |
| Solu-Decortin H | **Prednisolon** | Glukokortikoid zur system. Anwend. |
| Solugastril | **Algeldrat + Calciumhydroxid** | Antazida-Kombination |
| Sormodren | **Bornaprin** | Anticholinergikum, Parkinsonmittel |
| Sostril | **Ranitidin** | $H_2$-Blocker, Ulkustherapeutikum |
| Sotabeta | **Sotalol** | β-Blocker, Antiarrhythmikum |
| Sotahexal | **Sotalol** | β-Blocker, Antiarrhythmikum |
| Sotalex | **Sotalol** | β-Blocker, Antiarrhythmikum |
| Sotalol-ratiopharm | **Sotalol** | β-Blocker, Antiarrhythmikum |
| Spasman | **Demelverin + Trihexyphenidyl** | Spasmolytika-Kombination |
| Spasmo-Cibalgin comp. S | **Propyphenazon + Codein + Drofenin** | Analgetika-Kombination + Spasmolytikum |
| Spasmo-Cibalgin S | **Propyphenazon + Drofenin** | Analgetikum + Spasmolytikum |
| Spasmo-Mucosolvan | **Clenbuterol + Ambroxol** | β-Mimetikum + Sekretolytikum |
| Spiro comp.-ratiopharm | **Spironolacton + Furosemid** | Aldosteronantagonist + Schleifendiuretikum |
| Spiro von ct | **Spironolacton** | Aldosteronantagonist, Diuretikum |
| Spironolacton-ratiopharm | **Spironolacton** | Aldosteronantagonist, Diuretikum |
| Spiropent | **Clenbuterol** | β-Mimetikum, Broncholytikum |
| Stangyl | **Trimipramin** | trizykl. Antidepressivum |
| Staphylex | **Flucloxacillin** | penicillinasefestes Oralpenicillin |
| Staurodorm Neu | **Flurazepam** | Benzodiazepin, Hypnotikum |
| Stillacor | β-**Acetyldigoxin** | Herzglykosid |
| Stilnox | **Zolpidem** | Hypnotikum |
| Sulmycin | **Gentamicin** | Aminoglykosid-Antibiotikum, Dermatikum |

**Tab. 25.02 Die 1.500 am häufigsten verordneten Medikamente** *(Forts.)*

| Handelsnamen | Freiname | Wirkung |
|---|---|---|
| sulpirid von ct | **Sulpirid** | Dopaminantagonist, Antidepressivum |
| Sulpirid-ratiopharm | **Sulpirid** | Dopaminantagonist, Antidepressivum |
| Sultanol inhalativ | **Salbutamol** | β-Mimetikum, Broncholytikum |
| Supracombin | **Trimethoprim + Sulfamethoxazol** | Folatantagonist + Sulfonamid, Antibiotika-Kombination |
| Supracyclin | **Doxycyclin** | Tetrazyklin |
| Suprax | **Cefixim** | orales Cephalosporin |
| Surgam | **Tiaprofensäure** | nichtsteroidales Antiphlogistikum |
| Sympal | **Dexketoprofen** | nichtsteroidales Antiphlogistikum |
| Syntaris | **Flunisolid** | Glukokortikoid |
| Syntestan | **Clopednol** | halogeniertes Glukokortikoid zur system. Anwend. |
| Tafil | **Alprazolam** | Benzodiazepin, Tranquilizer |
| Tagonis | **Paroxetin** | selektiver Serotonin-Wiederaufnahme-Hemmer, Antidepressivum |
| Talcid | **Hydrotalcit** | Antazidum |
| talvosilen | **Paracetamol + Codein** | Analgetika-Kombination |
| Tambocor | **Flecainid** | Antiarrhythmikum der Klasse Ic |
| Tarivid | **Ofloxacin** | Gyrasehemmer |
| Tarka | **Verapamil + Trandolapril** | Kalziumantagonist + ACE-Hemmer, Antihypertonikum |
| Tavanic | **Levofloxacin** | Gyrasehemmer |
| Tavegil | **Clemastin** | $H_1$-Blocker, Antihistaminikum, Antiallergikum |
| Tavor | **Lorazepam** | Benzodiazepin, Tranquilizer |
| Taxilan | **Perazin** | Phenothiazin-Neuroleptikum |
| Tegretal | **Carbamazepin** | Antiepileptikum |
| Teldane | **Terfenadin** | $H_1$-Blocker, Antihistaminikum, Antiallergikum |
| Telfast | **Fexofenadin** | $H_1$-Blocker, Antihistaminikum, Antiallergikum |
| Telos | **Lornoxicam** | nichtsteroidales Antiphlogistikum |

Tab. 25.02 Die 1.500 am häufigsten verordneten Medikamente *(Forts.)*

| Handelsnamen | Freiname | Wirkung |
|---|---|---|
| temazep von ct | **Temazepam** | Benzodiazepin, Hypnotikum |
| Temgesic | **Buprenorphin** | starkes opioides Analgetikum |
| Tempil N | **Ibuprofen** | nichtsteroidales Antiphlogistikum |
| Teneretic | **Atenolol + Chlortalidon** | β-Blocker + Diuretikum, Antihypertonikum |
| Tenormin | **Atenolol** | β-Blocker |
| Tensiomin | **Captopril** | ACE-Hemmer |
| tensobon | **Captopril** | ACE-Hemmer |
| tensobon comp | **Captopril + Hydrochlorothiazid** | ACE-Hemmer + Diuretikum, Antihypertonikum |
| Tensostad | **Captopril** | ACE-Hemmer |
| Tepilta Suspension | **Oxetacain + Al-Hydroxid, u. a.** | Anästhetikum + Antazida-Kombination |
| Terfenadin-ratiopharm | **Terfenadin** | $H_1$-Blocker, Antihistaminikum, Antiallergikum |
| Tethexal | **Tetrazepam** | Benzodiazepin, Myotonolytikum |
| Tetra-Gelomyrtol | **Myrtol + Oxytetracyclin** | Mukolytikum + Tetrazyklin |
| Tetramdura | **Tetrazepam** | Benzodiazepin, Myotonolytikum |
| Tetra-saar | **Tetrazepam** | Benzodiazepin, Myotonolytikum |
| tetrazep von ct | **Tetrazepam** | Benzodiazepin, Myotonolytikum |
| Tetrazepam-ratiopharm | **Tetrazepam** | Benzodiazepin, Myotonolytikum |
| Teveten | **Eprosartan** | Angiotensin-II-Antagonist, Antihypertonikum |
| Theo von ct | **Theophyllin** | Phosphodiesterase-Hemmer, Broncholytikum |
| Theophyllin STADA | **Theophyllin** | Phosphodiesterase-Hemmer, Broncholytikum |
| Theophyllin-ratiopharm | **Theophyllin** | Phosphodiesterase-Hemmer, Broncholytikum |
| Thiamazol Henning | **Thiamazol** | Thyreostatikum |
| Thomapyrin | **ASS + Paracetamol + Coffein** | Analgetika-Kombination + Analeptikum |
| Thomasin | **Etilefrin** | Sympathomimetikum, Antihypotonikum |

Tab. 25.02 Die 1.500 am häufigsten verordneten Medikamente *(Forts.)*

| Handelsnamen | Freiname | Wirkung |
|---|---|---|
| Thombran | **Trazodon** | nicht-trizykl. Antidepressivum |
| Thyreocomb N | **Levthyroxin + Kaliumiodid** | Schilddrüsenhormon $T_4$ + Jodid |
| Thyreotom | **Liothyronin + Levothyroxin** | Schilddrüsenhormone $T_3$, $T_4$ |
| Thyronajod | **Levothyroxin + Kaliumiodid** | Schilddrüsenhormon $T_4$ + Jodid, Schilddrüsentherapeutikum |
| Tiapridex | **Tiaprid** | Antihyperkinetikum |
| Tiklyd | **Ticlopidin** | Thrombozytenaggregationshemmer |
| Tilidalor Hexal | **Tilidin** | starkes opioides Analgetikum, Morphinantagonist |
| Tilidin-ratiopharm plus | **Tilidin** | starkes opioides Analgetikum, Morphinantagonist |
| Timonil | **Carbamazepin** | Antiepileptikum |
| Thioridazin neuraxpharm | **Thioridazin** | Phenothiazin-Neuroleptikum |
| Titretta S/T | **Propyphenazon + Codein** | Analgetika-Kombination |
| TMP-ratiopharm | **Trimethoprim** | Folatantagonist, Antibiotikum |
| TMS Tbl./Kindersaft | **Trimethoprim + Sulfamethoxazol** | Folatantagonist + Sulfonamid, Antibiotika-Kombination |
| Tofranil | **Imipramin** | trizykl. Antidepressivum |
| Torem | **Torasemid** | Schleifendiuretikum |
| Trama KD | **Tramadol** | starkes opioides Analgetikum |
| Tramabeta | **Tramadol** | starkes opioides Analgetikum |
| Tramadol STADA | **Tramadol** | starkes opioides Analgetikum |
| Tramadolor | **Tramadol** | starkes opioides Analgetikum |
| Tramadol-ratiopharm | **Tramadol** | starkes opioides Analgetikum |
| Tramadura | **Tramadol** | starkes opioides Analgetikum |
| Tramagetic | **Tramadol** | starkes opioides Analgetikum |
| Tramagit | **Tramadol** | starkes opioides Analgetikum |
| Tramal | **Tramadol** | starkes opioides Analgetikum |
| Tramundin | **Tramadol** | starkes opioides Analgetikum |
| Trancopal Dolo | **Flupirtin** | zentral wirksames Analgetikum |

| Tab. 25.02 Die 1.500 am häufigsten verordneten Medikamente *(Forts.)* | | |
|---|---|---|
| **Handelsnamen** | **Freiname** | **Wirkung** |
| Tranquase | **Diazepam** | Benzodiazepin, Tranquilizer |
| Transbronchin | **Carbocistein** | Expektorams |
| Tranxilium | **Dikaliumclorazepat** | Benzodiazepin, Tranquilizer |
| Treloc | **Metoprolol + Hydrochlorothiazid + Hydralazin** | $\beta_1$-Blocker + Diuretikum + Vasodilatator, Antihypertonikum |
| Tremarit | **Metixen** | Anticholinergikum, Parkinsonmittel |
| Trental | **Pentoxifyllin** | Hämorheologikum, durchblutungsförderndes Mittel |
| Trevilor | **Venlafaxin** | Serotonin-Wiederaufnahme-Hemmer, Antidepressivum |
| Tri.-Thiazid STADA | **Triamteren + Hydrochlorothiazid** | Diuretika-Kombination |
| Triam Lichtenstein Amp. | **Triamcinolonacetonid** | Glukokortikoid zur system. Anwend. |
| Triamhexal | **Triamcinolonacetonid** | Glukokortikoid zur system. Anwend. |
| Triampur comp. | **Triamteren + Hydrochlorothiazid** | Diuretika-Kombination |
| Triamteren comp.-ratiopharm | **Triamteren + Hydrochlorothiazid** | Diuretika-Kombination |
| Triamteren HCT AL | **Triamteren + Hydrochlorothiazid** | Diuretika-Kombination |
| Triarese-Hexal | **Triamteren + Hydrochlorothiazid** | Diuretika-Kombination |
| triazid von ct | **Triamteren + Hydrochlorothiazid** | Diuretika-Kombination |
| Trimipramin-neuraxpharm | **Trimipramin** | trizykl. Antidepressivum |
| Triniton | **Dihydralazin + Hydrochlorothiazid + Reserpin** | Vasodilatator + Diuretikum + Antisympathotonikum, Antihypertonikum |
| TRI-Normin | **Atenolol + Chlortalidon + Hydralazin** | β-Blocker + Diuretikum + Vasodilatator, Antihypertonikum |
| Truxal | **Chlorprothixen** | trizykl. Neuroleptikum |
| Tryasol Codein | **Codein** | Antitussivum |
| Turfa-BASF | **Triamteren + Hydrochlorothiazid** | Diuretika-Kombination |

**Tab. 25.02 Die 1.500 am häufigsten verordneten Medikamente** *(Forts.)*

| Handelsnamen | Freiname | Wirkung |
|---|---|---|
| Tussoret | **Codein** | Antitussivum |
| Udramil | **Verapamil + Trandolapril** | Kalziumantagonist + ACE-Hemmer, Antihypertonikum |
| Udrik | **Trandolapril** | ACE-Hemmer |
| Ulcogant | **Sucralfat** | Antazidum |
| Ultralan-oral | **Fluocortolon** | Glukokortikoid zur system. Anwend. |
| Unacid PD oral | **Ampicillin + Sulbactam (Sultamicillin)** | Penizillin + β-Laktamasehemmer, Breitbandantibiotikum |
| Unat | **Torasemid** | Schleifendiuretikum |
| Unilair | **Theophyllin** | Phosphodiesterase-Hemmer, Broncholytikum |
| Unimax | **Felodipin + Ramipril** | Kalziumantagonist + ACE-Hemmer, Antihypertonikum |
| Uniphyllin | **Theophyllin** | Phosphodiesterase-Hemmer, Broncholytikum |
| Urbason | **Methylprednisolon** | Glukokortikoid zur system. Anwend. |
| Urem/-forte | **Ibuprofen** | nichtsteroidales Antiphlogistikum |
| Urion | **Alfuzosin** | peripherer $\alpha_1$-Blocker, Prostatamittel |
| Uripurinol | **Allopurinol** | Urikostatikum |
| Urospasmon Tbl. | **Nitrofurantoin + Sulfadiazin + Phenazopyridin** | Antibiotika-Kombination + Harnwegsanalgetikum |
| Uro-Tarivid | **Ofloxacin** | Gyrasehemmer |
| UroXatral | **Alfuzosin** | peripherer $\alpha_1$-Blocker, Prostatamittel |
| Vagimid | **Metronidazol** | (Anaerobier-)Antibiotikum |
| Valocordin-Diazepam | **Diazepam** | Benzodiazepin, Tranquilizer |
| Valoron N | **Tilidin + Naloxon** | starkes opioides Analgetikum, Morphinantagonist |
| Vascal | **Isradipin** | Kalziumantagonist |
| Vasomotal | **Betahistin** | Histaminderivat, Antivertiginosum |
| Ventolair | **Beclometason** | Glukokortikoid, Antiasthmatikum |
| vera von ct | **Verapamil** | Kalziumantagonist |

**Tab. 25.02 Die 1.500 am häufigsten verordneten Medikamente** *(Forts.)*

| Handelsnamen | Freiname | Wirkung |
|---|---|---|
| Verabeta | **Verapamil** | Kalziumantagonist |
| Verahexal | **Verapamil** | Kalziumantagonist |
| Veramex | **Verapamil** | Kalziumantagonist |
| Verapamil AL | **Verapamil** | Kalziumantagonist |
| Verapamil-ratiopharm | **Verapamil** | Kalziumantagonist |
| Vermox | **Mebendazol** | Anthelminthikum |
| Vertigo-Neogama | **Sulpirid** | Dopaminantagonist, nichttrizykl. Antidepressivum |
| Vertigo-Vomex S | **Dimenhydrinat** | Antihistaminikum, Antiemetikum + Antivertiginosum |
| Vesdil | **Ramipril** | ACE-Hemmer |
| Vesdil plus | **Ramipril + Hydrochlorothiazid** | ACE-Hemmer + Diuretikum, Antihypertonikum |
| Viani | **Salmeterol** | langwirksames β-Mimetikum, Broncholytikum |
| Visken | **Pindolol** | β-Blocker |
| Volmac | **Salbutamol** | β-Mimetikum, Broncholytikum |
| Volon A Kristallsusp. | **Triamcinolonacetonid** | Glukokortikoid zur system. Anwend. |
| Voltaren | **Diclofenac** | nichtsteroidales Antiphlogistikum |
| Vomacur | **Dimenhydrinat** | Antihistaminikum, Antiemetikum + Antivertiginosum |
| Vomex A/N | **Dimenhydrinat** | Antihistaminikum, Antiemetikum + Antivertiginosum |
| Xanef | **Enalapril** | ACE-Hemmer, Antihypertonikum |
| Ximovan | **Zopiclon** | Hypnotikum/Sedativum |
| Zaditen | **Ketotifen** | Antihistaminikum, Antiasthmatikum |
| Zantic | **Ranitidin** | $H_2$-Blocker, Ulkustherapeutikum |
| Zerit | **Stavudin** | Reverse-Transkriptase-Hemmer, Virustatikum |
| Zinnat | **Cefuroxim** | orales Cephalosporin |
| Zithromax | **Azithromycin** | Makrolid-Antibiotikum |
| Zofran | **Ondansetron** | $5HT_3$-Antagonist, Antiemetikum |

| Tab. 25.02 Die 1.500 am häufigsten verordneten Medikamente *(Forts.)* | | |
|---|---|---|
| **Handelsnamen** | **Freiname** | **Wirkung** |
| Zolim | **Mizolastin** | $H_1$-Blocker, Antihistaminikum, Antiallergikum |
| Zyloric | **Allopurinol** | Urikostatikum |
| Zyprexa | **Olanzapin** | Dopaminantagonist, Neuroleptikum |
| Zyrtec | **Cetirizin** | $H_1$-Blocker, nicht-sedierendes Antihistaminikum, Antiallergikum |

# 26 Terminologie

## A

| | |
|---|---|
| A. radialis | Speichenschlagader |
| A. temporalis | Schläfenschlagader |
| Aspiration | Fremdstoffeinatmung |
| Asphyxie | drohender Erstickungszustand |
| Aszites | Bauchwassersucht (-ödem) |
| Atelektase | Fehlen von Luft in den Alveolen und zusammenfallen |
| Atemdepression | Atemschwäche durch verminderten Atemantrieb |
| Abdomen | Bauch |
| abdominal-/ abdominell | zum Bauch gehörig |
| Abort | Fehlgeburt |
| Abrasio | Ausschabung der Gebärmutter |
| Abszess | Eiteransammlung in einem nicht vorbestehenden Hohlraum |
| Abusus | Missbrauch (Alkohol, Drogen, Medikamente, Tabak) |
| Adenom | vom Drüsengewebe ausgehende gutartige Geschwulst |
| Aderlass | Entnahme größerer Mengen Blut zu Heilzwecken |
| adipös | fettleibig |
| Adipositas | Fettleibigkeit |
| Adventitia | äußere Schicht der Blutgefäßwand |
| aerob | Sauerstoff brauchend |
| Aerobier | Bakterien, die nur in Gegenwart von Sauerstoff wachsen können |
| Aerosol | in Luft fein verteiltes festes oder flüssiges Arzneimittel |
| Ätiologie | Lehre von den Krankheitsursachen |
| ätiologisch | die Krankheitsursachen betreffend |
| Afterload | Nachlast |
| Agitiertheit | körperliche Unruhe |
| Agranulozytose | allergische Erkrankung mit starker Abnahme der Granulozvten |
| akut | plötzlich auftretend; schnell und heftig verlaufend |
| alkalisch | laugenhaft |
| Alkalose | Erhöhung des pH-Werts in Blut und Gewebe |
| Alkoholdelir (Syn. Delirium tremens) | schwerste Form der Alkoholentzugskrankheit |
| Allergen | Stoff, der eine Allergie hervorrufen kann |
| Allergie | Krankheit mit starker Überempfindlichkeit auf einen bestimmten Stoff |
| allergisch | krankhaft überempfindlich auf einen bestimmten Stoff |
| Alveolen | Lungenbläschen |
| Amnesie | Erinnerungslücke |
| Amniozentese | Fruchtwasserpunktion |
| Amputation | operatives Entfernen eines Körperteils |
| anaerob | ohne Sauerstoff |
| Anaerobier | Bakterienarten, die nur oder auch ohne Sauerstoff leben können |
| anal | den After betreffend |
| Analfissur | Schleimhauteinriss im Bereich des Afters |
| Analgesie | Schmerzbekämpfung |

| | |
|---|---|
| analgetisch | schmerzstillend |
| Analgetika | Schmerzmittel |
| Analgosedierung | Kombination eines Schmerz- (Analgetikum) und eines Beruhigungsmittel (Sedativum) |
| Anämie | Blutarmut; Erythrozytenmangel |
| Anästhesie | Narkose |
| Anamnese | Vorgeschichte des Kranken |
| anamnestisch | zur Vorgeschichte des Kranken gehörend |
| anaphylaktischer Schock | allergischer Schock |
| Anatomie | Lehre vom Bau des Körpers |
| Aneurysma | Erweiterung einer Arterie |
| Angina pectoris | Sauerstoffunterversorgung des Myokards |
| Antagonist | Gegenspieler |
| antagonistisch | dagegen wirkend |
| anterior | vorderer |
| anterograde Amnesie | Gedächtnislücke nach dem verursachenden Ereignis |
| Anthropologie | Lehre vom Menschen |
| Antiarrhythmika | Arzneimittel zur Behandlung von Herzrhythmusstörungen |
| Antibiotika | Arzneimittel zur Bekämpfung von Bakterien |
| Anticholinergika | Stoffe mit atropinartiger Wirkung |
| Antidiabetika | Arzneimittel zur Behandlung des Diabetes mellitus |
| Antidot | Gegenmittel |
| Antiemetika | Mittel gegen Übelkeit und Brechreiz |
| Antiepileptika | Arzneimittel gegen Epilepsie |
| Antikonvulsiva | krampfhemmende Arzneimittel |
| Antihypertonika | Arzneimittel zur Blutdrucksenkung |
| Antikoagulantien | Gerinnungshemmer |
| antikonvulsiv | krampflösend |
| Antipyretika | fiebersenkende Medikamente |
| Anurie | Harnproduktion unter 100 ml/24 h |
| anxiolytisch | angstlösend |
| Aorta | Hauptschlagader |
| Aorteninsuffizienz | Schlussunfähigkeit der Aortenklappe |
| Aortenstenose | Verengung der Aortenklappe |
| APGAR-Score | Schema zur Vitalitätsbeurteilung des Neugeborenen |
| Aphasie | Sprachstörung |
| Apoplex | Schlaganfall |
| Appendizitis | Wurmfortsatzentzündung |
| Aqua | Wasser |
| Arrhythmie | unregelmäßiger Herzschlag |
| Arterie | Schlagader |
| A. brachialis | Armschlagader |
| A. carotis | Halsschlagader |
| A. dorsalis pedis | Fußrückenschlagader |
| A. femoralis | Oberschenkelschlagader |
| A. poplitea | Kniekehlenschlagader |
| A. pulmonalis | Lungenschlagader |
| Atrium | Vorhof (des Herzens) |

| | |
|---|---|
| Aura | Sinneswahrnehmung vor einem epileptischen Anfall |
| Auskultation | Abhören von Organen mit einem Stethoskop |
| Axis | zweiter Halswirbel |
| Azidose | Übersäuerung von Blut und Gewebe |

## B

| | |
|---|---|
| Bakterien | kleinste einzellige Mikroorganismen |
| bakteriostatisch | bakterienhemmend |
| bakterizid | bakterientötend |
| Bifurkation | Gabelung, z. B. der Luftröhre oder Aorta (Aortenbifurkation) |
| Bigeminus | Doppelschlägigkeit, jeder Systole folgt eine Extrasystole |
| bilateral | beidseitig |
| Bilirubin | Gallenfarbstoff, Abbauprodukt des Hämoglobins |
| Blutdruckamplitude | Differenz zwischen systolischem und diastolischem Blutdruckwert |
| Bolus | Bissen |
| Botulismus | bakterielle Lebensmittelvergiftung |
| Bradykardie | verlangsamter Puls < 60/Min. |
| Bradypnoe | verlangsamte Atmung |
| Bronchien | Verästelungen der Luftröhre |
| Bronchitis | Entzündung der Bronchialschleimhaut |
| Bypass | Gefäßüberbrückung |

## C

| | |
|---|---|
| Caecum | Blinddarm |
| Caput medusae | verstärkte Venenzeichnung um den Bauchnabel |
| Cave | Vorsicht |
| Cholelithiasis | Gallensteinleiden |
| Cholestase | Gallestauung |
| chronisch | langdauernd |
| Clavicula | Schlüsselbein |
| Colon ascendens | aufsteigender Teil des Dickdarms |
| Colon descendens | absteigender Teil des Dickdarms |
| Colon transversum | querverlaufender Teil des Dickdarms |
| Commotio cerebri | Gehirnerschütterung |
| Contusio cerebri | Hirnquetschung |
| Cor | Herz |
| Cornea | Hornhaut des Auges |
| Cor pulmonale | Druckbelastung des rechten Herzens infolge einer Lungenerkrankung |
| cranial | kopfwärts |
| Cranium | knöcherner Schädel |
| Cutis | Haut |



## D

| | |
|---|---|
| Dehydratation | Abnahme des Körperwassers |
| Demenz | erworbene Geistesschwäche |

| | |
|---|---|
| Depression | krankhafte Niedergeschlagenheit |
| depressiv | niedergeschlagen |
| Derma | Haut |
| Dermatologe | Hautarzt |
| Desinfektion | teilweise Vernichtung von Keimen |
| Dextrose | Glucose |
| Diabetes mellitus | Zuckerkrankheit |
| Diagnose | Benennung von Krankheiten |
| Diagnostik | Maßnahmen zur Erkennung von Krankheiten |
| Dialyse | sog. Blutwäsche |
| Diarrhoe | Durchfall |
| Diastole | Erschlaffungsphase des Herzmuskels |
| Diffusion | gegenseitige Durchmischung von Gasen oder Flüssigkeiten bis zum Konzentrationsausgleich |
| Digitalis | Fingerhut |
| disponiert | anfällig |
| Disposition | Anfälligkeit |
| distal | von der Rumpfmitte entfernt |
| Distorsion | Verstauchung |
| Diurese | Harnausscheidung |
| Diuretika | harntreibende Mittel |
| dorsal | rückseitig |
| Droge | Suchtmittel |
| Ductus choledochus | Hauptgallengang |
| Duodenalsonde | Zwölffingerdarmsonde |
| Duodenum | Zwölffingerdarm |
| Dyspnoe | Atemnot |
| Dysurie | erschwertes Wasserlassen |

## E

| | |
|---|---|
| Echokardiographie | Ultraschalluntersuchung des Herzens |
| Ekzem | Juckflechte |
| Elektroenzephalogramm | Aufzeichnung der Hirnströme |
| Elektrokardiogramm | Aufzeichnung der elektr. Aktivität des Herzens |
| Elektrolyte | Körpermineralien |
| Embolie | Verstopfung in der Blutbahn |
| Embolus | Blutgefäßpfropf |
| Embryo | Leibesfrucht bis zur 12. Schwangerschaftswoche |
| Emesis | Erbrechen |
| Emetika | Brechmittel |
| Emphysem | Aufblähung |
| Endemie | Dauerverseuchung eines bestimmten Gebietes mit einer bestimmten Krankheit |
| endo | innen |
| endogen | im Körper selbst (nicht durch äußere Einflüsse) entstanden |
| Endokard | Herzinnenhaut |
| Endokarditis | Entzündung der Herzinnenhaut |
| Endokrinologie | Hormonlehre |

| | |
|---|---|
| Endoprothese | Ersatzstück für ein inneres Körperteil |
| Endoskopie | innere Betrachtung von Hohlorganen |
| enterale Ernährung | Ernährung über den Magen-Darm-Kanal |
| Enzephalitis | Gehirnentzündung |
| Enzephalopathie | Gehirnerkrankung |
| Enzyme | Eiweißkörper |
| Epidemie | gehäuftes Auftreten einer Infektionskrankheit innerhalb eines bestimmten Zeitraums und eines bestimmten Gebietes |
| Epidermis | Oberhaut |
| Epididymis | Nebenhoden |
| Epididymitis | Nebenhodenentzündung |
| Epigastrium | Magengrube |
| Epiglottis | Kehldeckel |
| Epikard | inneres Blatt des Herzbeutels |
| Epilepsie | Krampfleiden |
| Episiotomie | Dammschnitt |
| Epistaxis | Nasenbluten |
| Erythem | entzündliche Hautrötung durch verstärkte Durchblutung |
| Exitus letalis | Tod |
| exogen | von außen entstanden |
| Exsikkose | Austrocknung |
| Exspiration | Ausatmung |
| Extension | Streckung |
| extraperitoneal | außerhalb des Bauchfells |
| Extrasystole | vorzeitig einfallender Herzschlag |
| extrauterin | außerhalb der Gebärmutter |
| Extrauteringravidität | Schwangerschaft außerhalb der Gebärmutter |
| extrazellulär | außerhalb der Zelle |
| Extremitäten | Gliedmaßen (Arme und Beine) |
| Extubation | Entfernen eines Beatmungsschlauchs aus der Luftröhre |

## F

| | |
|---|---|
| Facialisparese | Gesichtslähmung |
| Faszie | Muskelhülle |
| febril | fieberhaft |
| Febris | Fieber |
| Femur | Oberschenkelknochen |
| Fetus/Fötus | Leibesfrucht ab der 12. Schwangerschaftswoche |
| Fibrose | Vermehrung von Bindegewebe |
| Fibula | Wadenbein |
| Fieber | Körpertemperatur über 38 °C |
| final | das Ende betreffend |
| Fissur | Riss |
| Flush | anfallsweise auftretende Hautrötung |
| Foetor | Gestank, Geruch |
| Foetor hepaticus | typischer leberartiger Mundgeruch bei Leberzerfall |
| Foetor uraemicus | urinöser Mund- und Körpergeruch bei ausgeprägter Nierenschwäche |
| Fontanelle | normale Knochenlücke am kindlichen Schädel |

| | |
|---|---|
| Foramen | Loch; Öffnung |
| Foramen ovale | ovales Loch in der Vorhofscheidewand des Herzens |
| Fragment | Bruchstück |
| Fraktur | Knochenbruch |
| fungizid | pilzabtötend |

## G

| | |
|---|---|
| Gangrän | Gewebsuntergang |
| Gaster | Magen |
| Gastritis | Magenschleimhautentzündung |
| Gastroenteritis | Magen-Darmentzündung |
| Gastroenterologie | Lehre von den Krankheiten des Verdauungsapparates |
| gastrointestinal | den Magen-Darmtrakt betreffend |
| gastrointestinale Blutung | Blutung im Magen-Darmtrakt |
| Gastroskopie | Magenspiegelung |
| generalisiert | am ganzen Körper ausgebreitet |
| Genese | Entstehung |
| Geriatrie | Altersheilkunde |
| Gestosen | schwangerschaftsbedingte Krankheiten |
| Glaukom | Grüner Star |
| Glukose | Traubenzucker |
| Glukosurie | erhöhte Zuckerausscheidung im Urin |
| Glykogen | Speicherform der Kohlenhydrate |
| Grand mal | großer epileptischer Anfall |
| Gravidität | Schwangerschaft |
| Gynäkologie | Frauenheilkunde |

## H

| | |
|---|---|
| Hämatokrit | Anteil der zellulären Bestandteile am gesamten Blutvolumen |
| Hämatom | Bluterguss |
| Hämatothorax | Ansammlung von Blut im Brustraum |
| Hämaturie | Beimengung von Blut im Urin |
| Hämoglobin | roter Blutfarbstoff |
| Hämoglobinurie | Auftreten von Hämoglobin im Urin |
| Hämolyse | Abbau der roten Blutkörperchen |
| Hämophilie | Bluterkrankheit |
| Hämoptoe | Bluthusten |
| Hämorrhagie | Blutung |
| hämorrhagisch | blutig |
| Halluzination | Sinnestäuschung |
| Harnretention | Harnverhalt; Harnsperre |
| Hemiparese | nicht vollständige Halbseitenlähmung |
| Hemiplegie | Halbseitenlähmung |
| Hepar | Leber |
| Hepatitis | Leberentzündung |
| hepatogen | von der Leber ausgehend |
| Hepatomegalie | Lebervergrößerung |
| Hernie | Eingeweidebruch |

| | |
|---|---|
| Herzbeutel-tamponade | Ausfüllung des Herzbeutels mit Blut |
| Herzinsuffizienz | Herzschwäche |
| Hirntod | Ausfall aller Hirnfunktionen |
| human | menschlich |
| Humerus | Oberarmknochen |
| Hyperästhesie | Überempfindlichkeit auf Berührungsreize |
| Hyperemesis | starkes Erbrechen |
| Hyperglykämie | erhöhter Blutzuckerspiegel |
| Hyperhydratation | Überwässerung |
| Hyperkaliämie | erhöhter Kaliumgehalt des Blutes |
| Hyperkalzämie | erhöhter Calciumgehalt des Blutes |
| Hyperkapnie | Erhöhung des Kohlensäure-Partialdrucks im Blut |
| Hyperplasie | Organvergrößerung durch Zunahme der Zellanzahl |
| Hypertonie/Hypertonus | erhöhter Bluthochdruck |
| Hypertrophie | Organvergrößerung durch Zellvergrößerung |
| Hyperventilation | übermäßig gesteigerte Atemfrequenz |
| hyperventilieren | beschleunigt atmen |
| Hypervolämie | erhöhtes Blutvolumen |
| Hypnotika | Schlafmittel |
| Hypoglykämie | erniedrigter Blutzuckerspiegel |
| Hypokalzämie | verminderter Calciumgehalt |
| Hypothermie | Unterkühlung |
| Hypotonie | niedriger Blutdruck |
| Hypovolämie | vermindertes Blutvolumen |
| Hypoxie | Sauerstoffmangel in Blut und Gewebe |
| Hysterektomie | operative Entfernung der Gebärmutter |

## I

| | |
|---|---|
| iatrogen | durch den Arzt hervorgerufen |
| idiopathisch | ohne erkennbare Ursache entstanden |
| Ikterus | Gelbfärbung der Haut durch Einlagerung von Bilirubin (Gelbsucht) |
| Ileum | Krummdarm |
| Ileus | Darmverschluss |
| Indikation | Grund zur Anwendung eines therapeutischen oder diagnostischen Verfahrens |
| Infarkt | Absterben von Gewebe infolge einer Minderdurchblutung |
| infaust | aussichtslos |
| Infektion | Ansteckung |
| Infektionskrankheit | ansteckende Krankheit |
| infektiös | ansteckend |
| Inhalation | Einatmen von gasförmigen Substanzen, Dämpfen, Aerosolen |
| initial | anfangs, anfänglich |
| Injektion | Einspritzen einer Flüssigkeit in den Körper |
| Inkontinenz | Unvermögen, Harn oder Stuhl zurückzuhalten |
| Inkubationszeit | Zeitraum zwischen der Ansteckung und dem Ausbruch einer Krankheit |

| | |
|---|---|
| Inkubator | Brutapparat |
| Insuffizienz | unzureichende Leistung eines Organs |
| Insulin | blutzuckersenkendes Hormon |
| Insult | Anfall, häufig Bezeichnung für Schlaganfall |
| interkostal | zwischen den Rippen |
| Interkostalraum | Zwischenrippenraum |
| Internist | Facharzt für Innere Krankheiten |
| internus | innen |
| interstitiell | im Zwischengewebe |
| Interstitium | Zwischenraum zwischen Organen |
| Intima | Innenschicht der Blutgefäßwand |
| Intoxikation | Vergiftung |
| intrakutan | in der Haut |
| intramuskulär | in den Muskel |
| intraperitoneal | innerhalb des Bauchfells |
| intrauterin | in der Gebärmutter |
| intravasal | in einem Blutgefäß |
| intravenös | in der Vene |
| Intubation | Einführen eines Beatmungsschlauchs in die Luftröhre |
| Inzision | Einschnitt |
| irreversibel | nicht rückgängig zu machen |
| Ischämie | örtliche Minderdurchblutung |
| Ischurie | Harnverhalt |
| isotone Lösung | Lösung mit gleicher Osmolarität wie das Blut |

## J

| | |
|---|---|
| Joule | Maßeinheit für die Energie |
| Jugularispunktion | Punktion der V. jugularis |

## K

| | |
|---|---|
| Kachexie | starke Abmagerung mit Kräfteverfall |
| Kapillare | Haargefäße |
| kardial | das Herz betreffend |
| Kardiologie | Lehre von den Herzkrankheiten |
| kardiovaskulär | das Herz-Kreislaufsystem betreffend |
| kaudal | steißwärts |
| kausal | ursächlich |
| Kausalbehandlung | Behandlung der Ursache |
| Klinik | Krankenhaus |
| klinischer Tod | Herz-Kreislauf- und Atemstillstand |
| klonisch | schüttelnd |
| Koagulation | Blutgerinnung |
| Koagulopathie | Gerinnungsstörung |
| Kokken | kugelförmige Bakterien |
| Kolik | krampfartige Bauchschmerzen die durch Zusammenziehen eines Hohlorgans verursacht werden (Darm-, Gallen-, Nieren- oder Magen) |
| Kollateralkreislauf | Umgehungskreislauf |
| Koma | tiefe Bewusstlosigkeit |

| | |
|---|---|
| Koma, diabetisches | Bewusstlosigkeit infolge eines zu hohen Blutzuckerspiegels |
| kompatibel | zusammenpassend |
| Kompensation | Ausgleich einer gestörten Funktion durch gesteigerte Tätigkeit oder andere Mechanismen |
| Kompression | Druck |
| Kontamination | Verunreinigung |
| Kontinenz | Fähigkeit, Stuhl und Urin zurückzuhalten |
| Kontraindikation | Gegenanzeige; Grund, ein Mittel oder ein Verfahren nicht anzuwenden |
| Kontraktion | Zusammenziehung |
| Kontraktur | Gelenksteife infolge einer Verkürzung der Muskeln und Sehnen |
| Koronarangiographie | Röntgen-Kontrastmittel-Darstellung der Herzkranzgefäße |
| Koronargefäße | Herzkranzgefäße |
| Krepitation | Knistern beim Aneinanderreiben von Knochenbruchstellen |

## L

| | |
|---|---|
| Läsion | Verletzung; Schädigung |
| Laparoskopie | Bauchspiegelung |
| Laparotomie | operative Eröffnung der Bauchhöhle |
| Laryngitis | Kehlkopfentzündung |
| Laryngoskop | Kehlkopfspiegel |
| Larynx | Kehlkopf |
| latent | verborgen; symptomlos verlaufend |
| lateral | seitlich |
| Lavage | Spülung |
| letal | tödlich |
| Letaldosis | zum Tod führende Dosis |
| Letalität | Tödlichkeit einer Erkrankung |
| Leukozyten | weiße Blutkörperchen |
| Lordose | Biegung der Wirbelsäule nach vorn |
| Lungenödem | krankhafte Flüssigkeitsansammlung in der Lunge |
| Luxation | Verrenkung |
| Lyse | Auflösung |
| Lysetherapie | medikamentöse Auflösung akuter Gefäßverschlüsse |

## M

| | |
|---|---|
| Magenperforation | Magendurchbruch |
| maligne | bösartig |
| Mamilla/Mamille | Brustwarze |
| Mamma | weibliche Brust |
| Mandrin | Führungsstab in einer Kanüle oder Katheter |
| Manifestation | deutliches Erkennbarwerden |
| Manometer | Druckmessgerät |
| Massenblutung | starke Blutung aus einem eingerissenen Blutgefäß |
| Media | mittlere Schicht der Blutgefäßwand |
| medial | zur Mitte hin |
| Medianebene | Ebene, die den Körper in eine rechte und eine linke Hälfte teilt |

| | |
|---|---|
| Mediastinum | Mittelfellraum (Raum zwischen beiden Lungen) |
| Meningen | Hirn- bzw. Rückenmarkshäute |
| Meningitis | Hirnhautentzündung |
| metabolisch | stoffwechselbedingt |
| Metabolismus | Stoffwechsel |
| Miosis | Pupillenverengung |
| Miserere | Koterbrechen |
| Mitralinsuffizienz | Schlussunfähigkeit der Mitralklappe |
| Mitralstenose | Verengung der Mitralklappe |
| Mobilisation | körperliche Aktivierung |
| Monitoring | kontinuierliche EKG-Überwachung |
| Morbus | Krankheit |
| Morphologie | Lehre von der Körper- und Organform und -struktur |
| Muskeltonus | Spannungszustand der Muskeln |
| Mydriasis | Pupillenerweiterung |
| Mydriatikum | pupillenerweiterndes Arzneimittel |
| Mykose | Pilzerkrankung |
| Myokard | Herzmuskel |
| Myokardinfarkt | Herzinfarkt |
| Myokarditis | Herzmuskelentzündung |

## N

| | |
|---|---|
| Nausea | Übelkeit |
| Nekrose | örtlicher Gewebstod |
| neonatal | das Neugeborene betreffend |
| Neonatologie | Neugeborenenmedizin |
| Neurologe | Nervenarzt |
| Neurologie | Lehre von den Nerven und Nervenkrankheiten |
| Niereninsuffizienz | Nierenschwache |
| nosokomiale Infektion | im Krankenhaus erworbene Infektion |
| Nykturie | vermehrtes nächtliches Wasserlassen |

## O

| | |
|---|---|
| Obduktion | Leichenöffnung |
| Obstipation | Verstopfung |
| Obstruktion | Verschluss oder Verlegung eines Hohlorgans |
| Ödem | krankhafte Flüssigkeitsansammlung im Gewebe |
| Ösophagus | Speiseröhre |
| Ösophagusvarizen | Krampfadern an der Speiseröhre |
| Ösophagusvarizenblutung | Blutung aus einer erweiterten Speiseröhrenvene |
| Oligurie | verminderte Harnproduktion (< 500 ml/24 h) |
| Onkologie | Lehre von den Tumoren |
| Ophthalmologe | Augenarzt |
| Ophthalmologie | Augenheilkunde |
| oral | durch/über den Mund |
| Orthopädie | Lehre von den Krankheiten des Bewegungsapparates |
| Orthopnoe | stärkste Atemnot |

| | |
|---|---|
| Orthostase | aufrechte Körperhaltung |
| Orthostase-Syndrom | Kreislaufkolllaps, hervorgerufen durch Aufstehen |
| Osmolarität | Menge der gelösten Teilchen pro Liter Wasser |
| ossär | den Knochen betreffend |
| Otoskop | Ohrenspiegel |

## P

| | |
|---|---|
| Pädiater | Kinderarzt |
| Pädiatrie | Kinderheilkunde |
| palpabel | tastbar |
| Palpation | Untersuchung durch Betasten |
| palpatorisch | tastend |
| Pandemie | Länder und Kontinent übergreifende Ausbreitung einer Infektionskrankheit |
| Pankreas | Bauchspeicheldrüse |
| Pankreatitis | Bauchspeicheldrüsenentzündung |
| Paralyse | vollständige Lähmung |
| Paraplegie | symmetrische Lähmung |
| paravertebral | neben der Wirbelsäule |
| parenteral | unter Umgehung des Magen-Darm-Trakts |
| parenterale Ernährung | Ernährung unter Umgehung des Magen-Darm-Trakts |
| Parese | Lähmung |
| partiell | teilweise |
| Patella | Kniescheibe |
| Pathogenese | Krankheitsentstehung |
| Pathologie | Lehre von den Krankheiten |
| pathologisch | krankhaft |
| Pathophysiologie | Lehre von den krankhaften Körperfunktionen |
| Pelvis | Becken |
| Penetration | Durchdringung |
| Perforation | Durchbruch |
| Perfusion | Durchströmung |
| Perikard | Herzbeutel |
| Perikarditis | Herzbeutelentzündung |
| Periost | Knochenhaut |
| peripher | außen, am Rand gelegen |
| Peripherie | Randgebiet |
| Peristaltik | Bewegung von Hohlorganen zum Weitertransport des Inhalts |
| Peritoneum | Bauchfell |
| Perkussion | Untersuchung durch Beklopfen |
| perkutan | durch die Haut |
| Petechien | kleine, punktförmige Hautblutungen |
| Phantomschmerz | Schmerzen in einem nicht mehr vorhandenen Körperteil |
| Pharmakologie | Arzneimittellehre |
| Pharynx | Rachen |
| Phlebothrombose | Blutgerinnselbildung in einer Vene |
| Physiologie | Lehre von den normalen Lebensvorgängen und menschlichen Körperfunktionen |

| | |
|---|---|
| physiologisch | normal; der Gesundheit entsprechend |
| Plantarflexion | Beugung in Richtung Fußsohle |
| Plasma | flüssiger, fibrinogenhaltiger Blutersatz |
| Plazebo | Scheinmedikament |
| Pleura | Brustfell |
| Pleuraerguss | Flüssigkeitsansammlung im Brustfellraum |
| Pleuraspalt | Raum zwischen den beiden Pleurablättern |
| Pneumonie | Lungenentzündung |
| Pneumothorax | Ansammlung von Luft im Pleuraspalt |
| Polydipsie | krankhaft gesteigertes Durstgefühl |
| Polyurie | erhöhte Harnausscheidung (> 2.000 ml/24 h) |
| portale Hypertonie | Pfortaderhochdruck |
| posterior | hinterer |
| postoperativ | nach der Operation |
| Prämedikation | Arzneimittelgabe vor einer Narkose |
| präoperativ | vor der Operation |
| Prävention | Vorbeugung |
| Preload | Vorlast |
| Prognose | Beurteilung des voraussichtlichen Krankheitsverlaufs |
| Proktologie | Lehre von den Mastdarm- und Afterkrankheiten |
| Prolaps | Vorfall; Heraustreten von inneren Organen |
| Prophylaxe | Vorbeugung |
| Proteinurie | Ausscheiden von Eiweiß mit dem Harn |
| Prothese | künstlicher Ersatz eines Körperteils |
| proximal | näher an der Rumpfmitte |
| Psoriasis | Schuppenflechte |
| Psyche | Seele |
| Psvchiatrie | Seelenheilkunde |
| psychogen | seelisch bedingt |
| Psychologie | Wissenschaft von der Seele |
| Psychose | Geisteskrankheit |
| Pulmo | Lunge |
| pulmonalis/pulmonal | die Lunge betreffend; zur Lunge gehörend |
| Puls | rhythmische Ausweitung der Arterien infolge der Druckwelle des Blutes |
| Pulsdefizit | Differenz zwischen Herzfrequenz und peripherer Pulsfrequenz |
| Punktion | Gewebe- oder Flüssigkeitsentnahme mit einer Hohlnadel |

## R

| | |
|---|---|
| radial | zur Speiche (Radius) gehörend |
| Radiologie | Strahlenkunde, Röntgenlehre, Röntgenabteilung |
| Radius | Speiche |
| Reanimation | Wiederbelebung |
| Reflux | Rückfluss |
| Refluxösophagitis | Speiseröhrenentzündung durch Rückfluss von Mageninhalt |
| Regurgitation | Zurückströmen von Speisen in den Mund |
| rektal | den Mastdarm betreffend |
| Rektoskopie | Mastdarmspiegelung |

| | |
|---|---|
| Relaxans | Mittel zur Entspannung |
| Ren | Niere |
| renal | die Niere betreffend |
| Reposition | Wiedereinrichtung von Knochenbrüchen |
| Resektion | operative Entfernung eines Organs |
| Resorption | Stoffaufnahme |
| Ressourcen | alle noch vorhandenen Fähigkeiten des Patienten |
| Respiration | Atmung |
| respiratorisch | die Atmung betreffend |
| retard | verzögert wirkend |
| retrograde Amnesie | Gedächtnislücke vor dem verursachenden Ereignis |
| retroperitoneal | hinter dem Bauchfell |
| reversibel | umkehrbar |
| Rezeptor | Reizempfänger |
| rezidivierend | wiederkehrend |
| Rigor | erhöhte Grundspannung der Muskulatur |
| Rotation | Drehung |
| Ruptur | Zerreißung |

## S

| | |
|---|---|
| sakral | zum Kreuzbein gehörend |
| Sarkom | bösartige Geschwulst, mesenchymalen Ursprungs |
| Scapula | Schulterblatt |
| Schizophrenie | Bewusstseinsspaltung |
| Sectio caesarea | Kaiserschnitt |
| Sedativa | Beruhigungsmittel |
| sedieren | medikamentös beruhigen |
| Sekret | Drüsen-, Wundabsonderung |
| Sekretion | Absonderung |
| Sektion | Leichenöffnung |
| sekundär | an zweiter Stelle; nachfolgend |
| Sepsis | Blutvergiftung |
| Septum | Scheidewand |
| Shunt | Kurzschlussverbindung zwischen Blutgefäßen |
| sinister/sinistra | links, linke |
| Sklerose | Verhärtung von Geweben oder Organen |
| Skoliose | seitliche Verbiegung der Wirbelsäule |
| somatisch | körperlich |
| Somnolenz | krankhafte Schläfrigkeit |
| Sonografie (Sono) | Ultraschalluntersuchung |
| Spiegel | Gehalt einer bestimmten Substanz im Blut |
| spinal | das Rückenmark betreffend |
| Spirometrie | Messung der Atemgrößen |
| Sputum | Auswurf |
| Status | Zustand |
| Status asthmaticus | schwerer, lang anhaltender Asthma bronchiale-Anfall |
| Stenose | Verengung |
| steril | keimfrei, unfruchtbar |
| sterilisieren | keimfrei machen, unfruchtbar machen |

| | |
|---|---|
| Sterilität | Keimfreiheit, Unfruchtbarkeit |
| Sternum | Brustbein |
| Stoma | künstlich hergestellte Verbindung eines Hohlorgans nach außen |
| Stridor | pfeifendes Atemgeräusch |
| Struma | Kropf; Schilddrüsenvergrößerung |
| Stupor | geistige und körperliche Erstarrung |
| stuporös | geistig und körperlich erstarrt |
| Subcutis | Unterhautfettgewebe |
| subfebrile Temperatur | erhöhte Körpertemperatur (bis 38 °C) |
| subkutan | unter die Haut |
| sublingual | unter der Zunge |
| Suffizienz | genügende Leistung eines Organs |
| Suizid | Selbstmord |
| supra | oberhalb |
| superior | weiter oben gelegen |
| Supination | Auswärtsdrehung von Hand und Fuß |
| Suppositorium | Zäpfchen |
| Sympatholytika | Medikamente, die den Sympathikus hemmen |
| Symptom | Krankheitszeichen |
| symptomatische Behandlung | Behandlung der Krankheitszeichen, nicht aber der Ursache |
| Syndrom | Gruppe von Krankheitszeichen |
| Synkope | kurze Bewusstlosigkeit |

## T

| | |
|---|---|
| Tachyarrhythmie | schneller, unregelmäßiger Puls |
| Tachykardie | schneller Puls (> 100/min.) |
| Tachypnoe | beschleunigte Atmung |
| terminal | zum Ende hin |
| Tetraplegie | Lähmung aller vier Gliedmaßen |
| Therapie | Maßnahmen zur Behandlung einer Krankheit |
| Thorakotomie | operative Eröffnung des Brustkorbs |
| Thorax | Brustkorb |
| Thrombose | Blutgerinnselbildung in einem Blutgefäß |
| Thrombozyten | Blutplättchen |
| Thrombus | Blutgerinnsel |
| Tibia | Schienbein |
| Tonus | Spannung |
| Toxikologie | Lehre von den Giften und deren Wirkungen |
| toxisch | giftig |
| Trachea | Luftröhre |
| Tracheostoma | künstliche Verbindung der Luftröhre nach außen |
| Tracheotomie | Luftröhrenschnitt |
| Transfusion | Blutübertragung |
| Transplantation | Organverpflanzung |
| transurethral | durch die Harnröhre |
| Trauma | körperliche oder seelische Verletzung; Gewalteinwirkung |

| | |
|---|---|
| Tremor | Zittern |
| Trias | Gruppe von drei Krankheitszeichen |
| Truncus | Stamm |
| Tubus | Plastikschlauch zum Beatmen |
| Tumor | Geschwulst |
| Turgor | Gewebsspannung |
| Tussis | Husten |

## U

| | |
|---|---|
| Ulcus | Geschwulst |
| Ulcus duodeni | Zwölffingerdarmgeschwür |
| Ulcus ventriculi | Magengeschwür |
| Urämie | Anhäufung von harnpflichtigen Stoffen im Blut |
| Ureter | Harnleiter |
| Urologie | Lehre von den Krankheiten der Harn- und der männlichen Geschlechtsorgane |
| Uterus | Gebärmutter |

## V

| | |
|---|---|
| Varikosis/Varikose | ausgedehnte Krampfaderbildung |
| Varizen | Krampfadern |
| vaskulär | Blutgefäße betreffend |
| Vasodilatation | Gefäßerweiterung |
| Vasokonstriktion | Gefäßverengung |
| Vena | Vene |
| V. cava inferior | unter Hohlvene |
| V. cava superior | obere Hohlvene |
| Venae pulmonales | Lungenvenen |
| ventral | bauchseitig gelegen |
| Ventrikulus/ Ventrikel | Kammer (Herz) |
| verbal | mündlich; die Sprache betreffend |
| Vertebra | Wirbel |
| Vertigo | Schwindel |
| Vigilanz | Wachheit |
| viruzid | virenabtötend |
| Viskosität | Zähflüssigkeit |

## Z

| | |
|---|---|
| zentral | das Gehirn betreffend |
| zerebral/cerebral | das Gehirn betreffend |
| Zirrhose | Verhärtung und Schrumpfung eines Organs (Leber) |
| Zyanose, zyanotisch | Blaufärbung der Haut und Schleimhaut aufgrund von Sauerstoffmangel |
| Zytologie | Zellenlehre |
| Zytoplasma | Zellplasma |

# 27 Fremdsprachliche Redewendungen

## Deutsch

### Anamnese

1. Wie heißen Sie?
2. Haben Sie (das Kind) Schmerzen? Wo haben Sie (das Kind) Schmerzen?
3. Wie stark ist der Schmerz: wenig, mittel, stark, sehr stark?
4. Seit wie viel Stunden/Tagen haben Sie Schmerzen?
5. Haben Sie (das Kind) die gleichen Beschwerden schon einmal gehabt?
6. Nehmen Sie Medikamente? Bitte zeigen oder aufschreiben!
7. Haben Sie (das Kind) Gewicht abgenommen?
8. Haben Sie Allergien?

### Atmung

1. Haben Sie (das Kind) eine Lungenkrankheit? Asthma, chronische Bronchitis, Pneumonie, Tumor?
2. Haben Sie (das Kind) Luftnot, Husten, Auswurf?

### Bewegungsapparat

1. Zeigen Sie, wie der Unfall passiert ist!
2. Hatten Sie schon einmal eine Verletzung der gleichen Körperregion?
3. Leiden Sie unter Gelenkschwellungen?

### Endokrin/metabolisch

1. Haben Sie (das Kind) einen Diabetes mellitus?
2. Haben Sie eine Schilddrüsenüber-/-unterfunktion?
3. Nehmen Sie (das Kind) Insulin?
4. Haben Sie zu hohe Blutfette?

### Gastrointestinal

1. Wo im Bauch haben die Schmerzen angefangen?
2. Wie sind die Schmerzen: dumpf, stechend, brennend, pochend, kolikartig?
3. Wann hatten Sie (das Kind) zuletzt Stuhlgang? Hatten Sie Blut im Stuhl?
4. Hatten Sie (das Kind) Durchfall? Leiden Sie (das Kind) häufig unter Verstopfung?
5. Ist Ihnen (dem Kind) übel?
6. Mussten Sie (das Kind) erbrechen?
7. Leiden Sie unter: Gallensteinen, Magengeschwür, Divertikeln, Darmentzündung, Tumor?
8. Sind Sie (das Kind) am Bauch schon operiert worden?
   - Galle, Blinddarm, Dickdarm, Rektum, Magen, Speiseröhre, Leber, Gebärmutter, Eierstöcke

### Gefäße

1. Haben Sie eine Erkrankung der Arterien/Venen? Arterielle Verschlusskrankheit, Embolie, Krampfadern, Thrombose, Aneurysma?
2. Sind Sie schon operiert worden an den Arterien/Venen? Bauchgefäße, Beingefäße, Armgefäße, Thrombektomie, Bypass

### Gynäkologie

1. Sind Sie schwanger? Wann hatten Sie Ihre letzte Regelblutung?

### Herz-Kreislauf

1. Haben Sie einen Bluthochdruck?
2. Haben Sie eine Herzkrankheit? Angina pectoris, Herzinfarkt, Herzrhythmusstörungen, Herzfehler, Herzklappenersatz, Bypassoperation?
3. Haben Sie (das Kind) Luftnot beim Sitzen, Gehen, Treppensteigen?

### Urogenital

1. Haben Sie eine Nieren-/Blasenkrankheit? Blasenentzündung, Nierenstein, Nierenentzündung, Niereninsuffizienz, Tumor?
2. Haben Sie (das Kind) Schmerzen/Brennen beim Wasserlassen?
3. Müssen Sie (das Kind) häufig Wasserlassen? Haben Sie roten/braunen Urin? War Blut im Urin?

### ZNS/Neurologie

1. Haben Sie schon eine(n) Apoplex, Durchblutungsstörung, Tumor, Blutung, Krampfanfall gehabt?
2. Haben Sie (das Kind) Schwindel? Waren Sie (das Kind) bewusstlos?
3. Haben Sie Gefühlsstörungen, Kribbeln, wo?

### Untersuchung

1. Spüren Sie diese Berührung?
2. Drücken Sie gegen meine Hand!

### Aufklärung

1. Wir müssen Sie (das Kind) (notfallmäßig) operieren an
   - Knochen, Gelenk, Abdomen, Magen, Darm, Wurmfortsatz, Galle, Gefäßen, Sehne, Nerv, Muskel
2. Bei dieser Operation sind mögliche Komplikationen: Blutung, Infektion, Wundheilungsstörung, Thrombose, Embolie, Verletzung lokaler Strukturen
3. Manchmal sind weitere Maßnahmen während der Operation notwendig
4. Haben Sie noch Fragen?
5. Willigen Sie in die Operation ein?
6. Sollen wir jemanden benachrichtigen?

## Englisch

### Anamnesis

1. What is your name?
2. Have you (has the child) got any pain? Where exactly is the pain?
3. How strong is the sensation of pain: little, medium, strong, very strong?
4. Since when do you have (does the child have) pain?
5. Did you have (did the child have) the same problems before?
6. Do you (does the child) take any medication? Please show them to me or write it down!
7. Have you (has the child) lost weight?
8. Do you (does the child) suffer from allergics?

### Respiration

1. Do you (does the child) suffer from any lung disease? Asthma, chronic bronchitis, pneumonia, tumor?
2. Do you (does the child) suffer from short breath, cough, expectoration?

### Locomotor system

1. Show me how the accident happened!
2. Did you have a lesion of the same anatomic region?
3. Do you suffer from joint swelling?

### Endocrine system, metabolic

1. Do you (does the child) suffer from diabetes?
2. Do you suffer from hyperthyroidism/hypothyroidism?
3. Do you (does the child) need insuline?
4. Do you suffer from hyperlipidemia?

### Gastro-Intestinal

1. Where exactly in the abdomen did the pain begin?
2. What is the quality of the pain: dull, lancinating, burning, pulsating, colicky?
3. When was the last time you (the child) moved bowels? Have you noticed any blood on your stool?
4. Have you (has the child) diarrhea? Do you (does the child) suffer from obstipation?
5. Do you (does the child) feel sick?
6. Did you (the child) vomit?
7. Do you (does the child) suffer from gallstones, gastric ulcer, diverticula, inflammation of the bowels, tumor?
8. Have you (has the child) been operated before?
   - gall bladder, appendicitis, large intestine, rectum, stomach, oesophagus, liver, uterus, ovarium

### Blood vessels

1. Do you suffer from any disease of the arteries/veins? Arterial sclerosis, embolism, varicosis, thrombosis, aneurysm?
2. Did you undergo any operation of the arteries/veins? Abdominal vessels, vessels of the legs, vessels of the arms, thrombectomy, bypass

### Gynecology

1. Are you pregnant? When did you have your last menstruation?

### Cardiovascular system

1. Do you suffer from hypertonia?
2. Do you suffer from any heart disease? Angina pectoris, myocardial infarction, disordered action of the heart, vitium cordis, cardiovalvular transplant, coronary bypass?
3. Are you (is the child) short of breath when you (he/she) sit(s), walk(s), climb(s) upstairs?

### Urogenital

1. Do you suffer from any disease of the kidneys, bladder? Cystitis, kidney stones, inflammation of the kidneys, renal insufficiency, tumor?
2. Have you (has the child) painful micturition?
3. Do you suffer from frequent micturition? Do you (does the child) pass red/brown urine? Was there any blood in the urine?

### Central nervous system/Neurology

1. Did you suffer from apoplexy, disturbed circulation of the brain, tumor, bleeding, convulsion?
2. Do (does the child) feel dizzy? Have you (has the child) been unconscious? Do you remember the accident?
3. Do you have dysesthesia, tingling sensation?

### Examination

1. Do you feel this touch?
2. Please press against my hand!

### Clarification

1. We have to perform an (emergency) operation on you (the child) at
   - bones, joint, abdomen, stomach, bowel, appendix vermiformis, gall bladder, vessels, tendon, nerve, muscle
2. Possible complications are bleeding, infection, wound-healing, impairment, thrombosis, embolism, lesion of local structures
3. Sometimes other procedures during the operation are necessary.
4. Do you have any more questions?
5. Do you agree?
6. Is there somebody to call?

## Polnisch

### Wywiad chorobwy

1. Jak się Pan/Pani/nazywa?
2. Czy ma Pan/Pani (dziecko) bóle? Gdzie Pan/Pani (dziecko) ma bóle?
3. Jak silny jest ten ból: słabym, średni, silny, bardzo silny?
4. Od ilu godzin/dni ma Pan/Pani bóle?
5. Czy Pan/Pani (dziecko) miał(a-o) juz raz takie dolegliwości?
6. Czy zażywa Pan/Pani (dziecko) lekarstwa? Proszę pokazać lub napisać!
7. Czy Pan/Pani (dziecko) stracił) na wadze?
8. Czy jest Pan/Pani allergikiem?

### Uklad oddechowy

1. Czy choruje Pan/Pani (dziecko) na pluca? Astma, chroniczne zapalenie oskrzeli, zapalenie pluc, guz?
2. Czy brakuje Pan/Pani (dziecko) tchu, ma kaszel, plwociny?

### Narządy ruchu

1. Proszę pokazać jak wydarzył się wypadek!
2. Miał (a) Pan/Pani już raz takie uszkodzenie tej samej partii ciała?
3. Czy cierpi Pan/Pani na obrzęki stawów?

### Endokrynologia/przemiana materii

1. Czy ma Pan/Pani (dziecko) cukrzycę?
2. Czy ma Pan/Pani nadczynność/niedoczynność tarczycy?
3. Czy bierze Pan/Pani (dziecko) inulinę?
4. Czy ma Pan/Pani za wysokie lipidy?

### Uklad zoladkowo-jelitowy

1. Gdzie w brzuchu rozpóczęly się bóle?
2. Jakie są te bóle: przytlumione, kłujące, palące, rwące, kolkowe?
3. Kiedy oddawał (a-o) Pan/Pani (dziecko) ostatnio stolec?

Czy była krew w stolcu?

4. Czy miał (a-o) Pan/Pani (dziecko) rozwolnienie?

Czy ma Pan/Pani (dziecko) często zatwardzenie?

5. Czy ma Pan/Pani (dziecko) mdłości?
6. Czy musiał (a-o) Pan/Pani (dziecko) wymiotować?
7. Czy cierpi Pan/Pani na: kamienie zó ł ciowe, wrzody żołądka, uchyłek, zapalenie jelita, guz?
8. Czy mial(a) Pan/Pani (dziecko) juz operację brzucha?
   - woreczek zółciowy, zapalenie wyrostka robaczkowego, jelita grubego, odbytnicy, żołądka, przełyku, wątroby, macicy, jajników

### Naczynia krwionośne

1. Czy ma Pan/Pani (chorobe arterii/żył)? Tętniząą niedrożność, zator, żylakowatość, skrzeplina, tetniak?
2. Czy był Pan/Pani operowany(a) na arterie/żył? Naczynia brzucha, naczynia nóg, naczynia ramion, wycięcie zatoru krwi, Bypass

### Ginekologia

1. Czy jest Pani w ciazy? Kiedy miala Pani ostatnią miesiączkę?

### Serce-uklad krążenia

1. Czy ma Pan/Pani wysokie ciśnienie krwi?
2. Czy jest Pan/Pani chory(a) na serce? Angina pectoris, zawałserca, zaburzenie rytmu serca, wadę serca, zastępcza zastawki sercowe, operację Bypass?
3. Czy Pan/Pani (dziecko) ma trudności z oddychyniem siedząc, chodzâc, przy wchodzeniu po schodach?

### Uklad moczowo-plciowy

1. Czy jest Pan/Pani chory(a) na nerki/pęcherz? Zapalenie pęcherza, kamień nerkowy, zapalenie nerek, niewydolność nerek, guz?
2. Czy ma Pan/Pani (dziecko) bóle/pieczenie przy oddawaniu moczu?
3. Czy Pan/Pani (dziecko) musı często oddawać mocz?

Czy mocz jest czerwony/brązowy? Czy była krew w moczu?

### ZNS (osrodkowy uklad nerwowy)/Neurologia

1. Czy miał(a) Pan/Pani już udar mózgowy, zaburzenie dopływu krwi, guzm wylew, napad drgawek?
2. Czy ma Pan/Pani (dziecko) zawroty głowy? Czy stracił (a-o) Pan/Pani (dziecko) przytomno ść? Czy przypomina Pan/Pani sobie ten wypafek?

### Badanie

1. Czy ma Pan/Pani zaburzenia czucia, mrowienie, gdzie?
2. Czy czuje Pan/Pani to dotknięcie?

### Wyjaśnienie

1. Proszę nacisnąć na moją rękę!
2. Musimy Pan/Pani (dziecko) (w ramach nagłej pomocy) zoperować
   - kości, staw, brzuch, żołądek, jelito, wyrostek robaczkowy, woeczek żółciowy, naczynia, ściegno, nerw, mięsieńń
3. Podczas przeprowadzania tej operacji możliwe jest powstanie komplikacji krwotok, infekcja, zakłócenie procesu gojenia się rany, zakrzepica, (niebezpieczeństwo) zatoru, uszkodzenie struktur miesjscowych
4. Niekiedy konieczne sa dalsze posunięcia podczas operacji
5. Czy ma Pan/Pani jeszcze pytania?
6. Czy zgadza się Pan/Pani na operację?
7. Czy mamy kogoś zawiadomić?

## Serbokroatisch

### Anamneza

1. Kako se Vi zovete
2. Imate li Vi (ili dijete) bolove? Gdje imate (ili dijete) bolove?
3. Koliko su jaki bolovi: slabi, osrednji, jaki, vrlo, jaki?
4. Koliko sati/dana imate bolove?
5. Da li ste Vi (ili dijete) već jednom imali jednake tegobe?
6. Da li uzimate lijekove? Molim Vas pokažite ih ili napišite!
7. Da li ste Vi (ili dijete) izgubili na težini?
8. Imate li alergije?

### Disanje

1. Da li imate Vi (ili dijete) neko oboljenje pluća? Astmu, kronični bronhitis, upalu pluća, tumor?
2. Da li Vam nedostaje (ili djetetu) zraka, kašljate li, imate ispljuvak?

### Lokomotorni sustav

1. Pokažite kako se je dogodila nezgoda!
2. Da li ste već jednom imali ozljedu u istom predjelu tijela?
3. Da li patite od otjecanja zglobova?

### Žlijezde/izmjena tvari (metabolizam)

1. Da li Vi (ili dijete) imate šećernu bolest?
2. Da li imate poremečaj u suvisnoj ili manjkavoj funkciji štitnjače?
3. Da li Vi (ili dijete) uzimate inzulin?
4. Da li imate previsoku masnoću u krvi?

### Želudac/crijeva

1. Gdje su u trbuhu započeli bolovi?
2. Kakvi su bolovi: tupi, probadajući, žareći, kucajući, u vidu kolike?
3. Kada se imali Vi (ili dijete) posljednji put stolicu? Da li ste imali krvi u stolici?
4. Da li ste Vi (ili dijete) imali proljev? Da li Vi (ili dijete) često patite od zatvora?
5. Da li Vam je (ili djetetu) mučno?
6. Da li ste (ili dijete) morali povraćati?
7. Da li imate: žučno kamenje, čir na želucu, divertikul, upalu crijeva, tumor?
8. Da li ste Vi (ili dijete) več operirani u području trbuha?
   - žuč, zapaljenje slijepog crijeva, debelo crijevo, čmar, želudac, jednjak, jetra, maternica, jajnici

### Krvni sudovi

1. Da li bolujete od bolest arterija/vena? Aterijske začcepljenosti, embolije, varikoze (proširene vene), tromboze, aneurizma (proširenje zjapaarterije)?
2. Da li ste vec operirani na arterijama, venama? Trbušne žile, nožne žile, ručne žile, vađenje tromba iz krvnih sudova, bypas?

### Ginekologija

1. Da li ste trudni? Kada ste imali posljednju menstruaciju?

### Scre, krvotok

1. Da li imate visoki krvni tlak?
2. Da li imate neku srčanu bolest? Angina pectoris, srčani infarkt, smetnje srčanog ritma, greška na srcu, umjetne srčane zaliske, operaciju bypasa?
3. Da li Vama (ili dijetetu) nedostaje zraka prilikom sjedenja, hodanja, penjanja po stepenicama?

### Urogenitalno područje

1. Da li imate neku bolest bubrega ili mjehura? Upala mjehura, bubrežni kamenci, upala bubrega, insuficijencija bubrega, tumor?
2. Da li Vi (ili dijete) imate bolove ili osjecate žarenje prilikom mokrenja?
3. Da li Vi (ili dijete) morate često mokriti? Da li imate crveniu/smeđu mokraću? Da li je bilo krvi u mokraći?

### Centralni živčani sustav/Neurologija

1. Da li ste već ranije imali udarac kapi, smetnje u cirkulaciji krvi, tumor, krarenje, napade grčenja?
2. Da li Vi (ili dijete) imati vrtoglavicu? Da li ste Vi (ili dijete) izgubili svijest? Da li se sječate nezgode?
3. Da li imate smetnje osjetila, gmizanje, gje?

### Pregled

1. Osjećate li ovaj dodir?
2. Tiskajte protiv moje ruke!

### Objašnjenje

1. Mi Vas (ili dijete) moramo (zbog nužde) operirati na
   - kostima, zglobu, trbuhu, želucu, crijevima, slijepom, crijevu, žuču, žilama, tetivi, živcu, mišiću
2. Kod te operacije moguće su slijedeće komplikacije: krvarenje, infekcija, smetnje pri zaraščivanju rane, tromboza, embolija, ozljede lokalnih struktura
3. Ponekad su nužne neke daljnje mjere u toku operacije
4. Da li imate još pitanja?
5. Da li odobravate operaciju?
6. Da li da nekoga obavijestimo?

## Türkisch

### Önceki hastalıklar hakkında bilgiler

1. Adınız nedir?
2. Agrınız (veya çocuğunuzum agrısı) var mı? Sizin nereniz (veya çocugunuzum neresi) ağrıyor?
3. Ağrınız az, orta, kuvvetli, çok kuvvetli derecede mi?
4. Ka saatten (günden) beri ağrı çekiyorsunuz?
5. Sizin (veya çocuğunzun) daha önce bu ağrılarınız var mıydı?
6. Ilâç alıyormusunuz? Lütfen bu ilçlarınızı gösterin veya adlarını yazın
7. Siz (veya çococuğunuz) zayıfladınız mı?
8. Alerjiniz var mı?

### Solunum

1. Sizin (veya çocuğunuzum) herhangi bir akciğer rahatsızlıgınız var mı?

Astim, kronik bronšit, zatürre, ur gibi

### Lokomotorini sustav

1. Sizde (veya çocuğunuzda) nefes darlığı, ösürük, balgam var mı?
2. Hareket organları
3. Kazanin naslıl olduğunu gösterin
4. Daha önce vücudunuzun aynı yerdinden yaralanmıs mydınız?
5. Eklem ve oynaklarinizda şişme rahatsızlığınız var mı?

### Hormon/Metabolizma

1. Sidzde (veya çocuğunuzda) şeker hastalıgı var mı?
2. Tiroit beziniz çok fazla mı yoksa az mı çalısıyor?

### Mide Barsak

1. Siz (veya çocuğunuz) insulin alıyor musunuz?
2. Kannınızda yağ miktarı çok mu fazla?
3. Kannınızda ağrılar nereden başladı?
4. Ağrilarınız ne şekilde? Bunaltıcı, iğne batar gibi, yakıcı, karın ağrısı, carpıntı şeklinde mi?
5. Siz (veya çocuğunuz) en son ne zaman tuvalete çıktınız?

Dışkınızda kan var mıydı?

6. Siz (veya çocuğunuz) ishal mi olmuştunuz? Siz (veya çocuğunuz) sık sık kabiz oluyor musunuz?
7. Siz (veya çocuğunuz) keninizi kötü mü hissediyorsunuz?
8. Siz (veya çocuğunuz) kusmak zorunda mi kaldınız?
9. Safra kesesinde taş, midede ülser, divertikül (kese), barsak iltihabı, ur gibi rahatsizlı-klarınız var mı?
10. Siz (veya çocuğunuz) hic karnınızdan ameliyat oldunuz mu?
    - safra kesesi, apandisit, kalın barsak, göden barsağı, mide, yemek borusu, karaciğer, rahim, yumurtalık ameliyati gibi ameliyatlaı aldunuz mu?

### Damarlar
1. Atardamarlarınızdan ve toplardamarlarınızdan bi raharsizlığınız var mı? Atardamar tıkanması, damar tıkanması, varis, tromboz, atar damarlarda kesecikler gibi
2. Atar ve toplar damarlarınızdan bugüne kadar ameliyat oldunuz mu? Karın damarlarından, bacak damarlarından, kol damarlarından, trombektomi (damargan kan pıhatılarının çikarılması, by-pass ameliyatları gibi)?

### Kadın hastalıkları
1. Hamile misiniz? Son adet kanamaniz ne zaman oluşter?

### Kalp-Dolaşim Sistemi
1. Tansiyonunuz yüsek mi?
2. Bir kalk rahatsızlığınız var mi? Angina pectoris (kalp anjini), kalp enfarktüsü, kalp kapakçıgı değisimi, by-pass ameliyatı gibi
3. Siz (veya çocuğunuz) otururken, yürürken, merdivenden yukarı çıkarken nefes darlığı çekiyor musunuz?

### Idrar ve Üretim Sistemi
1. Bir böbrek veya idrar torbası hastalıgınız var mı? Idrar torbası iltihabı, böbrek taşi böbrek iltihabı, böbrek yetersizliği, ur gibi
2. Siz (veya çocuğunuz) iserken bir ağrı veya yanma duyuor musunuz?
3. Siz (veya çocuğunuz) sık sık işemek zorunda kâlıyor musunuz? Idrariniz kirmizi veya kahverengi bir renkte mi? Idrarınızda kan var mıydı?

### Merkezi Sinir Sistemi-Nevroloji
1. Felç dolasım bozukluğu, ur, kanama, kramp rahatsızlığınız oldu mu?
2. Sizde (veya çocuğunuzda) bas dönmesi var mı? Siz (veya çocuğunuz) bayılmış mıydınız? Kazayi hatırlayabiliyor musunuz?
3. Hiçbirşey hissetmediğiniz veya karıncalanan bir yeriniz var mı?
4. Muayene
5. Bu dokunmayı hissediyor musunuz?

### Açiklama
1. Elimi sıkın
2. Size (veya çocuğunuza) şu ameliyatı yapacağız:
   - kemik, elklem ve oynak, mide, barsak, apandisit, safra kesesi, damar, kasların kemiklere yapışmasını sağlayan doku, kas ameliyatı
3. Bu ameliyatta şu zorluklar ortaya çıkabilir: kanama, hastalik bulaşması, yaranin zor iyileşmesi ve kapanması, tromboz, damarın pıhatı ile tıkanması, o bölgedeki dokuların zarar görmesi gibi
4. Bazen ameliyat esnasında daha birçok tedbirlerin alınması gerekli olur?
5. Soracaınız baska sorular var mı?
6. Ameliyata razı oluyor musunuz?
7. Herhangibir kişiye sizim için haber verelim mı?

# Index

# Index

## W



## X



## Z

An Straßenfahrzeugen und Versandstücken können folgende Gefahrenzettel angebracht sein:

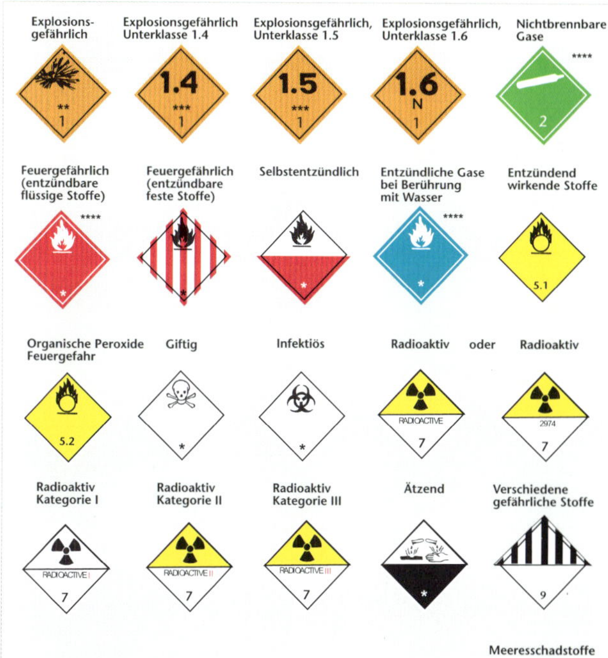


* ggf. Angabe der Gefahrklasse
** Unterklasse und Verträglichkeitsgruppe
*** Verträglichkeitsgruppe
**** Farbe des Symbols weiß oder schwarz

**Bei Gefahr: Nummern an Polizei/Feuerwehr weitergeben!**

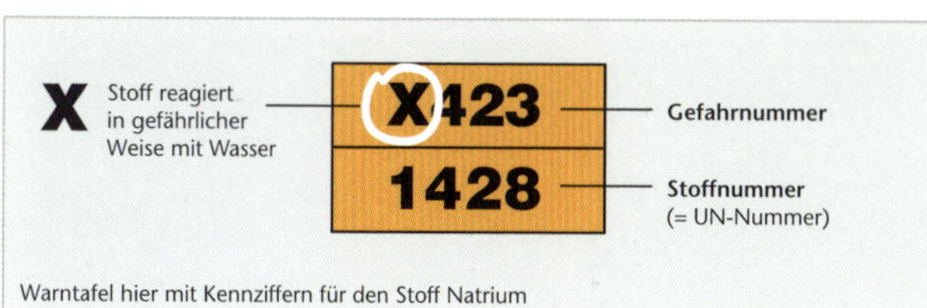
X Stoff reagiert in gefährlicher Weise mit Wasser
X423
Gefahrnummer
1428
Stoffnummer (= UN-Nummer)
Warntafel hier mit Kennziffern für den Stoff Natrium

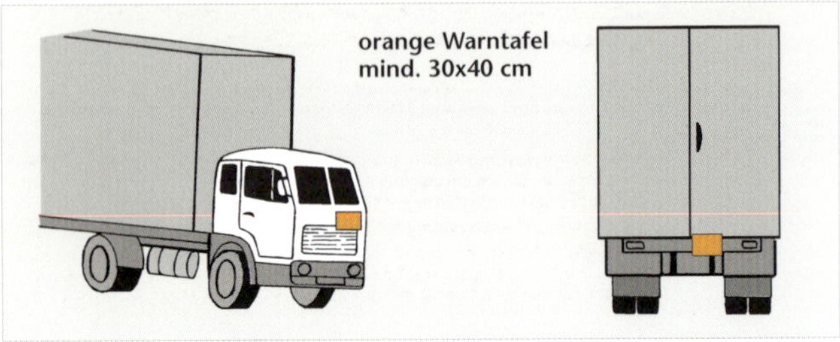


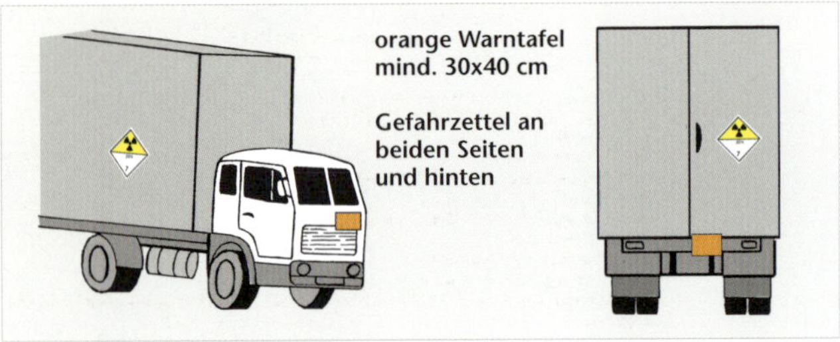


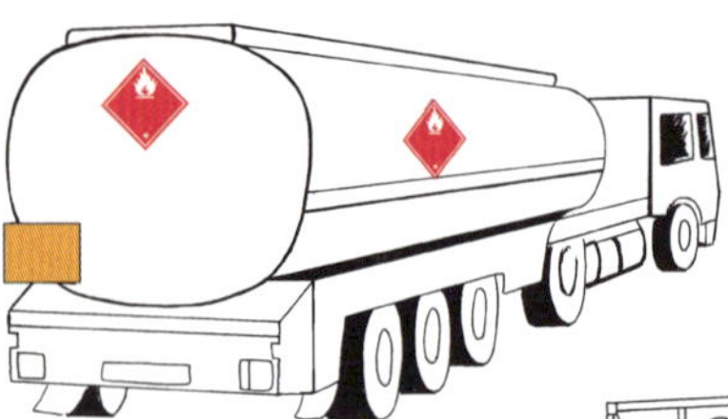

orange Warntafel
mit Kennzeichnungs-
nummern
Gefahrzettel an
beiden Seiten und
hinten

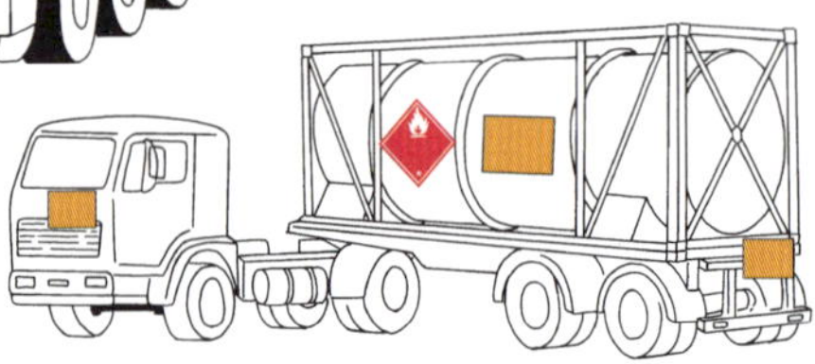

# Unfallmerkblatt: Sammelladung gefährlicher Güter in Versandstücken für die Klassen 2, 3, 4.1, 4.2, 4.3, 5.1, 6.1, 8 und 9

**Eigenschaften des Ladegutes**

Die Substanzen können Flüssigkeiten, feste Stoffe oder Gase sein. Ihre Eigenschaften sind aus Spalte 3, ihre Kennzeichnung (Gefahrzettel) aus Spalte I der Rückseite zu ersehen.

**Gefahren**

Stoffe können explosionsgefährlich, entzündbar, selbstentzündlich, giftig oder ätzend sein oder die Verbrennung fördern oder sich zersetzen. Sie können explosionsfähige Gemische mit Luft bilden, sie können miteinander oder mit Wasser reagieren.

Erhitzen kann zum Behälterzerknall, zur Explosion, Zersetzung und/oder Bildung von giftigen Gasen/Dämpfen führen.

Mögliche Gefahr für Gewässer und Kläranlagen. (Vgl. Gefahrenangaben zu den einzelnen Gefahrklassen bzw. Gefahrzetteln auf der Rückseite in Spalte 3.)

**Schutzausrüstung**

Für Hilfskräfte: Erstmaßnahme: Vollschutz nach VFDB-Richtlinie 0801.
Nach Klärung des Ladungsinhaltes klassenspezifische Schutzausrüstung und Maßnahmen (siehe Rückseite Spalte 4 und 5).

Für Fahrzeugführer: Geeigneter Atemschutz in Kombination mit dichtschließender Schutzbrille
dichtschließende Schutzbrille
Schutzkleidung
Handschuhe aus Kunststoff oder Gummi
Schaufel

**Notmaßnahmen**

**Sofort Feuerwehr und Polizei benachrichtigen**

Motor abstellen
Schutzausrüstung anlegen
Zündquellen fernhalten (z.B. kein offenes Feuer)
Rauchverbot
Straße sichern und andere Straßenbenutzer warnen
Unbefugte fernhalten
Auf windzugewandter Seite bleiben
Nur explosionsgeschützte Leuchten und Elektrogeräte benutzen
Tansportdokumente aus dem Führerhaus bergen und Feuerwehr oder Polizei bei Eintreffen übergeben.

**Leck**

Ausgelaufene Flüssigkeit mit Erde, Sand oder anderem geeigneten Material eindämmen
Verschütteten Feststoff mit trockenem Sand oder anderem geeigneten Material zudecken
Verschüttetes Ladegut nur in geeignete Gefäße füllen
Falls Produkt in Gewässer oder Kanalisation gelangt ist oder Erdboden oder Pflanzen verunreinigt hat, Feuerwehr und Polizei darauf hinweisen.

**Fachmann hinzuziehen**

**Feuer**

Entstehungsbrände mit Feuerlöscher bekämpfen, für die weitere Brandbekämpfung siehe Rückseite Spalte 4.

**Erste Hilfe**

Unter Beachtung des Selbstschutzes Verletzte retten
Mit Produkt verunreinigte Haut sofort mit viel Wasser gründlich spülen
Falls Produkt in Augen gelangt, unverzüglich mit viel Wasser mindestens 15 Min. spülen
Verunreinigte Kleidungsstücke sofort ausziehen
Ärztliche Hilfe grundsätzlich anfordern, insbesondere aber erforderlich bei Symptomen, die offensichtlich auf Einatmen, Verschlucken, Einwirkung auf Haut und Augen oder Einatmen u.a. von Verbrennungsgasen zurückzuführen sind.

Telefon-Nummer und Anschrift des Beförderers (Bei Verwendung einfügen)

Unfallmerkblatt für den Straßen- und Schienentransport

# Unfallmerkblatt:
# Sammelladung gefährlicher Güter in Versandstücken

| Gefahrzettel | Klasse | Güterarten und ihre gefährlichen Eigenschaften | Bei Unfällen oder Zwischenfällen direkt zu ergreifende Maßnahmen | Schutzausrüstung für Hilfskräfte<br>Hinweise für andere |
|---|---|---|---|---|
|  | 2 | **Verdichtete, verflüssigte oder unter Druck gelöste Gase.**<br>Explosions-, Zerknall-, Brand- und/oder Vergiftungsgefahr. Reagieren auf Hitze, z.T. auch auf Stoß und Schlag. Wassergefährdend, wenn wasserlöslich. | Personen möglichst gegen den Wind aus dem Gefahrenbereich bringen. Bei Brand Gasflaschen und Behälter kühlen und möglichst aus dem Gefahrenbereich bringen. Bei Brand Behälter kühlen. Gas ausbrennen lassen, wenn Gasaustritt nicht zu stoppen ist. Leckstellen nicht direkt anspritzen. Auf sichere Deckung achten. Zündquellen fernhalten. Absperren im Bereich wahrnehmbarer Wol ke. Betroffene warnen. | |
|  | 3 | **Entzündbare flüssige Stoffe**<br>Brandgefahr, Explosionsgefahr bei Dampfwolkenbildung. Entzündbar durch Hitzeeinwirkung. Flug- und Schlagfunken. Gefahr für Wasser, Kanalisation und Kläranlagen. | Bei Brand mit Pulver, Schaum oder Sprühstrahl löschen. Vom Brand nicht erfaßte Behälter kühlen. Zündquellen fernhalten. Schaumlöschmittel sind wassergefährdend. Auslaufende Stoffe nicht in Gewässer oder Kanalisation fließen lassen. | |
| 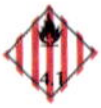 | 4.1 | **Entzündbare feste Stoffe**<br>Brandgefahr. Entzündbar durch Hitzeeinwirkung | Bei Brand mit Wassersprühstrahl, Schaum oder Pulver löschen, Rauchgase niederschlagen<br>Zündquellen fernhalten, Gewässer schützen | |
|  | 4.2 | **Selbstentzündliche Stoffe**<br>Selbstentzündungsgefahr bei beschädigten Versandstücken und verschüttetem Inhalt. Reagieren teilweise heftig in Verbindung mit Wasser. | Wenn möglich Behälter aus dem Gefahrenbereich bringen. Vorsicht: Metallalkyle und Metallstäube (und -pulver) reagieren explosionsartig mit Wasser, daher wasserfreie Sonderlöschmittel einsetzen, z.B. Pulver, Zement. Bei anderen Produkten dieser Klasse Brand mit Pulver oder viel Wasser löschen.<br>Gewässer schützen. | **Schutzausrüstung für den Fall der Produktberührung:**<br>Chemikalienschutzanzug nach VFDB Richtlinie 0801 |
|  | 4.3 | **Stoffe, die in Berührung mit Wasser entzündbare Gase entwickeln**<br>Explosions- und Entzündungsgefahr bei beschädigten Versandstücken und verschüttetem Inhalt. Reagieren z.T. sehr heftig mit Wasser. | Wenn möglich, Behälter aus dem Gefahrenbereich bringen. Bei Brand nur mit Pulver oder trockenen bzw. gasförmigen Mitteln löschen.<br>Wassergabe verursacht Brandausweitung und kann Explosionsgefahr auslösen. | **Ansonsten**<br>Feuerwehrdienstanzug nach Dienstvorschrift, geeigneter Atemschutz (wenn erforderlich). Erste-Hilfe-Ausrüstung mit ärztlicher Weisung für Spezialbehandlung<br><br>**Hinweise geben an**<br>Polizei bzw. Feuerwehr Sanitätsdienste, Umweltschutzbehörde, Wasserbehörden |
|  | 5.1 | **Entzündend (oxydierend) wirkende Stoffe**<br>Explosions- und Entzündungsgefahr bei beschädigten Versandstücken und verschüttetem Inhalt. Reagieren sehr heftig in Verbindung mit anderen brennbaren Stoffen. | Wenn möglich, Behälter aus dem Gefahrenbereich bringen. Vermischen mit brennbaren Stoffen vermeiden. Bei Brand sehr viel Wasser einsetzen. Deckung halten. Gewässerschutz beachten. | **Informieren über**<br>Ladungsinhalt, Produkte, die ausgelaufen sind oder mit denen Personen in Kontakt gekommen sind |
| 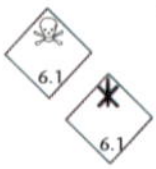 | 6.1 | **Giftige Stoffe**<br>Vergiftungs- und z.T. Brandgefahr. Einatmen, Verschlucken, Hautkontakt vermeiden.<br>Gefahr für Gewässer und Kläranlagen . | Bei Meldung auf Wassergefährdung hinweisen. Nicht in Gewässer oder Kanalisation fließen lassen. Bei Brand mit Pulver, Schaum oder Sprühstrahl löschen. Vom Brand nicht erfaßte Behälter kühlen. Absperren im Bereich wahrnehmbarer Wol ke. Betroffene warnen. Produktberührte Ausrüstung sammeln und nach Rücksprache mit Fachleuten behandeln. | |
|  | 8 | **Ätzende Stoffe**<br>Verätzungs-, Brand- und Explosionsgefahr bei beschädigten oder kontaminierten Versandstücken und verschüttetem Inhalt. Reagieren z.T. sehr heftig untereinander, mit Wasser und mit anderen gefährlichen Stoffen. Gefahr für Gewässer, Kanalisation und Kläranlagen. | Bei Meldung auf Wassergefährdung hinweisen. Bei Brand mit Pulver oder Wasser bekämpfen. Auslaufende Stoffe nicht in Gewässer oder Kanalisation fließen lassen. Absperren im Bereich wahrnehmbarer Wolke. Betroffene warnen. Jede Produktbenetzung mit Wasser abspülen, ggf. Mannschutz mit Wassersprühstrahl. Leckstellen nicht direkt anspritzen. | |
|  | 9 | Verschiedene Gefahren, wie z.B. Gefahr bei Brand, Einatmen von gesundheitsgefährlichen Stoffen, Bildung von sehr giftigen Stoffen im Brandfall oder Wassergefährdung. | Bei Meldung auf Wassergefährdung hinweisen. Auslaufende Stoffe nicht in Gewässer oder Kanalisation fließen lassen. Brände in der Nähe verflüssigter Metalle nicht mit Wasser löschen. Bei Brand von PCB Gefahr sehr giftiger Dioxinentwicklung. Bei Asbest vor dem Einatmen von Stäuben schützen. | Bei Asbest geeigneter Atemschutz gegen mineralische Stäube |

## Unfallmerkblatt für den Straßen- und Schienentransport

**Notfalltabelle**

| Alter<br>Gewicht (kg)<br>Größe (cm) | NG<br>3<br>50 | 3 Mon.<br>7<br>70 | 6 Mon.<br>7<br>70 | 1 J.<br>10<br>75 | 2 J.<br>12<br>90 | 3 J.<br>15<br>95 | 5 J.<br>20<br>110 | 7 J.<br>25<br>125 | 10 J.<br>35<br>140 | 14 J.<br>35<br>140 | Erw.<br>Frau | Erw.<br>Mann |
|---|---|---|---|---|---|---|---|---|---|---|---|---|
| $RR_{SYST/DIA}$ (mmHg) | 70/40 | 75/50 | 80/50 | 90/55 | 95/60 | 100/60 | 100/60 | 105/60 | 110/65 | 120/70 | 130/80 | 130/80 |
| Herzfrequenz (/Min.) | 140 | 130 | 130 | 120 | 110 | 105 | 100 | 95 | 85 | 80 | 80 | 80 |
| Atemfrequenz (/Min.) | 40 | 35 | 30 | 30 | 25 | 24 | 22 | 18 | 16 | 14 | 12 | 12 |
| Atemzugvolumen (ml) | 20–30 | 40–55 | 40–55 | 80 | 100 | 140 | 180 | 240 | 350 | 500 | 700 | 800 |
| Guedel–Tubus | 000 | 00 | 00 | 0–1 | 1 | 1–2 | 2 | 2–3 | 3 | 3–4 | 3–4 | 3–4 |
| Spatel (FR = Foregger) | FR 0 | FR 1 | FR 1–2 | FR 2 | 1 | 1–2 | 2 | 2 | 2–3 | 3 | 3–4 | 4–5 |
| Beatmungsmaske<br>(RB = Rendell-Baker) | RB 00 | RB 00–0 | RB 0 | RB 0–1 | RB 1 | RB 1–2 | 2 | 2–3 | 3 | 4 | 4–5 | 5 |
| Tubus<br>(außen (Charr.)<br>(innen (mm)<br>Tiefe oral (cm)<br>Tiefe nasal (cm) | 14–16<br>3,0–3,5<br>8–11<br>10–13 | 14–16<br>3,0–3,5<br>10–12<br>12–14 | 16–18<br>3,5–4,0<br>11–13<br>13–15 | 16–18<br>3,5–4,0<br>12–13<br>14–15 | 18–20<br>4,0–4,5<br>13–14<br>15–16 | 20–22<br>4,5–5,0<br>14–15<br>16–17 | 22–24<br>5,0–5,5<br>15–17<br>17–19 | 24–26<br>5,5–6,0<br>17–19<br>19–21 | 26–28<br>6,0–6,5<br>19–20<br>21–22 | 30–32<br>7,0–7,5<br>20–22<br>22–24 | 30–34<br>7,0–8,0<br>20–24<br>22–26 | 34–38<br>8,0–9,0<br>20–24<br>22–26 |
| Defibrillation<br>initial (Joule)<br>maximal (Joule) | 5<br>10 | 10<br>20 | 15<br>20 | 20<br>40 | 25<br>50 | 30<br>50 | 40<br>70 | 50<br>100 | 70<br>100 | 100<br>200 | 200<br>360 | 200<br>360 |